U0245854

# 中华医学影像技术学

## 数字 X 线成像技术卷

# 第 2 版

**主 编** 余建明 胡鹏志

**副主编** 洪 泳 李大鹏 罗来树 暴云锋 何玉圣 任 宏

**编 委** （以姓氏笔画为序）

| | | | |
|---|---|---|---|
| 丁昌懋 | 郑州大学第一附属医院 | 汪 军 | 安徽医科大学第一附属医院 |
| 王 涛 | 天津市第三中心医院 | 宋冬冬 | 大连大学附属中山医院 |
| 王金龙 | 首都医科大学宣武医院 | 迟 彬 | 华中科技大学同济医学院附属协和医院 |
| 毛德旺 | 杭州医学院附属人民医院 | 张志伟 | 重庆医科大学附属第一医院 |
| 左晓娜 | 甘肃省人民医院 | 陈 松 | 暨南大学附属广州红十字会医院 |
| 石凤祥 | 中国中医科学院广安门医院 | 范文亮 | 华中科技大学同济医学院附属协和医院 |
| 毕正宏 | 上海市老年医学中心 | 罗来树 | 南昌大学第二附属医院 |
| 曲婷婷 | 西安交通大学第一附属医院 | 赵德政 | 河南省人民医院 |
| 朱万安 | 吉林大学第一医院 | 胡安宁 | 南京大学医学院附属鼓楼医院 |
| 任 宏 | 浙江大学医学院附属邵逸夫医院 | 胡鹏志 | 中南大学湘雅三医院 |
| 刘建新 | 应急总医院 | 洪 泳 | 复旦大学附属华山医院 |
| 李大鹏 | 南京医科大学第一附属医院（江苏省人民医院） | 袁 元 | 四川大学华西医院 |
| | | 夏迎洪 | 新疆维吾尔自治区人民医院 |
| 杨 明 | 华中科技大学同济医学院附属协和医院 | 徐正扬 | 中国人民解放军总医院 |
| 吴 岩 | 昆明医科大学第一附属医院 | 郭 哲 | 河北医科大学第三医院 |
| 何玉圣 | 中国科学技术大学附属第一医院（安徽省立医院） | 浦仁旺 | 大连医科大学附属第一医院 |
| | | 黄育铭 | 广东省人民医院 |
| 余建明 | 华中科技大学同济医学院附属协和医院 | 彭 松 | 中南大学湘雅三医院 |
| 余佩琳 | 华中科技大学同济医学院附属协和医院 | 暴云锋 | 河北省人民医院 |

人民卫生出版社

·北 京·

**图书在版编目（CIP）数据**

中华医学影像技术学. 数字 X 线成像技术卷 / 余建明，胡鹏志主编. — 2 版. —北京：人民卫生出版社，2023.11

ISBN 978−7−117−35132−4

Ⅰ.①中… Ⅱ.①余… ②胡… Ⅲ.①计算机 X 线扫描体层摄影 Ⅳ.①R445②R814.42

中国国家版本馆 CIP 数据核字（2023）第 147519 号

| 人卫智网 | www.ipmph.com | 医学教育、学术、考试、健康，购书智慧智能综合服务平台 |
| 人卫官网 | www.pmph.com | 人卫官方资讯发布平台 |

中华医学影像技术学
数字 X 线成像技术卷
Zhonghua Yixue Yingxiang Jishuxue
Shuzi X Xian Chengxiang Jishujuan
第 2 版

主　　编：余建明　胡鹏志
出版发行：人民卫生出版社（中继线 010-59780011）
地　　址：北京市朝阳区潘家园南里 19 号
邮　　编：100021
E - mail：pmph @ pmph.com
购书热线：010-59787592　010-59787584　010-65264830
印　　刷：北京盛通印刷股份有限公司
经　　销：新华书店
开　　本：889 × 1194　1/16　印张：36.5　插页：1
字　　数：1131 千字
版　　次：2017 年 7 月第 1 版　2023 年 11 月第 2 版
印　　次：2023 年 11 月第 1 次印刷
标准书号：ISBN 978-7-117-35132-4
定　　价：198.00 元

打击盗版举报电话：010-59787491　E-mail：WQ @ pmph.com
质量问题联系电话：010-59787234　E-mail：zhiliang @ pmph.com
数字融合服务电话：4001118166　E-mail：zengzhi @ pmph.com

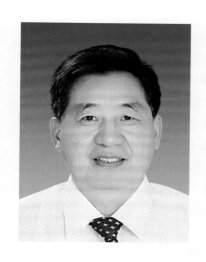

**余建明**

华中科技大学同济医学院附属协和医院教授、硕士研究生导师、主任技师。中国医师协会医学技师专业委员会第一届主任委员兼青年委员会主任委员，中华医学会影像技术分会第七届主任委员兼青年委员会主任委员，中国医学装备协会放射影像装备分会副会长；"国之名医·卓越建树"获得者，人民好医生（影像技术）"大医精诚"获得者，中华医学影像技术学科建设终身成就奖、首席专家及伦琴学者，武汉协和医院荣誉名医；全国卫生人才评价培训研究和管理专家；湖北省医学会放射技术分会第三至七届主任委员，湖北省放射医学质控中心第一届专家委员会副主任委员兼办公室主任。

全国行业职业教育教学指导委员会委员，国家卫生和计划生育委员会"十三五"规划教材（供医学影像技术专业用）教材评审委员会主任委员；"十四五"医学影像技术学研究生核心课程教材评审专家委员会主任委员；中国科学院教材建设专家委员会规划教材·高等院校医学系列教材案例版·医学影像学和影像技术本科案例规划教材编审委员会主任委员；医学影像技术学名词审定分委员会主任委员。《中华放射学杂志》副总编辑。主编和副主编国家级本科规划教材32本，专著18部。以第一作者或通信作者在权威和核心期刊发表论文90余篇。牵头主办国家级继续教育项目18项。牵头在《中华放射学杂志》发布行业专家共识6项。华中科技大学《医学影像技术学》精品课程负责人。获得省部级科研课题8项，湖北省科学技术进步奖二等奖1项，武汉市科学技术进步奖三等奖1项。

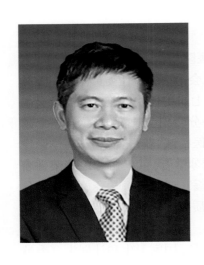

**胡鹏志**

主任技师，医学博士，中南大学湘雅三医院放射科副主任。中华医学会影像技术分会第六至八届委员会委员，第九届委员会常务委员、数字图像的影像存储与传输系统（PACS）学组组长；中国医师协会医学技师专业委员会第一届委员会常务委员，中国医学装备协会放射影像装备分会委员。湖南省医学会影像技术专业委员会第一、二届主任委员，湖南省医学会放射学专业委员会委员、人工智能学组组长等。国家卫生健康委员会大型医用设备审题专家、湖南省卫生系列高级职称评审专家。担任《中华放射学杂志》《中华放射医学与防护杂志》等专业杂志编委。

从事放射技术工作30余年，精通放射科大型设备的维修和管理，擅长各类影像设备的图像质量控制和信息管理。以甲状腺疾病、慢性肝病成像为主要临床研究方向。参与多项国家自然科学基金和湖南重大科技专项研究，主持湖南省科学技术厅重点研发计划项目2项、湖南省自然科学基金项目1项，发表专业论文30余篇。参与包括国家"十三五"规划教材、影像技术本科和研究生系列教材、卫生系列职称考试用书、大型设备上岗考试用书等编写工作，主编《CT检查技术规范化操作手册》，副主编《实用医学影像技术》。

| 分卷 | 主编 | 副主编 | | | |
|------|------|--------|---|---|---|
| 《中华医学影像技术学·数字 X 线成像技术卷》第 2 版 | 余建明　胡鹏志 | 洪　泳　李大鹏　罗来树　暴云锋<br>何玉圣　任　宏 | | | |
| 《中华医学影像技术学·MR 成像技术卷》第 2 版 | 李真林　倪红艳 | 汪启东　路　青　吕发金　周高峰<br>康　庄　张　翼 | | | |
| 《中华医学影像技术学·CT 成像技术卷》第 2 版 | 高剑波　雷子乔 | 郑君惠　陈　晶　黄小华　林盛才<br>张　艳　刘　杰 | | | |
| 《中华医学影像技术学·肿瘤放射治疗技术卷》 | 林承光　丁生苟 | 张　云　张焜毅　钟仁明　刘吉平<br>许　青　孙　丽 | | | |
| 《中华医学影像技术学·辐射防护技术卷》 | 牛延涛　马新武 | 王红光　陈　勇　郭建新　孙建忠<br>欧阳雪晖　杨晓鹏 | | | |
| 《中华医学影像技术学·影像信息与人工智能技术卷》 | 刘景鑫　周学军 | 李广武　许　锋　刘　雷　费晓璐<br>周　彬　戴亚康 | | | |

# 序　言

　　为了顺应医学影像技术学快速发展的需求,紧跟新设备、新技术、新方法和新理论日新月异且更新周期不断缩短的发展步伐,强化学科交叉性、融合性和前沿性的进程,经中华医学影像技术学丛书编写委员会研究决定,启动"中华医学影像技术学"丛书的修订工作。

　　结合学科发展及读者需求,"中华医学影像技术学"丛书第 2 版包括《中华医学影像技术学·数字 X 线成像技术卷》《中华医学影像技术学·MR 成像技术卷》《中华医学影像技术学·CT 成像技术卷》《中华医学影像技术学·肿瘤放射治疗技术卷》《中华医学影像技术学·辐射防护技术卷》《中华医学影像技术学·影像信息与人工智能技术卷》6 个分册,全面覆盖影像技术二级学科中各个亚学科的内容,是学科理论知识和实践技能的"百科全书",反映了医学影像技术学科内涵的完整性、系统性、理论性、科学性和实用性。医学影像技术各个亚学科的每个分册又自成一体,分别叙述了各个亚学科的发展历程,各种影像设备及其附属设备的构造、性能特点、成像技术参数、临床意义、成像原理以及安装要求;各种影像设备检查技术的临床适用范围、检查技术要点及图像质量控制措施等。《中华医学影像技术学·影像信息与人工智能技术卷》和《中华医学影像技术学·肿瘤放射治疗技术卷》与影像技术密不可分,其理论知识和实践技能互为借鉴、相辅相成。

　　"中华医学影像技术学"丛书是我国医学影像技术学科和行业的顶级权威著作,是医学影像技术学科和行业发展的指路明灯,是学会为推动学科建设行稳致远、健康发展的一个重大的举措。

　　"中华医学影像技术学"丛书是医学影像技术人员的专业工具书、医学影像专业学生的辅导书,也是临床医师的参考书。本丛书在临床应用中不断锤炼和完善,将对医学影像技术学科的发展具有极大的促进作用,必将造福影像技术学科和广大影像技术工作者。

余建明　李真林

2023 年 3 月

# 前　言

　　《中华医学影像技术学·数字 X 线成像技术卷》是"中华医学影像技术学"丛书之一，全书共分为十八章，分别介绍了 X 线成像基本理论、数字 X 线成像基础、数字图像的处理、数字 X 线图像显示技术、数字 X 线图像的评价、计算机 X 线摄影成像技术、数字 X 线摄影成像技术、数字 X 线特殊成像技术与质量控制、X 线对比剂与数字 X 线造影技术、乳腺数字 X 线成像技术与口腔数字 X 线成像技术、人体各部位数字 X 线摄影基础知识、常用人体数字 X 线摄影检查技术、特殊体位摄影技术与救援医学中的 X 线检查技术、医学影像的图像打印技术、介入放射学、数字减影血管造影设备及成像原理、数字减影血管造影在介入诊治中的应用、数字减影血管造影图像质量控制等内容。

　　该著作本着升华教材的基本理论、基本知识和基本技能的理念；遵循数字 X 线成像技术学亚学科的各种技术更新周期不断缩短的现状；紧跟数字 X 线成像技术学新技术日新月异的发展步伐；追踪数字 X 线成像技术学亚学科的新理论、新方法及新技术；强化数字 X 线成像技术学的学科交叉性、融合性和前沿性特性；强调以临床实际问题为导向，忠实专业，高于专业，研究专业及其交叉学科，最后回归和服务专业的指导思想；坚持本书内涵的完整性、系统性、理论性、科学性、实用性、先进性、启发性和创新性的原则；以医学影像技术学二级学科下数字 X 线成像技术学亚学科的学科交叉融合性和解决医学影像技术学科的临床实际问题为导向进行内容的编写；倡导应用技术理论化和理论知识实用化，力戒纯理论，强调实用性，避免与临床脱节；强调每种影像技术的理论铺垫，更注重各种影像技术的实际应用和图像质量控制；增添了数字 X 线的三维、动态和功能成像等许多新技术，补充了介入治疗和 DSA 成像的许多最新技术。本专著图文并茂，编委均为临床一线专家，具有丰富的教学和临床工作经验，并根据他们各自的专业特长进行编写分工。

　　由于编写时间紧、任务重且编者水平有限，书中难免有缺点和错误，敬请广大读者不吝赐教。

余建明　胡鹏志

2023 年 3 月

# 目　录

# 第一章　X线成像基本理论

X线成像是医学影像技术的一个重要组成部分,是借助于人体对X线的吸收作用,将人体内部组织器官的形态、结构以及某些生理功能,以平面影像方式表现出来,为临床诊断提供影像信息的一系列检查技术的总称。

## 一、X线的发现

1895年11月8日,德国物理学家威廉·康拉德·伦琴用一高真空玻璃管和一台能产生高压的小型机器做实验时,发现了X线(图1-1)。

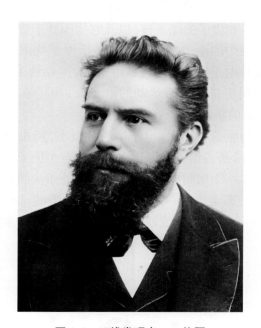

图1-1　X线发现者——伦琴

后来,他又用各种金属进行实验。发现除了铅和铂以外,其他的金属都能被穿透。由于这是一种未知射线,伦琴给他命名为X射线。后来,科学界为了纪念伦琴把它命名为伦琴射线。

为了奖励伦琴在科学上的贡献,1901年在诺贝尔逝世五年以后,伦琴因发现X线而获得了首届诺贝尔物理学奖。

文献记载第一张照片是伦琴于1895年11月22日拍摄的其夫人手的照片。据称当时曝光用时近15min。摄影板被处理后,伦琴夫人手骨的透亮影像显示在周围肌肉的黑影之中(图1-2)。

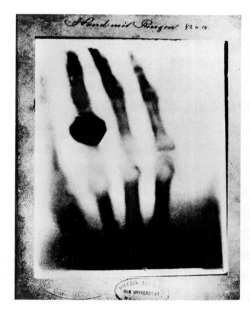

图1-2　伦琴夫人手的X线照片

从伦琴发现X线的时刻起,影像记录方式、X线摄影的设备和围绕X线影像质量的相关技术逐步发生了巨大变化。在伦琴的有生之年,X线已广泛应用于疾病的诊断。

## 二、X线成像技术的发展

传统X线成像为模拟X线成像,是区别于数字化X线成像的一种成像方式。即采用传统X线摄影、X线造影、X线透视、X线电视等成像技术,将人体的形态学(人体组织器官形态、解剖特征等)和功能学(自主、不自主运动状态、生理功能)等信息采集下来，经过模拟方式的 X 线能量传递、能量转化、影像信息保存等，最终以光学影像的形式将 X 线影像显示在照片或荧光屏上，这样的系列影像，称为传统 X 线影像。在传统 X 线成像的发展历史中，长期以来采用两种成像模式：X 线摄影和 X 线透视，这两种基本成像模式作为医学影像学检查的基础，在临床应用中相互补充，在不同成像技术上逐步更新发展。

在 1895 年，涂有一层乳剂的玻璃板、易弯曲的透明胶片和感光纸已广泛应用于普通的可见光摄影之中。专门为 X 线摄影设计的玻璃板，是对 X 线作用十分敏感的含银厚层乳剂型，能够记录宽范围的 X 线摄影密度。因当时产生的图像对比度低，尤其是那些对 X 线的吸收衰减程度比较接近的组织器官，所以高对比度的显影剂的开发引起了人们的重视。1897 年钨酸钙增感屏被应用在 X 线摄影中，大大降低了曝光量。1913 年硝酸纤维素片基胶片问世，并配合使用增感屏，但硝酸纤维素片基胶片易燃，被称为"不安全"胶片。到了 1918 年，在片基两面都涂了高速感光乳剂的双面乳剂胶片，配以双面增感屏，更大程度上减少了曝光，并使得活动滤线器的应用更加可能。1924 年，醋酸纤维素片基的使用，提供了可靠的安全性。1933 年，X 线胶片片基开始被染成蓝色，以减少可见光透过透亮区时对眼睛的刺激。20 世纪 50 年代末，聚酯片基取代了醋酸片基。这种片基更薄，减少了双面乳剂胶片的视差问题。

20 世纪 70 年代早期，有关用于彩色显像管和影像增强管的稀土荧光体的研究，推动了医学摄影用稀土增感屏的发展。新型的发绿光或蓝光的增感屏，都由 X 线发光效率高的荧光体制成，不同 X 线胶片的吸收光谱与各自相对应的增感屏发光光谱匹配，使曝光条件进一步降低。荧光交叠效应的控制技术与新型扁平颗粒乳剂的联合，可进一步提高屏-片系统的成像质量。

从 X 线摄影角度上看，常规 X 线摄影一直被广泛应用于临床影像学检查，且随着技术的更新不断改良和进步。

1920 年前被称作初级应用阶段。人们没有认识到 X 线的辐射伤害问题，X 线的使用比较广泛，甚至滥用。直到 1920 年之后，才采用各种防护装置对技师和患者进行防护。

1920—1950 年，为 X 线的临床应用与开发阶段。空气、碘类对比剂的应用（1920 年）、滤线器（1921 年）、旋转阳极 X 线管（1929 年）、X 线断层摄影装置（1930 年）、光电限时器（1942 年）、影像增强器（1948 年）、多轨迹断层摄影装置（1951 年）、自动洗片机（1956 年）和荧光缩影摄影（1968 年）等装置和器材的使用，使得模拟影像的摄影技术得到了广泛发展。

X 线摄影是最先应用于临床诊断检查的医学影像技术，至今已有 110 多年的历史，由于其检查方法简单易行，且在某些组织结构及病变的显示上有其独有的特点和优势，具有不可替代的作用，至今仍在临床影像学检查领域中发挥着重要的作用。随着计算机技术的不断更新，尤其是 1972 年 CT 机的问世，使放射影像学开始了数字化，在 X 线摄影设备中相继开发应用了 CR、DR 等，许多全新的数字 X 线成像设备快速增加，使 X 线摄影进入了全面数字化时代，构筑了全新的数字 X 线摄影技术。

**（胡鹏志　彭　松　张志伟　曲婷婷　袁　元）**

## 第二节　X 线成像的物理学基础

### 一、原子与原子核

物质是由原子组成，一个经典的原子模型由包含中子和质子的原子核，以及它周围处于特定轨道或壳层中的电子所构成。每一个原子均由原子核及核外电子组成，其核小而紧密，半径约 $10^{-15}$m。核的周围是按轨道运动的电子云，电子在半径约 $10^{-10}$m 的轨道上运行（图 1-3）。

与原子核相比，电子的质量很小，但由于它的弥散性，所占据的空间很大。假如一个原子扩大到"占据"一个房间那么大，那么核则处于房间的中心有针尖那么小的一点空间。由于物质的这种空虚性，一个高能电子或原子核就很容易穿过许多原子

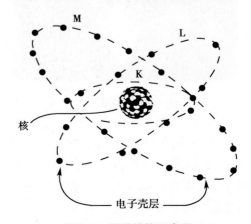

图 1-3　原子结构示意图

后与另一原子的任何部分相碰撞。

原子间的差别在于它们核的结构和电子数量及其排列上的不同，原子中的电子数被称为原子序数，以 Z 代表，它也表示原子核内的质子数。原子序数决定着各元素的性质，原子的化学性质决定于质子数或最外层轨道电子数。

任何原子核都由两种基本粒子组成，即中子和质子。中子和质子的大小和质量差不多相等。中子不带电荷，质子带一个正电荷，大小与一个电子所带的负电荷相等。一种物质的大多数物理和化学性质与核的中子和质子组成有关，核内的质子数就是原子序数（Z），决定原子的化学本性。

由于核和原子内的粒子都很小，用千克单位表示它们的质量不方便，因此用原子质量单位（μ）来表示。原子质量单位参照的基准是质量数为 12 的碳原子，其质量定为 12 000μ。原子质量单位和千克间的换算关系是：

$$1\mu=1.66\times10^{-27}kg \qquad 公式 1\text{-}1$$

一个中子的质量和一个质子的质量差别非常小，仅为 0.1%，但它们比电子的质量大 1 900 倍左右。

## 二、核外结构与原子能级

讨论 X 线对原子的作用时，首先要了解原子的核外结构。电子位于围绕核空间中的轨道或壳层上，在多种放射性转变中，轨道电子也介入原子发射能量的过程。当辐射与物质相互作用时，通常是与电子相互作用，而不是与原子核起作用。

### （一）电子数

正常原子中所含的电子数等于核内的质子数，这个数目就是某个化学元素的原子序数（Z）。每个电子带有负电荷，其大小等于一个质子的正电荷。正常情况下，一个原子中的电子和质子数目相同，正、负电荷平衡，原子无净电荷。如果一个电子离开原子，就说原子被电离，带一个正电荷。电离结果是原子本身成为正离子，电子本身成为负离子。电子的电量 e 为 16.0×10⁻¹⁹C，电子的质量 m 为 9.1×10⁻²⁸kg。

### （二）能级

电子处于绕核的不连续壳层中，壳层用字母识别（图 1-4）。

按照波尔理论，核外电子离核远近不同，具有不同的壳层，每一壳层中都含有一定电子数目的可能轨道。壳层可近似地看作是原子核的同心圆球，

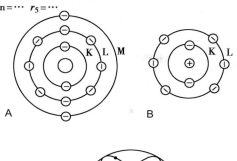

$$n=3 \quad r_3=0.53\times3^2\times0.1nm=0.477nm$$
$$n=4 \quad r_4=0.53\times4^2\times0.1nm=0.848nm$$
$$n=\cdots \quad r_5=\cdots$$

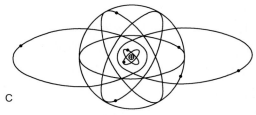

**图 1-4　元素壳层结构示意图**
A.钠元素壳层结构；B、C.氧元素壳层结构

半径最小的壳层为 K 壳层，最多只能容纳 2 个电子；第二壳层为 L 层，最多只能容纳 8 个电子；第三壳层为 M 层，最多只能容纳 18 个电子数，随着原子序数的增加，还可能有 N、P、Q 等壳层。愈到外面的壳层可容纳的电子数就愈多，通常每一壳层可容纳的最多电子数为 $2n^2$ 个，其中 n 为电子壳层数。但是，最外层的电子数有严格的限制，最多不能超过 8 个。一般规律是，电子先将内层填满，然后逐层向外填充。

根据量子理论，电子以极高的速度绕核做复杂运动，可把它的电荷看成为一层笼罩在核外的带负电荷的"电子云"。电子的核外运动很难说出某一时刻处在何处，只能用统计学方法去认识，即用概率的大小来表示。电子出现多的地方，概率大，也就是电子云密度最大的地方。

带负电荷的电子受原子带正电核的束缚，它们之间具有很强的吸引，即结合力。这种结合强度可用能量来表示，迫使电子逸出原子，所获得的能量叫结合能，一个电子的结合能等于使电子脱离原子所需要的能量。结合能是电子势能的一种形式，与任何形式的势能一样，必须将某个地方规定为零能量级。电子在原子外的一个位置，已不再受到核的影响，将它定为零点。

电子在辐射过程中的作用通常涉及两个基本原理之一：一是要使一个电子移至更高壳层（如从 K 至 L）或脱离原子，必须从某些能源取得能量；二是如果一个电子移至更低的壳层（如从 L 至 K），电

子必须放出能量，通常出现某种形式的辐射，能量大小决定于电子移动的壳层之间的能级差。

在某一具体壳层中，电子的结合能与原子序数有关。只有较高原子序数的 K 壳层电子的结合能是在诊断用的 γ 射线和 X 线的相同能量范围内，L 壳层电子的结合能比 K 层小得多，但它也随原子序数的增大而增大。对于大多数物质，最外层电子的结合能在 5~20eV 的范围内，显然这些电子最容易脱离原子。

电子脱离原子的过程称为电离。由于 X 线和 γ 光子具有足够的能量使电子脱离原子，故可认为 X 线和 γ 射线是具有电离作用的辐射。核外电子接受的能量不足以使其原子逸出，只是使它升到较高的能级上，在其恢复到正常状态时，释放出能量，这种过程称为激发。可见光的光子能量低于大多数原子中的最小结合能，不会产生辐射。

**（三）电子浓度**

当光子与电子碰撞时，光子被吸收。光子通过物质时，它被吸收的机会决定于材料内可用的电子浓度。每立方厘米的电子数可用以下公式计算：

$$每立方厘米的电子数 = PN_A(Z/A)$$

公式 1-2

式中的 $N_A$ 是阿伏伽德罗常数，Z 是原子序数，A 是原子质量数，每立方厘米的电子数仅与 Z 与 A 的比值有关。较低原子序数的元素在原子核中质子数与中子数近乎相等。Z/A 的值近乎 0.5。随着原子序数和原子质量数的增加，核内的中子数也增大，导致 N/A 比值的减小，这种变化相当小。比如，铅的原子序数是 82，原子质量 207，Z/A 比值是 0.4。在 X 线应用中遇到的大多数材料，Z/A 值的变化都小于 20%。唯一例外的是氢，其比值等于 1。

X 线光子通过物质时，相互作用的机会不仅决定于电子浓度，还与电子在原子结构内被束缚的牢固程度有关。电子结合能随原子序数而增加，高度束缚的电子浓度也随原子序数的增大而增加。

根据玻尔的假设，电子在不连续的轨道上绕核旋转，而且在每个可能轨道上的电子也都具有一定的能量（动能和势能的代数和），因而电子在各个可能轨道上所具有的能量也是不连续的，这些不连续的能量值称为原子能级。

原子能级通常以电子伏特来表示。定义为一个电子通过 1V 电位差所释放出的能量，其功即为电荷与它通过的电位差的乘积。电子在各个可能轨道上运动时所具有的能量计算如下：

$$E = -\frac{2\pi^2 me^4 Z^2}{h^2 n^2}$$

公式 1-3

式中 $n$=1、2、3……，$E$ 代表轨道电子所具有的能量，单位为焦耳。原子能级常用电子伏特来表示，$1eV=1.6\times10^{-19}J$，如果把焦耳转换为电子伏特，则除以 $1.6\times10^{-19}J$，即：

$$E = -\frac{2\pi^2 me^4 Z^2}{1.6\times10^{-19}\times h^2 n^2}$$

公式 1-4

随着原子序数 X 的增加，即核外电子数增多，其原子结构也更为复杂，核外某电子除受核的吸引力外，还受其他核外电子的排斥作用。

原子核对电子有很强的吸引力，这种吸引力称为结合力。越靠近原子核的壳层电子结合力越大，距离越远的电子结合力越小。另外，结合力还与原子序数相关，原子序数越高，核内正电荷就越多，对电子的吸引力也就越大，从原子内移走电子所需要的能量也就越大。移走原子中某轨道电子所需要的最小能量，称为电子的结合能。

以钨为例（图 1-5），K、L 和 M 层上的轨道电子结合能分别约为 70 000eV、11 000eV 及 2 500eV，这意味着除去原子中一个 K 层电子，必须供给它 70 000eV 能量，或者必须以 70 000eV 电位差的电子轰击它。要除去一个 L 层电子则大概需要 11 000eV 的能量。

## 三、能量与辐射

**（一）能量**

物理世界可以分为两个组成部分：能量和物质。在大多数物理过程中，能量和物质之间不断地相互作用和转换，医学成像也不例外。在医学影像成像方法中，图像都是由能量与人体组织（物质）的相互作用形成的。对人体结构进行成像，要求能量源传递到人体，再从人体传递到接收器。因此，作为医学成像的能量源必须能穿透物体。可见光是日常生活中用于传递图像信息的能量的主要形式，但它不能穿透人体，因此对人体内成像必须采用其他形式的能量。

各种成像方法中的一个普遍问题是，源能量的一部分会积存在人体内，而且不以相同形式的能量停留，而是转换为其他形式的能量，如热和化学变化等。有时，积存能量也会产生生物效应。

在医学成像过程中，有两大类能量。一类是聚集形式的能量，其存在必须有一种媒质材料，能量存在于媒质中。另一类能量是在一种物质材料内

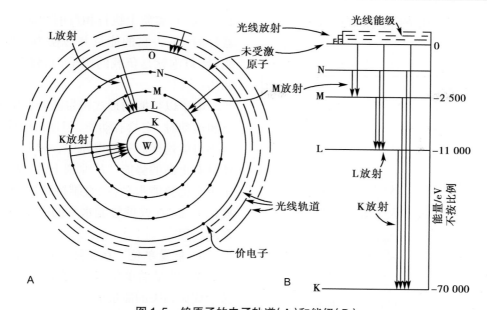

**图1-5 钨原子的电子轨道（A）和能级（B）**
以eV数表示的能量标度并没有按比例，电子向K、L、M层跃迁而产生X线

产生的，并不断运动，将能量从一个地方传送至另一个地方，这种能量就是辐射。用于医学成像的各种形式的能量，除超声和磁共振外，基本都是辐射形式。

在医学成像中，与物质有关的能量形式的重要特征是它的供出能量形成辐射，当辐射被吸收时，能量又被重新取回。宇宙间一个基本物理定律是能量既不能创造也不会消灭，只能从一种形式转换为另一种形式。成像系统的各种部件，可将能量从一种形式转换为另一种形式。电子是物质中的最小粒子，一个电子的质量是 $9.1 \times 10^{-28}$g，这意味着 $1.09 \times 10^{27}$ 个电子的质量约为1g。

一个电子既有质量又有电荷，它可占有多种形式的能量，这就是电子获得、运输和放出能量的能力，致使它在X线系统中成为有用的物质。

**1. 静止质量能量** 一个电子即使处于静止状态，也具有能量。根据物理学定律，一个物质只要具有质量就具有一定的能量，在一定条件下，质量可转换为能量，或相反。公式1-5是爱因斯坦方程式：

$$E=mc^2 \qquad 公式1-5$$

其中，$E$ 代表完全释放出来的能量，$m$ 是质量，$c$ 是真空中的光速。原子核反应时，减少的静止质量转化为和辐射能量相联系的运动质量。根据爱因斯坦关系式，每个电子给出510keV，这个能量表现为一个光子。

**2. 动能与势能**
（1）动能：动能是与运动有关的能量，运动着的汽车或棒球具有的能量就是这种形式的能。当电子运动时，它们也具有动能。

一个物体所具有动能的大小与它的质量和速度有关。对于大的物体，如汽车和棒球，动能与物质的质量和速度的平方成正比，物体速度加倍，它们的动能要增加为原来的4倍。在很多情况下，电子以非常高的接近于光速的速度在运动，能量与速度间不再保持上述简单关系。相对论的理论指出，一个物体（如电子）的质量在高速运动时会发生变化，能量与速度的关系变得复杂。在典型X线管内的电子具有的能量可能超过100keV，并以大于光速一半的速度运动。

（2）势能：势能是物体因位置或构形所具有的一种能量，从本质上说是一个有相对意义的量。即一个物体在一个位置或处于某种构形时会比处于另一种状态具有更多或更少的势能。

电子具有两种形式的势能。一种形式与在电路内的位置有关，另一种与原子的位置有关。电子势能的一个重要的特征是电子升高至更高势能级水平时，需从某些源中得到能量，而当它移至更低势能位置时要放出能量。X线管内阴极的电子获得能量后以高速撞击阳极靶面，以产生热能和X线能，就是这个机制。

**3. 能量交换与转移**
（1）能量交换：电子小得看不见，只能利用仪器检测到它的存在。电子不停地在一个小范围内做极高速运动，往往很难想象电子能量的不同形式。

图 1-6 以石块来说明能量的不同形式,这也适用于电子。

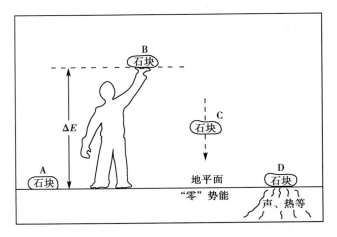

**图 1-6　能量从一种形式转换为另一种形式**

势能是相对意义的量,图 1-6 中地面水平设置为零势能位置,当石块高于地面时,它的势能更高。如果石块处于地面下的一个洞内,它的势能相对于地面水平为负。然而,它的势能相对于更深洞的底部位置仍是正值。石块在位置 A 具有零势能(相对地),动能为零,静止质量能量与它的质量成正比。当人将石块举至位置 B 时,相对于位置 A 来说,石块的势能增加。石块所得能量来自于人,与电子靠电源装置可升高势能的原理相同。

如果人在位置 B 释放石块使它落至地面,它的势能就转换为动能。随着石块向下运动,它的势能不断减少,且正比于它在地平面上的距离,不断地增加它的速度和动能。即将撞击地面之前,它获得的动能正好等于人所提供的势能(在 X 线管内的电子经历着相似的过程,管内的电子热能变换为动能)。石块正好到达地面时,它比静止在地面 A 时具有更多的能量。然而,当它静止在地面 D 处时,它的能量水平与在 A 处时相同,这部分能量转换为其他形式,如声音、少量热和使地面形状改变的机械能。当高速电子碰撞某种材料时,电子也失去它的动能,能量转换为热和 X 线辐射。

(2)能量转移:电子的主要功能是从一个位置运输能量至另一个位置,电子从某一个位置获取能量,再运动到另一处传递能量给某些其他材料,电子再回到能源,如此反复。

电子运动从一点转移能量至另一点所经过的通道就是电路。任何电路至少有两个部件,一是电源,它能将能量从一种形式转换为另一种形式,并将它传输给电子,电池就是电子能源的例子;二

是负载,它实质上执行相反的功能,当电子通过此器件时,失去它的能量并转换为某些其他形式的能量,灯泡就是负载的例子,它将电子能转换为光和热。

电子以势能的形式携带能量,当电子通过自由空间运动时,它具有动能,但通过固体导体运动时,就不可能这样。一般电路中,一段导体比另一段导体具有更高的势能。从原则上讲,能源使电子升高至更高的势能水平,一直维持到它通过负载器件时放出能量,在较低势能水平的电子回到能源,再重复此过程。

**4. 能量单位**　在实际应用中经常会碰到能量的量值,能量的单位很多,在此仅介绍一些与放射医学成像相关的能量单位。

(1)焦耳:功、能量和热的单位,符号为 J。这个单位名称是为纪念英国物理学家焦耳而定的,简称焦。

(2)热单位:是放射中为表示 X 射管所产生的热能量而提出的一个单位。一个热单位是焦耳的 71%,它逐渐为焦耳所替代。

(3)克拉德:在放射学中为表示人体吸收的总辐射能量所提出的,目前常使用单位为焦耳。

(4)尔格(erg):是能量的米制单位,不是 SI 单位,它在放射学中的主要应用是表示组织内吸收的辐射能量的大小。

(5)电子伏特(eV):是能量的电子单位。千电子伏(keV)和百万电子伏(MeV),都用于表示单个电子和光子的能量,单个可见光子的能量在几个电子伏范围内。在成像过程中用的 X 线,它们的能量范围从 15 至数百千电子伏。三个基本能量单位的关系是:$1J=10^7erg=6.24 \times 10^{18}eV$。

(6)功率:表示在具体过程中能量转移的速率。瓦特(W)是用于表示功率的单位,$1W=1J/s$,即每秒转换、使用或耗散的(以焦耳为量度的)能量的速率。在医学成像中,功率用于描述 X 线发生器的能力、X 线管的极限值等。

(7)强度:是功率的空间浓度,它表示能量通过单位面积的速率。一般用每平方米或每平方厘米的瓦数来表示。强度也用于表示 X 线照射率,光强度等。

**(二)辐射**

**1. 概述**　辐射就是能量的空间运动。根据玻尔的研究,当电子在某一轨道上运动时,它处于稳定状态,并不向四周辐射能量,但它吸收了

一定大小的能量后,就可以跃迁到能量较大的轨道上去。但并不是任何大小的能量都可被电子吸收,只有能量等于某两个可能轨道的能量差时才被电子吸收。吸收能量的电子跃迁到能量较高的轨道上后,处于激发状态,不稳定的电子要跃迁到能量较低的轨道上去,并发出光子。其光子所具有的能量等于电子在跃迁前后所具有的能量差,即

$$E=hf=E_2-E_1 \qquad 公式1-6$$

式中 $h$ 是普朗克常数,$f$ 是光子的频率,$E_2$、$E_1$ 分别表示电子跃迁前后所在轨道上的能量。

当内壳层轨道上有空位时,处于外面壳层轨道上的电子,就会跃迁至内壳层轨道上去。原子外层电子与核的联系较弱,激发外层电子比激发内层电子容易。较外层的电子受激发后,壳层上面有空位,这一壳层外的其他壳层上的电子就跃迁至该空位进行补充,这时就有可见光、红外线或紫外线放出来。最内层的电子受激发后,外面壳层上的电子跃迁至内层空位上来,将发射出波长更短,频率更高的电磁波(X线)。例如原子序数较高的钨,假若有一个高速电子撞击到钨原子上,并激发出一个K层电子,在一个很短的时间内,另一L层上的电子可能会跃迁至K层占据其空位,此过程将放出大约 59 000eV 能量的 X 线光子。若 K 层电子被撞击出去,则 L、M、N、O 等壳层上的电子都可能跃迁至 L 的空位,并放出一定频率的 X 线。

**2. 电磁辐射** 辐射可分两种类型,即电磁辐射和粒子辐射。前者只含有能量,不含有物质,穿透性强;后者既含物质,也含能量,穿透性差。在电磁辐射族内有几种具体辐射形式用于不同目的,如无线电(射频线)信号、可见光、紫外线、X线辐射和 $\gamma$ 射线辐射。

电磁辐射在真空中运行的速度 $C$ 为 $3.0 \times 10^8$m/s。各种波都具有一定的波长 $\lambda$ 及频率 $n$,其速度等于 $n\lambda$,即 $C=n\lambda=3.0 \times 10^8$m/s。

电磁波的波长非常短,旧时习惯用埃作为单位,现已废止,1埃 $=10^{-10}$m。电磁波的波长决定物质的性质。绿光为 $5 \times 10^{-7}$m,蓝光为 $4 \times 10^{-7}$m,红光为 $7 \times 10^{-7}$m。如果波长超过 $7 \times 10^{-7}$m,人类肉眼不可见,称之为红外线。如果短于 $4 \times 10^{-7}$m,此辐射也不能为肉眼所见,称之为紫外线。X线在 $1 \times 10^{-11} \sim 1 \times 10^{-9}$m 波长范围内。当波长变得很短而相应频率变得很高时,就要考虑辐射的量子性质。

**3. 辐射的量子性** 电磁辐射具有速度,且带有一定能量运行的小子弹,此种能量束称为量子或光子。原子内的电子都处于一定的能级而不是任意能级,电子可以从一个能级移至另一个能级,但这种能级之间的转移不是任意的,这种能级不连续正是物质所具有的量子特性。简单地说,物质按预先确定的量进行能量交换,而不是任意的。辐射通过空间时,正是单个光子的簇射。

光子最终在转移过程中被吸收,它的能量重新回到一个电子身上。如果光子碰到的是电子能级接近于它的能量的材料,吸收的机会就大大提高。辐射光子的产生和吸收都是在某些材料内通过能量交换完成的。

虽然辐射光子是按某些物理量来区分的,但所有电磁辐射都以相同速度在真空中传播。光是电磁辐射最常见的形式,在自由空间,光速约为 $3 \times 10^8$m/s。假如,X线光子在它产生时间到被吸收时间内平均传播 1m,那么,X线光子的平均寿命将是 $3.3 \times 10^{-9}$s。一旦一个光子从能源产生并射出,它就以非常高的速度传播直至某些物质相互作用,并被吸收为止。在它非常短的寿命中,光子从辐射源带走少量的能量传给吸收材料(图1-7)。

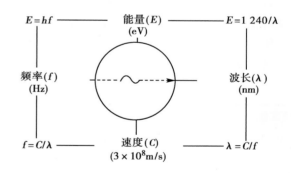

**图1-7 光子的物理特性**

图中对三个量的标度用辐射的不同类型的互相关系来表示。可以用光子能量、波长或频率来表征任何辐射

(1)光子能量:光子是能量的一个单元,它最重要的特征是它所包含的能量的多少,光子能量一般用电子伏或其适当的倍数为单位来说明。例如,计算辐射光子所带的能量,其波长是 $10^{-9}$m,相应的频率 $f=C/\lambda=3.0 \times 10^{10}/10^{-8}=3.0 \times 10^{18}$,即每秒振动数。所以,辐射光子所具有的能量($E$)$=hf=6.61 \times 10^{-27} \times 3.0 \times 10^{18}=19.83 \times 10^{-9}$ 尔格。换算为电子伏特,即 $E=19.83 \times 10^{-9}/1.60 \times 10^{-12}=12\,400$eV$=12.4$keV,即 $10^{-9}$m 波长具有 12 400eV 能量。如果波长是 $10^{-11}$m,则频率将会扩大 100 倍,量子或光子的能

量将是 1 240 000eV。光子的能量 eV 及辐射波长 A 之间的一般关系可从 $E=hf=hc/\lambda$ 确定，显然，波长愈短，光子所具有的能量愈大。

光子能量决定辐射的穿透能力，较低能量的 X 线光子通常称为软辐射，而在波谱的较高能量端的光子称为硬辐射，较高能量 X 线辐射穿透性大。

如果光子或粒子所具有的能量，超过辐射所通过的物质内的电子结合能，辐射就能起作用，使电子移位，并使物质电离。能产生电离的最小辐射能量因材料不同而不同，这取决于具体电子的结合能。在组织中许多元素的电离能量在 5~20eV 的范围内。因此，凡能量超过这些值的辐射都是电离辐射，光子能量值一般用于描述较高光子能量的辐射，如 X 线、γ 射线和宇宙射线的辐射。

（2）频率：频率就是波传播时振动或振荡的速率，光子能量（$E$）和频率（$f$）成正比，它们的关系是：

$$E=hf \qquad 公式 1\text{-}7$$

此关系式中，$h$ 是普朗克常数，其量为 $6.625\times10^{-34}J\cdot s$，$f$ 是频率，以赫兹（Hz）为单位（周期每秒）。频率是表征电磁波谱电常用的量，理论上讲，X 线辐射也有相应的频率。

（3）波长：用电磁辐射观察到的各种物理现象提示辐射具有某些波动性。波动的一个特征是两个相继峰值间的距离，亦即波长。这也是在一个振荡期间辐射向前传播的距离。

波长可用长度单位来表示。无线电和电视信号具有较长的波长，一般用 m 来表示。对较高能量的光子，如可见光和 X 线，则采用较小的长度单位纳米（nm）来表示。光子能量与波长间的关系是：

$$E(keV)=1.24/\lambda(nm) \qquad 公式 1\text{-}8$$

能量与波长成反比，电磁波谱上最高能量处相当于最短波长处。X 线的波长（或频率）与被击出的电子所在的壳层有关。在同种元素的原子中，按照轨道 K、L、M、N……来分，L 层电子被击出时产生的 X 线比 M 层电子被击出时所产生的 X 线波长要短，M 层电子被击出所产生的 X 线比 N 层电子被击出所产生的波长短，以此类推。内层轨道电子被激发所产生的 X 线波长较短，外层轨道电子被激发产生的 X 线波长较长。

另外，某层轨道电子被击出后，来补充的电子所属的壳层不同而产生的 X 线波长也不同。如 K 层电子被击出，L 层或 M 层上的电子都可以跃迁至 K 层补充，但 M 层电子跃迁时产生的 X 线波长要比 L 层电子跃迁产生的 X 线波长短。

## 四、电磁波谱与能量放射

### （一）电磁波谱

电磁波谱包括所有电磁辐射，从长的无线电波起到非常短而有穿透性的 γ 射线。根据光的电磁学说，光波与电磁波本质上是相同的，只是频率（或波长）不同。将全部线谱的频率、波长、光子能量与性质总结于表 1-1。应该强调，线谱区域是互相重叠

表 1-1 电磁线谱

| 频率周/s | 波长/nm | 光子能量/eV | 性质 |
|---|---|---|---|
| $1.0\times10^5$<br>$3\times10^{10}$ | $3\times10^5$<br>1.0 | $4.13\times10^{-10}$<br>$1.24\times10^{-4}$ | 从广播范围的长波至短波及雷达超短波范围内的无线电波。这些波是由电振荡而产生的，能为电子装置所探知。它们会通过非导电物质层，但却为电导体所反射 |
| $3\times10^{12}$<br>$3\times10^{14}$ | 0.01<br>0.0001 | 0.0124<br>1.24 | 红外线辐射。它们是由于分子振荡原子较外层电子的激发而产生。它们由火炉、散热器的热发生出来，且能被热机械及胶片所检出。红外线不能透过大多数固态物 |
| $4.3\times10^{14}$<br>$7.5\times10^{14}$ | 700<br>400 | 1.77<br>3.1 | 从红外线由黄、绿及蓝到紫色波长范围内之可见光。能被胶片、光电管和肉眼察知。被物质如玻璃所传导 |
| $7.5\times10^{14}$<br>$3.0\times10^{16}$ | 400<br>10 | 3.1<br>124 | 紫外光。由于原子的较外层电子激发而产生。能为胶片、盖革计数器及电离室检出。可使皮肤产生红斑，杀菌并为产生维生素 D 的因素之一 |
| $3.0\times10^{16}$<br>$3.0\times10^{18}$ | 10<br>0.1 | 124<br>$1.24\times10^4$ | 软性 X 线。幅度由原子的较内层电子激发而产生。能为胶片、盖革计数器及电离室检出。有穿过很薄的物质层的能力，由于其穿透力有限，在放射学中无甚价值 |
| $3.0\times10^{18}$<br>$3.0\times10^{19}$ | 0.1<br>0.01 | $1.24\times10^4$<br>$1.24\times10^5$ | 诊断用 X 线及浅部治疗 |
| $3.0\times10^{19}$<br>$3.0\times10^{20}$ | 0.01<br>0.001 | $1.24\times10^5$<br>$1.24\times10^6$ | 深部治疗用 X 线及镭蜕变产物中来的 γ 射线 |
| $3.0\times10^{21}$ | 0.0001 | $1.24\times10^7$ | 小电子加速中产生的放射线 |
| $3.0\times10^{22}$ | 0.00001 | $1.24\times10^8$ | 大电子加速中产生的放射线 |
| $3.0\times10^{23}$ | 0.000001 | $1.24\times10^9$ | 大的质子同步加速器如百万电子伏特加速器或宇宙线加速器（cosmotron）中产生 |

的，当从无线电波区域移行至红外线区域，或从紫外线区域移行至X线区域时，并不发生性质的突然改变。表中光子的能量也就是产生相应波长辐射所需要的能量。例如，X线管产生波长$10^{-11}$m的X线，需要1.24MeV。1.24MeV能量不能产生比此更短的波长，但能产生较长的波。

### （二）能量放射

假定有一高速电子撞击在钨原子上并击出1个K层电子，这至少需要70 000eV能量。在很短时间内，另一L层上的电子（结合能为11 000eV）可能会填补到K层上占据其位，此过程发生时就有70 000−11 000=59 000eV能量作为X线量子被放射出来，而此放射线的波长将是12.4/59=$0.210 \times 10^{-9}$m。

高速电子击出L、M或N电子，而不撞击K电子也是可能的。假定L电子被击出而其空间被M电子（结合能2 500eV）所占据，则发射的放射线能量为11 000−2 500=8 500eV，波长12.4/8.5=$1.46 \times 10^{-9}$m。在这种情况下，被发射量子以电子伏特表示的能量，刚好是两种结合能的差数。虽然某一些电子比另一些电子被发射的概率高，但原子中任何电子都有被高速电子撞击而发射出去的可能。

要从钨上产生可见光，必须使光激发价电子转移到另一层轨道上，当它回降时，能量会放射出来，但是其数量只有几个电子伏特，相当于可见光的波长。

任何一个轨道上的空位都可有几种方式被占据，如K电子被除去，则L层、M层或其他层上的电子会降落至该位置，此时，将会产生相应的放射线。实际上能级图谱更复杂，因为L层分为3个支层，M层分为5个支层，N层分为7个支层。

低原子序数元素的K层结合能小，碳为285eV，氧为528eV。对于人体有机组织可取其平均能量500eV。"组织"的标识K放射线的波长（12.4/0.500）=$24.8 \times 10^{-9}$m，这种射线在组织中穿透很短距离就会被吸收。

## 五、光子的射程与半值层

### （一）光子的射程

了解单个光子在被吸收或散射前所传播的射程或距离，对于理解光子的辐射穿透特性或许有帮助。当光子射入某种物体之前，要传播一定的距离，这个距离就可以认为是单个光子的射程。

辐射的一个特征就是所有光子并没有相同的射程，即使它们具有相同的能量。光子穿透的基本特性是传播到某一处的光子数目与传至该点的材料厚度之间呈指数关系。

指数关系的性质是指在一定厚度物体中衰减进入其内的光子百分数是相同的，意味着与辐射线相遇的第一层物质经后面各层衰减的光子数目更多。

光子的平均射程就是光子间发生相互作用之前所传播的平均距离。只有非常少的光子的行程距离刚好等于平均射程。一组光子的平均射程与其衰减率成反比。通过改变光子能量或物质种类的方法增加衰减率，可以降低光子的平均射程。实际上，光子的平均射程等于衰减系数$\mu$的倒数，即：

$$平均射程（cm）=1/衰减系数（cm^{-1}）$$

公式1-9

因此，光子穿透某一物质的平均距离（射程）是由影响衰减率的因素决定的，即光子能量、物质类型（原子序数）以及材料密度。

### （二）半值层

半值层（half value layer，HVL）是用来描述特定辐射的穿透能力，也可用来描述穿透物体常用的因数。HVL是能穿过一半辐射的物质厚度，用距离单位（mm或cm）来表示。

HVL随辐射穿透能力的增加而增加。HVL与平均光子射程相关，但并不相同。两者之间的差异是由X线的衰减和穿透的指数特性造成的，其特性关系为：

$$HVL=0.693 \times 平均射程 =0.693/\mu$$

公式1-10

这说明HVL与衰减系数成反比。0.693是0.5（50%）的指数值（$e^{-0.693}=0.5$）。改变影响衰减系数值的任何因素都会改变HVL。在X线系统中，铅有两个重要的用途，即作为滤过X线的物质和作为测量X线穿透能力（HVL）的一种参考物质。随着光子能量的增加，衰减系数减小较快，使得穿透能力增加。

如果穿透1个HVL厚度的量是0.5（50%），则穿过2个HVL的量为0.5×0.5，即25%。每个HVL厚度减少光子数目均为50%。穿透P和物质厚度为n个半值层之间的关系为：

$$P=（0.5）^n \qquad 公式1-11$$

例如，穿过0.5mm厚的铅屏蔽（板）的穿透能量为60keV的光子，在铅中的HVL为0.125mm。对这个特定的光子能量来说，0.5mm等于4个HVL，故其穿透为：

n= 厚度/HVL=0.5/0.125=4

P=（0.5）$^4$=0.062 5

在特定物质中，HVL 受光子能量影响。对于特定的光子能量来说，1 个 HVL 的厚度与物质的性质、密度和原子序数有关。

**（余佩琳　范文亮　余建明　刘建新　迟　彬）**

# 第三节　X线的产生与X线的特性

## 一、X线产生的条件与过程

### （一）X线产生的条件

**1. 高速电子与阳极靶面的相互作用**　X 线是在能量转换中产生的，它根据靶原子的三个性质（核电场、轨道电子的结合能、原子处于最低能态），在轰击原子并与靶原子的轨道电子或核相互作用时，把动能转换为热能和 X 线形式的电磁能。确切地说，X 线是高速电子与阳极靶面相互作用的结果。

高速电子与靶面物质相互作用是很复杂的。一般来说，高速电子在失去其全部动能而变成自由电子之前要穿过很多原子间隙，经过很多次碰撞，发生多种作用的物理过程。例如，一个 1MeV 的高速电子在被阻止之前，会遭受大约一万次的碰撞，每一次碰撞后，电子损失部分能量，同时运动方向改变。所以，电子在物质中的轨迹是十分曲折的。

从能量转换角度来看，高速电子的能量损失分为碰撞损失和辐射损失两种情况。碰撞损失是高速电子与靶原子的外层电子相"碰撞"，使原子吸收能量处于激发态，这种能量损失将全部变为热，使阳极温度迅速上升。高速电子动能的 99% 左右都在碰撞损失中转换为热能，辐射损失是高速电子与靶原子内层电子或原子核相互作用的结果，以辐射 X 线光子的形式而损失能量，这部分能量占高速电子总动能的百分之零点几。可见在 X 线管中，X 线能的转换效率是很低的。

从作用的物理过程来说，高速电子与靶原子相互作用存在以下四个物理过程：电离、激发、弹性散射和轫致辐射。

（1）电离：原子的外层价电子或内层电子在高速电子作用下完全脱离了原子轨道，使原子变成离子的过程，称为电离。

高速电子的动能转为以下三部分：一部分能量消耗在内、外层电子的脱出功，这部分能量暂时"储存"在原子内，将伴随着发射光学光谱（由外层电子轨道跃迁产生）和标识 X 线（由内层电子轨道跃迁产生），以光能的形式释放出来；另一部分转化二次电子（被击出的轨道电子）的动能；第三部分转化为射出电子的动能，射出电子以较低能量并改变方向射出，然后与其他原子或原子核继续发生作用。

电离过程中向外发射的光谱有两种：一种是由价电子脱离原子轨道，电子处于激发状态，在回到基态过程中发射出光学光谱。由于最外层电子轨道的能级差较小，这些光谱一般在紫外线、可见光和红外线的波长范围，不属于 X 线。这部分光能几乎全部被周围原子所吸收，转化为热，运动加快（固体中分子热运动主要是在平衡位置附近做无规则的运动），使阳极温度上升。另一种是由于内层电子脱离轨道，使原子处于激发态，通过内层电子的能级跃迁而辐射 X 线，这是构成医用 X 线的成分之一。

（2）激发：高速电子（或二次电子）撞击原子外层电子，在非弹性碰撞中，原子的壳层电子获得的能量较小，没有脱离原子，而由低到高能级轨道的现象称为激发。

入射电子的动能，一部分转化为方向改变和速度变小的出射电子的动能；另一部分是被原子吸收的激发能。处在激发态的原子将发射光学光谱，这部分光能最终导致固体分子热运动加快，温度上升，全部转化为热能。

（3）弹性散射：高速电子受原子核电场的作用而改变运动方向，但是能量不变，称为弹性散射。这种作用没有光谱辐射，也没有能量损失。由于阳极靶的物质密度很高，散射的距离很短，高速电子将很快在已改变的方向与其他原子核或核外电子相遇，发生新的作用。

（4）轫致辐射：轫致辐射是 X 线产生的一种方式。当高速电子接近原子核时，受核电场（正电荷）的吸引，偏离原有方向，失去能量而减速，失去的能量以光子的形式放射出来，产生一束波长不等的多种能量射线，这种情况叫轫致辐射。

在轫致辐射中，入射电子的能量一部分转化为辐射电磁波的能量，其波长在 X 线范围内，在医用 X 线中占有特别重要的地位；另一部分转化为出射电子的动能，出射电子的方向将发生改变。

轫致辐射具有以下两个特点：①轫致辐射是在核电场作用下的一种能量转换形式，不能用经典理论进行简单的解释。②轫致辐射所产生的X线是一束波长不等的连续光谱。其原因一是加在X线管两端的高压通常是脉动直流电压，使得到达阳极的各个高速电子的动能并不相等；二是高速电子在核电场作用前，通过电离或激发所失去的动能各不相等；三是各个高速电子在原子核电场中被阻止的情形不一样，离核越近，受核电场的阻止作用越强，由动能转换为光能的部分能量越多，辐射X线的波长越短，反之，波长就长。此外，核电场强度还随原子序数不同而异。所以，轫致辐射所形成的X线是一束随靶元素不同而异的连续谱线。

从以上四种作用的物理过程可以看出，高速电子与阳极靶原子"撞击"产生两种类型的光辐射：一种是波长在可见光、红外线、紫外线附近的光学光谱；另一种是X线。X线依其产生的机制不同，又有两种成分，一种是高速电子与原子内层电子作用所产生的标明元素特性的标识X线；另一种是高速电子与核电场作用所形成的轫致辐射，这是一束连续的X线。X线波长短、能量大，穿透作用强，可穿过X线管壁、油层、窗口、滤过板而射向人体，用于诊断和治疗。可见光的波长则长，光子能量小，全部被周围原子和管壁、油层所吸收，使原子的热运动加快，温度上升。从能量转换角度而言，高速电子总能量的99%将转换为热能，而仅有大约百分之零点几的能量转换为有用的X线。

由于X线束由复杂的线谱组成，不能用量子能量说明，不得不借助等效能量的概念。当X线穿过不同厚度的物质时，对于一种给定的材料（如铝），总有一个厚度使射束强度减弱到原始强度的一半，即为该材料的半值层。然后用单一能量X线重新测定，与射束有相同的半值层的单一能量X线束的量子能量，即为它的等效能量。例如用100keV加在X线管上产生的等效能量大约为60keV。

**2. X线产生的必备条件** 经过科学家的研究，现已从理论上认识到X线是由于在真空条件下，高速飞驰的电子撞击到金属原子内部，使原子核外轨道电子发生跃迁而放射出的一种能。可见，要产生X线必须具备三个条件：①有电子源，随时提供足够数量的电子。②高速电子流，在强电场作用下，电子做高速、定向运动。原子核外电子与原子核之间有结合能，击入原子内部的电子必须有一定能量传递给轨道电子，才能使内层轨道电子发生跃迁产生X线。若击入原子内部的电子所具备的动能不够大，则只能使原子核外较外层电子产生激发状

态，放出可见光或紫外线。③有适当的障碍物（靶面）来接受高速电子所具有的能量，使高速电子所具有的动能部分转变为X线能（图1-8）。

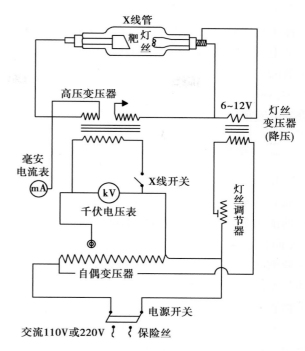

图1-8 X线产生原理图

根据计算可知，低原子序数的元素内层电子的结合能小，高速电子撞击原子内层电子所产生的X线的波长相对长，即能量小。原子序数较高的元素如钨，其原子内层电子的结合能大，当高速电子撞击了钨的内层电子，便产生波长短而能量大的X线，所以用于X线诊断和治疗的X线管的靶面是由钨制成的。只有特殊用途的X线管的靶面是用钼制成的，钼（$M_o$）的原子序数为42，比钨元素低，能产生波长较长的X线，俗称软X线，用于"软组织"摄影。

**（二）X线产生的过程**

在X线的发生过程中接通电源，经过降压变压器供X线管灯丝加热，产生自由电子并云集在阴极附近。当外压变压器向X线管两极提供高压电时，阴极与阳极间的电势差陡增，处于活跃状态的自由电子，受强有力的吸引，成束由阴极向阳极以高速行进，撞击阳极钨靶原子。此时发生了能量转换，其中约1%以下的能量形成了X线，其余99%以上则转换为热能。前者由X线管窗口发射，后者由散热设施散发。

X线的质决定于电子运行的速度及其撞击钨靶后动能所耗损的程度。改变高压变压器的电压，即可调节电子运行的速度。电压越高，电子的运行速

度越快，动能消耗越多，则由X线管发射的X线波长越短，穿透力也越强。通过X线管的电压很高，以kV计算。

X线的量则取决于通过X线管的电流大小，亦即撞击在钨靶上的电子数量。改变灯丝的热度，即调节电子发生的数量（灯丝的热能是由灯丝加热变压器的电流所供应）。电流越大，则灯丝越热，电子越多，撞击在钨靶上的电子数量也越多。通过X线管的电流很小，以毫安计。

## 二、物理效应

**1. 穿透性** 穿透作用是指X线通过物质时不被吸收的本质。X线波长短，光子能量大，穿透物质的能力强。X线的穿透性不但与X线的波长有关，而且还与物质的性质、结构有关。一般高原子序数的物质，密度大，吸收X线多，不易被X线穿透。所以，从X线穿透物质后的强度变化，就反映了物质内部的密度差异，这是X线成像的基础。

X线辐射在医学成像中的特性之一是它的穿透能力。当它直接射入物体时，一些光子将被吸收或散射，而其他部分则完全穿透物体。穿透性可用通过物体的辐射的百分数来表示，穿透能力与衰减成反比。穿透能力的大小与单个光子的能量和物体的原子序数、密度以及厚度有关。

X线束的"质量"一般是指X线的穿透能力。对于给定的物质来说，X线束的穿透能力取决于光子的能量。对于含有一个能谱的X线束来说，每个能量的穿透能力是不同的。一般来说，总的穿透能力与该能谱中最小和最大能量之间的某个光子能量的穿透相对应，这个能量就称为X线谱的有效能量。对于HVL约为2.4mm的铝，其值对应于24keV光子能量。就其穿透能力来说，该X线谱的有效能量为24keV。X线的有效能量就是单能光子束的能量，它具有与光子能谱相同的穿透能力。有效能量通常接近于峰值的30%或40%，但其精确值与光谱的分布形状有关。对于一个给定的kVp来说，影响能谱的两个因素是X线束的滤过量和产生X线的高压波形。

由不同能量的光子组成的一束X线穿过多种物质时，某些特定能量的光子要比其他光子的穿透力强。图1-9表示两种有特殊意义的物质（即1cm厚的肌肉和1mm厚的铅板）的穿透性。

关于穿透肌肉或软组织的情况，对于能量小于10keV的光子而言，实际上并未穿透，所有的光子

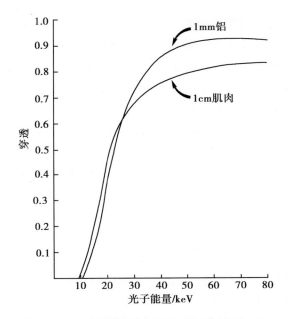

图1-9　肌肉和铝对不同能量光子的穿透作用

都被组织衰减了。这种能量的光子在组织中的低穿透是由于衰减系数大，它是光电相互作用的结果。在能量为10~25keV的范围内，穿透性随能量的增加而很快增强。当光子能量增加到40keV左右时，穿透继续增加，但很缓慢。具有特殊意义的是能量大约在20keV的X线光子穿透作用非常小，这种能量的光子，穿透1cm组织的穿透为45%，而穿透15cm组织的穿透为：

$$P=(0.45)^{15}=0.000\ 006\ 3$$

从另一方面讲，能量为50keV的光子透过15cm组织的穿透为：

$$P=(0.8)^{15}=0.035$$

能量接近50keV的光子可穿透患者15cm深；而具有20keV能量或能量更小的光子均未透过患者。这意味着在一个X线谱中，低能量的光子对成像没有贡献，它们仅使患者受到照射剂量。换言之，就是人体组织具有选择性滤过低能量光子的作用。

这样，在X线进入患者之前把某种物质放在X线束的照射野中，就可以滤过低能量光子。在诊断用的X线设备中，通常使用铝板来实现这个目的，多数X线机都具有与数毫米铝板等效的滤过设备，它并不总是以铝的形式出现，有些物体对X线也有滤过作用，如X线管的窗口、X线的准直器和荧光透视设备中的工作床等。在一台给定的X线中的总滤过量，通常用等效铝板的厚度加以说明。

增加滤过会明显地改变X线谱的形状，滤过能选择性地吸收低能光子，导致X线束中有效能量的

改变。当铝板厚度从1mm增加至3mm时，滤过作用明显增强，X线光子数量显著减少（图1-10）。滤过作用会使X线束的穿透（HVL）增加，HVL值常用于判定滤过的合适程度。

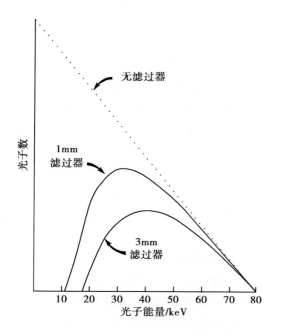

图1-10 不同厚度滤过后的X线谱

穿过一定厚度的物质的辐射量由光子能量和物质的性质（密度和原子序数）决定。HVL的值对于一定的辐射在一定的物质中的穿透作用提供了非常有用的信息。如果知道HVL值，那么穿过其他厚度的穿透就能很容易算出。表1-2列出了与诊断成像有关的一些物质的HVL值。

表1-2 某些物质的HVL值

单位：mm

|  | 30keV | 60keV | 120keV |
|---|---|---|---|
| 组织 | 20 | 35 | 45 |
| 铝 | 2.3 | 9.3 | 16.6 |
| 铅 | 0.02 | 0.13 | 0.15 |

康普顿作用使离开原来的射线束的某些辐射在前进方向上被散射，当向前的散射辐射与原来射线束的穿透部分相结合时，则有效穿透Pe的计算公式为：

$$Pe=P \times S \qquad 公式1-12$$

式中S为散射系数，对于某些诊断检查中所遇到的条件来说，S的取值范围是1~6。影响散射辐射量的因素一是X线束的面积或视野的大小，散射源的大小与X线束的面积成正比，在一定条件下，S

值从1或多或少地随视野成正比增加；二是身体的厚度，它影响散射辐射的大小；三是kVp，当kVp被增加到超过诊断的范围时，与人体发生作用的大部分光子都参与康普顿作用，有较多的光子在康普顿作用中沿前进方向上产生散射。

人体组织中密度最大的是骨骼，它含有大量的钙质，钙的原子序数（Z=20）较高，所以它吸收X线较多。各种软组织（包括某些结缔组织、肌肉等）以及体液，都是由氢、碳、氮等低原子序数的原子所组成的，它们的密度与水相近，吸收X线较少，脂肪组织的原子与肌肉组织相似，但排列稀疏，密度比肌组织小，吸收X线更少。体内的肺部、胃肠道、鼻旁窦及乳突内等，均含有气体。气体虽然也是由氢、氧、氮等组成，但其分子排列更稀疏，密度更小，因而吸收X线最少。

**2. 荧光作用** X线照射某物质时，由于电离或激发使原子处于激发状态，在原子回到基态过程中，由价电子的能级跃迁而辐射出可见光或紫外线光谱，这种光谱就是荧光，具有这种特性的物质称为荧光物质，而使物质发生荧光的作用叫荧光作用。如钨酸钙、铂氰化钡、硫化锌镉、碘化铯及稀土元素内的某些荧光物质。荧光的强弱取决于X线的强弱。透视用的荧光屏、照片用的增感屏，影像增强器中的输入屏和输出屏，都是利用这一特性制成的。测量辐射量的闪烁晶体、荧光玻璃等，也是利用X线的荧光作用制成的。

**3. 电离作用** 物质受X线照射时，使核外电子脱离原子轨道，称为电离作用。在光电效应和散射研究中，出现光电子和反冲电子脱离其原子的过程叫一次电离，这些光电子或反冲电子在行进中又和其他原子碰撞，使被击原子逸出电子叫二次电离。在固体和液体中，电离后的正、负离子将很快复合，不易收集。但气体中的电离电荷却很容易收集起来，可利用电离电荷的多少来测定X线的照射量，如电离室、正比计数管、盖革弥勒计数等。

由于电离作用，气体能导电；某些物质可以发生化学反应；有机体内可以诱发各种生物效应。电离作用是X线损伤和用于治疗疾病的基础。

**4. 热作用** 物质吸收X线最终绝大部分转变为热能，使物体温度升高，这就是热作用。

**5. 干涉、衍射、反射和折射的作用** X线与可见光一样，同样具有这些重要的光学特性。X线的这些作用，可在X线显微镜波长测定和物质结构分析中得到应用。

## 三、化学效应与生物效应

**1. 感光作用**　X线与可见光一样，可通过电离作用使胶片的溴化银药膜起化学变化，出现银粒沉淀，这就是X线的感光作用。银粒沉淀的多少，由X线的照射量而定，再经化学显影，变成黑色的金属银，组成X线影像，未感光的溴化银被定影液溶去。X线的这一作用被应用在人体检查及工业探伤方面，进行X线摄影检查和X线照射量及其分布测定。伦琴也是根据这个特性发现X线的。

**2. 着色作用**　某些物质如铂氧化钡、铅玻璃、水晶等，经X线长期照射后，其结晶体脱水而改变颜色，称为着色作用。

**3. 生物效应**　一定剂量的X线照射对生物组织细胞特别是增殖性强的细胞有抑制作用，可使细胞损伤甚至坏死，称为X线的生物效应。

## 四、X线的本质

### （一）X线波长与管电压

X线的光谱范围为$10^{-12}\sim10^{-7}$cm，用于医学诊断的X线光谱为$10^{-9}\sim10^{-7}$cm，它是X线管在管电压为$25\sim150$kV条件下产生的。

X线管灯丝发出的电子，在管电压的作用下加速，管电压越高，电子速度越大。当管电压为90kV时，被加速的电子与靶面撞击时速度为$1.58\times10^{-19}$cm/s，这个电子能量为：

$$1.6\times10^{-19}\times90=1.44\times10^{-17}(\text{J})$$

这个能量若全部转换为X线能，根据普朗克公式$E=h\nu=hc/\lambda$，可知电子与靶面碰撞后产生的X线波长为：

$$\lambda=6.626\times10^{-34}\times3\times10^{8}/1.44\times10^{-14}$$
$$=138\times10^{-11}=0.013\,8(\text{nm})$$

另外，由Duane-Hunt公式，用管电压可直接求出X线的最短波长。管电压为90kV时，可根据下式计算出产生的最短波长。

$$\lambda_0=12.42/T(\text{千伏值})=12.42/90=0.013\,8(\text{nm})$$

可见，用上面两种方法计算出的波长是相等的。用公式算出的X线波长，以被加速的电子与靶面正面撞击而突然停止为条件，而电子与靶面的这种撞击的概率很小。大部分高速电子在进入靶面原子层时，都会经历几次反复非正面的撞击。每次撞击，电子都失去一部分能量，失去的能量以X线能的形式释放出来。因此，高速电子与靶面撞击，并非用公式计算出的一种波长，实际由X线管产生出

的X线是具有各种波长的连续X线。

X线管除发出连续X线外，还释放出标识X线，标识X线表示了靶面物质原子结构的重要特性。医用X线管的靶面大多用钨制作，它产生的L、M、N层的标识X线因能量低，几乎都被X线管壁所吸收。当管电压升高到69.5kV时，就产生了波长为0.178nm的K层标识X线。波长最短的X线极少，线量最强的波长位于波长稍长处，全部X线的平均波长就更长了。所谓平均波长，是指波长曲线与横坐标所围成面积的重心的垂线与横坐标相交的点所代表的波长。最短波长（$\lambda_0$）、最强波长（$\lambda_{max}$）、平均波长（$\lambda_{mean}$）之间关系式如下：

$$\lambda_{max}=1.5\lambda_0 \qquad \text{公式1-13}$$
$$\lambda_{mean}=2.5\lambda_0 \qquad \text{公式1-14}$$

曝光时，以最强波长为中心的两侧波长段起重要作用。

### （二）X线的质与量

**1. X线的质**　X线贯穿物质的本领称为X线的质（或硬度）。在诊断上，通常以X线管的峰值管电压表示。因为峰值管电压决定了到达靶面的电子的最大动能，在韧致辐射中（在X线束中基本上取决于连续X线），它决定了X线束的最短波$\lambda_{min}$和中心波长$\lambda_m$，在一定程度上也反映了X线束中的平均波长。

X线的质只决定于每个光子能量的大小，而与光子的数目无关。对于一定物质，光子的能量越大，越不易被吸收，即其贯穿本领越大，X线越硬。X线的质用波长或频率来表示，X线波长越短（X线的频率越高），X线光子所具有的能量就越大，X线的穿透力就越强。反之，X线波长变长，穿透力变弱。X线的质的另一种表示方法是用半值层。所谓半值层就是指使入射X线减少1/2的某种均匀物质的厚度。对同样质的X线来说不同物质的半值层是不同的。但对同一物质来说，半值层大的X线质硬，半值层值小的X线质软。

医用诊断X线的管电压在$25\sim150$kV之间。150kV管电压产生的X线的质的波长为：

$$\lambda_0=12.42/150=0.008\,266\text{nm}$$
$$\lambda_{max}=1.5\lambda_0=0.012\,399\text{nm}$$

其波长范围，从理论上讲可相当大，但实际上其长波已被X线管壁、绝缘油层、放射窗口、附加滤过板等吸收，最后射出X线管壁的X线波长大约是0.06nm。在40kV管电压下产生的X线波长为：

$$\lambda_0=12.42/40=0.031\text{nm}$$

$$\lambda_{max}=1.5\lambda_0=0.046\ 5nm$$

由上述可知：应用于X线的质在0.008~0.06nm之间。若用半值层来表示，在1.5~4mm厚度铝板之间。

最短波长$\lambda_0$的X线量少，在诊断X线中起主要作用的是以最强波长$\lambda_{max}$为中心的X线波段。$\lambda_{max}=1.5\lambda_0$适用于在固定电压条件下产生的X线波长，由正弦波形电压所产生的X线波长比$1.5\lambda_0$偏长。若高压发生装置是呈指数规律变化关系的电容器装置，那么$\lambda_{max}=2\lambda_0$。若管电压的照射效果与电压4次方成正比，则相当于波峰值一半的管电压产生的X线照射效果将减少到$(1/2)^4=1/16\approx6\%$。用低于这个峰值1/2的管电压产生的X线不仅无效，还增加了靶面温度，且非常有害。为此，在电容器装置中切断这个无效的波段，即使是在正弦波中也要考虑切断。这样，用于照射的X线的质就等于管电压峰值的1/2，其波长为$\lambda_0$的一半。

X线管发生的X线的质受许多因素制约：①管电压波峰值；②整流过的电压波形，电流波形；③管壁的玻璃、绝缘油层、管套窗口；④附加滤过板。通过上述装置射出的X线最短波长没有改变，但长波侧却明显被吸收，最强波长稍向短波侧靠近。

**2. X线的量** 单位时间内通过与射线方向垂直的单位面积的辐射能量，称为X线的量。其意义是在1s内，把通过垂直于射线方向上$1cm^2$面积上具有$h\nu_1$能量的$N_1$个光子的能量，具有$h\nu_2$能量的$N_2$个光子的能量，具有$h\nu_3$能量的$N_3$个光子的能量等全部相加。单位是$erg/(cm^2\cdot s)$，通常以X线管的管电流与照射时间乘积即毫安秒表示X线的量。

X线管的管电流代表了单位时间射向阳极面的电子流，电子数目愈多，和靶物质发生各种作用的数量也越大。因此，辐射在各个波长上的光子数目也越多，X线的强度越大。所以，管电流与X线的强度相对应，而管电流与时间的乘积则与X线在该时间内辐射的总能量（放射量）相对应。

X线管发出的X线的量与下列因素有关：①与靶面物质的原子序数（Z）成正比；②与管电压的n次方（$V^n$）成正比；③与给予X线管的电能成正比。从X线管焦点到距离为r的照射体上X线的量H为：

$$H=KK\cdot Z\cdot I\cdot t/r^2 \qquad 公式1-15$$

K为比例常数，X线管靶面钨的原子序数Z=74是个定值，可计在常数K内。X线的关系式为：

$$H=kV^nIT/r^2 \qquad 公式1-16$$

在实际工作中，kV值选择的依据是被照物体

对X线的衰减程度。kV值过低时绝大多数X线光子都不能贯穿被照物体，过高时绝大多数X线光子都穿过被照物体，这两种设置都得不到高质量的图像。管电流（mA）与时间（s）可进行多种组合，得到相同的管电流-时间乘积（mAs）。

**（三）X线的强度分布**

无论是在焦点面上，还是投射在照射野中，X线管发出的X线束线量及强度分布实际上都是不均匀的。理解X线的分布特点，对于正确使用X线进行摄影成像或对摄影设备进行质量评价都是很有意义的。

**1. 焦点面上的X线量分布** 根据小孔成像原理所得到的焦点像上可以看出焦点面上的密度分布是不均匀的：沿焦点宽方向（X线管短轴方向）用密度计扫描得出两端密度高、中间密度低的双峰分布曲线（图1-11）。证明了焦点面上宽方向的线量分布是中间少、两边多的双峰形。也有的呈多峰分布，是由于灯丝受聚焦槽深度的影响而出现了主副焦点。

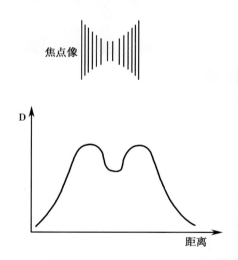

图1-11 X线管短轴方向上焦点像线量分布（双峰）

沿焦点长方向（X线管长轴方向）用密度计扫描得出两端密度低、中间密度高的单峰分布曲线图（图1-12）。

由上述可知，焦点面上的X线量分布是不均匀的。

**2. 照射野的X线量分布** 照射野是指通过X线管窗口的X线束入射于肢体曝光面的大小。在照射野内的线量强度分布是不一样的，用一块厚为1.0mm的铅板，在上面加工几排平行的针孔，并将此铅板置于焦点和胶片正中。用适当的条件进行曝光，便可得到一张多个焦点针孔像的照片（图1-13）。

焦点像

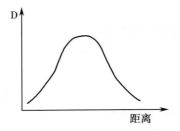

图1-12　X线管长轴方向上焦点像线量分布（单峰）

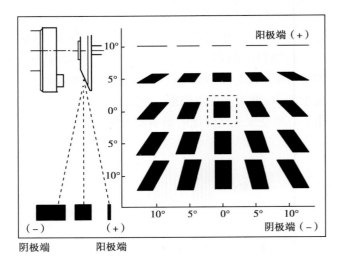

图1-13　焦点的方位特性

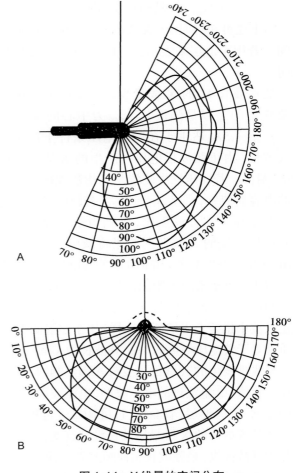

图1-14　X线量的空间分布
A.长轴；B.短轴

从图1-13上可以看到：

（1）焦点的方位特性：在垂直X线管的长轴方向上，近阳极端有效焦点小，近阴极端有效焦点大，这一现象被称为焦点的方位特性。在短轴方向上观察，有效焦点的大小基本对称相等。

（2）焦点的阳极效应：当阳极倾角约为20°时，进行X线量的测定，其结果是在平行于X线管的长轴方向上，近阳极端的X线量少，近阴极端的X线量多，最大值在110°处（图1-14A），分布是非对称性的。在靶平面的阳极一侧没有一次X线。这种现象被称为X线管的阳极效应。在X线管的短轴方向上，X线量的分布大致上对称相等（图1-14B）。

因此，在摄影操作时应注意将被检体厚度大的一端或比较致密的组织一端放在阴极端，而需重点观察的细微结构组织及厚度小的部位应置于阳极端。

**（四）X线的微粒性与波动性及其统一**

X线可用两种表现形式来认识，即微粒辐射和电磁辐射。如果一个原子受到内在或外来的激励而分裂，射出电子、中子和质子，这些射出的粒子就成为不同的放射线，这种辐射称为微粒辐射。另一种为电磁辐射，又称为电磁波，它在电磁场中进行传播，有波长和频率，在真空中其传播速度与光速相同（c=3×10⁸m/s），此种辐射无静止质量。X线属于电磁辐射的一种，它和其他光线一样，具有二象性——微粒性和波动性，这就是X线的本质。

20世纪出现的量子理论，把微粒性和波动性统一起来。在医学诊断中使用的X线的波长范围是（0.08~0.31）×10⁻¹⁰m，其对应的量子能量为（10~200）keV。由于量子能量相对来说较大，用于控测X线影像的装置又很灵敏，使得X线的微粒性在临床实践中表现得很明显。所以，使用X线的量子能量比波长更有价值。

**1. X线的微粒性**　荧光屏上的某些化学物质（如钨酸钙、碘化铯等）经X线照射能发生荧光，X线能使气体或其他物质发生电离，被X线照射的某些金属物质失去负电荷能产生光电效应等现象，显然，只用 X 线的波动性是不能作出完善解释的。而用爱因斯坦的光子论，即把 X 线看作是由一个个的微粒——光子组成的，这些光子具有一定的能量（$E=hv^2$）和一定的动质量（$n=hv/C^2$）（表 1-3），那么上述现象就可以得到合理的解释。

表 1-3　几种波长的光子质量

| 类型 | 波长/m | 频率/Hz | 光子质量/me |
|---|---|---|---|
| 无线电线 | $10^5$ | $3 \times 10^5$ | $2.42 \times 10^{-13}$ |
| 微波 | $1 \times 10^{10}$ | $3.00 \times 10^9$ | $2.42 \times 10^{-11}$ |
|  | $1.00 \times 10^{-1}$ | $3.00 \times 10^{11}$ | $2.42 \times 10^{-9}$ |
| 远红外线 | $1.00 \times 10^{-2}$ | $3.00 \times 10^{12}$ | $2.42 \times 10^{-8}$ |
| 可见光 | $0.70 \times 10^{-4}$ | $4.09 \times 10^{14}$ | $3.44 \times 10^{-6}$ |
|  | $0.40 \times 10^{-4}$ | $7.50 \times 10^{14}$ | $6.06 \times 10^{-6}$ |
| 紫外线 | $1.00 \times 10^{-5}$ | $3.00 \times 10^{15}$ | $2.42 \times 10^{-5}$ |
| X线 | $1.00 \times 10^{-7}$ | $3.00 \times 10^{17}$ | $2.42 \times 10^{-3}$ |
|  | $1.00 \times 10^{-9}$ | $3.00 \times 10^{19}$ | $2.42 \times 10^{-1}$ |
| γ射线 | $1.00 \times 10^{-11}$ | $3.00 \times 10^{21}$ | $2.42 \times 10$ |

光电效应可以这样解释：当 X 线照射某种金属元素时，X 线的光子与金属原子中轨道上的电子碰撞，电子被击出，并得到能量 $E$，$E$ 就是被击出电子所在轨道的结合能。X 线激发荧光现象可以这样认识：X 线光子使荧光物质的原子外层轨道电子产生跃迁现象。很明显，以上所说的 X 线光子，就相当于 X 线管中碰撞阳极靶面的高速电子，这充分说明了 X 线具有微粒性。

**2. X 线的波动性**　X 线是一种波长很短的电磁波。1912 年，德国物理学家劳厄首先用实验证明了 X 线的干涉和衍射现象，说明 X 线具有波动的特有现象——波的干涉和衍射等。X 线是以波动方式传播的，它是一种横波，在真空间其波速与光速相同。

X 线的波长用希腊字母 $\lambda$ 表示，频率用 $V$ 来表示，$c$ 代表光速，三者的关系为：

$$C=\lambda V \quad 或 \quad \lambda=c/V \quad V=c/\lambda \qquad 公式 1-17$$

**（五）X 线的二象性及其统一**

X 线与其他光线一样，在传播时表现了它的波动性，具有频率和波长，并有干涉、衍射、反射和折射等现象。但 X 线与物质作用时，表现出微粒性，每个光子具有一定的能量（动量和质量），它能产生光电效应，能激发荧光物质发出荧光等现象。其波动性质和微粒性质相差很远，几乎是不能相容的、互相矛盾的两种性质。波动学说成功地解释了 X

线的干涉、偏振等现象，却不能解释 X 线的光电效应现象。微粒学说成功地解释了 X 线的光电效应，却不能解释 X 线的干涉、衍射等现象。这充分说明 X 线具有微粒和波动二象性，X 线的微粒性和波动性并存。

随着物理学的发展，20 世纪出现了量子力学。量子力学把光波（X 线）看成是概率波，这就把光的本质二象性，即波动性和微粒性统一起来。这种波代表光子在空间里存在的概率，光既是微粒又是波动。例如在干涉和衍射一类现象中表现为波动性，在光电效应中表现为微粒性。现已证实，不仅 X 线有二象性，其他的基本粒子，如电子、质子、中子和分子同样具有二象性。

总之，对 X 线本质的认识应掌握以下基本观点：①在电磁波谱中，X 线是介入紫外线和 γ 射线之间的电磁波。X 线和紫外线、γ 射线一样，光子能量大，能使物质电离，都属于电离辐射。②X 线同时具有波动性和微粒性。前者的特征是具有波长和频率，后者的特征是具有能量、动量和质量。③二象性在表现时各有侧重：传播时主要表现为波动性，具有波长和频率；辐射和吸收时，主要表现为微粒性，具有能量、质量和动量。④二象性是统一的。在量子力学的理论中，X 线可看作概率波，这种波代表光子在空间出现的概率。所以 X 线既具有波动性，又具有微粒性。

**（六）X 线的辐射谱线**

X 线的辐射谱线表示了 X 线的光子数量与光子能量之间的函数关系，通过它可以更好地了解电压、电流、时间和滤过变化对影像密度和对比度的影响。X 线管发出的 X 线由两部分组成：一部分为连续射线，它包含不同波长的 X 线，另一部分为标识射线，它是在连续射线谱上出现的几个向上突出的尖端，代表一些强度较强、波长为一定数值的 X 线（图 1-15）。

**1. 韧致辐射**

（1）产生过程：大多数光子间的相互作用是韧致辐射的过程。穿透阳极材料的电子经过原子核附近时，受到原子核吸引力的作用发生偏折而速度减慢，在这个撞击过程中电子所损失的能量以一个 X 线光子的形式放出。电子愈接近原子核，失去的能量就越多，所放射出来的 X 线波长就越短。一般高速电子经过第一次撞击失去一部分能量，再以较低速度继续撞击，直到能量完全消耗为止。显然，X 线管放射出的 X 线是一束波长不等的连续混合线，

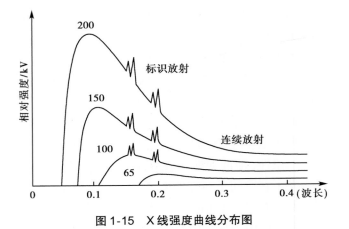

图 1-15　X线强度曲线分布图

故称为连续放射或韧致辐射。

（2）光谱：韧致辐射的 X 线谱有一个最大的光子能量，其值与入射电子的能量相对应。超过了这个能量之后，所产生的光子数目随着能量的减少而增加。光子的能量与光子的频率成正比，用公式表达为：

$$E=hv \qquad 公式 1-18$$

其中 $h$ 是普朗克常数，$v$ 为光的频率。如果一个电子与原子核相撞，其全部动能转换为 X 线光子，则其最短波长为：

$$\lambda_0=12.42/kVp \qquad 公式 1-19$$

式中 kVp（千伏值）是加在 X 线管上的管电压，$\lambda_0$ 的曾用单位是埃（angstrom unit，Å），现在已经废止，$1Å=10^{-10}m$。人们把这一计算 X 线管发出的最短波长公式称为 Duane-Hunt 公式。

可见，对于韧致辐射而言，X 线管产生的 X 线波长仅与管电压有关，管电压愈高，所产生的 X 线波长愈短。图 1-15 是 X 线管阳极靶面为钨时，加于 X 线管两极间的管电压分别为 65kV、100kV、150kV、200kV 时产生的 X 线强度分布曲线。从曲线可以看出：每一个不同数值的管电压，都有一个最短波长，且管电压愈高，波长愈短；最短波长的 X 线强度极小，随着波长的增加其强度也增加，在未达到最短波长的 2 倍之前，X 线强度达最大值，之后 X 线强度随波长增加而逐渐减小，并趋向于零。

此外，由图 1-15 可知，强度最大的 X 线，其波长随电压增加而向短波方向移动，这种现象称为连续 X 线谱的位移规则。产生上述曲线的原因是 X 线机采用交流电源供电时，加给 X 线管的电压峰值只处于交流波形的瞬间，也就是说峰值电压在整个交流频率中只占一小部分。这样，就可能仅有一小部分电子得到最大动能与阳极靶面撞击，产生波长

较短的 X 线，而其他电子则因得到的动能较小，产生了波长较长的 X 线。同时，高速电子可能并不直接与阳极物质的原子核相撞而只从核旁经过，它们受到核内正电场的作用而失去一部分能量，直接以光子形式放出。

当 X 线光子穿过阳极靶面、X 线管的窗口或其他增设的滤过物质时，大量低能光子被吸收或滤过。被滤过的数量一般与 X 线束穿过物质的成分和厚度有关，而且它决定光谱分布曲线低能端的形状。这种滤过可减少 X 线的生物损伤、提高 X 线影像的清晰度。

（3）kVp：在 X 线管中，电子撞击阳极靶面的动能，由加在 X 线管两极间的管电压决定。管电压越高，阴极电子获得的动能就越大。以 keV 为单位的光子能的最大能量在数值上就等于以千伏（kV）为单位的管电压的最大值或峰值。在照射时间内，光子的最大能量则由电压的最大值或峰值决定。这个电压值称为千伏峰值（kVp），它是 X 线机的可调参数之一。

（4）X 线的强度：连续谱的 X 线强度（$I_连$）往往采用以下经验计算公式：

$$I_连=KIZV^2 \qquad 公式 1-20$$

式中 $I$ 为管电流，$Z$ 为原子序数，$V$ 为管电压，$K$ 为常数为 $1.1 \times 10^{-9} \sim 1.4 \times 10^{-9}$。应该指出，连续 X 线谱是医用 X 线中最基本、最重要的组成部分，连续 X 线谱总强度 $I_连$ 与 X 线总强度 $I_总$ 近似相等，即：

$$I_总 \approx I_连=KIZV^2 \qquad 公式 1-21$$

此式表明，X 线强度分别与靶物质的原子序数和电流成正比，原子序数越高，核电场作用越强，韧致辐射产生的 X 线强度也越大，管电流越大，说明单位时间内撞击阳极靶面的电子数愈多，产生的 X 线强度也就越大（图 1-16）。

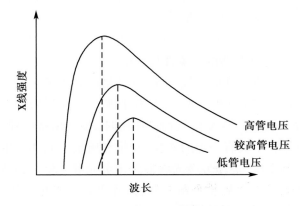

图 1-16　管电压对 X 线谱的影响

X线总强度与管电压的平方成正比,管电压的变化不仅影响X线的量,也明显影响X线的质。从X线强度上讲,管电压增加40%,则X线强度增加一倍。在实际工作中有一个经验规律:kVp增加15%就相当于mAs增加一倍。例如,管电压为50~60kVp时,增加7kVp相当于mAs增加了一倍;管电压为100kVp时,若增加15kVp,则相当于mAs增加一倍。

管电压的波形也是影响X线强度的一个因素。由于X线机高压发生器发送到X线管两端的电压是脉动直流高压,可能是单相电源的半波或全波整流,也可能是三相电源六脉冲或十二脉冲整流。在峰值电压相同的情况下,波形越平滑,X线强度越大。目前,中、高频高压发生器已经普及,较高频次的波形使得管电压输出趋近于恒定直线,波动性极小,可以更准确地控制曝光时间和增加X线的输出强度。

**2. 标识放射** 标识放射是X线管中阴极产生的电子以很大的动能撞击靶面时,原子的内层轨道电子被击出而产生了电子跃迁现象放出的X线。

(1)产生过程:标识放射的产生原理见图1-17。

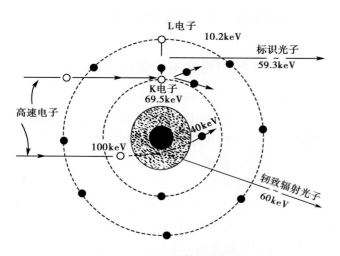

**图1-17 标识放射的产生原理**
高速电子击脱原子K层轨道电子,L层轨道电子占位时产生标识光子

标识放射与高速电子和原子轨道电子间的碰撞有关。只有当入射电子的动能比原子轨道电子的结合能大时,这种作用才会发生。轨道电子从原子中被轰出,留下一个空位,由较高能级上的电子来占据。电子占据该空位时,便以X线光子的形式放出能量,这种由阳极靶面物质所决定的一部分X线称为标识放射。在图1-17中,被高速电子轰出的钨的K层电子,其结合能为69.5keV,这个空位是由来自L壳层上的电子占据,该电子的结合能为10.2keV。因此,产生的标识X线光子的能量等于这两个能级之差,即59.3keV。

实际上,一种给定的阳极材料可以产生几种标识X线能量,轰击电子可以从不同的能级(K、L等)上轰击电子,而留下的空位又由不同能级上的电子占据。在原子能级图中,K、L、M、N表示原子核周围不同的轨道,若内层K、L、M等轨道电子被击脱时,就可能出现K系、L系、M系等标识X线。严格来说,K层的标识射线并不是单一的,它包括一组波长几乎相等的射线,称为$K_\alpha$、$K_\beta$、$K_\gamma$等射线,$K_\alpha$是由L层电子补充时产生的X线,$K_s$是M层电子来补充时产生的X线,其他类推。

(2)钨标识谱:钨的有效标识放射光谱,其标识放射为几个具有分离能值的线状尖端,而轫致辐射则在一定的范围内形成连续光谱。在每个特征能量上产生的光子数目各不相同,因为从壳层到壳层的电子占据K层上的空位的可能性不同。

(3)kVp:某种元素产生标识射线,它撞击阳极靶面的电子所需的能量,是由加在X线管的电压供给的。高原子序数的元素需要的能量大,其标识射线需要在一定的高压下产生,电压与原子序数的平方成正比。

X线管产生X线束的光子能谱由几个因素确定。这种X线谱就其轫致辐射和标识放射的相对组成来说,与阳极材料、千伏数以及滤过作用有关。例如用钨作阳极的X线管,当kVp小于69.5时,就不产生标识放射。在诊断X线中,使用较高的千伏值时,标识放射可以达到总辐射量的25%以上。随着管电压升高,连续放射量所占的百分比减少,而标识射线所占的百分比增加。

(4)标识X线的特点

1)X线的波长是固定不变的,不受其他因素的影响。不管kV如何变化,每条特征线的波长不变,它只与靶原子的结构有关,不同的靶原子其特征线也不相同。

2)在医用诊断X线中仅K系标识线有用,其他各系,如L、M、N等,由于波长较长,能量较低,均被X线管壁和滤过层所吸收。

3)标识线只有在一定的管电压下才能出现,不同靶原子,出现同一标识线所需管电压与原子序数的平方成正比。高速电子的能量(eV)只有大于或等于K电子的结合能时,才能将K电子击脱,而产生K系标识线。

4）标识线的最高频率与靶元素的原子序数的平方成正比，故常采用高原子系数的钨作为阳极材料，以获得更多有诊断价值的高能X线。

5）特征线的强度（$I_特$）与管电压$V$和管电流$I$有如下关系：

$$I_特 = K_2 I (V - V_k)^n \qquad 公式1-22$$

式中：$K_2$ 和 $n$ 为常数，$n$ 等于 1.5~1.7；$V_k$ 为 K 系的激发电压。在医用X线中，特征X线只占很少一部分，对于钨靶X线管来说，管电压在 69.5kV 以下不产生 K 系辐射；在 80~150kV 之间，K 系辐射只占整个辐射量的 10%~28%；150kV 以上特征辐射相对减少；300kV 以上特征X线量与连续X线量相比可以忽略不计。

**3. 影响X线辐射谱线的因素**

（1）管电流的影响：在管电压一定的条件下，X线强度决定于管电流。管电流越大，单位时间内轰击阳极面的电子数越多，产生的X线强度也越大，X线辐射谱线变化与X线管电流的变化成正比（图1-18）。

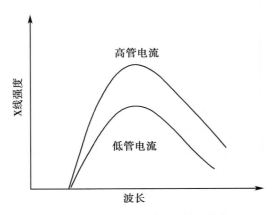

图 1-18　管电流对X线谱的影响

（2）管电压的影响：X线束中最大光子能量等于轰击电子的最大能量，而电子的最大能量又决定于电压的峰值。所以，改变管电压也就改变了最大光子的能量，整个X线谱线的形式也将随之变化。管电压的改变影响X线谱的幅度和位置，当管电流不变时，随管电压的增高，连续X线谱的最短波长和最强波长的位置均向短波方向（即高能端）移动，但特征X线谱的位置不变。从曲线的面积（代表X线总强度）可知，X线强度与管电压的平方成正比。

（3）电压波形的影响：X线发生器上所加的电压都是脉动高压，单相全波整流与三相十二脉冲辐射谱线相比，同样的电压和毫安秒，三相的X线谱线明显增强，曲线下的面积也较大，同时谱线向高

能量方向偏移。而特征X线的产生不因电压波形的改变而改变。

（4）靶物质的影响：连续X线的强度与靶物质的原子序数成正比，在管电压和管电流相同的情况下，阳极靶面的原子序数越高，X线强度越大。特征X线完全是由靶物质的原子结构特性所决定，靶物质的原子序数越高，则轨道电子的结合能越大，特征X线的能量也越大（图1-19）。

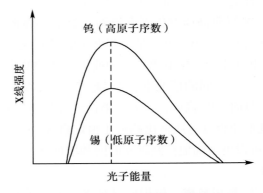

图 1-19　原子序数对X线谱的影响

（余佩琳　范文亮　余建明　刘建新　迟　彬）

## 第四节　X线在物质中的衰减

### 一、X线距离衰减与物质吸收衰减

X线和γ射线在传播过程中一般有两种衰减形式，距离所致的衰减和物质吸收的衰减，二者遵循相同的衰减规律，本章的叙述是以X线为例。

**（一）距离衰减**

距离衰减是X线以X线管焦点为中心在空间向各个方向辐射。在半径不同的各球面上，射线强度与该点到球心的距离（即半径 $r$）的平方成反比，射线强度的衰减遵循平方反比法则规律。即：

$$I_X \propto 1/r^2 \qquad 公式1-23$$

可见，如果距离增加 1 倍，射线强度将衰减为原来的 1/4。这一衰减称为距离所致的衰减，也称为扩散衰减。

严格地说，平方反比法则只有在真空条件下才能成立。空气中的 N、O（占 99%）及微量的 Ag、烟雾等都会引起X线强度的衰减。

人体在元素构成上与空气类似，空气的密度是 0.001 3t/m³，当离开焦点 100cm 时，对X线的衰减仅相当于 0.13cm 人体厚度所致的衰减。当离开焦点距离为 200cm 时，相当于 0.26cm 人体厚度所致

的衰减。因此,在一般的 X 线摄影中,空气对 X 线的吸收与距离所致的衰减相比可以忽略不计,仍符合平方反比法则。

根据这一法则,焦点到接收器的距离由 50cm 分别变为 70cm、100cm、140cm、200cm 时,X 线强度变为原来强度的 1/2、1/4、1/8、1/16。

### (二)物质吸收衰减

当射线通过物质时,由于射线光子与物质的原子、电子或原子核相互作用,致使入射方向上的射线强度产生衰减,这一衰减称为物质吸收所致的衰减。

衰减的过程有:①姆逊散射(古典散射),医用 X 线领域以外;②光电效应吸收;③康普顿-吴有训效应;④电子对吸收;⑤光核反应吸收。

在 X 线诊断能量范围内,最重要的是光电效应吸收和康普顿-吴有训效应引起的吸收和散射。

**1. 光电效应** 光电效应又称光电吸收。当一个能量为 $h\nu$ 的光子通过物质时,它与原子的某壳层中某个轨道上的一个电子发生相互作用,把全部能量传递给该电子,而光子本身则整个被原子吸收,获得能量的电子摆脱原子的束缚而自由运动,这种电子称为光电子,这种现象称为光电效应。

光电效应的实质是物质吸收 X 线使其产生电离的过程。在此过程中将产生的次级粒子有:光电子、正离子(产生光电子的原子)、新的光子(特征辐射光子)、俄歇电子。光电效应的发生概率可受以下三方面因素的影响:

(1)物质原子序数:光电效应的发生概率与物质的原子序数的 4 次方成正比,物质的原子序数愈高,光电效应的发生概率就愈大。具有高原子序数的物质由于结合能较大,不仅 K 层,其他壳层电子也较容易发生光电效应。但具有低原子序数的物质的光电效应几乎都发生在 K 层。在满足光电效应的能量条件下,内层电子比外层电子发生光电效应的概率可高出 4~5 倍。

(2)入射光子能量:因为光电子的动能 $E_e = h\nu - E_B$,所以光电效应发生的能量条件是入射光子的能量 $h\nu$ 必须等于或大于轨道电子的结合能 $E_B$,否则就不会发生。光电效应的发生概率与入射线波长的 3 次方成正比,与光子能量的 3 次方成反比。

(3)原子边界限吸收:如果测出某一种物体对不同波长射线的光电质量衰减系数,就会得到质量衰减系数随入射光子能量 $h\nu$ 的变化。钡剂和碘剂都是 X 线检查中常用的对比剂,其 K 特征放射都具有较高的能量(钡是 37.4keV,碘是 33.2keV),它们都能穿过人体组织到达图像使之产生灰雾。

人体软组织中原子的 K 结合能仅为 0.5keV,发生光电效应时,其特征放射光子能量不会超过 0.5keV,如此,低能光子在同一细胞内就可被吸收而变为电子运动能。骨骼中钙的 K 结合能为 4keV,发生光电效应时其特征放射光子在发生点几毫米之内就被吸收。由此可见,在人体组织内发生的光电效应,其全部能量都将被组织吸收。

诊断放射学中的光电效应有利有弊,优势是不产生散射线,减少了图像灰雾,增加了人体不同组织和对比剂对射线的吸收差别,产生出高对比度的 X 线图像。钼靶软组织 X 线摄影,就是利用低能射线在软组织中因光电吸收的明显差别而产生出高对比度的图像。在放疗中,光电效应可增加肿瘤组织的剂量,提高其疗效;但是入射 X 线通过光电效应可全部被人体吸收,增加了受检者的 X 线剂量。

**2. 康普顿效应** 又称为康普顿散射、康普顿-吴有训效应,它是射线光子能量被部分吸收而产生散射线的过程。康普顿效应是入射光子与原子中的一个外层"自由"电子相互作用时发生的,发生概率受以下两个方面因素的影响:

(1)物质的原子序数:康普顿效应的发生概率与物质的原子序数 Z 成正比。

(2)入射光子的能量:康普顿效应发生概率与入射线波长成正比,与入射光子的能量成反比。

康普顿效应是光子和"自由"电子之间的相互作用,在 K 电子结合能以上,随着入射光子能量的增加,由光电效应概率 $\propto I/(h\nu)^3$ 可知,光电效应随能量很快降低,而康普顿效应变得越来越重要。

X 线强度在物质中的衰减规律是 X 线透视、摄影、造影及各种特殊检查、CT 检查和放射治疗的基础和基本依据,同时也是进行屏蔽防护设计的理论根据。一般地,从胸部照射出来的射线平均照射量只有入射线的 1/10,从腹部前后位出来的仅为 1/100,从腹部侧位出来的仅有 1/1 000。这是 X 线与物质发生各种相互作用而导致对 X 线能量的吸收引起的。

从辐射防护角度考虑,康普顿效应中产生的散射线,是 X 线检查中最大的散射线来源。从被照射部位和其他被照物体上产生的散射线,充满了检查室的整个空间,对此应引起 X 线工作者的重视,并采取相应的防护措施。

## 二、单能与连续射线在物质中的衰减

### （一）单能射线在物质中的衰减

由能量相同的光子组成的具有单一波长和频率的射线（X线或γ射线）称为单能射线。当射线通过物质时，可有不同的作用形式，被散射或被吸收。

当不同能量的单能X线通过10cm厚的水模后，可以发现能够通过的光子数的百分比是不同的（表1-4）。

表1-4　不同能量的单能X线通过10cm厚的水模后通过的光子数的百分比

| 射线能量/keV | 光子透过百分比/% |
|---|---|
| 20 | 0.04 |
| 30 | 2.5 |
| 40 | 7.0 |
| 50 | 10.0 |
| 60 | 13.0 |
| 80 | 16.0 |
| 100 | 18.0 |
| 150 | 22.0 |

可见，透过光子的百分数随射线能量的增加而增加。低能射线绝大部分通过光电效应来衰减；高能射线绝大部分通过康普顿效应来衰减。无论哪一种效应起主导作用，一般透过的光子百分数都会随光子能量的增加而增加。

对于高原子序数的吸收物质而言，吸收限制并不完全遵守这一规律。表1-5是单能射线通过1mm铅时透过光子的百分数。

表1-5　单能射线通过1mm铅时透过光子的百分数

| 射线能量/keV | 光子透过百分数/% |
|---|---|
| 50 | 0.016 |
| 60 | 0.40 |
| 80 | 6.8 |
| 88 | 12.0 |
| K边界 | — |
| 88 | 0.026 |
| 100 | 0.14 |
| 150 | 0.96 |

单能射线通过1mm铅时透过光子的百分数随能量的增加而增加，但到88keV时，恰好与铅K层轨道电子的结合能相等，K层电子被激发，光子被

吸收，光电效应的概率突然增大，所透过的光子数会突然减少，光电效应发生突变的这个能量值称为K边界。同样的，有L边界和M边界等。

如果不考虑散射线，可以通过实验得出单能窄束射线在物质中的衰减规律，即单能窄束X线通过均匀物质层时，其强度的衰减符合指数规律。

$$I = I_0 e^{-\mu X} \qquad 公式1\text{-}24$$

或：

$$I = I_0 e^{-\mu m X m} \qquad 公式1\text{-}25$$

式中$I$为穿过物质层后的射线强度，$I_0$为入射强度，$X$、$X_m$分别为吸收物质层的厚度和质量厚度，$\mu$、$\mu_m$分别为线衰减系数和质量衰减系数。公式1-24和公式1-25说明，单能窄束X线通过物质时呈指数衰减规律。图1-20A是在普通坐标中绘出的指数减弱曲线，表示单能窄束X线的强度随吸收体厚度的增加而呈指数减弱。图1-20B是在半对数坐标中绘出的，纵坐标为$\ln(I/I_0)$。由于$\ln(I/I_0) = -\mu m$，所以此时的射线相对强度与吸收体厚度的关系曲线是一条直线，其直线的斜率就是线性衰减系数$\mu$值。

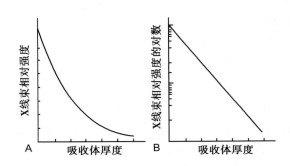

图1-20　单能窄束X线的衰减规律
A. 单能窄束X线的强度随吸收体厚度的指数减弱曲线；
B. 单能窄束X线的相对强度的对数与吸收体厚度的关系曲线

如果考虑光子数，单能窄束X线的指数衰减规律还可以用公式1-26的形式表示：

$$N = N_0 e^{-\mu X} \qquad 公式1\text{-}26$$

式中，$N$为射线透过厚度为$X$的物质层后的光子个数；$N_0$为入射的光子数。

实际上射线大多为宽束辐射，即射线中含有散射线成分。窄束与宽束的区别就在于是否考虑了散射线的影响。通常计算宽束射线的衰减规律时会引入宽束积累因子概念，它表示在物质中所考虑的那一点的光子总计数与未经碰撞原射线光子计数率之比，用B表示，即公式1-27：

$$B = N/N_n = (N_n + N_s)/N_n = 1 + N_s/N_n$$

公式1-27

式中，$N_n$ 为物质中所考虑的那一点的未经碰撞的原射线光子的计数率；$N_s$ 为物质中所考虑的那一点的散射光子的计数率；$N$ 为物质中所考虑的那一点的光子的总计数率。

宽束射线的衰减规律比较复杂，由于X线束衰减的相对强度与吸收物质厚度的关系，在半对数坐标中就不再如图 1-20 所示的直线，而是会出现一定的弯曲。一般可以在窄束X线的指数衰减规律上引入积累因子 B 加以修正，即公式 1-28：

$$N=BN_0e^{-\mu X} \qquad 公式1-28$$

对于积累因子可以通过近似计算法求得：

$$B \approx 1+\mu X \qquad 公式1-29$$

式中，$\mu$ 为 X 线衰减系数，$X$ 为吸收物质的厚度。

### （二）连续射线在物质中的衰减

通常 X($\gamma$)射线是由能量连续分布的光子组成的。当连续射线穿过一定厚度的物质时，各能量成分衰减的情况并不一样，并不遵循单一的指数衰减规律。显然，连续射线的衰减规律比单能射线复杂得多，下面以连续X线的衰减为叙述重点，$\gamma$ 射线基本上遵循相同的衰减规律。

连续能谱的 X 线是能量不等的各种光子组合成的混合射线束，当连续X线穿过物质时，其量和质都会发生相应的变化。其主要特点是：X线强度会减弱，硬度会提高（即质会变大）。这是由于低能量光子比高能量光子更容易被吸收，使得透过被照物体后的射线平均能量提高。通过物质之后的平均能量将接近于它的最高能量。

理论上，连续 X 线的衰减可以由公式 1-30 描述：

$$I=I_1+I_2+I_3+\cdots\cdots+I_n \qquad 公式1-30$$

也就是说总的透过强度等于各个能量X线束的透过强度之和。

连续 X 线在物质中的衰减规律可由图 1-21 来说明。假如最高能量为 100keV 的连续X线束，其

初始平均能量为 40keV，光子数为 1 000 个。沿水平方向通过第一个 1cm 厚的水模后，光子数衰减 35%，平均能量提高到 47keV。通过第二个 1cm 厚的水模后，光子数又衰减 27%，剩下光子中高能光子所占的比率更大，平均能量提高到 52keV。如此，X 线的平均能量将逐渐提高，并接近入射线的最大能量。

如图 1-22 所示，如果将物质的厚度作为横坐标，透过的光子数作为纵坐标，采用半对数坐标，与相同条件下的单能射线相比较，连续能谱射线有比单能射线更大的衰减。

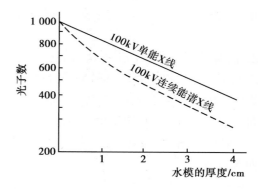

**图 1-22 连续射线与单能射线透过物质时的衰减比较**

显然，不同厚度的物质对 X 线能谱的影响是不同的。如图 1-23 从 A~D，如果物体厚度依次递增，则 X 线束相对强度也会不断地减弱。能谱组成也会相应不断变化，低能成分减弱很快，相对而言高能成分所占比例不断增加，X 线的能谱宽度（即光子能量范围）逐渐变窄。利用这一衰减特点可以用改变X线窗口滤过的方法来调节X线束的线质。

### （三）X线的滤过

上面提到，可以用改变 X 线窗口滤过的方法来调节X线束的线质。诊断用X线是一束连续能谱

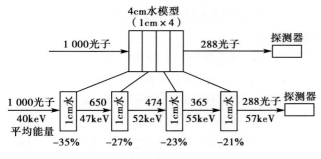

**图 1-21 连续X线透过物质时的衰减规律**

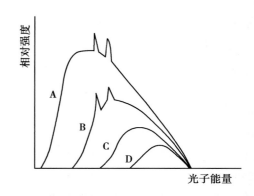

**图 1-23 不同厚度的物质对X线能谱的影响不同**
从A~D物体厚度依次递增时，X线能谱的表现

的混合射线。当X线透过人体时,绝大部分低能射线被组织吸收,增加了皮肤照射量,为此需要预先把X线束的低能成分吸收掉,即为X线滤过。常见的X线滤过有:

**1. 固有滤过**　指X线机本身的滤过,包括X线管的管壁、绝缘油层、窗口的滤过板。固有滤过一般用铅当量表示,即一定厚度的铅板和其他物质对X线具有同等量的衰减时,此铅板厚度称为滤过物质的铝当量。一般诊断用X机的固有滤过在0.5~2mm铅板。

有些特殊情况需要使用低滤过X线,以提高组织的对比度。例如在软组织摄影特别是女性乳腺的摄影中就需要更多的低能射线,避免影像对比度的降低。

**2. 附加滤过**　广义上讲,从X线管窗口至检查床之间所通过材料的滤过总和为附加滤过。在X线摄影中,附加滤过是指X线管窗口到被检体之间所附加的滤过板。一般对低能量射线采用铝滤过板;高能射线采用铜与铝的复合滤过板,使用时铜面朝向X线管。

## 三、人体对X线的衰减

X线束射入人体内,一部分被吸收散射,另一部分通过人体沿原方向传播。透过的X线光子按特定形式分布,便形成了X线影像。人体各组织对X线的衰减按骨、肌肉、脂肪、空气的顺序由大变小,这一差别即形成了X线影像的对比度。

透过的光子与衰减的光子都具有同等的重要性。如果全部的光子都透过,则胶片呈现均匀黑色,没有任何影像;如果所有的光子都被吸收,则胶片呈现一片白色,也不能形成影像。因此,X线影像实际上是人体的不同组织对射线不同衰减的结果。所以研究X线在人体中的衰减规律,应首先了解人体各组织器官的元素构成、分布、密度及衰减系数等基本情况。

### (一)人体的构成元素和组织密度

人体大部分是由肌肉、脂肪和碳水化合物组成的软组织,其他是一些存在于骨骼、肺组织和消化道内的气体。

软组织中约75%是水(H元素、O元素),23%是蛋白质、脂肪和碳水化合物(蛋白质中C占52%,O占23%,H占7%;脂肪的主要构成元素为C、H、O)。还有2%是K、P、Mg、Na、Cl等元素。骨骼由胶体状的蛋白质和钙组成,其中钙占50%~60%。构成人体的基本元素及其在人体内的占有率见表1-6。

**表1-6　构成人体的基本元素及其在人体内的占有率**

| 元素 | O | C | H | N | Ca | P | K | S | Na | Cl |
|---|---|---|---|---|---|---|---|---|---|---|
| 原子序数 | 8 | 6 | 1 | 7 | 20 | 15 | 19 | 16 | 11 | 17 |
| 占有率/% | 65 | 18 | 10 | 3 | 2 | 1 | 0.35 | 0.25 | 0.15 | 0.15 |

水的密度是$1g/cm^3$,有效原子序数为7.43,实验证明水与人体的软组织对X线的吸收几乎一致,所以常选用水模作为人的体模。骨的密度是$1.9g/cm^3$,有效原子序数是14,常用原子序数为13的铝作为骨组织的模拟体。空气的密度是$129.3 \times 10^{-5}g/cm^3$,有效原子序数是7.64。

因此,人体内除含有少量的钙、磷外,其他组织几乎等效于有效原子序数为7.43的水。吸收X线最多的是由$Ca_3(PO_4)_2$组成的密度为$2.24g/cm^3$的门齿,吸收X线最少的是含有空气的肺和皮下及关节附近的脂肪组织(表1-7)。

**表1-7　人体组织的有效原子序数和密度**

| 物质 | 有效原子序数 | 密度/(g/cm³) |
|---|---|---|
| 空气 | 7.64 | $129.3 \times 10^{-5}$ |
| 水 | 7.43 | 1.0 |
| 肌肉 | 7.43 | 1.0 |
| 皮肤 | 7.31 | 1.1 |
| 内脏 | — | 1.042~1.052 |
| 脂肪 | 5.9 | 0.94 |
| 骨 | 14 | 1.9 |

### (二)X线在人体的衰减特性

X线通过被检测体的衰减规律,一般采用单能宽束X线的指数衰减规律,即:

$$I=BI_0e^{-\mu X} \qquad 公式1\text{-}31$$

式中$\mu$为被检体组织的线性衰减系数。通过实验得出,当以光电吸收为主时,被检体组织的线性衰减系数与X线光子的波长的立方成正比。

在波长为$0.1 \times 10^{-8}$~1cm时测定的各组织的衰减系数为:

肌肉 $\mu_m=(2.2\lambda^3+0.18) \times 1=2.2\lambda^3+0.18$

脂肪 $\mu_f=(1.8\lambda^3+0.18) \times 0.94=1.692\lambda^3+0.1692$

骨 $\mu_b=(11\lambda^3+0.18) \times 1.9=20.9\lambda^3+0.342$

空气 $\mu_a=(2.6\lambda^3+0.18) \times 0.00338\lambda^3+0.000234$

需要指出的是,这些公式只适用于单能X线。对于连续X线而言,衰减系数中的波长λ和指数衰减规律公式中的 B 的选择可以参考图 1-24 和图 1-25。

由于诊断用的 μ 近于 0.2，因此，取 B=0.2cm$^{-1}$× 5cm=1，即被照物体厚度增加到 5cm 时，没有影响。当被照物体增到 10cm 时，B=μX=0.2cm$^{-1}$× 10cm=2。此时，由散射线造成的影响就明显增加，需要考虑使用滤线器来去除散射线。表 1-8 列出了人体不同组织的线衰减系数。

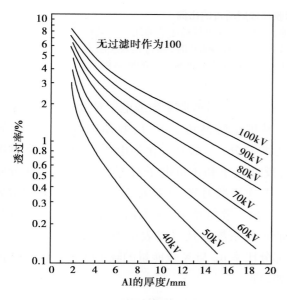

**图 1-24　铝的衰减系数**

在装有铍窗的 X 线管上通过加不同的固定电压所测出的铝的衰减系数。通过 2mm 铝滤过板，管电压为 100kV 的 X 线接近于原 X 线的 10%，管电压为 40kV 的 X 线已衰减到不足原来的 3%，结论是用 2mm 铝滤过板的衰减曲线已接近于线性。

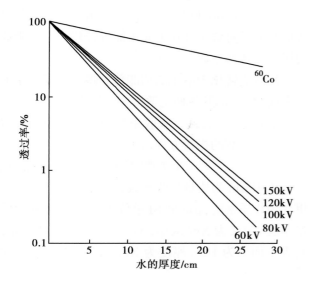

**图 1-25　水的衰减系数**

用 3mm 铝板滤过的 X 线再入射水中的衰减曲线，表示呈直线关系。可以看出，水中 X 线的质没有多大改变。可以说，水对诊断用 X 线的吸收是均等的，诊断用 X 线的波长为 1.5λ 时，这一波长的 X 线量最强。

**表 1-8　人体不同组织的线衰减系数**

| 管电压/kV | 肌肉 | 脂肪 | 骨骼 |
|---|---|---|---|
| 40 | 0.421 2 | 0.339 3 | 2.443 4 |
| 45 | 0.335 3 | 0.288 7 | 1.929 9 |
| 50 | 0.293 3 | 0.265 3 | 1.417 9 |
| 55 | 0.265 0 | 0.234 6 | 0.149 8 |
| 60 | 0.245 5 | 0.219 6 | 0.967 7 |
| 65 | 0.231 5 | 0.208 8 | 0.831 6 |
| 70 | 0.221 3 | 0.200 9 | 0.734 2 |
| 75 | 0.213 6 | 0.195 0 | 0.660 8 |
| 80 | 0.207 6 | 0.190 5 | 0.604 7 |
| 85 | 0.203 0 | 0.186 9 | 0.570 6 |
| 90 | 0.199 4 | 0.183 2 | 0.540 8 |
| 95 | 0.196 5 | 0.181 9 | 0.508 7 |
| 100 | 0.194 2 | 0.180 1 | 0.486 5 |
| 105 | 0.192 3 | 0.178 9 | 0.468 5 |
| 110 | 0.190 6 | 0.177 4 | 0.453 0 |
| 115 | 0.189 3 | 0.176 4 | 0.440 4 |
| 120 | 0.188 2 | 0.175 5 | 0.428 8 |
| 125 | 0.187 2 | 0.174 8 | 0.420 9 |
| 130 | 0.186 4 | 0.174 2 | 0.413 2 |
| 135 | 1.185 8 | 0.173 6 | 0.406 6 |
| 140 | 0.185 2 | 0.173 2 | 0.401 0 |
| 145 | 0.184 6 | 0.172 8 | 0.396 1 |
| 150 | 0.184 2 | 0.172 4 | 0.391 8 |

以手部摄影为例，当选用 40kV 的管电压时，由人体不同组织的线衰减系数可知骨骼是肌肉线衰减系数的 6.1 倍，所以手部骨骼和手部肌肉存在很大的衰减差别，在影像上呈现高对比度。当选用 150kV 的管电压摄影时，骨骼是肌肉线衰减系数的 2.1 倍，其影像对比度将明显下降。管电压为 40kV 时以光电效应为主，而 150kV 时几乎全部是由康普顿效应造成的吸收差别。

图 1-26 是以肌肉和骨骼为例，表示不同能量的 X 线在两种组织中分别发生两种效应的比率。

## 四、物质的 X 线衰减规律

当 X 线通过物质时，各种相互作用使 X 线行进方向上强度减弱的现象称为物质对 X 线的吸收。

为了使问题简化，先分析物质对单能窄束 X 线的吸收规律。单能是指 X 线束中的所有光子能量均相同，而窄束是指 X 线束中除了方向一致的原射线外，没有任何散射线。窄束是一个物理概念，并

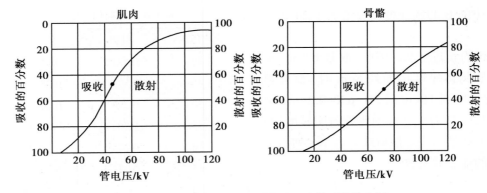

**图 1-26　X线在人体的衰减中吸收和散射所占的比例**

图中是以总衰减为 100,把两种效应的衰减作为总衰减的一部分进行描述的曲线。可见在选用 42kV 的管电压对肌肉组织摄影时,两种效应各占 50%,在 90kV 时,康普顿效应已占到 90%。骨骼的有效原子序数较高,在 73kV 的管电压下,骨骼中发生两种作用的概率相等。

非指几何尺寸的狭小。对这种情况,物质对 X 线的吸收符合对光吸收的普遍指数规律(朗伯定律),即:

$$I=I_0e^{-\mu x} \qquad 公式 1-32$$

式中 $I_0$ 为入射 X 线强度,$I$ 为出射 X 线强度,X 为物质厚度,e 为自然对数底,为物质对该波长的线性吸收系数,对上式微分后,得到公式:

$$\mu = -\frac{\mathrm{d}I}{I_0\mathrm{d}X} \qquad 公式 1-33$$

由此式可以得出 μ 的物理意义是:表示单能窄束 X 线通过单位厚度物质时强度的相对变化,负号表示强度减少。

对特定 X 线和物质来说,μ 是常数,所以指数衰减规律即为射线强度在通过相同的物质层时都以相同的比率衰减。例如,选每一层厚度都是 1cm 的水模型作为单能窄束的吸收体,设 1 000 个单能光子入射,在通过第一个 1cm 厚的水层后,光子数减少 20%,变为 800 个;再通过第二个 1cm 厚水层,衰减了剩余光子,成为 640 个,以此类推。可见,单能窄束 X 线通过物质后只有光子个数的减少,而无光子能量的变化,且通过等物质以相同比率衰减。这就是指数吸收规律所代表的物理意义。

物质对 X 线的吸收是通过各种相互作用来实现的。线性吸收系数 μ 是入射光子在物质中穿行单位距离时,平均发生的总的相互作用的概率,即等于各相互作用 n 率的总和:

$$\mu=\tau+\delta c+\delta coh+K \qquad 公式 1-34$$

式中 μ 为总的线性吸收系数或总的相互作用,τ 为光电线性系数或光电效应发生的概率,δc 为康普顿线性吸收系数或康普顿效应发生概率,δcoh 为相干散射线性吸收系数或相干散射发生概率,K 为

电子对效应线性吸收系数或电子对效应发生概率。

从能量转换角度上看,物质吸收的 X 线能转化为两部分:一部分转化为电子(光电子、俄歇电子、反冲电子和正负电子对)的动能,另一部分则被一些次级散射光子(特征 X 线光子,康普顿散射光子,相干散射光子,湮灭辐射光子)带走。所以,总的吸收系数 μ 还可以表示为 X 线能量的电子转移部分比率 $\mu_{tr}$ 与 X 线能量的辐射转移部分比率 $\mu_P$ 之和,即:

$$\mu=\mu_{tr}+\mu_P \qquad 公式 1-35$$

$\mu_{tr}$ 也叫线能最转移系数,它应等于光电效应·康普顿效应稠电子对效应中,X 线能转移为电子能量的线能量转换系数三者之和,即:

$$\mu_{tr}=\tau\alpha+\delta\alpha+K\alpha \qquad 公式 1-36$$

式中 $\tau\alpha$、$\delta\alpha$ 和 $K\alpha$ 分别表示光电效应、康普顿效应和电子对效应过程中光子能量转移为电子能量的线能量转移系数。

X 线能转化为电子的动能部分将引起其他原子电离或激发,诱发各种化学反应和生物损伤。

实际上,常将线性吸收系数的指数方程改换为质量吸收系数的指数方程,即:

$$I=I_0e^{\mu mXm} \qquad 公式 1-37$$

式中 $\mu m$ 为质量吸收系数,定义为 $\mu m=\mu/\rho$,这里 ρ 为物质密度,$\mu m$ 的 SI 单位是 $m^2/kg$。Xm 为质量厚度,定义为 $Xm=X\cdot\rho$,Xm 的 SI 单位为 $kg/m^2$,它表示面积为 $1m^2$,厚度为 Xm 的立方体内包含的质量。

这种变换带来了以下方便:质量吸收系数反映了物质本身的性质,而与物质所处的物理状态无关。线性吸收系数 μ 则不同,它近似正比于吸收物质的密度 ρ,而 ρ 随物理状态变化,同一种材料处在

固态、液态或气态时,其密度差别很大,则 μ 也差别很大。采用质量吸收系数以后,就避免了同密度的相关性,而仅仅反映了物质本质的吸收特性,与物质建立了一一对应关系。将质量吸收系数指数方程微积分后可得:

$$\mu_m = -\frac{dI}{I_0 dX_m} \qquad \text{公式 1-38}$$

可见,$\mu_m$ 也有与 μ 类似的物理意义:即 $\mu_m$ 表示单能窄束 X 线通过单位质量厚度后强度减弱的相对值。$\mu_m$ 与 X 线波长 λ 和吸收物质的原子序数 Z 存在如下关系:

$$\mu_m = K\lambda^3 Z^4 \qquad \text{公式 1-39}$$

式中 K 是常数。此式说明波长愈短,物质对 X 线吸收愈少,X 线的穿透本领愈强,原子序数愈高,物质对 X 线的吸收也愈大。

单能窄束 X 线是一种理想情况,经过吸收体后到达任何一个探测点的 X 线,实际上是宽束连续的混合线。宽束是指既有衰减了的原发 X 线,也含有由吸收体从各个方向辐射来的散射线。连续是指实际 X 束是由 K 某一最小值到某一最大值之间的各种能量的光子组成的混合线。

宽束的影响使得探测点的 X 线强度比指数规律得出的数值要大,导致吸收体的吸收能力被高估。对宽束 X 线应在指数规律中引入积累因子 B 加以修正,即:

$$I = BI_0 e^{-\mu x} \qquad \text{公式 1-40}$$

显然,B 是大于 1 的数,它是一个描述散射线对 X 线强度影响的物理量。积累因子的大小与多种因素有关,如 X 线波长,吸收物质的原子序数和几何尺寸,探测点的相对位置等。

通常以平均的光子能量来代表连续 X 线的硬度,其值一般为最高能量值的 1/3~1/2。由于窗口过滤条件不同,平均能量可能发生较大的变化。例如,最高能量为 100keV 的连续 X 线,其平均能量为 40eV 左右。

物质对连续 X 线的吸收有以下特点:①各种能谱成分吸收的速率不一样,总的吸收不遵守指数吸收规律。②连续 X 线通过吸收体以后,不仅强度减小,而且能谱变窄。其中低能成分减小,高能成分相对增大,平均能量提高。吸收体越厚或原子系数越高,这种变化越显著。③连续 X 线的平均能量越高,通过同一物质的相同厚度时,其强度减弱速率越小,衰减后的平均能量越高。物质对连续 X 线的吸收受多种因素的影响,进行定量分析比较困难。

## 五、影响衰减的因素

**1. X 线能量对衰减的影响**　射线能除了对光电吸收和散射吸收的类型有影响外,还对 X 线的衰减有直接影响。实验表明,透过光的百分数随射线能量的增加而增加。对低能射线,绝大部分通过光电效应而衰减;对高能射线,绝大部分通过康普顿效应而衰减。不管哪一种作用占优势,一般都是随光子能量的增加,穿透光子的百分数增大。然而,对高原子序数的吸收物质并不完全遵守这个规律,其原因是吸收限制的影响(图 1-27)。

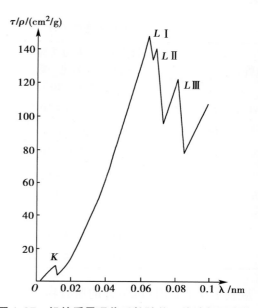

**图 1-27　铅的质量吸收系数随着 X 线波长而变化**

如图 1-27 所示:①吸收系数一般随波长的变短而降低,说明波长较短的射线穿透本领高;②波长短到某一数值时,吸收限制表示射线的光子能量已经达到一定数值,足以使吸收物质原子发生电离。

**2. 吸收物质的原子序数对衰减的影响**　物质对 X 线的吸收,一般是随着元素原子序数的增高而增加。但在某一能量范围内,也出现原子序数低的物质比原子序数高的物质吸收更多的 X 线的特殊现象。锡和铅的质量衰减系数在 X 线能 29~88keV 之间,锡的吸收系数大于铅的吸收系数,这一点有很大的实用价值,说明单位质量的锡比单位质量的铅能吸收更多的 X 线。锡比铅要轻得多,所以目前已逐步采用锡围裙代替铅围裙。

**3. 物质密度对衰减的影响**　物质密度的变化反映了电子数目和质量的变化,必然直接影响各种作用发生的概率。吸收物质的密度与 X 线的衰减成正比,如一物质的密度加倍,则它对X线的衰减也要加倍。

人体各组织的密度不同,对X线的吸收量也不等,这就形成了X线影像。作为一般规律来说,密度大的物质对X线的衰减能力强,故多用密度大的物质作为屏蔽防护材料。但复合材料与单质材料比较,有的复合材料密度小但对X线的衰减能力强,这是因为多种元素的吸收限不同而造成的结果。

**4. 每克物质的电子数对衰减的影响**　每克物质的电子数目称为每克电子数,单位是e/g。它与密度(单位g/m)的乘积为物质的每立方厘米的电子数(表1-9)。

表 1-9　物质密度和每克电子数

| 物质 | 密度/<br>(g/cm³) | 每克电子数<br>(×10²³) | 每立方厘米电子数<br>(×10²³) | 有效原子序数 |
|---|---|---|---|---|
| 氢 NCA | $8.99 \times 10^{-6}$ | 6.00 | $0.54 \times 10^{-3}$ | 1 |
| 氧 | $14.29 \times 10^{-4}$ | 3.01 | $0.43 \times 10^{-2}$ | 8 |
| 空气 | $12.93 \times 10^{-4}$ | 3.01 | $0.93 \times 10^{-2}$ | 7.64 |
| 水 | 1.00 | 3.34 | 3.34 | 7.42 |
| 脂肪 | 0.91 | 3.48 | 3.17 | 5.92 |
| 肌肉 | 1.00 | 3.36 | 3.36 | 7.42 |
| 骨 | 7.85 | 3.00 | 5.55 | 13.8 |
| 铝 | 2.75 | 2.90 | 7.83 | 13 |

从表1-9中看出:除氢外的所有物质的每克电子数都大致相同,氢中没有中子,它的每克电子数比其他任何元素都多。一般而言,有效原子序数高的物质比有效原子序数低的物质每克电子数要少,不少物质的电子数/克基本一样,但单位体积内的电子数却相差很远。

物质对X线衰减作用的大小,与一定厚度物质内的电子数有关。康普顿效应涉及的是自由电子的吸收过程(与原子序数基本无关),在这过程中每一电子所吸收的放射能量大体相同。每克物质中有近似相同数目的电子,因此每克物质的康普顿过程所衰减的能量几乎相同,也可以说衰减作用由电子密度决定,电子数越多衰减愈多。而电子数目取决于每立方厘米电子数或每克电子数与密度的乘积,各种组织对X线的衰减差别与每立方厘米电子数成正比。通过表1-9可知,骨与肌肉的每立方厘米电子数的比值为1.65,康普顿效应造成的吸收差异很大,X线影像对比较强,所以应选高能X线(高kV),使康普顿效应占优势为宜;而肌肉与脂肪的每立方厘米电子数的比值为1.06,应选用低能X线(低kV),使光电效应占优势。

(余佩琳　范文亮　余建明　刘建新　迟　彬)

# 第五节　X线影像的形成及其影响因素

## 一、X线影像的形成

普通X线摄影中,被照体的X线影像信息作用于增感屏-胶片系统,使胶片中的乳剂感光,经显影处理后以光学密度的形式表现出来。将影像信息记录、显示在胶片上,成为可见的光密度影像,此即X线照片影像。

数字X线摄影是用平板探测器替代普通X线摄影中的增感屏-胶片系统,影像信息记录在平板探测器中,借助胶片或医用显示器等介质显示影像信息。

**(一)光学密度与影像密度**

胶片中的感光物质在光(或辐射线)作用下的致黑程度称为照片密度(density),又称为光学密度。光学密度可以根据透光率和阻光率来测量,入射光线强度为$I$,透射光强度为$I_0$,则透光率为$I_0/I$。阻光率为透光率的倒数,即$I/I_0$。光学密度通常以D表示,其值就是入射光线强度I与透射光强度$I_0$之比的、以10为底的对数:

$$D = \lg \frac{I}{I_0} \qquad 公式 1\text{-}41$$

光学密度是形成X线影像的基础,照片上的影像密度可以用光学密度计测量,也可以依靠经验直接用人眼的识别能力来做大致判断。符合诊断要求的照片,应密度适当且影像层次丰富,照片影像的最低密度部分不低于人眼能辨别的最低密度,而影像密度高的部分又能清晰地显示出细节来。人眼对影像密度的识别范围在0.25~2.00之间,此即诊断密度范围。

不同摄影部位的X线影像质量标准中,对其密度值范围的要求不尽相同,对特定解剖结构的影像密度也有要求,其目的是提供诊断信息丰富的影像。

**(二)感光效应及其影响因素**

感光效应(sensitizing effect)是指X线对胶片的感光作用,即X线穿过人体被检组织后,使感光系统(增感屏-胶片系统)感光的效果。直观地讲,就是影像所呈现的密度、对比度效果。X线对胶片的感光效应（E）可用公式1-42表示：

$$E = K \cdot \frac{KV^n \cdot I \cdot t \cdot S \cdot F \cdot Z}{R^2 \cdot D \cdot B \cdot Z^l} \cdot e^{-\mu d}$$

公式1-42

式中$kV$代表管电压，$n$是管电压的指数，$I$代表管电流，$t$代表曝光时间，$S$代表增感屏的增感率，$F$代表胶片感光度，$Z$代表靶物质原子序数，$R$代表焦-片距，$D$代表照射野的面积，$B$代表滤线栅的曝光倍数，$Z^l$代表被照体的原子序数，$e$代表自然对数的底，$\mu$代表被照体的X线吸收系数，$d$代表被照体的厚度，$K$是常数。

影响感光效应的因素很多，主要有不变因素和可变换因素。不变因素包括电源设备、高压发生装置、设备总过滤（包括X线管壁、窗口过滤、绝缘油等）、滤线器、胶片特性、增感屏及增感屏-胶片组合等。可变因素包括照射量、管电压、摄影距离、被照体有效原子序数以及组织密度和厚度、照射野面积、照片冲洗因素等。

X线摄影曝光参数是医学影像技术学的基础和重要组成部分，也是影像质量控制和辐射防护管理工作的内容之一。

## 二、X线影像的对比度

### （一）X线影像对比度

在X线摄影中，一个物体与其相邻物体在物理或化学性能的差异，称为物体对比度。当X线穿过被照体时，被照体对X线的吸收、散射而衰减使得透过被照体的X线强度分布不均。这种由被照体物体对比度导致的X线强度的分布不均即为X线对比度，也称为射线对比度。X线对比度不能被人眼直接识别，只有通过某种介质（例如，胶片、增感屏-胶片系统）转换，把X线强度差别即X线对比度转换为光学密度差别后才能识别。

胶片对X线对比度的放大能力称为胶片对比度，它取决于胶片特性曲线的最大斜率或平均斜率。X线对比度只有通过胶片对比度放大之后形成影像才能显示出来。通常用胶片的$\gamma$值来表示胶片对X线对比度的放大能力，胶片$\gamma$值越高，对X线对比度的放大能力越大。

照片影像呈现出来的黑白之间的对比，称为影像对比度。在X线照片上，相邻组织影像的密度差称为照片对比度。影像对比度依存于被照体相邻组织差别导致的物体对比度、X线吸收和散射差别导

致的X线对比度，以及胶片对比度等转换介质对射线对比度的放大效果。

影像对比度（$K$）用数值计算时，等于相邻两点的密度（$D_1$、$D_2$）之差（图1-28）。

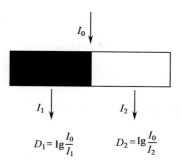

图1-28 对比度示意图

由图1-28可知：

$$K = D_1 - D_2 = \lg \frac{I_0}{I_1} - \lg \frac{I_0}{I_2} = \lg \frac{I_2}{I_1}$$

公式1-43

式中$I_0$代表入射光强度，$I_1$、$I_2$代表透过光强度。显然，照片相邻两处的影像对比度就是透过光之比的对数值。X线照片影像要有足够的对比度和丰富的层次，对比度过高或过低，会导致影像信息的丢失，影响诊断的准确性。

### （二）影响X线对比度的因素

影响X线对比度的因素主要有被照体因素和射线因素。

**1. 被照体因素** 被照体组织内的有效原子序数越高，光电吸收越多，X线对比度越高。若被照体中相邻位置的组织密度或厚度差异较大，则透过被照体的X线强度分布差异明显，X线对比度大，影像具有较好的对比度。反之，照片影像对比度差。为了诊断需要，有时可以使用对比剂来扩大被照体中相邻结构的物体对比度。

**2. 射线因素** X线对比度的形成主要是由于被照体自身对X线的吸收差异，但有些被照部位吸收X线的差异较小，导致照片影像对比度差，只有通过改变X线的质或量来调整影像的对比度。X线的质是由管电压决定的，一般认为管电压控制照片的对比度。低千伏摄影时，物质对X线的吸收以光电吸收为主，原子序数所造成的吸收差异大，X线影像对比度高。当管电压增加时，穿透力增强，物质对X线的光电吸收递减，康普顿吸收递增，原子序数所造成的吸收差异减小，导致X线影像对比度下降。X线的量对影像对比度影响不大，但增加

X线照射量，照片的光学密度值增加，使密度过低的部分对比度明显好转；反之，减少照射量，密度过高部分对比度也得到改善。

此外，由X线管发出的原发射线照射到人体和其他物体时，会产生许多波长较长、方向不定的散射线，它主要来自康普顿散射，散射线能使胶片产生灰雾，对影像对比度影响较大。

### 三、X线的几何投影

X线对物体的几何投影是X线摄影体位的基础，利用X线焦点、被照体和胶片三者之间的相对位置关系进行摄影，得到符合诊断要求的被照体X线照片影像。

#### （一）X线束

高速运动的电子撞击X线球管阳极靶面时，靶面呈一倾角，从靶面发出的X线是以焦点为顶点的圆锥形线束。自靶面射出并垂直于窗口中心的射线称为中心线，它代表X线束的摄影方向，中心线不准确就不能获得正确的几何投影。在X线束中，中心线以外的射线均称为斜射线，斜射线与中心线成角，离中心越远，角度越大。某些特殊摄影位置可利用斜射线进行摄影。

X线照射面积的大小称为照射野。照射野大小对X线照片的密度、对比度有一定影响。照射野过大，产生的散射线多，胶片的灰雾度增加，导致照片的对比度下降。

#### （二）X线管焦点

X线管焦点的大小是X线管焦点成像性能的主要参量之一。焦点的大小除与X线机本身的设计有关外，也与焦点的投影方位及使用的曝光条件等因素有关。

**1. 实际焦点**　灯丝发射的电子经聚焦后在X线管阳极靶面上的撞击面积称为实际焦点。X线管阴极灯丝发射的电子，在高压电场作用下高速撞击阳极靶面时，因电子间库仑斥力的存在而相互排斥产生扩散而表现为一个发生X线的焦点面积。设计阴极灯丝于聚焦槽内，就是使撞击阳极靶面的电子束聚集而缩小撞击面积。X线管的灯丝呈螺管状，所以阳极靶面上形成的电子撞击面从理论上讲近似呈矩形。实际焦点的大小取决于聚焦槽的形状、宽度以及灯丝在聚焦槽内的深度（图1-29）。

**2. 有效焦点和有效焦点标称值**

（1）有效焦点：X线管阳极靶面具有一定的倾斜角度即为阳极倾角，它是阳极靶面与X线管长轴

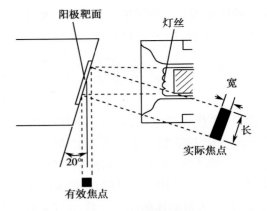

**图1-29　实际焦点示意图**

的垂直面所构成的夹角，用 $\alpha$ 表示。一般阳极倾角为 $17°\sim20°$。由于靶面的倾斜，实际焦点的投影在不同方位上的大小是不一致的（图1-30）。

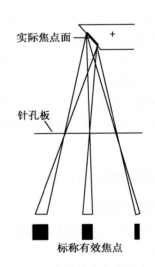

**图1-30　有效焦点大小示意图**

这些在像面上不同方位实际焦点的投影称为X线管有效焦点。有效焦点的大小，对X线成像质量影响很大。作为X线管焦点成像性能的参量之一，通常我们把实际焦点在X线管长轴垂直方向上的投影称为X线管标称的有效焦点。有效焦点约为一矩形，其大小可用 $a \times b \sin \alpha$ 来表示。其中：a 为焦点的宽、b 为焦点的长、$\alpha$ 为阳极倾角。

（2）有效焦点标称值：1982年国际电工委员会（IEC）336号出版物上阐述了用无量纲的数字（如1.0、0.3、0.1等）来表示有效焦点的大小，此数字称为有效焦点标称值，其值是指有效焦点或实际焦点宽度上的尺寸。另外，焦点面上的线量分布是不均匀的，故在描写焦点成像性能时又用"等效焦点"来描述。

**3. 主焦点与副焦点**　阴极灯丝在聚焦槽内的

位置,对阴极电子流的流动以及焦点的形成产生重要作用。从灯丝正面发射出的电子经发散后会聚撞击阳极靶面形成主焦点;从灯丝侧方发射的电子经发散后会聚再发散撞击阳极靶面形成副焦点(图1-31);主焦点与副焦点共同形成实际焦点。在聚焦槽中灯丝的深度与焦点大小有关,当灯丝在聚焦槽内的深度越深、聚焦槽的宽度越窄时聚焦作用越大,即灯丝的深度大,主焦点变小,副焦点变大。理想的副焦点应处于主焦点内侧,此时热量容易被分散,焦点大小变化不大。

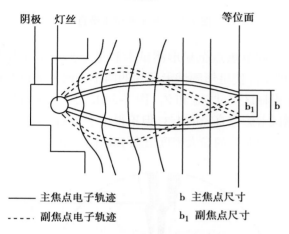

图 1-31  主、副焦点的形成示意图

**4. 焦点的测试**  焦点的测试方法有两种,即针孔照相设备成像法和狭缝照相设备成像法。

(1)针孔照相设备成像法:是国际放射委员会及测定委员会(ICRU)于 1962 年规定的方法,适用于尺寸在 0.3 以上的焦点测试。

(2)狭缝照相设备成像法:是根据国际电工委员会(IEC)336 号出版物要求,测试焦点大小的方法。下面简单介绍测试方法:

1)狭缝照相装置:狭缝照相装置的材料可用钨、铼钨合金、铂铱合金或金铂合金等材料制成。狭缝尺寸的基本要求如图 1-32(图中长度量纲为 mm)所示。

2)测试方法:①使 X 线中心线垂直通过狭缝入射面的中心(中心线与狭缝基准线的夹角小于或等于 $10^{-3}$rad);②狭缝照相装置的狭缝入射面与焦点的距离(焦-缝距)≥100mm,按表 1-10 所示放大率摄影;③测量焦点的长度时,狭缝的方向须与 X 线管的长轴垂直;测量焦点的宽度时,狭缝的方向须与 X 线管的长轴平行;④胶片与狭缝的平面平行,与 X 线的中心线相垂直;⑤按照表 1-11 中的规定选取曝光条件,分别摄取焦点照片影像,所得照

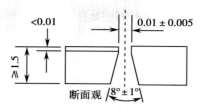

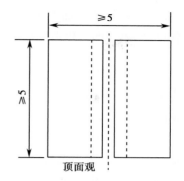

图 1-32  狭缝尺寸基本要求

片的最大密度值在 1.0~1.4 之间;⑥焦点的狭缝照片测量:测量出焦点像的长和宽,按以下公式计算出焦点的长和宽:

$$焦点的宽 = \frac{像的宽}{放大率}$$

$$焦点的长 = \frac{像的长}{放大率} \times 0.7 \quad 公式(1-44)$$

因为在焦点长方向上线量呈单峰分布,焦点的长需乘以 0.7 作为修正。

表 1-10  焦点狭缝照片的放大倍率

| 焦点的标称值 | 放大倍数(M) |
| --- | --- |
| F≤0.4 | M≥3 |
| 0.4<F≤1.0 | M≥2 |
| F≥1.1 | M≥1 |

表 1-11  曝光条件

| X线管标称电压/kV | 曝光条件 | |
| --- | --- | --- |
| | 管电压 | 管电流量 |
| 75~150 | 75kV | 标称电流的 50%,曝光时间为 0.1s |
| ≥150 | 50% 标称电压 | |

**5. 焦点成像性能主要参量**  描述 X 线管焦点成像性能的主要参量有:焦点的大小、焦点的极限分辨力、焦点的增涨值和焦点的调制传递函数。

(1)焦点的大小:焦点的大小是影响影像质量优劣的主要原因之一。焦点是一个有一定面积的发光源。X 线影像是由物体吸收 X 线后产生的本影和几何原因形成的半影共同组成的,焦点尺寸越大

则半影越大,影像表现越模糊。

（2）焦点的极限分辨力

1）定义:焦点的极限分辨力($\omega$)是在规定测量条件下不能成像的最小空间频率值,以每毫米中能够分辨出的线对数(LP/mm)来表示。用星形测试卡测试时,在星形测试卡像面上出现第一个模糊带所对应的空间频率值,即为焦点的极限分辨力:

$$\omega = \frac{1}{2d} \qquad \text{公式 1-45}$$

用公式 1-45 可以计算出焦点的极限分辨力,d 值为不能成像时星形测试卡的线径宽度,2d 是测得的模糊区的一对楔条对应的弧长。在 X 线管焦点小、焦点面上的线量分布为单峰时,极限分辨力 $\omega$ 值大;反之,在 X 线管焦点大、焦点面上的线量分布为多峰时,极限分辨力 $\omega$ 值就小,说明 $\omega$ 值大时成像性能好。

2）测试方法:测试设备主要采用矩形波测试卡(图 1-33)或星形测试卡(图 1-34）。

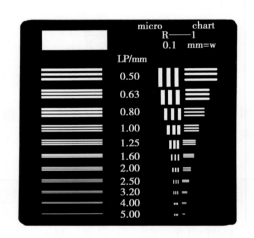

图 1-33　矩形波测试卡

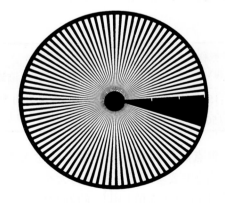

图 1-34　星形测试卡

摄取星形测试卡照片时,先做好准直,要求基准线与测试卡所成角度必须小于或等于 $10^{-3}$rad（图 1-35）。

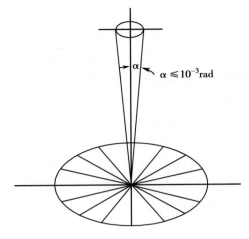

图 1-35　星形测试卡准直

调节焦点至星形测试卡和星形测试卡至胶片的距离,使星形测试卡照片的两个方向上测得的最外模糊区尺寸 $Z_W$ 和 $Z_L$（图 1-36）,大于和接近星形测试卡影像直径的 1/3,但不得小于 25mm。曝光条件应使照片的最大密度值在 1.0~1.4 之间。

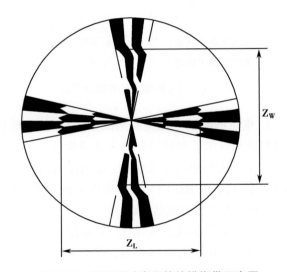

图 1-36　星形测试卡照片的模糊带示意图

3）计算方法

$$\omega_F = \omega_p(M-1) = \frac{M-1}{Z \cdot \theta} \qquad \text{公式 1-46}$$

当 $\theta = 2°$（0.035rad）时,则

$$\omega_F = \frac{28.65}{Z}(M-1) \qquad \text{公式 1-47}$$

$$\omega_{FL} = \frac{(M-1)}{Z_L \cdot \theta} = \frac{28.65}{Z_L}(M-1) \qquad \text{公式 1-48}$$

$$\omega_{FW} = \frac{(M-1)}{Z_W \cdot \theta} = \frac{28.65}{Z_W}(M-1) \qquad \text{公式 1-49}$$

式中 $\theta$ 表示星形测试卡的楔条顶角;M 为星形测试卡照片放大率;$\omega_P$、$\omega_F$ 分别为焦点像面及焦点

面上的极限分辨力；$\omega_{FL}$、$\omega_{FW}$ 分别为焦点面上的宽方向上与长方向上的极限分辨力；Z 表示星形测试卡照片上的模糊区直径；$Z_W$、$Z_L$ 分别为星形测试卡照片上垂直于 X 线管长轴方向和平行 X 线管长轴方向上的模糊区直径。

（3）焦点的增涨值

1）定义：X 线管焦点的增涨值（B）是描述 X 线管焦点的极限分辨力随着负荷条件的改变而相对变化的量，又称散焦值或晕值。

有效焦点的尺寸随负荷条件的变化而变化，在 X 线管管电压较低时，其大小随着选用的管电流大小不同而有较大的变化。当管电压一定时，随着管电流的增大，焦点的尺寸变大。当管电流不变时，焦点增涨随管电压的上升而减小，在高毫安时尤为明显。焦点的这种特性对成像质量有很大的影响。

在管电流（毫安）增高时灯丝附近的电子密度较大，由于电子间的库仑斥力的作用，造成有效焦点增大的倾向。当毫安低时此倾向变小。管电压升高时，电子束向阳极靶面撞击的速度加快，该方向矢量增大，因此扩散程度也较小；反之，则引起较大的焦点增涨。

2）计算：为了确切地描述这一参量，国际电工委员会（IEC）阐述了这一概念，并用下列公式表示与计算：

$$B = \frac{\omega_{50}}{\omega_{100}} \qquad 公式 1-50$$

$\omega_{50}$ 表示用表 1-12 规定的负载因素所测得的焦点的极限分辨力；$\omega_{100}$ 表示用表 1-13 规定的负载因素所测得的焦点的极限分辨力。

（4）焦点的调制传递函数

1）定义：焦点的调制传递函数（modulation transfer function，MTF）是描述 X 线管焦点面光源使肢体成像时，肢体组织影像再现率的函数关系。一般在同一个空间频率值时，MTF 值大的焦点，成像性能好；MTF 值小的焦点，成像性能差。因此，焦点尺寸越小，MTF 值越大，成像性能就越好。

2）MTF 域值范围：MTF 的最大值为 1，最小值为 0，即 $0 \leqslant MTF \leqslant 1$。

当 MTF=1 时，表示成像系统的输入对比度与输出对比度相等。

当 MTF=0 时，表示成像系统的输出对比度为 0，即影像消失（图 1-37）。

表 1-12 $\omega_{50}$ 的负载因素

| X线管的标称电压/kV | 管电压/kV | 管电流/mA |
|---|---|---|
| ≤75 | 标称电压 | 50% 的额定管电流曝光时间 0.1s |
| 75~150 | 75 | 同上 |
| 150~200 | 50% 标称电压 | 同上 |

表 1-13 $\omega_{100}$ 的负载因素

| X线管的标称电压/kV | 管电压/kV | 管电流/mA |
|---|---|---|
| kV≤75 | 标称电压 | 在规定的管电压下，曝光时间为 0.1s 的最大管电流 |
| 75<kV≤150 | 75 | 同上 |
| 150<kV≤200 | 50% 标称电压 | 同上 |

注：焦点的增涨值越接近 1，成像性能受负荷条件的影响就越小。

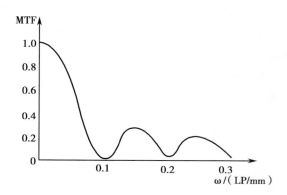

图 1-37　MTF 曲线示意图

**（三）X 线的几何投影特性**

**1. 放大率**　在 X 线摄影中，X 线束是以焦点作为顶点的圆锥形放射线束，根据几何学投影的原理，X 线摄影必定存在有对被检体结构的放大投影现象。在 X 线摄影学上通常以成像面上某一方向的影像的长度与对应被检体结构长度的比值作为 X 线影像的放大率，亦称线放大。而不是以成像面积与被检结构的二维大小的比值（亦称面放大）定义。如图 1-38 所示，将被检体 G 置于焦点与胶片之间时，因为几何投影关系，一般被检体离开焦点一定距离 a（焦-肢距），胶片离开肢体一定距离 b（肢-片距），所以肢体在 X 线胶片上的影像 S 比肢体 G 大，S 与 G 之比即影像的放大率 M。影像的放大率为：

$$M = \frac{S}{G} = \frac{a+b}{a} = 1 + \frac{b}{a} \qquad 公式 1-51$$

当 a 越小，b 越大时，影像的放大率越大。

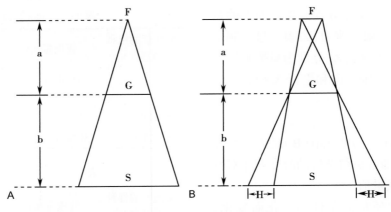

**图 1-38　影像的放大原理**

**2. 本影和半影**

（1）本影：在图 1-38 中，被检体 G 的投影 S 称为本影。在光源为理想点光源的情况下，其大小等于被检体的大小与放大率的乘积。

（2）半影：在光源为非理想的点光源时，如图 1-38 所示，本影 S（最暗区域）到空曝光区域（最亮区域）有一定的移行幅度 H，称为半影。

根据图 1-38 的几何投影关系，半影的大小可按下列公式计算：

$$H = F \cdot \frac{b}{a} = F \cdot (\frac{a+b}{a} - 1) = F（M-1）$$

公式 1-52

式中 F 代表焦点的尺寸；b 代表肢-片距；a 代表焦-肢距。

**3. 焦点的允许放大率**　国际放射学界认为，当半影模糊值小于 0.2mm 时，人眼观察影像毫无模糊之感；当半影模糊值超过 0.2mm 时，人眼观察影像开始有模糊的感觉。故一般把 0.2mm 的半影模糊值称为人眼的模糊阈值。

把模糊阈值 H=0.2mm 代入公式 1-51，则

$$0.2 = F（M-1）$$

$$M = 1 + \frac{0.2}{F}$$　　　　公式 1-53

式中 M 为焦点的允许放大率；0.2 为人眼的模糊阈值；F 为焦点的尺寸。如果已知焦点（F）的尺寸，即可以根据公式 1-53 求出该焦点所允许的最大放大率（M）。

**（四）X 线照片的影像模糊**

**1. X 线照片影像模糊的概念**　X 线照片上的组织器官、解剖结构、病灶等影像边缘的不锐利，均称为"模糊"。其中因厚度逐渐移行而产生的物体吸收性模糊现象和渗出性病灶所致的病理性模糊均

非技术上讨论的模糊。前者为正常情况，后者本身就是一种诊断上的信息。在此仅限于分析 X 线摄影技术方面的影像模糊。

X 线影像的模糊程度是评价 X 线照片质量的重要标准之一。如果一张 X 线照片技术性模糊较大会妨碍影像细节的清晰显示，严重时会导致漏诊或误诊，甚至成为废片。虽然从客观上分析，无模糊的理想照片是不存在的，但是通过各种技术措施，将 X 线影像模糊程度尽量降低并控制在允许范围内而不影响 X 线诊断，是能够做到的。因此，降低 X 线影像的模糊程度是 X 线摄影技术的一个重要内容。

影像模糊的表现形式是一种组织至相邻另一种组织之间光学密度逐渐变化的幅度，称光学密度移行幅，即图 1-39 中 H 值的大小。这种幅度超过 0.2mm 即可被人眼所识别。幅度越大则影像越模糊。

对影像模糊的表达方式分定性和定量两类。常用的定性表达除模糊度外，还可用清晰度、锐利度、解像力等表达方式。对影像模糊的定量表达为分辨力以及调制传递函数（MTF）等一类函数式。

X 线照片影像模糊是由多种原因引起的综合效果，其中对影像质量影响较大的是焦点的几何学模糊。除此之外，还包括屏-片系统产生的模糊和运动性模糊。这些产生模糊的因素会在照片上形成综合性的模糊效应，均对照片质量造成很大影响。对这些原因做全面正确的分析，并采取有效措施降低、限制影像模糊，才能提高照片影像的质量。

**2. 形成照片影像模糊的原因**

（1）几何学模糊（$H_f$）：根据几何光学的投影原理可知，一个理想的点光源发出的光束呈放射状，在物-片距不等于零时，对物体的几何投影只有放

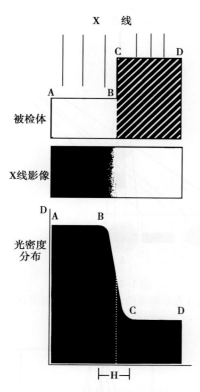

图 1-39　照片的模糊原理

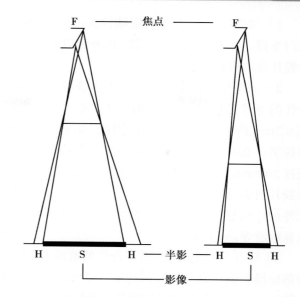

图 1-40　放大率对半影的影响

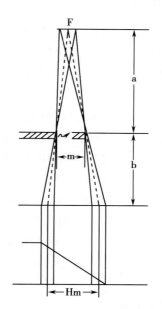

图 1-41　运动性模糊示意图

大变化而不产生模糊。然而,X线管焦点不是理想的点光源,而是一个具有一定面积的发光源。因此,在X线摄影成像时必然产生半影($H_f$),即为几何学模糊。半影是认识X线照片影像及病灶的主要障碍,在X线摄影技术中需重视并应采取相应措施。

影响半影大小的因素及应采取的措施为:

1)焦点的大小:根据公式 1-53 可知,焦点尺寸是形成半影大小的主要因素。焦点越大,几何模糊度即半影越明显。在X线管负荷允许的情况下,应尽量采用小焦点摄影。

2)放大率的大小:放大率的大小,或者是焦-片距与肢-片距的大小组合,也是影响半影大小的重要因素。根据公式 1-53 可知,放大率越大,半影越大。所以在工作中,应尽可能使被检部位靠近胶片。对于肢体厚度比较大的部位,应适当增大焦-片距以减小半影(图 1-40)。

(2)运动模糊($H_m$):在X线摄影过程中,X线管、被检体及胶片三者均应保持静止或相对静止,即三者之间的相互几何投影关系保持不变。如果其中一个因素在X线摄影过程中发生移动,所摄影像必然出现模糊,此为运动性模糊($H_m$)。如图 1-41 所示,被检体移动距离为 m 时,运动性模糊即为 $H_m$。

在X线摄影时,X线管、探测器及被检体都有可能发生程度不同的移动。X线管及探测器的移动,多系机械装置固定不牢所致。而被检体移动的原因则常见于:①组织脏器的生理性运动,如呼吸使肺组织、肺纹理、肋骨、横膈、肩关节等运动,心脏大血管的搏动,胃肠道的蠕动等;②病理性运动,如哮喘、肢体震颤、胃肠道痉挛等;③被检者不合作,如婴幼儿哭闹、精神不健全者以及人为的体位移动等。

在一般情况下,运动模糊是影像模糊最主要的因素。运动模糊量为运动幅度与放大率的乘积,因此运动性模糊要比单纯性的几何模糊严重得多。

为了控制和降低运动性模糊,在X线摄影中应采取下列措施:

1）加强对 X 线设备的定期检测：发现故障应及时维修，尤其要保证 X 线管、诊断床以及活动滤线栅托盘的机械稳定性。

2）采用短时间曝光法：对活动脏器成像和不合作的患者，这是唯一有效的方法。影像模糊度超过 0.2mm 即可被人眼所分辨，因此，如果将曝光时间控制在 0.01s 以内，那么，可以使每秒移动距离不超过 20mm 的物体保持影像基本清晰。为了保证 X 线胶片有合适的感光效应，应适当调整曝光条件，此外配用高感光度的胶片，高增感率的增感屏，强力显影液等，效果更好。

3）屏气与固定肢体：对于合作的被检者，在某些部位摄影前向其说明并训练屏气动作，能很好地取得配合。如四肢部位可用沙袋等进行必要的压迫及固定，以避免摄影中移动。

4）尽量缩小肢-片距：肢-片距在不等于零的情况下，存在不同程度的放大现象，而放大现象又增加了运动性模糊，因此缩小肢-片距也是降低运动模糊的一种措施。

（3）屏-片组合形成的模糊（$H_s$）：屏-片组合对照片影像会产生一定程度的模糊，其原因除增感屏及胶片本身具有微小的模糊作用外，增感屏与胶片的密着不良，也会扩大屏-片组合系统的模糊程度。因此对屏-片系统产生的模糊也应引起足够的重视。屏-片系统产生的模糊主要包括荧光体的光扩散形成的模糊、屏-片密着不良形成的模糊以及倾斜中心线摄影时形成的斜射效应，详细内容见第三章第二节。

**（五）影像失真**

照片影像较原物体在大小、形状及位置上的差异称为失真。影像失真包括歪斜失真、放大失真、重叠失真等。

**1. 歪斜失真** X 线中心线及胶片与被检体的位置关系不合适，可引起歪斜失真。歪斜失真（图 1-42）基本上包括被检体的影像被拉长和缩短，但不限于诊断上的特别要求。矫正方法：①将焦点置于被照物体中心的正上方；②尽量使被检体与胶片平面平行。

**2. 放大失真** X 线摄影的照片均有放大，被照物体各部与胶片距离不同，导致被检体各部位放大率不一致，称影像的放大失真。

例如：在体内有 A、B 两点，离焦点近者为 A，离焦点远者为 B。A、B 之间距离为 b，焦点离 A 点的距离为 a，B 点至胶片距离为 c 时（图 1-43），则 A

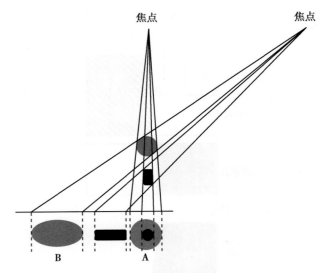

**图 1-42 歪斜失真**

A、B 表示影像的两种基本的歪斜失真方式

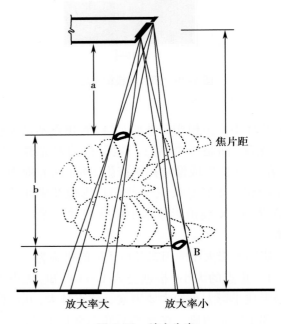

**图 1-43 放大失真**

点在胶片上的放大率 α 为：

$$\alpha = \frac{a+b+c}{a} \qquad 公式 1\text{-}54$$

B 点的放大率 β 为：

$$\beta = \frac{a+b+c}{a+b} \qquad 公式 1\text{-}55$$

如果用 ω 表示因放大率不同的比值即为引起的失真，则

$$\omega = \frac{\alpha}{\beta} = 1 + \frac{b}{a} \qquad 公式 1\text{-}56$$

由上式可知，当两个物体位于体内，若其距离较大，且焦点至物体 A 的距离不是足够大时，那么 ω 值是不可忽视的；当焦-片距增大，病灶离胶片又较近时，ω 值近似于 1，这时可认为 X 线几乎是平行

的。摄影过程中,应按设定的标准摄影方法进行摄影,使被检体或被摄病灶尽量与胶片平行且靠近,减少放大失真。

**3. 重叠失真** 人体结构复杂,各个方向上的投影都有相互重叠的问题。如图 1-44 所示,若从 $G_1$ 和 $G_2$ 的垂直方向上摄影时,仅得 $G_1$ 的影像 $S_1$,而 $G_2$ 的影像 $S_2$ 与 $S_1$ 重叠。若 X 线管转动 90° 角进行摄影时,$G_1$ 和 $G_2$ 的投影 $S_1$ 和 $S_2$ 即分开。因此,利用各种角度摄影,旋转体位,倾斜射线、体层等方法是减少重叠的主要手段。

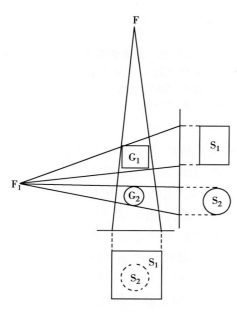

**图 1-44 重叠失真**

被照肢体分布于三维空间,而 X 线影像是分布于二维空间的平面影像,所以很难把组织器官的病灶全部表现出来,必然有影像重叠现象。X 线照片影像的重叠有三种情况:①大物体密度小于小物体,而且相差很大,其重叠的影像中对比度较好,可以看到小物体的影像,如胸部肺野中的肋骨阴影。②大小物体组织密度相等,并且密度较高时,重叠后的影像中小物体的阴影隐约可见,对比度差。如膝关节正位照片中髌骨的影像。③大小物体组织密度相差很大,而且大物体密度大于小物体的密度,重叠后的影像中小物体的阴影对 X 线吸收很少,不能显示。如正位胸片中看不到胸骨的完整影像。

**(六)焦点和被照体及影像三者之间的投影关系**

中心线对被照体的投射方向以及被照体与胶片的相对位置关系决定了被照体在照片上的影像。只有中心线垂直于被照体和胶片,才能使被照体

正确地投影于胶片上,拍摄出的影像才能无变形失真。

**1. 有效焦点的大小及射线量的分布** X 线管阳极靶面接受高速运动电子撞击的面积,称为实际焦点,简称焦点(focus)。焦点的大小是 X 线机成像性能的重要参数之一。X 线管焦点对各方向的投影均称为有效焦点,垂直于窗口方向的投影为 X 线管的标称有效焦点。同一个 X 线管有效焦点的大小,随 X 线投射的方向而不同,X 线量的分布也不均匀。在 X 线管的纵轴上,近阴极端的方向有效焦点大,X 线量分布多;近阳极端的方向有效焦点小,X 线量分布少。阳极靶面倾角延长线以外部分,因靶面的吸收,其原发射线为零,此为阳极足跟现象。在 X 线管的短轴(纵轴两侧)上,有效焦点对称相等,X 线量的分布也是相等的。

由于阳极效应的存在,X 线摄影时应注意使肢体长轴与 X 线管长轴平行,并将被照体密度高、厚度大的部分置于阴极端,使胶片的密度基本趋于均衡。

**2. 影像放大与失真** 当 X 线呈平行线束且垂直照射于被照体和胶片时,拍摄出的影像才不会产生放大和变形。X 线束是以焦点为顶点的锥形放射线束,被照体在胶片上的 X 线影像是放大的,放大率(M)为影像与物体的比值,它等于焦-片距与焦-肢距的比值。

$$M = \frac{a+b}{a} = 1 + \frac{b}{a} \qquad 公式 1\text{-}57$$

式中 a 代表焦-肢距,b 代表肢-片距,a+b 代表焦-片距。

从公式 1-57 可以看出,只要肢-片距(b)不为零,即被照体不是直接贴合在胶片感光层上,放大率(M)就会大于 1。此外,影像放大是不可避免的,但是为了减少影像放大,摄影时应尽量使肢体或病灶靠近胶片,即减小肢-片距(b),并在机器负荷允许的条件下尽量延长焦-片距(a)。

照片影像较原物体大小及形状的改变称失真(distortion),其改变程度称为失真度。X 线束中心线与被照体的中心偏离,造成影像与被照体产生差异,称歪斜失真。摄影中应将焦点置于被照体的正上方,且中心线垂直通过被照体和胶片的中心。

摄影时被照体未与胶片平行,导致被照体各部分放大率不一致,称放大失真。近胶片侧放大率小,远离胶片侧放大率大,摄影时应尽量使被照体或病灶平行且靠近胶片。

三维组织结构重叠导致二维影像相互重叠，很难把组织器官或病灶全部显示出来，称为重叠失真。影像重叠失真大致有三种情况：

（1）大物体的密度明显高于小物体的密度，重叠后的影像中小物体不易显示，如胸片中看不到胸骨的影像。

（2）大物体的密度明显低于小物体的密度，重叠后的影像对比度好，小物体易于显示，如胸片肺野中的肋骨影像。

（3）大小物体的密度较高且相等，重叠后的影像对比度差，小物体隐约可见，如膝关节正位照片中髌骨的影像。

### 四、X线影像模糊

一张优质的X线照片，除了要有较好的对比度，还要具有良好的锐利度。

锐利度是指影像边缘的锐利程度，亦即影像中相邻的对X线吸收不同的组织之间影像界限的清晰程度。若出现影像边缘不锐利，则称为模糊，可用模糊度进行定量评价。所谓模糊度是指从一个组织的影像密度过渡到另一相邻组织影像密度的幅度，以长度（mm）度量。模糊度又称"不锐利度"，影像模糊度大，则锐利度差。需要注意的是，锐利度和清晰度是两个不同的概念，清晰度是评价影像质量的总体概念，除锐利度因素外还涉及密度、对比度等因素的影响。

影像产生模糊的主要因素有：几何学模糊、运动性模糊、散射线性模糊和增感屏-胶片系统产生的模糊。

#### （一）几何学模糊

X线球管靶面不是点光源，其有效焦点具有一定的几何面积。根据光学原理可知，有效焦点面积越小，产生的半影（penumbra）越小，影像越清晰；反之，有效焦点面积越大，产生的半影越大，影像就越模糊，这种模糊称几何学模糊（图1-45）。

半影（晕影）大小可用模糊度（P）进行量化，其计算见公式1-52，模糊度与有效焦点、肢-片距成正比，与焦-肢距（H-d）成反比。有效焦点越小、焦-片距越大、被照体越贴近胶片，则半影越小、模糊度值越低。

#### （二）运动性模糊

在摄影过程中，X线焦点、被照体、胶片三者中任何一个发生移动，都能造成影像模糊，这种模糊称为运动性模糊。产生运动性模糊的原因很

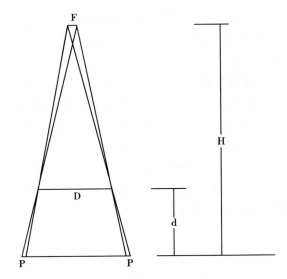

图1-45 几何学模糊示意图

图中F表示有效焦点的大小，d表示肢-片距，H表示焦-片距。有效焦点越小、焦-片距越大、被照体越贴近胶片，则半影越小、模糊度（P）值越低。

多，如机械系统固定不牢所致球管及探测器的移动，被检者躁动、不合作，脏器的生理性运动以及病理性运动等。实际工作中，在曝光瞬间应注意X线焦点、被照体、胶片三者之间位置关系的相对固定，控制和降低由运动而导致的模糊。对于生理性运动，可以采取合理缩短曝光时间的方法减少运动性模糊。对于躁动的患者，可以采取在尽量缩短曝光时间的基础上使用约束带、抓准曝光时机等措施。

#### （三）散射线性模糊

从X线管发出的原发射线穿过人体后，可以归为两种：一种是带有被照体信息的有用射线；另一种是波长比原发射线长但方向不定的散射线，它能使胶片感光导致照片灰雾，影响影像的清晰度。

#### （四）增感屏-胶片系统产生的模糊

增感屏-胶片系统产生的模糊与增感屏荧光物质颗粒大小、荧光层厚度以及增感屏与胶片接触的密着性有关。

### 五、散射线的产生与抑制

#### （一）散射线的产生

由X线管发射出的原发射线穿过人体及其他物体时，可产生许多方向不定、能量较低的散射线，它主要来自康普顿散射。在X线摄影中，散射线随被检体厚度、照射野及X线能量的增加而增加。散射线不形成有用影像，只能使照片整体发生灰雾，从而降低照片对比度，影响照片质量（图1-46）。

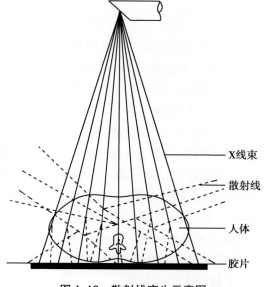

图1-46 散射线产生示意图

散射线的能量与原发射线的能量及散射角度有关。原发射线能量越大，散射线的能量也越大；散射线与原发射线方向所构成的角度越小，散射线的能量就越大。具有不同能量、方向散乱的散射线，对周围其他物体也有穿透、被吸收和再次产生散射等作用，直至完全被吸收。

**1. 散射线含有率的概念** 透过被检体作用在胶片上的X线量，是自X线管发出的被人体组织减弱的同方向的原射线与散射线之和。散射线在作用于胶片上的全部射线量中所占比率，称为散射线含有率。

**2. 影响散射线含有率的因素**

（1）管电压：散射线含有率随管电压的升高而加大，但在管电压达80~90kV以上时，散射线含有率趋向平稳。此外，散射线光子能量也因原发射线能量的增加而增加，而且原发射线能量越大，所产生的散射线光子的散射角越小，照片产生灰雾的机会也越大。

（2）被检体厚度：管电压及照射野相同时，散射线含有率随被检体厚度的增加而大幅度增加。在20cm×20cm照射野，体模15cm厚度的散射线比体模5cm厚度时增加了1倍。当被检体厚度超过15cm时，虽然散射线含有率仍在增加，但因其上层组织中产生的散射光子受其能量限制被下层组织所吸收不能达到胶片（图1-47），因此，对胶片来说此时散射线的影响已不再增加。被检体厚度产生的散射线对照片效果的影响，要比管电压产生的影响大。

（3）照射野：照射野是产生散射线的主要因素，照射野的大小与X线照片的密度、对比度有很重要的关系。当照射野增大时，散射线含有率大幅度上升。散射线含有率的增加在30cm×30cm的照射野时达到了饱和，照射野小于2cm×2cm时，散射线很少（图1-48）。

照射野减小，所摄取的X线照片灰雾就少，照片对比度好。因此，在摄影时X线照射野应与被检部位等大，以减少不必要的原发射线和散射线。

**3. 散射线对X线影像的损害** 当散射线量较少时，主要表现为散射线性灰雾，并造成影像对比度下降。

例如：摄取肢体骨骼影像时，应用γ=3的医用X线胶片，X线照射量为$10^{-5}$C/kg（100mR），透过骨骼部分的X线量为$5×10^{-7}$C/kg（5mR），透过肌肉部分的X线量为$10^{-6}$C/kg（10mR），具有的X线对比度为：

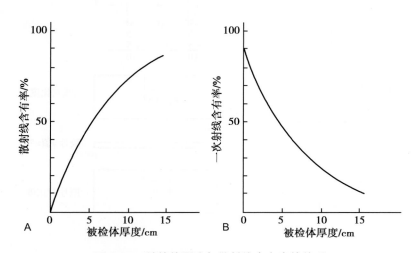

图1-47 被检体厚度与散射线含有率的关系
A.被检体厚度与散射线含有率曲线；B.被检体厚度与一次射线含有率曲线

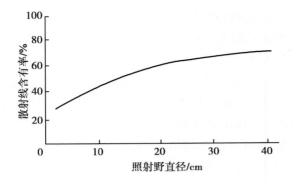

图 1-48 照射野与散射线含有率的关系

$$K_X = \frac{I'}{I''} = \frac{5}{10} = 0.5 \qquad 公式(1\text{-}58)$$

胶片接受对比度为 $K_x$ 的 X 线照射后,形成的光学对比度为:

$$K = \gamma \lg K_X = 3 \lg 0.5 = 3 \times (-0.3) = -0.9$$

若骨骼和肌肉增加的散射线量各为 $5 \times 10^{-7}C/kg(5mR)$,那么骨骼与肌肉的实际 X 线对比度为:

$$K_X = \frac{10 \times 10^{-7}}{15 \times 10^{-7}} = 0.67$$

照片上的光学对比度则为:

$$K = \gamma \lg K_X = 3 \lg 0.67 = 3 \times (-0.174) = -0.522$$

显然,散射线导致照片上光学对比度的损失为(图 1-49):

$$-0.9 - (-0.522) = -0.378$$

$$\frac{-0.378}{-0.9} = 0.42 = 42\%$$

当散射线量较多时,不仅照片对比度明显下降,而且产生一种模糊效果,另外大量方向散乱的散射线所形成的灰雾,可造成影像边缘明显不锐利,致使细微结构模糊不清。

X 线通过肢体所产生的程度不同的散射线及 X 线照射到探测器、摄影床、建筑物时产生的散射线均会使照片影像对比度下降,模糊度增加。因此,抑制散射线发生和消除散射线,是一项提高影像质量的重要措施。此外,焦点外也会产生一定量的 X 线,有时可达到原发射线的 25%,其能量、强度与方向以及处理方式与散射线相似。

**(二)散射线的抑制法**

**1. 滤过板** 从 X 线球管窗口发出的原发射线是波长不等的 X 线束,这主要是由连续放射方式产生的射线。滤过板可以吸收原发射线中波长较长的射线,使 X 线平均能量升高、波长变短,穿透性增加。用铝板或薄铜板等放置于 X 线球管窗口处,可吸收波长较长的原发射线,这些波长较长的低能量 X 线对成像没有作用,只会增加受检者的皮肤剂量。

**2. X 线束的限制** 为了提高照片质量,在对肢体进行 X 线摄影时,首先要抑制散射线的产生。主要方法是利用 X 线束限制器(缩光器、遮线器或遮

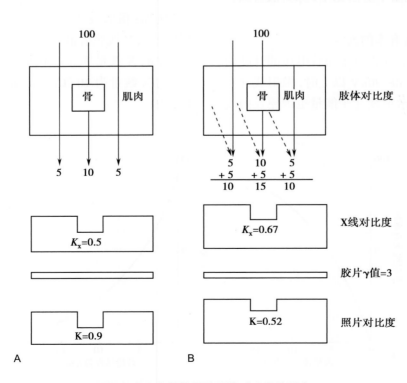

图 1-49 散射线导致照片对比度的损失

A.无散射线时照片对比度;B.存在散射线时照片对比度

光筒）限制X线束、控制照射野面积，减少不必要的照射，并将焦点外射线和窗口物质所产生的散射线吸收掉。常规X线摄影设备中多使用矩形遮线器，使用时可以根据被照部位的大小调整照射野。

**3. 空气间隙法** 为了将散射体发出的散射线在到达胶片之前消除掉，可用空气间隙法。空气间隙法是利用空气可吸收能量较低的X线及X线衰减与距离的平方成反比的规律，在增加了肢-片距后，一部分与原发射线成角较大的散射线可偏出胶片以外，同时原发射线也随之减少。需通过优选曝光条件、选用高速增感屏、高感度胶片以及强力显影液等措施予以补偿，以达到应有的感光效应。因为空气间隙法增加了肢-片距，同时也增大了几何学模糊，需加大焦点至胶片的距离来弥补。所以实际工作中较少使用。

（余佩琳 范文亮 杨 明 余建明 刘建新 迟 彬）

# 第二章 数字 X 线成像基础

## 第一节 数字图像概述

数字图像（digital image）是传统的 X 线技术与现代计算机技术结合的产物。X 线影像是指 X 线穿过三维物体后，在二维平面上的一个投影。图像本身是二维的，它包含着 X 线投射方向的密度信息。若把二维平面定义成 $x$、$y$ 平面，则密度信息可以用 $x$ 和 $y$ 的函数表示：

$$\delta = G(x \cdot y) \qquad \text{公式（2-1）}$$

### 一、图像信号

图像是当光辐射能量照在物体上，经过它的反射或透射，或由发光物体本身发出的光能量，在人的视觉器官中重现出物体的视觉信息。图像按其亮度等级不同，可以分为二值图像（只有黑、白两种亮度等级）和灰度图像（有多种亮度等级）两种；按其色调不同，可分为无色调的灰度（黑白）图像和有色调的彩色图像两种；按其内容的变化性质不同，有静态图像和活动图像之分；按其所占空间的维数不同，可分为平面的二维图像和主体的三维图像等。

图像亮度一般可用多变量函数来表示：

$$I = f(x, y, z, \lambda, t) \qquad \text{公式（2-2）}$$

其中，$x$、$y$、$z$ 表示空间某点的坐标，$t$ 为时间轴坐标，$\lambda$ 为光的波长。当取 $z = z_0$ 时，表示二维图像；当取 $t = t_0$，或 $I$ 与 $t$ 无关时，则表示静态图像；当 $\lambda$ 取定值时，表示单色图像。

$I$ 表示的是物体的反射、透射或辐射能量，因此数值为正且有界限，即：

$$0 \leq I \leq I_{max} \qquad \text{公式（2-3）}$$

其中，$I_{max}$ 表示 $I$ 的最大值，$I = 0$ 时表示绝对黑色。

图像信息转化为电信号后大致有两种方式，一种是模拟方式，或称作模拟基带信号；另一种是数学方式，或称作数字基带信号。一般情况下是先将模拟基带信号数字化，形成数字基带信号。近来，有些图像设备如数字摄像机、数字照相机等，可以直接输出模/数转换这一过程，既可缩小设备体积、降低设备成本，还可提高设备的可靠性。

这里需要指出的是，如果模拟基带信号还具有图像信号的特点，那么数字信号基本不具有图像信号的特征，它和其他数字信号的表示形式一样，都是二进制的比特流。

### 二、图像信号数字化

图像的光强度分布，是空间坐标 $x$、$y$、$z$ 的函数，如 $f(x, y, z)$。如果是一幅彩色图像，各总值还应反映出色彩变化，即用 $f(x, y, z, \lambda)$ 表示，其中 $\lambda$ 为波长。若是活动彩色图像，还有时间 $t$ 的函数，即用 $f(x, y, z, t)$。对于模拟图像，$f(0)$ 是一个非零的连续函数，并且是有限度的，也就是说 $0 \leq f(x, y, z, \lambda, t) < \infty$。

人眼所感知的景物一般是连续的，称之为模拟图像。这种连续性包含两个方面含义，即空间位置延续的连续性，以及每个位置上光强度变化的连续性。连续模拟函数表示的图像无法用计算机进行处理，也无法在各种数字系统中传输或存储，必须将代表图像的连续（模拟）信号转变为离散（数字）信号。这样的变换过程称为图像信号的数字化。

图像在空间上的离散化过程称为取样或抽样，被选取的点称为取样点、抽样点或样点，这些取样点也称为像素。在取样点上的函数值称为取样值、抽样值或样值，即在空间上用有限的取样点来代替连续无限的坐标值。样点取得越多，用于表示这些样点的信息量越多；样点取得过少，则有可能丢失原图像所包含的信息。所以，最少的样点数应该满足一定的约束条件：在一定的条件下，通过采用某种方法，所取样点的数量能够完全重建原图像。这就是二维取样定论的内容。

对每个取样点赋予灰度值的过程称为量化，即用有限个数值来代替连续无限多的连续灰度值，关于图像量化的相关内容见本节"四、图像量化"。

### 三、图像取样

图像取样主要是找出能从取样图像精确地恢复原图像所需的最小 M 和 N（M、N 分别水平和垂直方向取样点的个数），即各取样点在水平和垂直方向的最大间隔，这一问题由二维取样定理解决，它可以看作一维奈奎斯特（Nyguist）取样定论的推广。

取样频率是减少图像数据的最直接、简单易行的手段之一，因此常用这种方法来降低数据量。但是取样频率的高低受取样定理的约束，满足取样定理下限条件（取样定理中的不等式取等号）的取样频率称为奈奎斯特取样频率，这一频率界定取样图像无失真地恢复原图像的最低频率。当取样定理的条件不满足时，也就是取样频率小于奈奎斯特取样频率时，即常说的亚取样，取样图像频谱的各次谐波就会发生重叠，即所谓的频谱的混叠。对于已发生混叠的频谱，无论用什么滤波器都不可能将原图像的频谱分量滤取出来，此时在图像的恢复中将会引入一定程度的失真，通常称为混叠失真。因此，在采用亚取样进行图像数字化时的一个重要问题就是尽量减少频谱混叠所引起的失真。

下面从一种菱形亚取样的方法来了解在亚取样的场合减少混叠失真的情况。常见图像的频谱主要分布在二维频谱以原点为中心，4 个顶点在 $u$、$v$ 轴上的一个菱形范围内，如图 2-1B 中心阴影区所示。

在图像中，垂直和水平方向的物体、线条及运动等比其他方向上多，反映在频谱中就是水平和垂直方向的频率分量要比其他方向多。于是就可以采用交叉亚取样的方法对模拟图像直接取样，也可对正交取样图像进行再取样。亚取样可以使数据量为原始的二分之一，因此被广泛采用。前面介绍的二维取样中取样点的分布是呈方格状的，即最基本的正交取样方式。这里介绍的菱形亚取样，如图 2-1A 所示，取样点的分布在水平方向和垂直方向是相互交错的，与间隔为 $\Delta x$、$\Delta y$ 的正交取样相比，它在水平方向的密度是垂直方向的二分之一，是一种亚取样。但是，它的取样频谱在周期性延拓的过程中，由于原图像的菱形频谱结构而未发生频谱混叠，可以用适当的滤波器将其基本频谱部分滤出，无失真（整形或失真较小）地恢复原图像。

### 四、图像量化

经过取样的图像，只是在空间上被离散成为像素（样本）的阵列，而每个样本的灰度值还是一个有无穷多个取值的连续变化量，必须将其转化为有限个数的离散值，赋予不同码字才能真正成为数字图像，再由计算机或其他数字设备进行运算处理，这种转化称为量化。量化有两种方式：一种是将样本连续灰度值等间隔分层的均匀量化，另一种是不等间隔分层的非均匀量化。在两个量化级（即称为两个判决电平）之间的所有灰度值用一个量化值（称为量化器输出的量化电平）来表示。既然量化是以有限个的离散值来近似表示无限多个的连续量，就会产生一定的误差，这就是所谓的量化误差，由此产生的失真即量化失真或量化噪声。

当量化层次少到一定程度时，量化值与模拟值之间的差值（量化误差）变得很严重，可引起严重的图像失真，尤其在原先亮度值缓慢平滑变化的区域引起生硬的所谓伪轮廓。图像量化的基本要求就是在量化噪声对图像质量的影响可忽略的前提下用最少的量化层进行量化。

通常对取样值进行等间隔的均匀量化，量化层次 k 取为用 2 的 n 次幂，即 $k=2^n$。这样，每个量化区间的量化电平可采用 n 位（比特）自然二进制码表示，形成最通用的 PCM 编码。均匀量化是等间隔

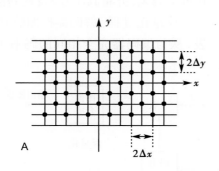

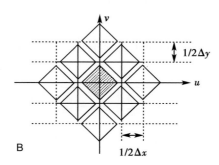

**图 2-1　菱形亚取样及其频谱分布**
A. 二维空间取样点示意图；B. 取样图像的空间频谱分布

分层,量化分区越多,量化误差越小,但是编码时占用比特数多。例如,采用 8 比特量化,那么图像灰度等级分为 $2^8=256$ 层。例如,输入某图像样本幅度为 127.2,则量化为 127,可用二进制长码 01111111 来表示。

在对取样值进行 n 比特的线性 PCM 编码时,每个量化分层的间隔(量化步长)的相对值为 $1/2^n$,假定取样值在它的动态范围内的概率分布是均匀分布,则量化误差的均方值为:

$$N_q = \left(\frac{1}{12}\right)\left(\frac{1}{2^n}\right)^2 \qquad 公式(2-4)$$

于是,峰值信号功率 $S_{pp}$(其相对值为 1)与量化均方噪声 $N_q$ 之比为:

$$\frac{S_{pp}}{N_q} = 10\lg\frac{(12\times 2^n)}{1} \approx 10.8 \pm 6n \text{ dB.}$$

$$公式(2-5)$$

上式为表征线性 PCM 性能的基本公式,通常将其简称为量化信噪比,并用 s/n 表示。

由上式可知,每取样的编码比特数 n 直接关系到数字化的图像质量,每增减 1 比特,就使量化信噪比增减 6db。选择 n 可以用主观评价方法,比较原图像与量化图像的差别,当已觉察出量化引起的差别或差别可以忽略时,所对应的最小量化层比特数即为 n。目前,对于一般的应用,如电视广播、视频通信等,采用与比特量化就可以满足基本要求。但对于高质量的静止图像,遥感图像处理等,则需要 10 比特或更高精度的图像。除均匀量化外,还可以根据实际图像信号的概率分布进行非均匀量化,以此可获得更好的量化效果。

量化器的设计方法和实现有两类,一类是标量量化,另一类是矢量量化。所谓标量量化是将图像中每个样点的取值范围划分成若干区间,并仅用一个数值代表每个区间的所有取值,每个样点的取值是一个标量,并且独立于其他样点的取值,所谓矢量量化(vector quantization,VQ)是将图像的每几个像素看成一个 n 维矢量,将每个 n 维取值空间划分为若干个子空间,每个空间用一个代表矢量来表示该子空间所有的矢量取值。

在标量量化中,每个样值的量化只与它本身的大小及分层的粗细有关,而与其他的选择值无关。实际上,图像的样值之间存在着或强或弱的相关性,将若干个相邻像素视为一个整体,就可以更加充分地利用这些相关性达到更好的量化效果,这就是矢量量化的基本思路。如果将一个像素当作一组,此时的矢量量化,就是标量量化。所以说,标量量化是矢量量化的特殊情况。

矢量量化就是把图像的样值每 n 个作为一组,这 n 个样值可以看成一个 n 维空间。任何一组的 n 个样值都可以看成 n 维空间的一个点,或者说是 n 维空间的矢量。n 维空间的每一维都是模拟量(或连续量),所以 n 维空间也是一个连续空间。尽管每一维的最大值是有限的(图像亮度或色度的最大值),但它所包含的矢量数目是无穷的。矢量量化要做的工作就是将此 n 维连续空间划分为有限个区间(这一过程相当于标量量化中的分层),并在每个区间找出一个代表矢量(相当于被标量量化中的量化值)。凡是落在本区间的所有矢量都用该代表矢量来表示,这就是矢量量化的基本方法。

矢量量化的过程如图 2-2 所示,可分为量化和反量化两部分。

在标量量化中,可以根据均方误差最小原则分别求出分层范围的判决电平和量化电平。与此类似,在矢量量化中,也可以根据某种失真最小原则,来分别决定如何对 n 维矢量空间进行划分,以得到 c 个合适分块,以及如何从每个分块选出它们各自合适的代表 X。

量化过程将一幅 M×N 的图像依次分为若干组,每组 n 个像素构成一个 n 维矢量 X。将得到的每个矢量 X 与编码图书中预先按一定顺序存储的码矢量集合 $\{X_i^* | i=1, 2, \cdots\cdots, C\}$ 相比较,得到最为接近的码 $X_j$,并将其序号 j 发送到信道上。

反量化过程:解码器按照收到的序号 j 进行查表,从与编码器完全相同的码书中找到码矢量 $X_{j'}$,

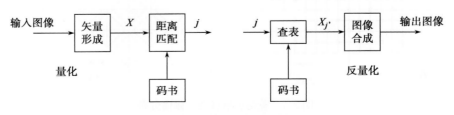

图2-2 矢量量化过程示意图

并用该矢量代替原始的编码矢量X。

矢量X和X的接近程度可以有多种衡量方法，最常用的误差测度方法是均方误差，相当于两者之间的欧几里得（Euclidean）距离即：

$$d(X,X') = \frac{1}{n}\sum_{i=1}^{n}(X_i - X'_i)^2 \quad 公式（2-6）$$

由上式所得误差虽不能总与视觉结果相一致，但计算简单而应用广泛。

## 五、图像编码

图像编码是利用图像固有的统计特性（信源特性）以及视觉生理、心理学特性（信宿特性）或者记录设备和显示设备等特性，从原始图像中经过压缩编码提取有效信息，尽量除去无用或用处不大的冗余信息，以便高效率地进行图像的数字传输或存储，从而在图像复原时仍能获得与原始图像相同或相差不大的复原图像。图像编码类型较多，本文讨论一些与数字成像密切相关的编码。

### （一）算术编码

计算机中存储和处理的最小数据单位是"比特"，在某些情况下实际的压缩效果往往达不到理论的压缩比。如信源符合［X、Y］，其对应的概率为［2/3、1/3］，则根据理论计算，符号X、Y的最佳码长分别为：

X：log（2/3）=0.588bit

Y：log（1/3）=1.58bit

这表明，要获得最佳效果，符号［X、Y］的码字长度是0.588、1.58位。而计算机不可能有非整数位出现，只能按整数位进行，即采用哈夫曼方法对［X、Y］编码，得到［X、Y］的码字分别为0和1，也就是两个符号信息的编码长度都为1。

哈夫曼方法是哈夫曼于1952年提出的一种编码方法，它完全依据信源符号出现的概率大小来构

造码字，这种编码方法形成的平均码字长度最短。实现哈夫曼编码的基本步骤是：①将信源符号出现的概率由大到小顺序排列；②将两处最小的概率进行组合相加，形成一个新概率，并按①方法重排，如此反复进行直至只有两个概率为正；③分配码字，码字分配从最后一步开始反向进行，对最后两个概率一个赋予"0"码字，一个赋予"1"码字。如此反向进行到开始的概率排列，在此过程中概率采用原码字保持不变。

为了解决计算机从整数位进行编码的问题，人们提出了算术编码方法。算术编码是在20世纪60年代初期由Elias提出的，由Rissanen和Pasco首次介绍了它的实用技术。算术编码是信息保持型编码，有固定的编码方式，也有自适应的编码方式，选择不同的编码方式，将直接影响编码效率。它与哈夫曼编码不同，无需为一个符号设定一个码字。自适应算术编码无需预先定义概率模型，比较合适无法进行概率统计的信源符号，在此处的应用优于哈夫曼编码。同时，在信源符号概率比较接近时，算术编码比哈夫曼编码的效率要高，在图像应用中常用它取代哈夫曼编码。

算术编码的方法是将被编码的信源消息表示成实数轴上0~1之间的间隔（也称为子区间），消息越长，编码越长，编码表示它们之间的间隔就越小，表示这一间隔所需的二进制位数就越多，码字越长。反之，编码所需的二进制的数就少，码字就短。信源中连续符号根据某一模式生成概率的大小来缩小间隔。

算术编码将待编码的图像数据看作是由多个符号组成的序列，对该序列递进行算术运算后，成为一个二进制分数。在接收端，解码过程也是算术运算，由二进制分数重建图像符号序列。图2-3为算式偏码应用实例。

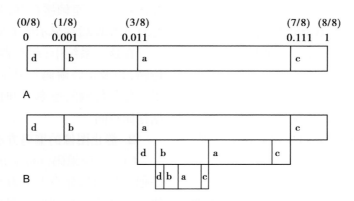

**图2-3 算术编码的子分过程**
A.单位区间上的码点；B.符号序列"aab……"算数码的子分过程

设图像信源编码用 a、b、c、d 这 4 个符号表示，如果符号 a、b、c、d 出现的概率分别是 1/2、1/4、1/8 和 1/8，则信源编码符号集内所有符号的概率之和组成了一个完整的概率空间，可以用单位长度的矩形来表示（图 2-3B）。在此长度为 1 的单位矩形中，各个符号依次排列，所占宽度和它的概率大小成正比。各个符号的左边的分界线称之为"码点"，每个码点有其相应的码点值，每个码点值是它前面所出现符号的概率之和。第一个码点的值为 0，因为在它之前没有码字；d 出现的概率是 1/8，故第二码点为 0.001；b 出现的概率为 1/4，再加上 d 出现的概率为 1/8，所以第三个码点值为两者之和，故为 0.011，依此类推。这样就形成了最初的符号空间分割。

算术编码的过程实质上是对此单位区间的划分（subdivision）过程。可以设想有一个编码"指针"，随着编码的进行，指针不停地对单位区间进行划分。例如欲对 "aabc……" 进行算术编码，如图 2-3B 所示，其过程如下：编码前，指针指向码点 "0"，指针活动宽度为 "1"，即从 0 到 1。

编码 "a"，指针指向新码点：0+1+0.011=0.011（前面的码点 + 前面的宽度 × "a" 的码点）；指针有效活动宽度为：1×0.1=0.1（前面的单位长度 × "a" 的概率）。

编码 "a"，指针指向新码点：0.011+0.1×0.011=0.1001（前面的码点 + 前面的宽度 × "a" 的码点）；指针有效活动宽度为：0.1×0.1=0.01（前面的单位长度 × "a" 的概率）。

编码 "b"，指针指向新码点：0.1001+0.01×0.001=0.10011（前面的码点 + 前面的宽度 × "b" 的码点）；指针有效活动宽度为：0.01×0.01=0.0001（前面的单位长度 × "b" 的概率）。

编码 "c"，指针指向新码点：0.10011+0.0001×0.111+0.1010011（前面的码点 + 前面的宽度 × "c" 的概率）

最后所得到的码点的值 1010011（忽视小数点）就是对 "aabc" 进行算术编码的结果。如果所给的码字数目更多，还可以依此类推地计算下去。随着所编码字的增加，指针的活动范围越来越小，越来越精确，所编出的二进制码字越来越多。在上述的运算中，尽管含有乘法运算，但它可以用右移来实现，因此在算法中只有加法和移位运算。

**（二）静止图像编码**

静止图像是指从显示屏上观察到的内容不变的图像。从被摄对象来看，静止图像包括本身是静止的图像以及活动场景在某一刻"凝固"的图像。如果从编码的角度来看，静止图像编码则是指对单帧图像的编码。

**1. 静止图像编码要求**

（1）清晰度：由于图像是静止的，人眼易于观察图像中的细节，无法利用人的视觉暂留特性，与活动的图像编码传输相比，有更高的清晰度要求。

（2）逐渐浮现的显示方式：在窄带传输的场合，如果采用逐行顺序传输方式，需要较长时间（n+ 秒甚至几分钟）才能传送一幅图像，为了使观察者不至于等待过长时间，或者出于对传输效率等其他方面的考虑，往往要求编码能提供逐渐浮现的显示方式，即先传一幅模糊的整幅图像，然后随着传输的进行图像再逐渐清晰。

（3）抗干扰：一幅画面的传输间隔较长，各种干扰噪声的影响在接收端显示屏上的保留时间就较长，对人眼观察极为不利，因此要求编码与调制方式都具有较强的抗干扰能力。

静止图像编码传输系统一般结构如图 2-4 所示。

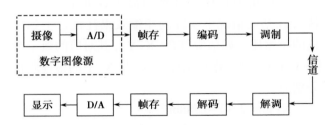

**图 2-4 静止图像编码传输系统的一般结构**

摄像机摄下一幅图像，经过 A/D 数字化后送至帧存储器，这一过程即为通常所说的图像数据采集；另一种是利用数字摄像机直接得到数字图像。编码器对帧缓存器（frame buffer，FB）中存放的数字图像进行压缩编码，再经调制后送到信道中传输。接收的过程是相反的过程，被接收的信号经调节、解码后送至帧缓存器，然后以一定的方式读出，经 D/A 变换后在显示屏上显示。

在这一系统中，缓存器是连接图像采集和编码传输，以及接收解码与显示的桥梁。它一方面调整了采集与传输的速率，同时又为编码处理提供了数据存储空间。

**2. 静止图像的编码方法**

（1）方块编码（block truncation coding，BTC）：是把一幅图像分为大小为 N×N 的子像块（简称子块），小块内各相邻像素间具有亮度相近的相关性，所以只选用两个适当亮度来近似代表小块内各像素原来的亮度，然后指出子块内的各像素分别属于哪个亮度。在方块编码中，子块越大，编码后每个像素的平均比特数越小，即压缩比越高。但此时图像质量有所下降，因为方块尺寸越大，子块内像素的相关性越好，只用两个灰度作近似逼真度则图像质量较差。

（2）比特面编码（bit plane coding, BPC）：是一种非常简单的编码方法，它把灰度图像的编码转换为对各比特面的二值编码。假如灰度图像为8bit/像素，将每个像素的第 j 个比特抽取出来，就得到一个称为比特平面的二值图像，则图像完全可以用一组共 8 个比特平面来表示，对灰度图像的编码转为对比特平面的编码。通常将每个比特面分为不重叠的 m×n 个元素的子块，然后再进行二值编码。在进行比特面转换过程中按重要性对数据进行分割，可以实现逐渐显的编码，因此比特面编码的应用很广泛。

（3）JPEG 基本系统：JPEG 是 ISO/IEC 和ITU-T 的联合图片专家小组（joint photographic expents group, JPEG）的缩写，该小组的任务是选择一种高性能的通用连续色调静止图像压缩编码技术。JPEG 标准根据不同的应用对图像的压缩提出几种不同的编码和解码方法，可分为基本系统、扩展系统和信息保持型系统。所有符合 JPEG 建议的编解码器都必须支持基本系统，而其他系统则作为不同应用目的的选择项。基本系统提供顺序建立方式的高效有失真编码，输入图像的精度为8bit/像素。图 2-5 为 JPEG 基本系统的编码器的结构图。

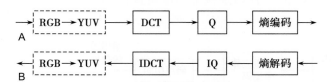

**图 2-5 JPEG 基本系统编码器的结构图**
A. JPEG 编码器中编码过程；B. JPEG 编码器中解码过程

首先将整个图像分为不重叠的 8×8 像素子块（共有 Y、U、V 三幅数字图像），接着对各个子块进行离散余弦变换（discrete cosine transform, DCT），然后对所有的系统进行线性量化。量化过程是对系数值的量化间距划分后的简单的归整运算，量化步长取决于一个"视觉阈值矩阵"，它随系数的位置而改变，并且对 Y 和 UY 的分量也不相同。每个系数的量化步长设置是在通常的视觉距离下"正好可注意到幅值"。利用这些阈值，在编码率小于 1bit/像素的条件下依然可以获得非常高的图像质量。当把量化步长乘以一个公共系数后，就可以调整比特率，由此可以实现自适应编码。

其次，对 DCT 量化系数进行熵编码，进一步压缩码率。对于当前子块的直流分量（direct component, DC）系数与上一块的 DC 系数之差修值进行 VLC 编码压缩数据，DC 是子块的平均值，相邻子块间的相关性很强，同时，视觉上要求各子块的平均灰度无明显的跳跃，因此对 DC 的差值作无失真的熵编码是合适的。对于交流分量（alternating component, AC）系数，量化后的系数稀疏，仅少数 AC 系数不为零，因而采用"之"字形方式（zig-zag）进行扫描，然后将非零系数前面的"0"的游程长度（个数）与该系数值一起作为统计事件进行视频局域网客户端（video lan client, VLC）编码。在基本系统中共推荐了两组 Huffman 码表，一组用于亮度信号 Y，另一组用于色度信号 U、V，每一组表又包括两张表，一个用于 DC 分量，另一个用于 AC 分量。

JPEG2000 标准：JPEG2000 是由 JPEG 工作组制定的、最新的静止图像压缩编码国际标准，标准号为 ISO/IEC15444（ITU-T T.800），并于 2000 年底陆续公布。在 JPEG2000 之前的 JPEG 标准，被广泛应用，且取得巨大成功。然而，它的一些缺点也随着它的医学图像、数字图书馆、多媒体、Internet 和移动网络的推广而日益明显，虽然 JPEG 的扩展系统解决了这些问题，但范围非常有限。为了能够用单一的压缩码流提供多种性能并实现广泛的应用性，JPEG 工作组于 1996 年开始探索一种新的静止图像压缩编码标准，并将它称为 JPEG2000。

JPEG 主要由六部分组成，第一部分为编码的核心部分，具有最小的复杂性，可满足 80% 的应用需求，相当于 JPEG 标准的基本系统，公开并免费使用；第二至第六部分制定了压缩技术和文件格式的扩展部分，包括编码扩展（第二部分）、Motion JPEG2000（MJP2，第三部分）、一致性测试（第四部分）、参考软件（第五部分）和混合图像文件格式（第六部分）。

JPEG2000 不仅提供了比 JPEG 基本系统更高的压缩效率，而且提供了一种新的图像描述方法，可用单一码流提供适应多种应用的性能。特别是第一部分，它与 JPEG 的基本系统相比具有以下优点：①更高的压缩比；②同时支持有失真和无失真压缩；③支持多分辨力表示；④嵌入式码流（逐渐显示解码和 SNR 可分级）；⑤叠置（tiling）；⑥感兴趣区域（region-of-interest）编码；⑦抗误码；⑧码流的随机存取和处理；⑨对多重压缩/解压缩衔循环的性能改进；⑩更灵活的文件格式。

JPEG2000 为了达到以上性能采用了许多新的压缩编码技术。首先，JPEG 基本子块的 PCT 被全帧离散小波变换（DWT）取代。DWT 自身具有多分辨力图像表示性能，而且它可以在大范围去除图像的相关性，将图像能量分布更好地集中，使压缩效率得到提高。其次，由于使用整数 DWT 滤波器，在单一码流中可以同时实现有失真和无失真压缩。第三，通过使用一种带中央"死区"的均匀量化器实现嵌入式编码。对于量化系数各比特面进行基本上下文的自适应算术编码，这些由比特面提供嵌入式码流的同时，又提供了 SNR 的可及性。进一步将每个子带的比特面限制在独立的矩形块中。通过 3 次扫描完成编码，由此得到最佳的嵌入式码流，改进抗误码能力。部分空间随机存取能力，简化了某些几何操作，得到了非常灵活的码流语法。

图 2-6 为 JPEG2000 的基本模块组成，其中包括预处理、DWT、量化、自适应算术编码以及码流组织等 5 个模块。

**（三）活动图像编码**

所谓活动图像信号，就是通常所说的电视信号或视频信号，经过数字化处理以后即获得数字视频信号，也称为数字序列图像。对于活动图像编码有两个基本要求，即实时性和高效性。一方面，在活动图像编码系统中，图像在传输，图像的内容不断发生变化，接收端要解码恢复连续的活动电视图像。另一方面，活动图像的内容丰富、信息量大，所需的数码率很高。例如，对于视频信号用 ITU-R 建议中的取样频率采集图像（8bit/像素），其数码率也高达 216Mbit/s。即使去除了行均消隐时间部分，有效像素的码率也高达 160Mbit/s。为了使数字图像实用化，必须采用高效的、适应活动图像的压缩编码，使数字视频信号能以一定的目标码率进行传输（图 2-7）。

活动图像与静态图像系统的框图相比可以看出，两者之间的主要差别在于活动图像的编码传输系统中必须存在一个传输缓冲存储器，这是因为在对活动图像进行编码时，随着图像内容的变化，编码输出往往是间歇的不均匀码流，并且其特性与信道的传输特性不相适应，通过缓冲存储器可以对两者的差异进行"中和"，在一定范围内维持编码与传输的速率同步。例如，为了能在固定速率的信道上传输，利用缓冲存储器来平滑不均匀的数据流。一方面利用它的容量吸纳一部分码字，保证数据不间断地匀速输出，另一方面用它对编码器进行的反馈控制，使平均输入码率与输出码率相等。图 2-8 为缓存控制作用示意图。

根据不同的应用场合对图像的质量要求不同，选择相应的压缩编码方法，是数字图像通信中采取的一项重要措施。根据应用的情况，可以把图像编码分为：①标准数字电视，图像的分辨力为 720×576，采用 ISO MPEC-2 标准，约 8Mbit/s 的码率就达到演播室的图像质量要求；②数字影碟机等，图像分辨力为 352×288，国际标准为 MPEG-1，码率为 1.5Mbit/s，其中约 1.2Mbit/s 用于图像，其余用声音和同步，可达到家用录像系统（video home system，VHS）录像带图像质量；③高清晰度电视，

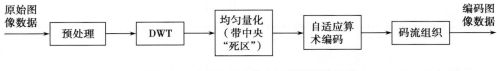

图 2-6　JPEG2000 基本编码的模块组成

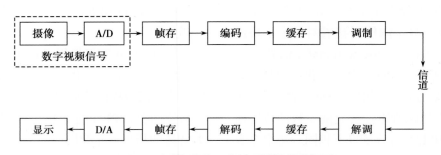

图 2-7　活动图像编码传输系统的基本框图

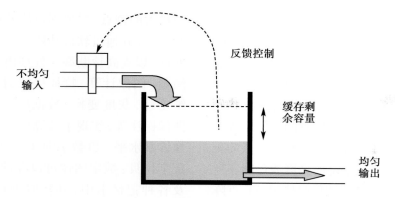

图 2-8　缓存控制作用示意图

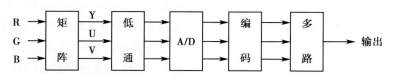

图 2-9　分量编码系统的基本框图

图像分辨力可高达 1 920×1 080,具有两倍于现有标准的水平和垂直清晰度,采用 ISO MPEG-2 标准建议,码率约为 20Mbit/s。

对彩色视频信号进行压缩编码,有两种不同的编码方案,一种是复合编码,它直接对复合视频信号进行取样和编码传输;另一种是分量编码,它首先把复合视频中的亮度和色度信号分离出来,然后分别进行数字化和编码传输。目前分量编码已经成为视频信号压缩的主流,在系列图像压缩的国际标准中,均采用分量编码方案。在采集过程中充分利用了行场消隐时间,只取有用的图像信号,并利用信号的频谱和人的视觉特性,对亮度信号 Y 使用较高的取样频率,对色差信号 U、V2 个数字图像(分量)序列使用较低的取样频率(通常为亮度信号 Y 的一半或更少)。视频编码就是分别对它们进行压缩处理,使总码率降低。图 2-9 是分量编码系统的基本框图。

活动图像的压缩码主要从两方面着手,既考虑利用每幅图像内部的相关性进行所谓的帧内压缩编码,又要考虑利用相邻帧之间的相关性进行所谓的帧间压缩编码,这样得到的最终码率才可能达到最佳。帧内编码即对单幅图像进行编码,原则上分为变换编码和预测编码两种基本类型。这两种类型相结合的编码为混合编码。混合编码充分考虑了序列图像在时间和空间上的特性,用变换编码消除帧内(空间)相关性,用帧内编码消除帧间(时间)相关性,可以达到很高的压缩比。

(余佩琳　余建明　胡鹏志　范文亮

夏迎洪　徐正扬)

## 第二节　数字图像的基本概念

### 一、模拟与数字

**1. 模拟**　模拟是某种范畴的表达方式如实地反映在另一种范畴。例如地球围绕着太阳不停地旋转,地球与太阳之间的距离随着时间连续地变化。日常生活中有很多这种现象,如温度与时间、电压或电流的变化等,这些信息量的变化是随时间或距离的改变而呈连续变化。因此,把这种连续变化的信号称为模拟信号或称模拟量,由模拟量构成的图像称模拟图像。

在 X 线成像范围内,荧光屏的记录或显示几乎完全透明(白色)到几乎不透明(黑色)的一个连续的灰阶范围。它是 X 线透过人体内部器官的投影,这种不同的灰度差别即为某一局部所接受的辐射强度的模拟,或从另一个角度讲为相应成像组织结构对射线衰减程度的模拟。由此可知,传统的 X 线透视荧屏影像,普通 X 线照片影像以及影像增强器影像,均属于模拟影像。因为这些影像中的密度(或亮度)在灰阶上是连续函数,影像中的点与点之间是连续的,中间没有间隔,感光密度随着标点的变化呈连续改变。影像中每处亮度呈连续分布,具有不确定的值,只受亮度最大值与最小值的限制。

**2. 数字**　数字成像方法是采用结构逼近法,影像最大值与最小值之间的系列亮度值是离散的,每个像点都具有确定的数值,这种影像就是数字影像。数字图像是用一种规则的数字量的集合来表示的物理图像，数字在这里不仅意味着数码，数字的概念是以某种人为规定的量去定量地反映另一种概念范围。数字图像是由不同亮度或颜色组成的二维点阵，当一个点阵含有足够的点，且点与点之间的距离足够接近时，就组成了一幅完整的图像。数字图像的表达有两个要素，点阵的大小和每个点的灰度值，即表示该点的亮度在给定的亮度或色彩序列中次序的数值。存储一幅数字图像只要记录它点阵的大小和每个点的灰度即可，这些数值可存储在计算机的各种记录介质上，显示时将这些数值取出，并借助计算机运算在显示器上显示一幅数字图像。数字图像在处理时，是用二元函数 $f(x, y)$ 表示该点的灰度值，$x$、$y$ 是图像上某一点阵中的位置坐标。

若在一个正弦（或非正弦）信号周期内取若干个点的值，取点的多少以能恢复原信号为依据，再将每个点的值用若干位二进制数码表示，这就是用数字量表示模拟的方法。将模拟量转换为数字信号的介质称为模/数（A/D）转换器，模/数（A/D）转换器通过取样把模拟量（如电压、电流、频率、脉宽、位移、转角等）转换成离散的数字量，这个过程称为数字化。转化后的数字信号输入计算机图像处理器进行数字逻辑运算，处理后重建出图像，这种由数字量组成的图像就是数字图像。由此可见，数字影像是将模拟影像分解成有限的小区域，每个小区域中刻度的平均值用一个整数表示，即数字图像是由许多不同密度的点组成的。

对于同一幅图像可以有两种表现形式，即模拟方法和数字方法，数字方法的优势在于：①对器件参数变化不敏感；②可预先决定精度；③有较大的动态范围；④适合于非线性控制；⑤对环境、温度变化敏感性低；⑥可靠性高；⑦系统依据时间划分进行多路传输时，有较大的灵活性；⑧纯数字系统是由大量简单的通断开关组成，基本上不随时间和温度改变而产生漂移，系统性能始终一致，抗干扰能力强。

从应用角度分析，与传统的模拟图像相比，数字图像的优势为①数字密度分辨力高：屏/片组合系统的密度分辨力只能达到 26 灰阶，而数字图像的密度分辨力可达到 21 012 灰阶。虽然人眼对灰阶的分辨能力有一定的限度，但数字图像可通过窗宽、窗位及转换曲线等技术，使全部灰阶分段得到充分显示，从而扩大了密度分辨力的信息量。②数字图像可进行多种后处理：图像后处理是数字图

像最大的特点，只要保留原始数据，就可以根据诊断需要，并通过软件功能，有针对性地对图像进行处理，以提高诊断率。处理内容有窗口技术、参数测量、图像计算、特征提取、图像识别、二维或三维重建、灰度变换、数据压缩、图像放大与反转、图像标注等，实现了计算机辅助诊断，从而提高影像诊断水平。③数字图像可以存储、调阅、传输和数字拷贝：数字图像可以存储于磁盘、磁带、光盘及各种记忆卡中，并随时进行调阅、传输。数字图像的影像存储与传输系统（picture archiving and communication system，PACS）为联网、远程会诊、远程影像教学实现无胶片化、图像资源共享等奠定了良好基础。数字图像是 RIS、HIS、PACS、信息放射学、信息高速公路必备的应用系统。

## 二、矩阵与像素

**1. 矩阵** 原始的射线图像是一幅模拟图像，不仅在空间而且在振幅（衰减值）都是一个连续体，计算机不能识别未经转换的模拟图像，只有将图像分成无数的单元，并赋予数字，才能进行数字逻辑运算。摄影机扫描就是将图像矩阵化，还有计算机 X 线摄影（computed radiography，CR）激光对 IP 潜影的读取，特别是数字化 X 线摄影（digital radiography，DR）的探测器本身就划分为无数个小区域的矩阵（如 2 048×2 048）。矩阵是由纵横排列的直线相互垂直相交而成，一般纵行线数与横行线条数相等，各直线之间有一定的间隔距离，呈栅格状，这种纵横排列的栅格就叫矩阵。矩阵越大，栅格中所分的线条数越多，图像越清晰，分辨力越强。常见的矩阵有 512×512、1 024×1 024、2 048×2 048，每组数字表示纵横的线条数，两者的乘积即为矩阵的像素数，即信息量。

**2. 像素** 矩阵中被分割的小单元称为像素。图像的数字化是将模拟图像分解为一个矩阵的各个像素，测量每个像的衰减值（不同的灰度级显示），并把测量到的数值转变为数字，再把每个像点的坐标位置（x、y、z）和衰减值输入计算机。每个像素必须产生三个二进制数字，第一数字相当于线数，第二个数字相当于像素在这条线上的位置，第三个数字为被编码的灰阶信息。所以说，数字化图像是空间坐标上和亮度上都已离散化的图像，如图 2-10。

像素是构成数字图像的最小元素，即图像取样的最小单位，其大小决定图像的空间分辨力，随着图像矩的细分，空间分辨力不断提高，但密度分辨

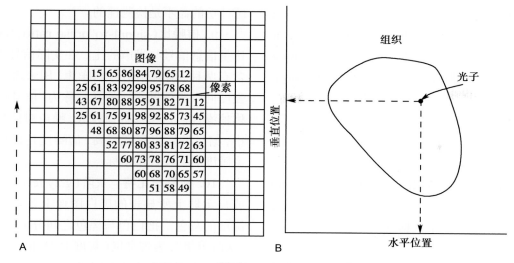

**图 2-10 X 线图像矩阵化和像素化的过程**
A. X 线图像经过矩阵化后不同位置的像素值表示该位置的灰阶信息；B. 测量记录某位置某个像素的衰减值，并记录位置和衰减值信息

力逐渐下降。虽然如此，普通 X 线照片的空间分辨力仍为 10LP/mm，而数字图像的空间分辨力仅有 3~4LP/mm。然而，数字 X 线摄影中探测器的动态范围比 X 线照片的动态范围大得多，X 线照片一般为 1:100，影像增强器为 1:500，晶体半导体探测器为 1:100 000。

数字图像将模拟图像分成许多像素，并对每个像素赋予数字，表现出来的是每个像素的不同亮度。表示像素的浓淡程度的数值有数十至数千级，以 2 的乘方数 bit 表。一般来讲，一个 N 比特（bit）的二进制数字可表示 $2^N$ 个灰阶水平，例如 8bit 就是 $2^8$=256 级，13bit 为 $2^{13}$=8 192 级。人眼无法分辨这样的灰度级，只有通过窗口技术进行转换。正如 CT 的灰度一样，人体组织的 CT 值范围用 Housfied 单位计算，有 -1 000~+1 000 这 2 000 分度，而显示图像的阴极射线管由黑（暗）到白（亮）的灰度是固定的，一般只有 16 个灰阶（人眼仅能分辨出 16 灰阶）。那么，要用 16 个灰阶来反映 2 000 个分度，则能分辨出的 CT 值是 2 000/16，即为 125Hu。也就是说，如果两种组织的 CT 值小于 125Hu 则不易分辨。

同理，若数字图像的灰度级（灰阶）为 13bit 时灰阶有 8 192 级，窗宽为 512，那么每一窗宽值就相当于 8 192/512，即 16 个灰度级。前者细密的灰度级为计算机运算使用，后者是为了适合人眼的观察。所谓灰阶是指各种组织器官的微小密度差，反映在图像的黑、灰、白等影像层次。像素的数目和灰阶越大，图像越真实。Huang 在 1965 年研究过这

个问题，其实验方法是将细节不同的三张照片，依次为较少、中等和较多，每张照片取相同的像素数目和灰度级进行复制。实验提示：当像素数目和灰度级增加时，图像质量比预期提高；当像素数目固定时图像质量随灰度级的减少而得到改善，形成这种情况的最大可能性是减少灰度级会增加图像对比度。

上面讨论了数字图像是由许多像素组成的，那么是如何在人眼中呈现为一幅完整的图像呢？人眼具有暂留的特性，一般中等亮度暂留时间为 0.1~0.16s，同时人眼具有比图像系统宽得多的动态范围。如果一幅画面中的第一个像素到最后一个像素的传递时间小于 0.1s，在人眼中就表现为一幅完整的图像。而一幅图像有几十万至几百万个像素，每个像素所占的时间还不到 1μs。

为了人眼观察的方便，常把许多微小差别的影像密度总和按比例分成 10~16 个梯度，如何观察到这微小的差别呢？根据心理学规律，人眼的感觉能力与光的刺激强度的对数成正比，可见视觉对亮度的变化是相当迟钝，亮度增加 10 倍，视觉才增加 1 倍。

## 三、常用术语

熟悉和掌握数字成像的基本概念，对于数字成像原理的理解十分重要。

**1. 矩阵（matrix）** 矩阵是一个数学概念，它表示一个横行和纵列的数字方阵，目前数字成像的矩阵有 512×512、1 024×1 024、2 048×2 048。

**2. 采集矩阵与显示矩阵**　采集矩阵(acquisition matrix)是数字曝光摄影时所选择的矩阵,每幅画面观察视野所包含的像素数目。显示矩阵(display matrix)是监视器上显示图像的像素数目,显示矩阵一般等于或大于采集矩阵。

**3. 像素(pixel)**　像素是指组成数字图像矩阵的基本单位,具有一定的数值,是一个二维概念,像素的大小由像素尺寸表征,如143μm等。

**4. 原始数据与显示数据**　原始数据(raw data)是由探测器直接接收的信号经放大后再通过模/数转换所得到的数据。显示数据(display data)是指组成图像的数据。

**5. 重建(reconstruction)**　原始数据经计算而得到显示数据的过程被称为重建,重建是一个由计算机进行数字处理的复杂过程。重建的能力是计算机功能的一项重要指标,一般采用专用的计算机处理器——阵列处理器(array processor,AP)来完成,它受计算机的控制。

**6. 采集时间与重建时间**　采集时间(acquisition time)系指获取一幅图像所需要的时间。重建时间(reconstruction time)系指阵列处理器用原始数据重建为显示数据矩阵所需要的时间。重建时间与矩阵的大小有关,矩阵越大,重建时间越长。同时也受阵列处理器和内存容量的影响,阵列处理器的运算速度快,重建的时间就短,而内存容量大,也可以缩短数据的重建时间。

**7. 滤波函数(重建算法)**　滤波函数是指图像重建时采用的一种数字计算程序。运算方法有多种,如反投影法、傅里叶变换法、滤波反投影法、卷积投影法以及二维傅里叶变换法等。不同的数字成像设备采用的计算程序各不相同,采用的算法不同,所得到的图像效果亦有较大差别。如高分辨力算法实际是一种突出轮廓的算法,它能够在图像重建时扩大对比度,提高空间分辨力,但却要付出图像噪声增加为代价;软组织算法则是采用一种使图像边缘平滑和柔和的算法使图像的对比度下降,噪声减少,密度分辨力提高,软组织层次清晰;标准算法不需要采用平滑和突出轮廓的措施。

**8. 噪声(noise)**　噪声系指不同频率和不同程度的声音无规律地组合在一起。在电路中,电子持续杂乱运动或冲击性的杂乱运动形成的频率范围相当宽的杂波称作"噪声"。在X线数字成像原理中对噪声的定义是:影像上观察到的亮度水平随机出现的波动。从本质上分析,这里提到的噪声主要是统计学的而不是检测性的。

**9. 信噪比(signal-to-noise ratio,SNR)**　信噪比是信息信号与噪声的比。在实际信号中一般都包含有两种,即有用信号和噪声,用来表征有用信号强度同噪声强度之比的参数称为"信号噪声比",简称信噪比。这个参数值越大,噪声对信号的影响越小,信息的检出率就越高,信噪比是评价电子设备灵敏度的一项技术指标。

**10. 灰阶与比特**　灰阶(gray level)系指在图像或显示器上所显现的黑白图像上各点表现出不同深度的灰色。把白色与黑色之间分成若干级,称为"灰阶等级",表现亮度(灰度)信号的等级差别称为灰阶。为了适应人眼视觉的最大等级范围,灰阶一般只有16个刻度,但每一个刻度内又有4级连续变化的灰度,故共有64个连续的不同灰度的过渡等级。比特(bit)是信息量的单位。在数字通信中,常使用一些基本符号来表示信息,这种符号称为"码元"或"位"。在二进制中,一位码元所包含的信息量称为比特。

**11. 亮度响应与动态范围**　亮度响应(brightness respond)换能器把光能转换为电流,这种亮度-电流的转换功能称为该换能器的亮度响应。对光电转换器而言,亮度响应并非从0水平开始,也不会持续至无限大,出现响应的有用的最大与最小亮度值之比即为动态范围(dynamic range)。观察视野(field of view,FOV)指数字成像的区域。

**12. 窗宽与窗位**　窗宽(window width)表示数字影像的灰阶范围。窗位(window level)又称窗水平,是指图像显示过程中图像灰阶的中心位置。窗口技术(window technology)系指调节数字图像灰阶亮度的一种技术,即通过选择不同的窗宽、窗位来显示成像区域,使之清晰地显示病变部位。

**13. 模/数转换与数/模转换**　模/数转换(analogue-to-digital conversion,ADC)指将模拟信号转换为数字形式的过程,即把连续的模拟信号分解为彼此分离的信息,并分别赋予相应的数字量级,完成这种转换的元件称模/数转换器。数/模转换(digital to analog conversion,DAC)实际是模/数转换的逆变换,它把二进制数字影像转变为模拟影像,即形成视频影像显示在电视屏上,完成这种转换的元件称为数/模转换器。

**14. 硬件与软件**　硬件(hardware)指设备的机械部件、计算机以及电子部分元器件的总称。软件(software)系指用于控制计算机运算过程的程序。

程序由计算机语言写成,它是能被计算机识别的系列数字。软件包括管理程序、数据获取程序、数据处理程序以及显示程序等。

（杨　明　余建明　胡鹏志　范文亮
夏迎洪　徐正扬）

## 第三节　数字图像的形成

### 一、数字图像的采集

数字图像的像素纵横交叉的阵列称为图像矩阵。计算机中的图像是一个实数矩阵,其中每一个单元称为像素。一幅灰度连续变化的模拟图像,通过采样后被转换成数字图像。对二维视频图像而言,采样是根据时间进程将空间连续的图像转变成空间离散的图像的过程。为了尽可能真实地表现出原始模拟图像的各个细小部分,要求一幅空间离散的数字图像的像素点越多越好,以便反映出更多的图像细节。一幅图像中包含的像素数目等于矩阵中阵和列的数目乘积,像素的数目与矩阵的行数或列数的平方成正比,数字图像的矩阵是一个整数值的二维数组。

图像采样是对连续图像在一个空间点阵上取样,也就是空间位置上的数字化、离散化。图像采样的空间像素点阵,并不是随意确定的,它首先得满足采样定理,使得采样后的数字图像不失真地反映原始图像信息,这是确定数字图像空间像素点阵数目下限的依据。另一方面,为了追求图像更多的细节和更高的分辨力,人们通常使用更密集的空间像素点阵。但是,每提高一步像素点阵就会使图像数据成倍增加,数字图像成本也相应增加。同时,空间采样点阵的增加也受到图像数字化前模拟图像视频制式的限制,如国际无线电咨询委员会（Consultative Committee of International Radio, CCIR）规定50Hz场频制式的X-TV视频要求数字图像的空间点阵为512×512,而高清晰度的X-TV每帧图像电视扫描线在1 000行以上,数字图像的空间采样点阵为1 024×1 024。目前,数字图像的空间采样点阵已达到2 048×2 048。

图像矩阵中的行与列的数目一般是2的倍数,这是由数学系统的二进制特性决定的。构成图像的像素数量越少,像素的尺寸就越大,可观察到的原始图像细节就少,图像的空间分辨力就低。若像素的数量多,像素的尺寸就小,可观察到的图像细节

也就多,图像的空间分辨力也就高。在空间分辨力一定的条件下,大图像比小图像需要的像素多,每个单独像素的大小决定图像的空间分辨力。像素数量与像素大小的乘积决定视野,若图像矩阵大小不变,视野范围扩大,图像的空间分辨力则降低。

### 二、数字图像的量化

数字图像的量化就是赋予一幅空间离散后图像中空间像素的数值。在图像的数字化处理中,必须将采样所得到的像素灰度值进行量化,即分成有限的灰度级,才能进行编码送入计算机内运算和处理。图像的灰度量化是数字图像的一个重要步骤,计算机一般采用二进制,其中每一个电子逻辑单元具有"0"和"1"两种状态,对图像的量化和存储是以这种逻辑单位为基础。数字成像系统的实际量化等级数则由量化过程中实际选用的量化位数所决定。如果采样的量化位数为n,图像的量化级别数为m,则可以表示为:$m=2^n$。例如,当n等于8时,m等于256个数量级。

前面提到图像采样是对连续图像进行空间上的离散,而图像的量化则是把原来连续变化的灰度值变为量值上离散的有限等级。量化后的整数灰度值又称为灰度级（gray level）或灰阶（gray scale）,把对应于各个灰度值的黑白程度称为灰标（mark of gray scale）。量化后的灰度级的数量由$2^N$决定,N是二进制数的位数,常称为位或比特（bit）,用来表示每个像素的灰度精度。每个像素的灰度精度范围可从1~8位（256个灰度级）,也可从1~10位（1 024个灰度级）,甚至更多。图像灰度精度的范围为图像的灰度分辨力,也称图像的对比度分辨力或图像密度分辨力。

模拟视频信号一般为连续电平信号,当进行A/D转换时,希望尽可能用多的量化级来精确表示原来的电平信号,以保持图像不失真。若无限量地去增加灰阶数,是一种不切实际的要求。因为模拟信号电路中存在着电子噪声,X线影像中存在着X线光子的量子噪声,两者加在一起,使模拟视频信号本身包含着一定的随机误差。对于任何已知大小的模拟信号的不准确性（噪声）,都必须使最小量化级差保持在相同的量级水平,以便在数字转换后不增加信号总体的误差水平。不同的数字X线成像设备所能达到的精度水平是不同的,重要的是让成像系统各个部分的参量互相匹配。只有用适当的、有限的灰度级去量化模拟信号,才不会明显增加附

加的误差。片面地追求某一参数的高性能,常常是一种浪费,并得不到应有的效果。数字图像与图像矩阵的大小密切相关,图像矩阵的大小(像素)一般根据具体的应用和成像系统的容量决定。

### 三、数字图像的转换

数字图像的转换包含模/数转换和数/模转换两个过程。与常规 X 线照片的获取为胶片曝光后经显、定影液处理而成像不同,数字图像必须经过一个转换过程才能形成影像。数字图像将扫描或采集期间所收集的数据利用数学方法进行重新获取,这种转换是利用模/数(A/D)转换器的电子装置完成的。转换器把视频图像的每条线都分成一行像素,测量每个像素信号的电平或者亮度,然后把这些值转换成数字,输入计算机进行处理。

模/数转换是将模拟信号转换为数字形式的信号量化过程,是进行计算机处理的基本步骤之一。模/数转换器是把连续的模拟信号分解为彼此分离的信息,并分别赋予相应的数字量级。从数字成像的转换来看,即是把视频影像从"白"到"黑"的连续灰度分解为不连续的"灰阶",并赋予每个灰阶相应的数字,模/数转换器产生的灰阶水平数目越大,数字化处理导致的误差就越小。然而,在数字影像的形成过程中,灰阶水平数不是无限的,数字化的样本数也不是无限的,数字化处理中可出现量化误差,导致部分数字信息丢失。

数/模转换是将数字化处理的数字图像再转换成模拟影像的过程,以便在显示器显示,供医务人员判读。数/模转换实际上是模/数转换的逆变换,它把二进制数字转换为视频电压水平,形成视频影像。为了使重建的模拟影像失真度尽可能地小,可通过滤过系统将周围许多点的值加权总合,来填补灰阶的间隙。这样复原的影像显得比未经滤过的影像模糊,但能如实地反映原始影像。

### 四、数字化图像的获取形式

**1. 过渡方式**　主要是指 X 线片影像数字化,常采用的方法有:电视摄像机、扫描仪、固态摄像机、图像采集卡等。电视摄像机是将 X 线片图像用摄像机进行摄影,像素的大小可通过调节 X 线片至摄像机的距离来控制,调节后的效果可以实时地显示在屏幕上,获取图像的速度快,操作简便,但显示的图像分辨力较低。

1)扫描仪是用专用设备对 X 线片影像进行扫

描,采集的图像分辨力较高。由于采集速度较慢,扫描一幅完整的胸片通常需要几分钟,目前仅用于有价值的教学片和科研资料的获取。

2)固态摄像机的核心是电子扫描固态传感器阵列,主要类型有电荷耦合器件(charge-coupled device, CCD)阵列、电荷注入器件(charge-injection device, CID)阵列和光电二极管阵列,是目前一种较好的 X 线片图像数字化形式,数码相机就属于这种类型。

3)视频采集卡为所有具备视频输出口的影像设备采用。它分动态和静态两种,动态卡是 B 超和内镜等的主要采集工具,静态卡则可用于 CT、MRI等图像的采集。因以插卡形式存在,不占空间,且速度快,能通过软件编程灵活控制,应用较广泛。但所采集的图像比原图像动态范围降低,且图像一经采集,灰度不能调节。

**2. 间接数字化 X 线图像采集**　间接数字化 X线图像的采集是通过某些媒介(影像增强器、荧光体等),将不可见的 X 线转换成可见光,再通过光电转换器将光信号转换成电信号,经模/数(A/D)转换器把电信号转换成数字信号,再送入计算机进行数字化处理。它可分为计算机 X 线摄影(computed radiography, CR)、影像增强器-电视(II-TV)系统、碘化铯非晶硅探测器(panel semiconductor sensor imaging)系统和 CCD 平面传感器(CCD panel sensor imaging)系统。

1)CR 是目前一种比较成熟的数字化 X 线摄影技术,它的关键部件是影像板(imaging plate, IP),它由保护层、成像层、支持层和衬层构成。成像层中含有微量二价铕离子的卤化钡晶体,晶体层内的化合物经 X 线照射后将接受的 X 线能量以潜影的方式储存于晶体内,成为模拟影像。随后用激光束扫描带有潜影成像板时,可以激发储存在晶体内的能量,使之发出荧光,经光电二极管、A/D 转换器变换为数字信号,再输入计算机和数字图像处理系统进行显示与处理。

2)影像增强器-电视系统(II-TV)是一种最为普及的数字荧光成像技术,目前使用的数字减影血管造影(digital subtraction angiography, DSA)、数字化透视、数字化胃肠道检查均属于这种数字荧光成像技术。影像增强器由输入屏、光电阴极和输出屏组成。输入屏由量子检测率(DQE)较高的碘化铯构成,它经 X 线照射后产生可见光光子,这些光子撞击输入屏邻近或直接接触光电阴极使之释放光电子。光电子被影像增强器的阳极高压电场加速朝向输出屏高速撞击，其结果被输出屏转换为比输入屏强度大得多的可见光，再用摄像机扫描数字化。

3）碘化铯非晶硅平板探测器上层是碘化铯闪烁体层，它将X线转换为可见光；然后由光电二极管阵列将可见光转换为电信号；再由读出电路读出各个像素产生的信号，并进行量化后送入计算机处理成像。

4）CCD平面传感器是一种光敏半导体器件，在光照条件下能够产生电子电荷，并存储其中。这些电荷在序列脉冲驱动下可以按规定方向转移，形成数字图像。

**3. 直接数字化X线图像采集** 直接数字化X线图像的采集主要有非晶硒平板探测器和多丝正比电离室。

1）非晶硒平板探测器主要以非晶硒层为转换材料，入射的X线光子经非晶硒层激发出电子-空穴对（电荷潜影），电子和空穴在偏置电压的作用下反向运动并传到下层的薄膜晶体管（thin-film transistor, TFT），形成电信号，电信号的大小与X线的投射密度呈正相关。电荷暂存在电容内，将电脉冲（约13V）加至TFT门极，TFT导通后便把存储于漏极的电荷读出至数据读出线，后被数据放大器（电荷放大器）放大，经A/D变换形成对应像素的数字图像信号。

2）多丝正比电离室是20世纪70年代初发展起来的一种核物理探测器，它由许多独立的正比计数管组成，对电离电荷有放大作用，各个金属丝上收集的电荷正比于其附近的初始电荷，即正比于该处的X线的入射强度。从X线管发出的圆锥扇形X线束，经水平狭缝形成平面扇形X线束，通过人体射入水平放置的多丝正比室窗口。机械扫描系统使X线管、水平狭缝及多丝正比室沿垂直方向做均匀的同步运动，到新的位置后再做一次水平检测记录，如此重复进行。从上到下就完成一幅数字X线图像的获取。多丝正比电离室扫描X线机是直接将电离辐射转换为电信号后进行数字化图像处理。

**（范文亮　余建明　胡鹏志　夏迎洪　徐正扬）**

# 第三章 数字图像的处理

## 第一节 概　　述

### 一、处理的基本概念

数字图像处理的基本概念包括图像、数字图像、数字图像处理、扫描、采样、量化以及数字图像的基本组成单元——像素。

图像是与之对应物体或目标的一个表示形式，这个表示可以通过某种技术手段得到。根据图像的产生方法可将图像分为三类（图 3-1）：第一类是可见图像，即可以由人眼看见的图像，通常由照相或手工绘制等方法得到；第二类是物理图像，它反映的是物体的电磁波射能，包括可见光和不可见光，一般通过某种光电技术获得；第三类为数字图像，是由连续函数或离散函数生成的抽象图像。

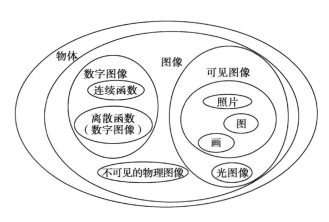

图 3-1　图像的分类

数字图像可定为与之对应的物体的一个数字。常用二维矩阵来表示一幅数字图像，也就是说数字图像就是一个二维矩阵。

数字图像是对一个物体的数字化表示，即对一个二维矩阵施加一系列的操作，以得到所期望的结果。数字图像处理的实质是对二维矩阵的处理，是将一幅图像变为另一幅经过修改的图像，是将一个二维矩阵变为另一个二维矩阵的过程。

数字图像的获取可通过下列三种途径：①是将传统的可见光图像经数字化处理转换为数字图像，如将一幅照片通过扫描仪输入计算机，扫描的过程实质上就是一个数字化过程；②是应用各种光电转换设备直接得到数字图像，如在间接数字化 X 线摄影（indirect digital radiography，IDR）中，X 线经碘化铯转换为可见光，可见光经光电二极管变为电信号；③是直接由二维离散数字函数生成数字图像，如在直接数字 X 线摄影（direct digital radiography，DDR）中，X 线照射到非晶硒探测器上，产生电子-空穴对形成电信号。

用二维矩阵表示一幅数字图像，图像被与其大小完全相等的网络分割成大小相同的滤线栅（grid），每个方格称为像素（pixel）。像素是构成图像的最小基本单位，每个像素至少具有两个属性，即像素的位置和灰度值。位置由像素所在的行列坐标决定，通常用坐标对$(x, y)$表示。像素的灰度值可理解为图像上对应点的亮度值（图 3-2）。

| 21 | 24 | 25 | 21 | 19 | 18 | 20 | 28 | 18 | 12 |
|----|----|----|----|----|----|----|----|----|----|
| 21 | 24 | 21 | 28 | 15 | 15 | 19 | 24 | 23 | 21 |
| 17 | 18 | 18 | 15 | 12 | 11 | 15 | 20 | 23 | 23 |
| 17 | 16 | 14 | 11 | 10 | 9  | 10 | 14 | 20 | 22 |
| 15 | 13 | 9  | 8  | 6  | 5  | 4  | 9  | 17 | 20 |
| 14 | 9  | 6  | 4  | 1  | 2  | 3  | 5  | 11 | 14 |
| 12 | 11 | 8  | 6  | 3  | 4  | 5  | 3  | 7  | 7  |
| 11 | 11 | 10 | 7  | 6  | 5  | 6  | 5  | 6  | 9  |
| 10 | 9  | 10 | 7  | 4  | 4  | 5  | 5  | 6  | 9  |
| 12 | 11 | 9  | 5  | 4  | 5  | 6  | 7  | 7  | 8  |

图 3-2　数字图像的矩阵表示

将一幅图像进行数字化的过程就是在计算机内生成一个二维矩阵的过程。数字化过程包括三个步骤：扫描、采样和量化。扫描是按照一定的先后顺序对图像进行遍历的过程，像素是遍历过程中的最小寻址单元；采样是指在遍历过程中，在图像的每个最小寻址单元即像素位置上测量的灰度值，采样的结果是得到每一像素的灰度值，采样通常由光电传感器元件完成；量化则是将采样得到的灰度值通过模/数转换器件转化为离散的整数值。

综上所述，对一幅图像依照栅格（raster）进行扫描，结果是生成一个与图像相对应的二维整数矩阵，矩阵中每一个像素的位置由扫描的顺序决定，每一个像素的灰度值由采样生成，经过量化得到每一像素灰度值的整数。因此，对一幅图像数字化所得到的最终结果是一个二维整数矩阵，即数字图像。

## 二、处理的基本类型

在计算机处理过程中，按照颜色和灰度的多少可以将图像分为二值图像、灰度图像、索引图像和真彩色（RGB）图像四种基本类型。目前，大多数图像处理软件都支持这四种类型的图像。

**1. 二值图像** 二值图像是一幅黑白图像，其二维矩阵仅由 0、1 两个值构成，"0" 代表黑色，"1" 代表白色。每一像素取值仅有 0、1 两种可能，所以在计算机中二值图像的数据类型通常为 1 个二进制。二值图像通常用于文字、线条图的扫描识别（OCR）和掩膜图像的存储。

**2. 灰度图像** 灰度图像的矩阵元素取值范围通常为 [0, 255]。因此，它的数据类型一般为 8 位无符号整型（uint8），这就是人们经常提到的 256 级灰度图像。"0" 表示纯黑色，"255" 表示纯白色，中间的数字从小到大表示由黑到白的过渡色。在某些软件中，灰度图像也可用双精度数据类型（double）表示，像素的值域为 [0、1]，"0" 代表黑色，"1" 代表白色，0~1 之间的小数表示灰度等级。二值图像可以看成是灰度图像的一个特例。

**3. 索引图像** 索引图像的文件结构比较复杂，除了存放图像数据的二维矩阵外，还包括颜色索引矩阵（COLORMAP）的二维数级。COLORMAP的大小由存放图像的矩阵元素的值域决定，如矩阵元素值域为 [0, 255]，则 COLORMAP 矩阵的大小为 256×3Byte，用 COLORMAP=[RGB] 表示。COLORMAP 中每一行的 3 个元素分别指定表示该行颜色的 RGB 组合的红、绿、蓝单色值。COLORMAP 中每一行对应图像矩阵中的一个灰度值。如某一像素的灰度值为 2，则该素在屏幕上的

实际颜色由第 2 行的 RGB 组合决定。[255 0 255] 组合为紫色，所以凡是灰度值为 2 的像素均显示为紫色。

换言之，图像在屏幕上显示时，每一像素的颜色由存放在矩阵中该像素的灰度值作为索引通过检索颜色索引矩阵 COLORMAP 得到。索引图像的图像矩阵数据类型一般为 8 位无符号整型（uint8），相应索引矩阵 COLORMAP 的大小为 256×3Byte，因此一般索引图像只能同时显示 256 种颜色，但通过改变索引矩阵颜色的类型可以调整。索引图像一般用于存放色彩比较简单的图像，若图像色彩比较复杂就要用 RGB 真彩色图像表示。

**4. RGB 图像** RGB 图像与索引图像一样都可以用来表示彩色图像，与索引图像一样，它分别用红（R）、绿（G）、蓝（B）三原色的组合来表示每个像素的颜色。但与索引图像不同的是，RGB 图像每一个像素的颜色值直接存放在图像矩阵中。每一像素的颜色需由 R、G、B 三个分量来表示，因此 RGB 图像矩阵与其他类型不同，是一个三维矩阵，可用 M×N×3 表示。M、N 分别表示图像的行列数，3 个 M×N 的二维矩阵分别表示各个像素的 R、G、B 三个颜色分量。RGB 图像的数据类型一般为 8 位无符号整型，通常用于表示和存放真彩色图像，当然也可存放灰度图像。存放灰度图像时，3 个二维矩阵同一位置处的元素的取值完全相同。RGB 图像将每一像素的颜色（R、G、B 三个分量）直接存放在一个三维的图像矩阵中，它表示的颜色理论上可多达 $2^{24}$ 种颜色，所以 RGB 图像的显示速度很快。

## 三、处理的主要内容

数字图像处理可以研究数字图像的获取、存储和传输，以及数字图像的显示。具体包括代数和几何运算、图像变换、图像增强、图像复原、图像编码、模式识别和图像融合等内容。

**1. 图像变换** 由于图像阵列很大，直接在空间域中进行处理涉及的计算量很大。因此，往往采用各种图像变换的方法，如傅里叶变换、沃尔什变换、离散余弦变换等间接处理技术，将空间域的处理转换为变换域处理，不仅可减少计算量，而且可获得更有效的处理（如傅里叶变换可在频域中进行数字滤波处理）。目前研究的小波变换在时域和频域中都具有良好的局部化特性，它在图像处理中也有着广泛而有效的应用。

**2. 图像编码压缩** 图像编码压缩技术可减少

描述图像的数据量（即比特数），以便节省图像传输、处理时间和减少所占用的存储器容量。压缩可以在不失真的前提下获得，也可以在允许的失真条件下进行。编码是压缩技术中最重要的方法，它在图像处理技术中是发展最早且比较成熟的技术。

**3. 图像增强和复原**　图像增强和复原的目的是提高图像的质量，如去除噪声、提高图像的清晰度等。图像增强不考虑图像降质的原因，突出图像中所感兴趣的部分。如强化图像高频分量，可使图像中物体轮廓清晰，细节明显；如强化低频分量可减少图像中噪声影响。图像复原要求对图像降质的原因有一定的了解，一般应根据降质过程建立"降质模型"，再采用某种滤波方法恢复或重建原来的图像。

**4. 图像分割**　图像分割是数字图像处理中的关键技术之一。图像分割是将图像中有意义的特征部分提取出来，有意义的特征有图像中的边缘、区域等，这是进一步对图像识别、分析和理解的基础。虽然目前已研究出不少边缘提取、区域分割的方法，但还没有一种普遍适用于各种图像的有效方法。因此，对图像分割的研究还在不断深入之中，是目前图像处理中研究的热点之一。

**5. 图像描述**　图像描述是图像识别和理解的必要前提。作为最简单的二值图像可采用其几何特性描述物体的特性，一般图像的描述方法采用二维形状描述，它有边界描述和区域描述两类方法，对于特殊的纹理图像可采用二维纹理特征描述。随着图像处理研究的深入发展，已经开始进行三维物体描述的研究，提出了体积描述、表面描述及广义圆柱体描述等方法。

**6. 图像分类（识别）**　图像分类（识别）属于模式识别的范畴，其主要内容是图像经过某些预处理（增强、复原、压缩）后，进行图像分割和特征提取，从而进行判决分类。图像分类常采用经典的模式识别方法，有统计模式分类和句法（结构）模式分类。近年来，新发展起来的模糊模式识别和人工神经网络模式分类在图像识别中也越来越受到重视。

## 四、处理的基本特点

1. 数字图像处理的信息大多是二维信息，处理的信息量很大。如一幅 $256 \times 256$ 低分辨力黑白图像，要求约 64kbit 的数据量；对高分辨力彩色 $512 \times 512$ 图像，则要求 768kbit 数据量；如果要处理 30 帧/s 的电视图像序列，则每秒要求

500k~22.5Mbit 的数据量。因此对计算机的计算速度、存储容量等要求较高。

2. 数字图像处理占用的频带较宽，与语言信息相比，占用的频带要大几个数量级。如电视图像的带宽约 5.6MHz，而语音带宽仅为 4kHz 左右。所以在成像、传输、存储、处理及显示等各个环节的实现上，技术难度较大，成本亦高，这就对频带压缩技术提出了更高的要求。

3. 数字图像中各个像素是不独立的，其相关性大。在图像画面上，经常存在很多像素有相同或接近的灰度。就电视画面而言，同一行中相邻两个像素或相邻两行间的像素，其相关系数可达 0.9 以上，而相邻两帧之间的相关性比帧内相关性一般说还要大些。因此，在图像处理中信息压缩的潜力很大。

4. 图像是三维景物的二维投影，一幅图像本身不具备复现三维景物的全部几何信息的能力，很显然三维景物背后的部分信息在二维图像画面上是反映不出来的。因此，要分析和理解三维景物必须作合适的假定或附加新的测量，例如双目图像或多视点图像。在理解三维景物时需要知识导引，这也是人工智能中正在致力解决的知识工程问题。

5. 经数字图像处理后的图像一般是通过人观察和评价的，因此受个体的因素影响较大。人的视觉系统很复杂，受环境条件、视觉性能、人的情绪爱好以及知识状况影响很大，由个人评价图像质量还有待深入研究。另一方面，计算机视觉是模仿人的视觉，人的感知机制必然影响着计算机视觉的研究。例如，什么是感知的初始基元，基元是如何组成的，局部与全局感知的关系，优先敏感的结构、属性和时间特征等，这些都是心理学和神经心理学正在着力研究的课题。

## 五、处理的优点

**1. 再现性好**　数字图像处理与模拟图像处理的根本不同在于，它不会因图像的存储、传输或复制等一系列变换操作而导致图像的质量退化。只要图像在数字化时准确地表现了原稿，则数字图像处理过程始终能保持图像的再现。

**2. 处理精度高**　按目前的技术，几乎可将一幅模拟图像数字化为任意大小的二维数组，这主要取决于图像数字化设备的能力。现代扫描仪可以把每个像素的灰度等级量化为 16 位甚至更高，这意味着图像的数字化精度可以达到满足任一应用需求。对计算机而言，不论数组大小和每个像素的位数多

少，其处理程序几乎是一样的。换言之，从原理上讲不论图像的精度有多高，处理总是能实现的，只要在处理时改变程序中的数组参数就可以了。为了把处理精度提高一个数量级，大幅度地改进处理装置，这是经济的。

**3. 适用面宽**　图像可以来自多种信息源，它们可以是可见光图像，也可以是不可见的波谱图像（例如 X 线图像、超声波图像或红外图像等）。从图像反映的客观实体尺度看，可以小到电子显微镜图像，大到航空照片、遥感图像甚至天文望远镜图像。这些来自不同信息源的图像只要被变换为数字编码形式后，均是用二维数组表示的灰度图像（彩色图像也是由灰度图像组合成的，例如 RGB 图像由红、绿、蓝三个灰度图像）组合而成，因而均可用计算机来处理。即只要针对不同的图像信息源，采取相应的图像信息采集措施，图像的数字处理方法适用于任何一种图像。

**4. 灵活性高**　图像处理大体上可分为图像的像质改善、图像分析和图像重建三大部分，每一部分均包含丰富的内容。由于图像的光学处理从原理上讲只能进行线性运算，极大地限制了光学图像处理能实现的目标。而数字图像处理不仅能完成线性运算，而且能实现非线性处理，即凡是可以用数学公式或逻辑关系来表达的一切运算均可用数字图像处理实现。

## 六、处理的应用

图像是人类获取和交换信息的主要来源，因此，图像处理的应用领域必然涉及人类的生活和工作方面。随着人类活动范围的不断扩大，图像处理的应用领域也将随之不断扩大。

**1. 航天和航空技术方面的应用**　数字图像处理技术在航天和航空技术方面的应用，除了上面介绍的 JPL 对月球、火星照片的处理之外，另一方面的应用是在飞机遥感和卫星遥感技术中。

如资源遥感卫星（如 LANDSAT 系列）和天空实验室（如 SKYLAB）的成像条件受飞行器位置、姿态、环境条件等影响，图像质量总是不理想。因此，以如此昂贵的代价进行简单直观的判读来获取图像是不合算的，必须采用数字图像处理技术。如 LANDSAT 系列陆地卫星，采用多波段扫描器，在 900km 高空对地球每一个地区以 18 天为一周期进行扫描成像，其图像分辨力大致相当于地面上十几米或 100m 左右（如 1983 年发射的 LANDSAT-4，

分辨力为 30m）。这些图像在空中先处理（数字化，编码）成数字信号存入磁带中，在卫星经过地面站上空时，再高速传送下来，然后由处理中心分析判读。这些图像无论是在成像、存储、传输过程中，还是在判读分析中，都必须采用很多数字图像处理方法。

现在世界各国都在利用陆地卫星所获取的图像进行资源调查（如森林调查、海洋泥沙和渔业调查、水资源调查等）、灾害检测（如病虫害检测、水火检测、环境污染检测等）、资源勘察（如石油勘查、矿产量探测、大型工程地理位置勘探分析等）、农业规划（如土壤营养、水分和农作物生长、产量的估算等）和城市规划（如地质结构、水源及环境分析等），都获得了良好的效果。

**2. 生物医学工程方面的应用**　数字图像处理在生物医学工程方面的应用十分广泛，而且很有成效。除了上面介绍的 CT 技术之外，还有一类是对医用显微图像的处理分析，如红细胞、白细胞分类，染色体分析，癌细胞识别等。此外，在 X 线肺部图像增晰、超声波图像处理、心电图分析、立体定向放射治疗等医学诊断方面都有广泛的应用。

**3. 通信工程方面的应用**　当前通信的主要发展方向是声音、文字、图像和数据相结合的多媒体通信。具体地讲是将电话、电视和计算机以三网合一的方式在数字通信网上传输。其中以图像通信最为复杂和困难，因图像的数据量十分巨大，如传送彩色电视信号的速率达 100Mbit/s 以上。要将这样高速率的数据实时传送出去，必须采用编码技术来压缩信息的比特量。在一定意义上讲，编码压缩是这些技术成败的关键。除了已应用较广泛的熵编码、DPCM 编码、变换编码外，目前国内外正在大力开发研究新的编码方法，如分行编码、自适应网络编码、小波变换图像压缩编码等。

**4. 工业和工程方面的应用**　在工业和工程领域中图像处理技术有着广泛的应用，如自动装配线中检测零件的质量并对零件进行分类，印刷电路板疵病检查，弹性力学照片的应力分析，流体力学图片的阻力和升力分析，邮政信件的自动分拣，在一些有毒或放射性环境内识别工件及物体的形状和排列状态，先进的设计和制造技术中采用工业视觉等。其中值得一提的是研制具备视觉、听觉和触觉功能的智能机器人，将会给工农业生产带来新的激励，目前已在工业生产中的喷漆、焊接、装配中得到有效利用。

**5. 军事公安方面的应用** 在军事方面图像处理和识别主要用于导弹的精确制导，各种侦察照片的判读，具有图像传输、存储和显示的军事自动化指挥系统，飞机、坦克和军舰模拟训练系统等；公安业务图片的判读分析，指纹识别，人脸鉴别，不完整图片的复原，以及交通监控、事故分析等。如电子不停车收费（ETC）就是图像处理技术成功应用的例子。

**6. 文化艺术方面的应用** 目前这类应用有电视画面的数字编辑、动画的制作、电子图像游戏、纺织工艺品设计、服装设计与制作、发型设计、文物资料照片的复制和修复、运动员动作分析和评分等，已逐渐形成一门新的艺术——计算机美术。

（范文亮　余建明　彭　松　张志伟
曲婷婷　袁　元）

## 第二节　图像识别与图像增强

### 一、图像识别

感觉器官对某一图形的辨认过程，称为图像识别，也叫图像再认。在图像识别中，既要有进入感官的信息，也要有记忆中存储的信息。只有通过存储的信息与当前的信息进行比较的加工过程，才能实现对图像的再认。

人的图像识别能力是很强的，图像距离的改变或图像在感觉器官上作用位置的改变，都会造成图像在视网膜上的大小和形状的改变。即使在这种情况下，人们仍然可以认出他们过去知觉过的图像，甚至图像识别可以不受感觉通道的限制，即人可以不用眼来识别文字，例如，当别人在他背上写字时，他也可说出这个字来。

图像识别是以图像的主要特征为基础，每个图像都有它的特征，如字母 A 有个尖，P 有个圈、而 Y 的中心有个锐角等。对图像识别，视线总是集中在图像的主要特征上，也就是集中在图像轮廓曲度最大或轮廓方向突然改变的位置，这些位置的信息量最大而且眼睛的扫描路线也总是依次从一个特征转到另一个特征上。由此可见，在图像的识别过程中，知觉机制必须排除输入的多余信息，抽出关键的信息。同时，在大脑里必定有一个负责整合信息的机制，它能把分阶段获得的信息整理成一个完整的知觉映象。

在人类的图像识别系统中，对复杂图像的识别往往要通过不同层次的信息加工才能实现，而对于熟悉的图形，由于掌握了图形的主要特征，就会把它当作一个单元来识别，而不再注意细节。这种由孤立的单元材料组成的整体单位称为组块，每一个组块是同时被感知的。在文字材料的识别中，人们不仅可以把一个汉字的笔画或偏旁等单元组成一个组块，而且能把经常在一起出现的字或词组成组块单位来加以识别。

图像识别是人工智能的一个重要领域。为了编制模拟人类图像识别活动的计算机程序，人们提出了不同的图像识别模型。例如模板匹配模型，这种模型认为，识别某个图像，必须在过去的经验中有这个图像的记忆模式，又叫模板。当前的刺激如果能与大脑中的模板相匹配，这个图像也就被识别了。例如有一个字母 A，如果在脑中有个 A 模板，字母 A 的大小、方位、形状都与这个 A 模板完全一致，字母 A 就被识别了。这个模型简单明了，也容易得到实际应用。但这种模型强调图像必须与脑中的模板完全符合才能加以识别，而事实上人不仅能识别与脑中的模板完全一致的图像，也能识别与模板不完全一致的图像。例如，人们不仅能识别某一个具体的字母 A，也能识别印刷体的、手写体的、方向不正、大小不同的各种字母 A。同时，人能识别的图像是大量的，如果所识别的每一个图像在脑中都有一个相应的模板，也是不可能的。

为了解决模板匹配模型存在的问题，心理学家又提出了一个原型匹配模型。这种模型认为，在长时记忆中存储的并不是所要识别的无数个模板，而是图像的某些"相似性"。从图像中抽象出来的"相似性"就可作为原型，用它来检验所要识别的图像。如果能找到一个相似的原型，这个图像也就被识别了。这种模型从神经上和记忆探寻的过程上来看，都比模板匹配模型更适宜，而且还能说明对一些不规则的，但某些方面与原型相似的图像的识别。但是，这种模型没有说明人是怎样对相似的刺激进行辨别和加工的，它也难以在计算机程序中得到实现。因此，又有学者提出了一个更复杂的模型，即"泛魔"识别模型。

图像识别是对处理后的图像进行分类、确定类别名称，它可在分割的基础上选择需要提取的特征，并对某些参数进行测量，最后根据测量结果进行分类。为了更好地识别图像，还要对整个图像作结构上的分析，对图像进行描述，以便解释和理解图像的主要信息，并通过许多对象相互间的结构关系对图像加深理解，以便更好地帮助识别。所以，图像识别是在上述分割后的每个部分中找出它的形状及纹理等特征，即特征抽取（有时也包括图像分割），以便对图像进行分类，并对整个图像作结构上的分析。因而对图像识别环节来说，输入是图像（一般是经过上述处理过的图像），输出是类别和图像的结构分析，见图 3-3。结构分析的结果则是对图像作描述，以便对图像的重要信息得到一种理解和解释。

图像识别的四个主要步骤：

**1. 图像预处理** 滤去干扰、噪声等。如图像信息微弱，还要进行增强处理、几何调整、着色校正等。

**2. 图像分割** 从图像中定位，分离出不同的待识别物体，这一过程输入的是整幅图像，输出是像元图像。

**3. 图像特征抽取** 提取到所需特征并对某些参数进行计算、测量，根据结果进行分类。

**4. 图像分类** 根据特征值，利用模式识别方法进行分类，确定相关信息。

## 二、图像增强

在图像的形成、传输或变换过程中，由于多种因素的影响，如光学系统失真、系统噪声、曝光不足或过量、相对运动等，往往使图像与原始景物之间或图像之间产生某种差异，这种差异称为降质或退化。降质或退化的图像通常模糊不清，观察效果无法令人满意，或者导致机器从图像中提取到的信息减少甚至造成错误。因此，必须对降质的图像进行改善。改善的方法有两类：一类是不考虑图像降质的原因，只将图像中感兴趣的部分加以处理或突出有用的图像特征，故改善后的图像并不一定要去逼近原图像。如提取图像中目标物体的轮廓、衰减各类噪声，将黑白图像转变为彩色图像等，这类图像改善方法称为图像增强。从图像质量评价观点来看，图像增强的主要目的是提高图像的可见度；另一类改善方法是针对图像降质的具体原因，设法补偿降质因素，从而使改善后的图像尽可能逼近原始图像。这类改善方法称为图像恢复或图像复原技术。

图像增强处理的方法基本上可分为空间域法和频率域法两大类。前者是在原图像上直接进行数据运算，对像素的灰度进行处理。它又分为两类，一类是对图像作逐点运算，称为点运算；另一类是在与处理点邻域有关的空间域上进行运算，称为局部运算。频域法是在图像的变换域上进行处理，增强感兴趣的频率分量，然后进行反变换，便得到增强了的图像。

### （一）灰度变换增强

灰度级变换是对图像在空间域进行增强的一种简单而有效的方法，根据对图像不同的要求而采用不同的修正方法。灰度级修正也叫点运算，它不改变像素点的位置，只改变像素的灰度值。通过选择不同的映射变换，达到对比度增强的效果。

**1. 灰度变换法** 一般成像系统只具有一定的亮度响应范围，亮度的最大值与最小值之比称为对比度。由于成像系统的限制，常出现对比度不足的现象，可用灰度变换法加以改善。灰度变换法又可分为线性、分段线性以及非线性变换。线性灰度变换是指将图像像素的高、低灰度值进行适当的归并，一般线性拉伸是将原始输入图像中的灰度值不加区别地扩展，限幅线性拉伸也只能压缩高低两端的灰度级，拉伸中间部分。

分段线性灰度变换是突出感兴趣区的灰度区间，相对抑制那些不感兴趣的灰度区域，即对不同范围的灰度值进行不同的灰度处理。非线性灰度变换可以扩展低灰度范围，而对高灰度进行压缩，使得图像的灰度分布与人的视觉特性相匹配。

**2. 直方图修正法** 灰度直方图是灰度级的函

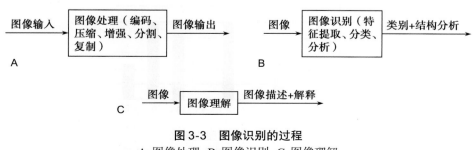

**图 3-3 图像识别的过程**
A. 图像处理；B. 图像识别；C. 图像理解

数,是描述图像中具有该灰度级的像素数。一幅图像的直方图基本上可以描述一幅图像的概貌,图像的明暗状况和对比度等特征都可以通过直方图反映出来。既然一幅图像的概貌可以通过直方图反映出来,那么也可以通过修改直方图的方法来调整图像的灰度的分布情况。

直方图具有下列性质:①直方图是一幅图像中各像素灰度值出现次数或频率的统计结果,它只反映该图像中不同灰度值出现的频率,而不反映某一灰度值像素所在的位置。也就是它只包含了该图像中某一灰度值的像素出现的概率,而丢失了其所在位置的信息。②任何一幅图像,都能唯一地算出一幅与它对应的直方图,也就是图像与直方图之间是一种多对一的映射关系。③直方图是对具有相同灰度值的像素统计数得到的,因此一幅图像各子区的直方图之和就等于图像的直方图。

直方图反映的是一个图像的灰度值的概率统计特征,直方图的图像增强技术以概率统计学理论为基础,常用的方法有直方图均衡化技术和直方图规定化(匹配)技术。直方图修改技术的基础是通过变换函数来控制图像灰度级的概率密度函数,从而改善图像的灰度层次。

直方图均衡处理是以累积分布函数(cumulative distribution function,CDF)为基础的直方图修改法。直方图均衡化的目的是将原始图像的直方图变为均衡分布的形式,即将已知灰度概率密度分布的图像,经过某种变换,变成一幅具有均匀灰度概率密度分布的新图像。原始图像的灰度值分布在较窄的区间,而且亮度偏低,所以图像显得非常模糊,其相应的直方图则表现为动态范围小且靠近坐标轴原点。经过均衡化增强后,图像的灰度值动态范围明显增加,图像的亮度也得到提升,图像从整体上给人一种清晰的感觉。

原始图像与均衡化处理后图像的直方图如图3-4所示。

均衡化后的直方图如图3-4C所示,可以看出在离散情况下,直方图仅能接近于均匀概率密度函数,图3-4C的结果虽然不是理想的均衡化结果,但与原始图像相比已有很大改善,原始图像灰度偏低,图像整体上偏暗,直方图均衡化后,其亮度得到了较大的提升,灰度值分布比较均衡。

需要指出,由于均衡化过程中要进行近似舍入,直方图均衡化一般会使原始图像的灰度等级减少。在图3-4中,原图像灰度级由8个缩减到5个,被舍入合并的灰度级是原始图像上出现频率较低的灰度级。若这些灰度级构成的图像细节比较重要,则可以采用局部自适应的直方图均衡化技术,也可以采用增加像素位数的方法来减少,但是在灰度级方面就会造成灰度层次的损失。直方图均衡化的优点是能增强整个图像的对比度、提升图像的亮度,所得到的直方图在整个灰度级动态范围内近似均匀分布。

直方图规定化就是有目的地增强某个灰度级分布范围内的图像,人为地改变直方图的形状,使

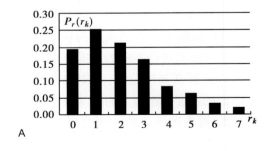

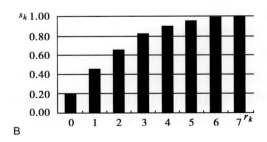

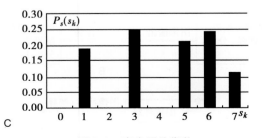

图3-4 直方图均衡化
A.原始图像;B.转换图像;C.均衡化结果

之成为某个特定的形状。在数字图像处理中，经常用到直方图规定化的增强处理方法，其目的并不是为了直接去增强一幅图像，而为了使一幅图像与另一幅（相邻）图像的色调尽可能保持一致，一般称之为直方图匹配。即使用目标（参考）图像的直方图为参照对象，调整另一幅图像的直方图，使之尽可能与目标图像保持一致。例如，在进行两幅图像的镶嵌（拼接）时，由于时相不同会引起图像间色调的差异，这就需要在镶嵌前进行直方图时进行匹配，以使两幅图像的色调尽可能保持一致，做到无缝拼接。

**（二）空间域滤波增强**

一幅图像基本上包括光谱、空间、时间三类基本信息。对于一幅灰度图像而言，其光谱信息是以像元的灰度值来体现的，对光谱信息的增强可通过各种增强方法实现，如直方图均衡化和直方图规定化可通过改变像素的灰度值以达到信息增强的目的。应用差值运算（代数运算的一种）则可以提取图像的动态信息（即时间信息），对图像的空间纹理信息的提取则可通过空间域滤波技术和频率域滤波技术。

图像的空间纹理信息可以反映图像中物体的位置、形状、大小等特征，而这些特征可以通过一定的物理模式来描述。例如，由于灰度值变化剧烈，物体的边缘轮廓一般呈现高频率特征，而一个比较平滑的物体内部由于灰度值比较均一则呈现低频率特征。因此，根据需要可以分别增强图像的高频和低频特征。

对于图像的高频增强称为高通滤波，它可以突出物体的边缘轮廓，从而起锐化图像的作用，又称为锐化滤波。从频率域角度讲，它能减弱甚至消除图像的低频分量，保留高频分量，故称高通滤波。相应地，低通滤波则是指对图像的低频部分进行增强，它可以对图像进行平滑处理，一般用于消除图像的噪声，也称平滑滤波。高通滤波和低通滤波则一般在频率域进行。

均值滤波法是平滑滤波的一种，一般用于消除图像中的随机噪声。均值滤波法是将一个像素及其邻域中的所有像素的平均值赋给输出图像中相应的像素，从而达到平滑图像的作用。图像的平滑效果与所用的邻域半径有关，半径愈大，则图像的模糊程度越大。这种方法的主要缺点是在降低噪声的同时，使图像产生模糊，特别在边缘和细节处，邻域越大，模糊越厉害。

另一种常用的平滑滤波器是中值滤波，它是一种非线性滤波，它将邻域内的所有像素值从小到大排列，取中间值作为中心像素的输出值。中值滤波器就是一个含有奇数点的滑动窗口，将窗口正中的那个点值用窗口内各点灰度的中间值代替。假设窗口有 5 个点，其灰度值分别为 80、90、200、110、120，那么此窗口内 5 个点的中间值为 110，中值滤波器的结果就是将中间的灰度值由原来的 200 换为 110。中值滤波与均值滤波不同，它不是通过对邻域内的所有像素求平均值来消除噪声，而是将与周围像素灰度值差比较大的像素改取近似于周围像素灰度值的值，从而达到消除噪声的目的。同时它还能保持图像中的细节部分，防止边缘模糊，使图像轮廓比较清晰。

此外，还有多幅图像平均法，它利用对同一物体的多幅图像取平均来消除噪声。这种处理常用于摄影机的视频图像，用以减少电视摄像机、光电摄像管或 CCD 器件所引起的噪声。这时对同一物体连续摄取多幅图像并数字化，再对多幅图像平均。一般选用 8 幅图像取平均，这种方法的应用难点在于如何把多幅图像配准起来，以便使相应的像素能正确地对应排列。

**（三）频域滤波增强**

频域滤波增强技术是在图像的频率空间对图像进行处理，因此需要将图像从空间域变换到频率域，傅里叶变换和卷积理论是频域滤波技术的基础。频域滤波的好处在于将空间域中的复杂抽象的卷积运算转换为频率域中的直观易懂的乘法运算。

频率域低通滤波是一种频域处理法，一幅图像的边缘、细节、跳跃部分以及噪声代表着图像的高频分量，而大面积的背景区和缓慢变化部分则代表图像的低频分量，用频域低通滤波法除去其高频分量就能去掉噪声，从而使图像得到平滑。

频率域高通滤波减弱/抑制了位于幅值图像中心的低频部分，保留四周的高频部分。图像频率域的高频分量表征了图像的边缘及其他灰度化较快的区域，高通滤波增强图像的边缘，起到锐化图像的作用，图像锐化处理的目的是使模糊图像变得清晰。图像模糊的实质是受到平均或积分运算，因此对其进行逆运算如微分运算、梯度运算，就可以使图像变得清晰。从频谱角度来分析，图像模糊的实质是其高频分量被衰减，因而可以用高频加重滤波来使图像清晰。但是，能进行锐化处理的图像应该有较高的信噪比，否则图像经锐化后，信噪比更低，因为锐化将使噪声受到比信号还强的增强。一般是先去除或减轻干扰噪声后，才能进行锐化处理。微分运算是求信号的变化率，有加强高频分量的作用，从而使图像轮廓清晰。图像中的边缘或线条等细节部分与图像频谱的高频分量相对应，因此通常采用高通滤波让高频分量顺利通过，使图像的边缘或线条等细节变得清晰，从而实现图像的锐化。

低通滤波和高通滤波可以分别增强图像的低频分量和高频分量。在实际应用中，图像中的某些有用信息可能出现在图像频谱的某一个频率范围内，或者某些需要去除的信息出现在某一频率范围内。在这种情况下，能够允许特定频率范围内的频率分量通过的传递函数就显得尤为重要，带通滤波器和带阻滤波器就属于这种传递函数。带通滤波器允许一定频率范围内的信号通过，阻止其他频率范围内的信号通过，带阻滤波器则正好相反。

**（四）彩色增强**

彩色增强技术处理的对象虽然也是灰度图像，但生成的结果却是彩色图像。人的视觉系统对色彩非常敏感，人的眼睛可以分辨几千种不同的颜色，但却只能分辨几十种不同的灰度线，因此如果能将一幅灰度图像变成彩色图像，就可以达到图像增强的视觉效果。

常用的彩色增强方法有真彩色增强技术、假彩色增强技术和伪彩色增强技术三种。前两种方法着眼于对多幅灰度图像的合成处理。在计算机中，任何一种颜色都可以通过红、绿、蓝三基色合成得到，因此这两种技术一般是将三幅图像分别作为红、绿、蓝三个通道进行合成。

伪彩色增强技术与前两者不同，它是对一幅灰度图像的处理，通过将每个灰度级匹配到彩色空间上的一点，将灰色图像映射为一幅彩色图像的一种变换，从而将人眼难以区分的灰度差异变换为极易区分的色彩差异。因为原始图像并没有颜色，将其变为彩色的过程实际上是一种人为控制的着色过程，所以称为伪彩色增强。常用的方法有密度分割、伪彩色变换和频域滤波法三种。

密度分割是伪彩色处理技术中最简单的一种，它是将一幅黑白灰度图像切割成灰度级，对切割平面以下的像素分配一种颜色（如蓝色），相应地对切割平面以上的像素分配给另一种颜色（如红色），这种切割的结果就可以将黑白图像变为只有两个颜色的伪彩色图像。若用多个密度切割平面对图像函数进行分割，就可以将图像的灰度值动态范围切割成多个区间，每一个区间赋予某一种颜色，则原来的一幅灰度图像就变成了一幅彩色图像。密度分割法实质上是通过一个分段性函数实现图像从灰度到彩色的变换，每个像素只经过一个变换对应到某一种颜色。

伪彩色变换是将每一个像素的灰度值通过三个独立变换分别产生红、绿、蓝三个分量图像，然后将其合成为一幅彩色图像。其变换方法是先将黑白的灰度图像送入具有不同变换特性的红、绿、蓝三个变换器，然后再将三个变换器的不同输出分别送到彩色显像管的红、绿、蓝电子枪。三个变换器对同一灰度实施不同变换，从而在彩色显像管里合成某一种彩色。

伪彩色变换和密度分割是直接在空间域对灰度进行变换，而频域滤波技术则是在图像的频率域对频率分量进行处理，然后将其反变换到空间域。频域滤波首先将灰度图像从空间域经傅里叶变换到频率域，然后用三个不同传递特性的滤波器（如高通、带电/带阻、低通）将图像分离成三个独立分量，对每个范围内的频率分量分别进行反变换，再进行一定的后处理（如调节对比度或亮度），最后将其合成为一幅彩色图像。伪彩色变换和密度切割是将每一灰度值经过一定变换与某一种颜色相对应，而频域滤波则是在不同的频率分量与颜色之间经过一定的变换建立了一种对应关系。

**（五）图像的掩膜处理**

一般的图像增强处理都是对整幅图像进行操作，而且在确定变换或转移函数时也是基于整个图像的统计量（如直方图统计），但在实际应用中，往往需要仅对图像的某一局部区域进行增强，突出某一具体的目标。这些局部区域所包含的像素量相对于整幅图像而言非常小，在计算整幅图像的统计量时其影响几乎可以忽略不计。因此，以整幅图像的变换或转移函数为基础的增强方法对这些局部区域的影响也非常小，难以达到理想的增强效果。

然而，如果能够仅对感兴趣的区域进行局部增强的话，情况就会发生改变，要进行局部增强的前提是能够将某一个（或几个）局部区域从整个图像上剥离，然后单独对其进行处理，常用的剥离方法一般是掩膜技术（mask）。

掩膜增强的具体步骤为：①新建一个与原始图像大小相同的图层（layer），一般是一个二值图像。②在新建图层上，由用户在计算机屏幕上人工勾绘出要进行增强处理的局部区域，这个区域可以是点、线、面或三者的组合。区域的确定也可由其他二值图像文件导入或计算机图形文件（矢量）经转换生成。③在局部区域确定后，将整个图层保存为二值图像，选定区域内的像素值为1（白色），而区域外的像素值为0（黑色）。④将待处理的原始图像与③中的二值图像进行乘法操作，即可将原始图像选定区域像素的灰度值量0，而区域内像素的灰度值保持不变，得到与原始图像分离的局部图像，即掩膜图像。⑤对掩膜图像进行增强处理，生成最终的结果图像。

图像增强技术可在图像所在的空间直接进行，也可在图像的变换域间接进行。直接在图像所在的空间进行处理，是对单个像素或者是对小的子图像的处理。在对单个像素的处理中，增强像素是针对该像素的处理而与其他像素无关，而模板处理则是每次的处理操作都是基于图像中的某个小区域进行。

在图像处理中，空域是指由像素组成的空间，空域增强方法指的是直接作用于像素的增强方法。一般情况下像素的领域比这个像素大，或者说这个像素的领域除了本身外还有其他的像素。为在邻域内实现增强操作可利用模板与图像卷积来进行，这种模板操作也称作空间滤波。

为了有效和快速地对图像进行处理和分析，常常需要将原来定义在图像空间的图像以某种形式转换到其他空间，进行一定的加工，最后再转换到图像空间得到所需的效果。常用的变换空间是频域空间，实际操作中有时需要增强图像中的某一个部分，这个时候的处理策略分为全局处理和局部处理。

**（六）空间变化增强**

**1. 直接灰度变换** 图像反转、增强对比度、动态压缩和灰度切分等都属于直接灰度变换。简单地说，图像反转就是黑白变换，增强对比度是增强图像各部分的反差，实际中往往是通过增加原图中某两个灰度值间的动态范围来实现的，但过分追求对比度容易丢失图像细节。动态压缩方法的目标与增强对比度的目标是相反的，有时原图的动态显示范围超出了显示设备的动态范围，这时原图中的一部分细节可能丢失，解决办法是对原图进行灰度压缩。灰度切分的目的与增强对比度的目的相仿，它要将某个灰度值范围变得比较突出。

**2. 直方图处理** 图像的灰度统计直方图是一个一维的离散函数，提供了原图的灰度值分布情况，常用的方法有直方图均衡化和直方图规定化，直方图的基本思想是把原始的直方图变化为均匀分布的形式，增加了像素灰度值的动态范围，从而达增强图像整体效果的目的。直方图均衡化在增强反差的同时也增加了图像的可视粒度。直方图规定化的处理结果是得到全局均衡化的直方图，其优点是能自动增强图像的对比度，但它的具体增强效果不易控制。

（余佩琳　范文亮　余建明　彭　松
张志伟　曲婷婷　袁　元）

## 第三节　图像复原与图像分割

### 一、图像复原

在图像的获取、传输过程中，由于成像系统、传输介质等方面的原因，不可避免地造成图像质量的下降（退化）。图像复原就是在研究图像退化原因的基础上，以退化图像为依据，运用某些先验知识，建立系统退化的数学模型，从而将降质了的图像以最大的保真度恢复成图像的"真实"面目。换句话说，图像复原就是将图像退化的过程模型化，并据此采取相反的过程以得到原始的真实图像。造成图像退化的原因很多，大致可分为以下几个方面：

1. 成像系统的像差、畸变、有限带宽等造成的图像失真。

2. 射线辐射、大气湍流等造成的照片畸变。

3. 携带遥感仪器的飞机或卫星运动的不稳定，以及地球自转等因素引起的照片几何失真。

4. 模拟图像在数字化的过程中，会损失掉部分细节，造成图像质量下降。

5. 拍摄时，相机与景物之间的相对运动产生的运动模糊。

6. 镜头聚焦不准产生的散焦模糊。

7. 底片感光、图像显示时会造成记录显示失真。

8. 成像系统中始终存在的噪声干扰。

图像复原的过程是沿着图像退化的逆向过程进行的，首先根据先验知识分析退化原因，了解图像变质的原理，在此基础上建立一个退化模型，然后用相反的过程对图像进行处理，使图像质量得到改善。图像复原结果的好坏通常是根据一些规定的客观准则来评价的，如最小均方准则、加权均方准则等。

图像复原技术有多种分类方法，在给定模型的条件下，图像复原技术可分为无约束复原和有约束复原两大类。根据图像复原处理所在的域不同，图像复原则可分为空间域复原和频率域复原两大类。

此外，根据是否需要外来干预，图像复原技术还可分为自动方式和交互方式。图像复原与图像增强技术一样，也是一种改善图像质量的技术。虽然两者都是为了改善图像的质量，但它们之间是有区别的。图像增强技术是通过某些技术来突出图像中感兴趣的特征，在对图像进行处理的过程中，不考虑图像退化的真实物理过程。因此，增强后的图像可能与原始图像有一定的差异。图像的复原则是针对图像的退化原因做出补偿，使恢复后的图像尽可能地接近原始图像。实际应用中，一般先进行图像复原处理，再进行图像增强处理。

## 二、图像分割

在对图像的研究和应用中，人们往往对各幅图像中的某些部分感兴趣。为辨别和分析目标，需要将这些有关区域分离提取出来，在此基础上对目标进一步利用。图像分割就是把图像分成各具特性的区域，并提取出感兴趣的目标的技术过程。也有人将图像分割定义为将数字图像划分成互不相交的区域的过程，主要体现为像元的灰度值的变化。一般认为，经过图像增强及各种变换就可以使图像的光谱特征得到增强或与其他信息分离，从而达到特征提取的目的。因此，特征提取主要是指图像几何空间特征的提取。

几何空间特征包括物体的纹理、大小、形状、面积等，其中纹理特征是识别不同物体的重要特征之一。此外，模式识别中经常需要将图像中的某些物体与背景或其他物体分离，这就需要对图像进行分割，图像分割也是特征提取的基础。

在对图像的研究分析中，多数情况下人们只对其中的某些部分感兴趣。例如一幅肺部 X 线图像，从骨折的角度看，可能只对脊柱、肋骨、肩胛骨等骨结构比较关心；而从软组织的方面考虑，则只对肺结节、肺炎、心脏等目标感兴趣。这些目标在图像中一般形成具有独特性质的区域，为了对其进行识别和分析，需要将这些区域分离出来，然后提取区域所具有的特征，进而对其进行识别分类。因此，图像分割是模式识别的首要工作。图像分割的过程也是一个标记过程，将属于同一区域的像元赋予相同的编号。

由于图像的复杂性和应用的多样性，图像分割并没有一个统一的标准和方法，一般依据如下：一是依据像元灰度值的不连续性，它假定不同区域的像元的灰度值具有不连续性，因而可以对其进行分割；二是依据同一区域内部像元的灰度值具有相似性，这种方法一般从一个点出发，将其邻域中满足相似性测量准则的像元进行合并从而达到分割的目的。依据像元的不连续性进行分割的方法主要有灰度阈值法和边缘检测法两种。依据像元的相似性准则进行分割的方法主要是区域生长法。

应用灰度阈值法分割图像的基本原理是首先确定一个灰度阈值，然后将灰度值大于给定阈值的像元判归为某一个物体，赋予同一个编号，将灰度值小于给定阈值的像元统一判归为另一类物体，赋予另外一个相同的编号。如果被分割的物体内部灰度值比较均一，并且它周围背景的灰度值也比较均一，使用阈值法可以取得比较理想的效果。

以图像灰度直方图具体介绍阈值法的执行过程：如果图像中部分像元的灰度值比较低，其余像元较均匀地分布在其他灰度级上，可以推断这幅图像是由灰度值比较均匀的物体叠加在一个比较暗的背景上形成的。如果要将该图像从背景中分离出来，就需要设定一个阈值，阈值确定后，就可以应用特定公式对图像逐点进行处理得到分割图像。灰度阈值法是一种最简单实用的分割方法，适用于要分割的物体与图像的背景有较强对比度的图像。阈值法的关键是阈值的选取，一般可以通过直方图分析法、曲线拟合法和边缘增强法进行选取。

（范文亮　余建明　彭　松　张志伟
曲婷婷　袁　元）

## 第四节　图像融合

图像融合是通过一定的算法将两个以上的图像数据结合在一起生成一个新的图像，新图像能够兼取多个原始图像的信息优势，具有描述所研究对象的较优化的信息特征。融合的目的在于提高图像信息的可用程度，同时增加对研究对象解译（辨识）的可靠性。

## 一、基本概念

融合的概念出现于 20 世纪 70 年代初期，当时称之为多源相关、多探测器融合和数据融合。

数据融合的概念最早出现于军事领域，美国国防部指出数据融合是一个对多源数据(信息)进行多层次、多方面自动检测、联合、相关、估计和结合的过程。现在对数据融合定义为:数据融合是一个公共的规范框架(formal framework),框架包含用于联合(alliance)源于不同传感器的数据的方法和工具,融合的目的是得到更高质量的信息,对信息质量的评价随着应用的不同而不同。

图像融合是数据融合的一个分支,指将不同类型的传感器获取的同一物体的图像数据进行几何配准,然后采用一定的算法将各图像数据中所含的信息优化,或互补性有机结合起来产生新图像数据的技术,如CT图像与PET图像的融合、MR形态图像与功能图像的融合等。这种新数据具有描述所研究对象的较优化的信息特征,同单一信息源相比,能减少或抑制对被感知对象或环境解释中可能存在的多义性、不完全性、不确定性和误差,最大限度地利用各种信息源提供的信息。

按融合所在的阶段不同,图像融合可分为像素级(pixel level)、特征级(feature level)和决策级(decision level)三个层次,如图3-5所示,像素级融合是最低层次的融合,它将经过几何配准的不同图像按照一定的算法进行处理获得一幅新的图像。许多软件提供该层次的融合技术,融合结果可用于目视解译、模式识别与分类,或为特征层融合提供高质量的数据。特征层融合则需要首先从原始图像中提取与研究对象相关的特征,如光谱特征和空间特征,然后将获取的特征图像通过统计模型或人工神经网络模型进行融合,融合的结果一般是分类图像。决策层融合则是将等待处理的图像(原始图像、像素层或特征层融合图像)首先分别进行信息提取(分类),再将得到的增值信息(value-added data)或分类结果通过一定的决策规则进行融合来解决不同数据所产生的结果的不一致性,从而提高对研究对象的辨识程度。

数据融合是通过高级图像处理技术来利用多源图像数据的一个工具,它的目的在于集成或整合优势互补的数据来提高图像的信息可用程度,同时增加对研究对象解译(辨识)的可靠性。融合会产生更可靠的数据并增加可用性,即数据可信度的增加,不确定性减少以及可靠性、分类精度的提高。对数字图像进行融合的目的体现在以下四个方面:

**1. 提高空间分辨力** 图像融合可以提高数据的空间分辨力,如用高分辨力黑白图像与低分辨力多光谱彩色图像进行融合,在保留多光谱信息的同时,图像的空间分辨力得到了提高,这意味着可以显示出更多的图像细节。

**2. 增强特征** 将微波与光学两种物理性质不同的传感器数据进行融合,许多原来不可见或模糊的特征得以凸显或增强。如果将同一类型的传感器数据进行融合,则特征增强的效果更明显。多传感器数据融合可以增强图像的解译能力,并可以得到从单一传感器难以得到或不能得到的信息。

**3. 提高分类识别精度** 多源数据的参与可以显著提高图像分类识别的精度。随着计算机软、硬件技术的进步,多源数据分类受到越来越多的重视,在分类模型上,由于多源数据难以满足传统的概率统计模型的数据分布条件,所以概率统计模型在多源数据的分类精度上表现不佳,近年来新兴的人工神经网络模型和证据推理理论在这一领域有着巨大的潜力。

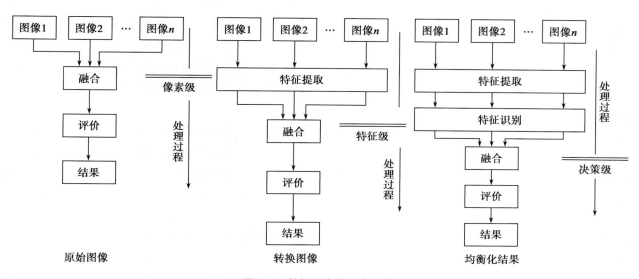

图 3-5　数据融合的三个层次

**4. 信息互补** 将不同类型的传感器数据进行针对性的融合可以弥补相互的不足。

## 二、融合技术

### （一）彩色变换

彩色变换也称 HIS 变换或蒙塞尔（Munsell）变换，是图像融合领域最常用的方法之一。在图像处理中通常应用的有两种彩色坐标系（或称彩色空间）：一是由红（R）、绿（G）、蓝（B）三原色构成的 RGB 彩色空间；另一种是由色调（H）、饱和度（S）及亮度（I）三个变量构成的 HIS 彩色空间。一种颜色既可以用 RGB 空间内的 R、G、B 来描述，也可以用 HIS 空间内的 H、S、I 来描述。HIS 变换就是 RGB 空间与 HIS 空间之间的变换。HIS 变换融合的一般过程如图 3-6 所示。

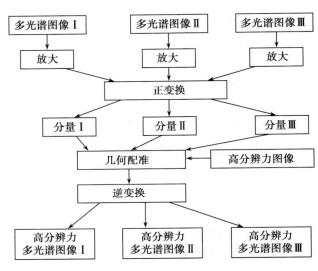

图 3-6　HIS 变换融合过程

第一步是将三个波段数据（通常是低分辨力、多光谱图像）进行插值放大，使其分辨力与高分辨力图像保持一致；第二步是将三个波段数据应用指定的变换公式从 RGB 空间变换到 HIS 空间；第三步是将原 I 分量用另一高分辨力图像 $I^1$ 替换；第四步是将 $I^1$、H、S 应用逆变换公式从 HIS 空间逆变换到 RGB 空间，生成融合图像。

HIS 变换适用于分辨力不同的两个图像的融合，两个图像之间的分辨力差异为 2~3 倍时得到的融合图像的效果最佳。若相差太大，则应将高分辨力图像的分辨力通过插值方法降低。参与融合的图像一个为多光谱、低分辨力图像，另一个为高分辨力灰度图像，两者的融合可以兼取前者的多光谱和后者的高分辨力的优点，使融合图像成为一幅多光

谱、高分辨力的图像。HIS 变换的本质是原图像与替代图像的波段的加权结合。

### （二）小波变换

小波变换（wavelet transform）属于时频分析的一种。传统的信号（图像也可以看作信号）分析是建立在傅里叶变换基础之上，傅里叶分析是一种全局变换，因此无法同时表述信号在时频两个域的性质，而这种性质恰恰是非平稳信号（尤其是图像）最根本和最关键的性质。为了分析和处理非平稳信号，人们对傅里叶分析进行了推广，提出了一系列新的信号分析理论，如，加窗傅里叶变换、Gabor 变换和小波变换等。对于图像融合，小波变换可以将图像分解成为一系列具有不同分辨力特征、频率特征和方向特征的子带信号，并且将图像的光谱特征和空间特征完全分离，从而为不同分辨力图像融合提供有利条件。

小波变换作为一种新的数学工具被誉为是泛函分析、傅里叶分析、样条分析、调和分析和数值分析的最完美结晶。小波变换的核心是多分辨力分解，其理论体系源于 20 世纪 60 年代人类对视觉系统和心理学的研究，之后学者巧妙地将计算机和视觉领域的尺度分析思想引入小波分析，研究了小波变换的离散化情况，并提出了相应算法。同傅里叶变换一样，小波变换也存在三种形式，即连续小波、小波级数展开和离散小波变换。在图像融合中，一般采用离散小波变换。

离散小波变换除用于图像融合外，还广泛用于图像压缩、边缘检测和图像增强。离散小波变换的最终实现是通过与小波相应的高（低）通滤波器来完成。对于图像而言，通过对图像进行高低滤波可以将图像的高频部分（空间特征）和低频部分（光谱特征）进行分离。小波变换与多分辨力有关，与时频域分析一样，一个信号用一个二维空间表示，不过这里的纵轴是尺度而不是频度，尺度变化是通过对基本小波膨胀和压缩而构成的一组基函数来实现的。

融合图像中的光谱质量与空间（纹理）质量相矛盾，要使融合图像的光谱特征与原始多光谱图像保持一致，就要牺牲源自高分辨力图像的空间特征，反之亦然。对于小波变换而言，分解层数越多，融合图像所含的来自高分辨力图像的空间特征越少，相应的光谱信息则减少，与原始多光谱图像的差距加大；与之相反，分解层数越少，则融合图像与原始多光谱图像的一致性增加，光谱质量改善，空

间特征减弱。

### （三）决策层融合

决策层融合是将经过初分类的每一幅图像的信息进行融合的过程。对决策层融合的研究集中表现在采用何种方式融合和选择图像的何种信息进行融合。除了分类图像，图像数据源的可靠性、每一类别的可靠性、图像的上下文信息等诸多信息都可以参与决策层融合。融合的策略包括概率统计方法和基于不确定证据推理理论的方法。

常规的概率统计方法一般假定数据服从一定的概率分布，但是在多源数据的情况下，这种假定很难满足，主要原因是不同图像的成像原理和所反映的信息在性质上是不同的，而且概率方法一般未顾及数据的不确定性。人工智能技术在数据融合特别是决策融合中的应用逐渐受到重视。证据理论是一种决策理论，与概率决策理论相比，它不但能够处理由于知识不准确引起的不确定性，而且能够处理由于知识缺乏引起的不确定性，它能满足比概率论更弱的公理系统，当概率值已知时，证据理论就变成了概率论。

决策层融合的优点：具有很好的实时性、自适应性；数据要求低，抗干扰能力强；高效地兼容了多信息的特征；具有很好的纠错能力，通过适当的融合方法，消除单一信息造成的误差，系统还能获得正确的结果。

（范文亮　余建明　彭　松　张志伟

曲婷婷　袁　元）

## 第五节　图像重建

### 一、概述

图像重建目的是在常规数字成像的基础上，更好、更全面和多方位地了解病灶的位置、大小、形态以及与周围组织的相邻关系。图像的重建常采取高对比分辨力放大重建（冠状面、矢状面及斜面重建），也可采取低对比分辨力放大重建。高分辨力放大重建的特点是可观察到组织的细微结构和增加了影像边缘的锐利度，但图像的噪声增加。而低对比分辨力放大重建有利于分辨软组织中的病灶，图像边缘平滑柔和，噪声低，但图像对比度下降。两种重建方法的选择主要依据组织的类型和病灶的特点，最大限度地满足临床诊断的需要。在横断面基础上进行重建时，原则上是层厚越薄，重建的效果

越好，图像越清晰。重建所采集的数据比较全面，进行图像重建时可采用最薄的重建间隔，并在不增加患者辐射剂量的同时进行任意多次的图像重建。

三维医学影像（three dimensioned imaging in medicine）技术是指运用图形学和图像处理技术，将二维切片图像重建出三维模型在屏幕上显示，并进行交互式处理的技术。三维可视化是其中的关键技术之一，它是一个从二维切片到三维几何数据的处理过程。三维重建的过程通常包括以下两个方面：①给重建软件输入 N 张二维的切片生成数据，N 越大得到的显示效果越好，其中每张切片可以看作一幅二维图像，包含了"宽 × 高"个灰度值。②三维成像软件输出三维表示的物体形状，这种三维物体形状一般采用网格的形式表达。

三维重建通常包括以下几个步骤：

**1. 三维原始数据的获取**　三维原始数据的获取过程实际上是将横断面二维图像的像素转换为三维的体素。允许使用 z 轴与 x、y 轴方向采样间隔相同的三维数据。由于两个方向采样间隔不均衡，必须从横断面图像相邻处推断和取得中间状态的数据，这些数据的单位是体素，而非像素。由推断取得的层面数据用内插法来计算，每一推断层面的内插系数与原横断面和推断面的间距成反比。常用的内插法为双线性内插法。

**2. 图像预处理**　医学图像存在着模糊性、不均匀性等特点，必须对其进行预处理。常用的预处理技术有滤波和几何变换。滤波包括平滑、去噪和增强等，其目的是消除影像数据的噪声，提高图像的质量，突出感兴趣的生物组织。几何变换包括缩放、旋转、平移等，其目的是方便用户从不同角度多方位地观察图像。

**3. 图像分割**　是三维重建的基础，分割的效果直接影响三维重建后模型的精确性。分割可以帮助医生将感兴趣的物体（病变组织等）提取出来，并使医生能够对病变组织进行定性及定量分析，从而提高医学诊断的准确性和科学性。常用的分割方法有：阈值分割、边缘检测、基于模糊连接度的分割、交互式图像分割、基于活动轮廓或基于水平集的分割等。理想的分割方法是既能自动完成，又能保证正确无误。但实际物体形状千差万别，这两个要求很难同时满足。手动操作，可以充分发挥人的主观能动性。但各种分割方式总是力求减少手工操作，鼓励使用计算机软件以减少人工误差。

这里以阈值分割和边缘检测为例简要说明。

①阈值分割：在分割之前先指定一对阈值上下限，是目前最常用的自动分割方法。适用于同一物体内灰度较一致，不同物体间灰度差别明显的情况。例如，将骨从软组织中分割出来，通过调节阈值可以实时看到分割的效果。②边缘检测：边缘检测是图像分析的基本问题之一，已经有很多比较成熟的算法。利用这一功能，用户只需提供曲线的起点和终点，计算机自动沿着检测到的物体边缘划分。

**4. 三维重建** 三维重建技术通常包括表面重建和直接体重建。表面重建主要是利用几何图元（例如三角形、四边形、立方体和四面体等）来表示三维模型，表面重建速度快，适合于实时性要求高的工作。

表面重建的方法一般分为两种：基于切片级（slice-based）的方法和基于体素级（voxel-based）的方法。基于切片级的重建方法首先从切片中提取目标物体的轮廓线，然后对切片间的轮廓线进行表面拟合。基于体素级的表面重建包括移动立方体法（marching cubes）、表面跟踪（surface tracking）、子分立方体（dividing cubes）等。其中移动立方体法原理简单、容易实现，已成为通用的三维表面重建算法。

直接体重建则是通过光照模型，将三维体数据中的体素看成一个半透明物质，并赋予一定的颜色和阻光度，由光线穿过整个数据场，进行颜色合成，得到最终的绘制结果。目前有三类直接体绘制方法：光线投射法，投影成像法和频域变换法。直接体重建计算量大，耗费时间长，不能实时处理。

**5. 三维显示** 在三维模型重建后，需要对其向量进行计算，并采用 Open GL 技术进行显示。医学图像数据量比较大（一般的三维表面模型在百万数量级，虚拟人的数据高达数 10G），为了达到实时交互，显示是必须考虑的问题。其中层次细节模型技术（level of detail, LOD）可以较好地解决这个问题。LOD 技术主要是针对视点的变化以及物体离视点的远近、动态采用不同的分辨力的模型。

## 二、多平面重建

### （一）原理

多平面重建是指把横断扫描所得的以像素为单位的二维图像，重建成以体素为单位的三维数据，再用冠状面、矢状面、横断面或斜面去截取三维数据，得到重组的二维图像（图3-7）。在将每一层横断面叠加时，层与层之间做了插值，形成各向体素间距相同的三维容积数据。重建的多平面的层数、层厚和层间距可以自行规定。这样，就如同重

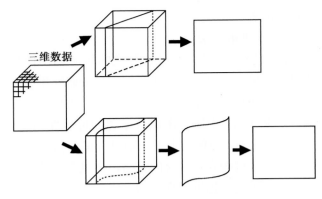

**图 3-7 多平面重建成像原理**

新做了一组其他角度的断层扫描。若在冠状面、矢状面或横断面上画任意的曲线，此曲线所确定的柱面所截得的二维图像就是曲面重组（curved planar reformation, CPR）图像。CPR 是在 MPR 的基础上改进的一种算法，它是通过人工描述出感兴趣结构的中心线或自动跟踪三维体数据结构的轨迹所形成的曲面重组图像，可用于迂曲、细小解剖结构，如冠状动脉等的重建与显示。

### （二）显示方法

多平面重建的实质是将扫描所得的体素进行重新排列，在二维屏幕上显示任意方向上的断面。其常规操作方法如下：

**1. 重建图像的选取** 用于 MPR 或 CPR 重组的 CT 图像，必须是在相同的扫描方向和角度，相同的视野，而且 $x$ 轴、$y$ 轴上处于同样的位置获得的序列图像，也就是必须是在同一次扫描定位像内的图像。图像的数量可根据需要而定，一般不能少于 4 幅。

**2. MRP 重建参照图像的选取** 通常是根据诊断的需要，选取一组图像的中间层面、感兴趣层面或某个器官的中间层面。

**3. 多平面图像的获取** 以参照图像为基础，可获得冠状面、矢状面或任意方位的重组图像。通过鼠标移动各个平面的位置，可使三幅断面图像平滑地变化。在操作程序中，允许以初次重组结果中的任意图像，作为一个新的参照图像，进行新的 MPR 重组。曲面重组（CPR）可以把横断面、冠状面或矢状面中的任一个平面指定为参照平面，在它上面用鼠标画一曲线，此曲线的投影轨迹就是一个曲面（确切地说，是一个柱面）。

### （三）临床应用

**1. 适应证** 多平面重建适于人体中任何一个需要从多角度多方位观察的器官，特别适合对病灶的多方位观察，以了解其与邻近组织的空间位置关

系。而曲面重组可使弯曲的器官拉直、展开,显示在一个平面上,使观察者能够看到某个器官的全貌,特别适合于迂曲、细小解剖结构,如冠状动脉等的重建与显示。

**2. 影响因素** 图像质量受很多因素的影响,如原始横断面图像的层面越薄,则所得图像的质量越好,若原始横断面图像的信噪比高,则多平面图像的信噪比也高。经曲面重组获得的图像的质量与所画曲线的准确与否密切相关,有时可能会造成人为伪影。

**3. 应用评价**

(1)优点:①断面显示简单快捷,可以达到实时同步的效果。多平面重建的结果仍然是断面图像,弥补了横断面的不足,适合于显示实质器官的内部结构。②能利用横断面扫描所获得的容积数据,产生新的任意断面的图像,无需对患者进行再次扫描。③新产生的断面图像可以如实地反映原断面图像中各结构的密度值,在新产生的断面图像上可以对各组织结构进行密度、大小等的测量。④曲面重组可以在一幅图像中展开显示弯曲物体的全长,可以测量出弯曲物体的真实长度,有助于显示病变的范围。而其他各种基于投影方法得到的物体长度,只能反映物体在垂直方向上的长短。

(2)缺点:①由它所产生的新的图像仍然是断面图像,很难完全表达结构复杂器官的空间结构。②曲面重组用于显示弯曲的血管时,受人为操作的影响很大,如果所画曲面偏离血管的中心线,会造成血管局部狭窄的假象。③曲面重组的操作会引起器官的变形,有时从新产生的断面图像上难以辨认体位。所以使用该方法时一定要附上产生曲面图像的参照图像。

## 三、表面阴影显示

### (一)原理

表面阴影显示(shaded surface display,SSD)又称为表面遮盖重建法,是将三维容积数据中蕴含物体表面加上的明暗阴影进行显示的方法,即通过计算机使被扫描物体表面大于某个确定阈值的所有相关像素连接起来的一种表面数学模式成像。SSD要求预先设定一个阈值最低的数值,利用计算机将各像素值与这个阈值进行比较,凡是高于这个阈值的像素就被保留下来,把它确定为白色作为等密度处理,而低于这个阈值的像素则会被舍弃,在图像上定为黑色。这种黑白图像再根据光照模型确定的算法,来给物体表面加上阴影,呈现在二维屏幕上,从而得到从任何角度投影成像的三维表面轮廓影像。SSD图像人机交互操作迅捷、方便,富有立体感和真实感,极其直观。

表面阴影显示的常规操作分两步进行:第一步是表面重建(surface reconstruction),即从三维灰度数据重建出三维物体表面的几何信息。而成像系统采集到的三维图像是灰度数据,物体表面信息是隐含于其中的。如果数据源是各向采样间隔基本相同的三维灰度图像,那么表面重建就仅仅是分割。比如,只要指定一对阈值就能分割出三维物体表面,运用矢量(一种垂直于物体表面方向向外的量)计算法,借助光照的作用,投影于人眼。如果数据源是一组层间隔较大的断面图像,那么先在断面图像上分割感兴趣区,再在这些二维感兴趣区之间进行基于形状的插值,重建出的三维物体效果较好。表面阴影显示结果的正确性除了取决于源图像的质量外,很大程度上取决于分割是否正确。如果用阈值分割,则阈值的选择对三维物体的尺寸影响很大。第二步是表面阴影重建(surface shading rendering),方法是根据光照模型确定的算法给物体表面加上阴影。表面再现将三维物体表面沿着视线投影至二维屏幕上,设想有光源照射在三维物体表面。根据光照模型计算出物体表面上每一点的光照效果,在屏幕上呈现出立体感很强的图像(图3-8)。

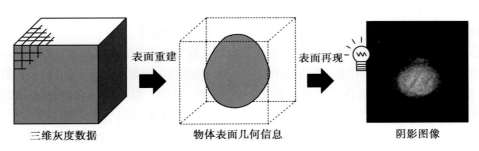

三维灰度数据　　　　　物体表面几何信息　　　　　阴影图像

**图3-8 表面阴影显示法成像原理**

## （二）显示方法

表面阴影显示法采用阈值法成像，图像显示的准确性受图像处理中分割参数（阈值）的影响较明显。如阈值选择过低，则图像噪声增加，使靶器官的显示受到影响；如阈值选择过高，则会造成细小管腔的假性狭窄征象。表面阴影显示法常常对管腔的狭窄有夸大效应，这主要是由部分容积效应造成的。为了减少部分容积效应的影响，在采集图像时，应尽可能使用薄层扫描和重建，在进行后处理时，需仔细调节部分参数如阈值、阻光度、窗宽和窗位等，以便得到尽可能真实的图像结构。

表面阴影显示法的操作步骤如下：

**1. 选择图像及其数量**　原则同多平面重建法。图像数量的多少应根据不同的情况和要求而定，并非越多越好，这点和多平面重建不同。如想全面地观察整个脏器的情况，则应选取尽可能多的横断面图像；如欲观察脏器某个局部病灶的情况，则不必选取太多的图像，以免在各个方位观察时受到周围其他结构的干扰。

**2. 选择兴趣区**　局限性病灶的表面阴影显示一般均采用兴趣区成像法，以便更好地显示和观察病变部位。如果临床需要观察的病变范围较大，则不采用兴趣区法，而按原横断面的大小成像。

**3. 选择三维成像的分辨力**　分辨力一般有 256 矩阵和 512 矩阵两种，如果设备容量允许或选取的横断面图像数量较少，应尽可能选用 512 矩阵，可获得较好的三维图像质量。

**4. 选择三维成像的阈值**　这是三维成像图像质量好坏的关键，过高或过低的阈值设置都将影响三维显示的效果。

**5. 由 SSD 三维重组软件完成表面阴影显示的三维成像**　SSD 成像后的显示观察，常于前面、后面、左侧面、右侧面、顶面和底面进行观察，也可以沿 $x$、$y$、$z$ 轴旋转，选择任意角度进行观察。此外，还可运用平面切割、改变光线的投影角度等观察工具，使三维图像显示效果更佳。如果三维图像显示效果良好，则可将所重建的图像存储起来。

## （三）临床应用

**1. 适应证**　表面阴影显示可将蕴含在三维容积数据中的物体的表面信息显示出来，使被显示的结构具有立体感、真实感，特别适合于空间结构复杂的器官或外形有显著改变的器官的显示。如对颅底各结构的显示、对全身各骨骼外伤后形态改变的显示。尤其对骨折患者的手术复位和整形患者的手术指导具有重要意义，特别适合于粉碎性骨折和颌面部畸形的患者。

**2. 影响因素**　表面阴影显示采用阈值法成像，在图像处理中分割参数（阈值）对图像的准确性影响最大。如果阈值选择过高，可能会造成小管腔的假性狭窄，一些正常的骨骼表面会出现缺损等征象；而阈值选择过低，则图像的噪声会加大，致使靶器官的显示不很清晰。在实际工作中，每种脏器的具体阈值也因机器的差异而不同，可以经过反复体会而逐渐获得最佳图像。

另外，原始横断面图像的获取参数也可以直接影响 SSD 的效果。一般，横断面图像的层厚越薄，图像的信噪比越高，所获得的 SSD 图像质量越好。

**3. 应用评价**

（1）表面阴影显示的优点：①显示的三维图像与实际物体极为相似，符合人的视觉习惯，给人以很强的真实感和立体感。当物体的空间结构复杂时，SSD 具有很大的优点，可以使一些用语言文字难以表达的器官结构，如病变或畸形一目了然。特别是对颅内脑血管瘤的空间位置，SSD 可以提供类似外科手术直视的立体图像。②SSD 只显示物体的表面信息，所需信息量不大，可以在比较普通的工作站上实现实时显示，人机交互操作简单、便捷。可以任意调节光源的方向和亮度以及物体的颜色，进行表面平滑等。用鼠标就能随意将三维物体进行旋转、放大、平移等操作。③可以沿着物体的三维表面进行长度和角度的测量。在计算机屏幕上可以对三维物体进行模拟手术，仿真切割等操作。

（2）表面阴影显示的缺点：①分割三维物体表面时，分割参数（阈值）的选择对图像结果的影响很大，往往需要反复进行，如果阈值选择不当，常常会因部分容积效应的影响，使得图像出现一些类似空洞的假象。②只提取了物体的表面信息，故不能测量密度值。③横断面图像中的伪影也会通过 SSD 显示出来，要注意鉴别。

## 四、最大密度投影

### （一）原理

最大密度投影（maximum intensity projection，MIP）是利用投影成像原理，将三维数据朝着任意方向进行投影。设想有许多投影线，取每条投影线经过的所有体素中最大的一个体素值，作为投影图像中对应的像素值，这样由所有投影线对应的若干个最大密度的像素所组成的图像就是最大密度投影所产生的图像。图 3-9 示意将一个 3×3×3 的三维图像进行最大密度投影，每条投影线正好穿过一行体素，从这一行体素中取出最大值来显示一个像素。如果在倾斜的方向上投影，投影线可能不会正好从体素中间穿过，这时就需要在投影上重新采样，采样点加权累计邻域的体素。

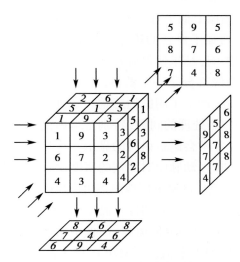

**图 3-9　最大密度投影成像原理**

实际上，投影是将三维信息以二维图像的方式来表示，而最大密度投影则是将三维信息中密度最高的结构显示出来。例如，在血管造影中血管的密度高于周围的组织结构，用最大密度投影法就可以将密度高的血管勾画出来，将密度低的组织结构去掉，得到类似传统的血管造影的图像效果。在 MIP 重建过程中，可以沿某一轴位作任意旋转、重建，多角度连续观察组织器官的三维解剖结构，了解深层或前后重叠组织的结构关系；同时还可设定一定的旋转角度，使图像自动旋转、重建与保存，然后以电影形式依次再现重建所存储的 MIP 图像，动态观察组织结构的三维解剖关系。如果显示的靶器官为低密度，可以在投影线上取最小值，这样就得到最小密度投影（minimum intensity projection，Min-IP），它多用于显示气管。另外，如果在投影线上取平均值，就称为平均密度投影（average intensity projection，AIP），AIP 的图像类似 X 线片，分辨力低，应用较少。

还有一种局部最大密度投影，其方法是在投影上取其遇到的第一个峰值，作为投影成像的像素值，这样的图像允许物体的低密度边缘能够显示出来，能够区分出前后遮挡关系，对解剖结构内小病灶的显示很有意义。

## （二）显示方法

MIP 的显示方法比较简单，通常的显示方位是前后位、上下位和侧位，根据实际需要还可以是任意斜位。通过多角度投影或旋转，可将前后物体影像重叠的 MIP 图像分开显示，也可以在投影前进行分割，去除邻近不需要显示的高密度组织或结构。通常的操作步骤如下：

**1. 图像及数量的选择**　原则上同多平面的重建，一般最少 4 幅图像，最多不超过计算机允许的最多帧数，具体数量的选择需要根据不同的情况和要求而定。

**2. 图像预处理**　指通过手工方法或自动、半自动方法将不需要的高密度结构（例如骨骼）去除，也称之为图像编辑。该步骤是 MIP 成像操作的关键，直接影响结果图像的显示效果。

**3. 选择或默认层厚**　由 MIP 成像软件自动处理，并进行多方位观察和显示，选择合适的图像存储起来，供摄影所用。

最小密度投影、平均密度投影和局部最大密度投影的操作步骤，与上述最大密度投影类似，不再一一叙述。

## （三）临床应用

**1. 适应证**　最大密度投影的密度分辨力很高，临床上广泛应用于高密度组织和结构的显示。

**2. 影响因素**　最大密度投影的成像质量受很多因素的影响，既有源图像质量的影响因素，也有重建过程中的影响因素。

（1）源图像质量：所谓源图像，就是指用于三维重建的原始断面图像，最大密度投影主要是依据投影线上的密度高低来成像。

（2）三维重建：有了良好的横断面图像，还需对其进行预处理才能获得良好的 MIP 图像。MIP 图像显示的是投影线上高密度结构的图像，通常用于血管的显示，但是骨骼也是高密度图像，它会对血管图像产生干扰，必须用预处理方法将其去除。常用的预处理方法有自动编辑和人工编辑，目的是将不需要的高密度结构（例如骨骼和钙化）去掉。

自动编辑的方法很多，如阈值法、兴趣区器官的空间连续法。阈值法是在投影前去除钙化和骨骼的方法，设定一个阈值在去除骨和钙化的同时，也会对血管造成影响。如果阈值设置过高，由于部分容积效应，骨结构密度减少，其他结构也会受到影响。降低阈值也可能使血管的显示被压制，有时会表现为血管的假性狭窄甚至完全消失。

兴趣区器官的空间连续法又称扩展阈值法，也用于 MIP 成像前消除骨和其他高密度结构的影响。该方法是以空间连续算法和数学形态学为基础，具体是在骨结构的层面上，先选择一个"种子点"（seed point），从种子点开始，寻找满足下述两个条件的其他点的容积：①候选点的阈值必须高于预先确定的值；②候选点必须邻近于（三个相同方向中的任何一个）起始点，或者先前被满足的两个条件的一点。通过该算法后"长成"一个包含所需结构的、连接在一起的体素区，这些体素能被"捆绑"（tagged），在MIP 成像前被设置成一个低值。连续算法的阈值选择很重要，如果阈值过高，骨的边缘部分不能被捆绑；如果降低阈值，连接受阻，在新阈值以上容积内像素不可能全部被压制。如果连接到这些结构的像素被压制，这种算法可能会使较低阈值中的骨结构"泄漏"到邻近的血管，导致骨结构和血管混淆在一起。

有时候用自动编辑的方法难以去除不需要的结构，这时就需要采用人工编辑的方法。人工编辑的方法有包括法和排除法。包括法是通过勾画或其他方法设计一个感兴趣区的容积，然后进行 MIP 处理。即这一范围以外的所有体素，在进行 MIP 处理之前设置成一个低值。排除法设计的感兴趣区与MIP 的处理无关，即该区内的所有体素在进行 MIP 重建前被去除。

包括法或排除法的选择，通常根据实际需要而定。当需要观察的部位较大，欲去除的部位较小，则使用排除法较方便。相反，若需要观察的部位较小，则采用包括法较方便。这两种方法都需要操作者具备解剖学和病理学的相关知识，因为每一幅图像的解剖结构和病理表现不尽相同。

**3. 应用评价** 最大密度投影的图像主要提供密度信息，是血管造影进行三维重建所采用的主要方法之一。

（1）最大密度投影的优点：①MIP 图像的像素值可量化，骨结构、钙化、对比剂、软组织和空气的明暗关系显示清晰，且易区别。②最大密度投影得到的图像较大程度地保留了图像的密度信息，密度的高低在图像上能够直观地显示出来。③MIP 的功能实现和操作都较简单，一般工作站都提供这一功能。而且有很多工作站为了进一步简化操作和加快显示速度，还提供"移动厚层最大密度投影"（sliding thick slab MIP，STS—MIP）功能软件，它的投影方向与观察横断面的方向相同，

能够选出相邻的若干 CT 断层组成一个厚层进行投影，操作者上下移动层面位置，可实现交互式的观察。④可以从不同角度对三维体数据进行旋转MIP 重建，背景与兴趣组织结构的显示在一定的角度与方位上可以分开，感兴趣的解剖结构显示更为清楚。

（2）最大密度投影的缺点：①MIP 的血管图像在三维图像上似乎有一些阴影的感觉，这主要是由于造影增强了血管的边缘受周围软组织部分容积效应的影响，结果使得血管横断面中心部分是一个高值，边缘部分是一个低值，中心部分的亮度高于边缘部分，产生了阴影的感觉。②血管壁上的钙化是一个较难处理的问题，特别是当钙化围绕血管壁一周时，常常会遮盖血管的显示。这是因为静脉注射对比剂时，动脉中对比剂的密度比骨和钙化结构的密度要低。③MIP 图像虽然可以反映人体结构的密度值，但不能在其图像上测量确定值。因为经过最大密度投影的取值运算，图像中的像素值要高于源图像中的像素值。④MIP 图像上前后物体的影像互相重叠，高密度的物体会完全遮住低密度的物体，所以有时骨骼会将欲观察的血管遮盖，这时就必须在投影前进行分割，去掉不需要显示的高密度物体。⑤MIP 图像前后物体影像的互相重叠，其空间层次不丰富，立体感不强，改进后的局部最大密度投影在一定程度上弥补了这一缺陷。⑥由于 MIP 图像是取最大值成像，所以不可避免地会丢失一些数据，结果会造成低密度的影像被去掉，而低密度影像往往也包含一些有助于诊断疾病的信息。还可能出现由于采集技术的原因，使血管周围背景的增强大于血管的增强，导致血管的远端分支不显示。因此，在评价器官血管的终末分支或外围血管的狭窄时，应结合多平面重建的图像，方能降低血管狭窄的假阳性率。

## 五、容积再现法

### （一）原理

容积再现法（volume rendering technique，VRT），也称为体积重建法或体绘制法，是近年来可视化图像发展中出现的新的研究热点。它采用一定的体绘制光照模型，直接研究光线通过体数据场时与体素的相互关系，无需构造中间面，体素中的许多细节信息得以保留，能最大限度地再现各体素的空间结构。

容积再现法包括以图像空间为序的体绘制算

法和以物体空间为序的体绘制算法两大类。光线跟踪法是最常用的算法，光线跟踪法认为，观察者看到的景是光源发出的光照射到物体上的结果，其中一部分到达人眼引起视觉，到达人眼中的光可由物体表面反射而来，也可由表面折射或透射而来。若从光源出发跟踪光线，则只有极少量的光线能到达人的眼中，这样处理的效率很差。因此，可按相反方向跟踪光线，即从人眼到景物方向，当光线到达一个可见的不透明的物体表面时停止跟踪，这种方法能显示可见面，消除隐藏面。若将其与整体光照模型结合起来，考虑其他物体对目标表面的反射、折射、透明和阴影等效果，则可获得极具真实感的图像。

光线跟踪法以显示屏的每个像素作为光源向三维图像发出光线，通过光线和物体的交点来决定所要显示的表面点，并通过一定的光照模型决定像素的灰度。光线跟踪法可以在不构造物体表面几何描述的情况下直接对体数据进行显示，所以容积再现法无需进行表面重建，即可直接对体数据所包含的物体进行显示，物体的细微结构和微小变化都可以不同程度地表现出来，而且在计算光线与物体相交时还可以加入一些附加条件，如计算体素的阻光度、颜色和梯度等。

容积再现法的特色代表是阻光度（opacity），若把体素当作半透明的，阻光度就是体素不透明的程度，取值范围从 0~1。0 代表完全透明，1 代表完全不透明。体素密度值与阻光度之间的映射关系由用户指定，可以是任意的单值曲线。为了便于规范化，常用一个可以调节斜边的梯形（图 3-10）来表示。斜边决定了随着体素值的增高，阻光度是渐变的，而不像阈值那么截然地分割，这种调节方法又叫作模糊阈值。体素的颜色也用类似的方法指定。

梯度是体素值在空间的局部变化率，梯度值大的地方可能存在表面，计算光照时要作反射处

理，这时梯度的作用相当于表面阴影显示法中的表面法矢量。体素的密度值有很多级，为了简化数据，在预处理时经常采用分类的办法将体素分成较少的若干类物质（通常是 256 类），每一类都指定了其阻光度和颜色，256 类与分割（相当于 2 类）相比已经很多了。分类可以出现模糊，容积再现法的这种模糊处理能更加真实地描述物质的空间分布。

光线跟踪法可以简单地描述为：当物体按照指定的方向投影时，假想有许多光线从后方穿过半透明的三维数据到达屏幕，把每一条光线经过的所有体素的阻光度、颜色和梯度进行累计合成，最终得到屏幕上呈现的效果。

**（二）显示方法**

**1. 图像及数量的选择** 原则上同 MPR 法，以符合临床实际需求为准。

**2. 兴趣区的选择** 若观察局限性病灶，可采用兴趣区成像，以便于更好地观察和显示病变。如果病变范围大或需整体观察，则按原横断面大小成像。

**3. 预处理** 通过反复调节反映体素值和阻光度之间映射关系的梯形斜边，可以改变体素的阻光度，也可通过类似的方法调节体素的颜色。

**4. 显示图像** 根据指定的投影方向，VRT 重建处理软件把所有体素的阻光度、颜色和梯度合计成最终的显示图像。

**（三）临床应用**

**1. 适应证** VRT 图像可以同时显示人体各结构的空间信息和密度信息，对于肿瘤组织与血管空间关系显示良好。

**2. 影响因素** 源图像质量的好坏必定会影响 VRT 图像的质量。VRT 对源图像质量的要求与 MIP 类似，同样需要尽可能薄的层厚，良好的信噪比。进行 VRT 成像时，对体素的阻光度、颜色和梯度的调节至关重要。各厂家 VRT 处理软件中都有自带的参考模式，用户也可以将某一个重建好的 VRT 图像存储起来，以便下次对同样的器官重建时简化操作，更好地改进图像质量。

**3. 应用评价**

（1）容积再现法的优点：①VRT 将扫描所得的三维数据看作是半透明的，这样可以利用全部体素，既可以显示人体的空间结构信息，又可以显示人体的密度信息，相当于融合了 SSD 和 MIP 两者的长处。密度信息是通过阻光度这个参数携带的，

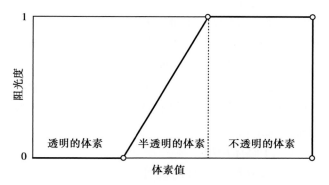

图 3-10　容积再现法显示和阻光度调节方法

在预处理时适当调节阻光度,可以使低密度物体与高密度物体同时显示,低密度物体在图像上显示透明,而高密度物体显示不透明。②VRT图像保留了原图像中的模糊信息,与其他方法对原图像物体边界难以截然分割相比具有很大优势。例如,颅面骨骼中低密度的薄骨板,在容积再现法的图像中会被显示为半透明状态,而不会像表面阴影显示法时容易表现为空洞。③VRT成像无需分割,没有烦琐的手工操作,与其他方法相比效率较高。

（2）容积再现法的缺点:①VRT图像是直接对体数据的显示,没有对物体表面进行任何重建,它不能进行诸如体积和面积等的测量,不能对三维物体进行加工,这是由其模糊性的特性决定的。②光线跟踪法是以体素为操作对象,每个体素都对显示图像产生一定的影响。③运算量非常大,显示速度较慢。

## 六、仿真内镜成像

### （一）原理

仿真内镜（virtual endoscopy,VE）是随着计算机技术的飞速发展,在医学影像领域出现的一种新的三维成像方式。内镜是帮助医生观察并检测人体内部器官表面的一种诊断和治疗工具,如胃镜和肠镜等。然而,内镜在使用过程中也存在诸多不便,如给患者带来不适、穿刺损伤以及内镜进入的限制等。医学影像学领域的仿真内镜却克服了上述的一些缺点,以患者无损伤、无不适、内镜进入自由等优点而获得了长足的发展。

仿真内镜用源影像提供的容积数据,采用仿真技术,模拟三维立体环境,具有强烈的真实感,VE能够重建出管道器官如胃肠道、呼吸道和大血管等内表面的三维立体图像,并可以模拟纤维内镜的检查方式,所以称为仿真内镜。一般的三维重建方法只能重构管腔外表面的解剖结构,如SSD、VRT等,而VE则可利用以轴位图像为源影像的容积图像,结合特殊的计算机软件功能,即三维表面绘制（surface rendering）和体积绘制（volume rendering）等进行后处理。对空腔器官内表面具有相同像素值范围的部分进行三维重建,再利用计算机的模拟导航技术进行腔内观察,即选择好视点的行进路线,并赋予人工伪色彩和不同的光照强度,由计算机保存一系列的显示结果图像,最后连续回放,即可获得类似纤维内镜行进和转向时直视观察效果的动态重建图像（图3-11）。

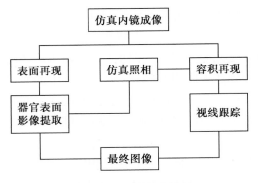

图3-11 仿真内镜成像原理

### （二）显示方法

VE成像与其他三维成像方式一样,都是借助以横断面图像为源影像的容积图像来实现的。VE成像可以分为四步:

**1. 数据采集** 用于VE成像的横断面图像必须质量良好,选择合适的扫描参数,并对患者的扫描管腔采取一些必要的处理（如做结肠的VE成像,须先清洁灌肠和注气）。采集的参数必须预先计划好,如采集的层厚、千伏和毫安秒以及是否采用重叠重建等,都需权衡利弊,既要保证成像的质量,又能不让患者增加额外的射线量。

**2. 图像预处理** 包括图像分割、确定阈值和调整透明度、赋予人工伪彩及确定管腔行进路线等。①图像分割即选择感兴趣区域（ROI）,在每一帧图像上留下ROI,以用作三维容积再现成像处理,ROI以外的区域被删除掉。②根据所要观察的结构,给横断面图像上的密度确定一个阈值范围,这样与该阈值相同的体素被标记为同一组织,超出阈值以外的体素则当作等密度物处理。然后调整透明度,使不需要观察的组织的透明度变为100%,以消除这些影像。而需要观察的组织的透明度变为0,保留这些图像。

**3. 三维再现** 用透视投影功能,重建出管道器官内表面的三维图像。让光标进入管腔内后,调整视角和视线方向并逐步深入,可以任意角度观察和在任意部位"漫游"。同时,有横断面、矢状面和冠状面三个参照图,动态显示光标行进的位置和相应管腔外的解剖结构,以协助定位。

**4. VE显示** 利用电影功能将重建出的管道器官内表面的三维图像连续依次回放,获得模拟纤维内镜的观察效果。

### （三）临床应用

**1. 适应证** 仿真内镜可用于观察胃肠道、呼吸道和血管等管道器官的内表面的三维立体结构,对管腔内异物、新生物、钙化及管腔狭窄的显示良好。

**2. 影响因素** ①采集参数是否合理直接影响最终的 VE 图像质量。通常采集层厚应尽可能薄，重叠 50% 来重建图像。②采集矩阵越大，则 VE 图像的分辨力越好，对解剖细节的显示越细致，图像质量越好。③图像切割越恰当，图像观察起来越舒适。④阈值和透明度的确定也影响 VE 图像质量。⑤管腔行进路线居中，有利于全景观察管道的内表面。

**3. 应用评价** VE 图像第一次实现了以无创的方式观察管道器官腔内解剖和病理结构真实图像的愿望，它具有如下优点：①VE 是无创性检查，患者无痛苦；②视点进入不受限制，能从狭窄或梗阻病变的远端观察，甚至可以进入一般内镜无法进入的腔道；③观察时视野开阔，空间方向感强，易于结合三维表面图像定位。

VE 图像也有不足，表现为：①不能观察病灶的真实颜色；②对黏膜病变和扁平病灶不敏感；③图像质量受技术参数和人体运动等多种因素的影响。④不能进行活检。

（余佩琳　范文亮　余建明　彭　松　张志伟
曲婷婷　袁　元　任　宏）

## 第六节　图像后处理

### 一、降低噪声

噪声（noise）是在成像过程中，微粒子随机产生的空间波动。这些微粒子都是彼此独立地随机分布在被采集的客体中，就像刚下雨时初落在地面上的雨滴是稀疏不均的。信号采集完成后，这些微粒子的信号就不均匀的分布在图像上表现为图像噪声。噪声的大小决定于在一个小区域内不同点之间微粒子的密集程度，噪声从原则上讲是难以消除的。

视频图像中经常会有来自各种电子源的噪声称为电子噪声。组成视频系统的某些电子元件，可能成为电子噪声源，这种噪声处于一种随机的电流形式，它的产生通常是设备内热骚动所致。其他的电设备，如电动机和荧光灯，甚至大气中的自然现象，都会产生电子噪声，而被视频系统拾取。当图像信号较弱时，视频系统中呈现的噪声就越明显。大多数视频接收器都有自动增益电路，当出现弱信号时会增大放大倍数，这样就放大了噪声，并使噪声在图像内相当明显。

图像噪声的存在，可使获得的影像不清晰，最重要的是噪声的存在掩盖或降低了图像中的某些特征的可见度。可见度的损失对对比度低的物体尤为明显。如对图像中血管末梢的显示，当噪声增大就降低了客体的可见度。如果成像系统的总对比度传递增强，图像中的噪声就会更为明显。

为了抑制图像噪声，可将图像的对比度调低，即低窗位、高窗宽，可使图像的视觉噪声明显降低。另外，可以使用交融单个像素的值与邻近一些像素的值的方法或图像平滑化的方法来减少噪声。或者可以选择能得到满意图像的成像因素以获得最小的噪声。

图像去噪是一个针对性很强的技术，根据不同应用、不同要求可采取不同的处理方法。采用的方法是综合各学科较先进的成果而成的，如数学、物理学、心理学、生物学、医学、计算机科学、通信理论、信号分析学等，各学科互相补充、互相渗透使得数字图像去噪技术飞速发展。就目前应用的方法来看，计算机图像去噪处理主要采取两大类方法：一类是空域中的去噪处理，即在图像空间中对图像进行各种去噪处理；另一类是把空域中的图像经过变换，如傅里叶变换、小波变换，变换到频率域，在频率域内进行各种去噪处理，然后再变回图像的空间域，形成去噪处理后的图像。

图像噪声按其来源可分为加性噪声、乘性噪声、量化噪声、椒盐噪声等；按噪声的性质则可分为高斯噪声（白噪声）和脉冲噪声两类。中值滤波是一种非常有效的非线性滤波技术，它能有效地抑制脉冲椒盐噪声，而且对图像边缘也有较好的保护作用，但它对于图像中的高斯噪声的去除效果不佳，并可能对图像的一些尖角、线等细节产生模糊作用。小波理论得到了非常迅速的发展，其具备良好的时频特性，在实际工作中应用非常广泛，其中图像的小波阈值去噪方法可以说是众多图像去噪方法中的佼佼者，其基本思想是利用图像小波分解后，根据各个子带图像的不同特性，选取不同的阈值，从而达到较好的去噪目的。

但是，小波变换本身是一种线性变换，而国内外的研究大多集中在如何选取一个合适的全局阈值，通过将低于该阈值的小波系数置零同时保持其余的小波系数值不变的方法来降噪，因而大多数方法对于类似于高斯噪声的效果较好，而对于混有脉冲噪声等混合噪声的情形处理效果并不理想,同时,线性运算往往还会造成边缘模糊。如果将中值滤波与小波去噪相结合,去除图像中所含的高斯和脉冲噪声的混合噪声,可达到较好的去噪效果。正是在上述的基础上,提出了一种利用中值滤波和小波变换相结合的办法来对混有高斯噪声和脉冲噪声的医学图像进行去噪处理,即首先将含噪图像经过中值滤波,然后进行小波变换,在小波域内选择中值滤波器和维纳滤波器来滤除噪声,同时根据图像信号和噪声在不同尺度上的统计特性进行阈值选取,并使用软阈值函数对系数进行量化处理。实验证明,该方法对于不同噪声都具有较好的降噪性能,并具有较好的视觉效果。

图像降噪是数字图像处理领域的经典问题之一,是信号降噪的一个子类。传统的中值滤波等的降噪方法无法刻画信号的非平稳性和相关性,而这正是图像所必需的。由于小波变换具有良好的时频局部特性,这一数学工具在图像降噪方面得到了广泛应用。图像噪声可以理解为"妨碍人们感觉器官对所接收的信源信息理解的因素"。目前图像噪声的去除在数字图像处理技术中的重要性愈加明显,例如,高放大倍数遥感图片的判读、射线图像系统中的噪声去除等都已成为不可缺少的技术。图像噪声按其产生的原因可分为外部噪声和内部噪声,根据其统计特性又可分为平稳噪声和非平稳噪声两种。统计特性不随时间变化的噪声称为平稳噪声,统计特性随时间变化的噪声称为非平稳噪声。按噪声和信号之间的关系可分为加性噪声和乘性噪声。

## 二、低通滤波法

对于二维图像,把空间域的图像信号映射到空间频率域上,即可得到原始图像的傅里叶频谱。图像中的高频分量是指图像灰度变化剧烈的部分,图像轮廓是灰度陡然变化的部分,其包含着丰富的空间高频分量,低频分量是指灰度变化平缓的部分。图像经处理后,噪声被含在空间高频分量中,对高频成分加以衰减可以在频域中实现平滑处理。低通滤过即消除高频成分,保留低频成分。平滑技术可以降低噪声,提高图像质量;其缺点是使图像的边缘变得模糊。

## 三、图像锐化

相对灰度变换而言,可由图像锐化角度来改

善图像质量,使图像信息更易于观察。锐化处理可以加强图像轮廓,也是一种常用的图像处理方法。图像边缘滤过是指处理像素灰度值变陡的部分,其中包含着丰富的高频成分,若把此部分突出,则可使轮廓清晰。高通滤过则是利用高通滤过转移函数来衰减图像中的低频成分,但不影响高频成分。在行 X 散射线检查时,因被检者的轻微颤动所致的影像模糊,理论上都可以用高通滤过法来改善图像的模糊,其缺点是使噪声成分同时增强。

## 四、窗口技术

窗口技术(window technique)是数字图像必须使用的技术,恰当地运用窗口技术对病变性质及范围的判断起着重要的作用。窗口技术通过调节窗宽、窗位完成。人眼的检测能力在一幅图像上对暗度的变化为3%,使用了窗口技术后就能使低对比度的病变信号增强,使对比度为5%时也能观察到。

物体对 X 线吸收衰减不同,形成不同灰阶的图像。窗宽是指显示图像时所选用的灰阶范围,只有在这个范围内的不同数值,才有灰度级变化,超过范围则显示黑色或白色的影像。窗宽的最大范围取决于电子计算机所采用的表示像素浓淡的数值(单位 bit),窗宽的大小直接影响图像的对比度。窗宽小则显示的灰阶范围小,图像对比度强;窗宽较大时,显示的灰阶范围大,图像对比度差,但影像轮廓光滑,密度均匀,层次丰富。

窗位系指窗宽范围内最大值与最小值的平均值,它的数值由这两数值总数除以 2 获得。窗位是器官灰度范围的中心,依照目标血管显示的最佳密度值为窗位,再根据对比度的要求,选用适当的窗宽进行图像观察,即可得到比较满意的效果。

## 五、图像兴趣区处理

对图像 ROC 处理的常用方法有:

1. 对病灶区进行沟边增强,建立图像轮廓,突出病灶,便于测量及定量诊断。

2. 对病变区进行放大、移位、灰度校准、灰度转换及附加说明。

3. 对病变区域进行加减乘除运算。

4. 对病变区域计算,统计图像相关参数,如图像密度统计、像素总量及平均密度。标准误差,平均背景密度,比较两个病变区的密度,计算两个 ROI 的密度比率及总像素量的比率,建立病变区的密度,建立病变区直方图和计算直方图密度统计曲线。

5. 建立时间-密度曲线。

6. 对病变区曲线的处理,可以是单一曲线,也可以是多段曲线,通过四则运算在曲线上为不同点赋予相应数值,对曲线进行积分,计算斜率等处理,便于定量分析。

(杨　明　范文亮　余建明　彭　松
张志伟　曲婷婷　袁　元)

# 第四章　数字 X 线图像显示技术

## 第一节　概　　述

作为人机对话界面的"显示器"是最终获取信息的重要手段，与通过听觉、嗅觉、触觉等感官获取的信息相比，通过视觉获取的信息占全部信息量的 70% 以上，而且经视觉获取的信息有二维灰度的，还有彩色的。因此，通过视觉获取的信息不仅量大，而且能使人对信息的了解比较深刻和全面，这就是人们常说"眼见为实""耳闻不如一见"的道理。现代电子技术的进步，极大地从空间、时间和频段上扩展了人类的视觉能力。

阴极射线管（cathode ray tube，CRT）是传统的信息显示器件，它的显示质量优良，制作和驱动比较简单，有很好的性能价格比，因而曾经一直在显示领域占有主导地位，但由于它的电压高、有软 X 线、体积大、笨重、可靠性不高等缺点，现在已被平板显示（flat panel display，FPD）技术取代。平板显示一般是指显示器的厚度小于显示屏对角线尺寸四分之一的显示技术，它使用集成电路，具有电压低、体积小、信息密度高等特点。

### 一、常用术语

1. **像素**　在影像上能够分辨出明暗细节的最小单位。

2. **子像素**　组成像素的最小单元。

3. **分辨力**　影像显示器水平和垂直方向上所能显示的物理像素的总数。

4. **每英寸像素数（dot per inch，dpi）**　每英寸屏幕可显示的物理像素的总数，表示空间分辨力的计量单位。

5. **灰阶分辨力**　又称位深，为每个像素储存信息的位数，决定可以表现的实际灰阶等级。

6. **色度**　由光的色品坐标或光的主波长（或全部波长）及其色纯度所定义的影像显示器件在规定的照明条件下和规定的工作条件下显示的颜色参数。

7. **色温**　光源发射光的颜色与黑体在某一温度下辐射光色相同时，黑体的温度称为该光源的色温。

8. **准确度**　测试结果与可接受参考值的符合性。

9. **临床参考影像**　用于影像显示系统的特定的典型医疗影像。

10. **时钟伪影**　当内部点时钟频率与输入模拟信号频率有差异时，在固定像素类型影像显示器（如 LCD）屏幕上可见的、以失真的垂直线或条的形式出现的伪影。

11. **对比度**　影像显示器两个影像区域亮度差异的比率，亮度差值除以两个亮度值的平均值。

12. **数字驱动等级**　输入影像显示系统产生亮度的数字信号值。

13. **显示控制器**　提供计算机硬件与影像显示器之间的模拟或数字接口的影像显示系统部件。

14. **闪烁**　可感知的亮度随时间的随机波动。

15. **灰阶标准显示函数（grayscale standard display function，GSDF）**　将数字化医学影像的灰阶值映射到给定显示器的亮度范围，对数字化医学影像的显示进行标准化定义。以确保在不同显示器上显示数字化医学影像时能产生一致的视觉效果。

16. **光照强度（照度）**　照射在单位面积上的光通量［单位：Lux（lx），1lx=1lm/m²］。

17. **影像显示器**　通过模拟或数字接口显示影像的特定硬件或媒介。

18. **影像显示系统**　可以显示影像的系统包含影像显示器、显示控制器及计算机硬件和软件的工作站。

19. **亮度**　表示发光物体表面发光强弱的物理量，单位：坎德拉每平方米（cd/m²）或称尼特（nit）。

表 4-1 常用符号及其含义

| 符号 | 含义 |
|---|---|
| $L_{amb}$（环境光） | 当影像显示器关闭时，在影像显示器表面由环境光所产生的亮度 |
| $L_{min}$（最小亮度） | DDL=0，在屏幕中心测得的，由影像显示器所产生的最小亮度，它包括用于测量的特定测试图的杂散光，是在环境光完全关闭（在黑暗中）的条件下测量的 |
| $L_{max}$（最大亮度） | DDL= 最大，在屏幕中心测得的，由影像显示器所产生的最大亮度，它包括用于测量的特定测试图的杂散光，是在环境光完全关闭（在黑暗中）的条件下测量的 |
| $L'_{min}$（叠加环境光的最小亮度） | DDL=0，在屏幕中央所能被人眼感知的亮度，包括杂散光和 $L_{amb}$ |
| $L'_{max}$（叠加环境光的最大亮度） | DDL= 最大，在屏幕中央测得的，由影像显示器产生的亮度，包括杂散光和 $L_{amb}$ |
| $R_d$（漫反射系数） | 由厂家提供的特定的测量方法，用 CIE 标准光源 A 和一个孔径尺寸比直径大 20%~30% 的亮度计测得 |
| $r'$（叠 r 加环境光的对比度） | 一个影像显示器的亮度比，包括杂散光和环境光 |
| E（照度） | 被照明物体表面单位面积上所接收的光通量 |
| a（安全系数） | 基本亮度评价中，表征最大环境光时，影像显示器的最小亮度与其之间的关系 |
| $\Delta u'v'$（色度均匀性误差） | 在 $u'$-$v'$ 空间里的色坐标的最大距离 |
| $a_R$（替代安全系数） | 基本亮度评价中，修正安全系数，表征最大环境光时，影像显示器的最小亮度与其之间的关系 |

坎德拉每平方米（$cd/m^2$）或流明（lm）可进行相互换算。

**20. 相位伪差** 相位伪差引起显示对象（字母，线条等）的边缘模糊，当内部点时钟的相位设置与输入模拟信号不同时，在固定像素类型的图像显示设备（例如液晶显示器）的屏幕上可见。

**21. 精确度** 在规定条件下获得的独立测试结果之间的一致程度。

**22. 测试图** 用来测试或验证影像显示系统的图片。

**23. 杂散光** 由内部散射过程所造成的影像显示器测试亮度的增强（注意：亮度的增强值由显示影像的被照射部分确定）。

**24. 反射** 光传播至不同物质时，在分界面上改变原来的传播方向又返回原来物质中的现象。

**25. 窗口设置** 数字影像的像素值的子集的显示。

## 二、常用符号的含义

数字图像显示技术涉及的常用符号及其含义如表 4-1 所示。

（胡鹏志 何玉圣 余建明 毛德旺 宋冬冬）

# 第二节 液晶显示器

## 一、概述

液晶显示（liquid crystal display，LCD）是利用液态晶体的光学各向异性的特性，在电场作用下，对外照光进行调制而实现信息显示的一种显示技术。液晶是液态晶体的简称，最早报告发现液晶的是奥地利植物学家 F.Reinitzer，1888 年他在研究植物生理作用时，加热了一种有机化合物晶体，晶体熔化后得到了一种浑浊不透明的液体，液体具有流动性，也有像晶体那样的各向异性。继续升高温度，液体变得透明，各向异性的特征也随之消失，变成了普通的液体。人们把这种既有液体的流动性，又有晶体的各向异性特征的物质状态称为液态晶体。液晶可分为两大类：溶致液晶和热致液晶。前者要溶解在一定的溶剂中才呈液晶性，后者则要在一定温度范围内才呈液晶性。人体内就存在多种溶致液晶，作为显示应用的则是热致液晶。

显示所用的液晶都是一些有机化合物，相对分子量一般在 200~500 范围内。液晶分子的形状呈棒状，宽十分之几纳米，长数纳米，分子长度为宽度的 4~8 倍。液晶分子的基本结构如图 4-1 所示。

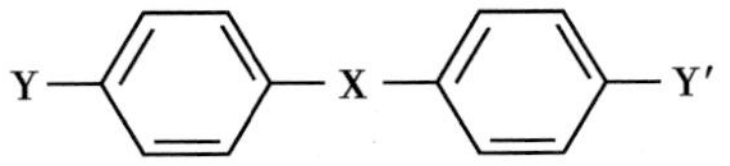

图 4-1 液晶分子的基本结构

图 4-2 中的 X，包括 2 个苯环在内，称为中央基团，Y 和 Y' 称为末端基团。液晶的各种物理、化学性质完全由这些基团所决定。因此，可以通过改变分子中某个基团的种类来改善液晶的性质。单一的液晶材料，即单质液晶作为显示应用的液晶，无法

满足显示器在阈值电压、响应速度、多路驱动能力和工作温度范围等各方面的要求。显示器件实际使用的液晶材料都是多种单质液晶的混合体，有计算机终端显示的液晶材料多为 20 种以上的单质液晶混合而成（图 4-2）。

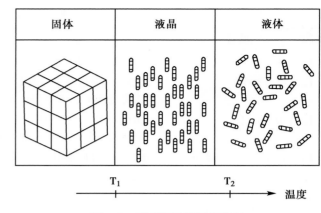

图 4-3　热致液晶的温度范围
$T_1$：液晶的熔点，$T_2$：液晶的清亮点

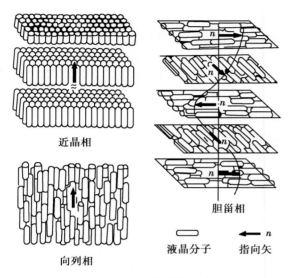

图 4-2　液晶的结构类型

液晶分子含有极性基因，分子间相互吸引并按一定的规律有序排列。按照液晶分子排列的不同，可分为 3 种类型，如图 4-2 所示：①近晶相，棒状分子按分子长轴方向互相平行，分层排列，分子只能在层内转动或滑动，不能在层间移动。②向列相，棒状分子按分子长轴方向互相平行交错排列，分子可以转动，上下滑动，流动性较好，是显示器应用的主要类型。③胆甾相，棒状分子分层排列，但长轴与层的平面平行，且二层分子的取向旋转一定角度。旋转 360° 的层间距离称为螺距，胆甾相液晶的反射光波长与它的螺距有关，温度改变时螺距发生变化，它的颜色就发生变化。

值得注意的是，用作显示应用的热致液晶仅在一定的温度下到 $T_2$ 范围内呈现液晶特性，此时为浑浊不透明状态。低于温度 $T_1$ 就变成固态（晶态），称 $T_1$ 为液晶的熔点；高于温度 $T_2$ 就变成清澈透明、各向同性的液态，称 $T_2$ 为液晶的清亮点，如图 4-3 所示。LCD 能工作的极限温度范围基本上由 $T_1$ 和 $T_2$ 确定。

液晶分子棒状结构的特性使得沿分子长轴方向光的折射率和长轴垂直方向的折射率并不相等，它的误差就是液晶折射率的各向异性。折射率的各向异性产生入射光的双折射，导致入射偏振光的偏振状态和偏振方向发生变化。从电的角度讲，

液晶分中含有极性基团，使分子具有极性。如果分子的偶极矩方向与分子长轴平行，这种液晶称为正性液晶；如果偶极矩方向与分子长轴垂直，称为负性液晶。在电场的作用下，偶极矩要按电场的方向取向，使分子原有的排列方式受到破坏，从而使液晶的光学性能变化，如原来是透光的变成不透光或相反，人们把这种因外加电场的作用导致液晶光学性能发生变化的现象称为液晶的电光效应。

为了利用液晶分子的光学各向异性来实现信息显示，人们往往设计各种液晶分子的排列模式。为了使这些排列模式均匀和长期稳定地予以保持，液晶分子在边界处，也就是在玻璃基板表面的稳定排列具有重要意义。一般对液晶盒基板内表面进行特定的处理，使基板表面形成一个约束液晶分子取向的值阱。

液晶显示器有如下特点：①显示器件仅为 2mm 的薄型器件，还可以制作在塑料基板上，做成可弯曲、不怕撞击的器件。②工作电压仅数伏，可直接用互补金属氧化物半导体电距驱动，电子线路小型化。③微功耗，显示板本身每平方厘米功耗仅数十微瓦，采用背光源也仅 10mW/cm² 左右，可用干电池供电。④LCD 依靠调制外照光工作，越是明亮的场合越清楚，甚至在太阳光光线直射下都能清晰阅读。⑤采用彩色滤色器，LCD 易于实现彩色显示。⑥采用有源矩阵液晶显示（AM-LCD），可实现对比度高、灰度等级丰富的高质量显示。现有的 AM-LCD 的显示质量已经等同，甚至超过 CRT（阴极射线管）的显示质量。但是，液晶显示视角较小、工艺较复杂、低温时响应速度较慢。

## 二、扭曲向列型液晶显示器

### （一）扭曲向列型液晶盒和扭曲效应

在两块带有氧化铟锡透明电极（indium tin oxide，ITO）的玻璃基板上涂抹称为取向层的聚酰亚胺聚合物薄膜，用摩擦的方法在其表面形成方向一致的微细沟槽，在保证两块基板沟槽方向正交的条件下，将两块基板密封成间隙为几微米的液晶盒，用真空压注法灌入正性向列相液晶并加以密封，在液晶盒玻璃基板表面粘贴线偏振片，使起偏振片的偏振轴与该片的摩擦方向一致或垂直，并使检偏振片与起偏振片的偏振轴相互正交或平行，这就构成了最简单的向列型液晶盒（图4-4）。

与取向表面接触的液晶分子在物理力的作用下沿沟槽排列，由于上下基板上取向层沟槽方向下正交，无电场作用时使液晶分子由上到下扭曲90°，如图4-4C所示。入射光通过起偏振片变成线偏振光，在通过整个液晶层时，偏振方向也随着液晶分子长轴旋转了90°，这就是TN液晶的旋光特性。此时，如果将出射处的检偏振片的方向与起偏振片平行粘贴，旋转过90°的偏振光被阻挡，因而无光输出呈暗态，如图4-4A所示。在有电场作用时，如果电场大于阈值场强，除了与内表面接触的液晶分子仍沿基板表面平行排列外，液晶盒内各层的液晶分子都沿电场取向呈垂直排列状态，此时通过液晶层的偏振光偏振方向不变，检偏振片呈亮态，如图4-4B所示，这样就实现了黑底白字显示，称为负显示。同样，如果将起偏振片和检偏振片的偏振轴相互正交粘贴，则可实现白底黑字，称为正显示。TN液晶分子从原来平行于基板扭曲90°的排列方式，在电场作用下转变成垂直于基板的排列方式，从而对线偏振光调制而实现显示的现象，称为TN液晶的扭曲效应。

### （二）扭曲向列型液晶显示器的特性

电光特性是扭曲向列型液晶显示器（twisted nematic liquid crystal display，TN-LCD）的重要特性曲线，如图4-5所示。

1. **阈值电压** 阈值电压 $V_{th}$ 定义为透射率为器件最大透射率的90%（对常白型）或10%（对常黑型）所相应的电压有效值，一般用 $V_{90}$ 和 $V_{10}$ 表示。$V_{th}$ 是一个与液晶材料相关的参数，对于TN-LCD，为1~2V。

2. **对比度和视角** LCD的对比度是在恒定环境照明条件下显示部分亮态与暗态之比。由于偏显示板法线方向的角度不同，入射到液晶盒的光遇到不同的液晶分子排列形态，造成有效光学延迟量的不同，因此不同视角下对比度就不同，这是LCD的一个特点。在某种情况下甚至可能出现暗态的透射率超过亮态透射率的情况，即对比度反转。早期的TN-LCD视角范围较小，一般对比度大于3的视角范围垂直方向仅-10°~+30°，水平方向仅-40°~+40°。近期产品的视角有较大改善，两个方向都可做到±70°左右，可以与CRT的视角相当。

3. **响应时间** LCD的响应时间通常用它的上升时间 $t_r$ 和下降时间 $t_f$ 和（$t_r+t_f$）来衡量。

一般情况，下降时间要大于上升时间，随着温度的下降，液晶变得更黏稠，低温时响应速度明显下降，普通TN-LCD的响应时间在80ms左右。

### （三）TN-LCD的驱动

LCD驱动有以下特点：①直流电压会使液晶材料发生不可逆的电化学反应，缩短使用寿命，因此必须用交流驱动，同时防止交流波形的不对称产生直流分量；②频率低于数千赫时，LCD的透射率只与驱动电压的方均根值有关，与电压波形和峰值无关；③驱动时LCD像素是一个无极性的容性负载。

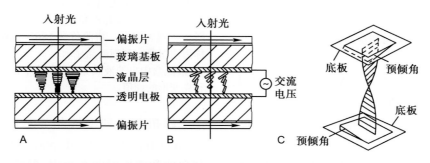

**图4-4 扭曲向列型液晶显示器结构和扭曲效应的分子排列**
A.无电场状态；B.有电场状态；C.无电场状态下扭曲效应的分子排列

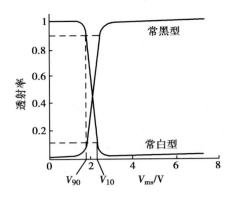

**图 4-5　TN-LCD 的电光特性**

纵坐标表示透射率,横坐标 $V_{ms}$ 表示加在液晶盒上的电压均方根值,即有效值。电光曲线在阈值电压以上的陡度是一个重要特性,它将决定器件的多路驱动能力和灰度性能。陡度越大,多路驱动能力越强,但灰度性能下降,反之亦然

矩阵式电极一般用矩阵寻址驱动,它可显示数字、字母、中文图表、曲线和图像。把 TN-LCD 上的 ITO 电极做成条状图像,并互相正交,就构成简单矩阵(或称无源矩阵)型 TN-LCD。行、列电极交叉点为显示单元,称为像素。这种排列成矩阵的像素通常采用矩阵寻址方法,即按时间顺序逐一给各行电极施加选通电压,即扫描电压,选到某一行时各列电极同时施加相应于该信号的电压,行电极选通一遍,就显示出一帧信息,设行电极数为 N,每一行通过的时间只有一帧时间的 1/N,即为该矩阵寻址的占空比。占位比越小,每行在一帧时间内实际显示的时间所占的比例越小。

矩阵寻址法为实现大信息容量的显示提供了方便、经济的路径,但同时也带来了不可忽视的串扰问题。以 2×2 的简单矩阵为例,如图 4-6 所示。

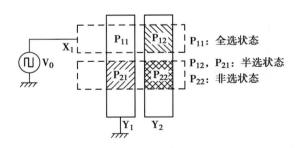

**图 4-6　2×2 矩阵串扰产生示意图**

设行电极 X,选通加上电压 $V_0$,列电极 $Y_1$ 加上信号电压 $V_0$(接地),其他电极如 $X_2Y_2$ 未加电压,呈悬浮状态。此像素 $P_{11}$ 上的电压 $V_0$,若 $V_0 > V_{th}$,$P_{11}$ 处亮态,$P_{12}$ 和 $P_{21}$ 上的电压虽未选,但仍有电压,称为半选状态,$P_{22}$ 上未加电压,为非选态。$P_{12}$-$P_{22}$-$P_{21}$ 可考虑为串联回路,其上加有电压 $V_0$。若 $V_0$ 足够

高,$P_{12}$、$P_{21}$ 上的分压也可大于 $V_{th}$,这些半选像素也会发亮,这种现象称为串扰。产生串扰的原因是液晶像素的双向导通特性,外加电压只根据阻抗大小分配电压,这样即使只在一个像素加电压,矩阵上的所有像素都会由于矩阵网络的交叉耦合而分摊到一定数值的电压,因此串扰也称交叉效应。

采用偏压法可以在一定程度上减少串扰的影响,方法是不使非选的行电极悬浮,而是给它加上 $V_0/b$ 的电压,其中 $V_0$ 是被选电极所加电压,b 是偏压比。经过计算可以得知,最佳偏压比的数值和矩阵的行数 N 有关,若 $b=N^{1/2}+1$,则相应的串扰最小,称此时的 b 为最佳偏压比。

## 三、超扭曲向列型液晶显示器

TN-LCD 的电光特性陡度较小,因串扰引起的被选点和非选点电压之差减小,产生的透射率之差不大,因此对比度高,在扫描行数增加时更甚。如果提高电光特性的陡度,同样的电压差可产生更大的透射率变化,或者维持透射率差不变,仅要求较小的电压差就可实现,则允许的扫描行数就可以增大。

实验发现,将液晶分子的扭曲从 90° 增加到 180°~270°,可大大提高电光特性的陡度,如图 4-7 所示。

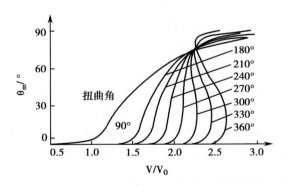

**图 4-7　不同扭曲角下液晶分子的倾角与电压的关系**

显示一组不同扭曲角下液晶盒中央平面上液晶分子的倾角和电压的关系曲线,它的形状即为电光曲线的形状。可以看出,曲线的陡度随扭曲角的增加而增加,当扭曲角为 270° 时斜率达到无穷大。扭曲角在 180°~240° 范围内的液晶显示称为超扭曲向列型液晶显示。

$\theta_m$. 液晶盒中央的液晶分子的倾角;V. 施加电压;$V_0$: 弗雷德利克变形的阈值

超扭曲向列型液晶显示器(super twisted nematic-liquid crystal display,STN-LCD)是利用了超扭曲和双折射两个效应,其简单的工作原理如图 4-8 所示。

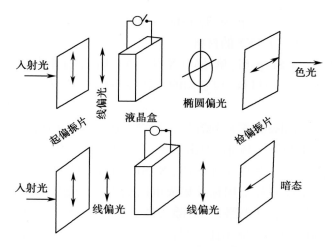

图 4-8　STN-LCD 工作原理图

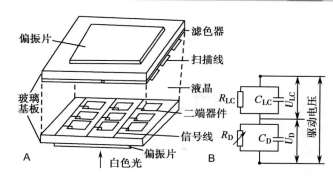

图 4-9　二端 AM-LCD 结构与单元等效电路
A. 端有源矩阵液晶显示单元结构；B. 二端有源矩阵液晶显示单元等效电路

加电压时，通过液晶盒输出的是线偏振光，如果它和检偏振片的方向垂直，则显示暗态。不加电压时，液晶盒输出的是椭圆偏振光，经过检偏振后呈现一定的色光。扭曲角增大以后，STN-LCD 的多路驱动能力大大增强，最大驱动行数可达 480 行，若采用双重矩阵可达 960 行，完全实现了计算机大容量信息显示。

## 四、二端有源矩阵液晶显示器

### （一）有源矩阵

STN-LCD 在增大扭曲角后，电光特性的陡度提高了，多路驱动能力也随之增强，但它仍是一个简单矩阵，没有从根本上摆脱因液晶像素双向导电引起的串扰，也没有解决因扫描行数增加，占空比下降所带来的显示质量劣化。解决这个问题的方法是在每个像素上串接一个有源矩阵（active matrix，AM），串接有源器件后，液晶像素不再具有双向导电的特性，从而使电压在矩阵阻抗电路上的分配引起的串扰得以克服。依靠存储电容的帮助，液晶像素两端的电压可在一帧时间内保持不变，从而使占空比提高至接近 1，这就从原理上消除了扫描行数增加时对比度降低的矛盾，从而可获得较好的显示质量。

依据像素上所加的有源器的类型，有源矩阵可分为二端型和三端型，前者是二极管阵列，后者以薄膜晶体管（TFT）阵列为主。

### （二）二端型有源矩阵

二端有源矩阵液晶显示的结构、等效电路如图 4-9 所示。

它在每个像素回路中串入了一个二端器件，$C_D$ 和 $R_D$ 分别是它的等效电容和等效电阻，要求二端器有正反向对称的非线性伏安特性，且 $C_D$ 比液晶单元的等效电容 $C_{LC}$ 小很多。当扫描电压和信号同时作用于像素单元时，由于二端器件处于断态（OFF），其等效电阻 $R_D$ 很大，且 $C_D$ 远远小于 $C_{LC}$，电压主要加在 $C_D$ 上。当此电压大于二端器件的阈值电压时，二端器件进入通态（ON），$R_D$ 迅速减小，大的通态电流对 $C_{LS}$ 充电，一旦 $C_{LS}$ 上充电电压的均方根值 $V_{ms}$ 大于液晶的阈值电压 $V_{th}$，该单元处于显示状态。当扫描移至下一行时，原来单元上的外力加电压消失，二端器件恢复到断态，$R_D$ 瞬间很大，接近开路，这时 $C_{LS}$ 上充的信号电荷只能通过 $R_{LS}$ 缓慢放电。如果设计得当，可使此放电过程在此后一帧时间内还维持 $V_{ms} \geq V_{th}$，因而该液晶单元不仅在选址期内，而且在以后的一帧时间内都保持显示状态，这就消除了简单矩阵随着占空比的下降而引起对比度下降的弊端。

## 五、三端有源矩阵液晶显示器

### （一）三端有源矩阵的结构和工作原理

三端 AM-LCD 的结构和等效电路如图 4-10 所示。

每个像素上都串入一个三端器件，这个三端器件是 MOS 场效应管或 TFT。它的栅极 G 接扫描电压，漏极 D 接信号电压，源极 S 接 ITO（像素电极），

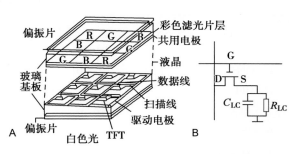

图 4-10　三端 AM-LCD 结构与单元等效电路
A. 三端器件 AM-LCD；B. 单元等效电路

与液晶像素串联。液晶像素可以等效为一个电阻 $R_{LC}$ 和一个电容 $C_{LC}$ 的并联。当扫描脉冲加到 G 上时，使 D-S 导通，器件导通电阻很小，信号电压产生大的通态电流 $I_{on}$ 并对 $C_{LS}$ 充电，很快达到信号电压数值。当 $C_{LC}$ 上的充电电压 $V_{ms}$ 值大于液晶像素的阈值电压 $V_{th}$ 时，该像素处于显示状态。当扫描电压移至下一行时，单元上的栅压消失，D-S 断开，器件恢复至断态，电阻很大，$C_{LS}$ 的电压只能通过 $R_{LC}$ 缓慢放电。选择电阻率很高的液晶材料可维持此后的一帧时间内 $C_{LC}$ 上的电压始终大于 $V_{th}$，使该单元像素在一帧时间内一直显示，这就是所谓的存储效应。存储效应使 TFT-LCD 的占空比为 1∶1，不管扫描行数增加多少，都可以得到对比度很高的显示质量。由此可见，三端 AM-LCD 的工作原理与二端 AM-LCD 基本相同，只是 TFT 这类三端器件性能更加优越，通态电流 $I_{on}$ 更大，断态电流 $I_{off}$ 更小，开关特性的非线性更陡，因而其显示性能也更好，现在用非晶硅（a-Si）TFT 制作的液晶显示器的图像质量可与 CRT 媲美。

以 TFT 本身结构而言，可分为底栅式和顶栅式两种结构，如图 4-11 所示。

顶栅结构中的 a-Si 层易受玻璃基片中 Na⁺ 的污染，且 I-S 界面通态与断态之间的差别较大。而底栅结构隔了一个 I 层，a-Si 层受 Na⁺ 污染较少，因而在 a-Si、TFT-LCD 中被广泛采用。顶栅结构则多

在多晶硅，即 p-Si、TFT-LCD 中被采用。

**（二）TFT 的材料**

a-Si、p-Si、单晶硅（X-Si）和 Cdse 都可作为制作 TFT 的材料，但它们的性能各不相同，如表 4-2 所示。

Cdse 低温成膜容易，迁移率高，驱动电路可与 TFT 矩阵一体化，但由于稳定性和可靠性难解决，至今仍未获得实际应用；X-SiTFT 的制作需要先在单晶硅片上用标准集成电路加工技术制作 TFT 矩阵和驱动电路，然后除去硅衬底，在玻璃基板上制作 LCD。应用此法制作的 TFT 矩阵面积不易做大，目前缺陷率还较高；p-SiTFT 的迁移率比较高，TFT 矩阵和驱动电路可一起集成，p-SiTFT 可以做成很小的几何尺寸，矩阵的开口较大，所以它首先用于制作尺寸较小且要求透射率较大的投影用的 TFT-LCD，目前已有较多的产品问世；a-Si TFT 是目前技术最成熟、生产规模最大的薄膜晶体管类型，可以用低温工艺制作，因此可以用廉价的玻璃作为基板。它具有适中的迁移率，可以保证 TFT 在视频下工作。a-Si 的研究基础和相对成熟的工艺使得 a-Si TFT 在很短的时间内就达到了实用阶段，成为彩色液晶显示的主流技术。

**（三）a-Si TFT-LCD 的工艺流程和生产技术**

一种底栅结构 a-Si TFT 简化的工艺流程如图 4-12 所示。

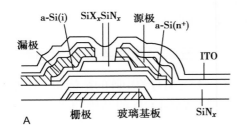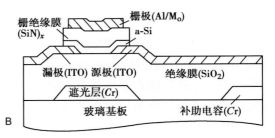

图 4-11　TFT 结构
A. 底栅结构；B. 顶栅结构

表 4-2　不同 TFT 材料的性能

| | a-Si | p-Si | Cdse |
|---|---|---|---|
| 迁移率/[cm²/(V·s)] | 0.5~1.0 | 25~100 | 100~450 |
| TFTON 电流/A | $10^{12}$~$10^{15}$ | 10~11 | $10^{12}$~$10^{14}$ |
| TFTOFF 电流/A | $10^{-8}$ | $10^{-7}$~$10^{-6}$ | $10^{-5}$ |
| 工艺温度/℃ | 300 | >450 | 300 |
| 光敏性 | 受光照影响大 | 受光照影响小 | 受光照影响小 |
| 工艺稳定性 | 好 | 好 | 差 |
| 集成性 | 不适于驱动全集成 | 可驱动全集成 | 可驱动全集成 |

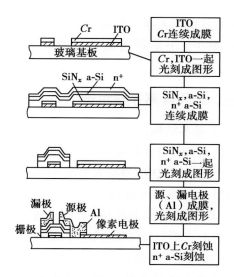

图 4-12　a-Si TFT 矩阵简化的工艺流程

其液晶盒和 TN-LCD 类似，但面积大，精度高，环境要求严，因此设备体系与 TN-LCD 完全不同，自动化程度要高几个量级。从图 4-12 可以看到，TFT 矩阵的制作工艺是在玻璃基板上大面积成膜技术，类似于制造大规模集成电路的微米级光刻技术的结合。它的特点是：①有源层为 a-Si，而不是单晶 Si；②基板为非晶的玻璃，而不是单晶 Si 片；③微细加工精度只需 $2\sim3\mu m$；④基板尺寸大，对角线要达到几十到几百毫米；⑤要求整个显示面积上只存在几个孤立的缺陷，大面积上均匀一致，从而引出了一个新的技术概念——巨微电子学（giant microelectronics）。为了适应 a-Si TFT-LCD 的技术特点，已经开发出整套精度自动化加工设备，配以自动化在线检测设备和激光修复技术以及高洁净度的工作环境，TFT-LCD 的规模生产已经获得了很大成功。目前 TFT 矩阵板的成品率已可大于 90%，TFT-LCD 的成品率可以大于 85%。

（余佩琳　迟　彬　余建明　胡鹏志<br>毛德旺　宋冬冬）

## 第三节　等离子体显示器

### 一、概述

等离子体显示板（plasma display panel，PDP）是利用惰性气体在一定电压的作用下产生气体放电，形成等离子体，直接发射可见光，或者发射真空紫外线，进而激发光致发光荧光粉而发射可见光的一种主动发光型平板显示器件。20 世纪 60 年代，美国伊诺斯大学的 D.L.Bitzer 教授发明了交流等离子体显示板，到 90 年代 PDP 技术迅速发展，实现了彩色 PDP 的批量生产，其主要性能指标达到 CRT 水平。

PDP 按驱动电压分为交流等离子体显示板（AC-PDP）和直流等离子体显示板（DC-PDP）两种。因其光电和环境性能优异，目前 AC-PDP 是 PDP 技术的主流。

PDP 具有以下特点：①主动发光，彩色 PDP 可实现全色显示；②伏安特性非线性强，单色 PDP 产品已实现选址 2 048 行，彩色 PDP 已实现选址 1 024 行；③具有固有的存储特性，显示占空比为 1，可实现高亮度显示；④视角大，可达 160°，与 CRT 相当；⑤响应快，单色 PDP 达微秒量级；⑥寿命长，单色 PDP 达数十万小时，彩色 PDP 也达 3 万小时。

### 二、气体放电原理

如图 4-13 所示，向一个装有平板电极的充气二极管内充入惰性气体（如氖 Ne+0.1% 氩 Ar）后将二电极接入电路，从零开始增加电源电压，然后减小限流电阻，就得到如图 4-13 的伏安特性曲线。按放电形式的不同，其曲线可划分为不同的部分，电压从零开始增加时，由于宇宙射线、放射性等外界因素的催离作用，电流随之增加并趋于饱和，达到 C 点后气体被击穿，变成不稳定的自持发电，并开始发光，此时的电压称为着火电压 $V_f$。与此同时，电压迅速下降，经负阻区 DE 迅速到达稳定的自持放电 EF，EF 段称为正常辉光放电区，EF 段的相应电压为维持电压 $V_s$。进一步增高电压，放电就进入

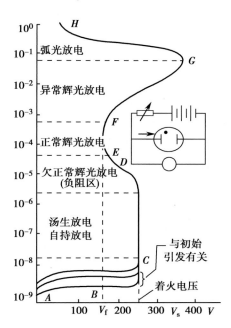

图 4-13　平板充气二极管的伏安特性

异常辉光放电和弧光放电区域，这些区域放电流较大，产生强烈的阴极溅射，且不易控制，因此实际使用的PDP都在正常辉光放电区工作。此区域内放电稳定，放电电流较小、功率小，并且有足够的亮度。伏安特性表明，平板充气二极管具有极强的非线性。

气体放电是气体中带电粒子不断增殖的过程。在电场的作用下由外界催离作用产生或前一次放电残留下来的原始电子在向阳极飞行的过程中，因获得外电场的能量而加速，最终能量超过气体分子的电离能（对Ne原子，其电离能为21.5eV）。碰撞中性的气体原子，使其电离并使自由电子增殖，如此反复，形成"雪崩"，即着火放电。整个过程中自由电子是必不可少的，为了产生稳定可靠的放电，在实际器件中常设有专门的结构用以提供稳定的初电子来源，称为引火装置。

气体的发光过程是处于激发态的气体分子的电子跃迁回基态所产生的辐射。对于Ne原子而言，是从$2P_1$能级向$1S_2$能级的跃迁，发射582nm的橙红色光线。对于Xe原子而言，是从6S能级向5P能级的跃迁，发射出147nm的真空紫外线。

气体的着火电压是气压P和电极间距d乘积的函数，每种气体都有一相应的$P \cdot d$值，对应的着火电压最低。实验表明，在给定的气体中掺入少量的杂质气体，如果杂质气体的电离能小于给定气体的亚稳能级，就会使混合气体的着火电压低于单一气体的着火电压，这种现象称为潘宁（Penning）效应。在等离子显示板中，常用潘宁效应来降低着火电压，如在Ne中掺Ar，在He气中掺Xe等。

影响单元着火电压的因素还有电极的材料及其表面状况，如果电极表面的二次发射系数较高，有利于电流的产生和维持，因而着火电压可以降低。初始电子的引火效应对着火电压也有明显影响，引火装置的采用可导入浓度较高的初始电子，从而降低着火电压。放电单元发光区域和发光强度随空间的分布如图4-14所示。

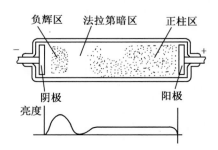

**图4-14　放电单元的发光区和光强的空间分布**

负辉区的发光紧靠阴极，而且发光较强。PDP放电间隙小，正是利用负辉区的发光来实现显示的。

## 三、单色等离子显示器

### （一）基本结构

单色PDP是利用Ne-Ar混合气体在一定电压作用下产生气体放电，直接发射出582nm橙色光而制作的平显示器。可分为直流（DC）和交流（AC）两种。AC-PDP用电容限流，其电极通过介质薄层以电容的形式耦合到气隙上，因只能在交流状态工作，无电极溅射，寿命长，具有存储特性、亮度高，是目前等离子体显示技术的主要发展方向。单色AC-PDP的典型结构如图4-15所示。

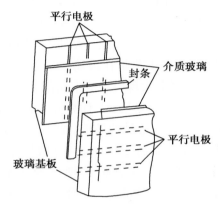

**图4-15　单色AC-PDP的典型结构**

AC-PDP由上下2块平板玻璃封接而成。基板内表面分别用溅射法制作金属薄膜，然后用光刻制作一组相互平行的金属电极，如Cr-Cu-Cr或A等，再用厚膜印刷或真空蒸发法在电极上覆盖一层透明介质层，如玻璃介质或SiO，然后在其表面再制一层很薄的MgO保护层。该薄层具有较高的二次发射系数，既可降低器件的工作电压，又能抵挡离子的轰击，提高器件的工作寿命。将2块基板以电极呈空间正交相对而置，中间填以隔子形成约100μm的均匀间隔，四周用低熔点玻璃封接。排气后充入一定压强的Ne-Ar混合气体，即成显示器件。

### （二）AC-PDP工作原理

AC-PDP工作时，在所有的行、列电极之间都加上交变的维持电压脉冲，其幅值不足引燃单元放电，但能维持已有的放电，此时各行、列电极交点形成的像素均未放电发光。如果在被选单元相对应的一对电极间叠加一个中等脉冲，如图4-16所示。

若幅度超过着火电压，则该单元产生放电而发

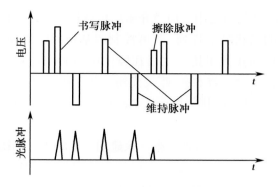

图 4-16 AC-PDP 的维持、书写和擦除脉冲工作方式

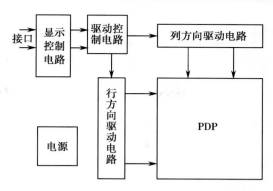

图 4-17 单色 AC-PDP 驱动电路原理框图

光。放电所产生的电子和正离子在电场的作用下分别向瞬时阳极和瞬时阴极运动，并积累于各自的介质表面成为壁电荷，壁电荷产生的电场与外加电场方向相反，经几百纳秒后由其合成的电场已不足以维持放电，放电终止，发光呈一光脉冲。维持电压转至下半周期时极性相反，外加电场与上次壁电荷所产生的电场变为同向叠加，不必再加书写脉冲等，靠维持电压脉冲就可引起再次放电，亦即只要加入一个中等脉冲，就可使单元从熄灭转入放电，并继续维持下去。如要停止已放电单元放电，可在维持脉冲前加入一个擦除脉冲，它可以产生一个弱放电，抵消原来存在介质表面的电荷，却不足以产生新的壁电荷，维持电压倒向后没有足够的壁电荷电场与之相加，放电就不能继续发生，转入熄火状态。所以，AC-PDP 的像素在书写脉冲和擦除脉冲的作用下分别进入放电和熄灭状态以后，仅在维持脉冲作用下就能保持原有的放电和熄灭状态，直至下次改写的脉冲到来为止，不必像 CRT 那样每帧必须予以刷新，这就是 AC-PD 的 P 固有"记忆"或"存储"特性。

一个单元着火电压与熄火电压之差，表示该单元的存储范围，显然它与介质上积累的壁电荷的量直接有关。存储容限越大，性能越好，工作越稳定。

**（三）AC-PDP 驱动原理**

单色 AC-PDP 的驱动原理如图 4-17 所示，它由驱动电路、显示控制电路和电源三部分组成。$x$、$y$ 方向驱动电路可采用专用集成块，在控制电路的控制下产生 PDP 所需的维持、书写和擦除脉冲。利用 AC-PDP 的固有存储特性可以不采用映象存储器，以简化电路。显示控制电路以单片微处理器为核心，在系统软件的协调下，提供驱动控制电路所需的各种信号。电源部分提供整个终端所需的多组电压，并根据驱动控制电路提供的信号产生一个合适的复合波形作为显示屏的浮地信号。

## 四、彩色等离子体显示器

用 He - Xe 混合气体放电时产生不可见的 147nm 真空紫外线（VUV），再使 VUV 激发相应的三基色光致荧光粉发出可见光而达到显示的目的。这种方法的发光效率取决于 VUV 的发光效率、荧光粉及它们之间的耦合。现在批量生产的彩色 PDP 就是采用这种方式。

目前处于实用的彩色 PDP 主要类型有表面放电式、对向放电式以及脉冲存储式。前两种类型的原理结构如图 4-18 所示。

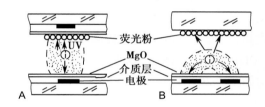

图 4-18 两种实用彩色 PDP 原理结构示意图
A. 对向放电式 AC-PDP；B. 表面放电式 AC-PDP

对向放电式 AC-PDP 也称双基板结构 AC-PDP，其结构和单色 AC-PDP 基本相同。两个电极分别制作在上下基板上呈空间正交，电极上覆盖介质层和 MgO 保护层后，在一块基板上涂覆盖荧光粉。这种器件的工作方式也和单色 AC-PDP 相似，选址和维持都用同一对电极。这种结构的主要特点是荧光粉处于放电的等离子区内，容易受到正离子的轰击受到损伤，甚至分解而导致发光亮度下降，因此寿命相对较短。但可在荧光颗粒外层包一层耐离子轰击的薄膜，这层包膜必须对 VUV 有良好的透射率，以不降低器件的发光效率。对向放电式彩色 AC-PDP 实用化结构如图 4-19 所示，它沿用了单色 AC-PDP 的基本结构。

不同之处是在前基板上增加了黑矩阵，以提高对比度。为了避免单元放电产生的 VUV 照射到相

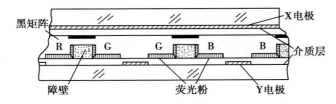

图 4-19 对向放电式彩色 AC-PDP 的实用化结构

邻单元的荧光粉上而产生光的串扰，后基板上每个单元周围都要筑起一定高度的障壁来切断 VUV 向附近单元的传播。障壁除了有一定高度外，还要尽量薄，以不影响单元的显示面积。

表面放电式彩色 AC-PDP 又叫单基板结构 AC-PDP，其单元的原理结构如图 4-20 所示。单元的选址电极和荧光粉层制作在一块基板上，两个维持电极在另一块基板上。这种结构的器件在工作时，选址的瞬间在上下两块基板之间放电，而在占一帧工作时间大部分维持工作状态期间，放电仅在制作有两条维持电极的一块基板表面进行。在这种工作模式下，荧光粉层大多数时间不接触气体放电的等离子体区域，因而受到正离子轰击的程度大大减轻，从而在结构上回避了对向放电器件荧光粉颗粒包膜材料和工艺上的难度，使器件的寿命大大延长。此外，表面放电式结构的发光效率比对向放电式高，因此器件的亮度也较高。表面放电式彩色 AC-PDP 的实际结构有多种，目前获得成功的实用结构如图 4-20 所示。

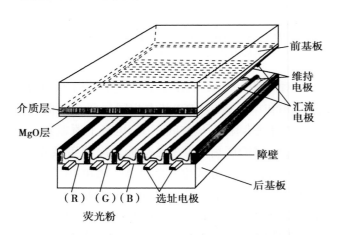

图 4-20 表面放电式彩色 AC-PDP 的实用化结构

表面放电式彩色 AC-PDP 的前基板用透明导电层制作一对维持电极。为降低透明电极的电阻，在其上再制作由金属 Cr-Cu-Cr 组成的细汇流电极，电极上覆盖透明介质层和 MgO 保护层，如同单色 AC-PDP 一样，后基板上先制作与上基板电极呈空间正交的选址电极，其上覆盖一层白色介质层，作

隔离和反射之用。白色介质层再制作与选址电极平行的条状障壁阵列，既可控制两基板间隙的隔子，又可防止光串扰。之后在障壁两边和白色介质层上依次涂覆红、绿、蓝荧光粉。板子四周用低熔点玻璃粉封接，排气后充入 He-Xe 混合气体即成显示器件。

（迟　彬　余建明　胡鹏志　毛德旺
宋冬冬　任　宏）

## 第四节　电致发光显示

### 一、概述

电致发光（electroluminescence，EL）是一种直接把电能转化为光能的物理现象。从发光物理的角度来讨论，可分低场型电致发光和高场型电致发光两种。低场型电致发光一般是指在Ⅲ~Ⅴ族化合物的 PN 结上注入少数载流子，产生复合而引起的发光，这就是通常的发光二极管（light emitting diode，LED）。高场型电致发光是一种高场非结型器件的发光，其材料是Ⅱ~Ⅵ族化合物。高场型电致发光依据器件结构可分为薄膜型和粉末型两种，交流薄膜型可用作矩阵显示，是目前电致发光技术发展的主要方向。交流粉末型用作 LCD 等的平面光源。

交流薄膜电致发光显示是目前唯一的全固体化平板显示器件，具有一系列固定器件的所有性能：①亮度高，ECD 在 1kHz 驱动下，亮度达 3 440cd/m²，配以圆振片可在阳光下阅读；②对比度大，可达 100∶1；③响应速度快，达几十微秒；④视角大，达 ±80°，可多人同时观看；⑤工作温度宽，为−55℃~+125℃，超一般集成块所能承受的极端工作温度；⑥轻薄牢固，有效器本身没有腔体和封接的结构，可以承受玻璃板能承受的各种震动冲击条件。缺点是工作电压较高，负载容抗较大，需专用驱动集成块。

### 二、交流薄膜电致发光显示器

#### （一）基本结构和工作原理

典型的交流薄膜电致发光显示（ACTFELD）结构如图 4-21 所示。

在低碱硼硅玻璃基板上制作 ITO 透明导电膜列电极，在其上依次制作介质层（I）、发光层（S）、介质层（I）夹心结构薄膜，顶部是与列电极正交的铝行电极。器件的等效电路如图 4-22 所示。

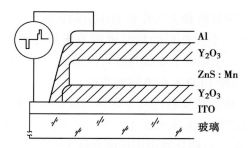

图 4-21 ACTFELD 结构示意图

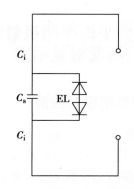

图 4-22 ACTFELD 的等效电路

在上下行列电极间加以交流脉冲电压时，所加电压通过介质层电容($C_i$)分压加至发光层电容($C_s$)上。当发光层上的场强超过阈值场强时，为($2\sim3$)$\times 10^6/cm$（此时相应的外加电压称为阈值电压），处于负极一侧 I-S 界面的电子通过隧道效应进入导带，在强电场下快速加速。对橙黄色单色器而言，当电子的能量达到 2.5eV 以上，发光层里的发光中心 $Mn^{2+}$ 被激发电子跃迁回基态时，器件就发出相应于发光中心特征能级的光。与此同时，高能电子碰撞发光层基质的缺陷能级，使之雪崩电离，形成雪崩电流并在靠阳极一侧的 I-S 界面积累，产生空间电荷极化场。极化场的方向和外加电场方向相反，使发光过程迅速停止。当外加脉冲电压反向时，极化场的方向和外加场相同，上述过程又重新开始。

**（二）工作特性**

EL 最重要的工作特性是其亮度和发光效率与工作电压的关系，分别称为 B-U 特性和 η-U 特性。典型的曲线如图 4-23 所示。

从 B-U 特性的形状看，它可以分为起始的急速上升段和随后的亮度饱和段。一般定义器件的亮度为 $3.4cd/m^2$ 时所对应的工作电压为阈值电压（$V_{th}$）。器件正常使用时一般工作在阈值电压以上 30V 处，即 $V_{th}+30V$。从图 4-23 可以看出，在 B-V 曲线的拐点处发光效率最高。使器件工作时的电压

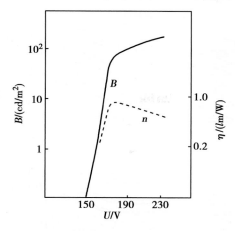

图 4-23 ACTFELD 的 B-U, η-U 特性

在 $V_{th}+30V$ 处是考虑到器件亮度和发光效率的折中选择。

**（三）彩色化技术**

彩色化技术 TFELD 可以用 3 基色光的空间混合成宽谱，"白色"光通过基色滤波器的分光来实现。TFELD 的发光颜色由掺杂的发光中心的特征能级决定，从这个意义上讲，人们不难找到红、绿、蓝基色的发光材料。为了使发光的亮度和效率达到实用要求，要考虑发光中心离子和基质材料阳离子尺寸匹配问题，否则发光中心不能进入晶格的正常位置，晶场发生畸变，发光效率下降。还要考虑它的碰撞激发截面较大，在基质中溶解度也比较高等，以获得高亮度，能同时满足这些要求的材料不多。

目前，红色和绿色材料的亮度已经达到实用要求，但蓝色材料还有一定差距，主要原因是蓝光的能量较高，要求激发电子的能量较大，基质材料相应的平均自由程较长，实现这些要求有一定难度。除了 II~VI 族材料中的 SrS、CaS 系列外，人们扩大范围进行三元系材料的研究，其中 $CaCa_2S_4$ 系列取得了良好的效果。

彩色 TFDLD 也采用单色的夹心形式，在结构上可分为发光层结构和宽谱激发光加滤色器结构 2 种。图案型结构中发生光层要光刻成一个个像素，工艺比较复杂。为了解决不同基色像素阈值电压不同和方便调整电场平衡的问题，有人将红、绿色像素置于一块基板上，将蓝色单独置于另一块基板上，然后把两块基板上下对准封在一起，较好地解决了这个问题。（图 4-24）

宽谱发光器中的发光层不需要光刻，但需要 3 基色滤色器，为了防止工艺过程中滤色器的劣化，可做成倒置式结构，如图 4-25 所示。

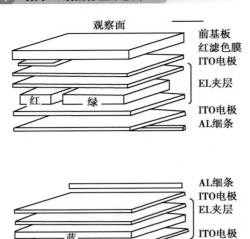

图 4-24 图案结构双基板型彩色 TFELD 结构示意图

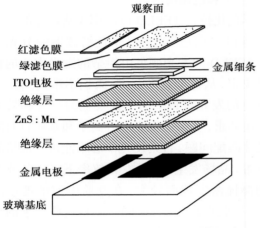

图 4-25 宽谱型倒置结构多色 ELD 结构示意图

## 三、发光二极管

发光二极管（light emitting diode，LED）是一种低场型电致发光器件，它的工作原理是在Ⅲ～Ⅴ族化合物的 PN 结上加上正向偏压，使势垒高度降低并产生少数载流子的注入。注入的少数载流子与该区的多数载流子复合，将多余的能量以光的形式辐射出来。LED 包括可见光、红外光和半导体激光器 3 种，但用于电子显示的仅限于可见光 LED。LED 本质上是一种半导体二极管，它具有如下特点：①工作电压低，一般在 2V 左右，能直接用互补金属氧化物半导体电路驱动；②发光效率高，可大于 101m/W；③响应速度快，可达 1ns 量级；④可靠性高。

LED 的核心构造是用半导体发光材料制作的 PN 结，芯片体积约 0.3mm × 0.3mm × 0.2mm，芯片外用高透明度和高折射率的材料封装，封装材料可

减小芯片材料和大气在折射率上的失配，提高光的出射率。不同外形的封装可调节出射光的角向分布。在一个底座上安装几枚可以发射不同颜色光的芯片，可使 LED 显示不同的光色。

LED 的伏安特性与半导体二极管大致相同，它的发光亮度与电流成正比。在光纤通信中用作调制光源，在光电耦合器中用作电光转换等。

（杨　明　余建明　胡鹏志　毛德旺　宋冬冬）

## 第五节　平板型阴极射线管与场发射显示器

### 一、平板型阴极射线管

阴极射线管（cathode ray tube，CRT）显示性能优良，制作工艺简单，有良好的性能价格比。因此，人们希望既能保持这些优点，又能把 CRT 变成薄形，这就是平板型阴极射线管（flat cathode ray tube，FCRT）。

FCRT 根据阴极和寻址方式的不同，内部结构差别很大，它由阴极、束寻址和调制部件以及带荧光屏的玻璃壳组成。一种带多灯丝阴极的 FCRT 结构如图 4-26 所示。

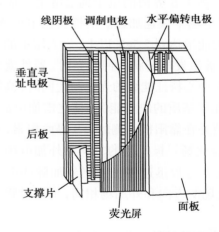

图 4-26 一种带多灯丝阴极的 FCRT 结构

FCRT 的阴极有点阴极和面阴极之分，用于单束偏转方式的单阴极对全像素阴极，用于多束偏转方式的单阴极对单像素或像素组阴极是点阴极技术，这种阴极比较成熟，性能也较好。而阴极中只有多灯丝阴极比较实用。多数 FCRT 的束调制和束寻址功能包含在一个单元之内，寻址有静电偏转、磁偏转或它们的组合，或借用真空荧光管（vacuum fluorescent display，VFD）的束寻址技术。调制大多

用控制栅的方式进行,阴极发射的电子要在很薄的空间内完成调制,并选址预定的位置,电子光学和电极结构十分复杂。荧光屏的结构和彩色CRT类似,玻壳因采用平板结构需要良好的支撑才能抵御大气压。

## 二、场发射阴极

场发射阴极(field emission cathode,FEC)中的场发射又叫场致发射。场发射是在强电场的作用下表面势垒降低、变薄,电子通过隧道效应穿过势垒发射到真空中的物理现象。材料的功函数越低,电子就越容易发射。许多金属、非金属和化合物都可以作场发射阴极的材料,在平板显示技术中用得较多的有钼、硅和金刚石薄膜等。

大多数材料的功函数为4~5eV,对这些材料实现场发射需要在阴极表面有大于$10^7$V/cm的强电场。利用尖锥表面电场集中和尖锥处因镜像力减少而功函数降低的原理,可以在较低的电压下在尖锥处(曲率半径≤10nm)产生场发射。实用的场发射阴极均组成阵列状,阴极的节距在微米量级,如图4-27所示。

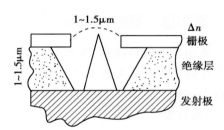

图4-27 微尖阴极的尺寸范围

单个阴极的发射电流为1~10μA,按阴极密度为$10^6/cm^2$计算,发射电流的面密度可达$10A/cm^2$,比热阴极大几个数量级。

场发射阴极应用的最大问题是强电场和大电流密度引起的发射电流的不稳定性和不均匀性。电子显微镜研究发现,锥体表面的发射是不均匀的,存在所谓的发射中心,工作过程中会出现发射突然增大,产生"跳火",随后发射下降,发射中心位置发生转移。可以用一些工艺处理来稳定阴极的发射,但根本方法是改善材料和结构,如增加发射点密度、降低材料的功函数等。在尖锥底部加入一层电阻层限流,也可以使不均匀性得到明显改善。

## 三、场发射显示

场发射显示(field emission display,FED)是以

带有控制栅极的场发射阴极阵列的基板为后基板,以制作有透明导电电极和三基色荧光粉阵列的基板为前基板,其间设有隔离柱以抵挡外界大气的压力,并使两块基板的间距保持在200μm范围内。上下基板对准后四周以低熔点玻璃粉密封,经烘烤、排气、激活、封离等标准的电真空工艺制成场发射显示器件。(图4-28)

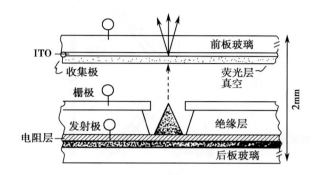

图4-28 FED结构示意图

内部真空度为$10^{-5}$Pa量级,阴极发射的电子经过栅极的控制直接打在荧光粉上,使其激发发光。由于阴极和荧光粉之间的距离很近,发射的电子不会散焦,是一种近贴聚焦的工作方式。根据分辨力的不同,一个荧光粉点所对应的阴极微尖数目多达几百个至上千个,因此个别微尖的失效不影响相应的荧光粉的工作。FED所采用的荧光粉大多为ZnO系列低压荧光粉,数百伏阳极电压就可以获得满意的亮度和发光效率。从FED的结构和工作方式来看,它实际上是一种以微尖发射阵列为阴极的平板CRT。

FED是20世纪90年代发展起来的一种新型平板显示技术,与TFT-LCD的性能相比,它本身主动发光、亮度高、视角大、响应速度快、功耗低、工作温度范围极宽,兼有主动发光和低功耗的优点,可能是唯一能与彩色TFT-LCD全面较量的平板显示技术。

**(余建明 胡鹏志 毛德旺 宋冬冬)**

## 第六节 阴极射线管显示器

### 一、基本结构

显像管是一个矩形玻璃屏的真空器件,由电子枪、矩形玻璃屏及管壳组成。电子枪是显像管的重要组成部分,它包括阴极K、控制栅极G、第一阳极A1、第二阳极A2、第三阳极A3、第四阳极A4以及

灯丝，各电极均由相应的管脚引出管外。在矩形玻璃屏上涂有荧光层。管壳外部涂有石墨导电层，它和内导电层之间形成一个500~1 000pf的电容，用作高压整流电路的滤波电容，阳极高压插座与内导电层相连接。（图4-29）

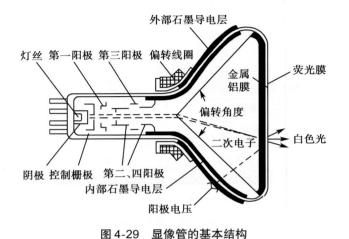

图4-29 显像管的基本结构

## 二、成像原理

阴极射线管（CRT）显示器采用的是电子束扫描的方法，电子枪发出的电子束轰击荧光屏时其能量转换成可见光，偏转电子束在整个荧光屏上扫描形成图像，由电光转换的方式将输出端输出的全电视信号重新还原成一幅在荧光屏上显示的、与被检体密度分布相对应的光学图像供临床诊断或治疗使用。在矩形玻璃屏上涂有荧光层，当从阴极发出的电子束经聚焦和阳极加速后，高速轰击荧光层，荧光粉发光并激发出二次电子，二次电子由涂在管内壁的内导电层吸收，并通过外回路将其释放，它被称为电子束电流。改变阳极电压和电子束电流大小，都会影响屏幕的发光亮度。

荧光粉膜内侧还蒸发一层很薄的铝膜，使荧光粉激发的光只向管外反射，另外铝膜还可保护荧光粉膜不受负离子的冲击而受到损伤。显像管重现图像，是将负极性的视频图像信号加在显像管的阴极上（相当于把正极性的视频图像信号加到控制栅上），视频图像信号大小变化时，电子枪射出的电子束流大小也变化，视频信号小时，电子枪射出的电子束流小；视频信号幅度大时，电子枪射出电子束流大。此电子束流经电子枪系统电子透镜聚焦和加速，再经第四阳极高压的进一步加速，电子束强力轰击荧光屏，这样就可以在荧光屏上得到随着视频图像信号内容而变化的明暗不同的亮暗点。中

套是显像管颈上的偏转线圈组件，在同步同相扫描偏转电流的作用下，受图像信号调制的电子束流，在水平和垂直偏转磁场的作用下，从左到右，从上到下做有规律的扫描运动，于是在荧光屏上就可以重现图像。完成这些工作是在同步和扫描控制电路的严格控制下实现的。CRT显示器有良好的图像层次、清晰度、分辨力、几何失真、惰性及图像稳定性等。

（余建明　胡鹏志　毛德旺　宋冬冬）

# 第七节 医用显示器性能测试与评价

随着数字探测技术和PACS系统的迅速发展，医学影像数字化进程加快，医学影像诊断逐渐由传统的硬阅读（胶片）转向软阅读（显示器），医用显示器也在逐渐取代胶片成为影像诊断的主要工具。医学成像系统显示器性能的优劣将会直接影响图像的显示质量，进而影响医生的诊断。因此，对医学成像系统所使用的显示器性能进行一定的测试比较是十分必要的。

## 一、医用显示器的性能测试

测试者包括放射科技师、物理师、医学工程师，以及受委托的工程技术人员。测试地点应在阅片室等影像诊断区域。测试工具可能用到亮度计、照度计、色彩分析仪等。

一套影像显示系统的测试需要包括软件、硬件以及相关图像处理的设置。被测试的影像显示系统的所有组成部分包括电脑、影像显示设备、显卡、显示软件以及软件版本都要可追踪，影像显示系统的测试需要在其应用环境中进行。测试图片和临床医疗图像应由影像显示系统以相同的方法显示。测试开始前，影像显示设备的屏幕应按照使用手册进行清洁。应确保预置设置没有被改变。室内的环境光应保持在正常使用的条件下，灯光、窗户、观看设备等不应对影像显示设备造成任何反射干扰，防止反射的方法描述在以下标准中：ISO 9241-302，ISO 9241-303，ISO 9241-305和ISO 9241-307。需确保室内最大环境光时，影像显示器的最小亮度与其之间的关系应满足：Ⅰ类安全系数（a）≤0.2、Ⅱ类 a≤0.3、Ⅲ类 a≤0.4。开始测试之前，影像显示器应预热大约30min，LUT设置为GSDF。通过观看TG18测试图快速评估系统的显示效果：16个亮度

等级须有区分,左右两侧连续灰阶过渡区域的灰阶过渡平滑,显示区域位置正确且可完全显示,无噪声等缺陷。

测试前准备经年度剂量检测合格的柯尼卡美能达 CA-310 展示颜色分析仪,测试过程中探头应紧贴显示器前端,不应在测试过程中晃动、移动探头,以免测试失败或引入外部变量参数。参考测试图,使用者可根据具体显示系统的需求对图像的分辨力、灰阶分辨力进行修改。

## 二、医用显示器的性能评价

### (一)视觉评价法

**1. 整体图像质量评价** 整体图像质量评价的内容包括以下几点:①观察屏幕四角及中心处的线对图案是否清晰可见、无弯曲或模糊;②观察 5% 和 95% 亮度区域是否清晰可见;③观察低对比度字母("QUALITY CONTROL")是否清晰可见;④观察 16 灰阶亮度块是否清晰可见;⑤观察网格区域边缘是否可显示完整,网格线是否弯曲,网格是否为正方形;⑥观察黑色到白色及白色到黑色过渡区域是否可区分,区域内部低对比度图案是否清晰可见;⑦观察连续灰阶过渡区域边界灰阶亮度变化是否连续,无突变、反转。

**2. 灰阶分辨力评价** 使用 TG18-MP 测试图形,用于验证灰阶分辨力是 8 位或 10 位。仔细查看在水平方向上与显示设备灰阶相关的刻度线,则显示设备的灰阶分辨力小于 8 位;如果重合,那么灰阶分辨力等于 8 位;如果位于相邻的长刻度线内,那么灰阶分辨力大于 8 位,如图 4-30。

**3. 亮度响应评价** 使用 TG18-CT 测试图形,视距 30cm,观察中心的半月形图形和四角的低对比度图形,清晰可见(图 4-31)。

**4. 亮度均匀性评价** TG18-UN80 测试图用于评价影像显示系统的亮度均匀性。通常人类视觉系统对极低空间频率不敏感,对于渐变的非均匀性可不关注,除非偏差非常明显。观看测试图时,不应观察到 1cm 内的非均匀性。

**5. 色度均匀性评价** 使用 TG18-UN80 进行色度均匀性评价,测试显示屏幕的色度均匀性,观察从屏幕中心到边缘是否存在明显的色度差异。该测试还可以评价与一个特定图像显示系统相连的多个同型号显示设备的色度一致性,检测同一个系统中多个图像显示设备的颜色差异。

**6. 像素缺陷评价** 像素缺陷可通过 TG18-UN10 和 TG18-UN80 进行评价。需要统计缺陷的总数以及类型,可以使用放大镜按下列方法来识别缺陷的类型。①A 类缺陷:子像素(一个灰度级像素点或者一个彩色基色像素点)以高亮度状态显示,在 TG18-UN10 中统计为亮点;②B 类缺陷:子像素点以暗状态显示,在 TG18-UN80 中统计为暗点;③C 类缺陷:非 A 类或 B 类缺陷的异常子像素,在 TG18-UN10 和 TG18-UN80 中统计(例如:以中间亮度状态显示、闪烁的子像素)。缺陷束:在 5×5 像素块中的两个或多个带缺陷的子像素。

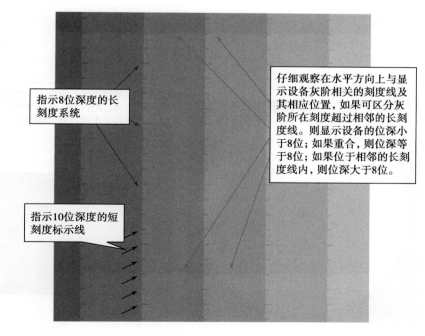

指示8位深度的长刻度系统

指示10位深度的短刻度标示线

仔细观察在水平方向上与显示设备灰阶相关的刻度线及其相应位置,如果可区分灰阶所在刻度超过相邻的长刻度线。则显示设备的位深小于8位;如果重合,则位深等于8位;如果位于相邻的长刻度线内,则位深大于8位。

**图 4-30 视觉评价法中对灰阶分辨力评价使用的 TG18-MP 测试图形参考图**

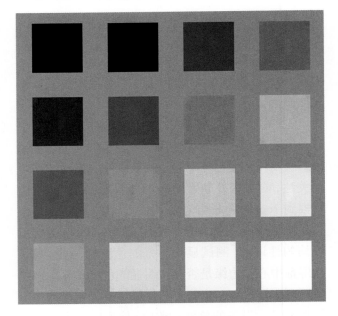

图4-31 亮度响应评价

**7. 眩光评价** TG18-GV 和 TG18-GVN 测试图用于评价眩光,这个测试仅适用于带有厚保护屏的平板显示器。当使用遮挡物遮住明亮区域时,观察者顺序观看 TG18-GV 和 TG18-GVN 测试图片,应能辨别低对比度的物体。遮挡物应该是由黑色、非透明的、吸光且不能反光的材料制成,如图4-32。

**(二)客观评价法**

**1. 基本亮度评价** 测试影像显示设备的亮度比率 $r' = L'_{max}/L'_{min}$。用附录 B 所描述的测量方法测量 $L'_{min}$、$L'_{max}$ 和 $L_{amb}$ 的值。影像显示所需要的最小的亮度比率与 $L'_{min}$ 的最大值可以由 $L'_{max}/r'$ 确定。安全系数"a",见公式4-1。

$$a = L_{amb}/L'_{min} \qquad 公式4-1$$

式中,$L_{amb}=$ 照度 $E \times R_d$ 且 $0 < a < 1$。

**2. 多影像显示器亮度评价** 如果影像显示系统中存在多个相关的显示设备,按每个影像显示设备的基本亮度评价方法测试。最大亮度偏差按多台影像显示设备中最大高亮度与最小高亮度之差与最小高亮度的百分比计算,见公式4-2。

$$\partial_{LMAX} = (L_{highest} - L_{lowest})/L_{lowest} \qquad 公式4-2$$

**3. 灰阶亮度响应评价** 使用校准后的亮度计和 TG18-LN 测试图形,测量出 TG18-LN 中 18 阶数字驱动值所对应的亮度值 L(P)。影像显示设备应先校准到标准灰阶状态。如果因为某些原因,无法测量 $L_{amb}$ 的值,$L_{amb}$ 值可以使用公式 $E \times R_d$ 进行计算。此方法同样适用于与环境亮度无关的灰阶曲线评价,$L_{amb}$ 只需取 0 即可。但 DICOM3 协议第 14 部分中明确说明"标准灰阶影像显示设备的显示效果与环境光有很大的关系"。测量值应与 GSDF 相关。需将亮度值变换成基于人类视觉系统特性(J 值对应亮度)的索引(J 值)。并计算出 $L'_{min}$ 和 $L'_{max}$ 的 J 值,即 $J_{min}$ 和 $J_{max}$。中间的值($\Delta J$)应在 $J_{min}$ 到 $J_{max}$ 范围内均匀的分布,并且与实际使用的 P 值线性相关,见公式4-3。

$$J_i = J_{min} = \frac{P_i \Delta J}{\Delta P} \qquad 公式4-3$$

其中 P 是系统的数字输入,i 是指用于本试验的 18 个测试图形的索引。

对比度响应使用亮度的斜率计算。斜率取决于测量值 $\delta_i$(测量的对比度)和标准灰阶值 $\delta_d$(i 为标准灰度值对比度)按公式4-4、公式4-5计算。

$$\delta_i = \frac{2(L'_i - L'_{i-1})}{(L'_i + L'_{i-1}) \cdot (L'_i - L'_{i-1})} \qquad 公式4-4$$

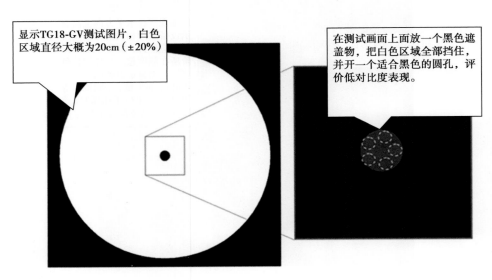

显示TG18-GV测试图片,白色区域直径大概为20cm(±20%)

在测试画面上面放一个黑色遮盖物,把白色区域全部挡住,并开一个适合黑色的圆孔,评价低对比度表现。

图4-32 亮度均匀性评价

$$\delta_i^d = \frac{2(L_i'^d - L_{i-1}'^d)}{(L_i'^d + L_{i-1}'^d) \cdot (L_i'^d - L_{i-1}'^d)} \quad \text{公式 4-5}$$

其中，$L_i'$ 为索引 i 点上的亮度值；$L_i'^d$ 为根据 GSDF 对应的目标光亮度值；$\delta_i$ 和 $\delta_i^d$ 对应 0.5 $(J_i+J_{i-1})$（对应亮度测量的 J 值的平均值）画点画线；$\delta_i$ 对应值与 $\delta_i^d$ 对应值的偏差不应超过确定的阈值 $\delta_{GSDF}$。

灰阶亮度响应评价，如图 4-33。

针对与 GSDF 一致的标准光亮度响应测量得到亮度样本。标准光亮度响应测量示意图，如图 4-34。

从 18 个灰阶计算出来的对比度样本，与预期的与 DICOM3.14 标准光亮度响应有关的对比度响应，在给定容差之内。

**4. 亮度均匀性评价** 根据影像显示器尺寸不同取 5 个点或 9 个点，在 DDL=26 及 DDL=204 测试图下进行测试，如图 4-35。

其中，h 代表屏幕高度，b 代表屏幕宽度，k、z 代表 5 个测量点（屏幕尺寸小于 23 寸），k、g、z 代表 9 个测量点（屏幕尺寸大于等于 23 寸）。

亮度的最大偏差按百分比计算为最大光亮度和最小光亮度的差与这两个点光亮度平均值的比，见公式 4-6。

$$200 \times (L_{highest} - L_{lowest}) / (L_{highest} + L_{lowest})$$

公式 4-6

其中，$L_{highest}$ 代表最大光亮度；$L_{lowest}$ 代表最小光亮度。

**5. 色度均匀性评价** 在显示器上显示 TG18-UNL80 测试图形。使用色彩分析仪，在屏幕的中心和四角测量（u′，v′）坐标，然后计算 $\Delta u'$、v′ 的距离，取最远的距离作为色度均匀性偏差，见公式 4-7。

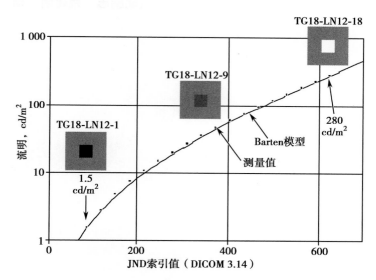

图 4-33　灰阶亮度响应评价

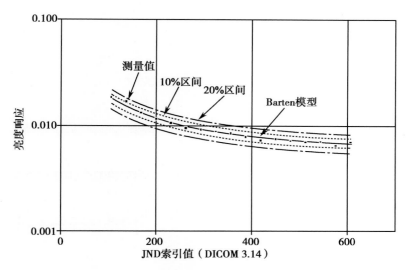

图 4-34　标准光亮度响应测量示意图

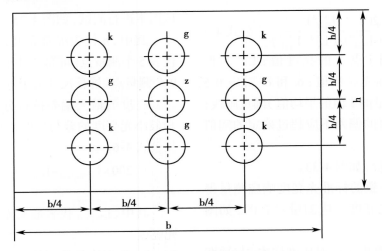

图 4-35 亮度均匀性评价测试图

$$\Delta u'v' = \sqrt{(u'_1 - u'_2)^2 + (v'_1 - v'_2)^2} \quad 公式 4\text{-}7$$

如果彩色分析仪是测量的 $x,y$ 值，则使用公式 4-8、公式 4-9 转换。

$$u' = 4x / (-2x + 12y + 3) \quad 公式 4\text{-}8$$

$$v' = 9y / (-2x + 12y + 3) \quad 公式 4\text{-}9$$

（胡鹏志　余建明　杨　明　毛德旺　宋冬冬）

# 第五章 数字 X 线图像的评价

图像的表达方式已由传统的模拟逐渐向数字化发展,图像的数字化在民用摄影、工业、航天、资源探查,以及地质水源分析等方面都得到了极大的发展,同时也带动了医学图像的数字化,人们将 X 线穿过人体衰减后连续变化的密度转换为离散的灰度等级的 X 线影像的过程叫图像数字化,用数字方式表达的图像称为数字图像。

1972 年,英国的 housnfield 发明了 CT,使 X 线成像最早步入数字化。随后在 1981 年的布鲁塞尔国际放射年会上,提出了数字 X 线成像的观点,并公布了临床应用结果,医学数字影像引起了普遍关注。1983 年日本富士公司(Fuji Film)首先推出了 CR,标志着传统的 X 线检查技术进入了数字化时代。20 世纪 90 年代初,研究人员将平板探测器(FPD)从实验室引入临床应用,使数字 X 摄影(digital radiography,DR)成功地应用于临床,1995 年北美放射年会(RSNA)上面报道了 Se 静态 FPD。

数字图像质量评价方法(digital radiography image quality assessment)可从三方面着手,一是主观评价,通常是医生以肉眼观察,是一种以医学基础知识和临床经验应用来对图像质量评定的方法,20 世纪 60 年代 Lusted 在放射诊断方面首先提出用 ROC 曲线来评价影像质量。二是客观评价,噪声水平为评价数字 X 线图像的重要指标,20 世纪 50 年代 Bureger 提出的对比度清晰度曲线法,清晰度是通过分辨力和锐利度的测定来判断的客观评价法。数字图像评价指标还有信噪比、调制传递函数(modulation transfer function,MTF),它是将与图像质量相关重要因素分解,对各个因素分别判断后,再综合评价图像的质量。影响数字图像质量的因素如图 5-1 所示。三是综合评价法,它是在 1995 年欧洲联盟共同体(CEC,简称欧共体)发布的《放射诊断影像的质量标准》中提出的概念:①以诊断学要

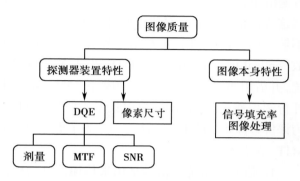

图 5-1 影响数字图像质量的因素

求为依据;②以物理参数为客观评价手段;③以满足诊断要求所需的摄影技术条件为保证;④同时充分考虑减少辐射剂量。

X 线数字影像质量评价在客观评价法中有 MTF 和 WS,主观评价法中有 ROC 曲线,综合评价中有 NEQ 和 DQE。

## 第一节 调制传递函数

### 一、基本概念

医学影像学上借助通信工程学,将 X 线图像上灰度影像分解为各种空间频率的波谱,把 X 线图像上亮度分布相邻的黑线或白线的距离定义为空间周期,用单位长度上的线对数(LP/mm),即空间分辨力来表示空间频率,它描述成像单元对物体几何尺寸的鉴别能力。调制是指改变一个信号的幅度或强度,传递是指接受介质将输入信息存储和转换以及输出的过程,对同一个系统而言,调制和传递存在相关性,信息接受介质在某一频率下响应用频率响应函数来表示。调制度与分辨力的关系可以用调制传递函数 MTF 曲线来表示,把在不同空间频率下的响应函数称为调制传递函数(modulation transfer function,MTF)。

## 二、基本原理

### （一）MTF 原理

从概念中可知，频率响应就是对于接受介质在某一频率下响应特性的定量表示，其理论基础是傅里叶变换，它广泛应用于通信工程和光学领域，MTF 是对线性影像系统或其环节的空间频率传输特性的描述，用来评价各种成像系统或成像元件传递影像信息能力及细节分辨能力。传统的影像评价普遍沿用影像密度、对比度、分辨力及失真度等，显然这些评价方法处于对成像质量的定性描述阶段，不够严谨。1962 年国际放射学界就将光学传递函数（optical transfer function，OTF）引入 X 线成像系统，并借用通信技术中"调制"的概念，采用 MTF 来评价影像质量，现在国际放射技术界已把 MTF 作为评价影像质量的主要方法之一。为了更好地理解 MTF，先引入几个概念：

**1. 信号与系统**　信号是用来传递信息的机械动作、光、电、声或其他物质运动的形式，也可以简单地认为是携带有信息的某种物理量。例如，电话线中传递的电流、一张黑白照片上各点的灰度（即黑白程度）等都是信号。信号的数学形式通常是时间的一维函数，但也可以是时间和空间的多维函数，甚至也可以是非时间变量的函数（例如照片上各点的灰度）。一些物理量（例如速度、温度或压力）的传感器常将它们转换成电压，而这些电压信号又常被转换成数字形式，以便在计算机中进行处理。信号比图像更为抽象，信号可以是声音、数学函数，而常规数字医学图像（X 线、MRI、CT）主要是二维的平面图像，在三维动态超声、螺旋 CT 动态扫描为三维图像。图像是一种信号，图像处理是将图像信号分解成为有用的医疗信息，利用这种分解来研究一幅图像清晰或模糊的真正原因，从而寻找如何使图像更加清晰或更模糊的方法，来评价成像系统的优劣。系统是由相互依赖、相互作用的若干事物组成的具有特定功能的整体，例如，CR 成像系统是由 X 线管、成像板（IP）、激光读出及影像处理部分等组成的。数字成像系统单元示意图如图 5-2。

医学影像之所以可以反映机体的相关信息，是因为成像系统建立在比较规范化的数学模型下，这类数学模型通常建立在具有一定可信度的处理与运算的基础上，以便保证其还原信息的能力，利用这种保留的真实性来获得系统设计的可信度。可信度主要从线性成立和位移不变来考虑，所谓位移不变就是成像系统输入和输出系统的位置只是平移，没有其他改变，而数字化成像系统的信号则是由模拟的连续值变为抽样的离散值。

**2. 空间频率（spatial frequency）**　一般意义上讲，周期和频率都是相对于时间而言，比如地球自转 1 周的时间是 24h，即周期 T=24h，频率就是它的倒数。频率指单位时间内完成周期性变化的次数。如果信号［设为函数 $f(x)$ ］不随时间变化，而是随空间位置的不同变化，则信号 $f(x)$ 完成一次周期性变化所需的空间距离即为空间周期，那么单位空间距离内完成周期性变化的次数就是空间频率。矩形波测试卡（也称线对卡）由均匀等宽、等间隔的铅线条组成，这里用黑白线条表示，调整不同的宽度（d）就可获得不同的空间频率。一个线对就是一个黑线条和一个白线条，即 1LP=2d。当 d 取一系列不同的离散值时，就组成了一组不同空间频率的矩形波测试卡，如图 5-3 所示。

**3. 调制度**　调制度反映一幅图像亮度的对比程度，若引用调制度 M 来定义，是图像中最大灰度与最小灰度之差和最大灰度与最小灰度之和的比值（公式 5-1）。以正弦波测试卡为例，如图 5-4 所示。

$$M=\frac{1/2(I_{max}-I_{min})}{1/2(I_{max}+I_{min})} \qquad 公式 5-1$$

在成像系统的空间频率特定的条件下，成像调制值 $H(\omega)$ 为：

$$H(\omega)=\frac{M_i}{M_o} \qquad 公式 5-2$$

$M_i/M_o$ 表示实际图像的调制度，$M_i$ 表示输出图像的调制度。MTF 是将以时间频率为自变量的时间响应函数，转换成以空间频率 $\omega$ 为变量的频率响应函数，它不仅对信号有调制作用，同时也对成像系统的噪声进行调制。

**4. 点扩散函数（point spread function，PSF）**　点扩散函数是描写成像器件特性的函数，是成像系统对点光源成像所得的像斑。在铅板上制作一个很

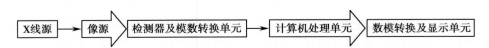

**图 5-2　数字成像系统单元示意图**

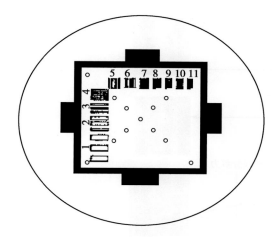

图 5-3　矩形波测试卡

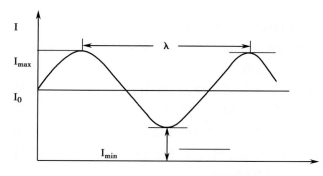

图 5-4　对比度与空间距离的调制度

小的孔，并置于X线管和探测器之间，那么穿过小孔的X线，就可认为是点光源，在胶片上所成的像就是点光源的像斑。对一个理想的成像系统而言，点光源成像后是一个点像，它的亮度（强度）是集中的。但实际成像系统并非如此，成像光斑是散在分布的，就如同墨水滴在纸上，越松软的纸，洇开得越严重。点扩散是指点光源成像后的光弥散开，人们用 $x$、$y$ 表示像面上的位置坐标，$P(x、y)$ 表示点扩散函数，它描述了系统成像后点像的弥散程度。

**5. 线扩散函数（line spread function，LSF）** 线扩散函数的概念与点扩散函数的概念相似。如果在铅板上制作一条很细的线，置于X线管与探测器之间，通过狭缝的像是向两侧散开的，其散开的程度取决于成像系统点扩散的程度。因为这一条线（缝）可以看作是由无数个点组成的，这样无数个点扩散就堆积成了线扩散。如果把像面上的线像长度方向称为 $y$ 方向，那么线像沿 $x$ 方向的分布 $L(x)$ 就叫线扩散函数（公式 5-3），它描述了系统成像后线像的弥散程度。

$$L(x) = \int_{-\infty}^{\infty} P(x, y) \, dy \qquad 公式 5-3$$

**6. 光学传递函数（optical transfer function，OTF）** 光学传递函数是以空间频率为变量的函数。对成像系统而言，理想图像和实际图像的像质是有差别的，实际图像的对比度降低，像质变差，其降低的程度由成像系统的好坏来决定。同一个成像系统又因空间频率的不同而不同，不妨假定输入的调制度就是物体本身的调制度（$M_入$），而输出的调制度即为输出图像的调制度（$M_出$），那么 $M_出$ 随空间频率 ω 的不同而异，所以 $M_出$ 是空间频率 ω 的函数。调制度的降低程度用 $M_出$ 与 $M_入$ 来比较，且定义为某一空间频率的调制传递值 H（ω）（公式 5-4）：

$$H(w) = \frac{M_出(w)}{M_入(w)} \qquad 公式 5-4$$

包含各个空间频率的 H（ω）值称为 MTF，其涵义为描述系统再现成像物体空间频率范围的能力，理想的成像系统应 100% 再现成像物体的细节，但在实际成像时必定存在不同程度的衰减，所以 0<H（ω）<1，即 MTF 始终小于 1。它说明成像系统在某一个 ω 值上不能把输入的影像全部再现出来，换句话说，凡是经过成像系统获得的图像都不同程度地损失了影像的对比度。所有空间频率上扩散函数的积分即为光学传递函数（公式 5-5）。

$$OTF = H(w) = \int_{-\infty}^{\infty} L(x) \, e^{-i2\pi\omega c} dx \qquad 公式 5-5$$

则 |H（ω）| 即为 MTF，如图 5-5 所示。

**（二）MTF 理论计算方法**

计算 MTF 可以利用几种扩展函数，如点扩展函数、线扩展函数和边缘响应函数（edge response function，ERF），这些函数分别描述系统成像后点、线和边的弥散程度，反映了系统的分辨力特性。利用 LSF 计算 MTF 的定义式为：

$$MTF(f) = \frac{\left| FT\{LSF(x)\} \right|}{\left| FT\{LSF(x)\} \right|_{f=0}} \qquad 公式 5-6$$

此处 FT 表示傅里叶变换，|| 表示取模，$x$ 代表空间位置，$f$ 代表空间频率，$LSF(x)$ 是线扩展函数。

如果利用 $ERF(x)$ 得到 MTF，则利用公式：

$$LSF(x) = \frac{d}{dx} ERF(x) \qquad 公式 5-7$$

由于需要利用计算机对实验结果进行处理，而且经数字化影像设备获取的数据均是离散的。因此对离散数据进行计算的公式为：

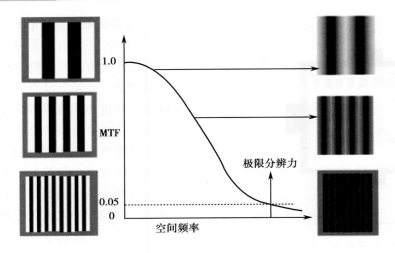

图 5-5　MTF 与空间分辨力的关系

$$LSF(x_j) = \frac{\left[ERF(x_j) - ERF(x_j - 1)\right]}{\left[(x_j - x_{j-1})\right]}$$

公式 5-8

在测试成像元件分辨力的器件中,常用的有两种测试卡:一种是矩形波测试卡(或者称线对测试卡),由均匀等宽、等间隔的铅线条组成,测试频率一般在 0.5~20.0LP/mm;另一种是正弦波测试卡,它将相邻分布的两个黑线条(或白线条)之间的距离称为一个波长,用 λ 表示,即空间周期,单位一般用毫米表示。将相邻的一根黑线条和一根白线条称为一个"线对(line pairs)",所以空间频率的单位就是线对/毫米(LP/mm),即每毫米所包含的线对数。

## 三、测试方法

在实验中,MTF 是通过采用各种高对比度的重金属测试卡,在高剂量照射下,将散射辐射减少到最小而得到的,然而这并不是在临床工作情况下的真实表现,可靠性不高。MTF 以胶片为研究对象,对后处理依赖性不高的系统而言,可靠性高。而数字化系统在给定 SNR 的前提下,通过后处理几乎都可以得到所需的 MTF。

MTF 的依据为傅里叶级数、傅里叶变换、拉普拉斯变换及一般调和解析等数学理论,这种评价图像质量的方法比以往的方法更科学。第一,MTF 的值可以直接测量和进行计算机处理;第二,它反映系统的成像质量,不受被观察物类型影响;第三,对于复杂系统的总调制函数可由它的各个分系统 MTF 的乘积来确定;第四,还可以从 MTF 曲线和阈值反差函数曲线来确定影像的分辨力。

**1. 通过系统的线扩散函数(line spread**

function,LSF)来计算　根据所用材料方法的不同可分为狭缝(slit)方法和刀刃(edge)方法,也称刀口方法,这两种方法为国际放射学界所公认的较好方法,尤其是第二种,已被 IEC(国际电工学委员会)定为测量 MTF 的标准方法。这两种方法都要求对实验中体模摆放的角度的测算要相当精确,实验精度要求高,对高分辨系统的评价使用刀刃法可使结果更准确。

(1)狭缝(slit)方法:采用的狭缝宽度一般要小于系统像素尺寸的 1/10。1988 年 Fujita 等使用狭缝倾斜小角度放置的方法测量了 FCR101 成像系统的两种 IP 板的 MTF、预采样 MTF 及激光照相机的 MTF。1989 年 Fujita 等对以上方法进行了改进,数据处理上在中心校正 LSF 和位移校正 LSF 之间选择多个 LSF,移相后叠加组成一个复合的 LSF,然后对其进行指数外推,得到一个校正的 LSF,进行傅里叶变换,计算预采样 MTF,提出了有效采样间隔的概念。有效采样间隔为:

$$X = \Delta X \cdot tg(\theta)$$

公式 5-9

ΔX 为原采样间隔,θ 为倾斜的小角度。

1992 年,Fujita 等又进行了进一步研究,并对指数外推的效应、不同的采样间隔和 IP 不同方向的影响进行了讨论,提出了改进的狭缝法测量预采样 MTF,被人们所接受并得到了广泛应用,日本工业标准规定 X 线摄影系统的 MTF 值的测定使用狭缝方法。

具体方法是:从垂直或水平方向上稍微倾斜测量 X 线狭缝,X 线信号穿过狭缝来估计 LSF,经傅里叶变换得到 MTF,利用狭缝相机来测量 LSF,相机宽 10μm,长 8mm,倾角 4°,钽(金属元素,符号 Ta,原子量序号 83)1.5mm,相机贴近探测器,狭缝倾斜 2° 放于探测器的中心，分别用 200mAs 和 50mAs，在 70kV 和 120kV 曝光，小焦点，束光器尽可能小，减小散射，防止过度曝光，避免重影信号。图像数据校正后，由于暗电流噪声、X线转换、X线散射出现的噪声使 LSF 出现一个波峰，可利用公式 5-10 消除散射影响，将低于峰值1%的消掉。

$$MTF(f) = \frac{|FT\{LSF(x)\}|}{\sin(\pi \cdot f \cdot w)} \quad 公式 5-10$$

$w$ 是狭缝宽，$x$、$f$ 单位是 mm，计算出的 MTF 值非常精确。

（2）刀刃（edge）方法：利用成像物体的边缘图像获得系统边缘响应函数（edge response function，ERF）得到 MTF。对边缘锐利的铅等金属模块成像可以得到系统边缘响应函数，边缘响应函数的微分即为与边缘垂直的线扩散函数，线扩散函数的傅里叶变换即为 MTF。

2000 年 P.R. Granfors 采用刀刃技术获得边缘响应函数（edge spread function，ESF），以此计算 MTF。测试装置是一块大小为 23cm × 11.5cm × 3mm 的铅板，沿 23cm 一边中间插入一块 6.4cm × 10.2cm × 1mm 的钨板，放置于探测器表面，倾斜角度视探测器像素矩阵的轴的角度而定，一般在 1.5°~3° 之间。取钨边界左右各 5cm，面积 5cm × 10cm 区域来计算 ESF。用钨板的目的是消除入射 X 线的二次散射对 MTF 的影响。感兴趣区（region of interest，ROI）为沿着刀刃方向 50mm，垂直刀刃方向 100mm 的区域，垂直刀刃方向相对较长的原因是充分考虑长范围的扩散效应造成 MTF 低频部分的衰减，这种低频衰减是造成影像损失细节对比和细节信噪比的主要因素，也称为真实再现效应（real world effect）。采集获取 ESF，微分变换得到 LSF，经傅里叶变换得到 MTF。

利用测量装置的四边可以同时测量出水平和垂直方向上的 MTF，其算法包括 6 个步骤：对刀刃图像进行边缘提取；确定倾斜角度；校正；计算 LST；快速傅里叶变换；sinc 校正。其精确性是与成熟的狭缝方法对照，同时考虑了剂量依赖性和试验的可重复性，测量结果与狭缝方法符合，奈奎斯特频率（Nyquist frequency）相差 0.02 以内，重复性误差在 0.02 内，结果排除了 X 线轴的准直误差（alignment error）。

2004 年日本 Tatsuya Yamazaki 等采用一种新颖的刀刃方法测量 DR 的预采样 MTF，它比以前的方法更为准确可行。它采用的材料是大小为

100mm × 100mm × 1mm 的钨片，外加由丙烯酸做成的校准支撑体。在数字影像上利用边缘提取技术提取刀刃并确定刀刃的范围和方向，对刀刃进行重采样并滤过。对刀刃亮度曲线求微分得到线扩散函数，然后进行傅里叶变换得到 MTF。IEC 在 2003 年制定了 62220-1 文件，为数字摄影系统推荐了测量 DQE 的标准方法，这也是国际放射学界第一个测量 DQE 的规范性标准。

**2. 通过系统的方波响应或矩形波测试卡来测量** 利用线对卡得到系统方波响应函数，但线对卡包含有比正弦波测试卡更丰富的频率成分，所以用线对卡得出的 MTF 比用正弦波测试卡测出的系统真实 MTF 要高，还需用 Coltman 公式进行校正，将其转换为真实的 MTF，见公式 5-11。

$$MTF(\omega) = \frac{4}{\pi}\left[\frac{SWRF(\omega)}{\omega} + \frac{SWRF(3\omega)}{3\omega} + \frac{SWRF(5\omega)}{5\omega} + \cdots\right]$$
$$公式 5-11$$

其中 SWRF($\omega$) 为从线对卡得到的调制传递函数，R($\omega$) 为系统 MTF。但是在实际中图像噪声和显示精度的影响很难正确确定线对卡图像的对比度，而且也较难满足校正公式计算所需的空间频率下的 SWRF($\omega$) 值，所以一般不采用这种方法计算 MTF，通常采用边缘响应的方法测量系统的 MTF。

空间分辨力的另一测量方法，即线对卡方法是比较直观的测量方法，它观察图像中可分辨目标物的线对数。当 MTF =1 时，系统能完全准确地重建目标物，即 MTF 值越高目标物重建就越完全；当 MTF=0 时，图像得不到任何原始目标物的信息。当 0<MTF<1 时，图像部分重建目标物。

MTF 计算程序的实现是在 VC 平台上实现的，MTF 计算框图如图 5-6。

MTF 计算程序中的一个重要步骤是对数据进行傅里叶变换。傅里叶变换的处理数据必须为 2 的整数幂，因此程序中需要对数据进行 2 的整数幂次处理。利用 PSF、LSF 的数据应具有的对称性，以及 ERF 对原始数据进行求导后的数据也具有对称性的特性。MTF 计算程序需要对实验数据进行填补或截尾等方法进行对称化处理，使极值点处于数据的中心位置。为了得到视觉效果较好的 MTF 曲线，需要对结果数据进行插值、拟合、横纵坐标标记等处理，最后得到 MTF 曲线。

利用 MTF 评价空间分辨力有时可能出现与线对卡检测结果偏差较大的情况，原因主要有以下几点：

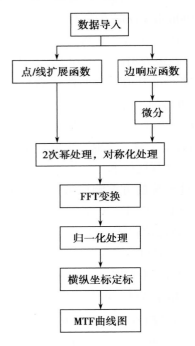

图 5-6　MTF 计算框图

（1）噪声：噪声不可避免地使数据具有一定的缺陷，如外围数据的振荡、数据的非对称性（虽然程序在数据的对称性方面作了一些处理，但很难彻底消除数据的非对称性）均影响了 MTF 曲线。对于噪声处理的较好方法是对多次实验进行平均，抑制噪声，减小误差。

（2）非均匀性：非均匀性使得数据出现不应有的突变，数据经傅里叶变换后产生较大的振荡导致误差。可以通过实验前对设备进行匀场或校正等方法提高图像的均匀性，从而减小 MTF 曲线的误差。

（3）数据的离散性：由于无法获得完全连续的数据，计算中将不可避免地产生误差，快速离散傅里叶变换将无法获得原始数据的完整频谱，使得结果产生一定数据误差。

（4）算法的局限性：由于所选的离散快速傅里叶变换算法、插值算法、求导算法等算法自身的局限性，不可避免地引入一定的误差。

美国的 Fetterly 等进行了二维预采样 MTF 测量，用得出的二维 MTF 轴位的值与使用刀刃法测量的 MTF 比较，结果一致，并得出对于主副扫描方向同性的数字 X 线摄影设备可使用一个方向的一维 MTF 来评价（如 DR），但对于两个方向不同性的数字影像设备必须分别进行两个方向的测量（如 CR）的结论。

综上所述，在测量预采样 MTF 的方法中，由于狭缝方法需要一个很窄的狭缝（≤10μm），即使 1/250 的准直误差也会使整个试验失败，倾斜角度

也要求非常精确，而且狭缝制造精度高，不易加工，在实际过程中很难操作，较难推广应用。刀刃方法建立在狭缝法的基础之上，在低频响应有较高的 SNR，试验器材简便，试验步骤方便，得到了广泛应用，但其精确性尚不及狭缝方法，算法的校准需要较长时间，测量方法还需进一步改进。使用 MTF 对数字成像系统的性能进行评价，要注意选择适当的 MTF 进行测试评价，对于系统总的 MTF 的测量评价，可用来进行整体系统间的比较，以及作为系统各个部分优化的参考，但要注意混叠带来的影响。在方法的选取上，传统上使用狭缝法，也可以选择刀边法或矩形波测试卡法，但要注意各方法误差的校正，对于系统固有分辨力性能的评价要进行预采样 MTF 的计算评价。使用 NEQ 和 DQE 进行评价时，也要进行预采样 MTF 的计算，现多使用 MTF、NPS、DQE 多个参数结合起来共同评价。

## 四、临床意义

对一幅图像而言，并不是对比度越大越好，黑白分明的图像并不是好的影像。因为黑白越分明、对比度越强就意味着图像中的信息越少，中间的影像细节层次丢失了，空间分辨力低了，分辨力提高的同时，增加了噪声，使得每个像素捕获的 X 线信号较少，要达到同样的分辨力，就需要较高的 X 线剂量。因此，对影像质量的评价必须把对比度和空间分辨力两者结合起来，MTF 反映的就是对比度和空间分辨力的关系。对于胸片而言，高千伏电压摄影就是很好的例子，高千伏摄影影像的对比度虽然有所下降，但是图片的信息量却大大增加了，为临床提供了更多可用的诊断信息。

而对于数字成像系统，直接转换硒探测器的 MTF 优于屏片和间接转换探测器的 MTF。当间接转换探测器的 MTF 在较高空间频率上显著降低时，直接转换硒探测器的 MTF 可在一个更大的空间频率范围内保持高水平。利用硒材料，通过光导元件的电荷不会有横向运动，而且其 MTF 与硒的厚度无关。因此，硒探测器在采集 X 线并转换为电信号方面效率颇高。探测器的调制传递函数作为表征平板探测器的空间对比度空间响应的系统函数，受成像链的影响。FPD 的 MTF 由组成成像链的每一个单元的传递函数决定，理想的探测器 MTF 应该是与空间频率无关的水平直线，MTF 越高，探测器越能真实地获得图像信息。例如，一个探测器具有闪烁晶体 X 线转换层，它的转换调制函

数为 MTF 由转换层的本身属性决定，MTF 综合反映了影像对比度和空间分辨力的情况，表示探测器对图像细节的分辨能力。可以选择几个特征频率 f（1.0、2.0、3.0），得出系统的 MTF 值，特征频率的 MTF 越高，系统的传输性能越好，特征频率的第一个极小值较准确地反映了系统的综合解像能力，即极限分辨力。

调制传递函数是在一个空间频率范围内信号传递的度量标准，并且对空间分辨力进行量化，空间分辨力通常用线耦体模进行测量，任何系统的极限分辨力都是通过其像素尺寸加以确定的。例如，一个 100μm 像素的系统不能充分解析 5LP/mm 以上的空间频率。间接转换法可以使光散射到数个像素，进一步降低了系统的有效分辨力。在图像传输过程，图像信息经过了各处不同的变换和介质，而受到不同程度的损失。要控制整个图像的质量，其评价方法应具有以下特征：①评定标准必须是客观的，并经得起验证；②能够全面地反映所表示的图像质量而不仅仅限于某个方面；③便于测定，即能直接从图像中获取；④能够传递，即在已知系统和各个组分对图像质量的表达，可以通过简单的叠加来获取系统的像质。而 MTF 则具备了上述特性，并能通过客观的数值全面反映图像的质量水平。

实际工作中主要是针对图像获取过程的 MTF 评价，探测器的 MTF 由成像过程的每个环节来决定。从理论上讲，探测器的 MTF 越高，就越能真实地反映图像信息。一个成像系统的光学传递函数等于各个单元传递函数的乘积。其数学表达式为：

$$H(\omega) = H(\omega)_1 H(\omega)_2 H(\omega)_3 \cdots\cdots H(\omega)_n$$
公式 5-12

因为 MTF 总是小于 1，所以要小于每一个单元的 MTF 值，使成像系统的调制传递函数值较高，则系统设备的配置应尽可能选用高 MTF 的子系统，且各子系统的 MTF 应尽可能互相匹配。如果有一个子系统的 MTF 较低，则会影响整个系统的分辨力（可谓是"木桶效应"），应尽可能减少子系统的数量，尽可能选用集成器件。数字成像系统的 MTF 包括预采样 MTF、量化 MTF、滤过 MTF、激光相机的 MTF、显示 MTF 等。

由于数字成像系统是离散的点阵化采样，将空间上、密度上连续的模拟 X 线图像信号离散为数字化信息，会出现采样不足或产生位移变化，使输出信号产生位移。将探测器的采样频率 $\omega_s$ 定义为像素间距的倒数对应的空间频率，它可以决定数字图像的分辨力，由采样定律可知：

$$\omega_s/2 = \omega_n \qquad 公式\ 5\text{-}13$$

这里的 $\omega_n$ 表示探测器的 Nyquist 频率，在数字图像中表示系统的极限分辨力。由于探测器采样伪影的存在，MTF 并非越高越好，尤其在采样频率大于极限分辨力 $\omega_n$ 的区域内。所以，在探测器分析中选择适当的 MTF 分布是相当有意义的。屏-片系统 MTF 测试是把星形测试卡的 X 线照片用显微密度计分别沿黑、白楔条的角平分线方向进行扫描，将得到的数据用计算机处理，可以获得随空间频率连续变化的屏-片系统的 MTF 曲线。随着空间频率的增加而逐渐减小的屏-片系统的 MTF 曲线，随着空间频率的变化而呈连续变化。

（余佩琳　范文亮　余建明　吴　岩　浦仁旺）

## 第二节　维纳频谱

### 一、基本概念

噪声在声学中是指干扰信号的无规则的、紊乱的、断续的一种无调声；无线电通信中出现的传输信号以外的干扰也称噪声；在数字信号处理中，把所需要的、可以预测的信号称为确定性信号，把不需要的、无确定性的、不可预测的干扰信号称为随机信号。在 X 线照片上淹没微小信号的无规则的微小密度差称之为斑点，上述的噪声、斑点、随机信号，从物理本性上讲都是一致的，即是无规则的、随机的无用信号。成像系统的噪声评价是像质评价的主要内容之一，人们都希望经过暗室冲洗或激光相机处理后的 X 线照片的影像密度均匀，但是激光胶片上的随机变化的噪声和颗粒，对影像细节和低对比度情况下观察图像影响较大。

人们用均方根值（root mean square, RMS）粒状度、自相关函数（auto-correlation function, ACF）和维纳频谱（wiener spectrum, WS）来定量地测定 X 线照片的粒状性，这些参数中最能表达噪声大小和内涵的为 WS，WS 是从通信技术中的功率谱（power spectrum, PS）借用过来的。PS 是以时间为变量的函数，而应用到医学影像学中，却是以空间的长度为变量，它是客观评价影像质量的重要参数之一，是对影像噪声更复杂的描述，与简单的测量密度或像素涨落的均方根值相比，它给出了噪声在空间频率上分布的信息。

## 二、基本内容

影像的噪声来源于许多方面,如视频摄像机噪声、系统噪声、电子元件形成的噪声、存储器噪声、量子噪声等。其中量子噪声最为多见,量子噪声系指X线作为光源时,X线可以看作是以微小的、离散的粒子形成的发射。当X线通过物体且与物质相互作用时,被辐射的接受器(如检测元件、胶片、影像增强器等)在能量吸收的过程中,X线量子的数量都会有单位面积密度的统计涨落而引起的小幅度变化形成细小颗粒,这就是量子噪声。噪声量与X线接收器检测的X线量成正比,与入射X线量成反比,即入射X线量愈大,X线的量子噪声愈小。噪声量通常以均值平方根来表示。

降低噪声、提高影像分辨力是每个成像系统追求的目标。在人们要求降低被检者辐射剂量的愿望下,系统成像所需的线量也要减小,这样就需要较高的降噪技术。控制噪声有利于改善成像系统性能,提高影像清晰度,使诊断医师更容易、更有效地发现病变。

**1. 屏胶系统噪声的影响因素** 对于屏胶系统来说,X线照片斑点成因很多,但主要的有三种:一是X线量子斑点,当X线光子撞击某种介质表面时,会发生吸收、散射、衍射等多种反应,使介质表面形成雨点状的随机图案,尤其是X线量子数少到一定程度时,单位面积上的光量子数因位置的不同而不等,这种量子密度的波动(涨落)遵循统计学规律,故称为X线量子的"统计学涨落"。通过对X线照片噪声的WS频谱分析,日本田土井得出的结论是:无论何种屏胶系统,X线量子斑点所占噪声比例最大,一般认为大约为92%。二是增感屏斑点,由于入射到增感屏的X线量子被增感屏吸收是随机的,荧光物质将X线量子能量转换为可见光的效率极高,再加上增感屏荧光颗粒分布不均,大小不等,因而形成了增感屏的结构斑点。三是胶片斑点。(图5-7)

**2. 数字成像系统噪声的影响因素** 对于数字成像系统,影响噪声因素更加复杂,CR系统的噪声组成总结为以下几个方面:①X线量子噪声;②IP的结构噪声;③读取时的电子噪声;④A/D转换时的量化噪声;⑤显示噪声(CRT或激光打印机形成的);⑥CR胶片的粒状性。

影响CR图像噪声的因素还有图像后处理的参数,频率等级和频率增强是影响图像边缘锐利度的

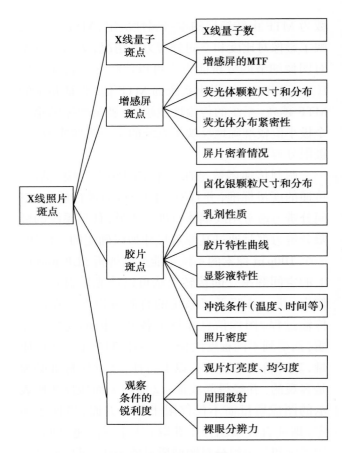

图5-7 X线照片斑点成因

频率处理参数。DR系统具有强大的后处理功能和越来越高的探测器灵敏性,使得成像所需的X线量越来越少,在影像上出现的噪声中,量子统计"涨落"引起的噪声成分比例越来越大。

## 三、物理意义

维纳频谱是以空间长度为变量的函数,它表示医学影像上单位长度(mm)上的噪声"能量"随空间频率(LP/mm)的变化而分布的状况,其数值等于噪声的自相关函数的傅里叶变换。"能量"是指影像的微小密度差,噪声功率谱反映了在不同图像频率成分下图像强度的波动(噪声)。对于一个连续系统,NPS表示为:

$$NPS(u,v)=\lim_{x,y\to\infty}\frac{1}{2x\cdot 2y}\left|\int_{-x}^{x}\int_{-y}^{y}\left[I(x,y)-\bar{I}\right]e^{-2\pi(ux+uv)}dxdy\right|^2$$

公式5-14

其中I为图像背景平均强度。NPS也称维纳频谱WS,根据信号与系统理论,WS即为噪声自相关函数的傅里叶变换,NPS测量使用与MTF测量相同的X线谱。

20世纪70年代初至90年代,随着计算机和微电子技术的飞速发展,信息技术进入医学影像领

域,如 CR、DR、CT、DSA、MRI 和超声等相继出现,实现了诊断影像信息的数字化,同时对这些设备噪声性能的研究也随之而起。1984 年,Arnold 等在分析 DSA 的噪声特性时,给出了计算噪声均方根值的简洁公式。同年 K.Faulkner 等人对 CT 扫描架的 ACF 和 WS 进行测试探讨,考察了基本的扫描参数(如管电流、曝光时间、层厚、探测器个数)对噪声的影响,在 1987 年 Kijewski 等又通过实验研究了各种算法对 CT 噪声的影响。20 世纪 80 年代初期,柯达公司首先研制出了 IP,后富士公司将其专利购买并实现了商品化。在数字放射影像中,影像的对比度可通过后处理功能来实现,信噪比就成了对物体检测能力的根本限制。

由于数字信号处理技术的发展,各国学者开始将其中的一些理论用于噪声分析。1996 年国际放射线设备和测量委员会在其 54 号文件中也提到了噪声的建模形式,并补充指出在处理系统响应之前的噪声时,应用下式计算系统后的噪声:n′=H′n,其中 H′ 为系统对噪声的传递函数。作为纲领性文件,此报告还把特性曲线(γ 值)、调制传递函数(MTF)及 WS 确定为评价像质的最基本参数。与此同时,对数字成像系统噪声来源的研究也在进行。由于 DR 系统强大的后处理功能和越来越高的探测器灵敏性,导致成像所需的 X 线量越来越少,这时在 X 线诊断影像上出现的噪声中,量子统计"涨落"引起的噪声成分比例越来越大。Neitzel 等人的研究进一步表明,FPD 的量子噪声主要集中在低、中频段。

降低量子噪声的方法,一是提高影像接收器件的灵敏度,改进电子元件的性能,开发理想的功能软件;二是提高 X 线的照射剂量。前者属于数字 X 线设备的整体性能质量,后者属于操作者采取的降噪措施,如在实际应用时,提高 X 线的照射剂量,可以达到降噪的目的。当照射剂量增加四倍时,噪声水平减小 2 倍。但照射剂量的提高,不仅被检测者将接受更多的 X 线辐射危害,而且 X 线管、高压发生器等设备的负荷也随之增加。故在实际工作中,在选择曝光条件时,应在噪声与照射剂量之间找到一个平衡点,在不影响诊断的情况下,选择尽可能小的照射剂量。此外,在数字 X 线设备中,利用计算机图像的后处理功能,如抑制图像的噪声,可用窗宽和窗位技术,将图像对比度降低,使图像的视觉噪声明显减少,或用平滑技术来获得较为满意的图像,这些都是以 WS 理论为基础的。

(范文亮　余建明　吴　岩　浦仁旺)

# 第三节　量子检出效率与噪声等价量子数

## 一、基本概念

数字设备的后处理功能可使成像系统的调制传递函数(MTF)和影像的对比度增强,使影像上显示出更多的供诊断医师观测的信息,同时影像上的噪声也增加,使更多的微小诊断信号被噪声所淹没。因此降低噪声,提高影像分辨力成为了每个成像系统追求的目标。国际放射技术界从 20 世纪 90 年代起不再单独使用 MTF 特性曲线的斜率 r 值和噪声的 WS 其中一个量评价,而是用以信噪比(SNR)为基础的等效噪声量子数(NEQ)和量子检出效率(DQE)两个物理量来评价。

量子检出效率(detective quantum efficiency,DQE)是指探测器检测到入射 X 线光子的概率,是一种对成像系统的信号和噪声从输入到输出的传输能力的表达,它是不同空间分辨力下衡量图像信噪比的一种量化指标,可以解释为成像系统中有效量子的利用率,可以精确的测量数字成像系统的性能。

等效噪声量子数(noise-equivalent number of quantum,NEQ)的物理意义可解释为量子数在理想的成像系统中产生的噪声,与实际输入信号在实际成像系统中产生的噪声等效。一般定义为成像系统中输出侧的信噪比的平方,即:

$$NEQ = (SNR_{out})^2 = \left(\sqrt{q_{out}}\right)^2 = q_{out}$$

公式 5-15

NEQ 是指成像系统中输出侧的信号,NEQ 越大,成像系统的 SNR 就越大,影像提供的信息就越多。

## 二、基本原理

NEQ 和 DQE 两个物理量在 20 世纪 60 年代应用于天体物理摄影系统的像质评价,国际放射学界于 20 世纪 80 年代引入放射成像系统中,并测定了屏胶系统 NEQ 和 DQE 的数值。数字 X 线摄影系统较传统 X 线摄影系统组成复杂,系统的分辨力 MTF 反映了系统的解像特性,描述了在给定频率下一个系统的信号响应。WS 是对影像噪声更复杂的描述(与简单的测量密度或像素涨落的 RMS 相比),

它给出了噪声在空间频率上分布的信息。这两个物理量连同特性曲线的γ值经过适当结合就得出了最大可利用的信噪比随空间频率的变化。此时NEQ（u）定义为：

$$NEQ(u) = \frac{\gamma^2 \cdot (\lg e)^2 \cdot MTF^2(u)}{WS(u)}$$

公式5-16

DQE是NEQ与形成图像的曝光量子实际数目的比值。γ、（u）和WS（u）由MTF实验测量得到。显然，NEQ（u）是X线成像系统影像性能的重要评价参量。将输入的信号和放射成像系统中影像信息的损失再完全探测，DQE（u）定义为：

$$DQE(u) = \frac{\gamma^2 \cdot (\lg e)^2 \cdot MTF^2(u)}{qWS(u)}$$

公式5-17

由公式5-16和公式5-17可知：NEQ与入射剂量和探测器的性能之间有如下关系：

$$NEQ = q \times DQE$$

公式5-18

公式5-18的物理意义是：NEQ的值与入射剂量成正比；另一方面对于X线量子探测而言，它还表示了入射的量子数仅有一部分转换成影像信息，这一部分就是探测器的DQE值。NEQ和DQE的物理意义可通过简单的成像系统来说明，如图5-8所示。

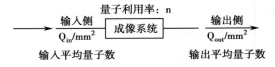

图5-8　成像系统的平均输入、输出量子数

## 三、测试方法

数字X摄影成像设备中DQE的测量是代表数字化图像的质量及目标的可探测性，影响它的因素有：X线吸收量、信号曲线（由MTF测量）的幅度或强度以及噪声，它可以衡量放射剂量效率。国际IEC组织在IEC SC62B WG33建立了一种在国际上认可的数字X线成像系统的DQE方法，即IEC 62220-1。它明确定义了DQE的测试步骤和测试条件，可以用这些测量法确定系统在一个空间频率范围内获取信息的好坏程度。该标准适用于常规放射学中的二维探测器，例如CR系统，平板探测器系统包括闪烁晶体或直接转换的平板探测器、CCD探测器和数字X线影像增强器系统。MTF可用于测量

空间分辨力，而DQE则是信噪比、对比分辨力和剂量效率的测量单位。

### （一）DQE的测量方法

采用图5-9所示的装置，用电离剂量表测量探测器表面的辐射剂量，每次曝光都要在不受干扰的辐射中进行，其随X线管电流的变化而变化。该测量需要进行3次曝光：一次是作为正常应用的曝光，二次是高于正常应用的曝光，三次是低于正常应用的曝光。曝光面积要足够大以允许噪声功率谱的确定。通过探测器系统来确定传递信号时，需把光栅放置在探测器前方。在确定沿与像素行平行的轴的信号传递时，光栅的定位是让光栅条纹与像素列成α角倾斜，且tgα的最大允许值是列像素的距离除以12.5μm或tg5°。为了确定与像素列平行的信号传递，光栅对"行位置"旋转90°，需对光栅进行均一的曝光。适当选择曝光时间和剂量并与图像探测器正常应用时的条件相一致。

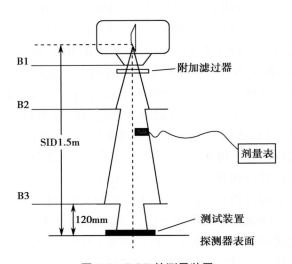

图5-9　DQE的测量装置

DQE测量的结果依赖于测量所用的曝光条件和参数设置，因此在IEC标准中必须对其测试条件进行严格规定。使用一定厚度的铝板对X线进行滤过获得其中规定的射线品质，并调整管电压使半值层接近表中的规定值。可以使用其中的一种或几种X线能量谱进行测量，如果只使用一种谱线则必须选择RQAS。另一个重要条件是X射线照射野的几何尺寸。在测量探测器表面空气比释动能率、转换函数、调整传递函数MTF和噪声功率谱NPS时，必须采用相同的X线照射野几何尺寸。测量时要使散射效应降到最小，同时将焦点到探测器的距离SID设定为1.5m，X线在探测器表面的照射野大小为16cm×16cm。

## （二）DQE 的定义和 NEQ 的计算公式

DQE 定义为输入信号的噪声功率谱（NPS）与输出信号噪声功率谱 NPS 之比。其中，输入 NPS 是数字 X 线探测器表面的信号噪声功率谱，由系统的传递函数确定。输出 NPS 则为实际测得的初始数据的 NPS。

$$DQE\ (u,v) = G^2 MTF\ (u,v)^2\ \frac{W_{in}(u,v)}{W_{out}(u,v)}$$

公式 5-19

其中 MTF($u,v$) 是数字 X 线成像设备采样前的调制传递函数，可以通过测量边缘响应函数的方法获得；G 为探测器在空间频率为 0 时的增益；$W_{in}(u,v)$ 是探测器表面辐射野的噪声功率谱；$W_{out}(u,v)$ 是数字 X 线成像设备输出的噪声功率谱。在 IEC 标准中，NPS、MTF 都是由线性数据计算得到，这些数据已经被转换为单位面积的曝光量子数。这些线性数据已经包括增益 G，因此，不需要单独确定 G。为计算 DQE，首先要确定输入单位空气比释动能的噪声功率谱（NPS）。输入的 NPS 等价于输入的光子通量。

$$W_{in}(u,v) = Q \qquad 公式 5-20$$

其中 Q 为单位面积（1/m 时）的曝光量子数，Q 与 X 谱线和空气比释动能水平有关。

公式 5-18 说明 NEQ，NEQ 与入射剂量成正比。转换函数是数字 X 线成像设备的输出（图像数据，如图像灰度值）与输入曝光量之间的关系曲线。通过测量转换函数可以建立图像数据与探测器表面单位面积量子数之间的对应关系，将探测器的响应线性化为输入量子数的形式。测量转换函数时，X 线的最小曝光水平不应大于正常曝光条件的 1/5，最大曝光量应为正常值的 4 倍。确定转换函数后，在计算 MTF 与 NPS 时，首先据此将图像数据进行线性化，将其转为单位面积上量子数目表达的形式。

## 四、临床意义

### （一）成像系统方面

DQE 是对数字 X 摄影平板探测器图像质量和病灶检测效率的体现，它涵盖了 MTF、噪声和对比度性能，也是探测器剂量效能的体现。

直接平板探测器采用非晶硒作为光转换器，非晶硒排列成 TFT 阵列，将 X 线直接转成电荷，由于没有可见光的产生，不发生散射，空间分辨力取决于单位面积内薄膜晶体管的矩阵大小。矩阵越大、薄膜晶体管的个数越多，空间分辨力越高。随着工艺的提高，可以达到很高的空间分辨力，获得很好的 MTF。在低空间分辨力时，非晶硒直接探测板的 DQE 比碘化铯的 DQE 低，但随着空间分辨力的提高，非晶硒直接探测板的 DQE 实际大于碘化铯，非晶硒直接探测板在细节检测方面较强。

影响间接转换平板探测器 DQE 的因素主要有两个方面：闪烁体的涂层和将可见光转换成电信号的晶体管。闪烁体涂层的材料和工艺影响了 X 线转换成可见光的能力，因此会对 DQE 产生影响，在低空间分辨力时间接转换平板探测器的 DQE 比非晶硒直接式高。在间接转换的平板探测器中，由于可见光的产生，存在散射现象，空间分辨力不仅取决于单位面积内薄膜晶体管的矩阵大小，还取决于对散射光的控制技术。总之，间接转换平板探测器的空间分辨力不如直接转换平板探测器的空间分辨力高。

在对两种探测器性能的比较中发现，间接转换平板探测器的极限 DQE 比较高，但是随着空间分辨力的提高，其 DQE 下降得较多；而直接转换平板探测器的极限 DQE 不如间接转换平板探测器高，但是随着空间分辨力的提高，其 DQE 下降得比较平缓，在高空间分辨力时，DQE 反而超过了间接转换平板探测器。这种特性说明间接平板探测器在区分组织密度差异方面的能力较强；而直接转换平板探测器在区分细微结构差异方面的能力较强。

在对 DR 与传统胶片比较中发现，在高空间频率时，与间接平板探测器相比，胶片的 MTF 值较高。在高空间频率下，胶片颗粒的噪声限制了它达到较高的 DQE，这也是胶片的分辨力达不到其理论分辨力的原因之一。在低空间频率时，间接平板探测器的 DQE 比胶片高，但在高空频率时，其 DQE 值陡然下落，这也是间接平板探测器产生光的散射造成图像质量下降的原因。

### （二）临床应用方面

成像系统的噪声大小是影响图像质量的主要因素，因此，控制噪声和降噪技术就显得尤为重要，它有利于改善成像系统的性能，提高影像清晰度。具有高 DQE 的成像系统可以在敏感度和特异性方面提供更好的诊断影像，降低假阳性率。X 线系统的数字化曝光一般具有较宽的动态范围，使得成像区域在传统胶片上可能曝光不足或曝光过度的组织得到显示，可以捕获到从极低到极高范围的信号强度。它们还具有较高的对比分辨力，即能够捕获成千上万个灰度阴影，远远高出人眼所能分辨的范围。较高DQE的数字成像系统使得在影像诊断的空间频率范围内（2~4LP/mm）对小目标信息的探测成为可能，直接探测器可以获得较高的空间分辨力。DQE决定了平板探测器对不同组织密度差异的分辨能力，空间分辨力决定了对组织细微结构的分辨能力，系统中增强信号和减弱噪声可增强细微结构的可见度。减少随机噪声，可以观察低对比组织，比如胸部纵隔软组织和淋巴管，要求有较高的空间分辨力，使细节显露出来。（图5-10）

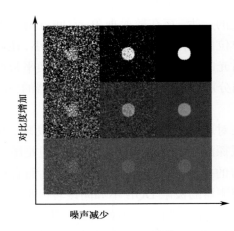

**图5-10 图像分辨力与噪声的关系**

由于DQE影响图像的对比度，空间分辨力影响图像对细节的分辨能力。在摄片时应根据不同的检查部位选择不同类型的平板探测器。对于胸部的检查，重点在于观察和区分不同组织的密度，对密度分辨力的要求比较高。在这种情况下，宜使用间接转换平板探测器的DR，这样DQE比较高，容易获得较高对比度的图像，更有利于诊断。而对四肢关节、乳腺这些部位的检查，需要较好地显示细节，对空间分辨力的要求很高，宜采用直接转换平板探测器的DR，以获得高空间分辨力的图像。目前绝大多数厂家的数字乳腺机都采用了直接转换平板探测器，以满足乳腺影像对空间分辨力的高要求。DQE影响了对组织密度差异的分辨能力，而空间分辨力影响了对细微结构的分辨能力。所以在购买和使用DR时，应该根据DR的主要用途和具体的检查部位去选择和使用不同类型的平板探测器，只有这样才能使拍摄出的影像有利于图像的诊断。

有学者用探测器对人体仿真模型研究表明，小目标的对比可探测性在0.2~0.3mm范围内，与胶片相比可改善程度高达40%。在高空间分辨力下，数字成像系统保持较高的MTF值无法得到真正的优质图像，因为一些细小的组织会因图像噪声的影响而显示不清，提高图像的信噪比可以提高细小组织结构的显示率。DQE是不同空间分辨力下衡量图像信噪比的一种量化指标，可以解释为成像系统中有效量子的利用率，理想的DQE为100%，量子被完全利用。

CR的DQE一般为20%~30%，而DR具有的DQE可达74%，有效量子利用率高，输出信息也就越高，可以用较低的X线剂量获得相似的数字图像质量，对低剂量探测器的临床应用有很大的指导意义。在低剂量区间下，电子噪声所占比重较大，DQE随剂量的增加而增加，当达到一定剂量后，量子噪声处于主导地位，DQE趋于恒定。在工程学上，描述DQE的曲线是在特定射线质量下进行的，噪声和对比度，以及人视觉系统对高空间频率较弱的反应，均受成像系统的限制。数字化系统增加了图像处理功能，如窗口/对比度水平及变焦功能等，这些功能使得系统能够检测到更小的目标。在较高的空间频率下，胶片显示出较低的对比度和较高的噪声，即很低的DQE。

数字化系统的噪声较低，动态范围较宽而对比分辨力较高，低对比度目标的探测性可通过图像后处理得到改善。例如，通过设置使对比度水平接近背景水平，并通过缩小窗口调整对比度在稍高于或低于目标信号的水平。在高空间频率条件下，即使有较高的MTF，小物体也会消失在系统的噪声中。系统中信号的增强和噪声的减弱可增强细微结构的可见度。探测量子效率（DQE）的度量与空间频率成函数关系。DQE受X线吸收量、信号曲线（由MTF测量）的幅度或强度以及噪声大小这几个因素的影响。间接转换系统具有比屏片更高的DQE，特别是在低空间频率条件下更是如此。然而，在高空间频率条件下DQE会降低，这是闪烁体诱发的光模糊所致。

多数影像的相关信息都存留在低到中度频率范围内，如果考虑到影像的尺寸细节，要获得高对比、良好的骨细节，非晶硒平板探测板有优势。在无信号扩散的情况下，DQE（及MTF）主要取决于像素大小。按照设计原理，探测器的大小应小于最小被检查物质直径的一半（图5-11）。

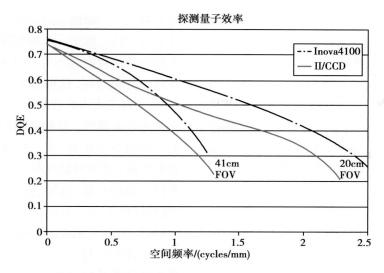

图 5-11　DQE 与空间频率的关系

## （三）NEQ 的临床意义

NEQ 的计算公式为：

$$NEQ\ (u) = \frac{\gamma^2 \cdot (\lg e)^2 \cdot MTF^2(u)}{WS\ (u)}$$

公式 5-21

上式中 $u$ 代表空间频率，单位为 LP/mm；e 为自然对数底，e=2.718；lge=0.43；r 表示屏-片组合体系或数字成像系统的特性曲线的斜率；MTF（u）表示屏-片系统或数字成像系统的调制传递函数；WS（u）表示被测成像系统的噪声的维纳频谱（wiener spectrum，WS）。

由 NEQ（$u$）的计算公式可以看出：r 值为空间频率响应特性，当它乘以具有空间频率响应特性的 MTF 后，就可以认为 r 使 NEQ（$u$）具有了频率响应因素。MTF（$u$）是成像系统线扩散函数傅氏变换的空间频率响应，而且随着 $u$ 值的增大，MTF（$u$）值变小，其平方值更小。但 r 和 MTF（$u$）都是平方值，故两者的乘积结果，总体上使影像对比度增加了，信号更容易识别了。若 WS 增大，NEQ（$u$）减小；反之，WS 减小，NEQ（$u$）值就增大。其临床意义是：噪声减少，表示在不同 $u$ 值上噪声淹没的影像上的信号变少了，影像上能识别的信号就多了，即 NEQ 值大了；若噪声变大，表示不同 $u$ 值上噪声淹没影像上的信号多了，影像上能识别的信号变少了，即 NEQ 值小了。

需要指出的是，数字成像系统形成的噪声比模拟成像的原因要复杂得多，如 A/D 转换时形成的量子噪声，激光扫描造成的读取时的噪声，激光打印设备和 CRT 等形成的噪声；还有数字成像抽样间隔、抽样孔径的 MTF 等对噪声的影响。另外，数字成像系统的 MTF，总特性曲线 r 值的测定等都比模拟成像系统复杂。

（余佩琳　范文亮　余建明　吴　岩　浦仁旺）

## 第四节　受试者操作特征曲线

### 一、基本概念

受试者操作特征曲线（receiver operating characteristic curve，ROC curve）源于信号检测理论（signal detection theory），ROC 曲线最早用于描述信号和噪声之间的关系，并用来比较不同雷达之间的性能差异，后来在气象学、材料检验、心理物理学等领域应用较广。1960 年由 Lusted 在放射诊断范畴内首先提出，随后日益受到广大放射工作者的重视。自从 20 世纪 80 年代起，该方法广泛应用于医学诊断试验性能的评价，特别是影像质量的评价，属于主观评价法。通过改变诊断界点，获得多对 TPR 与 FPR 值，以 FPR 为横坐标，TPR 为纵坐标描绘 ROC 曲线，计算与比较 ROC 曲线下面积，以此反映诊断试验的诊断价值。

理想的成像系统能 100% 再现输入的影像信息，并且没有伪影噪声，理想的诊断是 100% 的正确诊断。但事实上，从影像的获取到诊断结果的给出，包含很多复杂因素，如成像参数的选择、被检测者衣服的伪影、散射线、胶片质量等，这些因素又不同程度地影响诊断医师的判断，其中也包括医师自身水平的因素。而且在临床工作中，不同疾病在影像上的表现又有类似之处，所以诊断结果出现错误不可避免，而评价这种成像系统及其诊断效能就成为必须，ROC曲线应运而生。

为了更好地理解ROC曲线的含义，先引入概率论的几个概念：

**1. 概率**　指在相同条件下进行 $n$ 次试验，条件 A 出现了 $m$ 次，当 $n$ 充分大时，条件 A 出现的频率 $m/n$ 具有稳定性，此时条件 A 发生的概率为：

$$P(A) = \frac{m}{n} \qquad 公式5-22$$

**2. 条件概率**　条件 B 发生时，条件 A 发生的概率称为条件概率：

$$P(A|B) = \frac{P(AB)}{P(B)} \qquad 公式5-23$$

## 二、基本原理

传统的用于测试诊断精确的定量参数是灵敏度和误诊率，用这些参数描述被检测者（有病与没病）的百分数。统计学假设方面的问题，对于诊断试验（diagnostic test）的评价，首先应知道受试者（人、动物或影像等）的真实类别，即哪些属于对照组（或无病组、正常组、噪声组等），哪些属于病例组（或有病组、异常组、信号组等）。划分病例与对照这两个组的标准就是"金标准"（gold standard）。医学研究中常见的"金标准"有：活组织检查、尸体解剖、手术探查和跟踪随访结果等，它们比评价的诊断试验更加可靠，且与评价的诊断试验无关。例如，冠脉造影是诊断冠心病的"金标准"，实际患病且被诊断为阳性的概率就是灵敏度（sensitivity，Sen），也称为真阳性率（true positive rate, TPR），图像对病灶的真实显示，是信号 S，图像对无病灶的显示 N，误诊率也就是假阳性率（false positive rate, FPR）。TPR描述为有疾病的个体的百分数被正确地判断为阳性结果，FPR描述为在没有疾病的个体中被判断为阳性结果的概率。灵敏度和误诊率描述在 2 分法中判断的结果是：一种判断结果不是阳性，就是阴性。

### （一）ROC工作点的计算

ROC分析资料大致可分为连续型资料与有序分类资料两种形式，连续型资料常见于某些定检验，有序分类资料多见于医学影像诊断或心理学评价。ROC解析是信号 s 和噪声 n 同时存在时，信号是在有背景噪声的情况下分析的，ROC曲线不仅是对成像系统的探测器信号检测能力的检验，也是诊断者对信号判断能力的检验。阈值的选择影响敏感性和特异性。对于一个理想的诊断结果的概率分布表明疾病的存在或不存在并不重叠，所选择阈值是在两个分布之间，这种结果的敏感性和特异性都是100%。对于大多数诊断来说，疾病的概率分布和正常分布是重叠的。任何阈值都将导致一些具有疾病的个体错分为正常，或一些没有疾病的个体错分为具有疾病，或两种情况都有。应用低的阈值降低假阴性结果的数量（高敏感性），但假阳性的数量增加（低特异性）；另一方面，增加阈值会增加假阴性（低敏感性）且降低假阳性的数量（高特异性）。这样，在敏感性和特异性之间呈互交的关系，一个高的敏感性伴随着低特异性，而一个低的敏感性伴有高特异性。

对所有可能的阈值作ROC显示敏感性和特异性之间相互关系，图的纵轴表示敏感性或真阳性率，横轴表示假阳性率。ROC曲线上的各个作业点表示在给定的一个阈值下敏感性和特异性的组合。在不切实际的高阈值下，所有个体都被当作正常分类，导致 TPF 为 0，FPF 为 0（特异性 =1），这与 ROC 曲线左下角的作业点是一致的。降低阈值既增加 TPF 又增加 FPF（低特异性）。对于可能的最低阈值，TPF 和 FPF 都是 1（特异性 =0），与 ROC 曲线右上角相一致。（可参考图5-15）

### （二）ROC统计学判定理论

有学者认为，在一幅影像上，给观测者相互等间隔的两组信息：一组是没有信号的信息，即正常图像，只有成像系统的噪声（noise），用符号 n 表示，通过观测者分析得到的噪声概率分布函数设为 f(X|n)；一组是有信号的信息（signal），即异常图像，用符号 s 表示，通过观测者分析所得的概率分布函数为 f(X|s)；用 S 表示观测者肯定回答"有"（阳性），N 表示做出回答"没有"（阴性）；那么观测者对含有信号的图像判断为阳性"有"，称为真阳性（true positive, TP），真阳性图像占被观测有信号图像总数的比值，称为真阳性率（true positive fraction, TPF），记作 P(S|s)；对含有信号的图像判断为阴性"没有"，称为假阴性（false negative, FN），同样它占被观测有信号图像总数的比率即为假阴性率（false negative fraction, FNF），记作 P(N|s)。观测者对不含信号的图像判断阴性"没有"，称为真阴性（true negative, FN），用 P(N|n)表示真阴性率（true negative fraction, FNF）；观测者对不含信号的图像判断为阳性"有"时，称为假阳性（false positive），用

P（S|n）表示假阳性率（false positive fraction，FPF）。如图 5-12、图 5-13 所示（T=Total，是所有观测图像总数）：

以上就是所谓的"金标准"，实际测试结果总会和它有偏差。其中：TNF+FPF=1，TPF+FNF=1。为了区分正常（只有噪声）和异常（有信号）的影像或检查方法的可信程度，一般用敏感度和特异度表示：

$$敏感度 = \frac{P（S|s）}{T（s）} = \frac{TP}{TP+FN} \quad 公式 5-24$$

$$特异度 = \frac{P（N|n）}{T（n）} = \frac{TN}{FP+TN} \quad 公式 5-25$$

敏感度又称感度、敏感性、真阳性率或疾病正确诊断率。特异度又称非疾病状态的正确诊断率。在对信号的有无进行识别时，敏感度和特异度可以表现为观测者的固有能力，也可以表现为影像异常与正常的差异大小。与敏感度和特异度相类似的两个概念是：

$$阳性预测率 = \frac{TP}{TP+FP} \quad 公式 5-26$$

$$阴性预测率 = \frac{TN}{TN+FN} \quad 公式 5-27$$

记录所有上述观测数据后，就可以绘制 ROC：以假阳性率 P（S|n）为横轴，以真阳性率 P（S|s）为纵轴，用平面直角坐标系作图。

## 三、基本曲线

对每个诊断系统来说，出现假阳性和假阴性结果都是不希望的，但实际上诊断系统的阳性和阴性结果的分布是有重叠的，其重叠的程度取决于干扰因素的总体效应，效应越大，重叠越多。传统评价诊断系统效果的指标是准确率，即（TP+TN）/T（图 5-14），它只说明正确的诊断结果的百分比，并没有考虑假阳性和假阴性，无法客观反映诊断系统本身的效能。而 ROC 能够客观评价诊断系统，特别是敏感度和特异度两个指标很重要。有学者认为，从本质上讲，ROC 曲线是反映随诊断界值（threshold，即诊断标准）改变而动态变化的敏感性-特异性曲线。

图 5-14 所示，Xc1、Xc2、Xc3、Xc4、Xc5 分别是不同的诊断界值，即当 X≥Xc 时，观测者判断为阳性。只要不超过 Xc 的任何点都判断为阳性，此时在 f（X|s）下的面积为真阳性概率 P（S|s），而在 f（X|n）分布下的面积为假阳性概率 P（S|n）。这样，在 Xc 左侧的值的意义就不大，所以观测者的所有

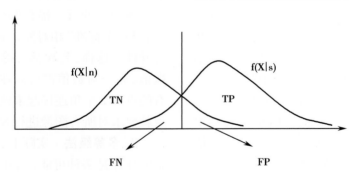

图 5-12 ROC 曲线的真阴性与真阳性

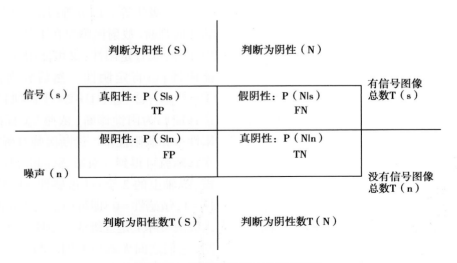

图 5-13 ROC 曲线统计学判定理论

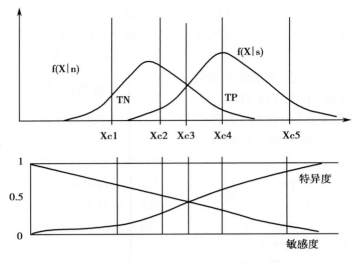

图 5-14　ROC 曲线的变化

信息都可用 P（S|s）和 P（S|n）来表示。

　　由图 5-14 还可看出：①当诊断界值变化时，敏感性和特异性也随之改变，那么单纯用某一点的敏感性和特异性指标比较 2 种或 2 种以上诊断系统的效能往往是不全面的，甚至会出现错误。②敏感性与特异性呈相反方向变化，随着 Xc 沿着 Xc1、Xc2、Xc3、Xc4、Xc5 变化时，敏感度降低，特异度升高，二者在 Xc3 处交叉，说明只有适当选择 Xc 才能达到理想的敏感度和特异度，在 2 个端点都没有任何意义。③传统的敏感度和特异度比较，忽略了诊断医师自身专业水平及认识能力的差异，所得到的结论往往存在较大的偏差。④只有对不同诊断界值下的敏感性特异性曲线相比较，才能全面反映诊断系统的效能。由上面的分析可以看出，ROC 分析的本质是动态分析、比较不同诊断试验在多个诊断界值条件下，其相对应的敏感性特异性曲线的差异。由图 5-14 转化即得到直观的 ROC（图 5-15）。

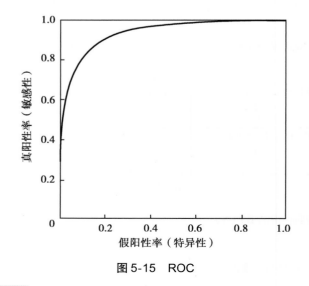

图 5-15　ROC

## 四、种类和评价

### （一）ROC 分析方法

**1. 二等级法或二分类法**　该方法解决是或否的问题，即要求诊断者必须做出两者择其一的明确诊断，如病灶的存在或不存在、良性或恶性等，不允许有第 3 种诊断，这种 ROC 曲线的描记采用二分法，即由一位或几位诊断医师分别以不同的诊断界值对所观察的每一幅影像做出两者择其一的诊断，然后与"金标准"相对照，分别计算各自的敏感性和特异性。这样，每次都会得到一对敏感性与特异性数值，每一对数值都可以在图上描出 1 个点，把所有的点和 2 个角连接起来就可构成一条 ROC，M 个点就要求对所有图像进行 M 次诊断。

**2. 多等级法**　实际上，放射医师在诊断时所面临的往往是多种可能，而并非简单的"是与否"。因此，目前影像学文献中常用多等级法，如四级法、五级法、六级法等。以五等级法为例，对每幅影像中病灶的判断，放射医师要在下列 5 种可能中选择其中 1 种：①肯定阳性；②可能阳性；③不确定；④可能阴性；⑤肯定阴性。然后分别把以下集合①、①+②、①+②+③、①+②+③+④归为阳性诊断，剩余诊断归为阴性诊断，依照"金标准"分别计算真阳性率和假阳性率。诊断医师对所有影像只进行 1 次诊断就可得到 4 对敏感性和特异性数值，再加上横、纵轴上的 2 个点（敏感性 =1，特异性 =0；特异性 =1，敏感性 =0）即可描记出 1 条曲线。四级法和六级法实际上是五级法中 2 项的合并或 1 项的再分割，它们之间无本质差别。与二等级法相比，它们能反映出更多的信息量，ROC 的估计更为稳定和精确且效率更高。

**3. 百分法** Roclette 等学者用 1%~100% 可能阳性来分类，较前者而言，这种方法可反映更多的信息量，结果与五分法相近，但应用起来比较复杂。

**4. 改良 ROC 法** 传统的 ROC 方法解决是或否的问题，即病灶存在或不存在、良性或恶性的问题等，常用于病灶位置明确或可以忽略病灶位置的情况。实际应用中，往往要考虑病灶所在的位置，因为观测者观察到的可能是伪影，而忽略真正病灶的存在。在记分时，传统 ROC 方法不能对此种情况加以区分。另一种方法 LROC(location response operating characteristic)曲线则考虑到这个因素，对传统 ROC 曲线的"真阳性率"作了进一步分析，其横坐标为假阳性率，纵坐标为定位正确的真阳性率。对于可能存在单发或多发病灶的诊断，Metz 等学者用变通的 ROC 方法进行分析，这种方法仅限于理论，临床实用性不强，未考虑到各个病灶的位置。当临床上要求对一幅影像上存在的多个病灶进行定性、定量、定位诊断时，则需应用 FROC(free response operating characteristic)方法(纵坐标表示定位正确的真阳性率，横坐标表示所有影像平均的假阳性病灶数)或 AFROC(alternative FROC)方法(纵坐标表示定位正确的真阳性率，横坐标表示所有含有假阳性影像的百分率)。其计算方法有参数法与非参数法。

**（二）ROC 评价指标**

1. 对应每一个 FPF 所得到的 TPF，即传统的敏感性和特异性指标。

2. 曲线下面积（$A_z$） 是最常用的评价 ROC 特性的参数，每个诊断系统对疾病的诊断效能都可以用一条 ROC 曲线表示，曲线下面积 $A_z$ 表示诊断系统的阳性和阴性诊断结果分布的重叠程度。曲线越靠近左上角，$A_z$ 值就越大，诊断效果越可靠。应用这个参数可以作为比较几种诊断系统的客观指标，它不受诊断界值变化的影响。当 $A_z=10$ 时，表明诊断效能是完美的，没有假阳性和假阴性错误，即该诊断系统可以作为"金标准"。如利用 DSA 诊断血管狭窄就是如此。当 $A_z=0~5$ 时，表明诊断结果毫无意义，无法区分有病和无病。临床绝大多数的诊断 $A_z$ 值位于 5~10 之间。

3. 曲线下的部分面积 用 $A_z$ 评价 ROC 曲线的特性有一定的限度，由于 $A_z$ 表示的是从 0 到 1 整个 FPF 数值范围内敏感性的平均值，因此当 2 个诊断试验的 ROC 曲线相互交叉时，$A_z$ 不能反映某一范围内 ROC 曲线的敏感性与特异性的优劣，甚至可能得出相反的结论。在这种情况下，应用曲线下的部分面积，即某一 FPF 数值范围内的敏感性的平均值来比较 ROC 曲线的特性，才能反映真实的情况。

**（三）ROC 临床应用**

1. 不同影像方法效能的比较 ①绝对效果的评价，即某种影像系统对某种疾病诊断的绝对性评价，并且在 ROC 曲线上，诊断者能选择最佳的诊断界值，使敏感性和特异性都达到最佳。如筛选检查时，诊断者可根据描记的 ROC 曲线，选择严格的诊断界值以增加敏感性，减少漏诊率。②相对效果的评价，影像医学中，每一种成像方法、显示技术都有各自的优点和缺点，不能笼统地说哪一种方法更好，只能说对某种疾病的检查有优势。ROC 曲线有客观性指标 $A_z$ 等作参照，可以对 2 种或 2 种以上影像系统对某种疾病的诊断作出相对性评价。

2. 不同试验者运用同一影像方法的技能比较 在影像诊断工作中，诊断医师如能正确运用所有与影像相关的信息，其诊断效能必定高于他人。ROC 曲线分析可以比较不同诊断医师的诊断效能。

3. ROC 应用的一般步骤、实验设计对每种统计方法的应用来说都是至关重要的，运用 ROC 分析方法时，病例的选择以及对诸多可能的干扰因素进行控制，是得到客观而真实结论的前提。

## 五、临床意义

利用 ROC 分析法进行检测诊断既能提供连续资料，又可提供等级尺度资料。如果采用 5 种等级种类对置信度等级进行判别通常会产生一个有意义的曲线。许多计算机程序能通过观察的作业点计算出一个平滑的 ROC 曲线，广泛应用的计算机软件包是 Metz 等开发的，这些计算机程序计算出一个副法线 ROC 曲线。在构成 ROC 曲线实验设计中应避免病例样本的选择偏倚，它有 2 种来源：一是偏倚的范围，二是疾病证实的偏倚。即使所有个体均采用参考标准评价，如果是影像学家进行检测而不是盲法则仍然有诊断偏倚的可能。

许多影像学信息并不具有 2 分的特性，而是下列 3 种资料中的一种：①连续定量的资料，病灶的大小用厘米或病灶的 CT 值描述，在某些情况下，能显示病灶的病理组织学本质，在一个特定的范围内这些数据具有可靠的价值。②标准率的资料，标准率用有限的分类数目在顺序方式中表达一些检测的信息。如肾动脉狭窄的程度有：狭窄<50%，狭窄50%~74%，狭窄75%~99%和闭塞。③定性资料，通常不提供定量资料，许多应用于影像学的标准是形态学，评价病灶的边缘、位置、钙化均能有助于明确诊断。

将诊断信息转化成"是"或"不是"2种回答时，需要确定标准或阈值，以告知正常、异常，这种阈值的选择依赖于观察者之间和观察者自身的变化，诊断测试的精确度仅用一组敏感性和特异性的值来描述是不合适的。

有病和没病的检测结果，其概率分布重叠的数量决定检测的识别能力，这种重叠决定ROC曲线的形态及位置。如果有病与没病的概率分布是相同的，即它们完全重叠，TPF和FPF在任何阈值下都相等，这种检测没有识别能力也就没有价值，这种检测的ROC曲线从图的左下角到右上角是直对角线，此"曲线"下的面积是0.5（整体区域的50%）。一个理想的检测在分布上没有重叠，ROC曲线有最佳作业点（即TPF=1和FPF=0），相当于ROC曲线图的左上角，此时ROC曲线下的面积为1.0（全部区域为100%）。

ROC曲线下的面积是检测诊断精确性的量度，常用于诊断检测之间和观察者们之间的比较。运用适当的计算机软件，能够计算出ROC曲线下的面积，并对显著性差异用单一的Z-score检验作检测。但曲线下面积的非参数计算，对于比较ROC曲线下的区域非参数方法比Z-score检验更合适。因此，ROC曲线下面积差异的意义可随分析方法的改变而改变。

依据ROC曲线下的面积比较检测的主要优势是不依赖于诊断标准，这样在敏感性和特异性评价上消除了阈值的影响。但同时会出现另一个问题，ROC曲线下面积是由临床不相关的TPF和FPF组成。ROC曲线的末端角落表示高的敏感性和低的特异性组合，反之亦然。在ROC曲线相交时，如比较检测的诊断精确性，则曲线下面积的用处有限。

ROC曲线另一个潜在的作用是检测最佳阈值，ROC曲线包含所有可能的阈值上的敏感性和特异性的组合，这为临床实践提供了估算最佳阈值的机会。概括地说，ROC分析法对于影像学检测和观察者的诊断精确性来说是一种有用的技术。由于阈值的影响被排除，曲线下的区域提供一种检测的诊断精确性的客观参数，优于单纯比较敏感性和特异性。

（余佩琳　范文亮　杨　明　余建明
吴　岩　浦仁旺　任　宏）

# 第六章　计算机 X 线摄影成像技术

## 第一节　CR 的发展及应用评价

### 一、CR 的发展史

CR 是计算机和 X 线摄影的结合产物，是常规 X 线摄影的一次革命，它利用成像板取代传统的屏-片体系，在光激励荧光体中利用光激励荧光体的延迟发光特性记录 X 线影像，并使影像信息以电信号的方式提取出来，数据经过后处理而形成数字图像。1981 年 6 月，CR 在比利时布鲁塞尔召开的国际放射学会（ICR）年会上进行了发布。CR 成像具有影像数字化、能与原有的 X 线摄影设备兼容的特点，在国内外得到广泛使用。

随着技术进步，CR 系统的激光源螺旋前进页面扫描、成像板双面阅读、光激励发光晶体的针状矩阵排列、相位衬度成像、频率依赖性与曝光依赖性的双重联合图像处理法等技术都得到了进一步发展。由螺旋 CT 技术得到灵感的激光源旋转前进页面扫描技术采用的是扫描过程中成像板板芯保持静止状态，由激光源沿板芯轴心运动来完成页面扫描方向，可以有效降低成像板传输所引起的机械颤动和传输误差。

目前双面 CR 读取技术出现，可以获取成像板前后两面的信息，将两处的信息整合到一起生成最终影像。双面读取技术能明显降低系统噪声，提高信噪比，改善影像质量，胸部成像和专用于乳腺成像的双面读取 CR 系统已在国外问世和生产。在传统的 CR 成像板中，主动面由微磷晶体与连接体共同形成，当光撞击到微磷晶体时，会有散射现象。目前针形磷光板技术将磷微粒排列成针形结构，这些针形结构成为光的导向体，防止光散射，提高影像的清晰度。针形技术的应用使更厚的成像板使用成为可能，提高了吸收率，而空间分辨力不降低。

CR 在扫描方式上也不断改进，用行扫描代替原有的飞点扫描，快速线阵列扫描技术的应用使 CR 的影像读出速度有了很大的提高。随着 DR 系统市场化进程的逐步加快，目前 CR 系统正面临着严峻的挑战。但 CR 系统本身技术成熟，稳定性高且成本低，在床旁摄影、全长摄影等方面具有优势。

### 二、CR 的临床应用评价

CR 已广泛应用于人体系统各个部位的 X 线摄影和造影检查，CR 系统因 IP 获取的信息能自动调节光激励发光（photostimulated luminescence，PSL）和放大增益，可在允许范围内使摄影部位的 X 线曝光剂量的动态范围增大。

**（一）CR 系统的优点**

1. X 线曝光剂量的动态范围大。

2. IP 替代胶片可重复使用。

3. 可与原有的 X 线摄影设备匹配使用，放射技师不需要特殊培训。

4. 具有多种处理技术：协调处理、空间频率处理、时间减影、能量减影、体层伪影抑制、动态范围控制等。

5. 具有多种后处理功能，如测量（大小、面积、密度）、局部放大、对比度转换、对比度反转、影像边缘增强、多幅显示以及减影等。

6. 可数字化存储与传输，进入网络系统，节省胶片，无需暗室和储片库。

7. 实现数据库管理，有利于查询和比较，实现影像资料共享。

**（二）CR 影像的不足**

1. 时间分辨力差，不能满足动态器官的影像显示。

2. 空间分辨力相对较低，在细微结构的显示上，与常规 X 线检查的屏-片组合相比，CR 系统的空间分辨力有时显得不足。

3. 曝光剂量偏高，与常规屏-片系统相比，除了对信噪比要求不严格的摄影部位外，要获得等同的影像质量，CR影像所需的曝光剂量高出30%，甚至更多。

4. 未能彻底改变常规X线摄影的工作流程，操作程序较多，IP成本高，易老化损耗。

5. 目前CR成像技术在我国已经很少使用，基本被DR成像技术取代。

（胡鹏志 彭 松 张志伟 曲婷婷 袁 元）

## 第二节 CR系统的基本构成

### 一、成像板

在CR系统中，成像板取代了屏-片体系中的胶片成为影像记录的载体，因此是影像记录的关键。成像板的核心是用来记录影像的荧光涂层，根据能否弯曲分为刚性板和柔性板两种类型。柔性板使用弹性荧光涂层，成像板也变得轻巧柔软，可随意弯曲。柔性成像板简化了成像板阅读器的传输系统，结构较为简单，使得扫描速度较快，设备体积较小。刚性板不能弯曲，阅读仪的传输结构和工作原理不同于前者，但其损坏概率小，寿命长，由于成像板引起的伪影少。

随着对影像质量需求的不断提高，荧光涂层的开发更加深入，技术更加复杂。目前的成像板使用寿命普遍超过10 000次，但也会因不良的工作环境和操作习惯而引起寿命缩短。同时，出厂后的成像板即使没经过临床曝光的使用过程，也会因为搁置时间的延长而使荧光体颗粒的活性老化，从而导致X线存储性能下降。用户需求的不断提高刺激了技术更新速度的加快，反过来不断更新的技术也将会更新用户的观念，未来对成像板使用质量和效率的要求将超过对其耐用性的要求。

### 二、成像板阅读仪

成像板阅读仪是读出成像板所记录影像的设备，它的技术指标将直接影响所输出影像的质量。衡量成像板阅读仪的参数一般有四个：描述影像清晰度指标的空间分辨力、描述影像层次指标的灰度等级、描述处理能力的激光扫描速度和缓冲平台容量。

无论成像板的大小如何，当前CR系统的空间分辨力普遍能够达到10像素/mm的水平。由于当时计算机的处理能力不够，较早的CR系统往往仅

能对小尺寸的成像板以9~10像素/mm的速度采集数据，而大尺寸的成像板（14in×14in以上），只能达到5~6像素/mm，因此给人以CR大片粗糙的感觉。新型的CR系统，一般对大片采取6或10像素/mm两档可调的设置，由用户自行设置，以满足不同场合对扫描速度和扫描影像质量的不同需要。

CR系统的灰度等级指标一般都要求达到4096级灰阶，也就是使用12位（bit）处理器。一些高指标的成像板阅读器，使用了更高的14位处理器，力求更佳的影像效果。

另外两个指标，扫描速度和缓冲平台容量，描述的是成像板阅读仪的处理能力。新型的大型成像板阅读仪的扫描能力可以达到100板/h，同时装备有大容量的成像板缓冲平台。等待扫描的IP先放在缓冲平台上，由设备自动顺序导入扫描，扫描完毕后IP也自动输送到另一个缓冲平台上，等待下一次使用。目前最大的缓冲平台可容纳20块成像板。显然，缓冲器容量大、扫描速度快的阅读仪效率更高，更节省人力资源和投资。

### 三、信息记录系统和影像预视系统

信息记录系统是将与影像相关的文字信息记录下来。屏-片系统使用的信息记录工具是"贴铅字"或光学打号机，CR系统使用的是计算机。新兴的信息记录系统不仅可以通过计算机键盘输入相关信息，还可以通过计算机网络从医院信息库中调入相关信息。而所记录的信息也从简单的检查日期和病历号扩大到患者的姓名、性别、年龄、医院、科室名称等，利于不同方面的归档、检索需要。

另外，新兴的信息记录系统还增加了患者摄影体位的输入。不同体位的不同后处理模式和参数都已经预设在工作站中。只要技师在摄影时"顺便"输入摄影的体位名称，系统会自动选择相应的软件包对影像实施处理。

硬件方面，信息记录系统计算机也不再是专用设备，而是普通电脑，可以兼做他用。比如，书写报告、上网或兼做预视系统。

预视系统是在摄影完毕后，技师用于查看摄影结果是否满意，是否需要重拍的软件。以往的CR预视工作站都与影像阅读仪固定在一起，且画面显示不超过10幅。技师必须及时到阅读仪前才能看到影像，间隔时间稍长，在阅读仪里的影像就可能被删除。

新型的预视软件可以安装在任何一台普通电

脑上,通过网络接收阅读仪送出预视影像。同时,还增加了影像后处理功能,目的是让医师或技师可以在最方便的时间、地点,以其最喜欢的方式阅读影像。

### 四、影像后处理工作站

影像后处理工作站的功能是根据不同体位的影像特点和要求,对影像实施不同方式和程度的后处理,从而达到最佳的显示效果。

随着医学诊断对影像质量要求的不断提高,CR影像处理的体位划分也越来越细,目前已超过100种,这也对影像后处理软件提出了更高要求。目前的精细影像处理软件通常对影像所实施的整体处理更改为分层处理,将影像分成12个层面,分别实施不同的处理后再重新组合显示。这样不仅极大地扩展了影像的处理范围,也使获得的影像更加细腻,层次更加丰富,更能够体现不同体位影像间的细微区别,同时减少了伪影和失真。

另外,还有专科影像后处理软件,如全腿/全脊柱处理软件。针对腿部和脊柱肢体过长,无法一次成像的特点,通过多幅成像实现自动无缝拼接,巧妙地在屏幕上显示出完整的全腿和全脊柱影像,满足了骨科诊断的需要。

新型后处理工作站的人机界面也变得更加友好。辅助功能也从简单的测量、翻转、放大等扩展到放大镜功能、失真警示、直方图显示、文字注释等。仅打印功能就从单幅打印扩展到多幅打印和智能打印。智能打印可以让用户摆脱以往只能打印一幅、两幅或等分多幅的限制,自由选择打印的幅面格式,各幅影像的大小,甚至只打印影像的某一局部。为了满足操作的需要,不少厂家开始提供中文操作界面。

**(余建明 胡安宁 夏迎洪 杨 明 陈 松)**

## 第三节 CR 成像板结构及其特性

### 一、CR 系统与屏-片体系的对比

#### (一)能量转换方式

常规的屏-片系统使用传统的增感屏,增感屏吸收 X 线并立即将吸收的能量转变成可见光。暗盒里装有的胶片与增感屏紧密接触,增感屏发出的可见光被胶片记录,放射医师根据胶片上的影像进行评估和诊断。

CR 系统使用光激励(或存储)荧光板(成像板)来完成成像过程,成像板吸收 X 线并存储吸收的能量。只有使用一种"可控制的"能量(激光束)来激发时,存储的能量才以可见光的方式被释放出来。在擦除过程完成后,就没有"能量记忆"存留在成像板中了。

尽管我们希望从荧光屏中激励出尽可能多地存储潜影,但实际提取的信号量取决于荧光屏所接收的激励激光的总体能量,换句话说,也就是激励光源的总体能量积存。这首先取决于激励光强和激励时间(也叫延迟时间)。然而,这种关系是非线性的,提取最初的 50% 的潜影信号要比提取后 50% 容易得多,这种荧光屏特性对扫描装置的设计具有极大的影响。阅读器的运行设置(比如激光束能量和直径、扫描速度)要全面考虑尽可能多的信号提取量和尽可能快的扫描速度,以满足用户工作流的需要,同时还要兼顾降低元器件成本。

#### (二)成像板的结构

成像板主要由基板的聚对苯二甲酸乙二酯(polyethyleneterephthalate,PET)和覆盖的光激励存储荧光体($BaSrFBr:Eu$)层组成,成像板的结构类似于常规的增感屏。存储荧光体的成像特性取决于许多因素,荧光体的固有特性主要由添加到基本荧光体配方中的掺杂剂来决定,能量吸收和转化的效率由存储荧光体自身的特性所决定。

成像板的结构也受荧光体涂层特性的影响(密度、分布特性),如果增加单面成像板(与常规双面增感屏相对应)的厚度,影像的固有分辨力就受到局限。通常来说,现代存储式荧光屏都是将有效层涂抹在硬质或软质的基板上,有效层吸收 X 线,产生和存储潜影,而基板(如铝、玻璃或者聚乙烯酯等)为感光荧光体层提供光滑而坚硬的表面,并使得荧光屏被用户和 CR 阅读器操作和传送。有效层的黏合材料中含有许多不规则的细小荧光体悬浮颗粒,此层的厚度通常取决于临床应用的需求。

事实上,现代的荧光屏包含许多能优化临床使用性能的附加层(不同产品有所不同)。从机械角度说,荧光屏必须结实,利于用户和机器操作,所以通常需要用背衬层和外涂层来保护。从电子角度来说,荧光屏必须对静电不敏感,通常通过荧光屏表面的传导层来实现。

从光学角度来说,荧光屏需要经过优化处理,

使尽可能多地发射光逃逸到荧光屏表面被探测到，同时要控制激励激光的扩散程度以保持必要的锐利度。为达到这两个明显矛盾的目标，产生了许多解决方案。一种方案是在活化层和支持层之间设置一个黑色背衬层来吸收可见光，它同时减少了激励光的扩散和发射光的逃逸。另一种方案是设置反射层来辅助发射光的逃逸，但同时也会使激励光的扩散加剧。还有一种解决方案，就是在活化层和支持层之间的界面添加染色层，一些新型的荧光屏中多采用该法，染色层既吸收激励光也反射发射光。也有些厂商在活化层内加入一定量的染料，使它优先吸收激励光线而不至于散射得太厉害。

为了保证较高的图像质量，荧光屏还必须对透过射线、周围散射线和背面物体的后散射线不敏感。这就要求在暗盒或荧光屏本身（仅对刚性板而言）添加一层薄铅箔。于是，原本简单的两层式荧光屏逐步发展成综合各种设计理念并适应扫描系统特性的复合式多层结构。

虽然许多荧光材料都有存储特性，在目前商品化系统中应用最广泛的还是氟卤化钡家族 BaFX：$Eu^{2+}$（X 代表 Cl、Br、I 或它们的组合）。化学方程式中的 Eu 是活化剂，它是在荧光体生产过程中加入的微量杂质，能显著影响荧光体的存储性能和发光光谱。另有一些材料如 $RbBr：Tl^+$ 和 $CsBr：Eu^{2+}$ 等，已经或将被用作 CR 系统的存储荧光体材料，而且仍有许多积极的研究在寻找新的更优化的材料。尽管最近几十年有关荧光存储材料和 PSL 过程的研究一直在进行，许多微观水平的作用原理和机制依旧存有争议。

新型成像板改善了影像的敏感度、清晰度和坚韧性（图 6-1），同时与旧的成像板兼容。外涂层用于保护成像板免于机械磨损和化学清洁剂的损伤。在正常条件下，成像板的使用寿命为 1 万~2 万次。

## 二、成像板的特性与影像质量

1. 基础 CR 影像的质量主要取决于固有的荧光体质量和扫描存储荧光体的光学器件。成像板的固有图像质量取决于以下特性的最优化：X 线的吸收、锐利度、噪声/斑点水平、转换效率，这些特性通过下列参数调节：荧光体特性（颗粒尺寸、分布、吸收、发光特性等）、基板的反射、散射和吸收、色素/黏合剂的组合、光导特性、染料、涂层的种类和厚度。

2. 固有模糊度　由于荧光体层本身的结构和厚度，介质自身产生了模糊度，这也将影响所产生图像的分辨力（图 6-2）。这一效果与民用相纸颗粒的效果相同，较大颗粒的相纸产生的图像不如较小颗粒产生的图像清晰。再者，由于成像板的典型结构（固有模糊度），当 X 线转换成可见影像时，会产生一定的模糊。

荧光层越厚，对 X 线的吸收能力就越强（期望的特性），但同时激励光束的扩散程度增加而造成最终图像更加模糊。通常的解决方案是至少生产两种类型的荧光屏，较薄的荧光屏应用于需要较高分辨力的部位（比如乳腺摄影、四肢摄影），较厚的荧光屏用于对 X 线吸收和剂量要求比分辨力高的部位（比如胸部和腹部成像）。

3. 残影　当一块成像板长时间不用时就会出现残影，它由旧图像的残存部分能量形成（图 6-3）。这些部分从荧光体层的更深层处提升出来，称之为"回弹"。

残影也可能由以下射线曝光引起：宇宙射线、周围的放射线（在墙中的氡）、荧光体中的固有放射性元素。

成像板的擦除步骤并非百分之百有效，存储信号永远无法被完全消除。然而，如果在擦除处理后荧光屏中存留的信号低于允许值，那么剩余的残像

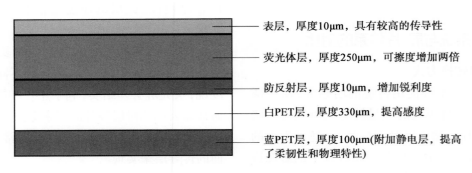

表层，厚度10μm，具有较高的传导性

荧光体层，厚度250μm，可擦度增加两倍

防反射层，厚度10μm，增加锐利度

白PET层，厚度330μm，提高感度

蓝PET层，厚度100μm（附加静电层，提高了柔韧性和物理特性）

图 6-1　新型成像板的结构

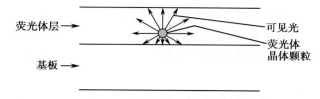

图6-2 荧光体的固有特性产生的模糊

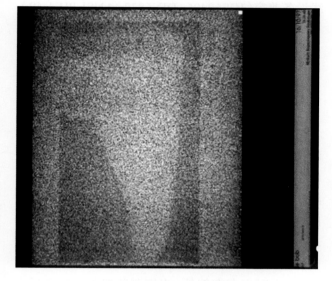

图6-3 足侧位影像残影

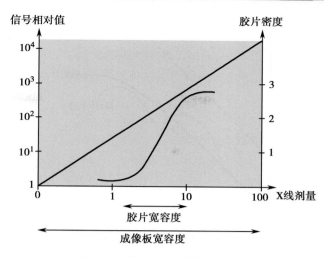

图6-4 成像板和胶片的宽容度

造成的污染就不再重要。有时,环境造成的背景辐射会造成不需要的本底信号的增加,表现为图像中的噪声背景,这就是厂商推荐经常擦除荧光屏的原因,尤其在长时间不用时。

建议使用者在每个星期临床工作前对所有的成像板进行擦除处理,同时也建议使用者轮流使用每一块成像板。在有标识符的架子中成像板应该顺序排列,并将擦除处理后的成像板放在排列的末端,使用时从排列的起始部取走成像板,以保证对每一成像板进行相同频率的使用,避免残影的出现。

4. 成像板的特性 相对于常规屏-片系统而言,成像板是一种具有更宽动态范围的线性探测器(可达1:10 000)(图6-4)。线性意味着在一个大的剂量范围内具有更有效的探测能力,意味着在剂量优化选择和/或在大的患者曝光范围的情况下,用户可获得更多的信息,意味着在图像的高密度和低密度区都没有失真。

成像板的这种特性可以有效降低重拍率,进而降低患者的受照剂量。欧洲的重拍率平均为5%~8%,北美洲为8%~12%。成像板的线性和动态范围使得系统可以容许一定程度的过度曝光和曝光不足,这种情况下,就不需要像常规摄影技术中那

样严格区分系统的"增感屏感度",同样的成像板,可以使用200或400感度时的不同曝光量。这一点对没有自动曝光控制系统的X线装置(如便携式胸部X线机等)而言,显得尤为重要,其摄影条件选择的限度将大幅提高。

放射技师可以自行决定是否降低检查剂量,一般来讲,较低剂量下的曝光是可行的。但是,辐射剂量的大量降低势必引起量子噪声的增加,从而影响最终影像的信噪比。因此,剂量的降低必须充分考虑所进行的检查类型与所要求的诊断信息之间的关系。指导原则应该是在保证影像的诊断价值不被削弱的前提下,寻找某种特定检查与量子噪声之间的平衡点。

有些情况下,例如骨盆、脊柱侧凸或小儿科的检查,只要能观察到所需的信息,可以以增加噪声为代价而大幅降低曝光剂量。在其他情况下,如果对信息内容有很高的要求,则仅能稍微降低或不降低曝光剂量。

5. 信噪比(SNR) 信噪比依赖于从球管中发出的作用于曝光量和探测率的X线光子的流量或数量(图6-5)。按照泊松分布的数学规律,噪声等于光子数的平方根。这就意味着,如果使用100个光子来曝光,那么其中有10个光子是噪声(偏差),信噪比将是100/10=10。

在数字成像系统中,必须经历两个步骤产生影像,第一步是激励存储,第二步是激发过程,从成像板中释放存储的能量并将其转换成可见光,这两步都会影响影像的信噪比。信噪比用dB来表示,使用的公式通常是:$SNR=10\log(S/S_0)$,因子10和log用来将结果转换成dB。

6. 擦除能力 在扫描完成以后,成像板的荧光

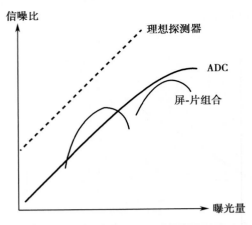

图 6-5 CR 系统与屏-片组合的信噪比

体层中仍然保留着许多俘获电子,所以成像板的擦除操作是非常必要的。成像板中的潜影可通过附加能量来擦除掉,这一能量通过可见光来传送,可见光将释放所有的俘获电子使其恢复到基础能量水平。擦除已曝光成像板所需的能量依赖于曝光时所使用的 X 线剂量,所使用的擦除能量一定要与所进行的检查相适应。

新成像板开始使用期间的擦除处理可能会存在一些问题。有些情况下,不可能完全擦除一块新的成像板的潜影,成像板上会残余一些曝光点,这些点在影像上作为附加噪声是可见的。如果在交货以后成像板很快投入使用,那么一个擦除周期应该就足够了。如果时间长了,例如在交货以后 2 个月,成像板上的信号就会很难擦除。这种情况下,使用连续的擦除周期是没有意义的。一般来讲,成像板投入使用后一个星期,随着擦除周期的重复,成像板的噪声将恢复到正常的水平。

7. 成像板和暗盒的清洁　成像板必须要定期清洁以避免产生静电和影像上出现尘粒伪影。清洁步骤如下:

(1)用一块软棉布将成像板清洁剂充分并且匀称地涂抹在成像板的背面,涂抹以后,在成像板上可以看到清洁剂。值得注意的是:如果清洁剂涂到了荧光屏侧,应立即将它涂抹到整个屏的表面,否则屏上可能会有黄色污迹出现。在曝光时,这种污迹就会像不同浓度的"云"状伪影显示出来,这时的 IP 已经影响到影像诊断,就不能再使用了。

(2)一直等到清洁剂蒸发干净。

(3)在荧光屏侧使用清洁剂并让它蒸发,大约需要 15min。

(4)如果是第一次清洁成像板,则重复以上全部步骤。

(5)也可使用此清洁剂清洁暗盒的内表面。

为了保证成像板的长寿命,推荐每隔三个星期清洁一次成像板和暗盒(视使用单位和具体条件而定)。

8. 成像板和暗盒　暗盒用于保护 IP 免于可见光暴露和机械损伤,暗盒一般与现有国际标准的 X 线设备兼容(ICE60406,DIN6832,ANSI PH 1.49),客户不需要额外的投资即可对 X 线摄影室进行数字化转变。暗盒一般有标签和颜色,可逐一区别,当与患者接触时,暗盒的塑料表面应让人感到温暖并且柔软,边缘应为圆形,以免划伤。

每一块成像板放置在固定的暗盒中,不能进行暗盒间的交换。如果用户在 X 线影像上看到一些伪影,就可通过暗盒上的标识名找到对应的成像板。成像板的白色荧光面必须朝向靠近 X 线球管的暗盒面。此外,有些暗盒的背面有一层薄的铅箔以避免后散射线。在这种暗盒使用期间,如果是自动曝光程序模式,则必须检查此装置的探测单元是否位于暗盒的前面。探测装置通常位于暗盒的前面,但有时也存在例外,当探测装置位于暗盒后方时必须改变曝光程序以保证患者不会接受更高的剂量,这个过程很烦琐,但十分必要。

## 三、成像板的特性曲线

图 6-6 显示的是一般成像板和 400 感度的屏-片系统的特性曲线响应。成像板随入射曝光量的变化呈线性、大宽容度响应特性,而胶片对限定的曝光范围是最敏感的。屏-片探测器既是信号采集器又是显示媒介,必须将探测器的(胶片)对比度和摄影感度调节到一个很窄的曝光范围内,以获得具有最优化对比度和最小化噪声特性的影像。成像

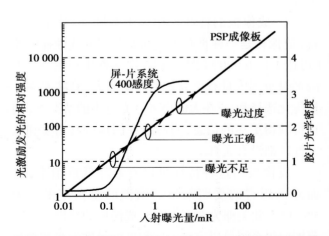

图 6-6 稀土屏-片(400 感度)系统和 PSP 接收器特性曲线的比较

板则不受相同要求的约束，原因是采集和显示过程不同时发生，所以用于数字化数据的数学算法可以对曝光过度或不足进行补偿。然而，在输出影像的自动信号范围探测和对比增强之前，必须对有用的输出信号进行识别。此外，曝光不足或曝光过度的影像能够被系统"掩饰"起来，因此，需要一种可以根据影像的原始信息来追踪曝光量的方法，以识别超出曝光量范围的各种状况。

在传统的屏-片 X 线摄影中，放射技师调整曝光技术以使想要的影像信号范围位于 H&D 曲线的直线部。位于被照体范围外但在探测器范围内的 X 线形成的影像信号落在曲线的肩部（高曝光区），超出准直边缘的影像信号落入趾部（低曝光区）。CR 系统必须对有用的影像信号进行编码，通过数字值的查询表调整以提供最大对比敏感度。正如特定解剖部位选择特殊摄影技术和影像探测器一样，PSP 读出算法也根据特定的解剖部位对数字影像进行调整。

（余佩琳　范文亮　余建明　杨　明　陈　松）

## 第四节　CR 系统的阅读器

目前的 CR 阅读器都使用逐点读取技术，激光束按照一定的模式扫描整个荧光屏表面，测量屏上的每一点发射光并将其转换为数字信号，然后采样和量化成数字图像。在最早的 CR 系统中，完成此任务的部件体积巨大，要装满整个房间。如今，该部件只需安装在一张桌面上。阅读器的组成部件如图 6-7 所示。

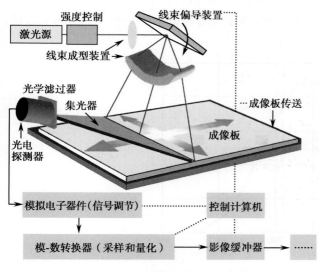

图 6-7　逐点阅读 CR 扫描仪的主要部件

## 一、激光源与强度控制

早期的 CR 系统采用气体激光器（比如氦氖激光波长 633nm）来激励荧光屏中的俘获电子，现代的 CR 系统大多采用红光固态激光二极管（波长 670~690nm）作为光源。红光的波长与常规使用的氟卤化钡荧光屏的激励光谱相匹配，同时又容易与发射光波长（蓝光）区分不会影响它的探测。固态激光源更紧凑、有效、可靠，而且持续时间也比气体激光源更长。现在扫描装置激光束的延迟时间在 1~6ms/像素。

CR 阅读器的激光不仅要求功率足够高，还要保持功率恒定。激光功率的波动会直接导致输出信号的波动。换句话说，激光强度的波动可以使一致的潜影信号（均匀野）看上去含有组织结构。CR 阅读器设有特殊的强度控制装置，它可以实时监控激光的功率并校正波动，但这种容许范围很小。在激励曲线的直线部分，波动即使小于百分之十也会产生问题，因此必须把强度波动控制在这个水平以下。激励曲线越高，允许波动并不随之加大，因为需要更大的曝光量变化使输出信号产生相同的变化。

## 二、线束成型光学装置

激光器发出的线束必须经过最优化处理后对荧光屏曝光，这一点对于固态激光器尤为重要，它产生的是椭圆形线束而不是气体激光器的圆形线束。此外，即使产生的是圆形激光束，线束也会在穿过荧光屏时改变形状和速度。可以用手电筒的光来模拟激光束，用它来沿着面前的墙移动，当它垂直于墙面时，光束差不多是圆形的，左右移动手电筒会发现光束的形状和速度将随着位置的变化而变化，光束离垂直位置越远，线束椭圆形越明显，且移动得更快。在 CR 阅读器中，这种效果导致尺寸不同的荧光屏由于线束位置的不同，激励过程的线束延迟时间（扫描速度）也就不同，即使整个荧光屏的曝光量一致，在它的边缘与中央部的信号输出和空间分辨力也不同。CR 阅读器含有专用的束形控制装置（包括一种所谓的 f-θ 透镜），它能够保证线束的形状，其尺寸和速度与光束所处的位置无关。

## 三、线束偏导装置

线束偏导装置使得激光束能够快速向前向后，沿一条扫描线顺序激励荧光屏上的每一点，这个方向被称为快速扫描方向或者线扫描方向。根据所需的扫描速度,可以使用不同规格的偏导装置。对于较低的扫描速度,可使用的是旋转的转筒和固定激光束(也就是没有偏转器,所有的移动都由转筒来控制)。对于较高的扫描速度,通常的解决办法是在电流计上安装一反光镜,电流计前后摆动,使得线束沿荧光屏运动,在折回时,激光束会被挡住。而在最高速的装置中,采用旋转的多边形棱镜,每一面反光镜扫过荧光屏的一条线,然后将下一条线移交给下一面反光镜,依此类推。这里,非常重要的一点是所有的反光镜要具有相同的反射率和相同的角度。

在所有情况中,光束配置的精确度是非常关键的;阅读器必须能够精确安置,以保证光线在相同点、相同行、相同扫描面都可以精确重复。线束偏转装置也必须能够将线束精确定位在亚像素范围内,以避免出现光学条带和锯齿状伪影(一种使得直线边界有波纹或抖动的伪像)。

## 四、传输环节

传输环节能够在与快速扫描方向垂直的方向上传送成像板,这个方向通常被称为慢速扫描方向、页面扫描或者交叉线扫描方向。在整个线束偏导装置和传输环节的作用下,整个荧光屏表面都能够被激光束"接触"到(也就是采样)。由于使用线束偏导装置,在不同的扫描速度要求下,有不同传输环节的选择。在低速扫描装置中可以使用一个转筒,然而目前所有的CR阅读器都采用直线传输方式,荧光屏被夹住或放在可移动的平板上,沿一定的轨迹进行移动。在具有整合成像板(无需移出)的无暗盒CR系统中,荧光屏被绑定在一条传送带上,之后移动到各个处理环节的相应位置(曝光、读取、擦除)。

在这里,速度的稳定性对于避免条带状伪影的出现是十分重要的。读取过程是破坏性的,即潜影会在读取之后消失,因此在慢速扫描方向激光扫描线必须进行恒定的交叠,传输速率哪怕是百分之几的波动都会导致可见的带状伪影。

## 五、集光器

集光器用于尽可能多地收集荧光屏的发射光线,并且以最小的损失将它们传送到光电探测器,把光信号转化为电信号,图像的质量(信噪比)主要受这一环节的控制。尽管入射的激光束具有高度定向性,而荧光屏的混杂特性使得发出的光线散射到各个方向。因此,集光器必须靠近荧光屏表面从而截取尽可能多的散射光子。目前有些CR系统利用丙烯酸光导管来设计最大化光子采集效率的系统。这些导管靠近于荧光屏的末端很宽很扁(覆盖整个荧光屏的宽度),另一端逐渐变窄以适合光电探测器的输入孔。另一种设计是在荧光屏上方安装高反射集成腔,将光线传导至安置在腔上或末端的光电探测器上,也有人提出用光纤解决这方面的问题。

## 六、滤光器

滤光器在阻止激励光进入光电探测器方面起着关键作用,以防止所需的图像信号被淹没。如果没有这个部件,CR将不能工作。由于荧光屏的发射光与激励光的波长不同,从CR荧光屏中提取有用的信号还是可能的,这种光谱的分离极其严格(图6-8)。典型存储荧光屏中的发射光,大致比激励光的强度弱八个数量级。从激励光子中探测发射光子就如同在一堆干草中寻找一根针一样困难(事实上,探测难度大致等价于在一个一米高的半球状

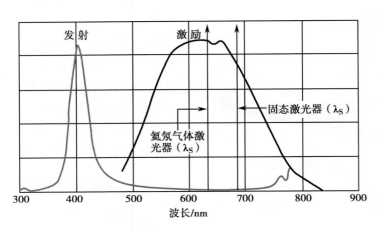

**图6-8 荧光屏的激励和发射光谱,发射光波长与激励光波长分离**

干草堆中找一根普通的缝衣针的难度）。然而，允许发射光进入光电探测器是严格的，因为这个装置有相当宽的敏感光谱。

## 七、光电探测器

光电探测器将发射光光子转换为电信号，进一步加工成数字图像。由于 CR 系统的低发光率，现今大多数商用系统都采用一个或多个光电倍增管（PMT）。PMT 具有高的信号增益、合理的量子转换率（约为 25%），且内部噪声和暗电流低。此外，其检测的动态范围能够与常规临床应用的 SP 屏产生的信号范围很好地匹配。PMT 对光谱中的红色区段很不敏感，因此就像一个附加的滤过器，能有效地将激光从探测信号中剔除。

电荷耦合器件（CCD）比 PMT 成本低，而且将光子转化为电流的效率是 PMT 的二倍，因此 CCD 被引入 CR 系统。光学上，CCD 具有比 PMT 更宽的光谱敏感性，因此它们也对激光的波长敏感。这就加重了光学滤过器设计的负担，以剔除不需要的激励光源。电子学上，CCD 的动态范围通常比 PMT 窄，而内部噪声和暗电流水平稍微高，因此必须通过精细的电路设计和优质的电子器件来弥补。尽管有这些额外的设计约束，但 CCD 的低廉价格、小巧的体积，以及灵活性方面的特征将使它们逐渐融入 CR 系统的主流。

## 八、模拟电子器件

光电探测器上呈现的信号是模拟信号，它反映了荧光屏上潜影和 X 线曝光量的变化。然而，要扫描的任何医学图像的曝光量事先未知。早期的 CR 系统通过光学预扫描解决这个问题，也就是应用低能量的发散激光点扫描荧光屏，以了解随后的高能量激光扫描时能探测到信号范围。现代 CR 系统用电子的方法解决这个问题。

降低电子成像链设计要求的一种方法是，在数字化之前先对模拟图像数据进行压缩。这就意味着输入信号（也就是离开光电探测器的信号）被非线性地映射为一个新的量，该量的变化比输入信号小，最常见的是模拟对数变换压缩。光电探测器的信号在被送往模/数转换器（ADC）之前先通过对数放大器增强。另一种压缩技术是平方根放大器，优势在于压缩过程中可均衡曝光中的固有量子噪声。有一些制造商采用的方法是，先将输入信号作线性处理（即不压缩），然后通过选择最终图像的数字化

灰度等级的一个子集来实现对数字化数据的压缩。所有这些方法都能得到可利用的结果，但是如果用户想把数字值反变换回到原始的 X 线曝光量值（比如为了图像分析），那么图像压缩方案的选择就尤为重要了。

模拟电子器件在光电探测器之后的另一项操作就是为采样过程作准备。采样的基本法则（尼奎斯特定理）规定，为了模拟输入信号的无畸变数字化，采样频率（即沿着扫描线测量一次信号的时间间隔）必须至少是输入信号中最高频率的两倍。光电探测器探测到的信号有很宽的频率范围（包括噪声），但有一些是对诊断无用的或者与数字化仪不兼容的。因此，制造商将所谓的防混叠滤过器纳入模拟链中，目的是在 ADC 前除去这些高频信号（混叠是指不满足尼奎斯特定理时产生的畸变现象）。

## 九、模/数转换器

ADC 包括采样和量化两个步骤，ADC 在控制电路的作用下产生与源模拟图像等价的数字化图像。激光束横跨荧光屏的移动将荧光屏表面的空间变化转换成光电探测器的时间变化信号，这种时间变化信号必须以足够高的频率采样才能保留足够的空间分辨力以满足临床应用。

同样，光电探测器的信号强度变化也必须要进行足够精细的采样或量化，在覆盖整个可能曝光的动态范围前提下，保留所需要的信号变更幅度（对比度）以满足临床应用。例如，使用典型的平方根或对数压缩器对数据进行压缩，得到每像素量化为 8~12 位的数据。没有压缩的数据（也就是线性的），一般每个像素为 12~16 位。数字化标准的选择依赖于这些数据的用途，比如，乳腺摄影的数字化需求与腹部成像的需求就不相同。

## 十、影像缓冲器

扫描装置得到的数字影像在发送到最终目的地（工作站，存档室）之前，需要暂存在某处。通常可将硬盘驱动器用作本地存储器。驱动器的容量应当与扫描装置的流通量相匹配，并具有在网络连接发生中断时也能保持扫描装置正常运转的能力。

## 十一、擦除装置

擦除装置用于清除荧光屏上的所有残留信号，初始化荧光屏以备下一次曝光。这个组件的典型组成是一排高强度的灯管，其发光强度一般比激励光

源高出几个数量级,可以驱除荧光屏上残留的信号强度,使之大大低于曝光所产生的信号,以免影响下次曝光成像(事实上,完全清除所有的残留信号是不可能的)。擦除周期所需要的时间取决于所要达到的擦除等级、灯管的强度和发射光谱以及存储荧光体材料本身的可擦除性。值得注意的是,自然背景辐射也可在荧光屏上产生噪声(存储潜影),因此,闲置已久的荧光屏在使用之前也要先进行擦除操作。

**(余建明 杨 明 浦仁旺 宋冬冬 陈 松)**

# 第五节 CR的成像原理

## 一、基本原理

### (一)CR的基本原理

CR采用IP板X线摄影,IP板的光激励荧光体中记录X线的摄影部位影像,形成了潜影。再将IP板放入影像读取(imaging reader)装置中,通过激光扫描使存储信号转换成光信号,再用光电倍增管或CCD转换成电信号,再经过A/D转换后,输入计算机处理,最后获取到高质量的数字X线影像。随着图像质量的确认,IP板将被强光照射,清除IP板全部信息,IP板为下一次循环使用做准备。

### (二)CR的流程

1. 影像成像板是CR的信息采集部分,代替胶片接收并记忆X线摄影信息,形成潜影。

2. 影像读取器用光电倍增管接收IP板发出的荧光,实现光电转换,再经A/D转换器变换为数字信号。

3. 影像读取器还具有登记患者姓名、性别、年龄等基本信息,选择检查部位、图像扫描方式、图像

预览、图像预处理、打印等功能。

4. 影像处理工作站由计算机完成,对数字化的X线影像进行各种相关的后处理,如大小测量、放大、灰阶处理、空间频率处理、减影处理等,最终完成最佳图像的显示。影像存储系统主要用来保存影像信息,可采用硬盘、磁带、CD或DVD等,如图6-9。

### (三)柜式机工作流程

1. **操作控制面板** 主要负责操纵机器的运行、信息交流、图像处理参数及各项工作自动化调整与控制及人机对话等。

2. **影像板插入弹出单元** 负责接收IP板盒,使未扫描的IP板进入下一步,已扫描的IP板将被弹出。

3. **影像板鉴别单元** 进一步确定影像板位置是否正确、是否已被扫描以及是否与本机配套。

4. **影像板传送单元** 主要是负责IP板的传输,将已扫描板送至影像板鉴别单元,未扫描板则送至影像板接收单元。

5. **影像板接收单元** 主要负责打开与关闭影像板暗盒。负责打开未扫描影像板并转至影像板吸附单元,关闭已扫描影像板并送至传输单元。

6. **影像板吸附单元** 主要负责吸附影像板内的荧光板并送至副扫描单元,进入扫描位准备位,进行扫描。

7. **副扫描单元** 也称为荧光板扫描准备位,此时与激光扫描成像单元同步协调运动,对荧光板进行激光扫描、影像读取。待读取完毕,将荧光板送至擦除单元。

8. **擦除单元** 主要负责用强光照射消除已扫描荧光板上的所有储存信息,然后将板传输至影像板接收单元、影像板传送单元、影像板鉴别单元、影

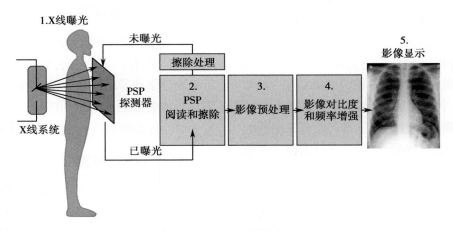

**图6-9 CR工作流程示意图**

像板插入弹出单元,最后弹出影像板,待下一次循环使用。

### (四)台式机工作流程

台式机与柜式机相比,缺少复杂的机械运动部分,所有的系统控制与调整所有数据信息输入等均由外部工作站完成。荧光板读取则采用旋转扫描的方式进行,其他与柜式机类同。

## 二、存储荧光体的显像原理

成像板由包埋在聚合物黏合剂内的光激励荧光晶体组成,它们涂布在对苯二酸盐基板上,其作用是探测信息X线。当X线被这些晶体吸收时,电子被激发使电势能增加。一些电子被俘获保持在一种半稳定的高能态,而另一些电子则很快地回落并以自发发射的形式释放能量(图6-10)。俘获电子在成像板中以"存储能量"的形式产生了潜影,当俘获电子增加能量时可使其释放存储的能量,通常使用一个激光束以像素激发的形式来实现这一过程。俘获电子接受增加的能量并从势阱中逃出,回落到它们的平衡态,在回落过程中,电子以发光的形式来释放能量,发出可见光的强度与原始的X线强度成正比。

经过大约1h以后,成像板中初始的可见光输出值存留70%~80%,这会导致2%~3%的信噪比和20%~30%的信息含量损失,所以延迟1h不会造成明显的信息变化。

### (一)PSP影像采集

光激励存储荧光体(photostimulable storage phosphor,PSP)的晶体结构"陷阱"中存储的是吸收的X线能量,所以有时称作"存储"荧光体。在光激励发光(photostimulated luminescence,PSL)过程中,在适当波长的可见光能量的激励下,这种俘获的能量能够被释放出来。PSP影像的采集和显示可以归纳为5个步骤:①图像的采集过程,包括对患者使用特殊的X线技术进行曝光,然后用PSP探测器记录穿越人体的X线流;②利用激光激励并记录PSL的强度,所形成的潜影可被阅读器读取;③图像的预处理,包括纠正读取信息中的系统差异,并对相关信息的数值进行调节使其与标称的输出范围一致;④图像的后处理,将原始数据图像的数值进行转换,使其灰阶和频率增强有利于显示解剖结构以达到检查目的;⑤输出的图像在经过校准的图像显示器上显示。

未曝光的PSP探测器(即成像板)装在有铅背衬的暗盒内(与屏片-暗盒形式和外观相似,其X线几何学和图像采集与屏-片系统也相差无几),使用与屏-片成像相同的X线成像技术对其曝光。在曝光过程中,穿过患者的X线能量被IP所吸收。PSP材料中存储的能量可将局部电子从均衡能级(基态)升级成一种稳定的"势阱",即所谓的"F中心"。这是一种不可直接观测的电子潜影,被俘获的电子数量与摄影到IP上的X线光子是成正比的。在图6-9第1步中,曝光后的IP被读出以产生X线图像。第2步将暗盒放在阅读器上采用低能(约2eV)高聚焦强激光对IP进行光栅式扫描以获取其图像。在PSP矩阵中被俘获的电子被激光能量激发后大部分回到荧光体内的低能级水平,同时释放出较高能量(约3eV)的PSL。PSL的强度与所释放电子的数量成正比,它先经过光学滤过与激光分离,然后被紧靠IP的光导装置捕获。在光导管输出端,光电倍增管(PML)将PSL转换并放大成相应的输出电压。

随后的数字化过程中,应用模/数转换器(ADC)在数字图像矩阵中的特定位置产生相应的数值,而该矩阵是由激光束和IP位置同步形成的。剩余潜影信息被强光擦除(该强光可将陷阱内的电子移除而不是产生更多的电子陷阱),然后将IP插入暗盒中重复利用。图像预处理发生在第3步,它校正静态光导敏感差异和固定噪声模式,使被照体如实地被复制并与"原始"图像数据在预定范围内标度。

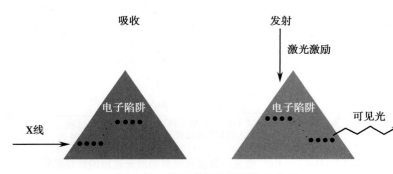

图6-10 荧光体的能量吸收和发射

PSP 探测器的宽动态范围响应,需要对图像进行识别、标度和对比度增强,以优化第 4 步中"已处理"图像数据的图像特性和信噪比(SNR)。第 5 步数字图像的显示,使用对照表(LUT)将数字图像编码值转换成适于软拷贝监视器的灰阶亮度差异和适于硬拷贝胶片的光学密度(OD)。在信息采集中,PSP 系统严格效仿常规屏-片探测器的典型范例。

### (二)成像板的特性

CR 设备基于光激励发光的原理,当一个 X 线光子在 PSP 材料中积存能量时,有三种不同的物理过程在能量转换中发生。能量首先以可见光的形式释放荧光,这个过程是传统 X 线摄影中增感屏成像的基础。PSP 材料在晶体结构"陷阱"中存储绝大部分的积存能量,因而得名存储荧光体。这种存储的能量形成潜影,随着时间推移,潜影会由于磷光的产生而自然消退。如果用适当波长的可见光进行激励,就可以立即释放出部分俘获的能量,发出的可见光产生数字化影像的信号。

许多化合物具有 PSL 的特性,但具有 X 线摄影所需特性的却为数不多。符合 X 线摄影所需特性的化合物应具有如下特征:①普通激光可使其产生与激励-吸收波峰相匹配的波长;②激励发射波峰容易被普通光电倍增管的输入荧光体所吸收;③潜影稳定,不会因荧光产生而引起信号的明显损失。

最符合这三个要求的化合物是碱土卤化物,商品名为 RbCl,BaFBr:Eu^{2+},BaF(BrI):Eu^{2+},BaSrFBr:Eu^{2+}。如图 6-11A 所示,一个典型的 PSP 探测器在一个不透射线的基板上有分层结构。如图 6-11B 所示,拥有透光基板的 PSP 探测器可以在临床激励时从双侧吸收 PSL 光。由 CsBr 组成的结构化荧光体正在研制当中,其原理如图 6-11C 所示。后两种材料的研制成功有望提高探测效率和图像信息转换,这源于设备探测效率和转换效率的提高。总之,PSP 化合物的特殊组成成分和结构特性倾向于特定生产商(生产),只有在特定的阅读器下才能发挥最佳功能,成像板通常不能在阅读器之间互换。

### (三)稀土的添加和吸收过程

将微量的 Eu^{2+} 混杂物加在 PSP 中,以改变它的结构和物理特性。微量的混杂物,也叫作活化剂,替代了晶体中的碱土,形成了发光中心。由于 X 线的吸收而发生电离,在 PSP 晶体中产生电子-空穴对。一个电子-空穴对将一个 Eu^{2+} 跃迁至激发态 Eu^{3+},以俘获电子的形式使存储的能量形成潜影,当 Eu^{3+} 返回基态 Eu^{2+} 时会产生可见光。Eu^{2+} 以俘获电子的形式存储能量形成潜影。

当前,有两种主要的理论来解释 PSP 的能量吸收过程和随后发光中心的形成(图 6-12)——双分子重组模型和光激励发光复合物(photostimulated

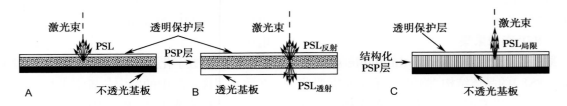

**图 6-11 不同 PSP 探测器的断面示意图**
A.典型 PSP 探测器;B.双面阅读 PSP 探测器;C.结构化 PSP 探测器

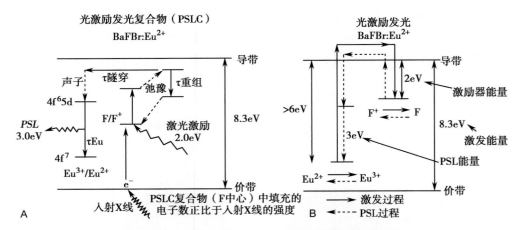

**图 6-12 BaFBr:Eu^{2+} 荧光体激发和光激励发光过程的能量图解**
A.粒子间的相互作用;B.能量简图

luminescence complex, PSLC)模型。使用 PSLC 模型在 BaFBr: Eu$^{2+}$ 中发生的物理过程看上去与实验发现十分近似。此模型中，PSLC 是一个亲近 Eu$^{3+}$-Eu$^{2+}$ 重组中心的较高能量（F 中心）的亚稳态复合物。PSP 中 X 线的吸收引起了"空穴"和"电子"的形成，从而激发一个"非活化 PSLC"被一个 F 中心俘获来形成一个活化的 PSLC。无论哪种情况下，形成的活化 PSLC 的数量（亚稳态部位俘获电子的数量）都正比于对荧光体曝光的 X 线剂量。

典型涂层厚度的 BaFBr: Eu 与稀土屏 Gd$_2$O$_2$S: Tb 两者的 X 线吸收效率对比，如图 6-13 中的衰减曲线所示。在 35~50keV 之间，由于 BaFBr 荧光体中钡具有较低的 K 边缘吸收，故而它具有较好的 X 线衰减。然而，一旦低于或高于这个范围，稀土钆荧光体略好一些。与感度 400 的稀土增感屏相比，用典型能谱的 X 线对 PSP 荧光体照射时，需要更高的曝光量才能获得相同的量子统计。

此外，成像板对低于 50keV（会产生大量低能散射线）X 线的高吸收能力使其相对于稀土吸收材料来说对散射线更加敏感。因此，经常把 PSP 探测器称为"散射线海绵"。

### （四）消退

随着时间的推移，俘获的信号会通过自发荧光呈指数规律消退。一次曝光后，典型的成像板会在 10min 到 8h 之间损失 25% 的存储信号，这个时间段之后逐渐变慢。信号消退给输出信号带来不确定性，可通过在曝光和读出之间引入固定延迟时间来控制存储信号的衰减，从而消除这种不确定性。大约 10min 后，潜影的消退减缓。

### （五）激励和发射

积存在已曝光 BaFBr: Eu 荧光体中的"电子"潜影与激活的 PLSC（F 中心）相对应，局部的电子数量与大曝光范围的入射 X 线量直接成正比，一般超过 10 000:1（是曝光量的 4 个数量级）。Eu$^{3+}$-F 中心复合物的激励和存储电子的释放至少需要 2eV 的能量，给定波长的高度聚焦激光源最容易完成此任务，最常用的是 HeNe(λ=633nm) 和"二极管"(λ ≅ 680nm)产生的激光。入射激光的能量激发荧光体中位于局部 F 中心的电子。按照 vonSeggern 的理论，在荧光体矩阵中可能出现两种能量轨迹：无逸脱返回 F 中心位置或"开隧道"到邻近的 Eu$^{3+}$ 复合物。相较于前者，后者更有可能发生，此时电子进入中间能态并释放出非可见光的辐射"声子"。电子经过 Eu$^{3+}$ 复合物的电子轨道落入更稳定的 Eu$^{2+}$ 能级时会释放一个 3eV 能量的可见光光子。图 6-14 显示了激光诱导的电子激励和随后的可见光发射的能谱。为了达到最优的成像性能，最好使用为特定 PSP 阅读仪系统设计的成像板。

不同的荧光体成分相对于特定的激光能量都有最佳的激励能量，为了达到最佳的成像性能，最好应用为特定 PSP 阅读系统专门设计的荧光体。

转换效率表示激光激励发光过程中提取的能量大小，激发光被部分捕获并转换成有用的输出信号。这取决于以下几个因素：入射激光束的滞留时间、激光点的大小、激光束穿过荧光体的深度、PSL 光子的散射量、光导装置的捕获效率、光电转换装置的转换效率（典型的有光电倍增管 PMT，当然也包括一些系统中的 CCD 光电二极管阵列）和信号数字化的精确性/效率。比如双面阅读和针状结构 PSP 荧光体的采集/读出技术，极大地提高了转换效率，进而加强了全面统计的整体性并减少了捕获信号的噪声。

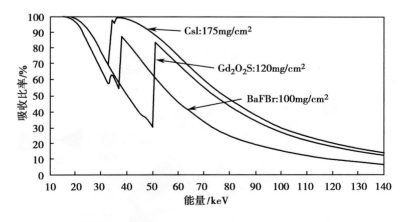

图 6-13　PSP 和稀土 X 线荧光体的光子吸收率与 X 线能量的对应关系曲线

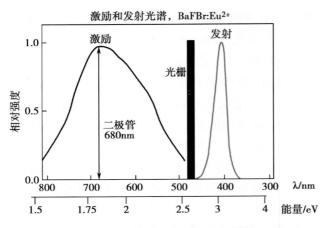

图 6-14 BaFBr: Eu²⁺ 存储荧光体激励和发射的光谱

## 三、影像读取原理

### （一）激光扫描

由 HeNe 或二极管发出的激光束，经由几个光学组件后对成像板进行扫描，首先激光束分割器利用激光输出的一部分通过参照探测器来监测入射激光的强度，进而补偿因入射功率波动所损失的输出 PSL 信号的强度。在成像板储存能量一定的情况下，被激励可见光的强度取决于激励激光源的强度。

**1. 点扫描阅读** 激光束的大部分能量被扫描设备（旋转多棱镜或震荡平面反射镜）反射，然后通过光学滤过片、遮光器和透镜装置。为了保持恒定的聚焦和在 PSP 板上的线性扫描速度，激光束经过了一个 f-θ 透镜到达一个静止镜面（一般是圆柱状和平面镜面的组合）。假定激光束呈高斯分布，激光束的强度随着与中心的距离大小 r 而不同，表达式为 $I(r)=I_0 \exp(-2r^2/r_1^2)$。式中的 $I_0$ 是激光束中心的最大强度值，$r_1$ 为激光强度降低至中心强度 $I_0$ 的 $1/e^2$（$e=2.718\ 28\cdots$）倍时的距离，这是一种测量

有效激光束直径的方法。一般激光的"点直径"从 50~200μm 不等，在 IP 表面测量时其大小取决于不同的制造商和阅读器。PSP 阅读器（点扫描或激光飞点）的主要部件包括激励激光源、光束分离器、线束震荡偏导装置、f-θ 透镜、圆柱状反射镜、光导装置、光电倍增管（PMT）和强光擦除装置。IP 在夹送滚轮的带动下持续运动，接受激光束的扫描。所有部件功能在数字计算机的控制下同时运行。在一些阅读器中，使用多个光电倍增管来采集信号。残留信号被擦除装置清除后，IP 被重新装回到暗盒。PSP 阅读仪组件的基本系统结构如图 6-15 所示。

为了维持空间分辨力的大小，激光束横越荧光体板的速度要根据激励后发光信号的衰减时间常数来确定（BaFBr: Eu²⁺ 为 0.7~0.8μs）。激光束能量决定着 F 中心释放电子以及荧光滞后和残余信号的量。较高的激光能量可以释放更多的俘获电子，但由于在荧光体层中激光束深度的增加和被激发可见光的扩散而引起空间分辨力降低的后果。信号衰减滞后在扫描方向上引起模糊，并导致尼奎斯特频率附近高频响应的丢失。在扫描线的末端，激光束折回到起始位置并重复扫描下一行。

不同品牌、不同规格的 CR 扫描装置，在扫描成像板时会沿着不同的方向进行。扫描方向有的平行于成像板的长边，有的平行于短边。到达扫描线的终点时，激光束折回起点。成像板同步移动，传输速度经过调整使得激光束的下次扫描从另一行扫描线开始。成像板的移动距离等于沿快速扫描方向的有效采样间隔，从而确保采样尺寸在 x 和 y 方向上相等，成像板的扫描和传送继续以光栅的样子覆盖屏的整个区域。激光束由一系列镜面和透镜导引，一行一行地射在成像板上，这种运动被称为快速扫描运动。扫描方向、激光扫描方向或者快速扫

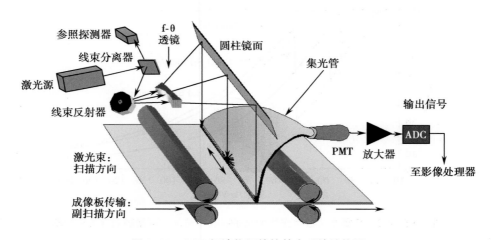

图 6-15 PSP 阅读仪组件的基本系统结构图

描方向都是指沿激光束偏转路径的方向。当成像板被快速扫描时，成像板在扫描束下面缓慢向前移动，故而每次快速扫描都是激发成像板的下一行。这种运动被称为慢速扫描运动。慢扫描、屏扫描或者副扫描方向指的是成像板的传送方向。

根据给定的尺寸来选择成像板的传送速度，使扫描和副扫描方向上的有效采样尺寸相同。激光点在成像板表面的直径是 $1/e^2$，这个尺寸在目前市场销售的 CR 系统中都是固定的，从而给两个方向上的空间分辨力强加了上限。激光扫描运动和荧光体板的传送，最终以光栅的形式覆盖整个荧光体区域。扫描方向、激光扫描方向或者快速扫描方向都是指激光束的方向。扫描时间一般主要由激光扫描速率决定，对一块 35cm × 43cm 的成像板来说，扫描时间因制造商、阅读器类型、激光分辨力的不同而不同，总体而言，大多数厂家的扫描时间一般在 30~60s 之间。新型荧光体的构成成分具有较小的信号衰减滞后（例如，BaFI: Eu 为 $0.6\mu s$），可以在不损失激光扫描方向分辨力的情况下获得较快的扫描速度。成像板读出的几何特性如图 6-16 所示。

**2. 双面激光阅读** 2001 年"双面"IP 问世，它在探测器的两面置有两个光导装置，使用一个点激励激光源，同时采集反射和透过基板的 PSL 信号。这种配置可捕获更多的激励可见光，并对反射和透过信号进行最优化的频率加权，从而获得比常规单面阅读更高的 SNR 和空间分辨力。在量子探测效率方面可高出 40%~50%，从而在根本上提高了剂量效率和相应的摄影感度。双面阅读技术最初应用于数字乳腺摄影探测器，如今已应用到常规 PSP

中，配有两套光导装置并与透光基板 IP 结合。

**3. 线扫描激光阅读** 2003 年线激光源与 CCD 光电探测器阵列相结合的 PSP 系统首次被引入临床，这些系统可在 5~10s 内在大 FOV（34cm × 53cm）探测器上读出 PSP 板上的潜影。图 6-17 描述了线扫描 PSP 系统的常规配置。IP 的线性激励和阅读与点扫描系统相比明显缩短了阅读时间，而且不受信号衰减（磷光）滞后的限制。排列紧密的二极管线激光源和纤维透镜将 PSL 光量子聚焦在 CCD 光电二极管阵列上，使得成像区域缩小且包含整个探测器的宽度范围，线扫描 PSP 系统的图像质量与点扫描 PSP 系统相似。

**4. 残余信号擦除** 在信号读出后，荧光板中仍残余潜影信号，这种残余信号可被高强度白光或多色光擦除，这些可见光可以清除陷阱而不会向基础能级再引入电子。一般来说，所有残余捕获电子可在擦除阶段被移除，除非有极度过量的曝光发生。对于大多数系统来说，成像板的擦除是总体曝光量的函数，因为较高的入射曝光量（例如在探测器的未准直区域）需要较长的擦除周期来消除幻影，已备成像板的下次使用。在没有"流水线"处理（在读取当前 IP 的同时擦除前一块 IP）的阅读器中，较高曝光量成像板的擦除时间可能是阅读时间的 2~3 倍，从而形成循环周期和流通量的潜在瓶颈。未曝光的成像板由基板上覆盖的光激励发光材料组成，外面涂布一层薄薄的透明保护层。X 线曝光后，在晶体结构中形成半稳态势阱的电子潜影中心。潜影的处理由低能量激光束（例如 20mW 633nm 的氦氖激光）的栅条状扫描来实现。俘获电子从发光中心

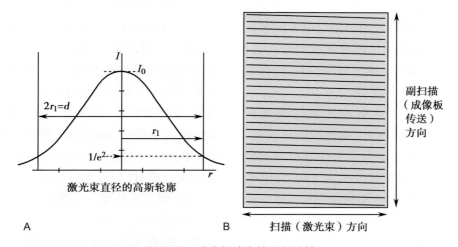

**图 6-16　成像板读出的几何特性**
A. 直径为 d 的激光束高斯分布图；B. 快速扫描（激光扫描）方向和副扫描（板移动）方向的荧光体光栅扫描示意图

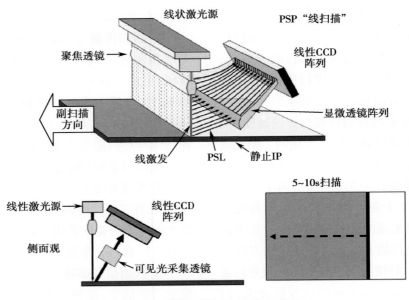

图6-17　"线扫描"PSP系统示意图

释放出来形成可见光,然后由光导装置采集引至光电倍增管。残余俘获电子被高强度可见光源清除,成像板又可以再次使用。

**(二)信号的读取和转换**

在扫描激光束的激励之下,成像板中存储的能量以可见光的形式被释放出来,发出的可见光与成像板对原始入射X线量的吸收成正比。PSL从成像板的各个方向发射出来,光学采集系统(沿扫描方向上位于激光-荧光体界面的镜槽或丙烯酸可见光采集导向体)捕获部分发射的可见光,并将其引入一个或多个光电倍增管(PMT)的光电阴极。总体上,发出的可见光有15%~20%被光导管收集,光电阴极材料的探测敏感度与PSL的波长(例如400nm)相匹配。从光电阴极发射出的光电子经过一系列PMT倍增电极的加速和放大,增益(也就是探测器的感度)的改变可通过调整倍增电极的电压来实现,使输出电流适应满足影像质量的曝光量。PMT输出信号的动态范围比成像板高得多,可在整个宽曝光范围上获得高信号增益。

可见,光强度相对于入射曝光量的改变在1~10 000或"四个数量级放大"的范围内呈线性。输出信号的数字化需要最小和最大信号范围的确认,因为大多数临床使用的曝光量在100~400动态范围内改变。在一些PSP阅读装置中,用一束低能量的激光粗略地预扫描已曝光的成像板进行采样,确定有用的曝光范围。然后调整PMT的增益(增加或降低),在高能量扫描时对PSL进行数字化。绝大多数系统中,PMT放大器通常预调整

为对 $2.58 \times 10^{-9}$ C/kg(0.01mR)至 $2.58 \times 10^{-5}$ C/kg(100mR)曝光范围产生的PSL敏感。

大多数CR系统的阅读装置用模拟对数放大器或"平方根"放大器对PMT输出信号进行放大。对数转换为入射X线曝光量和输出信号幅度之间提供一种线性关系,平方根放大为量子噪声与曝光量提供线性关系。无论哪种情况,信号的总体动态范围均被压缩以保护在整个有限离散灰阶数量上的数字化精度。

**1. 光电倍增管**　光电倍增管(PMT)通过附加的高压电源将采集的可见光转换成模拟电信号,PMT的输出信号依赖于输入的可见光和所使用的高压。为了使光电倍增管中输出的信号保持在模拟电子和模/数转换器的动态范围内,光电倍增管的高电压(HT)要作相应的变化。

适当的高压要依赖于5个因素:①机械因子A(MFA),与给定HT值时的感度成正比,这一因素依赖于光电阴极的敏感度;②机械因子B(MFB),HV的斜率值,与HT电压时的感度变化成正比;③成像板因子(IPF);④感度率(SR),曝光量相同时,感度100的系统比200的需要更高的HT;⑤成像板宽度(IP宽度),较小尺寸的IP中每像素的能量较低,因此需提高HT以获得同样的输出信号。

**2. 均方根压缩**　成像板的荧光体对X线的吸收服从泊松统计涨落分布,这就表明从IP中得到的信噪比随着X线剂量的均方根值发生变化,同时表明一种特定的剂量对应一定量的光子数和一定量的附加噪声量子数(表6-1)。

表 6-1　成像板的照射量和输出的组成

| X 线剂量 | 输出 | 信号（X 线剂量） | 噪声 |
|---|---|---|---|
| 低 | 110 | 100 | 10 |
| 高 | 10 100 | 10 000 | 100 |

注：噪声＝信号的平方根（标准差），输出＝信号＋噪声。

平方根压缩（square root compression）是为了确保所有的剂量水平在图像中都能有良好的影像质量。主要存在 3 种效应：

（1）通过一个平方根响应电路从光电倍增管获取信号，在系统的整个动态范围上保持噪声恒定，在数字化以后，确保标准差的比特数在系统的整个动态范围保持不变。为此，可以采用一种最优化的方式使用 A/D 转换器的分辨力，因为信号采样所需要的比特数在整个动态范围上可能是常量（表 6-2）。

表 6-2　成像板的照射量和输出的方根值

| X 线剂量 | 方根（输出） | 输出 | 信号（X 线剂量） | 噪声 |
|---|---|---|---|---|
| 低 | 10.5 | 110 | 100 | 10 |
| 高 | 100.5 | 10 100 | 10 000 | 100 |

注：在剂量较高时，SNR 也较高，在影像上不容易看到噪声，因而系统的效率也会提高。

（2）较低的强度被增强并扩展到一个较宽的数字范围，随着低密度区的增强，改善了这个区域的对比度分辨力，放射医师想要观察的信息大多位于该对比度范围内。

（3）输入信号的动态范围将被压缩，使在成像板上探测一个较宽的信号范围成为可能，可以允许系统在一个较宽的范围内扫描过度曝光或曝光不足的影像。CR 系统表达的信号，其最小值和最大值可以相差 500 倍，在传统的影像中只有 100 倍。

**3. 模拟低通滤过**　依据 Shannons 采样定理，一个包含最大空间频率 f 的函数应该至少用 2f 的采样比率来采样，这一频率 f 被称为尼奎斯特频率。某些情况下，输入信号包含一个太高的频率，无法达到 2f 的采样率。这就产生了一个假的周期性信号，称其为"混叠"，在采样之前它并不存在于原始信号中，混叠的频率等于采样率与信号频率之差。在模/数转换之前，模拟信号都要经过滤过器的滤过。

快速扫描方向：低通过滤器的 3db 点位于水平采样频率（+/−200kHz）一半的位置，因此在进入模/数转换器前，在一条快速扫描线内将不会有任何干扰信号。

慢速扫描方向：慢速扫描速率由成像板的机械传输速度确定，这一速度依赖于 2~4 个 LP/mm 的成像板幅度。如果所使用的滤线栅的栅条平行于慢扫描方向，必须密切注意滤线栅的线对数以避免混叠。如果使用一个 4LP/mm 的固定滤线栅，且慢扫描速率调整到 2.7LP/mm，将得到一个 1.3LP/mm 的混叠图案。这一混叠被看作 1.3LP/mm 这一空间频率的波动。

如果线对数 7LP/mm 足够高，系统的带宽就不会存在调制，结果是系统将无法检测到 7LP/mm 的频率。解决方法是使用一个活动滤线栅，使栅条平行于暗盒长边，或建议使用 7LP/mm 的滤线栅。这基于由 Nyquist 所建立的规律，最高信号频率必须低于采样过程中采样频率的一半。

**4. 模/数转换**　数字化是将模拟信号转换成离散数字值的一个两步过程，即信号必须被采样和量化。采样确定了成像板上特定区域中 PSL 信号的位置和尺寸，量化则确定了在采样区域内信号幅度的平均值。PMT 的输出在特定的时间频率和激光扫描速率下测量，然后根据信号的幅度和可能数值的总量，将其量化为离散整数。模/数转换器转换 PMT 信号的速率远大于激光的快速扫描速率（大约为 2 000 倍，与扫描方向的像素数相对应）。特定信号在扫描线上某一物理位置的编码时间与像素时钟相匹配，因此，在扫描方向上，ADC 采样速率与快速扫描（线）速率间的比率决定像素大小。副扫描方向上，成像板的传输速度与快速扫描像素尺寸相匹配，以使扫描线的宽度等同于像素的长度（也就是说，像素是"正方形"的）。像素尺寸据探测器的尺寸而定，一般在 100~200μm。

来自 PMT 的模拟输出在最小和最大电压之间具有无限范围的可能值，所以 ADC 要将此信号分解成一系列离散的整数值（模拟到数字单位）以完成信号幅度的编码。用于使模拟信号离散的"位"数，或者"像素浓度"决定了整数值的数量。CR 系统一般有 10、12 或 16 位 ADC，故而有 $2^{10}$=1 024、$2^{12}$=4 096、$2^{16}$=65 536 个可能数值来表达模拟信号的幅度。Kodak 使用 16 位数字化形式来执行最终 12 位/像素影像的数字化对数转换，其他生产商在信号的预数字化时使用模拟对数放大器（Fuji）或平方根放大器（Agfa）。当 ADC 的位数（量化等级）受限时，模拟放大可以在信号估算时避免量化误差。

模/数转换器将一个模拟信号转变成数字信号，数字化的影像数据可以被存储或处理。转换的类型决定了对比度甚至空间分辨力，但是转换的结果永远不可能与扫描装置的输入信号一样。在对信号进行取样之后，就得到了信号的一个轮廓（图6-18）。

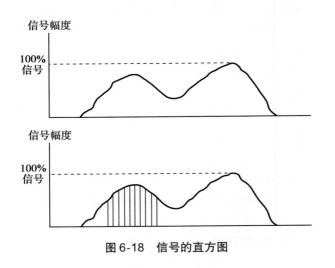

图6-18　信号的直方图

若想要在较低的密度区域增加对比差异，应选择使用方根压缩，并且主要在低密度区域使用。如果信号已经很高，可以在密度较高的区域使用较低的比特。

**5. 空间分辨力**　一个系统的空间分辨力是系统探测微小细节的能力，包括成像板中的潜影形成的误差（模糊）和采样系统的空间分辨力。不同类型的暗盒具有不同的空间分辨力。空间分辨力由3个基本因素决定：激光束的直径、采样频率、成像板。

**6. 方波响应**　一个系统在空间频率上的性能借助于方波响应（square wave response，SWR）来表现（图6-19）。它是系统对方形图形和增加频率的自然响应，可使用一个金属栅格的模体来测量。系统将尽可能快地追踪信号的边缘，但系统组件带有固有的特定延迟。

随着频率的增加，信号边缘之间的时间较短，系统不能到达它的振幅峰值，因此不能显示出低信号和高信号之间的全部差别。这意味着对于十分高的频率系统仅仅显示一个灰度域。

使用在0频率上100%对比度至10%对比度值的范围来比较不同的SWR。图6-20中可以看出，图像处理也可影响SWR，可使图像的对比度得到增强。要比较两个系统，必须使用在一个线对和三个线对时的幅值。图6-20给出了在不同应用中需要并且使用的分辨力。

另一种用来测量空间分辨力的方法，称为调制传递函数（MTF），其使用一个正弦波作为输入信号，主要用于模拟电子系统。在X线摄影中不采用这种方法，因为生产一个在成像板上产生正弦波的模体几乎是不可能的。

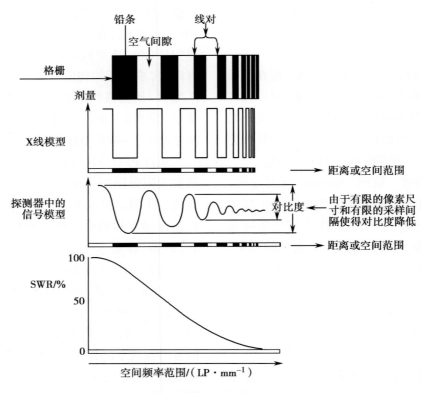

图6-19　X线成像系统的方波响应

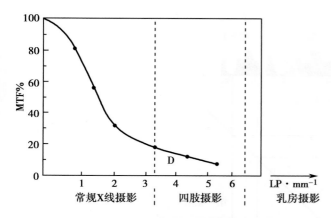

图 6-20　不同摄影部位对空间分辨力的要求

**7. 窗宽窗位与感度测量曲线的组合**　CR的影像直方图中显示出具有相同照射量的像素数目。如何对数字影像的窗宽窗位与感度测量曲线进行组合，大致的步骤如下：

（1）首先寻找最高峰：在阈值的40%处的宽度是否大于0.2logE，如果不是，则说明此峰值信息为背景噪声，应当丢弃。如果是，则为诊断信息，在窗位的计算中应包含此信息。

（2）确定主峰的最大幅度。

（3）选择阈值的20%处，并将其投射在x轴上。

（4）添加dlg0和dlg1（logE值）。

（5）将这些点投影在选择的感度测量曲线上，最大SAL值对应255，最小SAL值对应0。

然后，此8位深的影像传送至打印机，数值0对应$d_{min}$，数值255对应$d_{max}$（通常为0.2~3.0）。

## 四、CR四象限理论

计算机X线摄影系统应用数字成像处理技术把从IP上阅读到的X线影像数据变换为能进行诊断的数字图像，这些数据既能在CRT上显示，也可以通过胶片进行记录。当X线采集条件不理想导致过度曝光或曝光不足时，CR系统能将它们变成具有理想密度和对比度的影像，实现这种功能的装置就是曝光数据识别器（exposure data recognizer，EDR）。EDR结合了先进的图像识别技术，诸如：分割曝光识别、曝光野识别和直方图分析。

**（一）曝光数据识别器的基本原理**

EDR是利用在每种成像采集菜单（成像部位和摄影技术）中X线影像的密度和对比度具有自己独特的性质实现的，EDR数据来自IP和成像菜单，在成像分割模式和曝光野的范围被识别后，就得出了每一幅图像的密度直方图。对于不同的成像区域和采集菜单，直方图都有不同的类型相对应。由于这种特性，运用有效成像数据的最小值$S_1$和最大值$S_2$的探测来决定阅读条件，从而获得与原图像一致的密度和对比度。阅读条件由两个参数决定，阅读的灵敏度与宽容度，也就是光电倍增管的灵敏度和放大器的增益。调整以后，将得到有利于处理和储存的理想成像数据。EDR的功能和CR系统运作原理将归纳为四个象限进行描述，如图6-21所示。

1. 第一象限显示入射的X线剂量与IP的光激励发光强度的关系。它是IP的一个固有特征，即光激励发光强度与入射的X线曝光量动态范围呈线性比例关系，二者之间超过$1:10^4$的范围，此线性关系使CR系统具有很高的敏感性和宽的动态范围。

2. 第二象限显示EDR的功能，即描述了输入到影像阅读装置（image reader，IRD）的光激励发光强度（信号）与通过EDR决定的阅读条件所获得的数字输出信号之间的关系。IRD有一个自动设定每幅影像敏感性范围的机制，根据记录在IP上的成像信息（X线剂量和动态范围）来决定影像的阅读条件。不同的曲线表示不同的X线剂量和动态范围，CR系统的特征曲线根据X线曝光量的大小和影像的宽容度可以任意改变，以保证稳固的密度和对比度。由于第一象限中IP性质的固有性和第二象限的自动设定机制，最优化的数字影像信息将被输送至第三象限的影像处理装置中。

3. 第三象限显示了影像的增强处理功能（协调处理、空间频率处理和减影处理），它使影像能够达到最佳的显示，以求最大程度地满足放射和临床的诊断需求。

4. 第四象限显示输出影像的特征曲线。横坐标代表了入射的X线剂量，纵坐标（向下）代表图像的密度，这种曲线类似于增感屏/胶片系统的X线胶片特性曲线，其特征曲线是自动实施补偿的，以保证相对曝光曲线的影像密度是线性的。如此，输入至第四象限的影像信号被重新转换为光学信号以获得特征性的X线照片。

从曝光后的IP上采集到的影像数据，通过分割曝光模式识别、曝光野识别和直方图分析，最终确定影像的最佳阅读条件，此机制称为曝光数据识别（EDR）。即最佳阅读条件的决定有赖于分割曝光模式识别、曝光野识别和直方图分析（X线影像密度的直方图根据摄影部位和摄影技术而不同，分别具有不同特色的形状）。

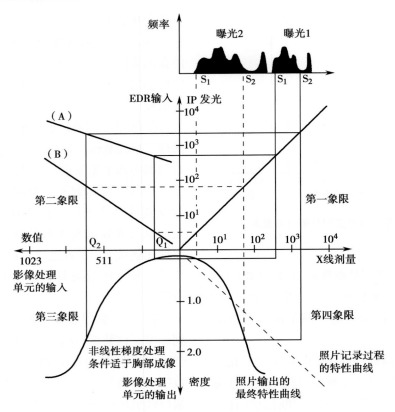

图 6-21　CR 系统的四个象限

**（二）分割曝光模式识别**

IP 在 X 线摄影中，经常以采集单幅图像的形式来使用。但根据摄影的需要，有时也被分割成肌肤的现象，被分割进行摄影的各个部分都有各自的影像采集菜单。如果未对分割图像加分割识别，综合的直方图不可能具有合理的形状，S1 和 S2 也不可能被准确地获取，也无法获得理想的阅读条件。因此，直方图分析必须根据各个分割区域的曝光情况独立进行，以获得图像的最佳密度和对比度。在 CR 系统中分割模式有四种类型，即无分割、垂直分割、水平分割和四分割。完成分割模式识别的算法主要分为两个步骤。

**1. 无准直分割模式识别**　分割图像由锐利的直线边缘划定各个影像区域的界限所获得。因此，首先要确定锐利边缘的存在，其过程如下：

（1）在整个分割曝光的区域内，以影像的中心为中心向影像边缘进行垂直方向和水平方向的扫描。

（2）把超过某一临界值的绝对值点作为暂时的边缘点。

（3）如果有大量的扫描线上的暂时边缘点超过了某比例长度，那么，这些排列的点将被判定为分割的边缘。

**2. 有准直分割模式识别**　假使分割区域的曝光野被准直得很窄，那么就不存在着分割边缘。若分割模式不能由上述程序所识别，IP 的分割曝光就要匹配以下技术来识别。

（1）以总的影像直方图所获得的特征值（characteristic values）来转换为二进制数据，并作为阈值，超过某一阈值强度的数据用数字"1"表示，低于这个阈值的强度用"0"表示。

（2）二进制影像数据用分割模式的八个模体作比较，许多是"1"的二进制数被计算在分割模体的区域内。

（3）如此计算的数字被曝光区内的像素数目所整除，以计算出相匹配的程度。

（4）如果每一个模体区域的匹配程度很高，那么都被判定为"符合"；如果符合的程度超过了预先所描绘的值，就被判定为"不符合"。根据这样的判断，分割曝光模式识别被确定。

**3. 曝光野**　识别在整个 IP 和 IP 的分割区域内进行影像采集时，曝光野之外的散射线将会改变直方图的形状。那么，直方图的特征值 S1 和 S2 将不能被准确地探测。有效图像信号的最小强度 S1 被错误地探测，理想的阅读条件就无法确定。而带有准直曝光野的影像采集，影像数据的直方图分析都能够准确地执行,且这个区域能自动识别。整个 IP 和分割区域是否被准直决定着曝光野的识别算法,也影响到曝光区域内信息的自动获取。对于各个曝光野形态的运算共分三个步骤:第一,影像分割模式识别;第二,曝光野识别(确定中心点、曝光野边缘点探测和确定曝光野形态);第三,直方图分析。

(1)曝光野边缘的探测:首先确定成像内的一个点,即中心点,以提供向曝光野外部方向进行连续的微分处理,曝光野边缘点的微分值是最大的,这个最大值作为探测边缘点的阈值。然后来实现整个曝光野边缘的探测,曝光野边缘点的探测分为以下步骤:①从成像体中心点向影像的空白方向进行一维微分处理;②以 3° 的间隔角度进行 120 个方向的微分处理来决定最大的密度差异;③根据最大的密度差数,求得影像边缘点的阈值;④在每次求微分的过程中,超过阈值并接近影像的空白处的这些点都被定为边缘点,共获得 120 个边缘点。

(2)曝光野的形状调整:对获得的 120 个边缘点的大多数给以校正,以便描述真实的曝光野边缘。这些探测到的数据也包括边缘点的散射线引起的噪声,这些边缘点的噪声影响必须消除掉,以产生高度可靠的曝光野形状。曝光野的边缘点被连接成 8 个直线段,从中心点到直线段以外的边缘点被清除,最终获得一个凸面多边形,这样分割曝光区域的识别和处理取得了与曝光野的一致性。

4. **直方图分析** 直方图分析是 EDR 运算的基础,利用曝光野区域内的影像数据来生成一个直方图。然后利用各个直方图分析参数(阈值探测有效范围),对每一幅图像的采集菜单进行调整。确定有效图像信号的最小和最大强度 S1 和 S2,即确定阅读条件,以便 S1 和 S2 转换为影像的数字输出值 Q1 和 Q2(每一幅图像采集菜单都是单独调整),即使 X 线的曝光剂量和 X 线能量发生了变化,灵敏度和成像的宽容度也可以自动调整。所以,阅读的影像信号总是在数字值的标准范围内,最终能获得最佳的密度和对比度。

对于大多数 CR 系统来说,确定有用信号范围的方法需要影像灰阶直方图的构建:一种以 $x$ 轴为像素值,以 $y$ 轴为发生频率的图形(也就是像素值频谱)。

直方图的大体形状取决于解剖部位和用于影像采集的摄影技术。所有 PSP 阅读仪都利用一种分析算法来识别和分类直方图的各个组成部分,它们对应于骨、软组织、皮肤、对比剂、准直、未衰减的

X 线和其他信号。这有助于影像的有用区域和不重要区域的辨别,从而正确地重建影像的灰阶范围。

直方图的分析结果使得原始影像数据的标准化成为可能,而感度、对比度和宽容度的标准化条件是由数字化数值分析决定的。对于特定患者的检查,适宜影像灰阶特性的重建是通过灰阶数改变和对比增强来实现的。每一生产商都使用一种特殊的方法完成这个影像的重新变换过程。在一些系统中,潜影信息在一个较小的数值范围内被识别和预采样,目的是使量化误差最小化。这种情况下,曝光范围识别中的任何错误都是不可逆转的,都需要影像的重新采集。另一种情况是,直方图的形状和信息内容影响影像的处理,因此荧光板的相关影像信息必须为后来的灰阶和/或频率处理打基础。在任何情况下,都能获得数值的适当输出范围。

**(三)EDR 的方式**

1. **自动方式** 自动调整阅读宽度(L)和敏感度(S)。S 值是描述阅读灵敏度的一个指标,它与 IP 的光激励发光强度(Sk)有着密切的关系。若 X 线曝光量增加,Sk 增加,相应地 S 值减小,那么阅读灵敏度降低。L 值是一个描述最终显示在胶片上的影像宽容度指标,它表示 IP 上光激励发光数值的对数范围。

2. **半自动方式** 阅读宽度固定,敏感度自动调整。

3. **固定方式** 阅读宽度和敏感度均固定,如同屏-片体系中的 X 线摄影。

(余佩琳 刘建新 余建明 杨 明
陈 松 任 宏)

## 第六节 CR 系统的影像处理与临床应用

### 一、一般处理

目前,绝大多数影像处理功能包括对比度增强、边缘增强、多层次对比均衡、动态范围控制(DRC)或者是宽容度减小、噪声衰减、整体密度和对比度调整,以及灰度映射。在 CR 系统中,影像处理在一定程度上由实际影像数据的内部参数控制,这些参数通过内嵌的分析算法来计算,诸如:自动兴趣区寻找、诊断区域提取或是噪声水平的估计。然而,绝大部分影像处理参数由外部提供,特定检查时需要进行调节,有时需要特定用户微调。CR

影像处理链如下：

**1. 一般功能**　当前 CR 系统的影像处理工作流程概括如图 6-22 所示。应用于影像数据的全部操作可以大概地称为影像增强（image enhancement）。对影像数据处理的作用是提高 CR 影像在空间分辨力、锐利度、对比度分辨力、动态范围和信噪比等方面的视觉质量。简言之，主要作用就是向观察者传送最大的信息量。

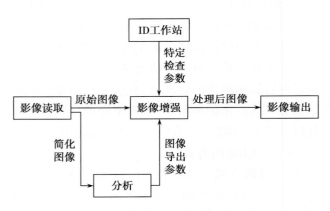

图 6-22　常规 CR 影像处理流程图

影像处理操作由相关参数控制，这些参数被赋予与检查类型相关的数值。预置的参数值存储于列表中，分别对应着不同的检查部位和类型。

在当前的 CR 系统中，一些影像处理功能由内在参数控制，而这些参数源自实际的影像数据，它们由启发式数学算法进行估计。通过这种方法，增强的种类和程度就会适合于影像的特性如密度等级、动态范围、噪声水平、校准边缘等。尽管在不同品牌 CR 系统中分析工作的最终效果非常类似，但绝大多数算法都有专利权。

从探测器的整个动态范围（$10^3 \sim 10^4$）中提取有用的被照体信号范围，这在 CR 系统的影像处理过程中是至关重要的。所提取的范围应该包含所有的相关影像数据，并与视觉范围相匹配，称为信号的规格化。影像质量深受信号范围提取算法的影响，如果提取范围过大，将削弱影像的对比度分辨力。

另一方面，如果不能涵盖整个诊断范围，将会造成一些相关影像区域一致变白或变黑。原因是超出提取范围的所有信号会分别映射为最小或最大光学密度，这些异常的映射情况将会发生在影像处理过程的起始或结束阶段。

**2. 常规结构**　当前应用的大多数系统有一个如图 6-23 所示的典型处理流程。用一幅原始影像的缩减影像来确定感兴趣区域，以及提取相关的信号范围。感兴趣区域指的是准直边界包绕的影像区域或是无准直情况下的实际影像边界。如果在同一 IP 上影像被几次曝光分成几个部分，那么就可以存在多个感兴趣区。在目前的 CR 系统中，可以从全尺寸数字影像立即得到缩减的影像，而在早期的系统中，缩减影像只有在成像板的预读取过程中才可获得，得到的兴趣范围参数被用来调节最终读出过程的增益和动态范围。应用这个理论，有可能将读出装置的动态范围限制在最大期望范围内，但另一方面，如果读出参数被错误地设定，就会出现无法挽回影像损失的情况。在没有预读取功能的 CR 系统中，可通过工作站的再处理功能对原始影像的范围提取进行恢复。

特定的信号范围从原始影像的兴趣区提取，再继续量化成一个 10 或 12 比特的固定数值范围，这就是影像的规格化表示，在后面的增强阶段会得到使用，包括动态范围压缩、频率处理及灰度处理。

**3. 多灰阶结构**　在传统的处理链中，像素值指的是经过数据通道的照射量对数值或密度水平。经过几何和灰度影像处理后，就会有最自然的影像表现。

然而，许多先进的影像处理功能有一种或多种方式来实现对比度分辨力的处理，如边缘增强、动态范围压缩、对比度均衡和噪声减少等算法就是这种情况。这些操作会对任一像素或影像区域及其周边区域之间的强度差异产生直接的影响，而对像素强度自身却并非如此。这些算法之间的差别在于所处理区域及其周边的空间范围或直径，还在于用来

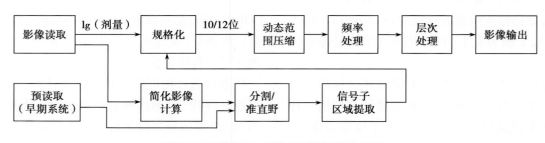

图 6-23　常规 CR 影像处理结构的流程图

确定影像中每一位置上强度差异的修正标准。在边缘增强时，对小区域进行操作，而在动态范围压缩时要涉及大的区域。噪声减少将主要影响小尺寸的区域，但对比度下降的程度依赖于对影像的局部统计。对比度均衡主要是为了提高微细强度差异的可察觉性，同时也降低了较大差异的幅度。对比度均衡可用于具有任何尺寸大小的区域，并无统一的标准，因此，最适合上述增强技术的影像表现应该为提供多个空间尺度的局部强度变化，例如：小波变换或是拉普拉斯变换，这些变换是 Agfa ADC 系统 MUSICA 处理的基础。

图 6-24 显示出了 ADC 影像处理软件的多灰阶结构。12 比特的数字化像素值与 X 线照射量的平方根成正比，原始影像立即转换为拉普拉斯算子多灰阶表现形式。用于定位感兴趣区的压缩原始影像在椎体分解过程中作为一种临时结果自动获得，它等价于原始影像的高斯低通滤过，在两个方向上的衰减系数都是 $2^4$。

对噪声衰减、对比度均衡、边缘增强和宽容度减小所进行的操作可立即应用到多灰阶变换数据中去。在接下来的重建阶段中，通过应用拉普拉斯算子变换的逆变换来增强多灰阶表示以建立增强影像。最后的步骤包含对数转换、提取信号范围的标准化及层次调节。

与常规结构不同，这里的信号范围提取和规格化位于影像处理链的最后，因为多灰阶对比度均衡和宽容度减小都会对影像直方图的形状产生显著影响，所以在这些运算操作之后进行规格化是必不可少的。

第二级分支提供了利用内部参数的主要处理链和简化的掩模影像。平均噪声功率用于控制噪声衰减和对比度均衡算法，噪声功率在多个灰阶上由拉普拉斯算子变换数据直接进行估计而得。

在一些中间处理阶段应用拉普拉斯算子逆变换，是为了获取一幅低空间分辨力结果影像的初步影像。分为两阶段来执行重建的原因有两个：首先，这幅简化的预知影像的直方图与全分辨力结果非常接近，它用来决定多灰阶对比度增强以后的有效信号范围；其次，在椎体变换的中间层建立准直边界的掩模。逆变换以正常的方式继续进行直至形成具有完整分辨力的最终重建结果，这种机制被用来保持解剖轮廓的同时掩盖明亮的准直边界。

## 二、临床应用

### （一）CR 在头颈部的应用

头颈部的骨骼以及软组织结构都较为复杂，在显示各种重叠的、密度差异较大的组织结构时对图像的显示条件要求严格，即在清晰显示骨组织结构的同时也要兼顾软组织的显示，在显示软组织的同时也要兼顾骨组织的显示，因此要合理选择显示参数。在模拟系统中，图像的高频成分对比减小，而 CR 系统可以通过空间频率响应的调节，提高图像中高频成分的响应，从而增加高频部分的对比度而得以显示。

正因为头颈部结构复杂和 CR 宽容度大的特点，在调节头颈部 CR 图像时则更需要根据病情及解剖结构来进行。CR 系统常用的图像处理功能有：①协调处理，通过改变非线性转换曲线来改变影像的对比度；②空间频率处理，通过增加空间频率响应，产生边缘增强的效果，增加图像边缘的锐利度，利于显示骨骼边缘影像；③协调处理与空间频率处理结合，可使图像内兴趣点处的结构达到最佳显示；④低对比处理和强的空间频率处理结合使用，可提供较宽的处理范围和实现边缘强化，利于软组织影像显示。高对比处理和空间频率处理结合，可提供与传统 X 线照片相似的图像，使骨骼结

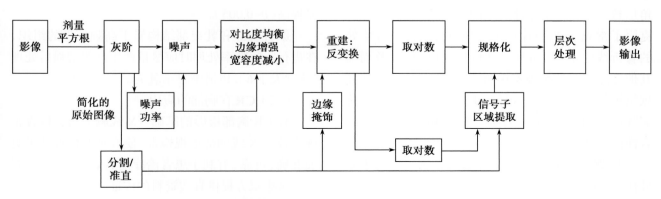

**图 6-24 Agfa ADC 多灰阶结构的流程图**

构显示清晰。因此,一次性头颈部 CR 摄影,经过窗宽、窗位的调节可同时得到多种不同诊断要求的照片,在一定程度上减少了 X 线的辐射,避免了球管的老化。

**1. 颅骨摄影**　进行(骨骼、软组织)头颅摄影检查的患者外伤和颅骨本身改变占多数,因此,要求颅骨图像在骨质结构清晰显示的同时也要兼顾软组织的显示,以便观察软组织的外伤、肿胀程度以及是否有异物存在,该要求对外伤患者尤为重要。在灰度和对比度的调节满足图像显示要求时再进一步调节空间频率处理,选择频率等级时首先要选择高频等级,因在保证其他显示参数不变的前提下高频等级用于增强微细的骨结构,而低频等级用于增强大结构、软组织等的显示。

**2. 鼻旁窦摄影**　观察鼻窦的病变时,要求清晰显示鼻窦腔黏膜和窦壁骨组织。鼻旁窦内经常被炎性渗出物或肿块充填,影响了黏膜以及窦壁骨质的显示,但是判断鼻旁窦良、恶性病变的关键就在于有无窦壁的破坏,利用 CR 的空间频率增强处理技术可以增强图像显示的清晰度,在选择显示鼻旁窦黏膜时要选用高频增强处理,而选择低频增强时则显示鼻旁窦的骨性轮廓。低频显示软组织以及鼻窦骨壁轮廓,而高频显示窦壁的骨质结构。如果选择的低频增强过度则会出现骨骼部分过度强化现象。

**3. 鼻骨侧位摄影**　正常鼻骨上部厚而窄,下部薄而宽。常规 X 线照片鼻骨下部薄骨质处往往骨质密度太低,显示欠清晰,只见上部较厚骨质部分如骨棘伸向前方,致使常规 X 线检查鼻外伤时仅能看清鼻骨线性骨折、塌陷、移位。然而,除了这些部位,外伤患者还需要观察鼻骨的鼻中隔粉碎性骨折,以及有上颌骨、额骨、眶内侧壁骨折等复合性损伤和常有的软组织肿胀,加之其骨结构单薄,摄影条件稍有偏差,诊断医生就会借助强光灯来进行观察。而 CR 一次成像后能显示起自鼻额缝的细长三角形致密影,下部薄骨质处的骨结构可清晰显示,克服了常规 X 线照片较难发现鼻骨下部薄骨质处的骨折线的不足,而且对骨折片变形、移位及周围其他方面的骨情况观察更明确,尤其是能够看清其软组织的肿胀程度。这样则更能全面、有效地评价鼻外伤。因此,用 CR 来诊断鼻外伤的敏感性及综合性信息量要远远高于常规 X 线照片。

**4. 眼眶异物定位**　眼外伤的异物定位对于眼外伤的及时治疗起着至关重要的作用,而常规 X 线照片对于异物的显示取决于异物的性质、大小,以及 X 线摄影条件,其间如果达不到最佳匹配,则异物的显示更为困难,极易造成漏诊。而 CR 可通过影像的后处理,对一次曝光作任意调试,让异物显示最佳的视觉效果。异物定位的正、侧位 CR 照片,清晰显示定位的金属环和异物的存在。

**5. 颈椎摄影**　对于颈部外伤的患者而言,在椎体显示清晰的同时也要求棘突和颈部软组织得以充分显示,以便观察骨折与否或软组织内是否存在异物和软组织的损伤程度等。由于颈椎椎体和附件结构的组织结构密度和厚度差异较大,常规状态下很难将椎体、附件以及软组织同时清晰显示。在进行灰度和对比度处理时应选择 O 线进行后处理,而后再行空间频率的处理。因为 O 线在低频清晰显示椎体的同时也能显示椎体附件以及颈部软组织,高频显示椎体的细微结构更加清晰。

**6. 鼻咽部摄影**　近几年来鼻咽部肿瘤(包括良性、恶性)的发病率在逐年增高,而且小儿患者的发病率明显增加。X 线图像的清晰度对肿瘤的定性以及术前精确判断病变的大小和范围,对是否进行手术或手术方案的选择都非常重要。鼻咽部主要由软组织构成,在进行摄影检查时为增加鼻咽部空气的含量,增强其与周围组织的对比度,要求患者最大程度地吸气,然后在保证口、鼻不漏气的前提下尽量将空气逼入鼻咽部后屏气曝光。在保证其他显示条件不变的前提下进行图像后处理时低频等级增强显示鼻咽部图像质量优于高频增强。

**7. 颞骨岩部和乳突部摄影**　根据一组对 CR 耳部梅氏位和/或斯氏位图像进行的研究显示,连续选中 222 例耳部梅氏位和/或斯氏位的常规 X 线图像和 CR 图像,其中 X 线片 126 例,CR 片 96 例。评价标准根据梅氏位和/或斯氏位图像中听小骨的显示发现,梅氏位 CR 片听小骨的显示较常规 X 线片显著提高($p<0.005$)。CR 片可以较为清晰地显示听小骨,斯氏位上对半规管、前庭和耳蜗的显示也明显提高($p<0.005$)。

颞骨岩部和乳突部结构属于高频信息的组织,在进行空间频率处理时应尽量选择高频增强后处理(通常大于 6),以清晰显示乳突的气房结构。

**(二)CR 在胸部的应用**

**1. CR 胸部摄影的基础**　X 线胸部摄影检查正逐步替代 X 线胸部透视检查,使客观的检查结果更加准确、可靠,有利于患者治疗前后效果的比较,同时为医患双方提供真实资料的佐证。

X 线胸部摄影占日常 X 线摄影检查的 40%~

50%，传统的模拟屏-片成像系统是在一个固定的摄影条件下，将胸部组织间的密度结构从极低的气体到极高的肋骨和纵隔同时显示于一张X线照片上，不利于对同一患者不同组织结构的同时显示观察。

临床胸部X线摄影的目的、要求、病理因素各不相同，所需要的摄影条件也不尽一致，例如，显示肺大疱需要较低的曝光条件、显示肋骨和纵隔肿瘤则需要较高的曝光条件。若两者同时存在，在一张模拟X线照片上一次曝光无法同时满足诊断要求，只能靠改变不同的曝光条件来满足临床医师的要求。然而，计算机X线摄影（CR）因具有强大的后处理功能和较宽的动态范围，一次曝光后再通过后处理技术，可以实现和满足临床医师的多种影像显示要求，无须多次摄影从而大大提高了工作效率和影像信息的利用效率。

CR摄影对各个部位的摄影条件有一个较宽的动态范围，而不是一个固定的点，通过协调技术和空间频率技术处理后，可显示胸部不同组织结构、层次丰富的密度影像，得到满意的、符合诊断要求的CR胸部照片。

**2. 胸部摄影的CR后处理技术**

（1）协调处理（分等级过程）或层次处理：协调处理主要是用来改变影像的整体密度和对比度，在CR系统中有16种协调曲线类型（分等级类型，GT）作为基础，以旋转量（分等级数量，GA）、旋转中心（分等级中心，GC）和移动量（分等级移动，GS）作为调节参数，来实现影像对比度和光学密度的调节，从而达到影像显示质量的最优化。

1）曲线类型（分等级类型，GT）：协调曲线（A~Z）是一组非线性的转换曲线，它的选择类似选择X线胶片不同的r值，针对不同的部位有不同的配制。其中的A线是产生大宽容度的线性层次；B~J线是系统线性变化的非线性层次曲线，类似于屏-片系统，肩部是高密度区而足部是低密度区 M线是线性黑白反转；O线是用于优化骨骼的非线性曲线；P线是用于优化胸部肺野区域产生的微小密度变化的影像。在实际应用中，针对不同的影像密度和对比度差异，在CR系统中相应地匹配不同的转换曲线，以获得最佳的影像效果。

2）旋转中心（分等级中心，GC）：为协调曲线的中心密度，其值依照医学影像的诊断要求在CR系统中设定为0.3~2.64。实际应用中，诊断医生总是追求兴趣区显示清晰，因此要将GC置于兴趣区中心位置，若兴趣区在激光阅读完后已经达到了诊断要求，就没有必要再调整GC值。

3）旋转量（分等级数量，GA）（类似于屏-胶系统的斜率，即r值）：主要用来改变影像的对比度。有一定的数值范围，在CR系统中GA的值是−9.9~9.9（有的CR系统是+4~−4），GA的大小决定了影像的对比度大小。GA越大，对比度越大；GA越小，对比度越小。在实际应用中，GA总是围绕GC进行调节。移动量（分等级移动，GS）（+1.44~−1.44）用于改变整幅影像的密度，降低GS值，即曲线右移就减少影像密度，增加GS值，即曲线左移就增加影像密度。

协调处理技术的四个参数，在进行影像处理时，一般GT不做改变，其他三个参数以兴趣区的密度、对比度特征进行调整或不调整，在调整过程中，先确定GC，再调整GA和GS。

（2）空间频率处理（空间的频率过程，SFP）：空间频率响应处理影响影像的锐利度，CR通过空间频率调节可提高影像中高对比成分的响应而增加局部和特定尺寸结构的对比度。频率响应方式受三个参数控制：频率等级（RN）、频率类型（RT）、频率增强（RE）。①频率等级（RN）：即对空间频率范围的分级，分别是低频等级（0~3）（适用于增强大结构，软组织，肾脏和其他内部器官的轮廓）、中频等级（4~5）（适用于增强普通结构，肺部脉管和骨骼轮廓线）、高频等级（6~9）（适用于增强小结构，如：微细骨结构、肾小区等）；②频率增强（RE）：用于控制频率的增强程度，在CR中RE值为0~16；③频率类型（RT）：用于调整增强系数，控制每一种组织密度的增强程度。在CR系统中，共设有F、P、Q、R、S、T、U、V、W、X、Y和Z等12个类型。

在某些影像处理中，为了充分显示正常组织或病变结构，往往是协调处理和空间频率处理结合起来应用。如较低的GA与较大的空间频率增强结合产生的影像可覆盖较宽的信息范围，并使组织器官的边缘增强，用于显示软组织；若较大的GA与较小的RE结合使用，就可产生类似于屏-胶系统的影像。

对于胸部不同性质的病变可做不同的CR后处理，以利于发现、显示病变并对病变的性质做出准确的诊断。

**3. CR后处理技术的临床应用** 胸部结构复杂，组织密度变化大，各密度成分均存在。传统的X线屏-胶组合的摄影方式的影像质量很大程度依赖于曝光条件的选择，不可能使用一次曝光同时清晰显示多种组织结构，但CR系统的摄影方式摄影动态范围大，通过CR后处理技术（协调处理、空间频率处理等）的调节，使用一次曝光多种显示特性来清晰显示不同解剖部位、不同组织密度的结构影像。这一特性尤其适用于密度变化范围大的胸部组织结构的摄影，大大提高了胸部摄影的成功率和胸部一次摄影的利用率，同时也提高了工作效率。

（1）胸廓骨骼：胸廓骨骼的病理性改变可分为骨折、肿瘤、肿瘤样变、炎症等，表现为不同形式骨质结构的改变或破坏，如果影像显示欠佳就很难对疾病进行准确诊断。观察骨骼肿瘤病变时需要观察骨骼骨皮质是否连续、是否有骨膜反应、骨小梁是否完整和有无破坏等。利用空间频率处理显示骨骼的细微结构，利用边缘增强效应使骨皮质显示得更加锐利，结合使用放大显示功能有利于发现骨折、骨质破坏等。如某患者外伤，肩疼伴有后上背部疼痛，普通的CR胸片摄影显示骨折欠佳，使用边缘增强效应、空间频率调节和放大摄影处理技术后可清晰显示骨折以及错位情况（右侧第三前肋骨折）。正常显示肋骨状态和边缘强化。

在边缘增强显示时，如果提高值较小，即使增强频率达到最大值（9）强化效果也很差；如果值较大（接近16）而频率较小时，会出现过度强化反而不利于影像的观察，因此在使用时要合理搭配二者的使用值。一般情况下，在二者的中间值附近调节使用时，影像边缘强化显示较为理想，应根据临床要求和影像显示情况合理选择参数（注：放大显示时，胶片实际显示的放大率要比在后处理工作站屏幕显示的放大率小。同时由于CR的空间分辨力相对较低，放大率过大时会出现放大失真而不利于病变的观察、显示，需根据病变显示要求合理选择放大倍数）。

（2）气管、支气管病变：主要表现为气管狭窄、扩张、移位、支气管壁增厚；肺纹理增多、增粗；条索状或网状肺纹理；肺野内有多个斑点状或絮状阴影等。传统的屏-胶系统摄影对气管、支气管壁的显示较为模糊，而CR通过边缘增强效应，使气管的边缘组织结构影像得以增强，通过调节对比度移位（contrast shift，CS）和敏感度移位（sensitivity shift，SS）清晰显示气管、支气管影像以及位置的改变和气管内外肿块对气管壁的压迫和侵犯情况，特别是应用在体层摄影时，效果更为明显。

当GT=E时，其处理效果与屏-片系统成像近似，在肺野内显示的是高对比影像，其重点是显示病灶组织影像的密度变化，如肺野内的肿瘤。而当GT=A或GT=P时，显示的是肺野内大范围的状况：从肺纹理到与心脏、与纵隔重叠的肺组织。重点增强了点状、线状结构、心影内的钙化、纵隔肿瘤对气管壁的压迫等。

（3）软组织病变：如胸膜病变、软组织异物、皮下气肿等，传统的屏-胶系统所形成的胸部X线影像不能很好地显示软组织的成像，通过低对比处理和强空间频率处理使得软组织影像得以清晰显示。例如，胸部软组织异物、钙化、皮下气肿、软组织内肿物、胸部肿瘤对胸部软组织的侵犯以及纵隔软组织的显示。

（4）肺部肿瘤：肺内肿块主要表现为圆形或类圆形肿块，有的边界光滑锐利、清晰、无分叶；有的表现为轮廓较模糊、边界不清晰的结节状或球形阴影，呈分叶状；也可表现为小片状密度浅淡阴影，密度不均匀，边界不清。尤其是肺内转移瘤和原发瘤的鉴别诊断对影像显示的要求非常高，否则无法做出正确的诊断。肺内转移性瘤的边缘较为光滑而原发瘤的边缘不整、呈分叶状。通过增加CS可清晰显示肿块的外形和内部结构，还可以使用线性黑白反转技术清晰显示肿块的边缘、内部结构密度的均匀度以及与肺内血管的关系，反转后应适当增大CS，降低SS值，增加病灶与周围肺组织的对比则得以清晰显示。

（5）纵隔肿瘤：纵隔淋巴瘤的患者，由于肿瘤的作用使得纵隔密度明显增大，若想显示纵隔情况除了增大摄影千伏值外，在影像后处理时还要增大SS和CS值，尤其是增大CS，使影像的显示层次和对比度均增加，由此显示纵隔肿瘤的结构。

（6）肺野和胸膜病变：采用协调处理技术、线性黑白反转技术得到不同的影像密度对比，改善对积液平面、叶间胸膜受累情况的观察，有利于肺内肿瘤与肺内炎性病变的鉴别以及病变与纵隔大血管关系的辨认等。使用协调处理中的高对比处理，有利于清晰显示肺野影像，以便充分暴露肺野的病变，特别是较小的病灶。

（7）肺结核：使用传统X线屏-胶系统对患有肺结核尤其是空洞已经形成的患者摄影时需要加拍胸部前弓位才能暴露病变。而CR系统使用边缘增强效应、较高的SS值和CS值以及线性黑白反转技术，可清晰显示结核的外形以及空洞的边缘与正常肺组织的侵犯关系。

（8）床旁摄影：需要行床旁摄影的患者由于病

情危急、活动不便或意识不清，在拍片过程中不能很好的配合，而且有的患者病情不允许重复摄影或来不及重复摄影，增加了摄影的难度，摄影条件难以掌握，很难保证摄影的一次性成功率。CR 系统具有很宽的摄影条件动态范围，即使摄影条件不理想也可通过后处理技术使胸部影像清晰显示，通过边缘强化和对比度增强处理可使传统的屏-胶系统成像不能显示的病理改变得以清晰显示，降低重照率，同时也减少了因重照而给患者增加的辐射剂量，而且也有利于对危重患者的病情进行及时、准确的诊断和治疗。

### （三）CR 在腹部的应用

腹部不同组织结构的密度差异较小难以进行辨认，常规 X 线屏-胶系统所形成的模拟影像信息不能进行后处理，难以在这样的复合影像中单独强化显示某种组织的影像而进行观察，CR 具有很高的密度分辨力（低对比分辨力达到 $2^{12} \sim 2^{14}$），明显高于传统 X 线成像。通过协调处理、空间频率和线性反转等处理技术可以清晰显示肠管积气、气腹、结石、气液平面等病变，扩大了 X 线摄影在腹部检查中的应用范围。CR 系统显示胃小区、微小病变、黏膜皱襞以及结肠无名沟等结构明显优于传统的 X 线造影系统。

**1. 胃肠系统检查**　在胃肠系统解剖结构与病变的显示中，通过调整协调处理参数可实现影像的灰度翻转，对于一些小的、在常规的负像显示方式中易被忽略的病变，以及突出某些兴趣结构方面有时可以提供较大的帮助。

CR 系统的空间频率处理功能可选择性地调节系统的频率响应，提高影像中高频率成分的频率响应，增加局部对比度和锐利度。空间频率处理在胃肠道检查中尤为重要，利用该功能产生的边缘增强效果，可使胃肠道双对比检查中胃壁的边缘、病灶等的轮廓显示更加清晰，产生较强的对比效果。常规 X 线摄影胶片的动态范围很小，不可能同时显示阴性和阳性两种对比剂的造影效果。CR 系统具有很宽的动态范围，可对高密度区实施动态范围压缩，从而提高高密度区结构的分辨能力，也可使低密度区的结构（如充气丰富的部分）清晰显示。

**2. 腹部结石**　在常规 X 线的 KUB 检查中，小的、密度低的结石诊断很困难，极易造成漏诊和误诊。利用 CR 的协调处理和空间频率处理改变影像的密度和对比度，以及影像灰度翻转技术便可显示其影像，从而大大提高了对结石或钙化的检出能力。对于阳性结石，在显示时要采用较高的 CS 和较低的 SS；而对于阴性结石而言则要采用较低的 CS 和较高的 SS 显示，同时使用低频增强处理。

**3. 胃肠道穿孔**　胃肠道穿孔的部位不同具有不同的 X 线表现，穿孔进入腹腔时，可出现游离气腹、液腹、腹脂线异常和麻痹性肠胀气等 X 线表现。在上述表现中以游离气腹最为重要，穿孔部位不同可出现不同形式的气腹，如：膈下游离型气腹、网膜囊上隐窝充气和腹膜后间隙积气征象等。通过协调处理和空间频率处理清晰显示双侧膈下新月形的游离气体。通过线性黑白反转技术可以更加清晰地显示膈下游离气体的量以及局部积气的形态。

**4. 肠梗阻**　利用 CR 系统的协调处理和空间频率处理以及线性黑白反转技术，可清晰显示梗阻平面和梗阻区肠道黏膜皱襞。

### （四）CR 在骨骼肌肉系统的应用

**1. 四肢骨骼摄影**　四肢外伤是急诊外伤以及日常 X 线摄影检查工作中遇到最多的外伤，多为骨骼与软组织同时损伤或单纯软组织损伤。因此在进行图像的后处理时尽量做到骨组织和软组织同时显示，或者采用多幅、多显示特性的图像打印输出，提高 X 线信息的利用率，同时也提高了 X 线图像诊断的阳性率，更为重要的是由此而降低了医患双方由于重复摄影造成的辐射剂量（使用传统的屏-胶系统为患者进行检查时，如果需要在骨骼清晰显示的同时又要显示软组织的情况，只能选择降低摄影条件而进行重复摄影），也减少了患者的搬动次数。在要求骨小梁等细微结构显示清晰时，选用 O 线的同时应选用高频空间频率处理，要求显示骨皮质以及软组织结构时应选用低频增强处理，当遇到软组织外伤需要显示软组织的外伤程度或软组织异物时也可单独显示。

**2. 脊柱摄影**

（1）摄影部位和体位的正确选择：由于 CR 系统在阅读器对 IP 的信息进行阅读采集以前，会根据操作者选择的指令进行预采样，然后再进行实际信息的采集。因此指令的选择应符合 X 线摄影检查的申请要求，否则将会由此而导致该次检查失败。

（2）利用处理参数来显示椎体和棘突，显示椎体以及附件时应选择高频处理才能使椎体骨质细微结构的显示更为清晰。

（3）全脊柱摄影由于胸腰椎的组织结构的密度和厚度差异较大，利用传统的屏-胶系统难以将胸腰椎同时显示在一张图像上,所以对于脊柱侧弯的患者进行全脊柱摄影时很难得到一张胸腰椎同时清晰显示的图像。脊柱侧弯的患者可以通过后处理参数的选择得到全脊柱(始于第一胸椎到骶椎)的图像,通过CR图像测得的Coob角度更加准确。

### (五)CR系统在其他部位的应用

**1. 乳腺摄影** 乳腺X线检查简便、易行,是经济有效的方法。随着数字乳腺机的应用,图像质量得到了明显的改善,提高了乳腺疾病诊断的敏感性以及准确率,得以发现无症状患者或临床触诊阴性的肿瘤。美国癌症协会以及美国国家癌症研究所共同研究的结果表明,乳腺摄片检查能比最具有临床经验的医师早2年发现早期乳腺癌,且经乳腺摄影发现的乳腺癌是体检发现乳腺癌的2倍;拍片与体检相结合几乎能发现所有类型的乳腺癌。对于体积较小的乳腺癌,X线摄影更具有优越性,它可以发现59%的直径为1.0cm的非浸润性癌肿以及53%的浸润性癌肿。

(1)摄影技术

1)摄影前的准备:月经过后7~10d为患者的最佳拍片时间;嘱患者脱去上衣、饰物,并向患者解释清楚,以便取得患者配合;做好各种标记,如患者的ID、拍片日期、拍片的体位等。

2)摄影体位:包括头尾位(CC位)、内外斜位(MLO位)、侧位(L位)等。

3)乳腺的压迫以及摆放:乳腺组织的厚薄直接决定了图像的清晰度,乳腺组织越薄,图像越清晰,相反则不清晰,因此加压时力求把乳腺组织压紧,但应以患者无明显痛苦为宜。若疑为恶性肿瘤或肿块较大时,不应为了片面追求图像质量而过度加压,也不应强调双侧厚度一致。在摆放乳腺体位时,乳头与乳腺中央部位的连线应与胸壁垂直。而

且乳腺与胸壁之间的脂肪间隙清晰可见,部分胸大肌、腋前淋巴结也应包括在图像的显示范围内,避免边缘或靠近胸壁的病变被遗漏。

(2)图像的显示技术:乳腺结构复杂,包括皮肤、乳头、乳晕、乳腺导管、腺体、血管、脂肪和结缔组织等,均属于软组织范畴,其组织密度极为相似,对X线的衰减系数差异很小,以致所得影像缺少层次,对比度差,诊断价值不高。而数字图像的灰度处理和空间频率处理等后处理功能恰好能够弥补该缺陷,大大提高了乳腺图像的质量,明显提高了乳腺病变的检出效率。

从乳头到乳腺的基底部,乳腺的整体厚度差异很大,很难同时将全部乳腺在一张图像上非常理想地显示出来,此时可以利用数字图像的多幅显示特性,在一张胶片上同时打印几种不同显示特性的图像,以便将乳腺的各个部位显现出来,在提高显示信息的同时避免增加医患双方的辐射剂量。

**2. 静脉肾盂造影检查** 利用模拟X线摄影系统进行静脉肾盂造影检查时,着重突出阳性对比剂的影像,因此不能清晰显示软组织或密度不高的结构,如低密度的结石。CR系统可以压缩泌尿系统中高密度的影像,而且使用协调处理和空间频率处理功能来改善软组织或低密度结构的显示层次和锐利度,从而有效改善了软组织和低密度结构的分辨力。利用模拟X线影像形成的KUB,对小的、不易分辨的高密度物质影像进行定性判断时,具有很大的困难,甚至会造成误诊和漏诊。CR可以通过协调处理改变影像的密度和对比度,必要时还可以进行影像灰度反转处理。使用空间频率处理可以增加影像的锐利度,可提高对小结石或钙化影像的鉴别能力。

(余佩琳　徐正扬　余建明　杨　明　陈　松)

# 第七章　数字X线摄影成像技术

## 第一节　数字X线摄影的发展及应用评价

### 一、DR的发展史

CR的出现和发展推动了数字X线摄影（digital radiography，DR）的发展进程。1986年，在布鲁塞尔举办的第15届国际放射学术会议上首次提出了数字化X线摄影（DR）的物理学概念。当时的DR技术采用的X线探测器是影像增强器-摄像管/CCD-电视成像链，其空间分辨力和密度分辨力还无法满足临床应用要求。

20世纪90年代后期，薄膜晶体管（thin film transistor，TFT）阵列等新技术的应用，使数字X线摄影的探测器研制取得突破性进展，多种类型的固态一体化平板探测器（flat panel detector，FPD）投入临床应用，在图像质量、操作流程和检查时间方面有明显优势，常规X线、CR和DR三种操作流程方式和检查时间的比较如图7-1所示。

DR主要由X线摄影系统、X线探测器、图像信息处理器、存储器、图像显示器和系统控制器等组成，按曝光方式分为面曝光成像和线曝光成像，按

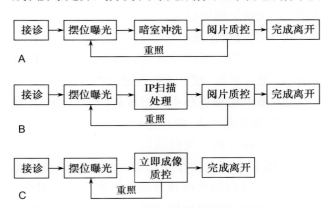

**图 7-1　三种操作流程方式比较**
A. 常规X线检查，检查时间慢，过程烦琐；B. CR检查，检查时间慢，等待扫描时间长；C. DR检查，检查时间快，立即成像

探测器的能量转换方式又分为直接转换成像和间接转换成像。DR摄影成功地实现了X线影像的数字化采集、处理、传输、显示和存储的一体化。X线照射人体后被平板探测器接受并转换为数字化信号，获得X线衰减后的不同组织密度信息的数字矩阵，经计算机处理，重建输出到监视器形成图像。

### 二、DR的临床应用评价

DR是高度集成化的数字化X线摄影设备，目前已广泛应用于临床。DR摄影具有如下特点：

**1. 曝光剂量降低，图像质量提高**　CsI探测器的DQE高达60%以上，而传统胶片和CR系统的DQE只有20%左右，对低对比结构的观察能力提高了45%，图像的动态范围提高了10倍以上。胸片正位摄影的辐射剂量只需要3mAs，曝光时间多数小于10ms。

**2. 成像速度快，工作流程短**　与CR或传统的X线摄影方式比较，DR的成像速度快，从X线曝光到图像的显示一般仅需要数秒时间，成像的环节少，按下曝光按钮即可显示图像。缩短了X线检查时间，大大提高了工作效率，使患者的流通率更高。

**3. 图像动态范围大**　即探测器信号采集的动态范围和图像显示的动态范围大。DR探测器由大面积的像素点矩阵构成，每个像素点在信号采集时均由A/D转换器按电压水平进行多级量化处理，目前的各类DR均具有14bit的图像灰阶和A/D转换能力。这种能力决定了DR的动态响应范围很大，在影像上表现为曝光条件的宽容度大，线性响应能力强。

DR图像具有4 096~165 536级连续灰度级变换范围，能适应医用专业级显示器的表现能力，DR图像丰富的灰度表现能力能够有效地反映出人体组织细微的密度变化。

**4. 图像后处理功能强**　后处理能力决定了数

字图像的软阅读能力，图像后处理大致包括以下方面：

（1）图像放大、测量、缩放、移动、镜像、旋转、滤波、锐化、伪彩、播放、窗宽窗位调节，图像的长度、角度、面积测量以及标注、注释功能等。

（2）显示器功能菜单设置的实用性，如图像、文字一体化显示，多级菜单模块化设置。

（3）符合医保和医疗法律相关条例，保证处理后信息的真实性和可靠性。例如，原始信息不可修改性，极小的测量误差，极小的图像畸变，原始图像的 100% 显示等。

（4）能满足不同诊断要求的数字化处理能力。例如：①自动处理能力，能运用 DR 预设的特性曲线，自动获得符合诊断需要的图像；②提取特征性信息的能力，能通过诊断工作站显示出规定的图像效果。

（5）某些图像后处理高级软件往往作为 DR 选件。例如，能量减影、时间减影、图像组织均衡、骨密度测量、融合体层、计算机辅助检测等，这些软件所赋予的临床功能具有特定的诊断意义。

（6）DR 的图像属性由图像的文件格式确定，DR 设备一般具有"厂家专有"和"DICOM 标准格式"，图像格式可以通过软件进行单向转换。例如，专有格式转换为 DICOM 格式；DICOM 格式转换为普通图像格式（bmp、JPEG2 000 等），图像后处理软件应具备这种转换能力。

（7）通过后处理软件指令对 DR 图像基本信息的提取可显示数字化的图像信息。例如，各项摄影参数、曝光剂量的文字描述，图像主要属性的文字描述，图像信息量的统计和直方图显示等。

5. PACS 能力　DR 图像在本质上属于数字化信息，从计算机信息管理的角度，可以进行图像压缩，图像格式变换，各种网络通信方式传输、发布，多种存储介质存储等。DR 图像通过 PACS 可以实现信息共享。

目前 DR 成像已经向动态化、功能化、三维化、便携化、超低剂量化和能谱化等技术的方向发展。

（胡鹏志　余建明　彭　松　张志伟<br>曲婷婷　袁　元）

# 第二节　数字 X 线摄影系统的构成及其特性

随着电子技术、材料技术、制造工艺以及高清晰度显示技术的发展，采用电荷耦合器件（charge coupled device，CCD）探测器技术和平板探测器（flat panel detector，FPD）技术的全数字化 X 线摄影系统投入临床使用。数字化 X 线摄影（digital radiography，DR）是一个广义的名词，涵盖了医学数字 X 线成像的全部内容，如：计算机 X 线摄影（computed radiography，CR）、数字化 X 线摄影、数字化乳腺摄影、数字化 X 线造影等，狭义的概念是指常规的数字化 X 线摄影。

DR 是在传统 X 线机的基础上发展起来的一种数字化 X 线摄影技术。X 线透过人体后，经过 X 线探测器采集和计算机系统处理，可在数秒内快速地再现出 X 线摄影图像。DR 的成像过程是数字化成像过程，X 线探测器将透过人体的 X 线能量进行转换和数字化，包括 X 线信息的采集、转换、量化、传输、处理和显示等环节。

## 一、设备的基本结构及其特性

数字 X 线设备的配套组件主要包括 5 个相对独立的单元，即 X 线发生单元、X 线采集单元、检查台/床单元、信息处理单元、图像显示单元。

### （一）X 线发生单元

1. X 线球管结构不断改进，逐步向功率大、焦点小和专用化方向发展，数字 X 线设备大多使用的是具有较大热容量的旋转阳极球管。

2. 绝大多数的高压发生器已采用中频或高频逆变式发生器，高压发生器逆变频率越高，纹波系数越低，X 线的输出越稳定，剂量控制更精确，图像质量大幅度提高，患者受照射剂量大幅度降低，由于 X 线探测器提高了 X 线利用率，数字 X 线设备所采用的高压发生器的功率可以适当降低。

3. 在电子线路方面运用了先进的数字电路设计理念，大量采用集成化电路板，使得设备更加小型化，系统功能更加稳定。

4. 球管支架系统

1）显示器的用户界面显示曝光成像参数和摄影部位，通过鼠标、键盘或触摸键进行选择。

2）系统连锁可在系统出现故障时使用，将曝光抑制连锁功能激活，即可进行曝光。

3）光顶导轨系统包括固定导轨（安装在天花板上或墙上），以及一个可沿着导轨纵向移动的天轨或地轨，导向轴承可将导轨与诊断床保持对准，位于用户界面上的纵向锁定解除按钮将控制导轨的运动。

4）伸缩柱和托架伸缩柱可使球管单元进行垂

直行进,垂直负载由托架内的弹簧平衡系统进行平衡,它可以防止在弹簧或主电缆发生故障时球管单元坠落,垂直锁定解除按钮控制其垂直运动,托架横向锁定解除按钮控制托架的横向运动。

5)球管支持单元包括球管的轴旋转和球管的成角旋转,以适应不同部位的X线摄影。

5. 控制台趋于程序化、多功能化和集成式 控制台包括:①人性化的、方便实用的操作界面;②患者基本信息的计算机登录(包括RIS系统、IC卡、条纹码、键盘录入等);③主要摄影参数的可视化和自动化;④根据摄影部位自动调节的滤过板和照射野选择;⑤程序自动控制常见器官的曝光;⑥故障报警并用代码显示,一般的故障通过关机重启自检后可以恢复。

**(二)X线采集单元**

1. X线探测器是数字化X线设备的核心部件。在目前临床使用的数字X线设备中,不同类型的X线探测器有不同的工作原理,负责完成X线信息采集、能量转换、量化,信息传输等过程。

2. 不同的探测器所产生的摄影功能和图像质量有一定的差异。X线探测器的物理特性基本决定了信息量的采集,X线探测器的采集数据量越大,图像还原能力就越强。X线探测器的物理参数并不能代表图像质量的优劣,最终形成的图像涉及数字成像链的各个环节,符合诊断要求的图像才是成像质量评价的标准。

3. X线探测器安装在摄影床下或竖立,一般与滤线栅和自动曝光控制装置组合在一起使用。即第一层是不同比率的滤线栅(铝基、碳基),第二层是自动曝光控制(automatic exposure control,AEC)装置,第三层是X线探测器组件。

4. 采集工作站的组件内有一套带内置硬盘单元的计算机装置,用于存储系统软件及图像;一个监视器;一个数字字母键盘、鼠标以及鼠标垫;一个带有内置式CD(DVD)—ROM驱动器。

5. 多叶片准直器的作用是校正滤过X线管发出的X线能量,去掉低能无效的X线,减少散射线,有利于获得高质量的图像,降低患者的辐射剂量,它能将X线曝光信息显示在准直器的读出器上;调节SID距离(仅用于手动模式);可以调节横向、垂直视野尺寸。

**(三)检查台/床单元**

数字X线设备的检查床包括数字平板探测器、可移动滤光栅、脚踏板以及紧急停止按钮。脚踏板可使检查床上升或下降,紧急停止按钮可在紧急情况下切断诊断床电源。数字X线摄影检查床逐步向专用化和多功能化方向两方面发展,机械结构设计更加有利于X线摄影检查操作。

1. 数字X线摄影设备的机械结构类型有岛屿式、天吊(悬吊)式、U形臂式、C臂式、移动式等,每一种类型都赋予了设备特定的空间运动自由度。

2. 根据临床使用特点和用途,摄影设备的组合模式有:①立柱式,X线管组件支架+立柱式检查台;②悬吊式,X线管组件支架+立柱式检查台;③悬吊X线管组件支架+可升降浮动平床+柱式检查台;④组合可旋转U形臂,单悬吊X线管组件支架+可移动支撑立柱+专用可升降浮动平床;⑤双悬吊支架+专用可升降的浮动平床等。

3. 数字X线设备检查台/床的主要功能有:①X线管组件支架和探测器同步跟踪,自动校正摄影距离;②X线组件窗口的自动光栅和不同材质滤片自动切换;③检查床能大范围升降和四向浮动;④有较高的电器安全性和机械运动安全性;⑤遥控操作功能;⑥具备自动化故障诊断能力。

4. 数字胸片架主要用于对立位患者进行成像,如胸部X线成像、肩部成像、颈椎成像、立位腹部成像等,它使用一个三(或五)单元离子室来自动控制摄影的曝光条件。它的结构特点是:垂直的平板探测器可进行高度的调节,以适应正确的定位需要;可将探测器在0°至+90°的范围内进行倾斜,以进行四肢或其他特别体位的成像检查;倾斜角度为0°时,可在1m或1.8m的射线源-图像距离(SID)位置,使用正向光束限制,超过此范围需采取手动准直模式;探测器倾斜在任何角度时都可以进行曝光;在任意的SID或探头倾斜模式下都可以使用自动曝光控制(AEC)。

**(四)信息处理单元**

产生的图像必须遵从DICOM标准,DICOM标准是医学图像存储和传输的国际标准,完整的DICOM协议有若干项条目,与数字X线摄影直接相关的项目有:①DICOM发送(DICOM send);②DICOM打印(DICOM print);③DICOM模态工作列表(DICOM modality worklist);④DICOM接收(DICOM receive);⑤DICOM查询(DICOM query);⑥DICOM取回(DICOM retrieve);⑦DICOM存储(DICOM storage);⑧DICOM模态执行程序步骤(modality performed procedure step,DICOM MPPS)。具体遵从条目应根据DR设备的功能和医

院的实际需要确定。

数字 X 线设备具有强大的计算机信息处理能力，数字化 X 线图像均可通过医学图像软件处理，例如，窗宽/窗位调节，图像缩放、移动、镜像、反像、旋转，长度、角度和面积测量，以及标注、注释功能等，满足影像诊断和临床科室对图像的各种需求。另外，许多设备还依托专有的硬软件支持，实现对图像的特殊处理功能，例如，双能量减影、时间减影、图像拼接、融合体层等。

**（五）图像显示单元**

数字化图像的显示有两种模式，一是直接由符合 DICOM 3.0 标准的医用显示器显示，按照图像诊断的要求，普通数字化图像采用 2~3M 医用显示器，乳腺的数字图像采用 5M 医用显示器；二是通过打印机打印出 X 线照片，再通过观片灯的形式阅读 X 线图像。

## 二、设备的分类

数字 X 线设备有四种基本分类方法。

**（一）按 X 线曝光方式分类**

系统按曝光方式分为面曝光成像技术和线扫描成像技术，这两种技术的主要差别是探测器采集方式上的不同。

**1. 面曝光成像方式** 面曝光成像技术的主要特点是探测器的设计采用大面积的面阵探测器，也称为平板探测器（flat plane detector，FPD）。探测器对 X 线的有效采集面积沿用了屏-片系统，使用的最大成像面积（35cm × 43cm 或 43cm × 43cm）能在检查时覆盖全部人体被检部位；面成像技术的另一个特点是在 X 线曝光的瞬间，一次性地采集到被检人体成像区域的基本信息。

目前，使用面曝光方式的探测器包括非晶硅、非晶硒和 CCD 等 X 线探测器。

**2. 线曝光成像方式** 线扫描成像技术采用线阵的成像方法。X 线曝光时，X 线照射野呈扇面方式垂直于人体，并沿人体长轴方向，匀速扫描人体的检查区域。线阵探测器与 X 线管同步移动，透过人体的 X 线按照时间顺序连续不断地被线阵探测器采集，然后经过数字转换和处理，传送到计算机进行数据重建，形成数字化 X 线图像。目前，使用线曝光方式的探测器主要有以下三种类型：①多丝正比电离室气体探测器；②闪烁晶体/光电二极管线阵探测器；③固态半导体/互补金属氧化物半导体线阵探测器。

**（二）按能量转换方式分类**

数字 X 线设备最常用的分类法是依照 X 线探测器能量转换方式进行分类。X 线探测器能量转换的方式有直接转换方式和间接转换方式两种。

**1. 直接转换方式** 直接数字 X 线摄影（direct digital radiograph，DDR）的成像原理是 X 线投射到 X 线探测器上，光导半导体材料采集到 X 线光子后，直接将 X 线强度分布转换为电信号。

目前常用的光导半导体材料为非晶硒（amorphous selenium a-Se）、碘化铅（$PbI_2$）、碘化汞（HgI）、碲砷镉（CdAsTe）、溴化铊（TlBr）、碲化镉（CdTe）和碲锌镉（CdZnTe 或 CZT）。目前使用在数字 X 线设备上的探测器主要为非晶硒平板探测器和碲化镉/碲锌镉线阵探测器。

**2. 间接转换方式** 间接数字 X 线摄影（indirect digital radiography，IDR）相对于直接转换方式而言，X 线投射到探测器上，先照射到某种闪烁发光的晶体物质，该晶体吸收了 X 线能量后，以可见荧光的形式将能量释放出来，经过空间光路传递，由光电二极管采集并转换成电信号。

用于间接转换的发光晶体物质主要有碘化铯（cesium iodide，CsI）和氧化钆（$Gd_2O_2S$：Tb 或 GOS）。已经在临床使用的 X 线探测器主要有非晶硅（amorphous silicon，a-Si）平板探测器、电荷耦合（charge-coupled device，CCD）探测器、互补金属氧化物半导体（complementary metal oxide semiconductor，CMOS）探测器等。

值得注意的是，无论是直接转换方式还是间接转换方式，它们都是在 X 线探测器内进行 X 线的能量转换过程。经过 X 线探测器输出的数字化信号，代表该探测器采集到的 X 线图像信息，最大限度地获取人体 X 线信息是探测器成像质量评价的基本标准。

**（三）按结构形式分类**

**1. 移动式** 这种 X 线机结构紧凑，体积小，X 线发生装置和应用设备紧凑地组装在机座上，其机座带有滚轮，经人力或电力驱动，移动方便。能在病房内做流动性床边透视和摄影检查。

**2. 固定式** 这种 X 线机机件多而重，结构复杂，需固定在专用机房内使用。这类机器对供电电源、机房、安装、调试等都有严格要求。

**（四）按使用范围分类**

**1. 多功能 X 线机** 不同诊断设备的整合是医学影像设备的发展趋势，具有透视和摄影等各种功能,适合多种疾病和部位的检查。一台设备基本可以完成放射科的所有常规检查。

**2. 专用X线机** 为适应某些专科疾病检查而设计的X线机,如牙科X线机、乳腺摄影X线机、心血管造影X线机。

## 三、X线球管

X线球管是X线机的主要组成部分之一,是产生X线的元件,其作用是将电能转化为X线。目前X线球管逐步向功率大、焦点小和专用化方向发展,其结构不断改进,先后出现了固定阳极、旋转阳极以及各种特殊X线管。本节主要介绍诊断用X线管的基本结构、特性、参数及相关知识,并简要介绍了各种特殊X线管和X线管的焦点,为正确使用X线管奠定基础。

**(一)固定阳极X线球管**

固定阳极X线球管是诊断用X线管中最简单的一种,其结构如图7-2,主要由阳极、阴极和玻璃壳三部分组成。

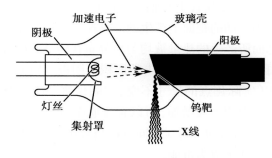

**图7-2 X线球管的基本结构**

**1. 阳极** 阳极的主要作用是阻挡高速运动的电子流而产生X线,同时将曝光时产生的热量辐射或传导出去;其次是吸收二次电子和散乱射线。固定阳极X线球管的结构由阳极头、阳极帽、玻璃圈和阳极柄四部分组成。

(1)阳极头:由靶面和阳极体组成。靶面的作用是承受高速运动的电子流轰击,产生X线(曝光)。球管在曝光时,只有不到1%的电子流动能转换为X线能,其余均转化为热能,因此靶面将产生大量热量,使其达到很高的工作温度。由于辐射的X线强度与靶面材料的原子序数成正比,所以X线管的靶面材料一般都选用钨($Z=74$),故称为钨靶。钨的特点是熔点高(3 370℃)、蒸发率低、原子序数大,又有一定的机械强度。但钨的导热率小,受电子轰击后产生的热量不能很快地传导出去,故常把厚度为1.5~3mm的钨靶面用真空熔焊的方法焊接

到导热率较大的无氧铜制成的阳极体上。这样制成的阳极头不但辐射X线的效率高,而且具有良好的散热性能。

固定阳极X线球管的靶面静止不动,电子流总是轰击在靶面固定的同一位置上。由于单位面积上所能承受的最大功率是一定的,所以固定阳极X线管的功率是有限的。

(2)阳极帽:又称阳极罩或反跳罩,由含钨粉的无氧铜制成,依靠螺纹固定到阳极头上,其主要作用是吸收二次电子和散射线。阳极帽上有两个圆口:头部圆口面对阴极,是高速运动的电子流轰击靶面的通道;侧下部圆口向外,是X线的辐射通道,有的X线球管在此圆口处加上了一层金属铍片,以吸收软X线,降低患者的辐射剂量。

高速运动的电子流轰击靶面时,会有少量的电子从靶面反射和释放出来,这部分电子称为二次电子。二次电子有害无益,其能量较大(约为原来的99%),轰击到玻璃壳内壁上,将使玻璃壳温度升高而释放气体,降低管内真空度或使玻璃壳击穿;二次电子再次被阳极吸引轰击到靶面上时,由于没有经过聚焦,将辐射出非焦点散射X线,使X线影像质量降低;二次电子还会附着在玻璃壁上,造成整个管壁电位分布极不均匀,产生纵向应力,易致玻璃壁损坏。

阳极帽罩在靶面的四周,与阳极同电位,可以吸收50%~60%的二次电子,并可吸收一部分散乱X线,从而保护X线管并提高影像质量。

(3)玻璃圈:玻璃圈是阳极和玻璃壳的过渡连接部分,由4J29膨胀合金(镍29%,钴17%,余为铁)圈与玻璃喇叭两部分封焊而成。其中,玻璃端与玻璃壳封接,膨胀合金端与阳极头焊接在一起。

(4)阳极柄:由无氧铜制成,呈圆柱体状且横截面较大,与阳极头的铜体相连,是阳极引出管外的部分。它的管外部分浸在变压器油中,通过与油之间的热传导,将靶面的热量传导出去,从而提高了阳极的散热速率。

**2. 阴极** 阴极的作用是发射电子并使电子流聚焦,使轰击在靶面上的电子流具有一定的大小、形状,其结构主要由灯丝、阴极头、阴极套和玻璃芯柱等四部分组成。

(1)灯丝:灯丝的作用是发射电子。灯丝由钨制成,钨在高温下有一定的电子发射能力、熔点较高、延展性好、便于拉丝成形、抗张力性好且在强电场下不易变形。诊断用X线管的灯丝都绕成小螺

线管状。

灯丝电压一般为交流 5~10V、50Hz，灯丝电流一般为 2~9A，3~6A 的占多数。灯丝通电后，温度逐渐上升，到达一定温度（约 2 100K）后开始发射电子。对于给定的灯丝，在一定范围内，灯丝电压越高，灯丝温度也越高，发射电子的数量就越大。从图 7-2 中可以看出：①调节灯丝的加热电压即可改变灯丝发射的电子数量；②灯丝温度与发射电子的数量关系是呈指数的非线性关系。因此，调试 X 线机的管电流（mA）值，特别是在调整大 mA 挡时要小幅调整，以免灯丝烧断而损坏 X 线管；另外，在更换 X 线管时，必须按照新换 X 线管的灯丝加热参数仔细调整灯丝加热电路，使各 mA 挡数值准确。

一般情况下，灯丝点燃时间越长，工作温度越高，钨的蒸发速度越快，灯丝寿命越短。如果灯丝电流比额定值升高 5%，灯丝寿命则缩短为原来的 1/2。实际工作中是按照管电流需要来确定灯丝加热温度的，因此只能靠缩短灯丝的点燃时间来延长灯丝的寿命。

另外，功率较大的 X 线球管为了协调不同功率与焦点的关系，在阴极装有两根长短和粗细都不同的灯丝，长的灯丝加热电压高，发射电流大，形成大焦点；短的灯丝加热电压低，发射电流小，形成小焦点，这种 X 线球管称为双焦点 X 线管，其阴极一般有三根引线，一根为公用线，其余两根分别为大、小焦点灯丝的引线。

（2）阴极头：又称聚焦槽、聚焦罩或集射罩，由纯镍或铁镍合金制成长方形槽，其作用是对灯丝发射的电子进行聚焦。灯丝发射的大量电子，在电场的作用下，高速飞向阳极，但由于电子之间相互排斥，致使电子流呈散射状。为使电子聚焦成束状飞向阳极，将灯丝装入被加工成圆弧直槽或阶梯直槽的阴极头内，灯丝的一端与其相联，两者获得相同的负电位，借其几何形状，形成一定的电位分布曲线，迫使电子呈一定形状和尺寸飞向阳极，达到聚焦的目的。在自整流 X 线机中，负半周时，聚焦罩还可以吸收二次电子，以保护灯丝和玻璃壳的安全。

**3. 玻璃壳**　又称管壳，用来固定、支撑阴阳两极并保持管内的真空度，通常采用熔点高、绝缘强度大、膨胀系数小的钼组硬质玻璃（如国产 DM-305）制成。由于钼组玻璃壳与阴、阳两极的金属膨胀系数不同，两者不宜直接焊接，故在铜体上镶有含 54% 铁、29% 镍、17% 钴的合金圈作为中

间过渡体，再将玻璃壳焊接在合金圈上，使合金圈与硬质玻璃膨胀系数相近，以避免因温度变化而造成结合部的玻璃出现裂缝或碎裂。有的 X 线管还将 X 线射出口处的玻璃磨薄，以减少玻璃对 X 线的吸收。

为防止 X 线管管内气体放电，保证阴极发射的电子能畅通无阻挡地高速飞向阳极，管内的真空度应保持在 $133.3 \times 10^{-7}$Pa（$10^{-7}$mmHg）以下；另外，装入管内的所有零件都必须经过严格清洗去油和彻底除气（通常采用高频真空加热抽气）。

固定阳极 X 线球管的主要缺点是：焦点尺寸大、瞬时负载功率小。目前，在医用诊断 X 线机中，固定阳极 X 线球管已多被旋转阳极 X 线球管取代。但固定阳极 X 线球管结构简单、价格低，在小型 X 线机、治疗 X 线机（阳极循环冷却）等装置中仍被采用。

**（二）旋转阳极 X 线球管**

旋转阳极 X 线球管较好地解决了提高功率和缩小焦点之间的矛盾。旋转阳极 X 线球管的 X 线是由偏离 X 线管中心轴线的阴极发射出的电子流轰击到转动的靶面上产生的。高速运动的电子流轰击靶面所产生的热量被均匀地分布在转动的圆环面上，因为承受电子流轰击的面积因阳极旋转而大大增加（实际焦点的尺寸不变、空间位置不变），使热量分布面积大大增加，所以有效地提高了 X 线管的功率，减小了实际焦点、同时适当减小靶角，使有效焦点的减小成为可能。

旋转阳极 X 线管的最大优点是瞬时负载功率大、焦点小。目前，旋转阳极 X 线球管的功率多为（20~50）kW，高者可达 150kW，而有效焦点多为 1~2mm，微焦点可达 0.05~0.3mm，从而大大提高了影像的清晰度。

旋转阳极 X 线球管也是由阳极、阴极和玻璃壳三部分组成。与固定阳极 X 线球管相比，除了阳极结构有明显不同外，其余相差不大，这里仅介绍旋转阳极 X 线管的阳极结构。旋转阳极 X 线管的阳极主要由靶面、转子、转轴和轴承组成。

**1. 靶盘与靶面**　靶盘直径为 70~150mm 的单凸状圆盘，中心固定在转轴（钼杆）上，转轴的另一端与转子相连，要求有良好的运动平衡性；靶面具有一定的靶角，靶角在 6°~17.5° 之间。以前，采用纯钨制成的靶盘与靶面，其热容量较小、散热性和抗热胀性都比较差。所以在交变热负荷的使用条件下，由于表面与内层之间温差所产生的热应力，容

易使靶面产生裂纹；另外，钨在1 100℃以上会发生再结晶，将使靶面使用不久即出现表面龟裂、粗糙的现象，致使X线管辐射X线的能力下降。目前采用铼钨合金（含10%~20%铼）制成的靶面，以钼或石墨作靶基，制成钼基铼钨合金复合靶及石墨基铼钨合金复合靶。铼钨合金靶面晶粒细致，抗热胀性高，再结晶温度高，使靶面龟裂、粗糙的情况减轻。有的靶面还会在靶盘上开几条径向的细膨胀缝以消除机械应力。

铼钨合金靶与纯钨靶在相同的使用条件下，曝光2万次，输出剂量分别下降13%和45%，铼钨合金靶面明显优于纯钨靶面。钼和石墨与金属钨相比，热容量大（石墨的比热比钨的比热大约10倍）、散热率好（石墨的辐射系数接近1，导热系数与钨、钼相近），且质量小，使铼钨合金靶重量轻、热容量大，有效地提高了X线管连续负荷的能力，使X线管达到了50kW的大功率和1.0mm×1.0mm的焦点。

**2. 转子**　由无氧铜制成，通过钼杆与靶盘和靶面连为一体，转子转动时，靶盘和靶面随之转动。其表面黑化，热辐射能力较强。旋转阳极X线管的启动电机与小型单相异步电机的结构和原理相似，只是转子装在X线管的玻璃壳内，而定子线圈装在X线管玻璃壳的外面。转轴装入由无氧铜或纯铁制成的轴承套中，两端各装一只轴承。低速旋转阳极X线管的阳极实际转速约为2 700r/min（f=50Hz），高速旋转阳极X线管的阳极实际转速一般为8 500r/min（f=150Hz），阳极转速越高，单位时间内承受高速运动的电子流轰击的圆环面积越大，X线管的功率就越大，当然，转速的提高须考虑转子的运动平衡、轴承等因素。

旋转阳极X线球管的功率基于阳极转速达到额定值时的功率，如果在阳极转速尚未达到额定值时曝光，将会造成X线管的靶面熔化损坏。因此，使用旋转阳极X线管的X线机均设有旋转阳极启动、延时、保护电路。

曝光结束、启动电机断电后，转子因惯性原因将有较长的静转时间（从切断启动电机定子电源开始到转子停止转动所用的时间），一般为数分钟至几十分钟，静转是无用的空转，制造噪声且磨损轴承，因此有必要在曝光结束后即对旋转阳极进行制动，这样可减少噪声、延长轴承的使用寿命，进而延长X线管的寿命。对高速旋转阳极X线管来讲，制动可使旋转阳极迅速越过临界转速（引起共振的临

界转速为5 000~7 000r/min），避免X线管损坏。对于低速旋转阳极X线管，如果转子的静转时间低于30s，就说明轴承已明显磨损。

**3. 轴承与轴承的润滑**　轴承由耐热合金钢制成，可以承受较高的工作温度（约400℃），但不能超过460℃。为避免过多的热量传导到轴承，通常将阳极端的转轴外径做得较细或用管状钼杆以减少热传导，少量由阳极靶面传导过来的热量则大部分通过转子表面辐射出去。可见，旋转阳极X线管与固定阳极X线管的散热方式不同，靶面受高速运动的电子流轰击所产生的巨大热量主要依靠热辐射进行散热，散热效率低，连续负荷后阳极热量急剧增加，靶盘温度不断上升，为防止由此造成的X线管损坏，先进X线机的X线管内设有温度限制保护装置，对X线管给予相应的保护。

轴承的润滑剂都采用固体润滑材料，如二硫化钼、银、铅等。选用不同的润滑材料，转子的静转时间亦有不同。

## 四、高压发生器

高压发生器是X线发生装置的重要组成部分，主要作用是把X线管灯丝初级电路输入的交流电压降低，为X线管灯丝提供加热电压；把自耦变压器输入的交流电压升高数百倍，再经过整流为X线管提供产生X线所需的直流高压；配有两只以上高压发生器的X线管，还要完成灯丝加热电压和管电压的切换。

高压发生器主要由X线管灯丝加热变压器、高压变压器、高压整流器、高压交换闸（配两只以上X线管时使用）、高压电缆、高压插头和插座等高压元器件构成，按照要求组装后置于方形或圆形钢板制成的箱体内。箱体内灌注高压绝缘油，以减轻各部件之间的绝缘和散热。箱体应接地，以防高压电击造成危害。

### （一）灯丝加热变压器

**1. 作用**　灯丝加热变压器是专为X线管提供灯丝加热电压和电流的降压变压器，其作用是给X线管灯丝提供所需的加热电压和电流，使其发射一定的电子，形成足够的电子流。对于双焦点X线管，需要设置两个结构相同但规格不同的灯丝加热变压器，供给X线管的两个灯丝的电能，分别称为大焦点灯丝变压器和小焦点灯丝变压器。

**2. 基本结构**　灯丝加热变压器由铁芯、初级线圈和次级线圈构成。

（1）铁芯：以往 X 线管灯丝加热变压器的铁芯一般是用表面涂漆的 0.35mm 厚的硅钢片，以交错叠片的方法制成"口"形或 C 形，有的铁芯在装线圈绕组的一侧臂上叠成阶梯形。现在的灯丝加热变压器的铁芯多用 C 形卷铁芯，高频铁芯用铁氧体。

（2）初级线圈：X 线管灯丝加热变压器的初级线圈流过的电流较小，采用导线的线径很细，多用直径为 0.19~0.51mm 的漆包线，分数层绕在用黄蜡绸或绝缘纸包好的阶梯形铁芯臂上，层间用绝缘纸绝缘，总匝数在 1 000 左右。初级线圈可直接绕在绝缘后的铁芯上，或绕在绝缘筒上再套在铁芯外面。

（3）次级线圈：X 线管灯丝加热变压器的次级线圈通过的电流较大，多用直径为 0.8~2.1mm 的纱布或玻璃丝包圆铜线，分 2~3 层绕制，总匝数多为数十匝。初级与次级之间用绝缘强度较高的绝缘筒作绝缘材料。

双焦点的 X 线管有两个灯丝，X 线管的大小焦点的灯丝加热功率不同，两个灯丝加热变压器的容量也不同。如今为加工方便，通常采用同一种容量（大焦点灯丝）的变压器。

由于 X 线管灯丝加热变压器的次级在电路中与高压变压器的次级一端相连接，处在高压下工作，因此要求绝缘度高，初级与次级线圈之间也应有很好的绝缘。

### 3. 特点

（1）次级线圈电位很高：X 线管灯丝加热变压器的次级线圈为 X 线管灯丝提供电源，曝光时灯丝具有负高压，致使灯丝变压器次级线圈的电位很高，这就要求灯丝变压器初级与次级之间具有良好的绝缘，绝缘强度不能低于高压变压器最高输出电压的一半。

（2）变压比大：X 线管灯丝加热变压器初级电压在 100~200V 之间，次级电压在 5~20V 之间，功率在 100W 左右。

（3）次级电流较大：X 线管灯丝加热变压器次级电流为 8~20A，以保证 X 线管灯丝正常加热。负载时次级电压比空载时低，一般低 10%~20%。

### （二）高压变压器

高压变压器（high voltage transformer）是通过电磁感应原理将低电压转换为交流高电压的器件，其输出经整流后为 X 线管提供所需要的高压电能。它的工作原理与普通变压器相同，但运行状态较为特殊。

### 1. 特点

（1）次级输出电压高：X 线高压变压器次级输出的交流电压很高，诊断 X 线机管电压的峰值为 30~150kVp，治疗 X 线机管电压可达 200~400kVp 或更高。这就要求高压变压器要有很好的绝缘性能。

（2）连续负载小，瞬间负载大：诊断用 X 线机的高压变压器负载电流用于摄影时，管电流可达数百毫安甚至上千毫安，但曝光时间很短，负载是瞬间的，从几微秒至数秒；而在透视时，虽然工作时间较长，但是管电流很小，一般不超过 5mA，X-TV 透视 X 线机透视管电流不超过 1mA。这样对诊断用 X 线发生器的高压变压器只考虑瞬间负载要求，因此解决了高压绝缘问题，就可缩小高压变压器的体积。

（3）设计容量小于最高输出容量：由于诊断用 X 线发生器是瞬间高负载、连续低负载，所以高压变压器的容量就可以按相同容量的一般电力变压器容量的 l/5~1/3 设计。

（4）次级中心点接地：单相全波整流 X 线机的高压变压器，采用两个次级线圈同相串联、次级线圈中心点接地的方式，这样可以降低高压变压器的绝缘性能要求，由此可缩小高压变压器的体积。由于次级中心点接地为零电位，可将测试管电流的 mA 表串联于中心点，装在控制台上监测。

（5）浸在绝缘油中：高压变压器需浸在绝缘油中使用，绝缘油具有很好的绝缘能力和流动性，既能满足绝缘要求，又起到散热作用，可提高各部件间的绝缘性能和散热效率。

### 2. 结构

高压变压器主要由铁芯、初级线圈、次级线圈、绝缘材料和固定件等组成，要求结构紧凑、体积小、重量轻；具有良好的绝缘性能和散热效率，负载时内部不产生过大的电压降。

（1）铁芯：高压变压器的铁芯主要用于给磁通提供回路，多采用闭合式的导磁体，铁芯是用 0.35mm 厚的热轧硅钢片或冷轧硅钢片剪成不同宽度的矩形条叠成阶梯形状。为了减少涡流损耗，每片表面涂上一层很薄的绝缘漆；为了减少硅钢叠片间结合部位的磁阻，采取各层交叉插入叠片的方法，最后嵌成闭合"口"形或"日"形铁芯整体；为了使铁芯压紧以减少漏磁，多用扁铁或角铁夹待并用螺栓紧固。硅钢片叠成阶梯形，使其形成近似圆形的铁芯，就可以与缠有初级线圈的圆形绝缘套筒紧密结合，进而减少空气间隙，提高导磁率，形成均匀电场。

（2）初级线圈：高压变压器初级线圈的匝数少，线径较粗，一般为数百匝；所加的电压不高，一般不超过500V；但瞬间通过的电流很大，中型以上诊断用X线机摄影可达上百安培。初级线圈多采用高强度的漆包线、玻璃丝包线或扁铜线，将线圈分若干层绕在绝缘纸筒上。有的高压变压器将初级线圈绕成两个，可以同相串联使用，也可以并联使用，视电源电压情况而定，在接线时注意线圈的同名端或异名端。

高压变压器初级线圈导线的线径较粗，直流电阻很小，一般在1Ω以下，但通过的电流较大，所以电压降不容忽视。X线发生器的高压变压器上所标示的初级电压值，是指高压变压器次级线圈最大负载时的电压值，无负载时比负载时电压高。

（3）次级线圈：高压变压器的次级线圈的匝数多，线径较细，通过的电流很小，一般在1 000mA以下。次级线圈多采用线径很小的油性或高强度漆包线绕制而成，总匝数在数万到数十万匝之间，输出的交流电压很高（30~150kV），多绕成匝数相同的两个绕组同相串联在一起，中心点接地后套在初级线圈外面，初级与次级之间必须有良好的绝缘。高压变压器的变压比多在1∶500的范围内，每个次级线圈呈阶梯状绕成数十层，层间电压一般为1 000~1 500V，为了提高层间绝缘强度，层间绝缘材料常选用电容器纸，每层线圈边缘需留有6~10mm的宽度。为增强线圈的抗电能力和机械强度，防止突波电压冲击时出现断线现象，次级线圈的第一层和最后二、三层都用绝缘强度高、线径较粗的漆包线绕制。有的高压变压器为防止次级高压袭击初级回路，保证人员和设备安全，通常在初、次级之间加一层不闭合的薄铜片，并将其接地以作为屏蔽层。

**（三）高压整流器**

高压整流器是一种将高压变压器次级输出的交流高压整流成脉动直流高压的电子元件。

如果直接在X线管两端加高压变压器次级输出的交流高压，正半周时，阴极灯丝发射的电子高速飞向阳极，产生X线；负半周时，阳极比阴极电位低，灯丝发射的电子无法到达阳极，X线管不产生X线。这种利用X线管本身的整流作用进行整流的X线机称为自整流X线机。自整流X线机不能充分发挥X线管的额定容量，同时因负半周无X线产生，逆电压很高，容易导致高压电缆、高压插头、高压插座、高压整流器和X线管等高压元器件

的击穿损坏。小型X线机采用自整流方式，现代大、中型X线机都设有高压整流电路，利用高压整流元件，将高压变压器输出的交流高压变成脉动直流高压。脉动直流高压的正极加到X线管的阳极，而脉动直流高压的负极加到X线管的阴极。这样，无论正半周还是负半周，X线管都能产生X线，使X线管始终保持在阳极为正、阴极为负的脉动直流高压状态下工作，可充分发挥X线管的效率，克服了自整流X线机仅在正半周产生X线的缺点。

现代的X线机的高压整流器都采用高压硅整流器，又称高压硅堆（high voltage silicon stack），具有体积小、机械强度高、绝缘性能好、寿命长、性能稳定、正向电压降小等优点。在使用高压硅堆时，要求将其浸入不超过70℃的油内，且反向峰值电压不得超过额定值，以防击穿损坏。

由于硅和环氧树脂的热膨胀系数差别很大，为提高耐压程度，每个硅二极管首先用硅胶加以密封，然后充填环氧树脂。两端有与管内相接的多种结构的引出线端，以便根据需要装上不同形式的插脚。在使用过程中，高压硅堆常出现接触不良故障。高压硅堆的反向耐压很高，一般不会被反向击穿。

**（四）高压电缆**

在大、中型X线机的高压发生装置中，高压变压器和X线管组件是分开独立组装的，两者之间通过两根特制的电缆线连接在一起，这种特制的导线称为高压电缆（high voltage cable）。它的作用是把高压发生器产生的脉动直流高压输送到X线管的两端，同时将高压发生器产生的灯丝加热电压输送到X线管的阴极灯丝，构成高压电路。

**1. 要求** 对高压电缆的要求，既要有一定的截面积，达到耐高压的强度，以传输高压；又要尽可能减小截面积，使其轻便柔软，以适应X线管头经常移动和电缆弯曲的需要。

**2. 分类**

（1）按电缆耐压分类：①耐脉动直流100kVp中心点接地的X线发生器；②耐脉动直流150kVp中心点接地的X线发生器；③耐脉动直流200kVp中心点接地的X线发生器。

（2）按电缆内芯线数目分类：①二根芯线，用于单焦点一个灯丝的X线管；②三根芯线，用于大、小两个焦点灯丝的X线管；③四根芯线，用于双焦点带栅控的或三焦点的X线管。

（3）按电缆内芯线分布位置分类：同轴高压电

缆和非同轴高压电缆。

### （五）其他高压部件

**1. 高压插头和插座**　高压插头和插座是大、中型X线发生器不可缺少的高压部件，它们工作在高电压下，对耐压的要求很高，多由机械强度大、绝缘性能好的压塑性材料或橡胶等制成。为了便于维修，近年来各厂家生产的高压插头与插座都已逐步采用国际电工委员会（international electrotechnical commission，IEC）标准，可以通用、互换。

**2. 高压交换闸**　在大、中型诊断X线机中，有时配备两只X线管，为了使用不同诊断工作的需要，一只用于透视和点片摄影，另一只用于摄影和特殊检查，由于两只X线管共用一个高压发生装置和控制台，两只X线管又不能同时工作，多以高压变压器产生的灯丝加热电压和管电压，必须经过交换装置分别送到不同用途的X线管上，这种交换装置被称为高压交换闸。

高压交换闸不仅要切换两只X线管的灯丝加热电压和管电压，而且动作十分频繁，结构上要求牢固，并有很高的绝缘强度和机械强度；能承受所连接电路的最高电压值，以防高压击穿；为了保证点接触良好，减少接触电阻，要求触点面积要大，并有足够的弹性和接触压力。

目前的高压交换闸多为电磁接触器式，一般由两组高压交换闸组成，一组作为X线管阳极交换，实现正高压的切换；另一组作为X线管阴极交换，实现负高压和灯丝加热电压的切换。两组高压交换闸同步工作，其结构包括铁芯、线圈、衔铁和带有触点的高压绝缘臂。

高压交换闸的工作原理与普通接触器相同，当线圈通电后，衔铁动作使触点闭合，将选用的X线管接到相应的电路。

**3. 高压绝缘油**　高压绝缘油（high voltage insulating oil）又称变压器油（transformer oil），是碳氢化合物，属于矿物绝缘油。是高压发生装置和X线管管套内的绝缘和散热物质。其性能指标主要包括绝缘强度高、燃烧点高、闪燃点高、导热系数高、化学性能稳定、黏度低、凝固点低等，其中最重要的技术参数是绝缘强度，这就要求绝缘油中不能含有水分和杂质，否则会严重影响它的电性能。

## 五、设备的安装要求

一台新购置的X线设备要完成一系列的安装工作，才能投入使用。安装是否合乎要求，决定着机器效能的发挥和寿命的长短，因此，X线机的安装工作非常重要。虽然X线设备品牌型号很多，但在安装中却有相同的特点以及共同的要求。安装之前，先了解机器的类型、性能、规格、特点和用途，从保证安全、有利防护、方便使用、延长机器寿命、方便维修、充分发挥机器最大效能等前提出发，全面规划，使安装工作按照步骤进行。

### （一）安装前的准备

**1. 机房的准备**　机房的位置选择楼房的一角，有利于周围人群的防护，减少防护耗材。房间要通风、干燥、防尘、防震、防鼠，方便工作。面积和高度符合要求，工作人员的辐射防护要达标，建房时从防护角度考虑墙壁的厚度和用材。

**2. 安装工具和仪器的准备**　X线机是特殊设备，包括机械和电器部分，所需安装工具较多。

（1）普通工具：各种规格的起子、扳手、电烙铁、电工刀、剥线钳、吸食烙铁、剪刀、镊子、钢丝钳、尖嘴钳、环氧树脂、502胶水、万用表等。

（2）专用工具：电钻、电焊、钢卷尺、折叠尺、水平仪、重锤、墨斗、灰线包、羊角锤、开箱器等。

（3）特殊工具：电流表、电秒表、电源频率表、钳形表、示波器、电源电阻测量仪、旋转阳极测速仪、简易放射剂量仪等。

### （二）开箱验机

开箱之前，核对箱号，检查外包装是否完好，发现异常现象要拍照、做详细记录；开箱时，要轻拿轻放，注意易损件的保护，拿出说明书和装箱单，清点零部件，检看有无破损及新旧程度，并分类、整理、登记，发现问题要拍照、做详细记录，以便向厂家提出索赔。

### （三）制订安装布局图并规划安装进程

阅读机器说明书、电路图、安装图、安装要求，了解机器类型、性能、规格、特点、用途等，然后根据房间大小、电缆接线的长度、操作室与治疗室的距离、防护的要求等，制订安装布局图，规划安装进程。

### （四）电源的安装

X线机是一种对电源要求较为严格的电气设备，对电源容量、电源电压、电源频率、电源电阻四个方面都有相应的要求。电源容量是指专为X线机提供电源的专用变压器的容量，应符合要求，并且最好专用；X线机的电源电压有交流220V和380V两种，与机器的要求要保持一致，电压要稳定；电源频率要求与X线机频率一致，允许误差为±1Hz,我国的供电频率统一为50Hz;电源电阻包括专用变压器的内阻和变压器到X线机的导线内阻。电阻过大,不符合机器要求,曝光时,机器输出量下降,影响性能发挥。为了符合要求,可以使用加大变压器容量、缩短引线距离、增加导线截面积、使用铜芯线等办法。

### (五)地线的安装

X线设备的地线有两方面的意义:一方面为了保证机器电路工作的需要,如高压变压器中心点的接地,为工作接地;另一方面是为了保证人员的安全,起安全作用,为保护地线。因此,要求接地电阻小,接近零点,对地电位几乎为零,不得随意接在自来水管、暖气管、煤气管上。

### (六)机械部件的安装

X线设备的机械部件,大体上包括诊断床、平床、立柱、球管、高压发生器、天地轨、吊轨、平衡架、荧光屏架、胃肠摄影装置等,按照布局图,正确安装这些部件,才能保证X线设备的正常运转。安装的原则是正确、牢固、整齐美观、操作灵活。

### (七)电路连接与测试

机械部件安装完毕后,就可以着手低压部分的接线。接线时须注意以下事项:

(1)按照说明书或电路图,对照线头号码连接,反复核对。

(2)按测试顺序,逐个电路进行接线。

(3)低压接线时,高压初级P1P2必须断开。线路连接好后,就可以通电测试低压电路,检测其工作性能,直到所有低压电路工作正常,才能接入高压部分(高压部件的接头要清洁干净,然后灌满脱水凡士林,并注意极性正确,一一对应)。

### (八)X线管的高压训练

一个新的或长期保存不用的X线管,在开始使用前都要进行高压训练,提高管内的真空度及电稳定性。训练步骤是:管电流和管电压从最低开始曝光,逐渐升高,但最高不能超过额定值。训练中给机器和球管适当的间隔时间,并随时注意仪表的状态,如果有仪表指针急冲或颤抖,必须将曝光条件降至最低,重新训练X线管。

### (九)X线机的校准

X线设备经过通电测试后,虽然已经能发生X线,但要得到满意的效果,必须经过精确的校正。校正时,用特殊工具测量管电流、管电压、地线电阻、电源电阻、限时器、整流管灯丝电压、电压补偿、旋转阳极转速等,测得的数值与机器参数进行对比,然后进行校准。

### (十)操作培训

一台X线机安装完毕,投入使用之前,要对操作人员进行培训。教会操作者正确的操作方法,掌握机器上各种按钮的功能及使用时的注意事项,只有这样才能真正发挥出机器的效能,延长机器寿命。

## 六、设备的性能参数及其临床意义

### (一)平板探测器性能参数及临床意义

**1. 量子检出效率(detective quantum efficiency, DQE)** 它是检测图像质量最客观的评价指标,表示探测器性能。即所给剂量量子实际给予图像的百分比,它是剂量和空间频率的函数,被系统不同器件噪声的影响所限制。在CR、DR等系统中,由于多个中间环节的存在,不可避免地增加了最终所得图像的噪声,图像质量受到影响,而在平板探测器系统中,光电转换过程和程序被压缩到一块平板上,中间环节的减少确保了低噪声的维持,图像质量得以保证。

DQE的极限值为1,即没有噪声情况。DQE算法的特点在于它可同时测量信号与噪声的传递,可据背景噪声探测信号。理想的探测器不会在X线光束中增加噪声,在现有的探测器中,以CsI为闪烁体的平板探测器的DQE最高,其次为非晶硒平板探测器。

**2. 像素的尺寸** 构成图像矩阵的单元是像素。像素数量少、尺寸大,观察到的原始图像细节就少;像素尺寸小,观察的图像细节就多。一般数字X线机成像的矩阵大小以256×256、512×512、1 024×1 024和2 048×2 048较为常见。像素尺寸小于图像基础模糊度时,图像模糊度超出标准。

**3. 动态范围** 探测器的动态范围(即宽容度)是能够显示信号强度不同(或常规胶片密度不同)的从最小到最大辐射强度的范围。平板探测器系统的宽动态范围不但扩大了曝光的宽容度,减少了过度曝光机会,还能使图像数据包括更多的图像信号灰阶。最新的平板探测器动态范围可以达到16bit,因此可以显示不同体厚背景下的影像细节,使厚的骨骼部分与薄的身体边缘部分均能清晰成像。

### (二)其他硬件性能参数及临床意义

**1. X线球管参数** 球管的规格参数包括结构参数和电参数两种。前者指球管结构所决定的各种参数,如靶面的倾斜角度、有效焦点、外形尺寸、重量、管壁的滤过当量、阳极转速、工作温度和冷却形式等。电参数是指球管电性能的规格数据,如灯丝加热电压和电流、最大管电压、管电流、最长曝光时间、最大允许功率和阳极热容量等。

(1)最大管电压:是指加于球管两极间的最高电压峰值。此值由管芯长度、形状、绝缘介质的种类以及管套的形式等决定。若超过最大管电压值,可导致管壁放电或击穿。管电压的单位为千伏(kV)。

(2)管电流:是指在某一管电压和曝光时间内所允许的最大电流平均值,单位为毫安。在调整管电流时不得超过额定值,否则将导致焦点面过热而损坏或缩短灯丝寿命。

(3)最长曝光时间:是指在某一管电压和管电流条件下所允许的最长曝光时间,单位为秒。使用中若超过此值,由于热量的积累,将使焦点面过热而损坏。

(4)阳极热容量:是指在阳极所能存储的最大热量。焦点(0.6~1.2)的热容量不需要太大,200kHu、300kHu、400kHu 等比较合理;焦点(0.3~0.8)的热容量必须要很大,600kHu、700kHu 以上才比较合理。球管热容量代表整个管套的承受能力,与散热曲线有关;靶面直径尺寸越大,散热效果越明显。

(5)大焦点/小焦点:电子在高压的作用下,在阳极靶面形成的聚焦轨迹称为物理焦点。焦点又分实际焦点和有效焦点,通常所说的焦点一般指的是有效焦点,即标称焦点。由于靶有一定的角度,所以标称焦点是物理焦点在垂直于球管轴方向的投影,标称焦点要比物理焦点小得多。我们常说的0.6、1.2 都只是标称值,不是实际长度,所以单位不是 mm。根据 IEC60336:2005 的规定,0.6 焦点的最大宽度是 0.90mm,最大长度是 1.30mm;1.2 焦点的最大宽度是 1.70mm,最大长度是 2.40mm。在 X 线摄影时,焦点越小,分辨力越高。但是焦点越小,承受的功率越小;当需要使用大条件(即大功率)时,就必须在损失一部分分辨力的条件下,增大焦点,满足使用。

**2. 高压发生器参数** 高频机是指高压发生器的工作频率大于 20kHz 的 X 线机,工频机是指高压发生器的工作频率小于 400Hz 的 X 线机。工频机将 50Hz 的工频电源升高压整流后有 100Hz 的正弦纹波,经滤波后仍有 10% 以上的纹波,高频机工作频率高,高压整流后的电压基本上是恒定的直流,纹波可小于 0.1%。高频 X 线机应具有以下优点:

(1)输出剂量高,比工频 X 线机高出 50%,所需摄影条件(kV、mAS)低。对电源条件要求低。

(2)X 线输出稳定,重复性高。更适合数字 X 线摄影设备。

(3)可获得高质量 X 线,使射线同频谱单色化,避免软射线对人体的伤害。同时减少散射线,使影像更清晰。

(4)结构紧凑小型化,缩小了控制台与高压发生器的体积。

## 七、DR 附属设备

### (一)滤线设备

自 X 线管发出的 X 线(原发射线)透过人体时,一部分因与人体组织发生康普顿效应,传播方向改变而形成散射线。散射线作用于胶片,使胶片产生灰雾,图像模糊,从而降低图像质量。滤线器能有效滤除散射线,其主要组件是滤线栅。

**1. 滤线栅的构造和规格** 滤线栅也称滤线栅板或滤线板,按结构特点分为聚焦栅、平行栅和交叉栅。平行栅又称线形栅,铅条纵轴排列且相互平行。交叉栅由两个栅焦距相等的平行栅交叉而成。目前,应用最多的结构是聚焦栅式的,下面介绍聚焦栅式滤线栅的结构。

(1)结构:滤线栅外观为一厚 4~8mm 的平板,内部有极薄的铅条和纸条、木条或铝条交替排列,上下再用薄铝板封装而成。滤线栅中心两侧的铅条向中心倾斜一定的角度,将所有铅条平面沿倾斜方向延长会聚成一条线,称为会聚线。滤线栅平面中心垂直线与会聚线的相交点,称为滤线栅的焦点(F)。滤线栅聚焦的一面为正面,或称为聚焦面,另一面称为背焦面。聚焦面印有文字或图形标记,也有的用 X 线管标记。

(2)规格:滤线栅的规格主要有焦距($F_0$)、栅比(R)和栅密度(N)。

1)焦距:也称半径,即焦点到滤线栅中心的垂直距离,常用的滤线栅的栅焦距有 80cm、90cm、100cm、120cm 和 150cm 等。

2)栅比:即铅条高度与相邻铅条间隙之比,即 R=H/A,H 代表铅条高度,A 代表相邻铅条间隙大小。栅比越大,滤除散射线的效果越好,但对原发射线的吸收量也随之增加,故应根据管电压的高低选择合适的滤线栅。一般摄影选用栅比为 5~8

的滤线栅,高千伏摄影多选用栅比为10~12的滤线栅。

3)栅密度:即每厘米宽度范围内多排列的铅条数目,N=1/B,B表示相邻两根铅条之间的距离。栅密度的单位为线/厘米(L/cm)。栅比相同时,栅密度大的滤线栅吸收散射线能力强。一般摄影用活动滤线栅的密度为20~30L/cm,固定滤线栅的密度为40L/cm以上。

**2. 滤线栅的切割效应** 即滤线栅条对原发X线的吸收作用,其产生原因有滤线栅反放、横向倾斜或偏离栅焦距、焦片距超过允许范围等。

**3. 滤线器的种类和构造** 滤线器分为固定式滤线器和活动式滤线器两大类。

(1)固定式滤线器:固定式滤线栅可以直接用于X线摄影,使用时,将其置于患者和片盒之间,达到滤除散射线的目的。因此,滤线栅稍经特殊加工,可制成滤线栅板,即固定式滤线器。它使用方便,但栅密度较小时,易产生铅条阴影。

(2)活动式滤线器:即滤线栅曝光前的瞬间开始运动,至曝光结束后停止。运动方向与铅条排列方向垂直,这样既能滤除散射线,又不易形成铅条阴影。活动式滤线器由滤线栅、驱动机构、暗盒托盘和框架组成。所用滤线栅的面积较大,以满足最大尺寸的片盒横放或竖放使用。托盘用于夹持片盒,使之定位于滤线器中心。驱动机构可驱动滤线栅按一定方式运动,并与曝光时间协调,运动时间要长于曝光时间。目前常用的活动式滤线器有电机式和减幅振动式:

1)电机式:其滤线栅由电机驱动,常见的为凸轮电机式。滤线栅由弹簧牵引,并由小型电机带动的桃形凸轮驱动摄影时,电机在曝光前获得电能转动,带动凸轮旋转。凸轮通过触碰滤线栅,使之往复运动,其速度均匀稳定。

2)减幅振动式:滤线栅由数片弹簧支撑为悬浮状态。当滤线栅受外力驱动后,在支撑弹簧的作用下作往复减幅振动,直至最终停止。在曝光前使滤线栅在电磁或人力作用下移向一侧,进入储能阶段;发出曝光指令后,滤线栅被释放而开始往复振动,并在振动开始时接通曝光控制电路。根据储能阶段的不同,又分提前储能式、触动式等。提前储能式是把滤线栅移向一侧的时间提前到开机时或曝光前准备过程中;触动式即吸动滤线栅的电磁铁仅在曝光前的一瞬间获得电能吸动滤线栅,并随机释放,而开始曝光。

**4. 滤线栅的使用注意事项**

(1)滤线栅应置于人体与片盒之间,聚焦面朝向X线入射方向。

(2)X线焦点应置于滤线栅铅条的会聚线上,X线的中心线可沿铅条方向倾斜,不要横向倾斜,并尽量不要横向偏离滤线栅的中心线。

(3)摄影时,应根据滤线栅的焦距来确定焦片距,其改变不应大于焦距的25%。对于活动式滤线器,其滤线栅的运动时间应至少长于曝光时间的1/5。

(4)由于滤线栅会吸收部分原发射线,故滤线器摄影时要适当增加曝光条件。

**(二)X线准直器**

X线准直器是指安装在X线管窗口的约束初始X线束照射野的设备。X线准直器射野有很多名称,如线束器、遮光器、缩光器、阻光器和限制器(collimator)等,现在多采用X线准直器这一名称。X线准直器的作用是将X线原发线束限制在成像区域内,减少初始线束的散射,降低被检者不必要的辐射剂量,也减少了X线辐射对周围的污染,有助于X线的防护。

早期所使用的X线准直器是圆柱形和圆锥形,还有伸缩性圆柱形的,现在基本上都用矩形多铅叶式的X线准直器。常规应用的X线准直器是一个可以移动的两副铅叶片(约0.32cm厚),能形成方形或矩形口径,限制初始线束的装置,有点类似生活摄像机的快门,铅叶片就成为X线准直器的快门,其结构由一套铅叶片(8片,左右上下各2片)、铅叶片调节系统、光束指示器(照射灯和反光镜)、限时器、外罩(用钢板制成,能防150kVp的散射线)和射野指示器以及X线管组件窗口连接件等组成。

X线准直器近叶片位于最靠近X线管的焦点处,用于截止焦点外产生的射线,远叶片在X线准直器的下部,手动调节X线准直器是通过两个手动旋钮分别调节并由内部联动驱动装置带动上下铅叶片前后左右移动实现的,由光野指示间接表示X线射野的实际照射大小,实现对X线射野的限制。

光束指示器是由反光镜和提供高强度光束的石英碘钨灯泡构成。反光镜与投射至被检者摄影部位的光束成角。光束必须与X线束恰当地准直,重要的是光束指示的范围一定是X线束射出范围,才不会使被检者接受不必要的X线辐射。

大多数X线准直器用按钮开关启动集成电路限时器控制光束照明时间,限时固定时间一般为

30~60s,时间一到就自动关掉光束。线束定位器是一块透明的塑料板,板上有相互交叉成90°的两条线,交叉点标记X线中心线束的位置,这个交叉点用于定位检查部位的中心点。

现代的X线准直器都有X线射野范围指示表(或数字显示),射野范围的值,就是调节叶片大小的值,是初始线束曝光至被检者摄影部位上的面积值。射野范围的调节与几个参数有关,如X线源至探测器的距离,检查时用的探测器尺寸,X线管焦点至X线射野限制器孔径的距离等。

自动X线准直器主要用在各种诊视床和心血管X线成像设备中,但普通X线摄影在自动探测器尺寸跟踪中也有应用,特别是在现在的数字化X线摄影系统应用更广泛。这套系统是由探测器尺寸识别或摄影部位预设置选择(如平板探测器数字X线摄影系统)、焦点-探测器距离跟踪、X线准直器自动跟踪控制等组成。

**1. 逻辑单元** 这个单元由两个电路组成,一是照射野大小信号设定电路,此设定信号的大小受距离补偿器发出的源至影像距离信号、照射野尺寸探测器检测到照射野尺寸信号和由遥控手柄输出的照射野大小信号的影响;二是给准直器传送照射野大小的信号电路,这个信号是通过照射野大小设定信号与铅叶片张开度信号相比较后得到的。

**2. 距离补偿器** 当X线管焦点与探测器的距离改变时,铅叶片的张开度必须做出相应改变,才能保持设定的照射野大小不变,因此设置了距离补偿器。它实际上是一个随焦点-探测器距离变化的电位器,把距离信号转换成电阻值信号,并送入逻辑单元。如距离加大,则电阻值也随之增大,使射野设定信号值降低,铅叶片张开度缩小,保持射野的预定大小。对于距离固定的设备,就无需设距离补偿器。

**3. 探测器尺寸检测器** 探测器尺寸检测器有多种,如按下选择探测器尺寸相对应的按钮开关,装入探测器触动引导开关,自检出探测器尺寸,装入探测器改变电位器的阻值,自检出暗盒尺寸等,这些都要按X线机要求进行恰当的选择。

**4. 遥控手柄** 透视时,用两个手柄操作两个电位器调节透视野的大小,一个调节铅叶片的水平方向开闭,一个调节铅叶片的垂直方向开闭。手柄从一端移动至另一端,就是铅叶片从全闭至全开或从全开至全闭,全开的射野大小受探测器输出屏的大小和分割面积的制约。

X线准直器不但改善了图像对比度,而且还可以改善图像的清晰度。由于达到探测器上的准直散射线的量减少,从而减少了散射线产生的半影效应。X线准直器对初始线束的滤过由X线准直器的结构造成。如反光镜对通过它的射线有一些滤过,还有其他物质在初始线束通路中也吸收一部分初始线。整个X线射野限制器增加的总滤过等于1~1.5mm。

**(三)刻录设备**

**1. 磁带记录器** 在医学上,磁记录的方式也应用得相当广泛,影像设备也不例外。近年来,计算机外围存储设备种类很多,品质也较高,但万一碰到无法避免的意外,就可能使千千万万的数据毁于一旦。所以,使用磁记录装置可将数据做成完整的备份以防意外,必要时又可以把备份的数据重新还原到计算机上,使用起来既安全又方便。

磁带记录器可分为模拟式和数字式两大类。模拟式的频率响应范围较宽,可记录的模拟信号频率从直流至10MHz;数字式记录二进制编码的信息可直接与计算机联用。磁记录装置根据不同的结构外形还可分为磁带、磁盘、磁鼓等记录器,但它们的记录原理都是相同的,本节介绍磁带记录的基本原理以及模拟式和数字式磁带记录器。

(1)磁带记录特性:磁带记录装置包括磁头、磁带、运带系统和放大电路等部分,磁带是一种铁磁材料,它在磁场中会产生磁化现象。磁带在磁化过程中磁场强度与磁感应强度的关系曲线称为磁化曲线,它们之间存在着非线性关系。在曲线起始段区域内,当磁场强度增加时,磁感应强度不能立即上升,这是由于磁场的惯性所致。此时如果去掉磁场,则铁磁材料所获得的磁性自行消失。在曲线的上升段,因大部分磁场在外磁场的作用下,都趋于磁场强度方向,所以磁感应强度增加很快,曲线较陡,呈线性关系。在曲线的尾段,由于大部分磁场方向已转向磁场强度方向,随着磁场强度的增加,只有少数磁场才能继续转向磁场强度,故磁感应强度增加变慢,曲线缓慢上升。

(2)磁带记录原理:磁带记录装置中的磁头由一个有空隙的环形铁芯和绕在铁芯上的线圈构成。记录时,磁带的磁性表面和磁头的空隙相接触,实际上是使铁磁性材料填充磁头的空隙,磁带并以一定的速度移动。磁带由塑料带基和均匀涂在带基上面的微粒磁性材料制成。如果磁头的线圈通以电流,空隙处就产生与电流成正比的磁场,于是和空隙相接触部分的磁带上的磁性体就被磁化。如果被记录的信号电流随时间变化，则移动的磁带上的磁性体通过空隙时就会随着电流的变化而被磁化。被磁化的磁带离开空隙后，其磁性层内就留下与信号电流变化相对应的剩磁，因此，只要磁带上不产生饱和磁化，剩磁的大小基本上可反映信号电流的大小，信号就被记录下来。

使磁带上已记录的磁信号转换成原来信号的过程称为重放。通常记录和重放用同一个磁头来实现。存有磁信号的磁带在重放磁头前匀速通过时，磁带上反映磁通量大小的磁力线会通过磁头进入铁芯的内部，穿过线圈，使线圈感应出与磁通量变化率成正比的感应电动势。这种感应电动势经放大电路放大后就可以将被记录的原信号"重现"。磁重放过程是磁记录过程的逆过程，它是磁电转换过程。

（3）消磁原理：在进行信号记录之前，必须对磁带进行消磁，目的是除去磁带上可能存在的剩磁。如果磁带在记录前未进行消磁处理或者消磁质量不高，就会产生噪声，影响信号的记录和重放效果。消磁包括音频消磁、直流消磁、交流消磁，消磁的基本原理是在消磁头的线圈内分别通高频、直流、交流电流。磁带经过时，将磁带上的剩磁全部磁化到饱和点，于是以前的剩磁全部被抹掉。其中高频消磁是在消磁头的线圈中加入一个频率为40~200Hz的电流，当磁带经过消磁头时，在这种变化极快的磁场作用下将达到消磁的目的。

（4）数字式磁带记录装置：数字式磁带记录装置从结构原理上来看和模拟式磁带记录装置并无多大的区别，只不过这种仪器首先要对输入信号进行高速电子取样，经模数（A/D）转换器将取样的模拟量转换成二进制的数字量，然后进行记录。当重放时，又要把记录在磁带上的数字量经数模（D/A）转换器转换为模拟量。

数字记录法的精度高，不受重放电压变化和磁带抖动的影响，在数据采集和数字计算机中广泛应用。在数字记录法中，记录在磁带上的信号是一系列的二进制编码。因为二进制编码只有"1"和"0"两种状态，故在数字记录法中记录和重放的电子线路可以设计得比较简单。数字记录法是一种简单可靠的磁记录方法，较先进的数据采集系统和数字计算机中大都采用这种方法。

为了增加记录密度和提高记录数据的可行性，在磁带上记录脉冲的方法中，比较普遍的有归零制记录法和不归零制记录法两种。又因不归零制记录法记录密度更高，重放磁头的输出幅度大，所以，目前大都采用不归零制记录法。所谓不归零制记录法是指在记录信息时，磁头线圈中的电流（称写入电流）如果不是正向磁化电流，就是反向磁化电流，它在记录信息的过程中总是无法归零。具体来讲，不归零制一般有以下两种记录格式：

1）当前后编码不同（在0与1之间变化）时，写入电流的极性或方向才变化；前后编码相同时，写入电流的方向不变。这种记录方法习惯上称为不归零制，这种记录法的特点是"见变就翻"。当编码为1时，写入电流是正向饱和磁化电流；在1和0转换的交界处，磁化电流改变方向。在编码状态下记录给定的信息时，磁带上的磁性体的磁通量发生变化情况，磁带移过磁头时，在磁头线圈中产生感应电动势。当所记录的相邻两个信息不同时，剩磁方向改变，故在磁头线圈中产生相应变化的感应电动势；而当所记录的相邻两个信息相同时，剩磁方向不变，故在磁头线圈中无感应电动势产生。

2）当编码为1时，写入电流方向改变；而编码为0时，写入电流方向不变。这种记录方法习惯上称为改进型不归零制，这种记录法的特点是逢"1"就翻。当编码为1时，写入电流改变原来方向；当编码为0时，写入电流的方向不变。因此，读出编码为1的信息时，有感应电动势产生；读出编码为0时，没有感应电动势产生。虽然感应电动势的极性有正有负，但经过整流和整形后便可获得相应的输出。

数字式磁带记录器是随着计算机技术的发展而出现的一种新型记录器，它可以与计算机连接，并能对大量数据进行快速记录与处理，在影像设备中得到广泛使用。综上所述，磁带记录有很多优点：①记录频带很宽。②能长期保存信息，并在需要时重放，便于分析处理。一旦所录的信息不需要了，又可随时抹去，再记录新的信息，既方便又经济。③可同时记录多个医学参数，适合于长时间连续记录和大量资料的存储。④磁带记录的信号失真度小，适合于精确测量。⑤可以在一些较恶劣的环境下记录信息。

**2. 光盘记录装置** 光盘存储技术是20世纪70年代的重大成果，也是80年代世界电子科技的重大开发项目，到了90年代它已经成为世界上广泛应用的高新技术产品之一。光盘存储器的问世，在相当广的范围内较好地解决了多媒体计算机需要大容量存储设备的问题。由于影像设备都已经引入了计算机技术，所以光盘存储器对记录数据、文字信息、图像信号等提供了极大的方便。本节介绍一些在影像设备中常见的光盘记录装置。

（1）只读式光盘存储装置：只读式光盘是一种只能一次写入多次读取的光盘。CD-ROM是指盘片和读取驱动器的组合，是一个数据光存储系统。目前提到的CD-ROM通常是指CD-ROM盘片或CD-ROM驱动器，它又可称为只读式紧凑光盘，因为CD-ROM驱动器是用激光束来读取盘上的二进制信息，另一方面是因为激光光斑极微细，使光盘信息记录的密度很高。数据是以螺旋道的方式按最大位密度紧凑存放于一张精致、小巧并且价格很低廉的盘片上。CD-ROM的存储与读取采用光学方式来实现，光源用激光光源。在信息存储时，激光照射到光敏介质上，经过用信号调制的激光，在光敏层记录下需要存储的信息。通过一系列光学处理就可以制成CD-ROM的盘片。

阅读信息时，将CD-ROM盘片装入CD-ROM驱动器中，激光光束从CD-ROM盘片下面入射，经过反射层，将光束反射到光电接收器上产生电信号。将电信号进行一系列的处理，最后将数字信息输入计算机系统。由于CD-ROM信息的存储和读取都是采用光学方法完成，因此把CD-ROM称为光盘。

CD-ROM存储设备的一般特性如下：①容量大，最高可达680M字节，相当于近500张高密度软盘的总容量。例如一张CD-ROM光盘就可以容纳一整套中国大百科全书（约12 568万字，共74卷，图表49 765幅）。②数据读出速度慢（相对于高速硬盘），数据读出速度是指CD-ROM驱动器开始阅读一个文件所需要的时间，较快的时间约80ms，而较慢的可为120ms。就以最快的速度与硬磁盘相比，两者的数据读出速度之比约为6∶1。所以，光盘驱动器的数据读出时间远大于硬盘。③有可变的误码率，可适应对音频及图像的误码率要求较低和对计算机程序及数据误码率的要求较高的不同场合。④可靠性高、存储成本低，激光非接触式读取不会对存储介质产生损伤，信息记录不会受外界磁场、工作环境及病毒的干扰。超强的纠错能力不会因微小的划伤、灰尘、污染等降低其数据的正确读取。廉价的存储介质和简便的读取方式极大地降低了存储成本。⑤兼容性好，能读取多种格式的数据，包括音频、多媒体图文数据及VCD的视频数据，都可记录在一张光盘上并由同一台CD-ROM驱动器正确读取。

光学拾取头是CD-ROM驱动器实现光学存储的核心部件，它由激光器、光学回路、光敏检测器、聚焦伺服和光道循迹跟踪伺服的执行机构等部分组成，具有光学拾取头零位检测等功能。CD-ROM驱动器内均设置有光强度自动控制电路（auto power contro1），简称APC电路，它的作用是保证半导体激光二极管保持恒定功率的激光输出，使反射光的光强度稳定，以保证前置处理电路有较平稳的信号输入。

光强度自动控制电路的工作原理是：在激光半导体二极管内靠近激光发射的部位安置一支激光强度监测二极管，当激光二极管通电发射激光时，激光强度监测二极管导通。照射的激光越强，监测二极管的导通越深，在PN结上的导通压降越小；照射激光的强度越小，监测二极管的导通深度也就越浅，导通压降也就越大。将代表激光强度的监测二极管的导通压降信号取出，以负反馈的方式作用于激光二极管的供电回路，控制激光二极管的供电电压变化，使其发射的激光强度保持在一个稳定的范围内。通常该电路设置有可调电位器，用于人工改变负反馈的深度，从而调节激光二极管发射激光的强度。经人工调整后，激光的强度就被控制电路保持在一个稳定的范围内。当光学拾取头使用时间较长时，半导体激光器或光敏检测二极管的性能参数有所改变。影响了发射激光的强度，从而使光电拾取信号变小。通常表现为驱动器开始认盘，即对有些盘片能正常读取，对有些盘片不能正常读取。

此时应当调节光学拾取头上的激光电流调整电位器，加大激光二极管的供电电流，以增强激光的强度。显然，激光电流调得越大，发射的激光就越强，反射回来的光也越强，光学拾取头光敏检测器拾取的光电信号也就越强。但激光二极管的电流不能调得过大，否则会使过强的激光束产生的聚焦点过于明亮，从而导致因反射光强过强而使聚焦误差信号变得模糊，而且还会影响激光二极管的使用寿命。

激光二极管发射稳定的激光光束，在聚焦伺服和循迹伺服机构的推动下，激光光束精确聚焦并准确跟踪转动盘片的螺旋光道，螺旋光道上信息坑点的反射光经光敏检测器接收转换成电信号送往前置信号处理电路。每当开始一次新的读取操作时，零点检测电路引导光学拾取头回到零位，使激光光束对准盘片内圈的引导区，建立起正确的拾取时序并从引导区内读取 TOC 表（即光盘存储信息内容表）数据，实现对盘上存储信息的快速检索。

零位检测是通过安装在主轴电机附近固定位置上的触点开关来实现的。固定的位置保证光学拾取头在主轴电机端（盘片中心）运动过程中，在碰到触点开关时光头的物镜中心对准盘片内圈的导入区。零位检测电路非常简单，实际上是一个典型的开关电路。

（2）一次性可写入光盘存储装置：一次性可写入光存储装置的存储介质为一次写入（write once read many，WORM）光盘，称为 CD-WORM。这类光盘可联机进行数据的一次性写入，当盘上的某一信息轨迹写入数据后就发生了不可逆的物理或化学变化，不能再一次进行数据写入，但写入的数据可由存储装置多次读取。一次性写入光存储装置是通过可调制的激光光束在 CD-WORM 光盘存储介质的光束焦点微区产生不可逆的物理或化学变化来进行信息记录的。根据光盘存储介质的不同，一次写入光存储装置的记录方式和读取原理有所不同，以下分别介绍：

1）记录方式

① 烧蚀型：存储介质可以是金属、半导体合金、金属氧化物或有机染料，利用激光的热效应，使介质在激光焦点照射微区熔化、蒸发以形成信息坑孔。用坑孔的形状和排列来实现 "0" "1" 数字信息的记录。

② 起泡型：存储介质由聚合物和高熔点金属两层薄膜组成，激光焦点的照射使聚合物分解、排出气体，在两层之间形成气泡使上层薄膜隆起，与周围形成反差（光反射率有差异）而实现数字信息的记录。

③ 熔绒型：存储介质是用离子刻蚀过的硅，表面呈现绒面结构，激光焦点使照射部分的绒面熔化成镜面，与周围未熔化的绒面形成反射率的差异来实现数字信息的记录。

④ 合金化型：存储介质是用铂（Pt）-硅（Si）、铑（Rh）-硅（Si）或金（Au）、硅（Si）等材料制成的双层结构，被激光焦点加热的介质微区熔成合金，与未熔化的区域形成反差来实现数字信息的记录。

⑤ 相变型：存储介质多用硫属化合物或金属合金制成薄膜，利用激光的热效应和光效应使被照射微区发生相变，记录介质从非晶相转变为晶相，通过记录介质的非晶相和晶相两种状态来实现信号的记录。在上述各类一次写入光盘的记录方式中，以烧蚀型记录方式的技术最为成熟，应用最广泛。

2）存储原理：一次性写入光存储装置利用快速可调制的大功率激光器（相对于 CD-ROM 驱动器的读取激光器而言）的聚焦光束对一次性写入光盘进行扫描，使激光焦点照射的介质微区与未受照射的区域形成反差来实现数字信息的写入。在数据读取时，则利用连续的小功率激光束扫描记录介质的信息轨道，通过检测反差介质微区的不同反射光强来拾取盘上记录的数字信息。下面以烧蚀型一次性写入存储介质为例，说明一次性写入光存储设备的数据写入和读取原理：光盘驱动器驱动 CD-ROM 光盘旋转，光学写入头以小功率的激光扫描并读取空白盘片上预先格式化的信息，实现聚焦、循迹和主轴恒线速伺服控制。当要写入数据时，驱动器驱动光学写入头移动到指定的位置，根据要写入的数据内容调制激光发生器。使激光发生器发出激光功率随写入的格式化数据在大功率和小功率间快速切换，当大功率的激光发出时，光束焦点落在光盘指定的信息轨道的存储介质薄膜上，把介质微区熔化、蒸发形成信息坑孔。由于小功率激光束的焦点温度不足以使记录介质熔化，所以当功率可调的激光束扫过记录介质时，便在光盘的信息处轨迹上生成了与调制数据相对应的凹槽和凸槽，这些凹凸坑点便代表了已写入的信息数据。利用小功率的激光束对这些坑点进行扫描并检测其不同的反射光强，就可实现对光盘上记录信息的正确拾取。

（3）可重写式光盘存储装置：可重写式光盘存储装置是一种不仅能在光盘介质上用激光束进行数据读取，同时也能把光盘介质上已存储的数据擦除并用激光束重新写入新数据的记录装置。实际上，可重写式光盘存储设备是对一次性写入光存储装置在数据随机存取方面的扩展。

光盘数据的擦除是光盘数据写入的逆过程。数据写入是改变光盘记录介质的物理、化学性质，而擦除是恢复光盘记录介质原来的物理、化学性质。对于可重写的光盘驱动器，用于盘上记录信息读取的激光束能量比较小，但用于盘上已记录信息擦除及新数据写入的激光束的功率一般比读出的激光束的功率大很多。磁光型（magnetic optical）可重写光存储是可重写式光盘存储装置中的一种，其基本原理为：将激光照射到磁光记录介质上，使其局部温度升高以擦除记录信息，在外加磁场的作用下使记录介质的磁畴取向一致。信息的记录是将激光照射到磁光记录介质上，在极性与擦除时相反的外加磁场作用下,使记录介质的磁畴取向改变。数据"1"和"0"的记录是通过控制激光电源,实现激光束的"有"和"无"来达到。这与传统的磁记录技术采用电磁转换的原理不同。

磁场方向的改变所需磁场强弱与温度有很大关系。磁光记录介质在常温下需要强大的磁场才能改变其磁场的方向,但在激光的照射下,温度升高到一定程度时,它的矫顽力几乎为零,在外加偏磁场的作用下很容易改变磁场的方向。磁光记录信息的读出是由激光检测记录信息位置的磁化方向。利用磁光相互作用的磁光效应,将磁化方向的不同变成偏振光旋转方向的不同,再由检偏器转换为输出强弱的变化,最后由光电探测器检出写入"1"和"0"的信息。

1)信息记录:磁光记录信息是利用聚焦激光束加热和磁场的相互作用来完成的,在信息记录之前,预先擦除原信息。信息的擦除是由半导体激光器发出激光,通过光路,由物镜聚焦到磁光记录介质膜上,在外加偏磁场的作用下,把作为记录介质的磁性薄膜面进行取向一致的垂直磁化。信息记录是利用写入信息调制激光,控制激光通信。激光照射在记录信息的介质上,当激光在与擦除时极性相反的外加偏磁场的作用下时,该介质记录位置的磁场方向发生翻转,记录下代表信息的磁畴;当激光关掉后,该区域立即冷却,磁畴方向亦固定。关掉激光时,该记录位置的磁畴不发生翻转。磁光记录过程是磁性状态的变化,并不需要因介质蒸发或升华这类结构变化所要求的潜热,故称其为热式记录,具有很高的灵敏度。磁光记录是用磁和光来记录信息,除用信号去调制激光记录信息外,也可用连续激光照射介质,而用信号去调制磁场实现重写。

2)信息读出:磁光盘的信息读出是利用克尔效应检测记录单元的磁化方向来实现的,并能保证记录信息的正确拾取。1877年克尔发现,若用直线偏振光照射已垂直磁化的介质表面时,光束射向磁化方向向上的微区,则该微区反射光线的偏振方向会绕反射线右旋一个角度。反之,若直线偏振光照射到磁化方向向下的微区,反射光的偏振方向则左旋一个角度。在进行反射光检测时,将光头检偏器的主截面调到对应偏振方向相垂直的方位,则来自向下磁化微区的反射光将不能通过检偏器到达光电检测器,而从向上磁化微区反射的光束则可通过分量。这样通过光电检测器对反射光信号有无的检测

即可判别介质微区的磁化方向,从而实现写入信息的有效读出。

3)信息擦除:擦除磁光盘上已记录的数据时,只需用写入激光束连续扫描信息轨迹,同时对记录介质施加与初始磁化方向相同的强偏磁场,则记录单元的磁化方向将恢复成初始的磁化方向。

4)信息直接重写:由于磁光介质磁畴磁化方向翻转的速率有限,故早期的磁光光盘一般需要两次动作来实现信息的写入,即光头在扫描介质上信息记录轨迹的第一圈,只完成擦除信息轨迹上已记录的信息,使其介质的磁化方向一致,恢复为原状;扫描的第二圈再用调制的激光束和反向的偏转磁场来将特定微区的介质反向磁化,以写入新的信息。随着新型磁畴可快速翻转磁光介质的开发和应用,以及新型可调制偏转磁场方式的采用,目前可直接重写的磁光存储设备已经被采用。

直接可重写式磁光存储设备在数据写入时,用连续大功率的激光束扫描磁光盘上的信息轨迹,同时对激光束照射的介质微区施加可调制的偏转磁场,直接将该微区介质的磁化方向转到调制数字的对应方向,以实现数据信息的一次性直接重写。可直接重写的磁光存储系统以其极高的存储密度、快速的重写特性以及极高的可靠性等优势,已广泛应用于图形、图像、数据文档以及大容量数据联机随机存取等各个领域。

(4)可刻录光盘记录装置:可刻录光盘记录装置(CD recordable derives,CD-R)光盘是一种将数据一次写入,可多次读出型光盘,除光盘片的结构和制作方法外,与CD-ROM并无本质的区别。CD-R光盘片的构造与普通CD光盘的最大区别是塑料衬盘与反射层之间有一层很薄的有机染料聚合物,当大功率激光照射时,有机染料所吸收的能量将转化为热量,使受照的染料微区发生烧蚀气化形成一微小的坑孔。CD-R光盘就是利用这些微小的坑孔来实现数据的写入;CD-R驱动器也与CD-ROM驱动器类似,都包括机械结构、光学形式和电路控制等部分。

如果使用者要制作CD-ROM光盘片,必须先做压模,通常制作时间较长,并且只有制造盘片的数量足够多时才经济。当盘片用量不大时,使用CD-R就显得格外方便。另外,现在的CD-R刻录机大都是CD-RW型的,CD-RW除了拥有CD-R的全部刻录功能外,还能够在CD-RW盘片上反复擦写数据。CD-RW的价格与CD-R相差不大,

加上越来越多的普通 CD-ROM 都开始支持读取 CD-RW 盘片，使得 CD-RW 的前景光明。

## 八、DR 不同成像介质的图像质量比较

### （一）平板探测器和影像增强器 CCD 的成像比较

20 世纪 70 年代后期，出现了影像增强器（image intensifier, II）+CCD 摄像头 +A/D 转换技术，它推动了数字化成像的进程。20 世纪 90 年代末出现的平板探测器技术从根本上改变了 X 线的成像方式，随着技术的发展，平板探测器具有了高灵敏性、宽动态范围及低畸变等优点。

平板探测器技术与 II-CCD 技术相比，具有以下六个方面的优势：

**1. 无畸变、图像均匀度好** 由于影像增强器是真空结构，其成像面为曲面，由此可以造成图像的几何畸变；由于系统中光学镜头组的像差和 CCD 成像的特性，II 图像的空间分辨力和密度分辨力从图像中心向边缘迅速降低。与之相比，平板探测器采用大面积非晶硅阵列成像，不存在图像畸变，图像失真度小。FPD 图像视场均匀度高，图像边缘分辨力下降幅度很小。由于 FPD 的像素之间不会相互影响，因此光晕现象较少。相同条件下，FPD 的矩形视野比 II 的圆形视野更加宽阔，可观察到更多的信息。

**2. MTF 高** 成像系统的 MTF 是各个环节 MTF 的乘积，每个 MTF 曲线均小于 1。II-CCD 系统需要经过较长的信息传输过程，包括两次 X 光子—可见光—电子的转换过程，信息在这个成像链的传递中或多或少会产生噪声和畸变。II-CCD 系统的 MTF 由输入屏、增强器、镜头、CCD 等环节的 MTF 相乘得到，成像转换环节越多，整个成像系统的 MTF 必然会越低。

平板探测器直接将 X 线转换成数字图像，信息经过的环节越少，信息的保真度越高。避免了信号的延迟和损失，所以具有较高的 MTF。因此，相同条件下 FPD 系统具有更高的细节和密度分辨力，能提供更好的图像质量。

**3. 动态范围宽** 平板探测器输出的数字信号可达 14bit，固有动态范围达 2 000：1，可以显示不同体厚背景下的影像细节，使厚的骨骼部分与薄的身体边缘部分均能清晰成像，FPD 在动态范围内具有很好的剂量线型度。

**4. 高 DQE** 由于自动漂移校正技术的采用，

FPD 系统可以在较低剂量下仍保持很好的信噪比，其 DQE 值远高于传统方式，所需 X 线剂量更低。由于平板探测器具有高灵敏度、高性能管球和准直滤波装置，在相同图像质量下，FPD 系统所需的射线剂量仅为传统 II-CCD 系统的 60% 左右。

**5. 体积小巧利于操作和与其他设备集成** 平板探测器尺寸小、重量轻的特点有利于减轻机架负荷，机架运动范围更大，运动更稳定。40cm×30cm 的平板探测器所需体积仅为 12 英寸影像增强器的 25% 或 41cm 影像增强器的 15%，这里还未包括 TV 系统所必需的 CCD、光学镜头等部件。平板探测器的重量也仅为增强器系统的 60%。

**6. 曝光寿命长** 在相同使用条件下，平板探测器的曝光寿命比影像增强器更长。

### （二）非晶硅平板探测器与非晶硒平板探测器的成像比较

平板探测器（flat panel detector, FPD）基于薄膜晶体管（thin film transistor, TFT）阵列可以很好地解决 CCD 不能直接用于形成实际大小影像的缺陷。TFT 采用多层真空溅射技术在玻璃基底形成半导体层阵列，即薄膜晶体管阵列，为平板探测器的像素单元。按照结构和能量转换方式的不同，基于 TFT 的平板探测器又可以分为两类：非晶硒平板探测器和非晶硅平板探测器。

非晶硒平板探测器主要由 TFT 及其顶层的非晶硒层（amorphous selenium, a-Se）和电极层构成。曝光前，当 X 线被探测器接收后，在无定形硒层产生的电场内通过一个偏极电极，入射的 X 线使硒层产生电子空穴对，在外加偏压电场的作用下，电子和空穴对向相反的方向移动形成电流，电流在薄膜晶体管中形成储存电荷。每一个晶体管的储存电荷量对应于入射 X 射线的剂量，通过读出电路可以知道每一点的电荷量，进而知道每点的 X 线剂量。由于非晶硒不产生可见光，没有散射线的影响，可以获得较高的空间分辨力，早期应用的平板探测器均属此类。尽管随着工艺的提高，非晶硒 TFT 探测器理论上可以做到很高的空间分辨力，但数字化 X 线成像系统对低对比度微细结构组织的成像性能不仅仅取决于空间分辨力，还和系统信噪比大小密切相关。实践中常用量子检测效率来综合评价平板探测器的成像质量。

非晶硅平板探测器是由 TFT 以及顶部涂有闪烁晶体（碘化铯或硫氧化钆）涂层的非晶硅光电二极管阵列组成。当 X 线撞击闪烁体时，X 线光能就

会很快按比例转变成可见光。可见光在光电二极管阵列转变成电子电荷,然后每个光电二极管将收集的电荷通过读出电路转变为数字信号。非晶硅探测器使用的闪烁体可分为定形的和无定形的。无定形闪烁体,如传统荧光屏,可见光在其内被发散后传播到邻近的像素内,这样就降低了空间分辨力。对于这个问题,一些制造商现在使用的是高度定形的闪烁体,即已经发展成熟的碘化铯构成的探测器。这种晶状结构是由宽 $5\sim10\mu m$ 的连续而又相互平行的"针"状结构组成,大部分的信号直接堆积到光电二极管上。由于定形闪烁体上的散射线被大大减少,这种厚层材料才能用于探测器上,增加了大量X线光子的相互作用,增加了量子检测效能和X线吸收转化性能。

研究表明,由于非晶硅平板探测器系统中承担X线能量转换的碘化铯晶体的有效原子序数高于非晶硒平板探测器中的硒,因此决定了前者对X线具有更高的检测效率(更大的信噪比输出),使得非晶硅平板探测器的DQE优于非晶硒平板探测器系统。有的学者以非晶硅平板探测器系统和非晶硒平板探测器系统分别摄取对比度-细节体模 CDRAD2.0,在相近曝光剂量条件下获取X射线影像,由4位独立观察者分别阅读影像,并计算所对应的曝光剂量下图像质量因子(imaging quality factor, IQF),应用 ANOVA 分析两成像系统的对比度及细节检测能力。使用X线摄影统计学体模(TRG)测量两系统在不同光剂量条件下受试者操作特性曲线(receiver operating characteristics curve, ROC curve),应用威尔科克森(WilcoXon)检验分析,比较两种成像技术的影像信息检测能力的差别。结果发现,当曝光剂量较高时(高于 $76\mu Gy$),两系统的成像质量并无明显差异,而当曝光剂量较低时($40\mu Gy$ 左右),非晶硅平板探测器系统具有更好的对比度和细节检测能力。在获得相同影像质量的前提下,与非晶硒平板探测器X射线摄影系统相比,使用非晶硅平板探测器X线摄影系统可以有效降低被检者的辐射剂量。

随着技术的进步,将闪烁体加工成柱状结构,与探测器表面垂直排列,转换光在柱状闪烁体中形成全反射,大大降低了闪烁体对光的扩散,这样提高了非晶硅平板探测器的空间分辨力,使其完全满足临床使用要求,同时也使得较厚的闪烁体层的使用成为可能,从而进一步提高了探测器系统的DQE。非晶硅平板探测器的种种优势,尤其是

高DQE、高对比度分辨力、高信噪比、高稳定性的特点,使其逐渐成为市场主流。由于硫氧化钆将X线转换成可见光的能力弱于碘化铯,因而使用碘化铯作为闪烁体的非晶硅平板探测器在临床上使用广泛。

## 九、平板探测器性能的评价

**1. 空间分辨力**　图像的空间分辨力通常用MTF表示,MTF能够充分反映探测器的特性。无定硒和碘化铯的空间分辨力是非常高的,数字化图像可以被处理,从而改变表观的图像清晰度,然而过分的处理也会导致视觉噪声的增加。因此,用MTF表示整个系统的空间频率的功能已经不如DQE常见了。

**2. 图像质量**　DQE是检测图像质量最客观的评价指标,DQE结合空间分辨力和图像噪声,是用来测量各种频率部分的信噪比的一种测量标准,用频率来估算图像质量的优劣。

**3. 像素的尺寸及其最大尺寸**　一幅图像的最大的空间分辨力是由像素及其间距所决定的,大像素不一定就意味着高的空间分辨力。图像模糊度的产生是由散射线和可见光在探测器内的弥散所造成的。经研究,在胸部X线摄影系统中,0.2mm 像素间距就符合诊断要求,在一个硒鼓里数字X线胸部摄影 2K 图像就可以显示优质的解剖图像,其图像质量优于传统的X线屏-胶系统。对于乳腺摄影方面,要求较小的像素尺寸尽可能接近 $50\sim100\mu m$。

**4. 单块集成电路板与平板矩阵**　因 TFT 探测器板在制造工艺上具有挑战性和其相对低的产量,许多制造商试图降低成本来制造由两个或更小的平板拼接而成的探测器。在这些探测器里,数字图像处理被用于"缝合"的图像部分,以便消除瓦片联合处的露面。虽然拼接板做过数字化处理,但很难做到天衣无缝,由于物理和热应力的长期作用,平板探测器的结构完整性问题至今尚未解决。

**5. 采集时间**　电子探测器的图像质量由电子收集器的电路结构、电子检测技术、A/D转化率和探测器里电容充电及其曝光时间所决定。通常情况下,电子噪声是这些探测器里与其影响图像质量的噪声中最突出的一个。特别是在低剂量转换率的荧光透视里,这个因素尤为突出。不论荧光透视法或静态放射线摄影系统,其像素值的精确性都关系到读出时间。一般来说,较长的读出时间可以获得较

精确的图像质量,因为影像读出器读取的是来自每个像素单元里电流的活性流量,所以不完整的电荷转换所获得的像素值也不准确。这样就使曝光后残留的电子无法计算在内,结果就导致电子储存的假象。同样,由于感生电子的俘获,快速的图像采集也可产生图像假象,所以要在电子探测器里设计补偿装置。由于这些原因,不是所有的TFT系统的设计都是精密的,完美的TFT阵列的制作是非常困难的,不同厂家的设备都存在一定的缺陷,如出现个别坏的像素和整个行或列的不足像素。当个别像素或整个像素的行或列出现问题时,平板探测器就会出现问题。

**6. 动态范围** 数字平板探测器有着较广的动态范围和对X线曝光呈线性反应,然而,人们应该了解探测器的A/D转换器的深度、灵敏度的范围以及与对比分辨力之间的关系。一些制造商将探测器动态范围的取数规定在数字图像灰度值数目的最大值上,如果用自动曝光控制机制,即使探测器系统的范围有限,仍然可以解决临床操作者因曝光条件差异而出现的图像质量问题,因为平板探测器的曝光范围比较大。

**(余佩琳　夏迎洪　余建明　李大鹏**
**胡安宁　丁昌懋)**

## 第三节　非晶硒平板探测器成像技术

### 一、非晶硒成像的物理特性

非晶硒成像(静电放射成像)的基本原理是利用非晶硒(a-Se)的光电导特性——即在黑暗的条件下非晶硒的电阻率非常大,近似于绝缘体;在光照条件下,非晶硒的电阻率又非常小,近似导体。这种物理成像方法的过程是:

1. 将带有非晶硒的导电平板,置于高压静电场中,利用放电使原非晶硒膜均匀地带上"+"电荷。

2. 将均匀带上"+"电荷的导电平板置于暗盒内。

3. 将暗盒放在X线球管下,放上铅字,进行曝光。

4. 经X线感光后,原来带电均匀的非晶硒膜上的静电荷发生了变化:完全感光部分,非晶硒膜上的静电荷全部消失;部分感光部分,非晶硒膜上的静电荷失去一部分,留下一部分,静电荷失散的

多少与光照强度成正比;未感光部分,非晶硒膜上的静电荷全部留下。

5. 这样在非晶硒膜上,就形成了一个肉眼看不见,但又非常完整的静电电位"潜影"图像,这个图像的每个像素都用静电电位表示,所以是一个完全数字化的电位图像。

6. 如把非晶硒膜做在导电平板上,用静电吸附原理,将带同种电荷的显影粉粒喷洒到静电"潜影"图像上,使肉眼看不见的"潜影"变成可见图像。根据同性相斥的静电原理,得到的是负像即射线片。

7. 若将带相反电荷的显影粉粒喷洒到"潜影"图像上,根据异性相吸原理得到的是正像,再经过转印、热定影就完成全过程,如图7-3所示。

### 二、直接放射成像原理

如把非晶硒膜做在薄膜晶体管矩阵(TFT)上,用静电感应原理提取"潜影"图像上的电位信号,通过感应电位传感器TFT感应"潜影"图像上的电位信号,然后将感应电位信号经放大电路放大,直接进入计算机显示,这就是直接放射成像技术的原理和机制。

通过上述静电吸附原理和静电感应原理,提取到的静电"潜影"电位图像是很真实的图像。由于目前显影粉粒(从$0.1\sim18\mu m$)还比较大,特别是TFT晶体管的直径和间距($129\mu m \times 129\mu m$和$139\mu m \times 139\mu m$)较大,所以它们的图像质量还远没有达到理想的状态,随着"纳米"级粉碎技术和超微电子技术的不断发展,它们的发展有广阔的空间,图像质量会越来越高。

### 三、新型硒同素异晶PN型双层结构膜

医学影像数字化技术中的关键技术是非晶硒膜的制造,由于掌控技术不到位,制造难度很大,成功率低,重复性和稳定性很差,直接影响了DR技术的普及、发展和提高。为了有效克服上述缺陷,研制了一种全新硒同素异晶PN型双层结构的感光膜,它可以完全替代原有的单层非晶硒膜。这种新型感光膜结构合理,制膜成功率高,是一种具有高质量、高稳定性、高重复性、高电位、高灵敏度等物理参数的平板探测器。用PN型结构的硒膜层做的感光膜较厚,特别适合TFT平板探测器。

在硒膜表面集结的静电荷称表面集肤电荷。在TFT平板上配制的非晶硒膜厚度一般大于$300\mu m$,即非晶硒膜表面的电位信号和感应电位

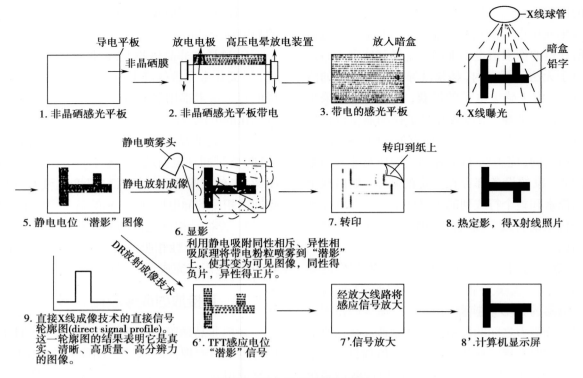

1. 非晶硒感光平板　　2. 非晶硒感光平板带电　　3. 带电的感光平板　　4. X线曝光

5. 静电电位"潜影"图像

6. 显影
利用静电吸附同性相斥、异性相吸原理将带电粉粒喷雾到"潜影"上，使其变为可见图像，同性得负片，异性得正片。

7. 转印

8. 热定影，得X射线照片

9. 直接X线成像技术的直接信号轮廓图(direct signal profile)。这一轮廓图的结果表明它是真实、清晰、高质量、高分辨力的图像。

6'. TFT感应电位"潜影"信号

7'. 信号放大　经放大线路将感应信号放大

8'. 计算机显示屏

图7-3　静电放射成像原理图

信号传感器——薄膜晶体管矩阵之间的距离大于300μm，这样感应到的电位信号与集肤电荷的电位信号相比要低得多，而用同素异晶 PN 型双层、PNP 型三层或多层结构的硒膜，就将感应的电位信号和集肤电荷电位信号之间因连锁感应，即 P 型膜带上"+"电荷后，N 型膜上立即感应带上"–"电，在 N 型膜下面的 P 型膜又迅速感应带上"+"电荷，这样将距离缩得很小。如此，可以减少失真和小信号丢失。例如，原来电位在 5V 以下的小信号电位因 TFT 感应不到而丢失，现在因感应距离缩短也可以感应到，同时感应信号的稳定性和灵敏度均得到了提高。例如，原来单层非晶硒膜上带上"+"电荷后在 TFT 上被动感应到的"–"电荷电位信号稳定性也较差，电位衰减亦快，而硒同素异晶 PN 双层或多层感应到的"–"或"+"电荷因互动感应使信号的稳定性提高、电位增强、电位衰减减慢，这样获得的图像会更真实、更清晰。用这种新型结构膜，使 DR 技术中 TFT 平板探测器的质量和成功率大幅提高，成本下降，具有极高的产业应用价值。

无定硒在工艺上是一种具有良好发展前景的材料，它已在影印机中和 X 线成像技术中应用长达数十年之久，如干板 X 线照相术。硒的使用是因为它的无定形性，硒板经过蒸发作用，在制造上相对容易和廉价。

## 四、非晶硒平板探测器的结构

直接数字化 X 线摄影是在间接 X 线摄影的基础上发展起来的，国内外许多 X 线机生产厂家纷纷使用该探测器作为数字化 X 线机的换代产品，开发出自身品牌的 DR 设备的产品系列。非晶硒层可以通过人工合成半导体合金膜，采用涂料技术黏合在 TFT 阵列上。非晶硒是一种性能优良的光电导材料，具有较高的 X 线灵敏度和空间分辨力。非晶硒材料的物理性能稳定，介电常数低，电阻率高，暗流小，光电吸收系数高，可制成大面积均匀的薄膜或厚膜。非晶硒的导电特性在暗环境或者普通日光照射下是绝缘体，在 X 线或在此波长范围附近的射线照射下会有导电现象，并且导电率随 X 线强度的增加而增加。

非晶硒(也称无定型硒)X 线探测器属于一种实时成像的固体探测器，在成像原理上采用光导半导体材料能量转换原理与大面积 TFT 阵列信号采集原理相结合的方法，构成了直接成像的数字化 X 线探测器。该材料具有对 X 线高敏感性，能在一定的能量范围内大量吸收 X 线，并将捕获到的 X 线光子直接转换成电荷。

非晶硒 X 线平板探测器由非晶硒 X 线转换层、a-SiT'FT 阵列层、电解质连接层、顶部电极、玻璃底板、数/模转换电路、数据通信电路等组成,其中薄膜晶体管(TFT)阵列生长在玻璃底板上,非晶硒半导体材料在TFT阵列上方通过真空蒸镀生成约0.5mm厚、35cm×43cm的薄膜,这样就形成了非晶硒平板内部的一块密不可分的核心部件。按照从上到下的结构顺序:顶部为整板的偏置电极板结构,下一层为非晶硒光导半导体层,接下来是a-Si TFT阵列层(每个像上面为电荷采集层,即集电极,底层为TFT电荷读出电路,包括一个薄膜晶体管、一个信号存储电容)。

非晶硒X线探测器信号读出电路采用TFT阵列信号读出电路,信号读出由门控电路控制,信号线以阵列方式排列在TFT阵列各像素之间,横行是门控线(栅极控制线),纵列线是电荷输出线,每个像素在电学上等效于三个电容串联电路。整个非晶硒探测器采用板层结构,由多层薄膜叠加制成大面积平板像素阵列。整套多层电路结构连同信号传输电缆采用坚固的保护性材料进行封装(图7-4)。

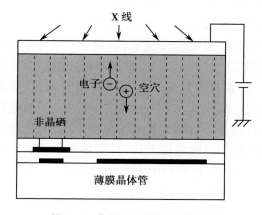

**图7-4 非晶硒X线探测器结构**

## 五、非晶硒探测器的成像原理

### (一)成像的基本原理

非晶硒平板探测器(即直接转换数字平板探测器)从根本上消除了可见光的存在,从而避免了由其带来的图像分辨力下降。非晶硒平板内部结构分为非晶硒半导体材料涂层和薄膜晶体管(TFT)阵列两层,后者由光电导材料a-Se和a-Si TFT阵列构成。阵列板每一单元含一个存储电容和a-Si TFT。工作时,a-Se光电导层两面的电极板间加有数千伏或更高电压,光电导层吸收照射的X线光量子,在外加电场的作用下,激发出电子-空穴对(electron-hole pair,EHP),并在所加电场下运动至相应的电极,到达像素电极的电荷向存储电容充

电,产生相应的电荷变化。信号电荷通过TFT输出,经放大、处理、变换,形成对应像素的数字化图像信号。在FPD三极管阵列排列中,每一TFT对应一个像素,TFT的多少决定了像素的多少。高集成度保证了相邻像素的中心间距(简称像素间距)小,数据读出时,一行中的所有列被同时读出,并逐行扫描读出所有行。全部单元的信息被读出后,所有信息被处理为一幅完整的数字化图像。

非晶硒探测器的X线图像形成是在X线照射后的极短时间内(3~7s)完成,大致可分为以下4步过程:①每次曝光前,对非晶硒层两面的偏置电极板间预先施加0~5 000V正向电压,使非晶硒层内形成偏置电场,像素矩阵处于预置初始状态。②X线曝光时,非晶硒光电导层吸收X线光子并在层内激发出电子和空穴对(离子对)。在外加偏置电场的作用下,电子和空穴做反向运动而产生电流,电流的大小与入射X线光子的数量成正比,电流信号以垂直方向运动至电荷采集电极,对a-Si、存储电容(极间电容,集电极)充电,这些电荷将被存储在电容上,直至被读出。③TFT存储电容内电荷量的读出,由门控信号控制,每次同时读取一行。电荷读出的过程是:门控电压设高电位时,相应行内所有像素的TFT导通,各像素收集的电荷信号通过数据线同时被读出,经电荷放大器和乘法器放大输出,再经A/D转换后形成对应像素的二进制数字信号,传送到计算机。当像素阵列中所有行的信号被逐行全部读出后,由计算机进行处理,重建出数字化图像并在显示器上显示出来。④在像素矩阵中的存储电荷信号全部读出后,控制电路将自动消除各像素的残留信号电荷,恢复到曝光前的初始状态,如图7-5所示。

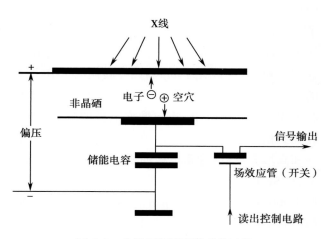

**图7-5 非晶硒探测器的成像过程**

## （二）成像的基本特点

调制传输函数（MTF）表示成像系统维持物体原有对比度的能力，MTF值越高意味着系统对原始信息的还原能力强，得到的图像越接近于原始图像。硒平板探测器具有最优的MTF值，但空间分辨力增加时，非晶硅平板探测器的MTF迅速下降，而非晶硒平板探测器保持较好的MTF值。这与非晶硒平板探测器将入射的不可见X线光子直接转化为电信号，不需要能量转换成像的中间过程有关。对于有很高要求的图像对比度和分辨力的成像部位来说，只有高空间频率下的高MTF值才能真正有助于临床观察细小的病变。

量子探测效率（DQE）是测量探测器对入射到探测器表面的X线光子的吸收能力（%）。具有较高DQE的成像系统能够以更低的剂量获得更优秀的图像质量，随着空间频率的增加，DQE呈下降趋势。在空间频率较低时，非晶硅平板探测器的DQE最高；在空间频率较高时，非晶硒平板探测器的DQE最高。

非晶硒平板探测器成像时，由于在非晶硒表面加有电场，使在转换层中产生的电荷只能沿电场方向垂直运动，没有横向偏离，电子-空穴对在漂移过程中严格沿电场线运动，从而避免了信号的扩散，保证了DR图像的清晰度。非晶硒平板探测器的光敏电阻特性使自身具有高分辨力，非晶硒厚的光导吸收层可获得更高的X线灵敏度。非晶硒动态平板探测器的时间分辨力高、成像速度快，曝光后实时显示图像。曝光宽容度大，容许一定范围内的曝光误差，并可在后处理中调节影像效果。

a-Se晶体是稳定的绝缘体，它的带隙能量均大于2eV，有利于遏制热载流子及其噪声的产生。a-Se层加有电压，进一步改善照射射线激发出的EHP（电子-空穴对）在其中的输运特性，保证电子-空穴到达各自极板前不致损失，并可提高X线光子-EHP的转换效率。一般加有电压10V/$\mu$mm，这时在60kV X线光子的照射下，转换成EHP所需的能量约为42eV/EHP。X线光子每千伏能量可以激发出20多个EHP，流向像素电极的电荷100%收集到信号电容中。这样，在a-Se较高X线吸收率和高填充系数（像素电极面积/像素面积）的基础上，a-Se FPD有着相当高的X线敏感度。如在层厚1 000$\mu$mm、场强10V/$\mu$m时，射线源管压80kV、射线有20mmA滤过的情况下，测得的射线敏感度高达3 400pC·mR$^{-1}$·cm$^{-2}$。同时，a-Se的$10^{15}$Q/cm$^2$高电阻率保证了即使在高场强下暗电流也很小：1 000$\mu$m厚的a-Se在10V/$\mu$m的场强下，暗电流仅为50pA/cm，如此小的暗电流保证了暗电流散粒噪声很小。

由于非晶硒薄膜通过真空蒸镀的方式生长在玻璃基板上的薄膜晶体管（TFT）阵列上，非晶硒薄膜与玻璃基板的黏接度不高。非晶硒DR探测器平板在正常温度内，非晶硒层与玻璃基板稳定地粘接在一起；而在低于其正常温度下限（10℃）时，非晶硒层可能从边缘开始从玻璃基板上分离（俗称探测器脱膜），温度越低，脱膜的可能性越大。在X线摄影时，图像上出现从图像边缘开始，向图像中央突出半圆形指甲盖形伪影，这种伪影在使用中逐渐扩大。脱膜情况不严重时，伪影位于图像边缘，通过坏点校正、图像裁减，使之对图像的诊断影响较小；脱膜严重时，半圆形伪影面积较大，会影响到正常部位的摄影。脱膜是非晶硒探测器的不可逆损害，且维修代价高昂。在环境温度变化剧烈（大约每小时5℃）时，也有可能出现脱膜现象。

在断电状态，环境温度过低或变化过快更容易导致探测器发生脱膜现象；在通电状态下，由于内部电路工作时产生热量，探测器板内的温度比环境温度高，温度变化比环境温差变化小，脱膜现象较难出现。硒在常温下有晶体态和非晶态（玻璃态），温度升高会导致硒由非晶态向晶体态转变，晶体态的硒薄膜会导致图像不均匀，影响图像诊断。环境温度较高时（大于35℃），如果通风不好，探测器温度会上升过高，将会给非晶硒探测器带来另一种伤害——结晶。

非晶硒平板探测器在环境湿度过大时会出现探测器的伤害；探测器电路部分温度较低时，探测器内部结露，导致电子电路短路，由于探测器内存在较高的电场，这一损害有可能伤及非晶硒薄膜和TFT电路，严重时将导致探测器报废。保持探测器温度高于环境温度，可以避免结露的产生。

基于非晶硒探测器的特点，在日常工作时，必须严格遵守操作手册及操作规程的要求，应将摄影机房环境温度控制在探测器正常工作范围（10~35℃）内，同时还要防止室内过于潮湿。目前广泛使用的多数DR探测器都对环境有着各自的要求，这与它们各自的材料、结构有关。在使用时，应根据不同机器的特点，采取一些相应的措施，以避免因探测器故障造成不必要的损失。

对于非晶硒探测器而言，采取以下措施有助于保持其工作的稳定。

1. 保证空调每天24h正常开机。

2. 及时关闭机房门，尽量减少机房的出入次数，在停机时要关闭机房门窗，使室内环境稳定；摄影室门处安装厚的门帘；减少摄影室门窗数量，以免摄影室形成通风道。

3. 避免在环境温度较低的情况下长时间停机；尽可能保持一台DR经常处于通电状态。

4. 室外环境温度较高、无人值守时应停机。

5. 空调停机时间较长时，不能马上开空调，先给高压部分加电，保持探测器通风，再给探测器通电，稳定后，再开空调。

6. 尽量不用湿拖把拖地，特别是在傍晚拖地，使夜间室内湿度过大。DR停机状态下出现室内湿度大时，禁止通电，待室内除湿一段时间后再行开机。

7. 做好日常维护保养工作，及时清理探测器周围灰尘，保持良好的散热通道。

8. 在可能出现停电、灾害、不能有效保持摄影机点的环境条件时，应及时通知专业工程师，将探测器运到安全的地方。

（余建明　李大鹏　胡安宁　丁昌懋<br>
徐正扬　刘建新）

## 第四节　非晶硅平板探测器成像技术

### 一、非晶硅成像的物理特性

#### （一）荧光体物质的能量转换和光传导

**1. 荧光体物质的能量转换**　在物理学上，能将在X线照射下激发出可见光的发光晶体物质统称为闪烁晶体（scintillation crystal）或荧光晶体（phosphors），这两类晶体的划分主要与荧光消退时间相关。影像设备中常用的发光晶体的主要物理性质见表7-1。间接数字化X线成像利用发光晶体物质作为X线能量转换介质在放射学中使用了多年，普通X线摄影使用的增感屏、X线透视荧光屏，都是采用发光晶体物质构成X线能量的转换介质。现在仍在普通X线摄影中使用的硫氧化钆、溴氧化镧等稀土类增感屏，以及X线电视系统中使用的碘化钠、硫化锌镉荧光屏等都是发光晶体物质。

医学影像设备中使用的发光晶体物质均为人工合成的晶体化合物，这些发光晶体在发光机制上都属于同一物理现象，即能有效地吸收外界施加的能量，并在瞬间以可见光的形式（荧光/磷光）将能量释放出来，从而起到X线能量转换的作用。闪烁晶体在X线的照射下可产生荧光现象和闪烁现象。荧光是指在X线激发停止后，荧光晶体持续发光过程 $<10^{-8}$ s的发光时间；闪烁是指单个高能粒子在闪烁体上瞬时激发的闪光脉冲。

试验证明，不同的发光晶体物质与X线相作用时，其能量转换能力差异极大。优良的发光晶体一般有较高的原子序数和稳定的化学性能，具备对X线的高敏感性，能最大限度地吸收不同频率和不同能量的射线，并高效率地转换为可见荧光。目前非晶硅平板探测器所使用的发光晶体主要为碘化铯（cesium iodide, CsI）晶体和硫化钆（$Gd_2O_2S$: Tb）晶体。

**2. 荧光体物质的光传导**　发光晶体的光能传导效率直接关系到光信号的利用率，无论是哪种发光体，当受到X线激发时，所产生的荧光都会无规律地释放出来，只有沿着一定方向播散的光才能被探测器感光元件捕获，成为有用的光信号。为了有效地采集到荧光，提高X线的利用率，现在所有的X线探测器都采用了材料技术或光学传导技术，以便能够使播散的荧光沿着规定的光路传导到感光元件上。例如，荧光反射层反射技术、高光洁度镜面反射技术、空心柱状结构传导技术、多路光纤传导技术等。

#### （二）碘化铯晶体的物理特性

**1. 碘化铯晶体的特性**　碘化铯（cesium iodide, CsI）中的铯的最高原子序数为55，K吸收边缘为50.2，铯的高原子序数使其具有高X线接收和可视光子产量，它是X线探测器的最佳选择材料，这种金属对于输入的X线非常适用，具有较高的X线吸收能力。

X线探测器上使用的碘化铯闪烁晶体都采用空心柱状结构，这是一种通过特殊工艺培育出来的类似光纤束的微晶柱结构（也称针状结构）。碘化铯电闪烁体的单根晶体直径为6~10μm，高度为300~500μm，呈柱状紧密地排列在一起，针柱晶体外表面由重元素铊包裹以形成可见光波导减少漫射，如图7-6。

碘化铯闪烁体的工业化生产方式有两种：一种是采用一种蒸镀工艺，在一个密闭的空间内充满雾化的碘蒸汽，在严格的物理条件下，碘化铯晶体沉积在非晶硅基板上并随着时间缓慢生长，形成大面

表7-1　发光晶体的主要物理性质

| 名称 | 分子式 | 原子系数 | 密度/（g/cm³） | 发光效率/% | 峰值波长/nm |
|---|---|---|---|---|---|
| 碘化钠 | NaI：T1 | 53 | 3.67 | 100 | 415 |
| 钨酸钙 | CaWO₄ | 74 | 6.12 | 30~50 | 540 |
| 碘化铯 | CsI：Na | 55 | 4.51 | 85 | 420/430 |
|  | CsI：T1 | 55 | 4.53 | 47 | 540/550 |
| 硫氧化钆 | Gd₂O₂S：Tb | 64 | 7.30 | 13 | 545/550 |
| 钨酸镉 | CbWO₄ | 48 | 7.90 | 38 | 470/540 |

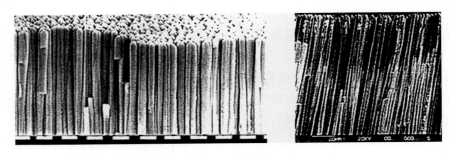

图7-6　碘化铯闪烁晶体的空心柱状结构

积紧密排列的柱状晶体；另一种是采用类似的晶体生长方法，碘化铯闪烁体经工业化生产出来后，采用黏合方式固定于非晶硅基板上，Trixell的平板探测器为4块拼板的拼合体。探测器所采用的闪烁体材料由连续排列的针状碘化铯晶体构成，出于防潮的需要闪烁体层生长在薄铝板上，应用时铝板位于X线的入射方向同时还可起到光波导反射断面的作用。闪烁体层的厚度为500~600μm，通常将碘化铯晶体的这种针状结构称作CsI：T1闪烁体。

碘化铯晶体的X线吸收系数是X线能量的函数，随着X线能量的增高，材料的吸收系数逐渐降低，材料厚度增加其吸收系数升高；在常规诊断X线能量范围内，碘化铯材料具有优于非晶硒材料及其他X线荧光体材料的吸收性能。从理论上讲，增加材料的厚度可提高材料的吸收系数，但增加材料的厚度会导致图像分辨力的降低。

线性系统的空间频率响应通常采用系统的调制传递函数（MTF）来表示，在系统应用的空间频率范围内，MTF值越高则空间频率特性越好，对于影像系统来说可以获得更好的图像对比度，要提高MTF应尽量采用薄的X线转换层，但降低转换层的厚度又会带来X线吸收效率的降低，这是在转换材料的选择和设计上需要平衡的一对矛盾。因此，人们通常选用稀有重元素的化合物作为制备X线闪烁体的材料，另一方面人们还从改变晶体结构入手来改善空间频率响应特性。结构化碘化铯晶体

CsI：T1正是在这一指导思想下提出的一个较好的解决方案。其具体方法是：通过创造适宜的条件使CsI：T1材料晶体沿着垂直于基底的方向生长，成为相互独立的直径仅为几微米的柱状晶体，晶体的长度可达毫米量级，从而形成类光纤结构。入射X线激发闪烁晶体产生可见光，其中小于波导全反射角的部分将沿着波导的方向直达探测器表面；大于全反射角的部分，将通过在邻近晶体表面的多次反射，最终进入全反射角而到达探测器表面。因此，与粉末状闪烁体屏相比此种结构对于层厚的依赖性大为降低，具有较好的空间频率响应特性。

当然，结构化碘化铯晶体CsI：T1的光波导特性并不意味着可以无限制地增加闪烁体的厚度，其他的限制性因素也需要加以考虑，如视差效应（X线入射角应小于由像素大小/转换层厚度决定的角度）等。在碘化铯晶体中掺入其他物质可以调整发光光谱的波长范围，碘化铯中掺钠形成CsI：Na晶体，主要激发出蓝光（波长范围为430~750nm，主波峰在430nm的可见光），多用在X线影像增强器或核粒子检测器中。碘化铯掺入铊形成CsI：T1闪烁晶体，主要激发出蓝绿光，因CsI：T1的发光谱与非晶硅接收光谱的灵敏度构成良好的光谱响应匹配关系，已被大量应用于医用X线平板探测器。CsI：T1晶体具有轻微的吸湿性和易潮性，需要控制使用环境。

**2. 碘化铯晶体的光传导**　碘化铯闪烁体具有

光能转换和光导管的双重功能,即碘化铯晶体既能将X线转换为可见光,又能引导荧光沿垂直方向直接传送至光电探测器。X线穿过人体投射入碘化铯闪烁晶体层,在瞬间激发出与入射线强弱相对应的荧光,荧光在晶体内会沿着碘化柱状导管所构成的光路垂直照射到硅板上的信号检测单元;部分方向向上的荧光在遇到反射界面后会形成全反射/折射,绝大多数荧光沿着光路投射到硅板上的信号探测单元;仅极少数的荧光会在晶体之间横向移动,不能形成信号。

研究表明,在CsI:T1晶体中,被吸收的X线光子以每1kVp能量转换为45个可见光光子,加之有光反射层,被射线激发产生的50%以上的可见光信号可传输到光电二极管接收面。晶体中产生的可见光波长均在540nm附近,十分接近a-Si光电二极管的最佳响应波长(560nm左右)。碘化铯晶体通过光电效应(photoelectric effect)吸收不同能量的X线量子,当X线量子将能量传送给碘化铯晶体的原子时,每个X线量子都被转化为若干个可见光量子,碘化铯晶体因具有良好的X线-电荷转换特性,单个X线光子可产生800~1 000个光电子。掺入铯CsI可以激发出550nm的光,正是非晶硅光谱灵敏度的峰值,因而碘化铯晶体具有较高的转化能力。

## 二、非晶硅平板探测器的结构

非晶硅平板探测器有两种基本类型,一种是以碘化铯晶体材料作为X线转换介质的探测器,另一种是以硫氧化钆作为X线能量转换介质的探测器。

### (一)碘化铯非晶硅平板探测器

非晶硅平板探测器的基本结构为碘化铯闪烁体层、非晶硅光电二极管阵列、行驱动电路以及图像信号读取电路四部分,如图7-7。

探测器的结构从上到下共有6层:

**1. 保护层** 以铝板或碳板为上层面板,起固定和保护作用。

**2. 反射层** 是一层白色的反光膜,作用是保证可见光在晶体内形成全反射,以减少光能损失,提高X线利用率。

**3. 闪烁晶体层** CsI闪烁体层的厚度为400~500μm,其输出开口界面紧密地覆盖在微电极板表面。由于制造工艺的差别,闪烁晶体层有整板结构与多板拼接结构(也称转面结构)的差别,多板拼接所存在的缝隙和图像的背景均匀性由后处理软件技术弥补,CsI闪烁体层的作用是吸收X线并将X线能量转换为荧光。

**4. 探测元阵列层** 根据使用需要制作不同面积的非晶硅光电二极管像素矩阵,矩阵上的每个光电二极管与TFT元件作为一个像素单元。探测元阵列的作用是捕获可见荧光并转换为电信号。

**5. 信号处理电路层** 采集信号读出电路由放大器、多路A/D转换器和相应控制电路等组成。信号处理电路读出每个像素产生的电信号,并量化为数字信号,传送至计算机进行处理。

**6. 支撑层** 玻璃板基板为支撑层,起支撑和保护作用。

### (二)硫氧化钆非晶硅平板探测器

临床常见的硫氧化钆非晶硅平板探测器多用于普通DR摄影设备或移动X线摄影设备(mobile)。

探测器的基本结构为GOS+a-Si+TFT。硫氧化钆晶体是一种高性能感光稀土络合物,早年用于普通X线摄影增感屏和CT检测器。硫氧化钆晶体层

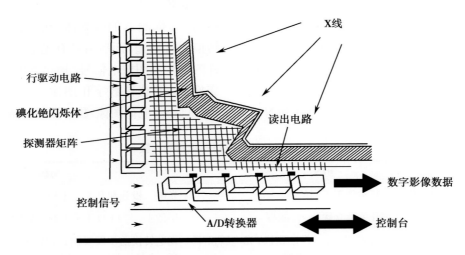

**图7-7 碘化铯非晶硅平板探测器结构**

可达到14LP/mm的静态空间分辨力。CXDI-40G平板探测器的硫氧化钆晶体结构主支架的硫和两个Gd原子采用双键结合,保证了硫氧化钆荧光体的耐久性以及稳定性。钆的最高原子序数为64,K吸收边缘为50.2,具有高X线吸收率。硫氧化钆掺铽(terbium,Tb)形成$Gd_2O_2S:Tb$晶体,$Gd_2O_2S:Tb$晶体吸收X线后主要激发出蓝绿色荧光,波长范围为350~700nm,主波峰在545nm。硫氧化钆晶体具有稳定的化学结构,具有宽广的温度、湿度适应范围,对环境条件要求不严格。

## 三、非晶硅平板探测器的成像原理

### (一)非晶硅平板探测器的成像过程

位于探测器顶层的碘化铯闪烁晶体将入射的X线图像转换为可见光图像;位于碘化铯层下的非晶硅光电二极管阵列将可见光图像转换为电荷图像,每一像素电荷量的变化与入射X线的强弱成正比,同时该阵列还将空间上连续的X线图像转换为一定数量的行和列构成的点阵式图像。点阵的密度决定了图像的空间分辨力;在中央时序控制器的统一控制下,居于行方向的行驱动电路与居于列方向的读取电路将电荷信号逐行取出,转换为串行脉冲序列并量化为数字信号。获取的数字信号经通信接口电路传送至图像处理器从而形成X线数字图像。

以上为较为典型的非晶硅平板X线探测器工作过程,实际应用中还有其他的探测器形式。如用X线荧光体取代闪烁体,以非晶硅薄膜晶体管阵列取代二极管阵列来构造探测器,但其基本结构及成像过程与上述典型探测器是一致的。

### (二)薄膜晶体管的工作原理

在发光晶体层的下面紧贴着由非晶硅(amorphous silicon,a-Si)和薄膜晶体管(TFT)阵列组成的像素矩阵,像素矩阵以非晶硅光电二极管(photodiode)为基本单位,每个光电管就是一个像素。根据成像分辨力的要求,每个像素从70~200μm不等。目前非晶硅光电二极管采用PIN结构和MIS结构两种方式,PIN结构是在P区和N区之间夹一层本征半导体(或低浓度杂质的半导体)构造晶体二极管;金属绝缘半导体(metal insulator semiconductor,MIS)结构是用金属-绝缘体-半导体构造晶体二极管。它们的共同特点是结电容小、响应速度快、探测效率高。能通过光耦合高效地接收可见光,并将可见光信号转换为电荷信号,在光电二极管的电容上形成储存电荷。阵列中的每个像素所储存的电荷量与对应空间位置上的X线能量呈线性比例关系。两种结构的比较见表7-2。

### (三)TFT工作基本流程

在像素读出期间被选中的行驱动线产生一个相对于列电位的负脉冲,这时开关二极管SD导通将光电二极管电容充电;行驱动脉冲结束后则两只二极管均处于反偏状态,电容将维持在充电状态;当有X线照射时,其产生的光电荷将电容放电;下一次行驱动脉冲到来时将再次对光电二极管电容充电,充电电荷的数量与光电荷的数量相对应,探测器通过检出每一像元的充电电荷量而获取图像信息。由于光电二极管电容不可能被完全充电的机制会导致惰性和弱信号时线性变差,因此在实际的探测器工作时增加了预置脉冲和背景可见光复位过程,以改善探测器性能。

探测器的外围电路由时序控制器、行驱动电路、读出电路、A/D转换电路、通信及控制电路组成。在时序控制器的统一指挥下行驱动将像元的电荷逐行检出,读出电路由专用的低功耗CMOS模拟集成电路构成。主电路板上包含的A/D转换电路将脉冲信号转换为14bit数字信号,并通过数字接口发送到图像处理器。

### (四)非晶硅平板探测器成像的基本原理

非晶硅X线平板探测器是一种以非晶硅光电二极管阵列为核心的X线影像探测器。在X线的照射下,探测器的闪烁体或荧光体层将X线光子转换为可见光,而后由具有光电二极管作用的非晶硅阵列变为图像电信号,通过外围电路检出及A/D变换,从而获得数字化图像。由于其经历了X射线-可见光-电荷图像-数字图像的成像过程,通常也

表7-2 PIN结构和MIS结构的比较

| | PIN | MIS |
|---|---|---|
| 开关位置 | 光电二极管和开关位于不同的层 | 光电二极管和开关位于相同的层 |
| 工艺特点 | 光电二极管和开关独立优化,性能高 | 层数少,与LCD工艺兼容,成本低 |
| 光电转换特点 | 光电转换前不需要刷新,成像速度快,光电转换率高,动态范围大,可用于动态成像 | 光电转换前不需要刷新,成像速度快,光电转换率高,动态范围大。主要用于静态成像 |

表7-3　几种光导半导体材料的主要物理性能

| 探测器材料 | Cd0.9Zn0.1Te | CdTe | HgI$_2$ | PbI$_2$ | a-Si | a-Se |
|---|---|---|---|---|---|---|
| 平均原子系数（Z） | 49.1 | 50 | 62 | 62.7 | 14 | 64 |
| 密度/（g/cm$^3$） | 5.78 | 5.85 | 6.4 | 6.2 | 2.3 | 4.3 |
| 禁带宽度/eV | 1.572 | 1.5 | 2.13 | 2.32 | 1.8 | 2.2 |
| 介电常数 | 10.9 | 11 | 8.8 | | 11.7 | 6.6 |
| 电子对能量/eV | 4.64 | 4.43 | 4.2 | 4.9 | 4 | 7 |
| 电阻率/（Ω·cm） | $3 \times 10^{10}$ | $1 \times 10^{9}$ | $1 \times 10^{12}$ | $1 \times 10^{12}$ | $1 \times 10^{12}$ | $1 \times 10^{12}$ |
| 电子漂移迁移率/[cm$^2$/（V·s）] | 1 000 | 1 100 | 100 | 8 | 1 | 0.005 |
| 空穴漂移迁移率/[cm$^2$/（V·s）] | 50~80 | 100 | 4 | 2 | 0.005 | 0.14 |

被称作间接转换型平板探测器。非晶硅平板探测器具有成像速度快，空间及密度分辨力较好，高信噪比，直接数字输出等优点，被广泛应用于各种数字化X射线成像装置。

整个X线成像过程大体上可分为两步进行。第一步，入射的X线光子信息通过某种发光荧光体物质转换为可见光信息，再定向传送到大面积非晶硅探测器阵列，完成信息X线的能量转换和传导过程；第二步，通过大规模集成非晶硅光电二极管（TFT）阵列将可见光信息转换形成信息电荷，然后由读出电路将放大、A/D转换形成的数字信号，传送到计算机运算后形成可显示的数字图像。图7-8为非晶硅平板探测器的成像原理。

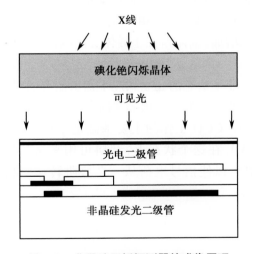

图7-8　非晶硅平板探测器的成像原理

### （五）硫氧化钆平板探测器的工作原理

X线透过人体后，经硫氧化钆荧光体转化为可见光，再经过MIS型探测器进行光电转换产生电子，经过驱动电路、读出电路，汇集电子流传送到控制系统，经计算机重建处理，得到数字图像。表7-3是几种光导半导体材料的主要物理性能。

## 第五节　电荷耦合器探测器成像技术

电荷耦合器件（charge coupled device，CCD）由按照一定规律紧密排列的金属氧化物（绝缘体）和半导体（MOS）电容阵列组成。

### 一、MOS电容结构的物理特性

MOS电容结构是CCD的基本组成部分，CCD的工作原理是建立在MOS电容理论之上，研究MOS电容器上的荷电载流子的存储与转动。

MOS电容类似于金属-绝缘体-金属（MIM）平行板电容器，在MIM电容器的两个金属极板上施加电压时，充电电荷分布在紧靠绝缘体的金属板的原子层厚度内，其电压全部降落在绝缘体内。对电容器施加电压时，因半导体中的电荷密度远小于金属的电荷密度，所以在半导体一侧，其电荷分布半导体中的电荷密度远小于金属的电荷密度。在半导体一侧，其电荷分布半导体表面一定厚度的层内，所加的电压一部分降落在绝缘层内，另一部分则将降落在半导体表面的空间电荷层中。同时，在半导体中有两种极性不同的载流子——电子和空穴，其浓度相差很大（在硅中，多子和少子浓度往往相差$10^{10}$倍）。因此，在MOS电容器上施加极性相反的电压时，半导体表面电荷层各处的电荷极性、分布和厚度大不相同。

若给MOS电容器上施加一正向电压（$V_G$），则金属板上带正电荷，半导体上带负电荷，它们之间的氧化层（绝缘层）上将建立起电场（$E_1$），但是由于半导体中的自由载流子密度远远小于金属的自由电子密度，所以半导体中的面电荷就扩展到相当厚度的一层，使半导体表面内形成具有相当厚度的空间电荷区,它对电场的屏蔽作用,使电场由界面向内逐渐减小,直到空间电荷区边界,电场基本被全部屏蔽。可见光 CCD 常为 MOS 电容结构,以硅为基本材料,绝缘体为硅的氧化物。

### (一)MOS 电容的热平衡态特性

图 7-9 展示了 P 型半导体表面处能带结构的变化,$E_c$ 为导带底,$E_v$ 为价带顶,$E_F$ 为末能级,$E_i$ 为半导体在本征导电的情况。如果表面的存在对电子运动没有任何影响的话,水平能量线将一直延伸到表面,并与表面垂直,如图 7-9A 所示。事实上表面的存在不可能不影响到表面附近的电子运动和表面附近能带结构,表面附近的电子能量也不可能与体内的能量完全一致,表面常常不可避免地有电荷吸附。在 MOS 结构中,半导体与绝缘体的交界面上也由于晶格结构不连续而出现局域化电子能级,因而带有一定的电荷。在绝缘体内甚至其外表面也可能有电荷存在,所有这些电荷的总效果等于在半导体表面施加了一个电场,使得体内接近界面处的电子能带发生变化,从而使表面层内的电荷重新分布。如果界面上的氧化层内总的有效电荷为负电荷,那么它的电场将排斥电子而吸收空穴,使接近表面的电子能量增大(图 7-9C)。

表面处能带向上弯曲,近表面处空穴浓度增大,也就是表面层积累了相当数量的空穴和表面上的负电荷,所以表面层称作"积累层"。反之,如果界面上氧化层内总的有效电荷为正电荷,则近表面的电子能量降低,能带将向下弯曲。如图 7-9B 所示,空穴被电场驱向体内,在表面层内留下带负电的离子浓度(NA)。在这一表面层内,载流子都被电场驱开,通常称为"耗尽层"或"空间电荷层",能

带弯曲部分的深度就是耗尽层厚度(W)。如果表面及氧化层内的正电荷密度更大(外加电压情况),则能带在表面处的向下弯曲将更为明显,以致在表面形成一反型层,如图 7-9D 所示。从表面到 $E_i$ 与 $E_F$ 相交点的一薄层内变成 N 型导电,在 n 型层与体内 P 型导电区之间仍是耗尽层,两层总厚为 W。

通常以体内的 $E_i$ 为电势的零点,在表面上的 $E_{is}$ 相对于 $E_i$ 的位置称为表面势($V_b$)。能带向上弯曲则表面势为负,能带向下弯曲则表面势为正。

### (二) MOS 电容的非平衡态特性

以 P 型半导体为例,若外加电压($V_p$)的正极接到栅极,负极接到半导体的底板($V_p$ 的值足够大),使半导体近界面处的能带向下弯曲至进入反型层,当 $V_p$ 加到 MOS 电容器上的瞬间,在介电弛豫时间(约 $10^{-12}$s)内,少子(电子)在介电弛豫时间内没有变化。在近界面层内留下同样数目的 NĀ,这时的能带结构如图 7-10A 所示。

外加电压($V_s$)大部分降落在半导体的空间电荷层内,只有一小部分($V_o$)降落在绝缘层上,这时近界面虽是强反型层,但电子尚未产生,实质上是空的电子势阱,这是一个非平衡状态。在此之后,快态(即半导体与绝缘层之间的界面态)可能产生电子-空穴对,体内热激发而产生电子-空穴对时,其中电子在电场作用下进入势阱,空穴则被赶入体内,势阱中电子的填入,使此能带抬高,最后恢复到热平衡状态,如图 7-10B 所示。这时降落在绝缘层的电压增加,而降落在半导体空间电荷层的电压则降低。

从非平衡态的建立到热平衡所需要的时间(即热激发所产生的电子填满势阱所需的时间)称为存储时间。CCD 工作的主要基础是非平衡状态(图 7-10A),在这个状态下,势阱可用来储存信号电荷,也可以使信号电荷从一个势阱转移到相邻的势阱。

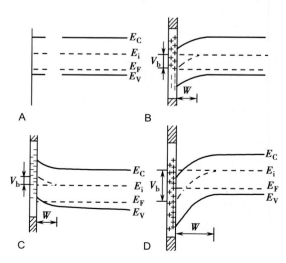

图 7-9 P 型半导体表面处能带结构

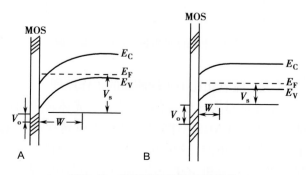

图 7-10 P 型半导体的能带结构

## 二、CCD探测器的结构与类型

### （一）CCD的结构

**1. CCD器件** CCD器件有线阵CCD和面阵CCD两类。其中线阵CCD可分为单沟道线阵CCD和双沟道线阵CCD；面阵CCD根据电荷转移和读出方式的不同，分为帧转移型CCD（FTCCD）和行间转移型CCD（ILTCCD）。

典型的线阵CCD器件的结构如图7-11所示，它是由一列光敏阵列和与之平行的两个移位寄存器组成。该器件的转移栅将光敏面和存储分开，通过转移栅的控制可以将一帧图像所对应的电荷由光敏区转移到存储区。采用两列移位寄存器可以提高电荷的输出速度，进一步减小图像信息的失真。

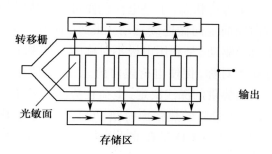

**图7-11 典型线阵CCD器件结构**

FTCCD是面阵CCD器件研制初期的一类固体摄像器，它的光敏区与存储区分开，信号电荷由感光区逐帧转入存储区，然后逐行转入输出寄存区，这种结构可以克服"拖景"造成的图像模糊，并可以降低对输出寄存器转移速度的要求。ILCCD把PN结光敏二极管作为受光器，采用埋沟工艺，具有灵敏度高、调制传递函数好、适于低光强等特点，特别适用于单片彩色照相机。

**2. CCD组成** CCD主要由3个部分组成，即信号输入部分、信号电荷转移部分和信号输出部分。

（1）输入部分：输入部分的作用是将信号电荷引入CCD的第一个转移栅下的势阱中，在滤波、延迟线和存储器应用的情况下是用电注入的方法将电荷提供给CCD，在医学摄像应用中是依靠光注入的方式引入。

电注入结构是由一个输入二极管和一个或几个输入栅构成，它可以将信号电压（电流）转换为势阱中等效的电荷包，即给输入栅施加适当的电压，在其下半导体表面形成一个耗尽层。如果这时在紧靠输入栅的第一个转移栅上施以更高的电压，则便会在它下面形成一个更深的耗尽层。这时输入栅下的耗尽层就相当于一个"通道"，受输入信号调制的电荷——信号电荷包就会从输入二极管经过"通道"流入第一个转移栅下形成的耗尽层（势阱）中，于是输入栅电压消失，输入过程完成。也可将信号加在栅上，通过信号调制控制栅下通道进行注入。CCD的输入方式有场效应管（MOSFET）输入、注入二极管输入、电势平衡法输入等。

图7-12显示了MOSFET注入方式的结构和时钟波形，注入部分是一个高掺杂的$n^+$区，与衬底构成$n^+p$结二极管。输入栅（$\Phi_{in}$）相当于MOSFET的控制栅，$\Phi_1$、$\Phi_2$……分别为转移栅。第一个转移栅（$\Phi_1$）即相当于MOSFET的漏。

当$\Phi_1$处于高电位时，其下的表面势（$V_s$）大，所对应的势阱深（图7-12B），此时注入二极管的$n^+p$结处于正偏，并在输入栅（$\Phi_{in}$）上施加大于开启电压的正栅压则电子将通过输入栅下的沟道注入$\Phi_1$下的势阱中（图7-12C）。当输入取样结束（图7-12D），$\Phi_{in}$恢复到低电位，场效应输入管夹断，取样终止。此后每当$\Phi_1$处于高电位且$\Phi_{in}$也打开的

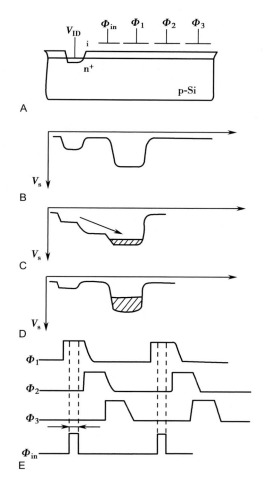

**图7-12 MOSFET注入方式的结构和时钟波形**

一段时间内，电荷就相应地注入 $\Phi_1$ 下的势阱中。这种输入方式是非线性的，而且引起的噪声较大，在实际器件中很少采用这种注入方式。目前应用最多的是电势平衡法的改进形式，它的线性好、噪声低。

实用中常采用的注入方式为正面照射方式和背面照射方式。正面照射时，光子从栅极向透明的 $SiO_2$ 绝缘层进入 CCD 的耗尽区。背面照射时，光从衬底射入。还有一种是在每个单元的中心电极下开一个很小的孔，入射光直接照射到硅片上。光注入是摄像器必须采取的唯一的注入方法，这时输入二极管由光敏元件代替。固体图像器的光敏元件主要有：光电导体、MOS 电容器（MOS 二极管）、PN结光电二极管和肖特基势垒光电二极管。摄像时光照射到光敏面上，光子被光敏元吸收，产生电子-空穴对，多数载流子进入耗尽区以外的衬底，然后通过接地消失，少数载流子则被收集到势阱中成为信号电荷。当输入栅开启，第一个转移栅上加以时钟电压时，这些代表光信号的少数载流子就会进入转移栅下的势阱中，完成光注入过程。在线阵 CCD图像探测器中，光敏元常为"S"形沟阻隔离，呈叉指状。在帧转移型面阵 CCD 图像探测器中，光敏元排列在一起成为成像区，它相当于 m 个光敏元为 n 的线阵 CCD 图像探测器并排组成，即成像区为 m×n 个光敏元。在内行转移型面阵 CCD 中，光敏元和移位寄存器各单元之间一一对应，隔行排列。

（2）电荷转移部分：信号转移部分的作用是存储和转移信号电荷。转移部分是由一串紧密排列的MOS 电容器组成，根据电荷总是要向最小位能方向移动的工作原理，转移时，只要转移前方电极上的电压高，电极下的势阱深，电荷就会不断地向前运动。通常是将重复频率和波形相同，并且彼此之间有固定相位关系的多相时钟脉冲（数字脉冲）分组依次加在 CCD 转移部分的电极上，使电极上的电压按一定规律变化，从而在半导体表面形成一系列分布不对称的势阱。

图 7-13 示三相时钟驱动的 CCD 结构和时钟脉冲，可见在信号电荷包运动的前方总有一个较深的势阱处于等待状态，于是电荷包便可沿着势阱的移动方向向前定向做连续运动。此外，还有一种（如两相时钟驱动）是利用电极不对称的方法来实现势阱分布不对称，促使电荷包向前运动，势阱中电荷的容量由势阱的深浅决定，电荷在势阱中存储的时间，受限于势阱的热弛豫时间，它必须远小于热弛豫时间，所以 CCD 是在非平衡状态工作的一种功能器件。

（3）输出部分：输出部分由一个输出二极管、输出栅和一个输出耦合电路组成，其作用是将 CCD

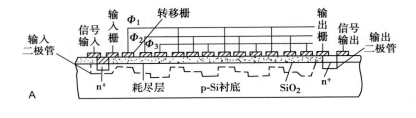

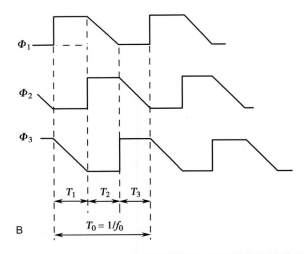

**图 7-13 三相时钟驱动 CCD 结构和时钟脉冲**
A.三相时钟驱动 CCD 结构；B.三相时钟驱动 CCD 时钟脉冲

最后一个转移栅下势阱中的信号电荷引出，并检测出电荷包所输出的信息。最简单的输出电路是通过二极管检出，输出栅采用直流偏置；输出二极管处于反向偏置状态，到达最后一个转移栅下的电荷包，通过输出栅下"通道"，到达反向偏置的二极管并检出，从而产生一个尖峰波形，此波形受偏置电阻（R）、寄生电容（C），以及电荷耦合器件工作频率的影响。（图7-14）

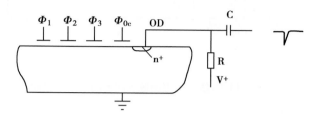

图7-14　CCD输出电路及波形

这种电路简单，但噪声较大，很少采用。现在多采用浮置栅输出技术，它包括两个MOSFET，并兼有输出检测和前置放大的作用，如图7-15所示。

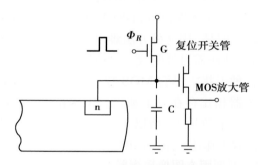

图7-15　CCD浮置栅输出电路

浮置扩散放大器（FDA）的读出方法是一种最常用的CCD电荷输出方法，它可实现信号电荷与电压之间转换，具有大的信号输出幅度（数百毫伏），以及良好的线性和较低的输出阻抗。

**（二）CCD探测器的类型**

从应用上可将固态图像探测器分为线型和面型两类。根据所用的敏感器件不同，又可分为CCD、MOS线型探测器，以及CCD、CID、MOS寻址式面型探测器。

**1. 线型固态图像探测器**

（1）构成方式：线型固态图像探测器大致有①MOS式（光敏二极管阵列）；②读出信道内光积蓄式；③感光部与读出寄存器分离式；④感光部两侧置以寄存器的双读出方式。

光积蓄式、分离、双读出方式均为CCD固态图像探测器。其中，光积蓄式的构造最简单，

是将感光部分和电荷转移部分合二为一，但因光生电荷的积蓄时间较转移时间长得多，所以再生图像往往产生"拖影"。另外，这种方式的读出过程必须用机械快门，无疑大大影响探测器的响应速度。

分离式是感光部分与电荷转移部分相互分离。感光部分由MOS电容器构成，受光照射产生光生电荷后进行信号电荷积蓄。当转移控制栅极开启时，信号电荷被平行地送入读出寄存器，这就要求感光小单元的像素与读出寄存器的相应小单元一一对应。当控制栅极关闭时，MOS电容器阵列立即开始下一行的光电荷积蓄，此时上一行的信号电荷由转移寄存器读出。

双读出方式的转移寄存器分别配列在感光部分两侧，感光部分的奇、偶数号位的感光像素，分别与两侧转移寄存器的相应小单元对应。这种构成方式与长度相同的分离式相比，可获得高出两倍的分辨力；同时，又因为CCD转移寄存器的级数仅为感光像素的一半，这就可以使CCD特有的电荷转移损失大为减少。因此，可以较好地解决因转移损失造成的分辨力降低问题。CCD本身已是细加工的小型固态器件，双读出方式又将其分为两侧，所以在取得相同效果的前提下，又可缩短器件尺寸，这些优点使得双读方式成为线型固态图像探测器的主要构成方式。

（2）CCD线型探测器：图7-16所示为线型固态图像探测器的结构，其感光部是光敏二极管线阵列，1 728个PD作为感光像素位于探测器中央，两侧设置CCD转换寄存器。寄存器上面覆盖以遮光物，奇数号位的PD信号电荷移往下侧的转换寄存器，偶数号位则移往上侧的转移寄存器。以另外的信号驱动CCD转移寄存器，把信号电荷经公共输出端，从光敏二极管PD上依次读出。

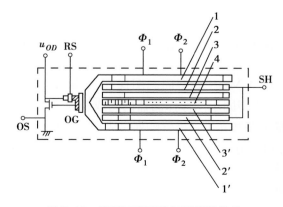

图7-16　线型固态图像探测器的结构

通常把感光部分的光敏二极管做成 MOS 形式,电极用多晶 Si,多晶 Si 薄膜虽能透过光像,但是它对蓝色光却有强烈的吸收作用,特别以荧光灯作光源应用时,探测器的蓝光波谱响应将变得极差。为了改善这一情况,可在多晶 Si 电极上开设光窗,如图 7-17 所示。

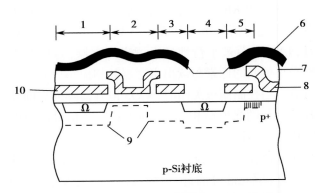

**图 7-17 线型固态图像探测器感光部分结构**
1. CCD;2. 控制栅;3. 电极;4. 光窗;5. 电极;6.AL 膜;7. SiO$_2$ 膜;8. 多晶硅;9. 耗尽层;10. 多晶硅

由于这种构造探测器的光生信号电荷是在 MOS 电容内生成、积蓄的,所以容量加大,动态范围也因此而扩展。

图 7-18 是它的光谱响应特性,图中虚线表示只用多晶 Si 电极而未开设光窗的 CCD 特性。显然,后者的蓝色光谱响应特性得到明显提高和改善,故称后者为高灵敏度线型固态图像探测器。

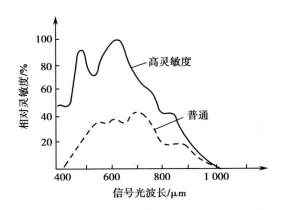

**图 7-18 线型固态图像探测器感光光谱响应特性**

（3）MOS 线型固态图像探测器:图 7-19 是 MOS 线型固态图像探测器的构成及原理。它是由扫描电路和光敏二极管阵列集成在一块片子上制成的,扫描电路实际上是移位寄存器。MOS-FET 是其选址扫描开关,以固定延时间隔时钟脉冲,对 PD 阵列逐行扫描。最后,信号电荷经公共图像输出端一行一行地输出。

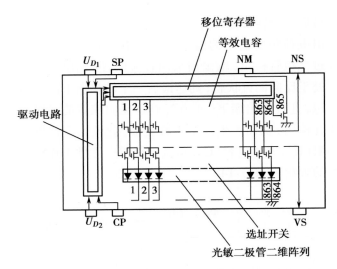

**图 7-19 MOS 线型固态图像探测器的构成及原理**

MOS 线型固态图像探测器最大缺点是栅漏区之间的耦合电容会将时钟脉冲也耦合而漏入信号,从而造成再生一维图像的"脉冲噪声"。目前,有效的消除方法是再配置一个与选址开关完全对称的等效电容器阵列,将后者输出的纯噪声信号与含有噪声的正常输出图像信号,同时输入外置差动放大器消除之。但是,用这种方法难以完全消除脉冲噪声影响,往往还需另外配置一套特别的信号处理电路消除这种干扰。尽管 MOS 线型探测器与 CCD 线型探测器相比存在以上缺点,但因暗电流较 CCD 式的低一个数量级,所以 MOS 探测器用于低速读出和低频工作还是很可取的。

**2. 面型固态图像探测器**

（1）构成方式:面型固态图像探测器也有四种基本构成方式。

1）x-y 选址（图 7-20A）:是用移位寄存器对 PD 阵列进行 x-y 二维扫描,信号电荷最后经二极管总线读出。x-y 选址式固态图像探测器在日本、美国、德国等国家已商品化。周围图像质量不佳,所以正以 CID 为敏感器件代替 PD 阵列,力图提高探测器图像质量。

2）行选址方式（图 7-20B）:是将若干个结构简单的线型探测器平行排列构成。为切换各个线型探测器的时钟脉冲,必须具备一个选址电路,最初是用 BBD 作选址电路。同时,行选址方式的探测器,垂直方向上还必须设置一个专用读出寄存器,当某一行被 BBD 选址时,就将这一行的信号电荷读至一垂直方向的读出寄存器。这样诸行间就会有不相同的延时时间,为补偿这一延时往往需要非常复杂的电路和相关技术。另外,由于行选址方式的感光

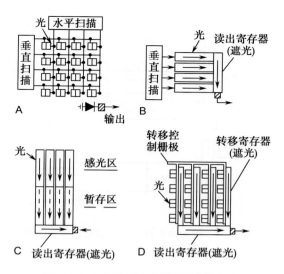

图 7-20 面型图像探测器的构成方式

部分与电荷转移部分共用,很难避免光学拖影劣化图像画面现象。正是由于以上两个原因,行选址方式未能得到继续发展。

3)帧场传输(FT-CCD)式(图7-20C):特点是感光区与电荷暂存区相互分离,但两区构造基本相同,并且都是由CCD构成的。感光区的光生信号电荷积蓄到某一定数量之后,用极短的时间迅速送到常有光屏蔽的暂存区,这时感光区又开始本场信号电荷的生成与积蓄过程。此间上述处于暂存区的上一场信号电荷,将一行一行地移位读出寄生器依次读出,当暂存区内的信号电荷全部读出终了以后,时钟控制脉冲又将使之开始下一场信号电荷由感光区向暂存区的迅速转移。

4)行间传输(IT-CCD)式(图7-20D):基本特点是感光区与垂直转移寄存器相互邻接,这样可以使帧或场的转移过程合二为一。在垂直转移寄生器中,上一场在每个水平回扫周期内,将沿垂直转移信道前进一级,此间感光区正在进行光生信号电荷的生成与积蓄过程。若使垂直转移寄存器的每个单元对应两个像素,则可以实现隔行扫描。

帧场传输式及行间传输式是比较可取的,尤其后者能够较好地消除图像上的光学拖影的影响。除

上述四种基本构成和FT、IT两种信号电荷转移方式外,"蛇行"转移方式引起人们的关注。蛇行转移方式基本属于IT-CCD的构成方式之一,其特点是像素交错相间分布。此方式水平分辨力较低,只能用信号处理方式补偿。但蛇行转移方式垂直转移效率高,输出寄存器级数和转移频率减半,并且灵敏度高,信号转移量大。

(2)帧场传输CCD面型探测器:帧场传输CCD面型固态图像探测器可简称为FT-CCD,图7-21是FT-CCD的结构,由感光区与暂存区构成。

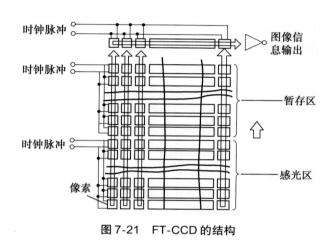

图 7-21 FT-CCD 的结构

每个像素中产生和积蓄起来的信号电荷,依图示箭头方向,一行行地转移至读出寄存器,然后在信号输出端依次读出。

图7-22是感光区在信号电荷垂直方向上的截面图。图中示意出了A、B两场信号电荷的积蓄情形,在控制电压作用下,A场时,$\Phi_1$和$\Phi_2$电极下方形成表面势阱,亦即$\Phi_1$和$\Phi_2$电极下方的空间位置处于感光灵敏度的峰值,下一场的B场时,$\Phi_3$和$\Phi_4$两极下方形成表面势阱,峰值也移向那里,这样空间取样频率增加一倍。

图7-23显示的是512(V)×340(H)面型固态图像探测器的光电变换特性。不仅CCD式图像探测器具有线性的光电变换关系,其他类型大体也具

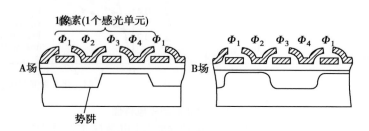

图 7-22 感光区在信号电荷垂直方向上的截面图

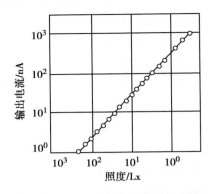

图 7-23 512(V)×340(H)面型固态图像探测器的光电变换特性

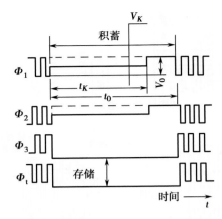

图 7-24 改变光电特性的控制时钟脉冲波形

有类似关系,只是当入射光像的光量高达某一固定值时,才出现饱和的电输出。

图 7-24 是用于改变光电特性的控制时钟脉冲波形;图 7-25 是改变后的光电特性。只要在光生信号电荷积蓄期间,于积蓄控制电极(此时是 $\Phi_1$ 和 $\Phi_2$)上加以方波电压,则可达到改变探测器光电特性的目的。改变低电平电压 $U_k$,可获得图 7-25A 所示的特性。就是说低电平电压 $U_k$,能使光电变换特性弯曲,并且可以改变其斜率,如同图 7-25B 所示,只要改变低电平电压 $U_k$ 的作用时间,则可改变特性的弯折起始点。

(3)行间传输 CCD 面型探测器:行间传输 CCD 固态图像探测器可简称为 FT-CCD,图 7-26 是它的结构。

由图可知,它的感光区与 CCD 转换寄存器(其表面有光屏蔽物)是相互邻接的,信号电荷按图示方向转移。IT-CCD 与 FT-CCD 相比,其信号电荷转移级数(段数)大为减少。

图 7-27 是 IT-CCD 一级(或称一个单元)的平面结构。其中光敏元件的功能是产生并积蓄信号电荷;排泄电荷部分的作用是排泄过量的信号电荷,控制栅级与排泄电荷部分的共同作用是避免过量载流子沿信道从一个势阱溢到另一个势阱,从而造成再生图像的光学拖影与弥漫;光敏元件两侧的沟阻(CS)的作用是将相邻的两个像素隔离开来,合乎要求的正常光生信号电荷,在控制栅(它受时钟脉冲控制)和寄存控制栅的双重作用下,进入转移寄存器;其后,在转移栅的控制下,沿垂直转移寄存器的体内信道,依次移向水平转移寄存器读出。因为垂直 CCD 转移寄生器的表面有光屏蔽,所以有时称 IF-CCD 为"隐线传输固态图像探测器"。显然,仅仅就利用光像的信号光量效率而言,IF-CCD 的"隐线"没有存在的必要。

图 7-28 表明,光敏元件的 MOS 结构的电极若采用透明 $SnO_2$ 材料,可提高传感器对蓝色光谱的响应特性。此外,与线型探测器相似,也有用 PD 作光敏元件的,但性能不及 MOS。

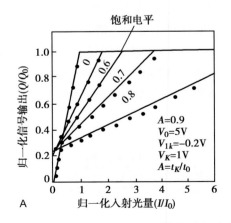

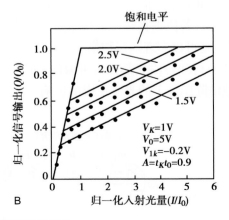

图 7-25 改变后的光电特性

A.改变低电平电压 $U_k$ 后的光电特性;B.改变低电平电压 $U_k$ 的作用时间后的光电特性,弯折起始点改变

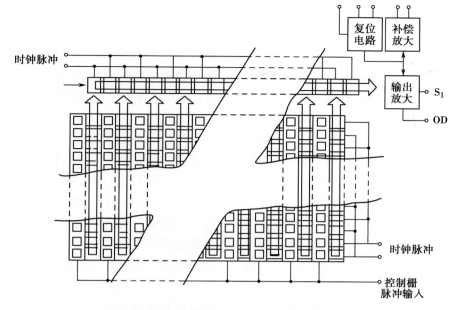

图7-26 行间传输CCD面型探测器的结构

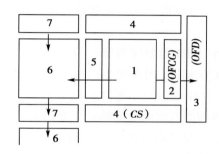

图7-27 IT-CCD一级平面结构

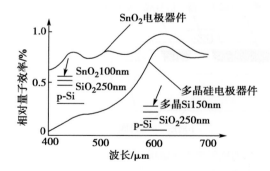

图7-28 透明SnO₂材料提高传感器对蓝色光谱的响应特性

（4）MOS面型探测器：MOS器件没有电荷转移功能，所以必须有 $x$-$y$ 选址电路。探测器是多个像素的二维矩阵，每个像素包括两个元件：一个是PD，一个是MOS-FET。PD是产生并积蓄光生电荷的元件，而MOS-FET是读出开关。当水平与垂直扫描电路发出的扫描脉冲电压，分别使MOS-FET（SWH）以及每个像素里的MOS-FET（SWV）均处于导通时，矩阵中诸PD所积蓄的信号电荷才能依次读出。

扫描电路一般用MOS移位寄存器构成，用二相时钟脉冲驱动。MOS面型图像探测器输出的图像信号中，也往往混入脉冲噪声，这种噪声在诸像素间的分散，便会形成再生图上固定形状的"噪声图像"，这是影响探测器图像质量的最主要原因。消除这种噪声的方法大体与MOS线型探测器相同，一般是在邻接像素或行间输出的同时取出两种信号：一种是含有噪声的图像信号，另一种是纯噪声信号。然后将两者同时于外部差动放大器中消除。根据信号出处的相异，消除方法可以是"邻像素相关法"，也可以是"邻行相关法"。

MOS面型探测器的另一个缺点来自各像素的MOS-FET，由于MOS-FET的漏区与PD相邻甚近，一旦信号光像照射到漏区，衬底内也会形成光生电荷并且向各处扩散。必然在再生图像上出现纵线状光学拖影。当信号光像足够强烈时，由于光点的扩散又会造成再生图像的弥散现象。

上述衬底内光生电荷的扩散可形成漏电流，漏电流可归结为两种：一种是PD与n⁺层信道间形成的"测向晶体管"所致的漏电流；另一种是栅极与场氧膜下方所流的电流。

采用图7-29所示的方法，可以有效地防止漏电流蔓延而消除再生图像的拖影与弥漫。图7-29A所示的方法是设置一个P⁺层把n⁺层包围起来，图7-29B所示的方法是再增加一个n-Si衬底，在原p-Si衬底上形成PN结，后增的n-Si衬底对原p-Si衬底而言是反向偏置。前一种方法的图像探测器对红外光谱有某种程度的灵敏度，用于黑白摄像；后者有意识地抑制红外光谱响应,可用于不需要红外光谱响应的彩色摄像。

(5) CID面型探测器:由于CID不具有电荷转移功能,所以CID型探测器必须有 $x$-$y$ 选址电路,以读出光生信号电荷,如图7-30所示。

CID面型探测器每个像素有两个MOS电容器,图7-30B表示这两个成对的电容信号电荷积蓄与读出过程。$U_C$、$U_R$ 是水平和垂直扫描电路的扫描电压,成对MOS电容器其中之一的电极接于 $U_C$,另一个MOS电容器的电极接于 $U_R$,当同时对一个像素加上 $U_C$ 与 $U_R$,并且 $U_R > U_C$ 时,因 $U_R$ 下方势阱较 $U_C$ 下方势阱深,于是光生信号电荷将积蓄于像素右侧(即 $U_R$ 下方势阱内),这种状态称为"非选址状态"。当 $U_R$ 继续增大而 $U_C$ 继续减小至零时,信号电荷全部积蓄于 $U_R$ 电极之下,这种状态称为"积蓄状态"。

CID探测器实际读出过程是:首先把"积蓄状态"的 $U_R$ 减为零,而给 $U_C$ 以一定值,这时信号电荷积蓄于 $U_C$ 电极下方的势阱内,然后将水平扫描电压 $U_C$ 从左向右依次减为零,于是在诸像素内的信号电荷也就依次注入衬底,这时与这一注入过程相对应的电流即可取作输出信号,显然,注入信号电荷时,$U_R$ 与 $U_C$ 均为零,所以称 $U_R$、$U_C$ 为零时的状态为"注入状态",而注入状态之前应是"行读出的准备状态",简称"行准备"。

因为CID面型探测器必须选址后才能读出,因此也有信号中混入脉冲噪声的缺点。但是,根据CID的具体构造形式,若采用图7-31所示的"并行注入法"的新技术,则能够比较彻底地消除脉冲噪声。

并行注入法的措施是在像素内的某个MOS电容器内的信号电荷未注入衬底之前,首先检测出它的电位,并以此电压作输出信号。然后,在水平扫描电压 $U_C$ 的作用下,将该MOS电容器的信号电荷注入衬底。与此同时,在水平扫描匿影期间,使相邻的同一像素内的另一MOS电容器内所积蓄的信号电荷"并行地"转移入该MOS电容器。显而易见,并行注入法可以保证"非破坏性"地读出信号电荷和实现高速扫描;同时,如果信号电荷在同一像素内两个MOS电容器之间重复转移而暂不注入衬底,则可以做到同一光像信号电荷的多次重复读出。

此外,CID面型探测器与相同面积的FT-CCD或IT-CCD相比,用在光生信号电荷的硅表面积比例较大,这样可以减小器件的暗电流,因暗电流是影响图像探测器室温性能的最主要因素。由于随时读取和能反复读取这两大长处,CID探测器可用于图像处理技术。

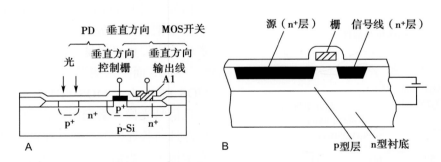

图7-29 防止漏电流蔓延而消除再生图像的拖影与弥漫结构

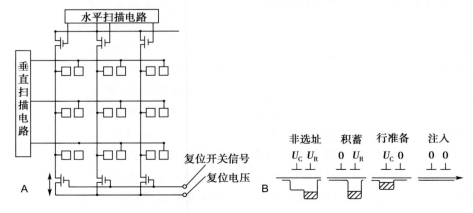

图7-30 CID型探测器 $x$-$y$ 选址电路

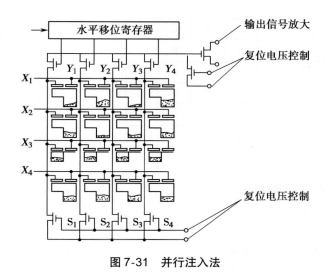

图 7-31  并行注入法

**3. CCD 的光谱分类**  按光谱分类，CCD 可分为可见光 CCD、红外 CCD、X 线 CCD 和紫外光 CCD。

（1）可见光 CCD：可见光 CCD 可分为黑白 CCD、彩色 CCD 和微光 CCD 三大类。

1）彩色 CCD：按照电视摄像机的类型，彩色 CCD 摄像机可分为三片式、二片式和单片式三种类型。

① 三片式（图 7-32）：景物经过摄像镜头和子系统形成红（R）、绿（G）、蓝（B）三个基色，图像分别照射到三片 CCD 上。这三片 CCD 常采用行间转移结构，因行间转移结构可以把光敏区和转移区分开，能有效防止模糊现象。为了提高蓝光灵敏度，使用透明电极（SnO$_2$）作为光敏区电极，转移寄存器采用 BCCD。

② 二片式：CCD 彩色摄像机是用一片 CCD 产生绿色信号，另一片 CCD 产生红、蓝信号。利用两个分色棱镜将入射光分离成绿色和红、蓝色两条光路，分别射到两片 CCD 上，在红、蓝光的成像位置上，设置彩条滤色器，再用中继透镜，使红、蓝光学图像在 CCD 上成像。

③ 单片式：CCD 彩色摄像机由 CCD 片制作滤色膜。其制作方法有两种，一种是 CCD 芯片与彩色膜分别制作，然后将它们组合在一起。另一种是在 CCD 芯片制好后，再在 CCD 片上制作彩色膜。目前大都采用棋盘格式滤色膜，常见是行间排列（GCFS）和 Bayer 排列，如图 7-33 所示。

在 Bayer 排列中，如图 7-33A 所示，每一行上只有两种滤色单元，或者是 G、B 或 G、R，因而 G 光的采样单元数是 R 光或 B 光的两倍，这是因为人眼对 G 色最敏感，通过 G 色来调节亮度，即 G 色稍增加，亮度就会明显增加。在行间排列中，如图 7-33B 所示，每一行上都有 R、G、B 三种滤色单元，每种色各占一个光敏元。G 单元是隔列重复，R、B 单元是隔三列重复，以上是棋盘排列。还有一种是带式排列，即垂直 CCD 光敏列按 R，G，B，R，G，B……排列。

2）微光 CCD："微光"是夜间或低照度下不能引起人眼视觉感知的微弱光，如月光（"满月"光照度为 $5 \times 10^{-31}$）、星火（星光照度为 $5 \times 10^{-51}$）、大气辉光、高空云层的散射光等。微光 CCD 是指用于在微光条件下进行摄像的 CCD 器件，微光条件下摄像对 CCD 要求比较苛刻，因为在正常照射条件下，光线较强，信号远大于噪声，易于摄出清晰的图像。但是在微光条件下，景物对比度和清晰度都极差，对 CCD 摄像机性能和系统噪声要求较高，要求微光像机输出的信噪比必须大于某一个定值（如探

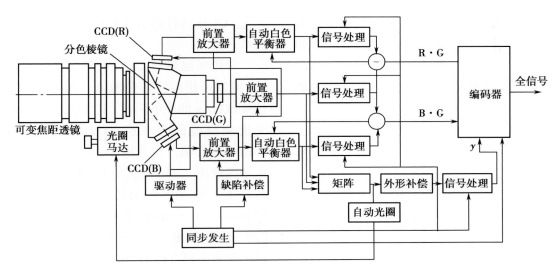

图 7-32  三片式彩色 CCD 摄像机

| G | R | G | R | G | R |
|---|---|---|---|---|---|
| B | G | B | G | B | G |
| G | R | G | R | G | R |
| B | G | B | G | B | G |
| G | R | G | R | G | R |
| B | G | B | G | B | G |

A

| G | R | G | B | G | R |
|---|---|---|---|---|---|
| R | G | B | G | R | G |
| G | R | G | B | G | R |
| R | G | B | G | R | G |
| G | R | G | B | G | R |
| R | G | B | G | R | G |

B

图 7-33　单片式彩色 CCD 摄像机

测黑白线对的固定值为 1.2；探测孤立小圆盘的固定值则为 5），这是一般 CCD 摄像机难以完成的。

微光摄影技术的实质是将微光望远镜和光路分开，在物镜与目镜之间放置一个所谓辐射能变换器（如影像增强器、微光摄影器件等）。通过能量转换和信号处理后，在输出端变换成具有适当亮度、对比度和清晰度的可见目标图像。

目前微光 CCD 摄像器件共有 2 种类型，即增强型 CCD（ICCD）和时间延迟积分型 CCD（TDICCD）；3 种工作模式，其中 ICCD 包括两种工作模式：影像增强器与 CCD 芯片耦合模式、电子轰击（EBCCD）工作模式；TDICCD 只有一种 TDICCD 工作模式。

① 耦合与轰击模式：ICCD 满足微光摄影提高相机信噪比的方法之一是增强信号强度，让到达 CCD 芯片之前的光学图像得到倍增。其途径有两种：一是加置像增强器；二是采用电子轰击的方法来获得倍增，二者都可使器件的灵敏度提高 3~4 个数量级。

② 影像增强器与 CCD 芯片耦合模式：自 20 世纪 50 年代中期 S-20 高灵敏度、低暗电流的多碱光电阴极的出现和 60 年代传光效率高、传像真实的纤维光学的重大突破构成了第一代像增强技术，如图 7-34 所示。70 年代与微通道板技术结合，发展了影像增强器与 CCD 芯片微通道板耦合模式，如图 7-35 所示。

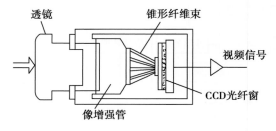

图 7-34　影像增强器与 CCD 芯片耦合模式

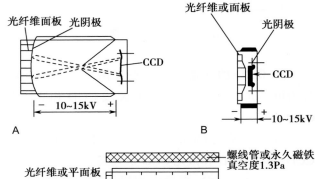

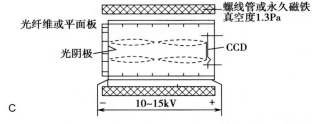

图 7-35　影像增强器与 CCD 芯片微通道板耦合模式
A. 影像增强器；B. CCD 芯片微通道板；C. 耦合后的示意图

第二代影像增强技术和 GaAs 等 Ⅲ~Ⅴ族负电子亲和势光电阴极第三代影像增强技术的发展，微光 CCD 摄像器光灵敏度越来越高，可达 2 000μA/lm；光谱响应越来越宽，可达 2.1μm；暗电流大大减小，低达 $10^{-16}$A/cm²；可视距离增加了 1 倍。CCD 器件的引入被认为是第四代影像增强技术。

影像增强器与 CCD 的耦合是一种混合式结构，通常采用两极影像增强。第一级采用直径为 18mmGaAs 的光电阴极，其灵敏度为 900μA/lm，光谱响应范围为 0.6~0.9μm，极限分辨力为 36LP/mm。第二极采用 S-20 光电阴极，增强后的光学图像用 2.54mm 长的光导纤维束耦合到 CCD 芯片上。这是一种灵巧的微米摄像机，其长为 120mm，直径 50mm。倍增的图像由直径 18mm 的 P20 输出窗输出，经光纤束耦合到 CCD 输入窗，并将图像缩小到直径为 7mm，以便与 CCD 光敏面匹配，CCD 是 200×300 像素，这种装置的影像增强器

增益为 $10^4$，加之调制传递函数（MTF）较高，噪声较低，能在较黑暗的光线下工作。

③电子轰击模式：该装置是将 CCD 摄像器件直接集成到摄像管的真空之中，作为摄像器的阳极，S-20 为光电阴极。其工作原理是，当入射光子打在 S-20 光电阴极上时，光子变换为光电子，当电子被加速[（10~15）keV]并聚集在面阵 CCD 老片上，在光敏元中产生电荷包，积分结束后电荷包转移到移位寄生器输出。

EBCCD 的特点：静电聚集得到倒像，易产生枕形畸变；近帖型得到正像，会引起强的背景辐射；磁聚集得到正像，易引起螺旋畸变。一般来说，EBCCD 每个光电子可以产生 200~300 个电子。加之光电阴极灵敏度可在 $400\mu A/lm$ 以上，所以 EBCCD 可以实现高灵敏度、高增益、低暗电流工作，它作为微光摄像有明显的优势。

EBCCD 的缺点是工作寿命短，因为 CCD 在 10~20keV 的电子轰击下工作会产生辐射损伤，致使暗电流、漏电流增加，转移效率下降。

TDICCD 模式：由前所述，ICCD 虽已用于微光摄像，但存在许多不足，由于像增强器会引入噪声使 S/N 下降，加之像增强的动态范围小，有的还进行多次光电转换，使对比度减小，图像质量退化等。

除了上述耦合和增强两种增强工作模式外，还有一种不加增强器也能在微光条件下工作的模式，即 TDI 模式，系指增强每场光积分时间，也等效于增大了光积分面积，从而提高了 S/N 比。这种模式工作的 CCD 常在低温（-40℃以下）工作，这样可以大幅降低暗电流。若采用背照式减薄帧转移 CCD，摄像性能会更佳。因为背照式减薄（几十微米）克服了正照多晶硅电极及一些不必要的吸收，使光照 CCD 的量子效率从正照的 25% 提高到背照的 90% 以上。TDI 背照减薄工作模式的灵敏度高（可提高 100 倍）、噪声低，适用于目标与摄像机之间存在移动的场合。

（2）X 线 CCD：CCD 对 X 线的敏感度比 X 线胶片高出 200~1 000 倍，即使是非常微弱的 X 线图像也能拍摄到。目前 X 线 CCD 器件有两类，一类是直接用 CCD 摄像机拍摄的 X 线图像（主要是微光 CCD 相机摄取软 X 线目标图像）；另一类是用转换材料，即在每个光敏元上装置有带隔离层的碘化铯晶体，碘化铯晶体是一种能把 X 线转换成可见光的高效转换材料，它几乎能将照射的 X

线全部吸收，这种结构由于 X 线不会直接照射到光敏元阵列上，因而可以延长器件使用寿命，同时光隔离技术减少了光干扰，提高了信噪比和系统分辨力。

（3）紫外 CCD：近几年来，可见光（微光）和 X 线 CCD 都取得了很大进展，唯有用紫外线辐射波段的 CCD 进展缓慢，其原因是紫外辐射与用于半导体工艺技术材料之间相互作用中的许多问题尚待解决，如正面 CCD 较厚的栅氧化层（50~120nm）强烈地吸收紫外辐射，使直接探测效率极低。

为了提高探测效率，人们采用减薄背照 CCD 来探测紫外光，但是减薄后的硅表面会形成天然的氧化层，这种氧化层即使很薄（5nm 以下）也会影响整个探测器的特性，因为 $Si\text{-}SiO_2$ 的界面态对光生载流子复合会使许多有用的信号电荷损失，此时界面态的俘获和释放电荷的过程还会给出不稳定的量子效率特性。解决的办法，一是采用各种背堆积技术减小界面态作用；二是涂覆某些荧光物质，如六苯并苯（coronene）把紫外光转换成 $0.5\mu m$ 附近的荧光，利用硅 CCD 的吸收，起抗反射涂层的作用。目前紫外 CCD 还在开发之中。

X 线成像中使用的 CCD 类型主要有多块 CCD、单块 CCD 和板 CCD 型探测器。其各自的结构和原理分述如下：

（1）多块 CCD 型探测器：探测器系统使用 4 个 $2cm^2$ 的 CCD 芯片作为探测器元件。基本成像过程为：①X 线曝光时，透过人体的 X 线投射到大面积 CsI 平板上，立即转换为可见荧光；②4 个位于不同位置上的高质量反射镜将荧光图像分割为 4 个等分的区域，按反射镜方向所确定的光路，分别形成 4 幅独立的局部图像；③4 个 125 万像素的 CCD 镜头分别将采集的光信号传送到镜头后部的 CCD 芯片；④由 CCD 产生光生电子，并通过电子学处理转化为数字信号；⑤计算机重建图像，对定焦式光学镜头产生的几何光学畸变进行矫正并完成 4 幅图像拼接整合，还原为一幅完整的 X 线图像。

4 个 CCD 芯片组合成像的难点在于透镜缺陷引起的图像变形问题和 4 个 CCD 图像的拼合问题。为了校正透镜光耦合系统产生的几何变形失真和保证计算机图像拼接位置的可靠性，4 个 CCD 分别采集的原始图像面积都比实际拼合的图像增大 10%，4CCD 多光路信号采集原理如图 7-36。

（2）单块 CCD 型探测器：采用了单片 CCD 芯片技术。作为信息采集的主体，成像单元由单个

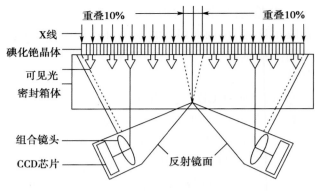

图7-36　4CCD多光路信号采集原理

5cm² 的大尺寸 VHD CCD 芯片和大口径组合镜头（f0.95）组成。因此，单芯片 CCD 在成像原理上没有图像的拼接过程。

基本成像过程为①透过人体的 X 线投射到大面积 CsI：T1 平板上被转换为可见荧光；②整块反射镜面以 45°折射角将可见光导入 CCD 镜头；③大口径光学组合镜头采集光信号，传送至镜头后部的 1 700 万像素的 CCD 芯片；④由 CCD 产生光生电子，通过电子学处理转化为数字信号；⑤计算机重建图像并纠正定焦式光学镜头产生的几何光学畸变，形成 X 线图像。

（3）板 CCD 型探测器：采用大面积平板式探测器结构（与 IP 类似），将平板探测器与激光扫描、光学收集、信号采集、残影擦除等组装为一体。它的基本结构与 CR 基本类似，只不过是将光学收集与信号采集成为一个整体，可以把它称为扫描头，与 AGFA 的线扫描 CR 相似，每次曝光完后，平板探测器（IP）不动，由扫描头快速移动扫描获取信息，而后用强光擦除探测器中残影，等待下一次曝光。

## 三、CCD 探测器的成像

### （一）CCD 探测器的成像过程

CCD 器件将可见光信号转换成电信号，经 A/D 转换器转换为数字信号，送入计算机进行处理，大致分为下面 4 个基本过程：①采用碘化铯或硫氧化钆等发光晶体物质作为 X 线能量转换层，入射 X 线光子被晶体物质吸收后转换为可见荧光；②采用反射镜/透镜或光纤进行缩微和光传导，将光信号按确定的方向导入 CCD；③光生电子产生，光生电子的数目与每个 CCD 吸收的光子数成正比，光生电子被检出形成电信号，迅速存入存储装置，存储装置积累的电荷量代表感光单元接受的光照射强度；④存储的电荷按像素矩阵的排列方式被移位于寄存

器转移、放大，接着进行 A/D 转换，将模拟电信号转化为数字信号。

CCD 型 X 线成像属间接 X 线摄影，它与数字平板 X 线摄影装置的主要区别是在 X 线能量转化过程中增加了光学信号传输系统。

### （二）CCD 探测器成像的基本原理

#### 1. 光电子转移与储存

（1）MOS 电容器：在 P 型 Si 的衬底表面用氧化的方法，生成一层厚 10~150nm 的二氧化硅（$SiO_2$），再在 $SiO_2$ 表面蒸镀一层金属多晶硅作为电极，在衬底与金属电极间加上一个偏置电压，就构成了一个 MOS 电容器。当光子投射到 MOS 电容器上时，光子穿过透明氧化层，进入 P 型 Si 衬底，衬底中处于价带的电子吸收光子的能量而跃入导带。当光子进入衬底时产生电子跃迁，形成了电子-空穴对。电子-空穴对在外加电场作用下，分别向电极两端移动，形成了光生电荷。这些光生电荷将储存在由电极造成的"势阱"中，形成电荷包。势阱是电极下面的一个低势能区，势阱的深浅与电压的大小有关，电压越高势阱越深。光生电荷的产生决定于入射光子的能量（波长）和光子的数量（强度）。每个电荷的电量与对应像元的亮度成正比，这样一幅光的图像就转变成了对应的电荷图像。当光生电荷超过 MOS 电容的储存器量时，势阱将会发生溢出，即为"过荷开花"现象。

（2）光敏二极管：在 P 型 Si 衬底上扩散一个 $N^+$ 区域，形成 PN 结。通过多晶硅相对二极管反向偏置，在二极管中产生一个定向电荷区，即耗尽区。在定向电荷区内，光生电子与空穴分离，光生电子被收集在空间电荷区形成电荷包。对带负电荷的电子而言，这个空间电荷区是一个势能特别低的区域，因而称之为势阱。入射光子产生的光生电荷就储存在这个势阱之中，势阱能够储存的最大电荷量称为势阱容量，它与所加偏置电压近似成正比。光敏二极管与 MOS 电容相比，具有灵敏度高、光谱响应宽、蓝光响应好、暗电流小等特点。

#### 2. 电荷转移
CCD 通过变换电极电位使势阱中的电荷发生移动，在一定时序的驱动脉冲下，完成电荷包从左到右的转移，实质上是一个模拟量的位移寄存器。

#### 3. 信号读出
当信号电荷传到 CCD 器件的终端时，由位于器件内部输出多只场效应管组成的电路将该信号读出。图像信号读出的过程可概括为：在一个场的积分周期内，光敏区吸收从目标投射来

的光信号,产生光电子。这些光电子储存在各像元对应的势阱中,积分期结束时(一场周期过后),在场消隐期外来场脉冲的作用下,所有像元势阱中的光生电荷同时转移至与光敏区对应的存储区势阱中,然后开始一场光积分。与此同时,消隐期间已经转移至储存区的光生电荷在脉冲的控制下,一行行依次进入水平位移寄存器。水平位移寄存器中的像元信号在行正程期间,由水平时钟脉冲控制,逐个向输出端转移,最后在输出端转换为视频信号。以上电荷积累、转移、读出过程的完成,由驱动器产生的场行驱动脉冲和读出脉冲的控制。

**(三)CCD探测器的成像特点**

1. 光学缩微技术 由于CCD芯片生产工艺的限制,目前CCD器件的最大有效面积仅为2.5~5cm。因此,CCD探测器数字X线摄影设备必须采用光学缩微技术(demagnification)。(图7-37)

(1)2次光学缩微技术由大面积闪烁屏(scintillation screen)将入射X线转换为可见荧光,利用反射镜系统通过光路传输过程将光野进行第1次缩微,再通过镜头的光学透镜系统第2次缩微,并投射到CCD的有效尺寸上(图7-37A为反射式光学缩微技术原理)。

(2)1次光学缩微技术由大面积闪烁屏(scintillation screen)将入射X线转换为可见荧光。再通过镜头的光学透镜系统缩微并投射到CCD的有效尺寸上,图7-37B为直射式光学缩微技术原理。

(3)采用锥形光纤束系统将大面积可见光野缩微后直接耦合(precision optical coupling)到CCD表面上,如图7-37C为光纤式光学缩微技术原理。

(4)平面移动采集技术大面积闪烁屏将入射X线转换为可见荧光。此时,置放在闪烁屏下方的CCID采集板从下向上平行移动,采集板上排列的多个准直探测孔通过光路传输将荧光投射到SUPER CCD上,图7-37D为平板式CCD技术原理。

2. CCD器件降温系统 为了预防大尺寸CCD在连续工作时产生的热噪声,有些X线探测器在CCD芯片的位置设置了高稳定性的冷却晶片(半导体冷却系统-Peltier固态电子冷却器),它可使温度保持在-10℃而无需额外增加其他的冷却系统,同时整个光学套件密闭在氩气环境中,进行热交换,保证了CCD芯片处于低温工作状态(-10℃温度,暗电流小于1e/s),从而有效提高了CCD成像系统的信噪比。

3. 恰当的光谱匹配 CCD器件所采用的大口径光学镜头具有对可见光范围的高敏感性和微光采集能力,特别是镜头的光敏感区域与碘化铯晶体的发光光谱范围(CsI:T1最大波长为540nm)有恰当的光谱匹配;其所具备的微光采集能力有效地减少了光信号在传递过程中的丢失。

4. 被动触发技术 在整个光学线路中增加了红外传输系统和触发感应器,它能被动感应所有传输来的可见光,同时向探测器发出指令进行采集和

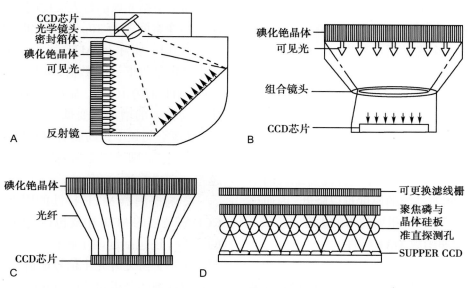

**图7-37 CCD探测器的成像特点**
A. 反射式光学缩微技术原理;B. 直射式光学缩微技术原理;C. 光纤式光学缩微技术原理;
D. 平板式CCD技术原理

后处理,而无需另外添加光缆传输系统,使整个系统自动完成所有的信号采集和后处理。另外,这一功能也方便医院对常规X线系统进行现场升级。

5. 探测器结构特点 CCD器件在设计上一般置于感光屏的侧边,这样就不会受到X线的直接照射,从而减少辐射损坏的可能性。同时,采用反射镜成像原理,可减少探测器的整体厚度,提高临床检查的操作灵活性。

6. CCD像素充填系数 CCD器件的物理结构不同于TFT结构,在CCD器件上的采光平面上,各像素间的均匀性高于大面积TFT阵列,每像素的充填系数为100%,不存在无信号区(dead zone)。这样保证了每像素所获取光信号的完整性,从而提高了图像信噪比。

7. 维护和可升级能力 由CCD成像原理可知,CCD采用大规模集成电路的制作工艺,在结构上IDC DR的芯片位于感光屏的侧面,不会受到X线光子的直接照射,减少了辐射损坏的可能性,有效延长了使用寿命。同时,模块化的设计便于日常维护,并便于将常规X线机升级为DR。

8. CCD型X线成像设备器件体积小、结构简单、寿命长、重量轻、性能稳定、功耗低,可靠性高、寿命长;图像畸变小,尺寸重复性好;有较高的空间分辨力,光敏元间距的几何尺寸精度高;具有较高的光电灵敏度和较大的动态范围。

## 四、CCD探测器的性能评价

CCD探测器在数字X线摄影方面的一个最显著的特性是占有面积小,一般只有2~4cm²,比标准的投射X线面积要小得多。因此CCD数字X线摄影系统必须包括一个光学耦合系统(光导或透镜),将大的X线视野缩小到与CCD相同的尺寸,使图像信息传递到CCD的表面。尽管CCD系统非常敏感,但是光学耦合系统会降低到达CCD的光子数,从而增加系统的噪声,出现图像几何失真、光的散射和降低图像的空间分辨力。另外,由于必须使用光学耦合系统,基于CCD的X线探测器最大的不便在于所需的探测器系统的厚度难以降低,因而该技术难以成为数字化X线摄影技术的主流。

### (一)调制传递函数MTF特性

CCD固态图像探测器由像素矩阵与相应转移部分组成,固态的像素尽管做得很小,且间隔也微小,但这仍是识别微小图像或再现图像细微部分的主要障碍。评价面型图像探测器识别微小光像与再现光像能力的主要指标是其分辨力,一般用探测器的调制传递函数(MTF)表示。

MTF与电子电路的传递函数相当,这里MTF是以空间频率为参变量描述探测器输入光像与输出电信号之比。"空间频率"指的是明、暗相间光线条纹在空间出现的频度,其单位是LP/mm,明暗相间两条纹线为一对,线对宽度即两条明(暗)线间的中心距离。

MTF特性曲线可以用一个辉度为正弦分布的图谱在受检测探测器上成像而测得。具体做法是:首先绘制一个黑白相间、幅度渐小的线谱,然后使其不同相间幅度处的黑白线对(即不同空间频率值)分别在探测器上成像,并测出各相应输出电信号的振幅即可。曲线的纵坐标是电量输出,横坐标是空间频率值,如图7-38所示。

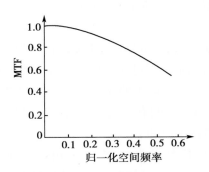

**图7-38 MTF特性曲线探测器上成像**

CCD固态图像探测器的MTF特性曲线横坐标一般取归一化数值$f/f_0$,$f$是光像的空间频率,$f_0$表示像素的空间分布频率。例如,某一图像在CCD探测器上所结光像的最大亮度间隔为300μm,该探测器的像素间距为30μm,则此时的归一化空间频率应为0.1。实际上,MTF特性曲线的纵坐标MTF值本身也是"归一化"数值,取归一化空间频率为零时的MTF值为100%。显然,MTF特性曲线随归一化空间频率的增加而变低。这一规律的物理意义是:光像空间频率越高而所用面型探测器像素的空间频率越低,则该图像探测器所表现的分辨能力就越差。

影响探测器MTF特性的因素比较多,例如,CCD探测器的MTF中既包括起因于器件几何形状的MTF,还包括起因于转移损失率的$MTF_T$,以及起因于本势阱之外光生信号电荷扩散影响的$MTF_D$等。较详细的分析和计算表明:

$$MTF=(MTF_I)\times(MTF_T)\times(MTF_D)$$

当把固态图像探测器安装于固态CCD照相机

上时,总的调制传递函数除以上诸影响因素外,还必须考虑起因于光学系统的 MTF。实际上综合的 MTF 更复杂一些,因为还应当加进 $SiO_2$、$Si$ 及多晶 $Si$ 的透射率影响因素等。

### (二)输出饱和特性

当饱和曝光量以上的强光像照射到图像探测器时,探测器的输出电压将出现饱和,这种现象称为输出饱和特性。图 7-39 是线型探测器的光电变换特性呈饱和状态的实例。

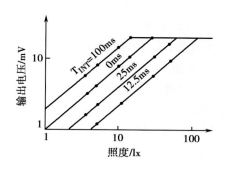

**图 7-39 线型探测器的光电变换特性呈饱和状态**

当信号电荷积蓄时间(多为控制脉冲的间隔)与照度乘积,即曝光量达到某一数值时,探测器的输出呈饱和状态,这时的曝光量称为该探测器的饱和曝光量,这时的输出电压称为探测器的饱和输出电压。

产生输出饱和现象的根本原因是光敏二极管或 MOS 电容器仅能产生与积蓄一定极限的光生信号电荷。CCD 探测器的输出饱和特性不如 MOS 式明显,但是处于过饱和状态以上的输出电压信号往往是不可信的(图 7-40)。

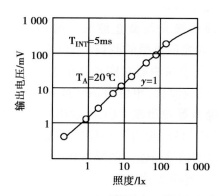

**图 7-40 CCD 探测器的输出饱和特性**

### (三)转移效率

转移效率是指电荷包在进行一次转移中的效率,即电荷包从一个栅下势阱转移到下一个栅下势阱时,会有部分电荷转移过去,余下(称失效率)部分没有转移。

造成电荷未转移过去的因素有:界面态俘获(或体态俘获)、电荷转移速度太慢、电极间隙的影响、表面复合等。位数越多,要求转移效率越高,对于长线阵和大面阵 CCD,要求电荷转移大于 99.99%。

### (四)暗电流

暗电流是指在既无光注入,又无电注入的情况下输出的电流。暗电流主要来源于半导体衬底的热产生,由于耗尽区里产生复合中心的热激发,耗尽区边缘的少子热扩散和界面上产生中心的热激发,其中耗尽区内产生复合中心的热激发是主要的。暗电流的存在对 CCD 性能有很大的影响,限制了器件的信号处理能力,即限制了动态范围。由于暗电流的不均匀性,即 CCD 各单元的暗电流大小不一致,当信号电荷转移时,暗电流每时每刻地加入信号电荷包中,引起暗电流噪声或干扰。

暗电流不仅会引起附加散粒噪声,还会不断地占据势阱容量。同时,工作时光敏区的暗电流形成一个暗信号图像,叠加到光信号图像上引起固定图像噪声。

### (五)噪声

CCD 的噪声可归为散粒噪声、转移噪声和热噪声。在 CCD 中,无论是光注入、电注入还是热产生的信号电荷包的电子数总有一定的不确定性,也就是围绕平均值上下变化,形成噪声。这种噪声与电子管热电子无规则发射和空间频率所引起的散粒噪声相似,人们常把它称为散粒噪声。这种噪声与频率无关,是一种白噪声。

转移噪声主要是由转移损失及界面态俘获引起的噪声,具有 CCD 噪声所独有的两个特点,即积累性和相关性。积累性是指转移噪声在转移过程中逐次积累,与转移次数成正比。相关性是指相邻电荷包的转移噪声是相关的,因为电荷包在转移过程中,每当有一过量电荷转移到下一个势阱时,必然在原来势阱中留下一减量电荷,这份减量电荷叠加到下一个电荷中,所以电荷包每次转移要引进两份噪声。这两份噪声分别与前、后相邻周期的电荷包的转移噪声是相关的。

热噪声是由固体中载流子的无规则运动引起,所有有温度的半导体,无论其中有无外加电流流过,都有热噪声。这里指的是信号电荷注入及输出时引起的噪声,它相当于电阻热噪声和电容的总宽带噪声之和。

以上三种噪声源是独立的,所以 CCD 的总噪声功率应是它们的均方和。

### （六）灵敏度

灵敏度是指在一定光谱范围内,单位曝光量的输出信号电压(电流)。曝光量是指光强与光照时间之积,也相当于投射于光敏元上的单位辐射功率所产生的电压(电流),其单位为 V/W(A/W)。实际上摄像器件在整个波长范围的响应度就是对应的平均量子效率。所以,CCD 的光谱响应基本上由光敏元材料决定(包括材料的均匀性),也与光敏元结构尺寸差异、电极材料和器件转移效率不均匀性等因素有关。

固态图像探测器的光谱响应特性基本取决于半导体衬底材料的光电性质。现代技术已基本上可以将 PD 及其阵列的灵敏度,做到接近于理论的最高极限。但是,将 PD 矩阵组成图像探测器接受正面入射光像时,由于 CCD 复杂电极结构以及多次反射和吸收光子能量损失的影响,使它很难达到单个 PD 所具有的灵敏度值。采用多晶 Si 透明电极,虽然光谱响应和器件灵敏度有所提高和改善,但由于光像信号在 $Si\text{-}SiO_2$ 界面上的多次反射也会造成相关波长间干涉,这就是正面照射式图像探测器光谱响应特性曲线呈现多次峰谷波动的物理原因。图 7-41 中的曲线是用绝对灵敏度单位表示光谱响应及平均量子效率的概念图。

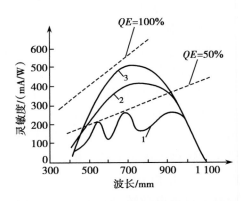

图 7-41　用绝对灵敏度单位表示光谱响应及平均量子效率的概念

实践表明,当光像从背面照射图像探测器时,能够较有效地改善量子效率,并且可以在某种程度上克服正面光照造成的光谱响应的起伏现象。一般背面照光器件的衬底厚度必须加工至 $10\mu m$ 左右,只有如此薄的厚度才能保证不会因光生载流子横向扩散而影响其空间分辨力(图 7-41 中的曲线 2)。若将背面照光式探测器加上抗反射性的涂层以增强其光学透射,则可更进一步提高其灵敏度和光谱响应(图 7-41 中的曲线 3)。

### （七）动态范围

CCD 的动态范围的上限决定于光敏元的满阱信号容量,下限决定于能分辨的最小信号,即等效噪声信号。所以,定义 CCD 器件的动态范围为光敏元满阱信号/等效噪声信号,其中等效噪声信号是指在 CCD 正常工作条件下,无光信号时的总噪声。等效噪声信号可用峰值和均方根表示,峰值为均方根值的 6 倍。通常 CCD 光敏元满阱容量为 $10^6\sim10^7$ 个电子。均方根总噪声约为 $10^3$ 个电子数量级。所以,动态范围在 $10^3\sim10^4$ 数量级。

### （八）其他

**1. 不均匀性**　不均匀性是 CCD 阵列中各种光敏元的输出性能不均匀程度的量度。测试时需要专门的小光点随动扫描平台部分对 CCD 阵列逐元提供标准光照,并配合计算机等装置按需要作出统计。

**2. 晕光系数**　晕光是指 CCD 阵列受到强光照射时,被测光敏元向邻近元泄溢的现象。定义晕光系数为:当以两倍的光照射 CCD 时,其弥散圆大于三个光敏元,此时在未照射的最相邻光敏元上有晕光输出。那么,晕光输出与两倍光照射之比,即为晕光系数。

**3. 填充因子**　填充因子也称焦平面占有率,它表征阵列中诸光敏元可能接收辐照的有效面积与阵列(芯片)光敏区总面积之比。一般情况下,填充因子在设计 CCD 的版图时已经确定而无需测量,但若采用一些措施使系统总体配合得当,可以改善该参数,从而提高灵敏度。

**4. 峰值波长与截止波长**　峰值波长表示探测器对入射光最灵敏的波长,单位为 $\mu m$(或 nm)。截止波长是指探测器对应于峰值波长处响应值的 50% 时的响应波长,单位为 $\mu m$(或 nm)。

**5. 噪声等效功率**　CCD 输出的信号中,有一部分是有用信号,也有一小部分是无用的噪声。当 CCD 输出的信号与输出的噪声相当时,入射辐射的功率定义为噪声等效功率。

**6. 等效噪声**　与暗输出(电压)等值的曝光量称为探测器的等效噪声曝光量。

**7. 弥散饱和**　曝光量以上的过亮光像会在像素内产生且积蓄过饱和信号电荷,这时过饱和电荷便会从一个像素的势阱经过衬底扩散到相邻像素的势阱。这样,再生图像上不应该呈现某种亮度的地方反而呈现出亮度,于是形成弥散现象。过饱和信号电荷在转移寄存器内的多次转移还能扩大弥散范围。消除弥散的方法是使处于非积蓄状态下的电极下面的 Si 表面偏置到堆积条件,更有效的方法是在像素之间设置排供渠道的构造。

**8. 残像** 对某像扫描并读出其信号电荷之后,下一次扫描后读出信号仍受上次遗留信号电荷影响的现象叫残像。

**9. 分辨力** 分辨力是摄像器的最重要参数之一,它是指摄像器对物像中明暗细节的分辨能力,可用专用测试卡,或用 MTF 来表示。

**10. 输出均匀度** 输出均匀度是表示诸像素之间输出电压均一程度的指标。

(余佩琳 杨 明 余建明 李大鹏<br>胡安宁 丁昌懋)

## 第六节 线扫描探测器成像技术

### 一、线扫描探测器的类型与结构

#### (一)线扫描探测器的类型

线扫描数字化 X 线摄影设备是数字化 X 线摄影的一个类别,线扫描数字 X 线摄影所采用的核心组件是线阵 X 线探测器,与平板探测器的结构不同,线扫描成像采用条形线阵探测器,其像素阵列仅有数排,X 线连续曝光时间长,按照时间顺序,分时和逐行扫描并接收 X 线信号。

从本质上讲,任何一种探测器都是一种能量转换器,它可将辐射能量(粒子束)通过与某种物质的相互作用转换为可测量的电信号。线扫描 X 线探测器按照能量转换可分为气体探测器、闪烁体探测器和半导体探测器三种类型。已经用于数字 X 线摄影的有多丝正比室单线阵探测器、闪烁晶体/CCD 线阵探测器、闪烁晶体/CMOS 线阵探测器、半导体化合物的碲化镉/CMOS 线阵探测器、碲锌镉/CCD 线阵探测器及非晶硒/TFT 线阵探测器等。

线扫描 X 线探测器按照 X 线能量转换方式分为:①直接成像方式,X 线在探测器内直接转换为电荷,采用计数 X 线粒子数目的办法实现能量直接转换模式,如多丝正比室探测器、半导体化合物碲锌镉探测器和非晶硒探测器;②间接成像方式,在能量转换过程中增加了中间过程,即 X 线照射发光晶体后转换为可见光,再由半导体线阵进行采集后

转换为电荷,如闪烁晶体/CCD 线阵探测器、闪烁晶体/CMOS 线阵探测器、碲锌镉/CCD 线阵探测器。表 7-4 为线扫描 X 线探测类别。

表 7-4 线扫描 X 线探测器的类别

| 物理类别 | 固体探测器 | 气体探测器 |
| --- | --- | --- |
| 直接转换 | 非晶体硒/TFT | 多丝正比室 |
| | 碲化镉/光电二极管 | 微电离室 |
| | 碲锌镉/CMOS | 静态充电电离室 |
| 间接转化 | 氧化钇/光电二极管 | |
| | 氧化铯/CCD | |
| | 碘化铯/CMOS | |

#### (二)线扫描探测器的基本结构

线阵探测器是线扫描系统的核心组件,外形为长条形全封闭铝合金箱体,其内部主要包括探测敏感元件和相应的数字化电子器件、电路和低压电源等。线阵探测器的有效长度一般为人体检查区域的最大横向距离。以"行"为基本单位,在行内平行排列着若干探测敏感元件,在高能物理学中常用信号探测通道表示,每个通道单信号将作为图像的一个像素。

X 线信号的探测能力用"行"分辨能力表示,在探测器长度方向上排列的探测单元的数目代表像素的分辨能力。例如,胸部摄影所使用的线阵探测器的长度为 41cm,其中平行排列着 2 048 个探测通道,每个通道占有 0.017cm×0.017cm 的采集面积(像素面积)。线阵探测器接收 X 线的狭缝窗口宽度为探测器的信号采集宽度,以"列"为基本单位,列内有若干排的探测敏感元件。例如,实际"列"宽度为 0.2cm 探测器内,沿纵向排列了 0.016cm 的 8 个探测通道(包括每个探测通道之间必须留出的间隙)。

探测器的扫描"列"数为 X 线摄影时移动的行程,即"列"数等于移动距离除以每列的宽度,距离越长列数越多。以 2 048 探测器为例,X 线曝光时,机械扫描装置每移动 0.2mm 的距离,2 048 个探测器就采集一行 X 线图像数据,若机械扫描装置连续均匀移动 40cm 的距离,2 048 探测器就相应采集到 2 000 行 X 线的图像数据。线扫描形成的二维图像矩阵,用"行"分辨能力与"列"数的乘积表示。例如,胸部 X 线摄影检查区域的最大纵向距离为 40cm,一共逐行采集了 2 000 列数据,由计算机进行处理则可形成一帧为 40cm×40cm 矩阵的图像。

## 二、多丝正比室线阵探测器的结构及工作原理

多丝正比室（multiwire proportional chamber，MWPC）探测器是放射物理检测常用的一种气体探测器，它是正比计数管基础上发展起来的一种单线阵列探测器，主要是利用射线或粒子束在气体介质中的电离效应进行辐射探测。

多丝正比电离室应用到X线探测装置中，使线扫描直接数字化X线摄影术（简称线扫描成像术）打破了常规X线摄影"面曝光"锥形线束成像的传统方式，通过对准直器、采样方式以及接收装置的重大改革和优化，采用计算机自动智能毫安控制技术，并依靠强大的计算机图像后处理功能，使低剂量成像不再以牺牲影像质量为代价而获得满意的图像。开创了低剂量、高清晰度、快速成像和操作便捷的全新数字化X线摄影的新模式，为常规X线摄影展示了广阔的发展前景。

### （一）正比计数管的结构和工作原理

经典的正比计数管如盖革-穆勒管（图7-42），一般以1个内径约25mm的金属圆筒作为阴极，圆筒中心有一根拉成直线的钨丝作为阳极，筒内充满0.5~1个大气压的氩气或氙气，并加有10%左右的淬灭气体（一般为$CH_4$、乙醇或$Cl_2$），圆筒的侧壁或一端设有入射X线的"窗"。

在使用正比计数管时，细丝和管壁两电极间需要加上1 000~2 000V的直流高压。X线照射使管内气体发生电离，初始产生的离子对的数目与X线量子能量成比例，在极间电压形成电场的作用下，负离子向管心的细丝（阳极）做定向运动。因为在接近细丝的地方电场非常强，电子大大加速，在运动过程中不断碰撞到其他中性气体分子，由此产生二次以至多次电离并伴随着光电效应。此时，电离的数目大量增殖，从而形成放电现象（也称为电子雪崩），直到所有电荷集到相应的电极上，放电才停止。每次放电的时间历程极短，为0.2~0.5μs。

正比计数管通过对产生的电信号（电脉冲幅度）积分以便记录X线辐射强度，同时给出确定方位上的测量值，因为产生的脉冲电压幅度与入射的量子的能量成正比，正比计数—X线探测效率可达30%。

### （二）多丝正比室的基本结构和工作原理

**1. 多丝正比室的基本结构**　多丝正比室技术起源于正比计数管。由于正比计数管在丝线方向上具有位置分辨力，采用并排平行的多根金属丝，后来发展成为一维方向上的多丝正比室（图7-43）。多丝正比室探测器也可以看作是由许多独立的正比计数管组合而成。

多丝正比室是一种气体探测器，所有的结构都位于一个封闭的铝腔室内（腔内尺寸为45cm×20cm×5cm）。腔体内充满2.5个大气压的混合气体（氙气80%）和二氧化碳（20%）气体。腔体内设有阳极、阴极和漂移极3个电极。阳极平面为水平排列的数百条拉紧金属细丝，这些金属丝彼此绝缘，每一根金属丝均作为独立的信号采集通道，方向指向X线焦点，阳极电位为零电位。

常用的阳极金属丝为镀金钨丝、镀金钼丝、钨铼合金和软态不锈钢丝，金属丝的直径一般为10μm，探测器对丝的均匀性要求很高，丝的不均匀将导致气体放入倍数的不均匀，从而导致输出脉冲幅度的不均匀（如果某根阳极丝的直径发生变化，则丝上的电荷密度也要发生变化导致气体放大倍数

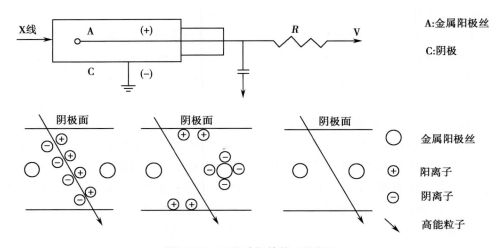

图7-42　正比计数管的工作原理

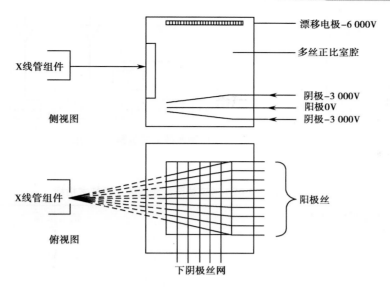

**图7-43 多丝正比室的基本结构**

的变化）。金属丝不能有局部的损伤，以免在空中形成局部的高电场区域而引起放电。阳极丝之间的距离与多丝正比室的空间分辨力有密切的关系，丝距越小，空间定位的精度越高。例如，某型号多丝正比室探测器中，平行排列320条阳极丝，相互间距约为1.2mm，即共有320个独立采集通道。

在阳极丝上下方各有一个垂直于阳极的网状阴极，阴极平面由细的金属丝平行等距地拉在阴极框架上制成。金属丝与阳极丝相同，直径多数为100μm，丝距多为300~500μm，阴极丝方向与阳极丝相垂直。阴极电位约为3 000V，阳极与阴极之间形成加速电场。在阴极上方还有一个板状的漂移电极，阳极和漂移极之间形成漂移电场，它的作用是使粒子产出电子漂移运动，漂移电极电位约为6 000V。

**2. 多丝正比室的工作原理** 当X线从多丝正比室一侧的金属窗口射入漂移电场，其光子能量将使漂移电场内的惰性气体分子发生电离，电离离子在加速电场作用下运动，负离子奔向相对高电位的阳极金属丝，正离子被吸附在阴极金属板后接地。当负离子进入加速电场时，会与气体分子发生互相碰撞，当两次碰撞间电子从电场获得的能量大于电离能量时，就会引起进一步电离。在每根金属丝附近，电子越接近金属丝，电场越强，在阳极丝表面1μm处导致电荷雪崩式地增加，产生大量的离子云，结果是在金属阳极丝上收集到的电荷比原始电离电荷增加了若干倍，使电位发生变化。此时，每根阳极丝作为信号采集通道。

当前置电路检测到阳极电位达到预设的域值

范围，便输出1个脉冲，用计数器将这些脉冲加以计数，就可以得到正比于入射光子的计数值。由于正比室对电离电荷有放大作用，不同能量的射线，特别是较低能量的射线均能探测到。通过直接能量转换和信号大幅度地放大并进行量化计数，入射辐射强度能形成有效数字信号。如果施加的射线强度过大，可能会形成饱和效应。

**3. 多丝正比室探测器的工作流程** 多丝正比室探测器的信号处理系统由多丝正比室、前置放大器、计数器和数据采集器组成，它的工作流程是：

（1）当X线曝光时，阳极金属丝收集的信号通过前置放大器将阳极面上的每根阳极丝的电信号进行放大，进入相应的计数器。

（2）计数器的作用是记录每个前置放大器的脉冲数值，由控制电路板和独立采集计数通道（320或640个）的计数电路板组成，每块计数板与多丝正比室的16根信号引出线相连，并用逻辑电路采集两个独立通道之间的中间通道的计数，使每块板输出变为32个计数通。这样，每块计数器板的计数值有32个16位二进制数据（计数值范围为$2^{16}$），每通道的最高采集率为2MHz，计数器记录的数值由数据采集器接收。

（3）数据采集器用来采集计数器板的计数值，一次共采集320或640个16位二进制数值放在2K的RAM之中，然后再将数据一次性传送给计算机进行数据处理。图7-44为数据采集器的结构图。

表7-5是640和1 024通道线阵探测器的主要技术参数。

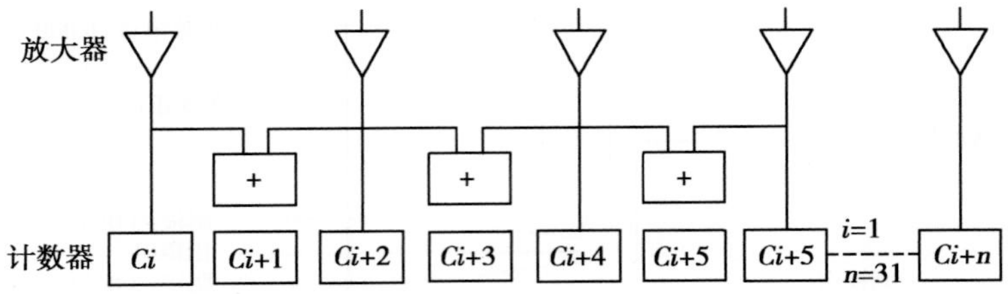

图 7-44 多丝正比室探测器数据采集器的结构图

表 7-5 640 和 1 024 通道线阵探测器的主要技术指标

| 探测器主要项目 | 技术指标 | |
| --- | --- | --- |
| 探测器通道数 | 640 | 1 024 |
| X线管组件距探测器距离/cm | 150 | 150 |
| 能量检测范围/kVp | 40~125 | 40~125 |
| 灵敏度/% | 1.20 | 1~1.2 |
| 动态响应范围 | ≥150 | ≥150 |
| 空间分辨力/(LP/mm) | 0.8 | 1.3 |
| 扫描速度/(cm/s) | 8 | 16 |
| 扫描最大行程/cm | 97 | 97 |
| 最大成像尺寸/cm² | 41×90 | 41×90 |
| 成像时间(按扫描长度)/s | 3~5 | 3~5 |
| 最小病灶/cm² | 0.033×0.033 | 0.033×0.033 |
| 动态范围/bit | 16 | 16 |
| 全视野图像不均匀性/% | <3% | <3% |

## 三、闪烁晶体/CMOS 探测器的结构及工作原理

### (一)闪烁晶体/CMOS 探测器的结构

闪烁晶体/CMOS 阵列探测器是固态半导体探测器,属于一种间接成像数字 X 线探测器。它的主要技术特点是采用闪烁晶体物质作为能量转换介质,利用闪烁体的发光效应进行 X 线探测。由于发光晶体物质的物理特性,闪烁晶体/CMOS 阵列探测器对 X 线的采集密度和转换效率均高于气体探测器,在图像的分辨力上具有明显优势,因而成为线阵扫描探测器的换代产品,典型代表为 2 048 通道线阵探测器。

**1. 发光晶体层** X 线/荧光转换物质采用 $Gd_2O_2S$ 晶体或 CsI 晶体,$Gd_2O_2S$ 晶体形状为六棱体,以晶体颗粒混悬在乳剂内的形式构成发光晶体层,发光晶体层的作用是将入射的 X 线转换为可见荧光。

由荧光物质与 X 线相互作用的机制证明,$Gd_2O_2S$ 能够将入射的 X 线能量转换为 200~1 000nm

波长的光能量,发光光谱的波长主峰值为 545nm。$Gd_2O_2S$ 晶体的荧光转化能力取决于 X 线吸收率和发光效率,即荧光晶体的发光强度等于 X 线吸收率与发光效率的乘积。表 7-6 是 $Gd_2O_2S$ 晶体的 X 线吸收率与转换率。

表 7-6 $Gd_2O_2S$ 晶体的 X 线吸收率与转换率

| 荧光物质 | 管电压/kVp | X线吸收率/% | 转换率/% |
| --- | --- | --- | --- |
| $Gd_2O_2S$ | 50 | 77 | 19 |
| | 80 | 32 | |
| | 100 | 21 | |

**2. 读出电路层** 荧光信号的采集、读出部分由多线阵非晶硅光电二极管阵列层组成,光电二极管阵列紧贴荧光材料层,它的作用是接收光能量并转换为电信号,每个光电二极管单元接收的信号将作为图像的 1 个像素。光电二极管单元阵列的数据采集、输出时间,由信号采集电路进行调节和控制。例如:对于一幅成像矩阵为 40cm×40cm 的图像,设定扫描时间 2s,一行数

据采集时间为1ms。这样就要求机械扫描速度为0.02cm÷1ms=0.02cm÷0.001s =20cm/s。由于单个光电二极管单元的积分面积小,每行积分时间仅1ms,导致探测器的计数值过低。为了弥补这个缺陷,目前使用8排并列的X线检测阵列,即每点的图像信息由8个二极管单元在该点的信号叠加形成,这样就增强了探测器的灵敏度(达到单线阵灵敏度的8倍)。

实际使用的X线检测阵列由若干段采集阵列模块组装而成,模块的数量可随意扩展,根据线阵的长度进行拼装。每个模块覆盖一层荧光层,荧光层下方由126个感光二极管组成,128条通道的专用集成电路芯片分别处理每个感光半导体发出的信号,16位的处理器可以生成16 000灰度级的高分辨力的图像。

目前,医用X线摄影设备所采用闪烁晶体/CMOS阵列探测器为一条宽度为41cm,由16段128个光电二极管组成的2 048个检测单元的阵列。每个光电二极管单元的受光面积0.017cm×0.017cm,每两个相邻二极管单元的中心距离为0.2mm。(图7-45)

**3. 信号控制电路** 信号控制电路由信号模拟处理电路、16位模/数转换器、可编程逻辑控制电路和电源系统组成。①2 048探测器的每段128个光电二极管线阵的信号引出线,分别连接到移位放大器上进行信号读取,模拟处理电路在可编程逻辑电路指令的控制下读出积分信号,经信号处理和前置放大器放大,送至数变换器;②16位模/数变换器把模拟信号转换为数字代码,写入适配器的行存储器;③可编程的逻辑电路完成以下5个功能:使探测器进入工作,可将数字信息写入行存储器中,将接收的信号转换为全双工E-THERNT接口传送至计算机,测试探头电路,测试行存储器。另外,控制器部分还设有16位行寄存器和行计数器等。

在采集电路上设有3个标准接口:①低压电源接口,连接低压供电电源;②E-THERNT接口,将图像数据通过网络系统传送计算机;③RS485接口,连接外部控制器。表7-7是2048通道探测器的主要技术指标:

表7-7 2048通道探测器的主要技术指标

| 探测器的主要项目 | 技术指标 |
| --- | --- |
| 探测器通道数 | 2 048×8 |
| X线管组件距探测器距离 | 150cm |
| X线能量检测范围 | 40~125kVp |
| 像素尺寸 | 0.017cm×0.017cm |
| 对比灵敏度 | 1.50% |
| 位深 | 1.6bit |
| 空间极限分辨力 | 2.5LP/mm |
| 扫描速度 | 20cm/s |
| 扫描最大行程 | 97cm |
| 最大成像尺寸 | 41cm×90cm |
| 成像时间 | 2~4s |
| 全视野图像不均匀性 | <2% |

**（二）闪烁晶体/CMOS探测器的工作原理**

闪烁晶体/CMOS探测器的基本成像过程可以概括为X线能量转换、信号采集和信号读出3个步骤,分别由X线/光转换层、采集、读出电路层和信号控制电路3部分构成的功能组件按顺序完成。

2048线阵探测器的工作流程是:采集一行X线信号的物理过程为X线透过患者后投射到探测器平面并首先到达闪烁体层,闪烁体接受X线后立即将能量转换为可见荧光,紧贴在闪烁体层下的感光二极管接受到光信号后产生电压信号。该信号经过集成电路的处理(由后端的信号采集电路采集,经A/D转换为数字信号,存入缓存),再由通信接口电路将缓存中的图像数据发送给计算机,由计算机系统完成数据重建并存入硬盘(图7-46)。

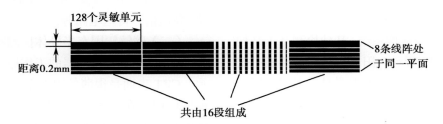

图7-45 闪烁晶体/CMOS探测器的结构示意图

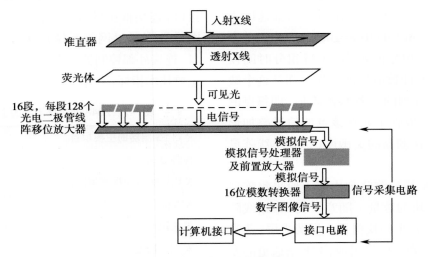

图7-46　2048线阵探测器的工作流程

## 四、碲锌镉固态半导体探测器的结构及工作原理

### （一）碲锌镉固态半导体探测器的结构

半导体探测器是20世纪60年代以后迅速发展的一种新型辐射探测器，属于一种直接成像方式的射线探测器。主要是利用射线或粒子束在半导体介质中产生的电子-空穴对，并能在外电场作用下漂移的物理特性来探测辐射能量。目前，属于Ⅱ~Ⅵ族化合物半导体如砷化镓（CdSe）、碲化镉（CdTe）、碲锌镉（CdZnTe或CZT）、碘化汞（HgI$_2$）等，为优良的室温半导体材料，它们的共同特点是能量分辨力高、探测范围宽、线性响应好、脉冲上升时间短、探测效率高。在X线摄影设备方面，由于具备较高的X线敏感性，单位体积的探测效率高，能够大幅度提高X线的探测能力和信号采集等特点。因而，采用CZT像素阵列的X线探测器已用于X线数字摄影设备。

CZT是一种人工合成的复合半导体材料，主要物理学特点是能有效吸收射线（X线、γ射线）并转换为电荷信号，CZT材料的物理学性质见表7-8。

多线阵CZT探测器的基本结构：CZT像素阵列探测器专用于X线成像系统，其硅检测基本结构如图7-47和图7-48所示。阳极由条形电路板上安置的一系列尺寸极小的CZT形晶体块构成，每个CZT晶体为一个像素，所采集的信号包含入射光子能量信息和二维空位置信息，将所有像素信号通过CCD+CMOS集成电路、相关电子器件和计算机处理，可获得探测对象的图像。

表7-8　碲锌镉（CTZ）晶体材料的物理学性质

| 探测器主要项目 | 技术指标 |
| --- | --- |
| 平均原子序数（Z） | ~50 |
| 密度/（g/cm³） | 6 |
| 禁带宽度（Eg）/eV | >1.6 |
| 环境温度范围/℃ | −20~40 |
| 电子漂移迁移率/[cm²（sV）] | ~1 100 |
| 空穴漂移迁移率/[cm²（sV）] | 50 |
| 厚度/cm | 0.2 |
| 电阻率/（Ω·cm） | $1 × 10^{11}$ |
| 适合工作范围/keV | 30~552 |

以胸部X线检查CZT探测器为例，16线阵探测器的探测阵列由20块芯片组合构成，每块芯片的长度为2.1cm，像素布局为138×16像素点阵，每个CZT表面积为100μm×100μm，像素间距为40μm。这样，该探测器在42cm长、0.224cm宽的有效面积内共拥有2 760×16个CZT像素单元，即该探测器拥有3.4LP/mm的影像分辨力。

在CZT阵列下方，以桥联方式连接着16线阵ASIC专用电路，以及16位A/D转换器、信号处理器、高速信号传送电路等。

### （二）碲锌镉固态半导体探测器的工作原理

多线阵CZT探测器的工作原理图如图7-49所示。CZT表面是很薄的镀金金属电极，这些电极在偏压作用下在探测器内部产生电场。由于CZT晶体的平均原子序数大、密度高，与光子间存在着较强的光电效应。当X线进入探测器内的CZT晶体时，与晶体内的原子发生能量交换，CZT晶体中的

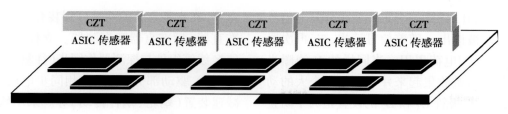

图 7-47　多线阵 CZT 探测器检测基本结构 1

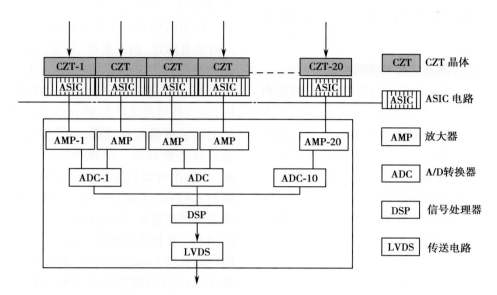

图 7-48　多线阵 CZT 探测器检测基本结构 2

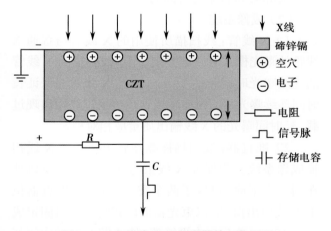

图 7-49　多线阵 CZT 探测器的工作原理

原子吸收射线消耗的能量后，电子由满带跃迁到导带上去，在导带产生额外的电子，在满带留下空穴，于是在晶体内部形成了电子-空穴对，并且数量和入射光子的能量成正比。在外电场作用下，带负电的电子和带正电的空穴向不同的电极漂移，最终被收集起来形成电荷脉冲。在探测器电极上感应出电流，该电流进入前置放大器变成电压脉冲，其脉冲高度和入射光子的能量成正比，这些信号可以通过计数器计数或者通过 A/D 转换形成数字信号。

CMOS 像素单元由 3 个 MOS 型场效应晶体管

组成，即由一个信号集成 MOSFET（MOS 场效应管）部分，一个置零开关和一个读出开关组成（图7-50）。对 CZT 检测器而言，读出线路使用电子收集方式（负极性信号），X 线在检测器晶体中感应出正极性的电荷，通过缓冲连接点传输到 CMOS 放大器的输入端。

在电荷信号累积之前，$T_2$ 的门控电压由置零信号 Vreset 置零，置零电压一般为 +15V。当 Vreset 电压上升至 +5.0V 时，置零开关 $T_1$ 关闭，充电信号累积开始（因为置零信号是 +5.0V 并保持常数不变，

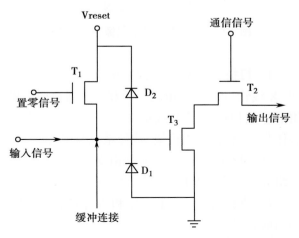

图 7-50　多线阵 CZT 探测器的 CMOS 像素单元

负信号采集），当开启时，一个正比于积分充电信号的电流经过 $T_2$ 被读出。随着信号读出，$T_2$ 再次置零并立即进行附加电荷累积。当同样的X线曝光时，多帧图像信号被收集起来并可以在一个大的动态范围内成像。二极管 $D_1$ 和 $D_2$ 的设置是为了防止像素单元过负荷及静电冲击。

## 五、线扫描探测器成像系统的构成及工作原理

### （一）线扫描探测器成像系统的构成

线扫描探测器成像系统由扫描机构、控制框和工作站三部分组成。扫描机构由立柱、水平支架、X线球管、准直器、电动装置和探测器数据采集器组成。控制板由X线高频发生器和检测组合、控制组合、高压电源组合及低电源组合组成。技术工作站用于对系统的检测、功能设置、数据传输和图像重建、存储和显示；诊断工作站用于图像处理、数据库建立和实现网络通信功能，如图7-51所示。

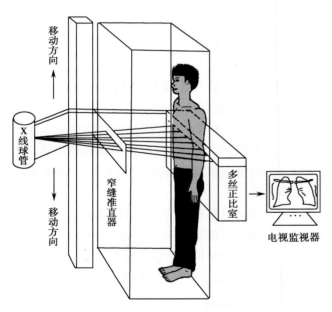

**图 7-51　线扫描探测器成像系统的构成**

**1. 扫描主机部分**　扫描机构由立柱、水平支架、X线管、准直器、电动装置和探测器数据采集器组成。线扫描数字X线摄影系统的机械结构为一整体装置，包括扫描机架、成像系统及主机罩等。

（1）扫描机架：扫描机架由支撑部分与运动部分组成。立式胸部扫描机架的构成为：

1）支撑部分：一个底座和垂直安装在底座上的扫描支架。

2）运动部分：安装在扫描支架上水平安装的弯管，在水平弯管的两端分别装有X线管组件和前准直器、后准直器和探测器。立柱上弯管的运动，使X线管组件与探测器作同步（往复）移动。

3）驱动部分：包括三相同步电机、传动装置、减速装置（蜗轮、蜗杆传动）等。采用软启动、软刹车的非线性控制技术，实现机械部分快速启动/停止，保证扫描机构平稳运行。

扫描机构安装在垂直运动机构上的水平支架，同时装有球管、前准直器、后准直器和探测系统，通过微调机构使X线严格保持在同一水平面上。整机只用一个底座和一根立柱，减速机械为蜗轮蜗杆，垂直移动速度约为80nm/s，总行程约1.2m。机架上还装有激光对位器，以方便摆体位时使用，准直器狭缝为1mm。机械扫描运动由计算机程序控制，使输出的X线在扫描过程中一直准确对准探测器的入射窗，实现匀速的线扫描，X线管组件与探测器的移动速度与探测器的工作效率相匹配。由于探测器工作能力的差异，第一代多丝正比室探测器的移动速度为4cm/s，每行采集时间为12ms；闪烁晶体/CMOS探测器的移动速度为16~20cm/s，每行采集时间为1~2.5ms。半导体探测器的移动速度为16~20cm/s，每行采集时间为1~2.5ms。

（2）成像系统

1）X线管：线扫描所使用的X线管与普通X线管的曝光模式有一定差别，用于线扫描的X线管的连续曝光时间长达2~4s。因此X线管要保证长时间连续曝光后，不因X线管热容量过高而出现过载，长时间曝光的X线输出质量应相对稳定。

2）准直器：线扫描探测器属于狭缝式X线扫描成像系统。为保证X线束与探测器采集窗口处在同一水平面，设置了两个准直装置，前准直器位于X线射出窗口，以束光器的形式将出线口固定成一个10cm×0.1cm水平缝隙，使原发X线的中间部分形成一个水平方向的扇形X线束，后准直器位于检查台后，一个长约41cm，宽0.2cm的后准直器狭缝，仅允许直行的X线行进采集探头平面。

3）线阵探测器：线阵探测器目前大致有4种，包括①640通道的线阵探测器，每个信息采集通道的尺寸为0.05cm×0.05cm，每两个相邻二极管单元中心距离为0.02cm，探测器的时间分辨力为1.6LP/mm；②1024通道的线阵探测器，每个信号采集通道的尺寸为0.033cm×0.033cm，每两个相邻二极管单元中心距离为0.02cm，探测器的空间分辨力为1.6LP/mm；③2048通道的线阵探测器，每个信号

采集通道的尺寸为 0.017cm × 0.017cm，每两个相邻二极管单元中心距离为 0.02cm，探测器的空间分辨力为 2.5LP/mm；④2760、3075 通道的线阵探测器，每个信号采集通道的尺寸为 0.010cm × 0.010cm，每两个相邻二极管单元中心距离为 0.014cm，探测器的空间分辨力为 3.4LP/mm。

（3）主机罩：主机罩将整个 X 线设备全封闭起来，防止患者碰到运动部件，并作为整体的 X 线防护罩，有效地减少了散射线对患者的辐射和对图像的影响。主机罩的 X 线的出窗口用透 X 线的 PC 防弹玻璃做成，并设有激光对位器，指示光束精确地与 X 线束重合，后面板用透 X 线的碳纤维板做成。

**2. 机柜部分**　机柜由 X 线高频发生器和检测组合、控制组合、高压电源组合及低电源组合构成。

**3. 控制台部分**　控制台包括高压发生器控制部分和计算机图像数据处理系统。计算机图像数据处理系统按不同探测器采集数据的特点，分为不同的信号处理系统。计算机操作系统有图像形成、图像处理的各种软件，并控制 X 线机的工作，如曝光条件的选择、数据采集、图像重建、机械和电气控制（高压启动、旋转阳极、扫描启动和停止）、图像的后处理及缓存、检索和控制打印输出等。此外，还用于系统的工作状态检测和故障报警等。

**（二）线扫描探测器成像系统的工作原理**

线扫描数字 X 线摄影的基本工作原理是：X 线管发射的 X 线首先通过条形狭缝束光器，成为极狭窄的扇形光束，X 线束的投射平面与线阵探测器采集窗口保持联动平行关系。曝光时，人体保持静止状态，机械移动装置使 X 线束与线阵探测器做同步移动，以扫描的方式通过检查部位。透过人体的 X 线按照时间顺序被探测器逐行采集、转换，形成一维方向上的数字化信号排列，最后读出系统将数据传送到计算机，进行数据重建及图像后处理，完成数字化 X 线影像。

线扫描数字化成像系统的工作流程与普通数字化 X 线摄影流程大体一致。在进行 X 线摄影前，首先在控制台建立患者的个人检查资料，录入患者信息，确定摄影体位和曝光条件、决定扫描长度等，然后用模拟激光束确定患者检查部位的起始平面。启动曝光程序，当 X 线管预热完成后启动扫描机械，当扫描速度达到稳定时开始曝光。曝光时，人体处于静止状态，X 线管组件和探测器由机械传动系统控制，一直保持同步、匀速的运动状态。X 线按照扫描时间顺序透过人体检查部位，射入 X 线探测器。探测器则以"行"为单位，逐行采集 X 线信号并送至信号处理系统，以计数积累的方式写入行存储器内，直至整像扫描、采集结束。然后传送到计算机进行数据处理。

线扫描机械装置完成预先设置的扫描行程后，停止曝光和机械运动，并自动恢复机械运行前所在的位置，准备下次扫描。计算机处理图像数据并将预处理图像显示在显示器上，一旦确认图像质量，则完成检查。图 7-52 为线扫描 X 线成像原理示意图。

# 六、线扫描探测器成像的临床应用

## （一）成像流程

**1. 录入病历信息**　选择新病历按钮，系统开始进行新病历建立，并对新病历进行初始化操作，自动产生 ID 号和检查时间。在病历录入区快速、准

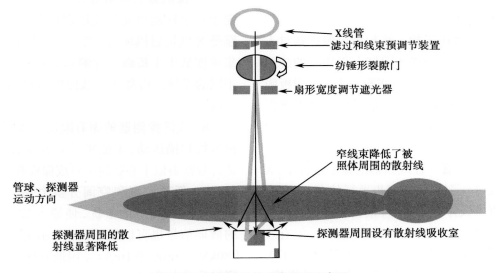

图 7-52　线扫描 X 线成像原理示意图

确地录入和保存病历信息。

**2. 采集 X 线图像**　摆好体位及调整扫描起始位置,设置扫描条件,根据实际情况设置拍片体位、扫描尺寸,系统自动给出拍片条件(kV、mA、S);选择采集系统弹出对话框,确认后开始扫描,并在几秒钟内显示图像。

**3. 采集处理**　曝光条件及选择的图像尺寸不一定完全合适,系统提供了剪裁工具、灰度均衡及其他功能使图像经处理后达到满意效果,将处理后的图像进行激光打印。

**4. 图像后处理**　系统提供比较完善的图像处理功能,使诊断医生更加准确地对疾病进行诊断。

**5. 编辑报告**　打开编辑对话框,可以自行书写报告,也可以利用左键"报告"中的模板和"词库"中提供的诊断词进行快速书写。

**6. 打印输出**　为了简化系统界面,在"打印报告"中提供了打印文字报告、图文一体化报告、打印胶片三种模式。

**7. 病历发送**　图像采集和病历输入操作完成后,一般要求发送到病历库中,供诊断医师进行诊断。

**8. DICOM 发送**　技术工作站采集后的图像可以 DICOM3.0 标准格式发送到与之连接的网络服务。

总之,线扫描探测器成像的流程是:管球发出的 X 线束经窄槽聚焦成一窄束高能量趋于单色的圆锥扇形 X 线束(在人体 z 轴面射线宽度仅为 0.4~1mm,类似管球小焦点发出的射线),穿透人体后的 X 线束由多丝正比电离室式高灵敏度探测器接收,探测器接收的信号经放大器、模/数转换器以及缓存器等处理完成数据采集,计算机经 22~88ms 完成采集数据的重建,并将影像"实时再现"和输出。

**(二)成像特性**

**1. 减少了散射线干扰**　线扫描成像中透过人体的 X 线被后准直器严格地限制在很狭窄的缝隙中,大量的散射线(也称为本底噪声)被遮挡板吸收。散射线减低使微弱的 X 线信号也能被探测器有效地检测出来,从而提高了人体影像的密度分辨力。

**2. 减小图像失真**　在线扫描的整个过程中,X 线束一直与线阵探测器保持同步平行状态。因此,X 线始终垂直于人体检查平面,最大限度地避免了人体生理弯曲度产生的 X 线投影重叠显示,能有效地避免 X 线锥形束的斜射线使影像变形,避免了 X 线在垂直方向的几何失真。使用该技术对长脊柱、

多关节和大范围的检查,可得到最真实的人体 X 线解剖结构图像。

**3. 低剂量**　LDRD 系列摄影系统应用特殊的成像原理设计,消除了约 70% 的散射 X 线,致使 X 线辐射剂量非常低。线阵探测器具有对 X 线的高灵敏度探测能力,可明显降低人体辐射剂量 [线扫描的胸部正位摄影,人体所受辐射剂量为 0.01mGy,明显低于欧共体放射剂量规定的人的防护标准(≤0.3mGy)]。

**4. 大范围扫描**　线扫描 X 线检查的最大行程为 97cm,可一次性形成的最大成像面积为 43cm × 97cm。用一次性曝光就能满足人体大面积 X 线摄影的需要,对人体的全脊柱、整个肢体作连续 X 线扫描,取代了 X 线分段摄影后再拼接的成像方法,避免拼接技术的误差。

**5. 几何失真**　由于长时间曝光将受 X 线输出能力和 X 线管容量的制约,焦点到探测的距离较短(135cm),从而造成焦物距较短,这样势必影响 X 线扇形光束在水平方向的成像,造成一定程度的几何失真。

**6. 探测器的分辨能力**　探测器的分辨能力由探测通道数确定。多丝正比室探测器是由金属丝制成的阳极面和两个阴极面构成,金属丝与金属丝排列间有一定的物理极限,所以像素尺寸不可能做得很小,图像的极限分辨力只能达到 1.6LP/mm;闪烁体/半导体探测器受光电转换能力与光电二极管阵列物理尺寸限制,图像的极限分辨力为 2.5LP/mm;CZT 探测器的像素单元可能做到很小,目前用于人体 X 线摄影的图像极限分辨力为 4LP/mm,而用于乳腺 X 线摄影的图像极限分辨力可达 5.0LP/mm。

**7. 探测器的使用寿命**　探测器的使用寿命决定于每个探测单元的光敏器件及其后面的集成电路受 X 线辐射损坏的程度,由于线阵探测器的电路集成度低于平板面阵探测器,探测单元 1:1 通过不同的光导结构避开 X 线照射,这样就延长了使用寿命。

**8. 线阵探测器的固有限制**　线阵探测器采用机械线扫描运动,不能实时采集显示图像,所以不适合观察类似于心脏的实时成像检查。

**9. 低对比度和空间分辨力高**　线扫描技术克服了本底噪声的干扰,使原本被本底噪声湮没的微弱信号也可以显示出来。在正常拍片条件下(80kV、20mA、0.1mAs),用低对比度测试卡检测,可以分辨直径 1~1.5mm 的检测孔,而面曝光方式下

（70kV、100mA、3mAs）仅能分辨不小于 4ms 的检测孔。

**10. 动态范围宽** 线阵探测器的动态范围为 150 的物理含义：假设在 X 线透射下能检测到的最薄铝片为 0.1mm 厚，叠加 150 个 0.1mm 厚的铝片后，仍能分辨出第一个铝片。普通 X 线片的动态范围为 60~80，其他数字化 X 线机为 70~100，而 LDRD 系列的直接数字化 X 线机的动态范围则为 150。

**11. 高灵敏度** 它采用一种狭缝式线阵列探测器扫描装置，当 X 线射入时直接产生正比于 X 光子数的计数脉冲，无须经过 X 线变为可见光的转换，探测效率比较高。

**（三）采集图像后处理**

**1. 图像剪裁** 采集图像后或点取图像，系统允许进行图像剪裁。方法是：①勾选"区域选择"，系统处于剪裁状态；②移动鼠标到剪裁起始点，按住鼠标左键，移动鼠标到剪裁结束点，放开鼠标左键，系统显示剪裁区域；③如果剪裁区域不合适，按住鼠标左键，移动鼠标，剪裁区域随之移动，按住鼠标右键，移动鼠标，剪裁区域随之扩大或缩小（横向、纵向）；④确定区域后，点击"剪裁区域"，系统剪裁图像；⑤点击"覆盖原图"，系统将剪裁后的图像替换原图像，或者点击"存为新图"，系统将剪裁后图像存为新的图像，原图像保留。

**2. 灰度均衡** 采集图像后或点取图像，系统可以对图像的灰度进行均衡调节，以达到更好的观察效果。方法是：①勾选"路径选择"，将鼠标移动到图像需要观察的部分顶端，点左键；②通过画折线的方式，将欲观察区域的路径描绘出来，在观察区域底端，双击鼠标左键；③双击鼠标后，屏幕上会出现蓝、绿两条曲线，点击"灰度均衡"，系统会对所选

择部分的灰度进行处理，使医生能够更清晰地观察图像。"灰度均衡"功能解决了整幅图像中脊柱观察效果不佳的弊病，同时也适用于四肢、关节等其他部分的观察。

**3. 其他功能** ①水平翻转：将图像水平翻转 180°（即左右对调）；②旋转 90°，将图像顺时针或逆时针旋转 90°；③在图像上标注左右；④测量：可测量点密度、长度、夹角、心胸比；⑤标记：可在 X 线图像的任意位置添加文字、箭头标记；⑥全部/局部图像处理、正/负像显示、全屏显示、放大处理、边缘处理、窗宽/窗位处理、校正、处理效果保存、标记显示、图像移动等。

在 X 线图像处理中，三类操作是互斥的，即：①测量时，标记和图像处理功能不能操作；②标记时，测量和图像处理功能不能操作；③图像处理时，标记和测量功能不能操作。

**（四）性能参数**

**1. LDRD-01B 型技术性能指标** 图像矩阵 1024，曝光成像时间 2~5s，灰阶 12bit，成像尺寸 14in × 34in，使用寿命 >10 年，最大行程 97cm，胸片剂量 <0.01mGy，图像格式 DICOM3.0，线曝光 <0.15mAs。

**2. LDRD-01C 型技术性能指标** 图像阵列 2048，曝光成像时间 2~5s，灰阶 16bit，密度分辨力 65 535，成像尺寸 14in × 34in，最大行程 97cm，胸片剂量 ≤0.02mGy，图像格式 DICOM3.0，电流 10~320mA，电压 40~150kV，高频高压发生器功率 30kW/32kW，X 线球管焦点 0.6/1.2，最大管电压 150kV，最大管电流 1 000mA，阳极最大热容量 400kHu。表 7-9~表 7-11 列出了几种常用的线探测器的基本参数和几种常用 X 线探测器的量子探测效应及几种常见的 X 线检测器的 MTF 比较。

表 7-9　几种常用的线探测器的基本参数

| 探测器名称 | CXDI-31 | Revolution | DirectRay | dOd | PiXium 4600 |
|---|---|---|---|---|---|
| 吸收体材料 | $Cd_2O_2s$ | CsI：T1 | a-Se | CsI | CsI：Tl |
| 材料厚度/μm | 200 | 400 | 500 | 600 | 550 |
| 探测器技术 | a-Si：H/光电二极管/TFT 矩阵 | a-Si：H/光电二极管/TFT 矩阵 | a-Si：H/TFT | CsI 闪烁体/镜面/镜头/4CCD | a-Si：H/光电二极管/TFT 矩阵 |
| 图像面积/cm² | 22.6 × 28.8 | 41 × 41 | 35.6 × 42.7 | 35 × 43 | 43 × 43 |
| 像素矩阵面积 | 2 256 × 2 878 | 2 022 × 2 022 | 2 560 × 3 072 | 2 048 × 2 560 | 3 001 × 3 001 |
| 像素点距 | 100 | 200 | 139 | 169 | 143 |
| 几何填充因子/% | 52 | 82 | 87 | 100 | 68 |

表 7-10　几种常用 X 线探测器的量子探测效应（在 70kVp、90kVp、120kVp 管电压条件下）

| | CXDI-31 | Revolution | DirectRay | dOd | PiXium 4600 |
|---|---|---|---|---|---|
| DQE/% | | | | | |
| x 方向 | 37/37/30 | 61/56/48 | 38/26/22 | 40/36/30 | 63/56/45 |
| y 方向 | 37/37/31 | 60/58/47 | 39/26/21 | 38/35/29 | 63/57/46 |
| DQE（%）在 0.01LP/mm | | | | | |
| x 方向 | 3.9/3.7/4.0 | 奈奎斯特采集频率 | 奈奎斯特采集频率 | 2.1/2.4/2.1 | 奈奎斯特采集频率 |
| y 方向 | 3.9/3.6/3.9 | >5% | >5% | 2.1/2.1/2.1 | >5% |
| DQE（%）在 1.0LP/mm | | | | | |
| x 方向 | 29/30/24 | 51/49/40 | 33/21/17 | 25/26/21 | 54/52/41 |
| y 方向 | 28/30/24 | 49/49/39 | 30/21/17 | 23/22/20 | 57/53/42 |
| DQE（%）在 1.5LP/mm | | | | | |
| x 方向 | 24/25/20 | 43/42/34 | 30/19/15 | 14/14/13 | 50/48/40 |
| y 方向 | 22/25/21 | 41/40/35 | 28/18/15 | 12/12/11 | 50/50/39 |
| DQE（%）在 2.0Lp/mm | | | | | |
| x 方向 | 19/21/18 | 29/27/23 | 25/17/13.5 | 6.3/6.7/6.4 | 43/42/36 |
| y 方向 | 15/16/14 | 27/27/24 | 25/27/13.6 | 5.7/5.7/5.6 | 42/45/35 |
| DQE（%）在 2.5LP/mm | | | | | |
| x 方向 | 15/16/14 | 12/12/10 | 21/14/12 | 2.7/3.0/2.9 | 34/33/26 |
| y 方向 | 14/16/13 | 12/12/14 | 23/15/11 | 1.9/2/1.9 | 33/35/29 |
| DQE（%）在 3.0LP/mm | | | | | |
| x 方向 | 11/13/10.8 | 奈奎斯特 | 16/12/9.5 | 奈奎斯特 | 21/23/18 |
| y 方向 | 10/12/10.6 | 采集频率 | 19/12/9.2 | 采集频率 | |

表 7-11　几种常见的 X 线检测器的 MTF 比较（在 70kVp、90kVp、120kVp 管电压条件下）

| | CXDI-31 | Revolution | DirectRay | dOd | PiXium 4600 |
|---|---|---|---|---|---|
| 奈奎斯特频率/（LP/mm） | 5.0 | 2.5 | 3.6 | 2.9 | 3.5 |
| MTF=50% | | | | | |
| x 方向 | 1.5/1.5/1.5 | 1.4/1.5/1.5 | 4.2/4.2/4.1 | 1.4/1.4/1.4 | 1.4/1.4/1.3 |
| y 方向 | 1.5/1.5/1.5 | 1.4/1.5/1.4 | 4.2/4.3/4.2 | 1.3/1.3/1.3 | 1.4/1.4/1.5 |
| MTF=50% | | | | | |
| x 方向 | 4.0/4.0/4.1 | 2.8/2.9/2.9 | 6.6/6.6/6.5 | 2.5/2.5/2.6 | 3.3/3.4/3.4 |
| y 方向 | 4.0/4.0/4.0 | 2.9/2.9/2.9 | 6.7/6.7/6.8 | 2.4/2.4/2.5 | 3.3/3.4/3.5 |
| MTF 奈奎斯特频率（%） | | | | | |
| x 方向 | 4.8/4.8/5.1 | 15/16/16 | 61/61/60 | 4.3/4.9/5.1 | 8.0/8.7/9.2 |
| y 方向 | 4.8/4.8/5.0 | 15/16/16 | 62/63/62 | 3.3/3.2/3.4 | 8.6/9.3/9.7 |
| 噪声等效功率 | 0.16/0.16/ | 0.22/0.21/ | 0.038/0.038/ | 0.25/0.24/ | 0.21/0.19/ |
| 孔径/mm² | 0.16 | 0.22 | 0.038 | 0.26 | 0.19 |
| 极限分辨力/（LP/mm） | 4.5/4.5 | 2.2/2.4 | 3.4/3.7 | 2.9/2.6 | 3.2/3.2 |

（余佩琳　宋冬冬　朱万安　余建明　李大鹏　胡安宁　丁昌懋）

# 第七节 移动数字X线摄影技术

移动数字X线摄影技术（mobile DR）不同于立柱式或悬吊式设计摄影系统，它占据空间更小、移动操作轻松，可在病房直接完成曝光，支持多项床旁成像检查，不仅有效提高工作效率，还能保障成像质量，已在医疗成像中占据重要地位。它可以在曝光几秒钟后快速获取摄影图像并确认，可现场处理图像、实现网络传输、打印。该设备方便急诊科、手术室、ICU病房、临床各个科室不能活动患者的床旁摄影要求，满足临床医生对图像效果越来越高的要求，提高工作效率。

## 一、基本结构与性能参数

移动DR主要由X线发生系统（X线球管/高压发生器）、探测器（影像板/采样器）、采集工作站（采像处理计算机/后处理工作站）、机械装置等四部分组成。

**1. X线发生系统** 包括X线球管和高压发生器。目前数字化移动DR，为了满足连续曝光，采集高品质影像的要求，X线球管多使用小焦点、高热容量、高转速、散热效率高的X线管。球管焦点大小决定图像的锐利度和对比度高低。X线高压发生器，主要有工频高压发生器和高频逆变高压发生器，后者又可分为连续式高频逆变高压发生器和计算机控制的脉冲式高频逆变高压发生器，DR均采用高频逆变高压发生器。

**2. 探测器** 将X线信息转换为电信号的器件。探测器把X线模拟信号转换为数字信号，并传输至计算机处理。目前平板探测器主要分为两种：非晶硒平板和非晶硅平板，不同的生产厂商使用不同品牌的平板探测器。其中碘化铯非晶硅平板探测器稳定性高，易于大批量生产，目前的产品基本采用非晶硅平板探测器。平板探测器与X线的同步方式目前主要有有线连接和无线连接两种：硬件接口同步（外同步），需要通过硬件信号连接完成，高压与采集同步为有线连接方式；射线接收同步（内同步），无需硬件连接，由探测器接受射线触发采集同步为无线连接方式。

**3. 采集工作站** 主要由操作控制计算机、后处理工作站、阵列扫描控制器、调制解调器、接口电路、显示、UPS电源、键盘、鼠标等组成。计算机完成患者资料输入、传输、设置摄像位置和X线曝光参数、获取和预调图像。图像处理包括灰度（窗宽及窗位）和对比度的调谐、黑白反转、图像滤波降噪、边缘增强、局部放大及减影等对图像进行管理、输出等功能。早期多采用SUN或SGI通用型服务器，机体庞大，主频（时钟频率）较低，运算速度较慢，现在所使用的DR基本均采用医学影像专用多芯片组并行处理服务器，并且将计算机与DR系统完全集成在一起，不仅使机体纤小、主频高、运算速度快、完全能满足图像大数据量实时处理的要求，而且使DR的操作变得更为简单。

**4. 机械装置** 包括台车、套筒式支柱和可伸展球管支持臂、移动装置、曝光控制器等。目前医院使用较多的移动DR球管支持臂主要有两种，一种是折叠臂，该支持臂在竖直方向可一定角度移动，水平方向不能单独旋转，要在水平方向转动则必须与主机一起整体转动。另一种是旋转伸缩臂，该臂以立柱为中心可以在水平方向±360°任意转动，主机无需转动，摄影时只需握住两侧手把按下即可上、下、前、后、左、右6个方向移动X线管对准摄影中心，操控灵活简便。移动DR的自身移动转移采用电池驱动动力轮的助力方式移动，移动的最远距离因电池容量和设备自身的总量不同而不同。

移动DR的主要性能参数体现在以下几方面。

X线发生器：额定功率12.5~50kW；控制模式为高频逆变；电压范围40~150kV；mAs范围0.32~320mAs；最短曝光时间1ms。

X线管球：热容量0.8~1 250kHu；最大阳极热容量300kHu；阳极靶角12°~16°；焦点大小0.6mm（小）、1.2mm（大）。

立柱式管球支架旋转±270°；管球沿支架臂旋转±180°。

电力供应：充电时间≤16h；移动距离≥5km；曝光次数≥100次。

探测器：面积43cm×35cm；像素≥590万；像素大小≤160μm；闪烁体材料CsI（碘化铯）/GOS（硫氧化钆）；采集密度分辨力≥12bit；探测器重量≤5kg；成像时间2~3s。

曝光及后处理：图像可进行处理，系统满足标准DICOM打印及传输，可以直接连接打印机或者将图像传输到PACS网络。

## 二、成像特点与成像原理

### 1. 移动DR成像的特点

（1）采用大功率组合式高频高压发生器，kV闭环控制和 mAs 数字闭环控制技术,微处理器实时控制,保证了剂量的准确度和重复性。

(2)kV、mAs 数字制调节,LCD 显示,参数预制记忆,根据人体解剖特征分组设置参数,液晶触摸屏图形界面,操作简单、方便。

(3)具备高压过压保护、管电流过流保护、输出过载保护的功能,更加安全可靠。

(4)使用专用超级电容为机器电源,降低了对网电源容量的要求,便于在病房、诊室等处使用,拍片质量更加稳定可靠。

(5)整机电动助力,防撞预警,横臂电动升降,操作更加简便。

(6)使用数字化移动 DR 平板成像,成像速度快,图像有着较好的空间分辨力和对比度。

(7)大容量存储:主机硬盘可实现海量存储图像信息,方便历史图像与现场图像的对比,并且可以实现 USB 存储、转移图像。

(8)一次曝光结束后,无需更换暗盒或 IP 板即可再次拍摄,也无需胶片冲洗和 IP 板读取过程,即可成像诊断,减少了患者的移动,更加安全,减少了多科室间的奔波,为抢救重症患者赢得宝贵时间。

(9)曝光方式可采用有线手闸、无线射频、红外感应以及延时等方式。

(10)超大接触屏,全中文手写输入,交互式人机对话,带来全新的互动体验和超凡的工作效率。

(11)突出的操控性能,灵活的旋转伸缩臂,宽广的成像区,球管可围绕立柱进行大范围旋转,摄影无死角。

**2. 移动 DR 成像的原理** 移动 DR 的工作原理是 X 线穿过人体(备查部位)投射到探测器上,平板探测器将穿过人体的 X 线影像信息的模拟信号直接转换为数字图像数据,并同步传输到采集工作站上,然后利用工作站的医用专业软件进行图像的后处理。经计算机处理后在显示器上显示,图像数据同时可通过网络传输到激光照相机。

移动 DR 分为无线移动 DR 和有线移动 DR,平板探测器是无线移动 DR 的重要组成部分。大部分移动 DR 选用非晶硅为间接型平板探测器,其基本结构为表面是一层闪烁体材料(碘化铯或硫氧化钆),中间层是以非晶体硅为材料的光电二极管电路,最底层为电荷读出电路。位于探测器表面的闪烁体将透过人体后衰减的 X 线转换为可见光,闪烁体下的非晶硅光电二极管阵列又将可见光转换为电信号,在光电二极管自身的电容上形成存储电荷,在控制电路的作用下,扫描读出各个像素的存储电荷,经 A/D 转换后输出数字信号,传送给计算机进行图像处理从而形成 X 线数字影像。

## 三、检查技术

**1. 检查步骤**

(1)开机:保证移动 DR 电量充足的前提下开机。

(2)接入网络:通过网线或 WiFi 连接 PACS 网,以便获取被检者的相关信息。

(3)阅读检查单并核对患者信息,正确选择患者列表和摄影部位。

(4)根据部位放置探测器并贴好铅字码,调整 X 线管位于适当的距离,垂直照射。

(5)选定曝光条件,根据摄片部位的位置及患者体重等因素选择大小焦点、管电压、管电流等参数。

(6)曝光及后处理:可用有线曝光手闸或无线遥控曝光,再调整图像后上传到 PACS 和打印机系统。

(7)关机并及时充电:设备关机时请先关闭电脑,再关闭电源;不允许未关电脑直接关闭电源,注意及时充电以保证下次使用。

**2. 图像后处理** 移动 DR 的图像后处理功能主要是运用窗口技术调节图像,以调节图像的层次与影像对比度,使之满足临床和诊断的需要。边缘增强(edge)的调整可使图像边缘更为锐利,轮廓更为清晰。恰当的亮度(brightness)和对比度(contrast)可使图像具有更佳的层次和丰富的信息。组织均衡(tissue equalization)通过调节组织密度的高低区域和均衡的强度范围,使曝光不足或曝光过度的部分的图像信息重新显示出来,解决了摄影部位组织间的密度或厚度的差异造成的图像信息缺失。通过选择不同检查部位的处理曲线如对数曲线、指数曲线(1-9)等来进行处理,DR 影像处理中还有降噪处理,确定兴趣区(ROI)。

(李大鹏 胡安宁 丁昌懋)

# 第八章　数字 X 线摄影特殊成像技术与质量控制

## 第一节　数字 X 线摄影特殊成像系统及其临床应用

### 一、数字化融合断层设备

体层摄影技术经历了普通胶片断层技术、数字线形断层技术和融合断层技术（tomo synthesis）三个发展时期。融合断层技术也称为三维断层容积成像技术，是 DR 成像系统最新的成像技术，该功能通过一次扫描可以获得检查区域内的多层面高清晰度的断层图像。

#### （一）基本构造与成像原理

**1. 基本构造**　数字化融合断层检查设备与常规数字 X 线摄影设备相同，主要包括 5 个单元，即 X 线发生单元、X 线采集单元、检查台/床单元、信息处理单元及图像显示单元。

**2. 成像原理**　融合断层的成像原理是在传统几何体层摄影的基础上（图 8-1），DR 动态平板与图像后处理软件相结合的一种 DR 体层摄影技术。DR 的融合断层扫描可以实现站立位和卧位的两种摄影方式。首先进行患者成像区域的定位，预选曝光参数（X 线管组件的直线运动角度，曝光条件等）后进行第一次曝光，获得初始图像，也称为定位像。有的断层设备，在曝光时机械运动装置驱动 X 线管组件与探测器在一定角度范围内做同步反向运动，在 X 线管组件运动过程中，X 线管组件自动跟踪技术使中心线始终指向探测器中心，预设的多次脉冲曝光程序在运动过程中按时间顺序依次曝光。DR 探测器对图像信息的快速采集能力，可获取若干幅不同角度的、连续独立的数字化图像数据（图 8-2）。

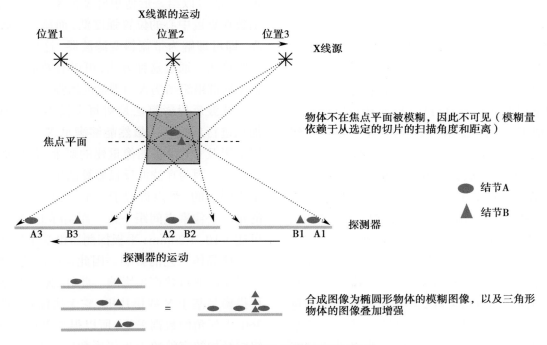

图 8-1　传统 X 线体层摄影原理示意图

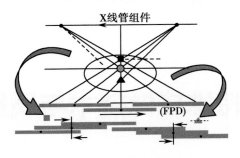

**图8-2　融合断层的成像原理**

有的断层设备,在曝光时机械运动装置驱动X线管组件成角度地连续曝光,而探测器平板固定在一个位置不随X线管组件的移动而移动。预设的连续曝光程序在运动过程中按顺序依次曝光。探测器对图像进行快速连续采集,获取上百幅不同角度的、连续的、独立的数字化图像数据。整个曝光过程只需要10s就可以全部完成,剂量只有0.012mSv,相当于CT(5mSv)的1/420(三维断层容积成像原理如图8-3)。

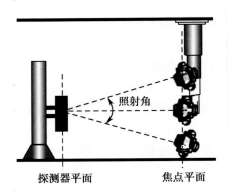

**图8-3　三维断层容积成像原理示意图**

计算机对多幅图像采用位移叠加的算法,将序列的图像分别进行适当的位移后再叠加融合,人为地创建不同体层深度的聚焦层面图像。每幅图像的厚度可以人为进行调整,选择不同的起始和终末层高度,调整层厚和重叠百分比,同时还可以调整层间距(类似于CT容积成像后处理方式),最终重建出任意深度层面的图像。

与传统X线体层摄影相比,X线数字融合断层的优势在于,X线球管运动一次,即可通过图像处理的诸多技术显示出无层面外组织结构干扰的、兴趣区及其前后相关的、多个连续层面的图像,对兴趣区及其周围达到容积显示,大大简化了工作流程,缩短了检查时间,降低了废片率,提高了检查效率,且图像空间分辨力高,被检者X线辐射剂量低。X线数字融合断层摄影是通过X线管球和平板探测器的直线相对运动来实现的,当X线管球在

一定角度范围内(25°~75°之间)连续脉冲曝光,就可以获得不同投影角度下感兴趣区的大量低剂量二维投影图像,然后通过这些原始图像重建出兴趣区内任意层面的断层影像。因融合断层摄影采集的是感兴趣区域不完整的空间及密度信息,它只能进行与探测器平面平行的断面图像重建,所以对于某些特殊部位或特殊病变,应该在检查前根据实际需求选择最能够清晰显示该部位解剖结构或该病变特征的体位进行摄影,这也是断层融合摄影技术的优势所在。

X线数字融合断层图像的重建算法主要有3类:位移叠加算法,滤波反投影算法和迭代算法。

(1)位移叠加算法:如图8-4所示,位移叠加算法(shift and add,SAA)是根据重建参数设置,通过简单插值,位移和叠加以重建出不同的聚焦平面图像。

(2)滤波反投影算法:滤波反投影算法(filtered back projection,FBP)是目前CT设备最常用的算法,目前也为大多数X线数字融合断层摄影设备采用。假设一个均匀的组织结构内有一个不同密度的敏感点,当X线以不同角度穿过这个敏感点时,就会在平板探测器的不同位置上形成对应的脉冲信号,把这个脉冲图像进行反投影,可以还原得到这个敏感点在组织中的空间图像,这就是图像重建的反投影原理。(图8-5)

根据上述的反投影算法,图像的中心区域会被人为地增强,而外侧区域数值不足。为了进行修正,一般可以给条形傅里叶变换乘以一个函数,该函数在靠近中心的位置强度低,而靠近边缘时强度高,即可理解为带宽斜变滤波器,这样就是滤波反投影算法。通过这种方式,可以有效地减少重建过程中局部组织结构人为因素的增强。

滤波反投影算法是对每个投影数据通过滤波加权进行反投影。虽然能够满足X线数字融合断层摄影及CT设备图像重建的要求,但仍然有很大的不足。因为在滤波反投影算法中,假定的X线源是无限小的,可以近似于一个点;同时对于探测器的每一个像素点间距一致。而实际上,X线的焦点可达1.10~1.20mm;平板探测器也受半导体工艺和闪烁体晶体工艺的影响。因此这些简化后的算法,会对实际的重建产生影响。此外,X线数字融合断层摄影是基于X线摄片机,它无法像CT那样进行360°无死角的数据采集,所以很难得到摄影区域内组织结构的完整的360°投影数据,因此基于滤波反

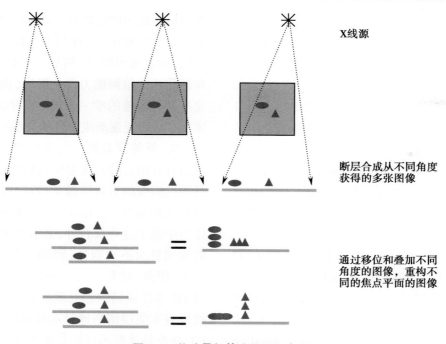

图 8-4 位移叠加算法原理示意图

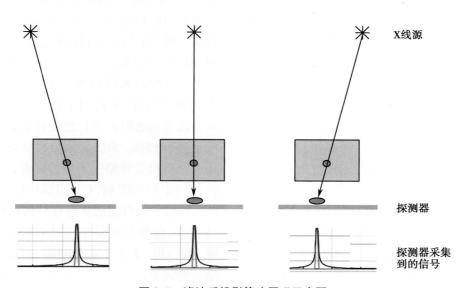

图 8-5 滤波反投影算法原理示意图

投影算法的融合断层图像重建，不能像 CT 那样进行冠状面、矢状面和横断面的重建，只能在与平板探测器平行的方向上重建。

（3）迭代算法（iterative algorithm，IA）：迭代算法又称为直接重建法，是最早提出的一种三维重建算法，可以克服滤波反投影算法的缺陷。世界上第一台 CT 采用的算法就是该算法中的一种，即代数迭代算法（ART）。如图 8-6 所示，假设一个组织结构由四个小方块组成，在每个方块中射线衰减系数均匀，分别标记为 $\mu_1$、$\mu_2$、$\mu_3$、$\mu_4$，考虑射线沿水平、垂直和对角线方向测量线积分，则可得到五个测量公式。

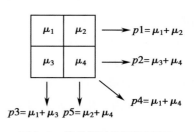

图 8-6 迭代算法原理示意图

先假设四个小方块的衰减系数都为 $\mu X$，作为重建量和测量量 $p$ 做比较修正。每一次的修正都会更接近实际衰减系数 $\mu$。这就是简单的代数迭代重建。

对于一个组织结构中的一个平面的投影测量可以用二维矢量 $\mu$ 表示，$p$ 表示它的测量投影，可以用一个系统矩阵 $A$ 和一个误差矢量 $e$ 表示为：$p=A\mu+e$。其中系统矩阵 $A$ 由系统几何、X线源焦斑形状、探测器响应等X线容积断层设备的物理参数决定。误差矢量 $e$ 包括测量偏差和附加电子噪声等。利用迭代原理，基于要求 $\mu$ 和 $e$ 满足指定的最优原则，产生一个矢量序列 $\mu(0)$，$\mu(1)\cdots\mu(n)$ 来测量矢量 $p$ 估计 $\mu$。使序列收敛于 $\mu^*$，即为基于 $p$ 的最优估计。在实际应用中，根据 $\mu$ 的重建投影和测量投影的差在三维空间中不断进行修正。其中有关利用计算投影的 $p(j)$ 更新重建结果的 $\mu(j)$ 的几何因子，称为代数重建技术（ART）。考虑到测量的统计特性，被测量投影（在校正后）偏离其期望值，需要把统计模型结合到迭代重建算法中，这类重建称为统计迭代重建（statistics-based iterative reconstruction）。另一个迭代算法是最大后验概率方法（maximum a posteriori），不是直接求解 $\mu$，而是试图找到一个二维函数 $\mu$ 使概率 $Pr(\mu/r)$ 最大化。其中 $r$ 表示采集中获得的测量矢量。

**（二）临床应用**

**1. 胸部** 与常规 DR 相比，融合断层摄影对胸部解剖结构和病灶的显示具有明显优势，尤其体现在对肺内结节的检出。有研究发现：放射科医生利用融合断层摄影发现的肺结节比 DR 检查多 3 倍，特别是对于直径 4~6mm 的结节，数字融合断层摄影的检出率为 91%，而 DR 的检出率只有 28%，并且 DR 存在特异性低等缺点。融合断层摄影提高了胸部血管断面与肺部结节病变的鉴别能力，还能帮助发现肺动脉栓塞等血管疾病。数字融合断层摄影同时具有辐射剂量低的优势。常规正侧位胸片组合的有效剂量为 0.04~0.05mSv。64 层螺旋 CT 肺部扫描的有效剂量约为 6.9mSv。即使是低剂量 CT，有效剂量也在 0.9mSv 左右，而且剂量过低会造成微小结节或 GGO 的漏诊。而单次胸部数字融合断层摄影的有效剂量为 0.12~0.13mSv，经过参数优化，数字融合断层摄影的有效剂量甚至可以降至 0.05mSv。

**2. 乳腺** 乳腺 X 线检查目前被公认为是乳腺癌的首选检查方式，特别对早期乳腺癌的诊断更具优势。然而，传统的屏-胶乳腺 X 线摄影以及目前的乳腺 DR 仍然是将三维结构信息摄影在二维平面图像上，使解剖结构与肿瘤组织重叠，形成"结构噪声"，影响乳腺癌的检出率。断层图像可以提高乳腺内病变组织的清晰度，同时增加病变组织与周边腺体组织的对比度，有利于更好地区分病变组织的边缘，对乳腺组织（特别是致密型乳腺）内微小病灶和钙化灶的检测能力大大提高，而微小钙化灶常常是早期乳腺癌的唯一表现。近年来关于 DBT 的临床及实验研究逐渐成为乳腺 X 线检查的热点。

**3. 骨关节系统** 与人体内其他组织对比，骨组织具有很大的密度差异，这就决定了 X 线检查是骨源性病变的首选影像学检查方式，特别是对于四肢长骨的病变，它有着无可比拟的优势。但是，人体当中除了这些长骨外，还有更多的形态复杂多变的规则骨及不规则骨，特别是在一些特殊部位（如鼻窦、眼眶、蝶鞍、耳蜗、颅底、颅颈交界区、腰骶部等）诸多骨性结构相互重叠遮挡，仅仅依靠常规 X 线检查不能很清晰地显示骨骼形态及密度的改变。CT 检查是诊断不规则骨及重叠部位骨骼疾病很好的方法，它包括常规横断扫描及三维重建成像，CT 图像具有很高的密度分辨力和不错的空间分辨力，目前多排 CT 的后处理功能强大，可以进行任意方向、任意层面图像重建，是临床工作中诊断骨骼疾病必不可少的 X 线检查方法。但是 CT 扫描具有较大的辐射剂量，不适用于长节段骨骼病变的检查；同时患者检查时的体位也受到限制，只能躺在检查床上进行扫描，无法显示负重状态下关节的形态；还有一些接受骨骼手术后的患者，因植入物或骨骼内外固定物的影响，CT 扫描往往不能得到清晰的断面图像。脊柱断层成像在外伤和肿瘤转移患者的检查中，能够从前层至后层清晰地显示椎体、椎间隙、椎弓根、上下小关节间隙、棘突，有利于观察该结构的病变。

X 线数字融合断层摄影可以像常规 DR 一样摆位，甚至可以不受传统检查体位限制，做多种体位、不同姿态的摄影；一次检查就可以获得感兴趣区内任意层面的图像，避免了骨骼结构间的重叠遮挡；数字融合断层图像相对于 CT 图像具有空间分辨力较高的优点，对于骨骼细微结构的显示更加清晰；同时它也不受植入物或骨骼内外固定物伪影的影响，便于对手术效果做出准确判断。

**4. 腹部** 融合断层摄影在腹部的临床应用相对于乳腺、胸部及骨关节系统来说容易受到限制，因为腹部体层较厚，内部组织脏器密度差别较小，且经常处于运动状态。但部分学者还是做出了一些尝试。比如在发现泌尿系结石、配合 IVP 观察肾盂及输尿管的形态、胆道造影时发现低密度结石等。

对于急性肠梗阻的患者，能较清楚地了解肠梗阻的区段；对于急性胃肠道穿孔者，更容易发现膈下游离气体，大大提高了少量气腹诊断的敏感性。

## 二、多功能DR成像设备

数字化多功能X线成像设备可满足透视、造影、数字化摄影、数字点片等功能，真正实现一机多能，完美解决综合应用。根据其成像原理，可以分为平板探测器系统、影像增强器及CCD摄像系统。本节主要介绍动态平板探测器系统。

### （一）基本构造与成像原理

**1. 基本构造**

（1）X线发生单元：高速球管采用大热容量高速球管，旋转阳性转速可以达到10 000rpm以上，保证了X线品质和球管的寿命。同时部分产品使用万赫兹高频高压发生器，可以提供近乎恒定的高流，使摄片条件设置更加准确，受检者皮肤剂量大幅度降低。

（2）X线采集单元：因非晶硒平板探测器对使用环境要求较苛刻，目前大部分产品使用的是大尺寸碘化铯动态平板探测器。平板探测器的密度分辨力与DR（14bit）相当，部分达到16bit，是一般DR设备探测器密度分辨力的4倍，能够发现肺内正常组织与病变组织间微小的密度差异。动态平板探测器的空间分辨力可达3.4LP/mm，远远高于使用影像增强器系统的设备，对观察骨小梁细微结构及骨皮质与骨膜等部位发生的细小变化有很大帮助。

（3）球管支架及检查床：部分厂家的设备将SID距从150cm升级至180cm，实现了标准意义上的最佳胸片距离。检查床的立柱在拉伸至180cm后，自动束光器内的遮光板会相应地进行图像比例上的自我修正，保证了所有图像的精确性并使患者所受照射剂量得到有效控制。同时平板探测器上带有两块滤线栅（一块120cm滤线栅负责基本应用，另一块180cm的滤线栅专门负责胸片的摄影）。在球管立柱的拉伸过程中，两块滤线栅可在设备内部实现自动实时切换，保证了在不同条件下优异的影像质量以及医生操作的便捷性。检查台/床单元、床面的±90°的倾倒，同时对床面进行±47.5cm的纵向移动，还可以同时对球管进行±40°的斜照及±17cm的横向移动，可以保证在不移动受检者的前提下进行身体各部位的摄片及造影检查。

（4）图像处理及传输显示：主机或工作站采用高频CPU芯片，大容量内存，信息处理迅速。海量高速硬盘，图像存储量过万张。标准DICOM接口可同其他工作站、激光照相机、PACS网络无缝连接，保证庞大的影像信息无损传输。采用大尺寸医用液晶灰阶监视器，可以通过计算机后处理软件对影像进行各种数字处理。

**2. 成像原理** 运用43cm×43cm大尺寸碘化铯动态平板探测器，可满足透视、造影、数字化摄影、数字点片等功能需求，真正实现动态影像平板探测器采集，实现在透视定位下的同步数字化摄影等。将透视、摄影和造影图像从圆形视野中解放出来，图像更大更清晰，一次曝光即可完成全结肠、全食管等的成像。而且采用了30帧/s的数字透视录像模式，播放动态影像更加流畅清晰。

### （二）临床应用

除了常规的胸腹部摄影及头颅和四肢骨骼摄影检查外，还能够进行食管、胃及十二指肠、结直肠气-钡双重造影；静脉碘剂肾盂造影及尿路逆行造影；妇科输卵管子宫逆行造影、ERCP、T管造影；下肢静脉造影等。

在食管或尿道造影中，因对比剂流速较快，可以应用连续高速数字摄影采集图像，然后观察动态重放影像，毫无遗漏地进行诊断并保留最佳的影像以供会诊研究。针对妇科输卵管子宫造影及泌尿系统造影等一些拍摄所需要的特殊体位要求，配合以将床台沿底座电机运动到床台一端的多功能检查床，能够较为理想地完成妇科及泌尿科对比剂治疗的需求。

新一代多功能动态DR集拍片、动态透视和全自动全身拼接等功能于一身。分辨力达3.5LP/mm，30fps透视，80kW的高压发生器和600kHu的球管热容量。具有智能高效率自动增强系统，智能感兴趣区域灰度补偿，智能组织均衡，智能增强降噪，智能金属识别和智能栅纹去除功能。智能束光器设计可根据不同的拍摄部位智能选择合适的照射野，改变SID时束光器光野能智能维持原有大小，大幅提高图像的对比度和影像质量，降低患者的辐射剂量。智能一键摆位，支持一键高速切换胸片位和过床位，可轻松转换立位胸片及过床位检查。智能近控锁，床体近控面板具有智能锁定功能，可有效避免患者误碰造成安全风险。智能操作指引，所有操控面板均具有智能操作指引功能，对未熟练使用设备者自动提供按键操作指引。

多功能动态DR配置了虚拟束光器功能，透视末帧保持功能，可以有效降低检查中不必要的X线剂量。具有可移除式滤线栅设计，支持妇科、儿科检查摄片时移除滤线栅，有效满足妇科、儿科检查时的低剂量要求。动态检查具有实时性、动态性，可以多角度、不同时相地观察患病部位，能极大地提高病变检出率，降低漏诊误诊。具有透视FOV视野切换功能（17in、12in、9in、6in），针对局部病灶区域可采用小幅面高清模式观看，更容易抓拍到病灶部位。透视中拍片，摄影准备时间800ms，能够高速抓拍病灶区域的高清影像，如在食管吞钡造影过程中，患者吞咽钡剂的瞬间曝光点片，获取高清影像。具有负重多角度摄影及重建功能，提供负重位三维影像诊断信息。

采用碘化铯闪烁晶体17in×17in的动态平板探测器多功能DR系统，除了具有数字平板胃肠机所有的透视及造影功能外，还具有全DR摄影功能和微剂量床旁诊疗功能（如ERCP手术），是DR与胃肠机二合一的多功能诊疗系统。采用最大SID 183cm的设计满足不同摄影检查需要。同时系统配有两块滤线栅，搭载自动滤线栅匹配切换技术，在检查过程中随着SID的变化，系统可以根据不同检查的不同SID，自动匹配不同栅焦距的滤线栅，确保最优的成像质量。脉冲频率可达0.5~30帧/s，适应多种器官运动频率的透视需求。透视脉冲采用栅控脉冲透视技术，消除了脉冲透视的爬坡和拖尾带来的多余辐射。采用一体化遥控操作系统进行隔室遥控，遥控台主控界面采用触摸屏，可更改患者类型、探测器视野尺寸、脉冲透视频率和透视质量、一键自动存储透视图像等功能。

## 三、立体X线摄影系统

多功能的DR设备主要分为两大类：即静态DR和动态DR。静态DR顾名思义，只能拍摄静态图像。医生指导患者完成摆位和设备设定后采用单次曝光的形式获取患者的静态二维图像。其拍摄方式类似于日常生活中的拍摄照片。因此静态DR图像仅能反馈患者曝光时刻的二维图像信息。立体X线摄影系统将传统的"拍照"改为"摄像"，将连续曝光概念引入DR拍摄过程中，不但能够拍摄患者的DR图像，同时能够实时观察患者的情况，实现在诸多复杂体位的拍摄中，一次性成功拍摄出清晰准确的图像。

### （一）基本构造与成像原理

以"WR-3D"立体X线摄影系统为例对其结构与成像原理进行分析，该系统具有传统DR设备配

套组件，主要包括5个相对独立的单元，即X线发生单元、X线采集单元、检查台/床单元、信息处理单元、图像显示单元，增加了WR-3D扫描站台，扫描站台模拟太空舱环抱式设计，搭配360°旋转且可移动的站台，X线采集单元使用动态平板探测器对数据进行采集（图8-7）。

立体X线摄影系统将传统的"拍照"式静态采集转变为"摄影"式透视采集，为医生提供了更多的信息用以辅助诊断，成像原理为：球管产生X线，X线穿透被照物体，通过被照物体的衰减，携带被照物体的信息，被探测器接受，被照物体在扫描台上匀速旋转，探测器实时接受到携带被照物体不同投照方向的X线，X线在数字探测器中被转化电信号，最后识别为数字信号，数字信号经过软件分析处理形成三维数据组，根据临床实际需要进行图像的二维或三维重建（图8-8）。

如负重站立膝关节的成像方法：采用透视的同时旋转患者的扫描方式，扫描床垂直于地面，X线源与平板探测器垂直，患者站立于可转动的床式动态转盘上，固定绑带、扶手及靠垫等辅助装置可以提升患者的舒适度且降低患者运动导致的扫描图像质量下降或出现伪影，扫描过程中要求保持静止不动，保证图像质量。平板探测器尽量完全覆盖扫描膝关节上下范围，避免任何角度下出现截断情况。旋转台带动患者按照同一方向旋转，同时连续透视28s，电压120kV，电流6mA，距离1.5m。参考常用透视协议，采集数据范围要求大于0.75圈。扫描过程中要保持探测器、扫描床及X线源的相对稳定，不能出现晃动。保留投影数据图，采用三维CBCT重建算法完成图像显示。将DR的图像由二维扩展到三维，获得横断面、矢状面、冠状面多方位图像，大大提高膝关节病变部位的影像学信息，对病变部位的临床症状与骨关节影像改变的相关性、治疗方式选择及手术前评价都有较好的指导作用。

WR-3D的核心技术主要包括：

**1. 实时几何校准技术（real-time geometry calibration，RGC）** X线设备机械精度不足导致重建影像质量无法满足诊断需求。WR-3D使用校正算法克服机械精度对重建影像质量的影响。整个校正过程自动完成，不需要人工干预。

**2. 自适应迭代校正技术（adaptive iterative calibration，AIC）** 由于机械精度影响，旋转轴无法垂直于地面时会影响图像质量，使图像出现$z$方向伪影。使用AIC技术能够实时估计旋转轴偏角，

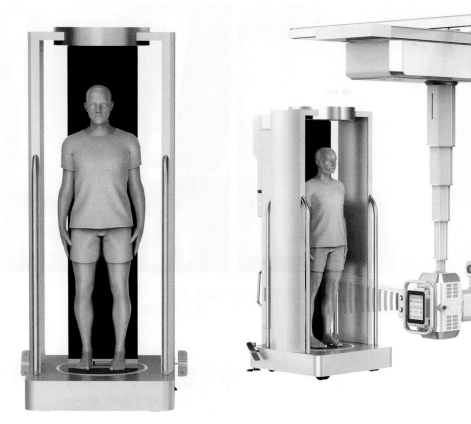

图8-7　WR-3D扫描站台，配合悬吊动态DR，可以完成负重位3D扫描重建

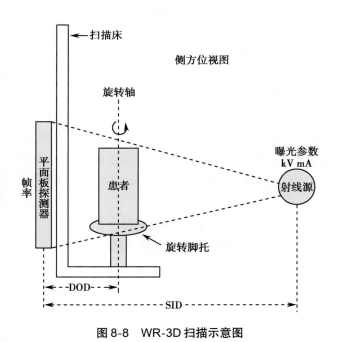

图8-8　WR-3D扫描示意图

保障图像质量，满足诊断需求。

**3. 非等中心扫描**　配合43cm×43cm的动态大平板探测器，非等中心方式的FOV更大，最大可达350mm，能够轻松容纳双侧髋关节。所有部分均可在一次扫描重建中完成，不需要多次扫描，降低患者的辐射剂量。

**4. GPU加速重建算法**　自主开发的GPU加速重建算法可以在2min完成扫描并出图，大大提高检查效率，有利于减轻CT的工作负担。

**（二）临床应用**

在某些下肢骨关节疾病中，患者在立位和卧位时有不同的症状表现。为了评估复杂性骨折、解剖结构错位或全关节置换方案，临床往往需要通过负重位的3D影像做出精确诊断，辅助术前手术方案规划和术后康复效果评估。普通X线设备拍摄的2D负重位影像已经无法满足越来越复杂的诊断需求，传统螺旋CT和MR设备也无法完成此类检查。负重位动态影像三维重建系统WR-3D（以下简称WR-3D），聚焦下肢负重位骨科3D影像诊断，可以提供准确负重位3D影像，弥补传统DR、螺旋CT和MR在临床应用上的不足。

WR-3D支持患者站立位扫描重建双足、双踝关节、双膝关节、双髋关节和腰椎3D影像，实现传统DR、螺旋CT和MR无法扫描的负重位3D成像（图8-9），可以用于评估负重位状态下复杂性骨折、解剖结构错位或全关节置换。WR-3D支持2D+3D

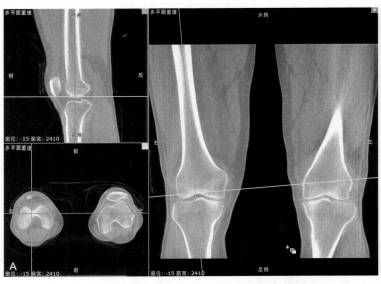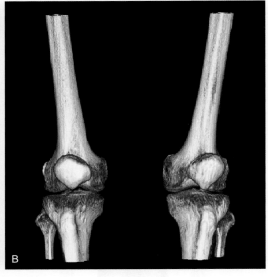

**图 8-9 负重位双膝关节 2D+3D 重建图像**
A.负重位双膝关节 2D 多平面重建；B.负重位双膝关节 3D 重建

一站式检查，可和动态 DR 完美融合，不影响动态 DR 的拍片摄影、透视、全身拼接等功能。一机多能，减轻 CT 的工作负担，提高诊疗效率。

WR-3D 支持不同 FOV、图像厚度、图像间隔和图像处理参数，不同的重建参数可以适配不同的患者和部位，都能获得较好的影像效果，可以自由修改重建参数，类似传统螺旋 CT 的操作方式，保持传统 CT 的操作习惯。

文献报道多角度扫描技术将 DR 的图像由二维扩展到三维，明显提高病变的检出率，更能真实反映关节病损情况，特别是关节骨性关节面与间隙改变及关节面下小囊状病损情况，有较好的临床应用前景。

膝关节负重位多角度扫描技术引入三维 CBCT 扫描重建理论，把传统 DR 二维重叠影像引入三维成像，客观地显示人体生理情况下膝关节细微的骨关节病变。由于关节骨骼解剖结构复杂，常规卧位使用的膝关节 DR 摄影往往存在骨骼的重叠、摄影位置及方法偏差、肢体旋转等局限。膝关节 CT 扫描也难以真实反映出患者在站立条件下的关节受力及形变情况。膝关节负重位动态 DR 多角度扫描技术对关节受力形变、关节退行性病变及关节面下骨质改变有较高的检出率，为临床提供可靠、真实的影像学信息，这对骨科在膝关节病变的发现、治疗方案的制定和康复疗效的观察等，具有很高的临床实用性，这也是目前国内外骨科及影像学研究的热点。

**（余建明 李大鹏 胡安宁 丁昌懋 杨 明）**

## 第二节 数字X线摄像特殊成像技术

### 一、双能量减影技术

20 世纪 50 年代，Jacobson 提出了双能量减影（dual energy subtraction, DES）的基本概念，直到 20 世纪 80 年代被用于 CR 胸部影像的临床诊断，它是在两块成像板间放置一块铜板，一次曝光两次成像板，同时记录高、低能图像信息后再进行减影处理。其优点是没有图像错位的误编码问题，但出现不可避免的能量分离不够理想，减影后图像残留现象，图像对比差，信噪比低。目前应用的高速数字化单片式平板探测器（digital flat panel detector, DFP）已经克服了这一问题。

**（一）双能量减影技术的原理**

**1. 两次与一次曝光法双能量减影**

（1）两次曝光法：两次曝光法指以不同的 X 线球管输出能量（kVp）对被摄物体进行两次独立曝光，得到两幅图像或数据，将其进行图像减影或数据分离整合分别生成软组织密度像、骨密度像和/或普通胸片的方法。所采用的低能 X 线峰值在 60~85kVp、高能 X 线峰值为 120~140kVp。目前使用的高速数字化单片式平板探测器（digital flat panel detector, DFP），两次曝光间的时间差可缩短到 200ms，患者一次屏气可完成检查，在很大程度上减少了误编码，而且由于 DFP 量子探测效率（detective quantum efficiency, DQE）高，能量分离的效率高，且宽容度大，在不牺牲质量的前提下，球管输出能量可相应降低。低能及高能 X 线输出量分别为 60~80kVp 和 110~150kVp，而且 DFP 将采集的信息直接变成可视图像，自动后处理速度快，在数分钟内即得出三幅图像——普通数字胸片、软组织像及骨像，因而可成为胸部 X 线摄片的常规附加检查。

（2）一次曝光法：一次曝光法是对经被曝物体衰减后所输出的 X 光子进行能量分离，得出两幅能量不同的图像。该方法最初是为了消除两次曝光法的误编码问题，由 Speller 等在 1983 年首次提出，他们在特制的暗盒内叠放两套胶片增感屏系统，两者之间用铜滤板分隔，较低能量的 X 线在前方的胶片成像，而较高能量的 X 线穿过滤板成像于后方的胶片，从而实现能量分离。Barnes 等和 Ishigaki 等分别将一次曝光法应用于各种 CR 胸部摄片系统，用双层影像板取代双胶片增感屏系统，其信息的后处理功能使图像质量提高。（图 8-10）

（3）两次曝光法与一次曝光法的比较：两次曝光法的优点是能量差大、所产生的双能量减影的图像上残留的组织对比好、图像信噪比高，但两次曝光之间因呼吸、心跳、移位等可导致误编码。此外，短时间内交替输出高、低两种能量，X 线束对球管要求高、损耗也大、患者的辐射量亦有所增加。一次曝光法虽然没有图像错位的误编码问题，但能量分离远不如两次曝光法理想、所获图像的残留的组织对比差、信噪比低。虽然在理论上增加曝光条件可提高能量分离的幅度、减少量子斑点噪声，但当曝光量增大至一定程度后，影像板的噪声与曝光量不再相关，而且曝光条件过高还会增加散射所致

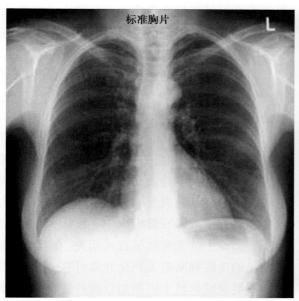
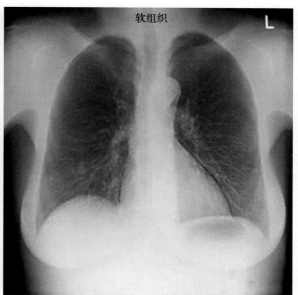
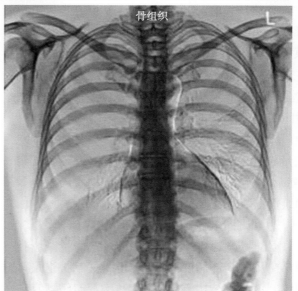

**图 8-10　一次曝光法**
在短时间内一次性高能和低能采集胸部，产生胸部的标准胸片、软组织像和骨组织像

的杂影。有的研究者推测如果要使一次曝光法的双能量减影图像的信噪比与两次曝光法相当,其X线曝光量需提高16倍。研究表明,在其他条件基本一致的前提下,140kV一次曝光法的能量分离幅度只有70/140kVp,是两次曝光法的50%(分别为21.6keV和42.6keV),所得减影图像的残留组织对比度只有后者的50%左右,图像的信噪比只是后者的43%。DR的探测器能将X线信号直接转变为可视信号,且速度快,成像及图像撤除迅速,不必在两次曝光间更换或使用前后重叠的影像板,从根本上解决了两次曝光法的曝光间隔过长难以产生两幅完美重合图像这一致命弱点。

**2. DR双能量减影的机制**　人体不同组织对X线的吸收与X线的能量有关,是X线能量的函数。诊断性X线摄影所使用的是低能X线束,它在穿过人体组织的过程中,主要发生光电吸收效应和康普顿散射效应而衰减。光电吸收效应的强度与被曝光物质的原子序数呈正相关,是钙或骨骼等高密度组织产生X线衰减的主要因素。康普顿散射与物质与X线所经过的组织的电子密度呈函数关系,主要发生于软组织。双能量减影是利用骨与软组织对X线光子的能量衰减方式不同,以及不同原子量物质的光电吸收效应的差别,将对不同能量的X线束的衰减强度的变化反映出来,经过对不同强度的光电吸收和康普顿效应衰减后的X线信号进行分离采集处理,从而选择性消除骨或软组织成分,得出能够体现组织化学成分的所谓组织特性图像——纯粹的软组织像和骨组织像,同时保留标准图像,从而降低高密度的骨组织和低密度的软组织在图像上的相互干扰,提高了对疾病的临床诊断能力。

物质的线性衰减系数在放射诊断的能量范围内可分为光电效应和康普顿效应,前者主要与物质的原子序数相关,后者主要与物质的电子密度相关。DR双能量减影利用这种原理,用低千伏和高千伏分别作低能量和高能量两次曝光,在间隔很短的时间内使人体不同密度的组织结构在不同能量曝光中形成不同的影像,利用影像间的差别,通过DR的能量软件包将人体内的物质分为软组织和骨组织,然后进行减影处理。由此可见,物质的光电效应和康普顿效应是能量减影的理论基础。

**(二)双能量减影技术的临床应用**

**1. 双能量减影在胸部的应用**　双能量减影技术最早应用于胸部病变的检查,也是文献报道最多的领域。该区域结构复杂,肋骨和胸部组织器官前

后重叠,常规DR胸片上软组织影和骨影相互干扰,影响图像的诊断和鉴别诊断。

(1)提高肺内结节的检出率:胸片是早期检出肺结节的基本影像手段,但常规胸片对单发肺结节的假阴性率高达18%~32%,且近30年来无明显改善。而双能量减影软组织像能去除骨骼等背景组织的"结构噪声",提高图像的密度和空间分辨力,使肺野显示更加清晰,同时又弥补了常规CT扫描(层厚10mm,层距10mm,螺距1.0)的盲区,使肺结节特别是直径小于10mm或肋骨、锁骨和肩胛骨重叠处的结节的检出率大为提高。有研究表明双能量减影软组织图像肺结节检出率明显高于常规DR图像。另外,若双能量减影骨组织像显示结节在骨上,而软组织像不显示,则可确定为肋骨病变。因而双能量减影技术弥补了常规胸片只能显示肺野内结节的形态、大小,而往往不能判断和肋骨等胸壁骨骼重叠时结节是肋骨病变还是肺内结节的缺憾,有利于胸部结节的定位诊断,减少了误诊及不必要的继续检查、大大减轻了患者的心理和经济负担。

(2)提高胸部钙化的检出率:众所周知,检出钙化是诊断肺良性结节最可靠的影像学征象之一。有的钙化结节在双能量减影的骨组织像上成影,而在软组织像上全部或部分消失;不含钙化的结节在软组织像上显示清楚,而在骨组织像上消失。有的学者经人体模型实验表明,钙化的检出与含钙浓度有关,与大小无关,凡钙含量大于$35mg/cm^3$的结节都能在双能量减影后骨组织像上辨认,其含钙浓度与减影图像上的光密度呈直线相关,在双能量减影图像上的肉眼判断有无钙化非常可靠,不必再行测量。双能量减影技术可增加诊断的信息量,显著增加胸部钙化的检出率,有助于肺内结节病变细节的观察,有利于对肺野边缘、骨性胸廓及大气管影像解剖结构和病变的观察。

(3)提高气胸的检出率:气胸为常见的临床急症之一,依据临床症状和体征可对气胸作出初步诊断,但其确诊要结合影像学检查,其中X线检查是首选。随着DR胸片质量的提高,常规DR胸片对气胸一般都能诊断,但当气胸量较少或气胸线与肋骨、锁骨影重叠时,DR胸片常常显示不清或不能显示,易漏诊;同时,由于多数气胸患者病情急重,在拍片摆位时难以完全合作,肩胛骨未能完全拉开,部分重叠于肺内,从而影响气胸的显示。双能量减影可有效去除肋骨、锁骨及肩胛骨影的遮挡,获得单纯软组织图像,并通过后处理技术使气胸线清晰

地显示出来,提高少量气胸的检出率。双能量减影图像能更好地显示气胸线的情况。尤其对于少量气胸患者,双能量减影图像的显示率优于常规 DR 胸片。

(4)提高肋骨骨折的检出率(图 8-11):在某些部位(如膈下肋骨,纵隔处,特别是心脏后缘肋骨以及腋中线处骨折线细小、无错位等),由于肺组织及其他器官组织的重叠,普通胸片对肋骨骨折的诊断有其不足之处。双能量减影技术使得普通胸片上骨组织和心肺组织的分离得以实现,可以得到单纯骨组织像,去除了骨组织以外的胸部组织(如肺组织、心血管组织)对肋骨的重叠和干扰影响,能更好、更清晰地显示肋骨病变,显著提高了肋骨病变的特异性和检出率,这是无双能量减影技术的数字化 X 线摄影技术和非数字化 X 线摄影技术无法比拟的。特别是对于隐匿部位(重叠或切线位)和细小的肋骨骨折,双能量减影骨像的检出率明显高于常规胸片(92.3% vs 73.1%)。此外,对于胸部外伤患者,以往常规都要拍摄胸部正位片,改变摄片条件后再拍摄肋骨片,患者需要多次拍摄。有了双能量减影技术后,患者一次屏气就能完成所有检查,大大减轻了患者的痛苦。

(5)提高支气管病变的检出率:气管、主支气管占位性病变的临床症状较不典型,患者常以咳嗽首诊,临床对这一类病变的诊断多依赖纤维支气管镜的检查,可以观察病变的形态、生长部位,并可获得病理细胞学组织样本,但如进行纤维支气管镜检查前对病变部位、病变基本形态评估不足,检查过程中极易造成刺激性分泌物增多、肿瘤损伤出血等,导致气道阻塞,加重呼吸困难,甚至引起窒息,而影像学检查对纤维支气管镜检查前的准备十分重要。双能量减影对怀疑气管、支气管内占位患者纤维支气管镜检查前的初步筛查优于普通胸片。普通传统胸片图像由于受前后方骨骼及纵隔软组织遮挡的影响,对气管、支气管显示较差,多延误诊断。

另有学者利用 DR 设备对 9 例经纤维支气管镜、CT 或临床病理证实的气管、主支气管病变的患者进行双能量减影检查,每例患者均行传统 X 线胸片对照,结果显示 DR 中双能量减影技术可以有效地去除骨组织的影响,并通过多种 DR 后处理技术使病变显示更清晰,表明双能量减影技术对气管、主支气管病变的显示明显优于普通 X 线片,降低漏诊率。(图 8-12)

**2. 双能量减影在咽颈部的应用** 甲状腺癌直接侵犯气管,管壁增厚,局部正常组织被肿瘤组织替代,气管外壁与原发甲状腺病灶分界不清。气

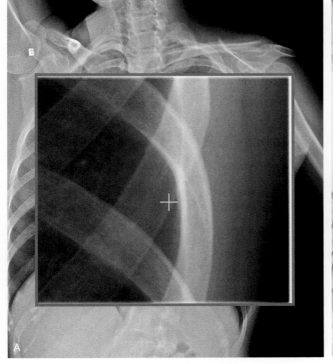
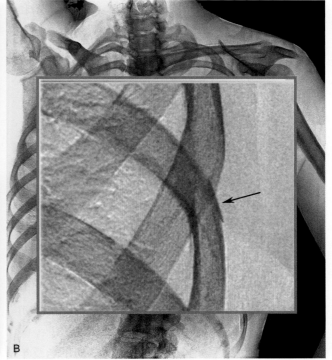

**图 8-11 胸部双能量成像,提高肋骨骨折的检出率**
A. 常规胸片肋骨细小骨折无显示;B. 双能量减影后的图像清晰显示肋骨细小骨折

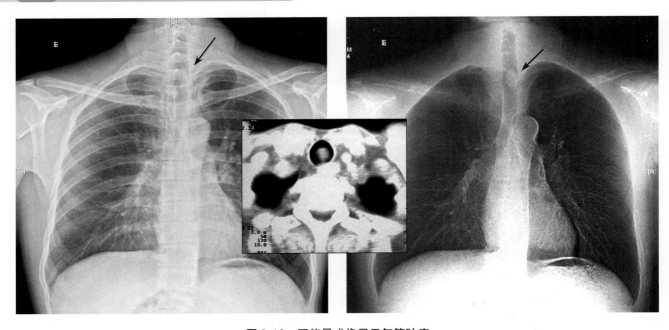

**图 8-12　双能量成像显示气管肿瘤**
箭示气管肿瘤在常规 DR 图像上显示不清（左），在双能量减影后的图像上清晰显示（右）

管、支气管内的肿瘤早期临床表现不典型，气管管腔阻塞 <30% 时，患者仅表现为刺激性干咳，在气管管腔阻塞 50%~60% 时才出现严重通气障碍。活动后出现气短、咳嗽、咳痰、咯血等症状。临床初诊多采用普通胸片检查，但由于骨骼及纵隔软组织影响，普通胸片对气管、支气管病变难以显示，加之临床表现与其他疾病相似，多被误诊为哮喘、肺炎、肺结核等。有文献报道，74% 被误诊为支气管哮喘和支气管炎，误诊时间可达 10~15 个月。MRI 和 CT 检查图像清晰度及显示效果好，但这两项检查费用较高，不适用于临床初检、普查应用。高千伏摄影效果较普通 X 线片为优，可以部分解决气管、主支气管周围组织重叠的影响，但仍欠清晰。

DR 双能量减影被认为是一项便捷、经济的检查方法，可以清楚地显示管腔内外病变的生长情况及管壁情况，对病变部位、大小、管腔狭窄程度、管壁增厚情况作出初步估计，尤其对气管、支气管的测量与实际值更接近，比 X 线片更准确，也弥补了 CT 因部分容积效应造成的测量不准确，对最窄内径的测量更有利于金属支架置入前的准备。DR 双能量减影可以作为气管、支气管占位病变疑诊者的首选检查项目，但对临床以咳嗽、咳痰为症状的初检患者的大范围初筛检查并不适用，尤其对于一些有严重呼吸困难的患者及不能配合检查的年老及年幼患者，检查过程中操作难度大。

DR 双能量减影有望为普通放射学在气管、支

气管疾病诊断方面提供新的思路，作为临床初筛气管、支气管肿瘤患者重要的辅助检查手段，以便降低临床误诊和漏诊率，并可以为纤维支气管镜检查提供肿瘤及气管、支气管的初步情况，便于临床医生对纤维支气管镜检查中可能遇到的危险情况估计，并可结合临床情况及患者经济情况省去 CT、MRI 等昂贵设备的检查。

鼻咽部扁桃体肥大是导致儿童鼻鼾的最常见病因，在鼻咽部气道低密度气体影的衬托下，肥大的咽扁桃体在 X 线片上得以显示。咽扁桃体位于鼻咽腔顶部，间接鼻咽镜和鼻咽部指诊检查时患儿很难合作，所以无创性的 DR 双能量减影摄影对临床上咽扁桃体诊断及术前正确估计腺样体大小非常有价值。鼻咽部侧位 X 线片上，气道影常与上颌骨、下颌骨、牙齿等高密度结构重叠，使得鼻咽部气道显示较差。而双能量减影软组织像有效去除了上颌骨、下颌骨、牙齿等高密度结构所造成的影响，从而获得满意的鼻咽部气道图像。图像质量明显优于 X 线片，便于对鼻咽部气道周围软组织进行测量，以便正确评价腺样体大小和形态，并对鼻咽部气道狭窄程度进行评估。双能量减影软组织像能有效去除周围骨组织及牙齿等高密度结构的影响，与 X 线片相比能更好地显示增大的扁桃体、腺样体及狭窄的气道，为术前正确评估扁桃体和腺样体的大小和形态提供了一种简便、快捷、有效的检测方法。另有学者对 50 例经 CT 和病理证实的鼻咽癌患者的

双能量减影和数字X线片进行了回顾性比较分析，证明双能量减影软组织像对鼻咽癌的检出率明显高于普通X线片。

**3. 双能量减影在腹部的应用** 泌尿系统X线片及静脉肾盂造影片经常受肠气影的干扰，以致影响对肾脏轮廓或疾病的观察，少量肠气又可重叠于泌尿系脏器区，影响结石的显示造成不必要的漏诊或不必要的CT检查。如何消除肠气影响一直是影像学要解决的问题，以往传统X线摄影片或CR都无法实现，双能量减影技术可以在骨像中选择性去除低密度肠气的衰减信息，尤其是应用于造影检查对比剂充盈后的影像在所得高密度图像中的显示更加清晰，提高了泌尿系诊断的正确性。

胆道系统的常见病变有结石、炎症、肿瘤、先天畸形等，临床的影像学检查方法有胆道造影、B超、CT、MRI及ERCP。双能量减影技术能有效去除腹部脏器及其他软组织影，使胆囊、胆道的形态能充分显示出来。双能量减影后，对比剂和结石与肝区的灰度差明显增大，大大提高了图像的对比度。部分胆囊肝脏功能下降的病例只有在双能量减影摄片中才可以显示胆囊胆道的轮廓。微小结石含钙量不高或与肠气重叠，在普通DR摄影中显示不清或者不显示，也能在双能量减影成像上显示。

肠梗阻病变行碘剂消化道造影时，常伴肠液的增多，碘液被稀释，此时常规的DR检查常无法明确显示碘剂影或显影不清，影响诊断，而能量减影能将密度分辨力提高8倍，同时消除腹部气体的干扰，以便很好地显示肠道碘剂影。

## 二、组织均衡技术

DR组织均衡技术是将DR图像分解成不同密度区域的图像进行数字化处理，然后再将分别处理的图像进行加权整合，得到一幅新的图像，使整个视野内不同密度的组织均能得到良好显示，而无需调整窗宽/窗位。

### （一）组织均衡技术的机制

DR为数字化的X线摄影，具有较大的曝光条件取值范围和较高的量子检测力（DQE），获得的图像层次丰富。但是，人眼所能分辨的影像灰阶有限，在同一曝光区域，若要观察低密度组织，则势必丢失高密度组织间的灰度差异；反之，若要观察高密度组织，则必然损失低密度组织间的灰度差异。对于密度差和/或厚度差较大的成像区域，常规的DR摄影会出现曝光不足或曝光过度的现象。

DR组织均衡技术可以针对上述现象，利用后处理软件将厚度大、密度高的区域与薄组织、低密度区域分割开，分别赋予各自的灰阶值，使得厚薄和高低密度组织的部位均形成对比良好的图像，然后叠加在一起，经计算机特殊重建处理，得到新的数据，产生一幅组织均衡图像，使高密度组织与低密度组织在一幅图像上同时显示出来。最后得到的图像层次丰富，在增加图像信息量的同时，不损失图像的对比度。当然，运用组织均衡技术处理图像除了选择恰当的组织均衡技术参数外，还需足够的曝光剂量，以便得到丰富的图像层次。

### （二）组织均衡技术的临床应用

**1. 组织均衡技术的参数** 不同DR X线机的技术参数不同，常见的有①密度（density），范围在0.5~2.5，数值大小的变化导致图像从黑到亮的变化；②非线性灰度系数（gamma），范围在0.5~8.0，数值大小的变化导致图像从层次少到层次丰富的变化；③细节对比增强（detail contrast enhancement），范围在0~6.0，数值大小的变化导致图像从细节少到细节多的变化；④噪声抑制（noise compensation），范围在0~1.0，数值大小的变化导致图像噪声多少的变化；⑤平滑（unsharp masking），范围在0~6.0，数值大小的变化导致图像从层次少到层次丰富的变化；⑥中心平滑（unsharp masking kernel），范围在3~151，数值大小的变化导致图像从对比度大、噪声大到对比度小、层次多的变化。此外，还有边缘锐度（edge）、亮度、对比度、均衡强度（strength）和均衡面积（area）等参数。组织均衡技术参数设置后，经过曝光的图像即为组织均衡图像。（图8-13）

**2. 组织均衡技术在股骨颈侧位摄影的应用** 股骨颈侧位的常规DR摄影时，由于股骨颈上下区域的组织厚度和密度相差太大，DR摄影的动态范围难以适应部位间厚度和密度的动态范围，造成股骨颈下方被穿透，图像非常黑，而股骨颈上方X线穿透不足，图像非常亮，以致股骨颈区域内的组织结构不易区分。DR组织均衡技术在后处理股骨颈侧位影像时，常将平滑和中心平滑取最小值，噪声抑制取值0.8左右，细节对比增强取值2.0左右，灰度系数取值0.6左右，密度取值0.8左右。具体的组织均衡参数调节则根据年龄、体型导致的股骨颈侧位成像的不同作相应处理，使得影像能够显示骨纹理，且清晰度良好。确认后进行影像重建。

有学者研究表明，在50例股骨颈侧位摄影中，常规DR成像的质量在标准以下的占40/50，没有优

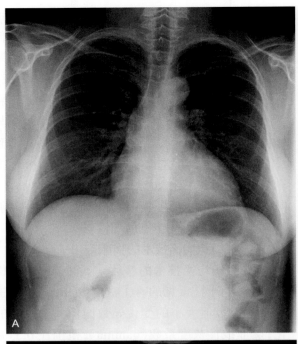

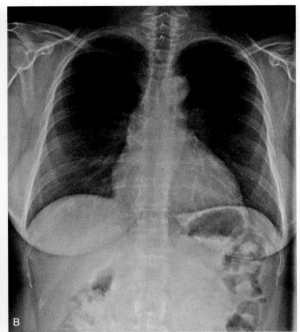

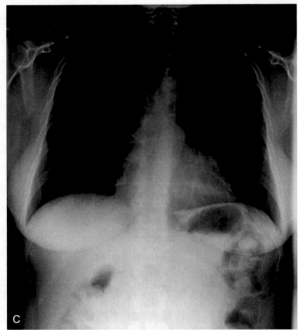

**图 8-13 组织均衡技术在肺部成像的应用**
A. 常规标准处理的图像；B. 组织均衡处理的图像；
C. 窗宽/窗位处理的图像

质图像产生；而应用了 DR 组织均衡技术后，优质图像占 38/50，不存在标准以下的图像质量。经统计学分析，DR 股骨颈侧位摄影的两种成像方法具有显著性差异。在股骨颈侧位摄影时，因股骨头和股骨颈处的厚度和组织密度均较股骨上中段大，加之摄影对侧的臀部组织部分重叠在成像区域，加重了成像区域的厚度和密度。即使大动态范围成像的 DR 摄影，以及数字化的窗口技术调节，也难以使成像区域产生良好的对比度。此时，只有应用 DR 的特殊处理的组织均衡技术，才能使这些特殊的成像部位产生满足诊断的优质图像。

DR 组织均衡技术应用实质是其技术参数的调整及相互配对，基于股骨颈侧位 DR 摄影的工作总结，建议组织均衡技术参数的密度范围可在 0.9~1.2；非线性灰阶度系数可在 1.5~2.0；细节对比度增强可在 1.8~2.2；噪声抑制可在 0.8 左右；平滑可置于最小值 0；中心平滑也置于最小值 3，以获得符合 X 线诊断的股骨颈侧位图像。若将密度取较小值或较大值，就会出现图像太亮或太黑，缺乏组织层次；若将灰度系数取较小值或较大值，就会出现图像变灰或对比度过大，缺乏图像细节；若将细节对比增强取较小值或较大值，也会出现图像变灰或对比度过大；噪声抑制若取较小值,则图像的噪声变大；平滑和中心平滑常取最小值,否则图像的对比度增大,无影像细节。(图8-14)

**3. 组织均衡技术在胸腰段椎体侧位摄影的应用** 有学者运用DR组织均衡技术对80例胸腰段摄影进行了研究,由于腰椎区域密度和厚度大,胸椎区域相对来说密度和厚度小,常规DR摄影的动态范围难以满足成像区域内密度和厚度的差异,以致出现了胸椎段过度曝光,影像太黑,而腰椎段曝光不足,影像太淡。结果在胸腰椎体侧位常规DR摄影时出现胸椎下段的病变难以辨认。在研究中发现,在胸腰段正位摄影中,常规DR影像与经DR组织均衡技术处理的影像均可获得较好的图像质量,二者比较没有统计学意义。但在胸腰段椎体侧位摄影中,常规DR摄影的图像质量达到优和平均以上标准的所占的比重少,分别为2/80(2.5%)和6/80(7.5%);而经DR组织均衡技术处理后的图像质量达到优和平均以上标准的所占比重大,分别为72/80(90%)和7/80(8.7%),二者的差异具有统计学意义。

在胸腰椎体侧位摄影中,胸椎下段与含空气的肺组织相重,且椎体较小;而腰椎上段与组织密度大的肌肉组织相重,且椎体较大,即使是用较大动态范围的DR摄影,以及数字化窗口技术进行图像的后处理,也难以使胸椎下段与腰椎上段在同一照片上均产生优良的对比度。此时,只有应用DR的组织均衡技术进行特殊处理,才能使胸腰段侧位椎体的影像产生满足诊断和临床需要的图像。实验中有37例胸腰段侧位DR摄影的患者,第10~12胸椎影像太黑,在窗宽窗位调节后下段胸椎影像可见,但腰椎影像太亮,骨纹理不可见,后经DR组织均衡后处理技术,使得胸腰段椎体均清晰可见。本组有3例第9胸椎体压缩性骨折的患者,常规DR摄制胸腰段侧位像时,第10胸椎太黑,第11胸椎椎体骨折难以分辨,经组织均衡技术处理后,第9胸椎椎体的压缩性骨折清晰可见。

DR组织均衡技术应用的实质是其技术参数的调整及其相互配对。研究者通过对80例胸腰段椎体正侧位的DR摄影分析,得出结论:要想获得满意的符合X线诊断的胸腰椎侧位DR影像,密度范围可在0.9~1.2;非线性灰度系数的范围可在1.5~2.0;细节对比增强可在1.8~2.2;噪声抑制可在0.8左右;平滑可取最小值0;中心平滑也取最小值3。若上述参数设置不当,就会出现影像细节少,对比度过大,或影像太黑太淡,图像不能满足诊断要求。由此可见,DR组织均衡技术参数的调整对清

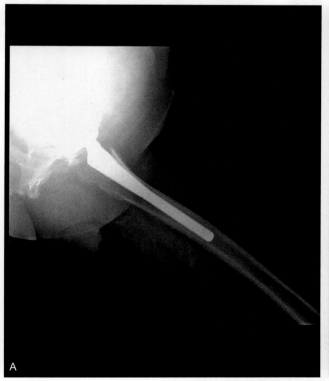
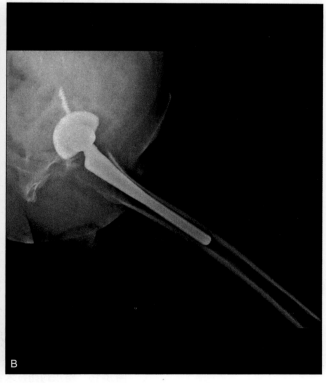

**图8-14 组织均衡技术在股骨颈侧位摄影的应用**
A.未使用组织均衡技术时股骨颈侧位影像上无法显示;B.使用组织均衡技术后股骨颈侧位图像上清晰显示

晰地显示胸腰段椎体侧位影像至关重要。

**4. 组织均衡技术在其他摄影体位的应用**　在常规的 DR 摄影中,颈椎的下段及胸椎的上段侧位影像常常难以显示清晰,特别是侧卧位摄影,由于肩关节的遮挡颈椎的下段更难显示。有研究者运用组织均衡技术对 80 例颈胸段椎体的侧位摄影进行了研究,通过常规 DR 影像与组织均衡技术的 DR 影像对比,结果表明使用了组织均衡技术的颈椎下端和胸椎上端的侧位影像的椎体和椎间隙均清晰

可见。

组织均衡技术在跟骨轴位摄影中的应用,在常规的 DR 摄影中,跟骨轴位常因跟骨头端与跟距关节端的组织密度相差太大,而摄影时又使用了倾斜 X 线,在成像的区域出现跟骨头端影像太黑,跟距关节太亮,关节显示不清。研究者运用组织均衡技术对 50 例患者的摄影图像进行了研究,结果表明,是否运用组织均衡技术摄影对跟骨摄影的图像质量改善具有统计学意义。如图 8-15。

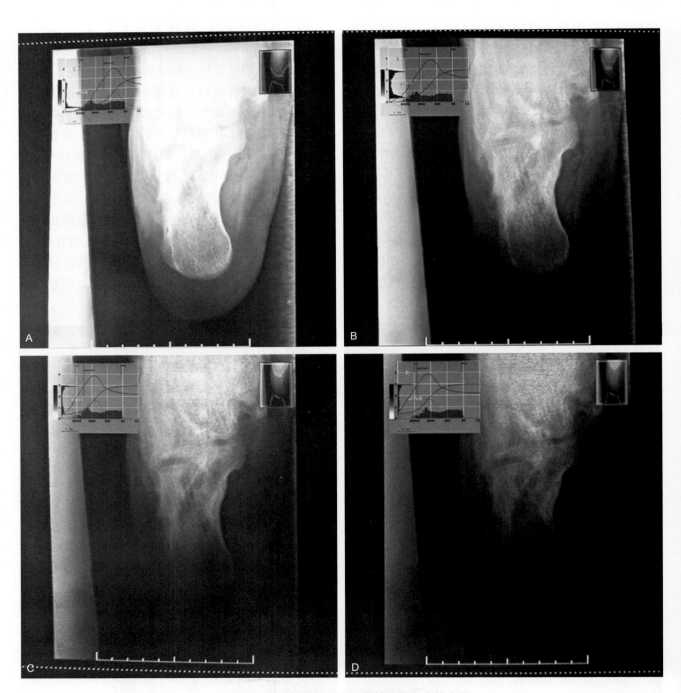

**图 8-15　组织均衡技术在跟骨轴位摄影中的应用**

A. 未使用组织均衡技术,跟距关节太亮,关节显示不清;B. 未使用组织均衡技术,跟骨头端影像太黑,关节显示不清;C、D.使用组织均衡技术后,根骨关节显示更清晰

### 三、时间减影技术

时间减影（temporal subtraction，TS）是一种基于DR图像的对比分析软件技术，针对同一患者、同一部位，在不同时间摄影的DR图像，采用计算机时间减影进行前、后两幅影像的比较，可观察到病变的发展状况。

图像对比性研究对某种疾病的病理学、形态学改变具有重要的意义，DR图像显示的是人体形态学的X线图像特征，定期复查、对照检查、回顾性判读等手段在影像诊断中是最常用的方法。时间减影技术的临床意义在于对随访时新发的异常病变表现，特别是细微的异常变化比人眼更具有敏感性。计算机识别出的图像差异是客观存在的现象，诊断时给予重点关注将有效地提高临床诊断的准确性。时间减影技术适合于静态器官的对比，近期对比的效果较好。

### 四、图像拼接技术

图像拼接（image pasting）是DR在自动控制程序模式下，一次性采集不同位置的多幅图像，然后由计算机进行全景拼接，合成为大幅面X线图像。

常规X线摄影胶片单张最大成像面积为37cm×43cm，能显示出绝大多数的人体组织器官，在CR、DR的常规X线摄影中也延续这种图像模式，所有X线探测器的最大采集面积为43cm×43cm。当影像诊断和临床治疗中需要显示出更大的成像面积时，就必须使用多次摄影和图像拼接技术。

**1. X线管固定，探测器移动的图像拼接技术具体采集过程**　图像采集曝光时，X线管组件固定于一个位置，探测器沿患者身体长轴移动2~5次，X线管组件连续进行2~5次的曝光。计算机随即将2~5次曝光所采集到的多组数据进行重建，做"自动无缝拼接"，形成一幅整体图像。该方法的主要特点是为减小X线锥形光束产生的图像畸变，X线管组件在多次曝光时，分别设定了不同的倾斜角，即X线管组件与探测器采用的非平行摄影技术，能在图像的拼合过程中有效地消除视差造成的图像失真以及匹配错位现象。另外，图像整合时采用精确配准技术。其特点为：①准确配准两幅图像的拼接位置，解决了重叠部分的几何畸变；②正确配准图像拼接处像素密度分布，使整幅图像表现出连续均匀

的对比度；③自动量化分析数据；④具备组织均衡、降噪、最优窗宽、窗位、对比度亮度一致性、骨科整形计算测量软件等处理功能，保证了高质量的图像输出。全景拼接原理如图8-16。

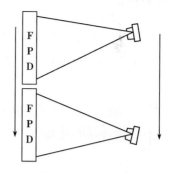

**图8-16　X线管固定，探测器移动图像拼接原理**

**2. X线管组件与探测器同步移动的图像拼接技术**　该技术采用X线管组件垂直上下移动，DR探测器跟随着X线管组件实现同步移动，分次脉冲曝光采集后自动拼合的方法。具体采集过程为：首先确定第1幅X线摄影区域位置，曝光后，X线管组件和探测器沿患者身体长轴移动到第2幅区域位置，进行第2次曝光。接着进行3次、4次……多次曝光，计算机随即将每次曝光所采集到的多组数据进行图像重建和"自动无缝拼接"，形成一幅整体图像。该方法的主要特点是：①中心线与探测器在曝光时始终保持垂直，为减小X线锥形光束产生的图像畸变，X线管组件采用长条形视野，摄影长度控制在5~10cm，这样就减小了斜射线的投影；②根据摄影面积确定摄影次数，该摄影技术可选最大摄影长度为198cm；③X线管组件和探测器同步平移分次曝光，每次图像均有轻度重叠，以便计算机定位和图像配准；④具备组织均衡处理，降噪，最优窗宽、对比度亮度一致性等功能，保证了高质量的图像输出。全景拼接原理如图8-17。

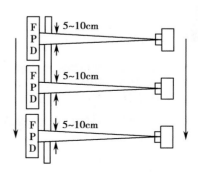

**图8-17　X线管组件与探测器同步移动图像拼接原理**

**3. 自动无缝拼接技术的临床意义** 一次检查能完成大幅面、无重叠、无拼缝、最小几何变形、密度均匀的数字化X线图像。例如，骨科、矫形外科等需要对人体的大范围结构作整体性结构显示，精确测量全脊柱、全肢体的解剖结构改变。特别是对脊柱侧弯及前、后凸等疾病的术前诊断、术后检查、治疗效果分析等方面具有重要作用。

**（杨 明 余建明 李大鹏 胡安宁 丁昌懋）**

## 第三节 数字X线摄影成像技术新进展

### 一、DR动态功能X线成像

动态数字X线摄影（dynamic digital radiography, DDR）系统由动态平板探测器、高压发生器、球管、运动机架、计算机、图像处理与传输系统组成。与传统数字化X线摄影技术相比，动态DR摄影能在一个时间单位内低剂量高速获得多帧X线影像，通过图像算法处理系统后，极速输出一段连续动态影像（运动），实现所见即所得。

动态数字X线摄影技术的原理：将射线检测单元合并成平板线性阵列，直接连接到大规模集成电路，同时完成射线接收、光电转换和数字化的整个过程。直接转换的过程减少了传输和信号转换产生的诸多噪声信号，并使用适当的滤波电路来获得低噪声和高灵敏度的影像（图8-18）。

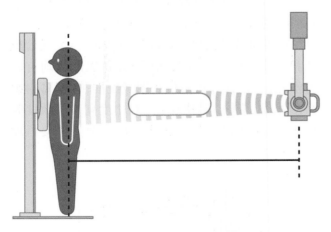

**图8-18 动态数字X线摄影技术原理模式图**

DDR技术在临床上具有广阔的应用前景和价值，在多个应用检查中都具有独特的优势和价值，如儿童肠套叠检查、小儿气道阴性异物检查、上消化道气钡双重造影检查评估消化道出血风险、肠梗阻肠管张力判断、食管气管瘘检查、尘肺检查、ICU

动态检查、一侧肺门影增大、无症状泌尿系阳性高密度影、肺底积液检查和骨关节运动检查等。

**1. DDR在骨肌系统的应用** DDR系统在骨骼方面可拍摄各处骨、关节、较大肌肉肌腱、肿瘤侵袭或限制功能的动态图像，提供可存储、可比较的运动信息，包括关节运动角度、关节腔距离、小关节位移量、大关节承重压强等，以及常规的骨骼放射学信息。

（1）颈椎运动功能评估：动态影像对颈椎运动功能状态的评估，通过弯曲与伸展的颈椎运动角度数据，进行精准评估。（图8-19）

（2）肩关节功能评估：肩关节是上肢的运动基础。肩关节异常会影响到手肘、手腕等部位。肩关节覆盖着人体关节中最大的可以移动的范围，对于日常生活、各类运动十分重要。研究自然姿势下肩关节前后方位的动态影像分析十分重要。其分析方法包括明确三个角度：①上腕骨长轴和臼盖边缘形成的角度[ glenohumeral-angle（GH-angle）]；②上腕骨长轴和垂直轴形成的角度（arm-angle）；③垂直轴和臼盖边缘形成的角度[ scapulothoracic-angle（ST-angle）]。（图8-20）

（3）膝关节功能评估：膝关节是人体的负重关节，运动量最大，也是最容易受损的关节，DDR系统能在人体负重情况下进行摄影，以便研究膝关节的损伤情况。膝关节动态侧视图的分析方法包括弯曲角度、外侧髁、移动轨迹。

**2. DDR在肺部及气管病变的应用**

（1）在肺部的应用：它可在立位呼吸状态下呈现双侧肺野全体动态图像，通过X线影像分析工作站解析出一系列新信息化技术和新功能，包括肋骨减弱、频率增强、膈肌追踪、肺野面积、肺通气功能、肺血流灌注、气道直径、肺顺应性、胸廓同步性等，提供新的诊断指标，实现简便且高精度的检查。在骨关节系统，它可对一系列大小关节进行功能成像。因此它可应用在慢性阻塞性肺疾病（chronic obstructive pulmonary disease, COPD）、肺气肿、肺纤维化、肺栓塞等疾病及一系列骨关节疾病的诊断和治疗评估中。DDR系统允许研究者们在站姿、坐姿和仰卧位等体位下进行相关人体部位功能和病变的研究。

（2）评估气管病变：DDR可以直接观察气管运动，因此可以用这项技术来筛选呼吸障碍患者，如气管软化和过度动态气道塌陷，其中气管在吸气和呼气时移动。一项研究纳入52名计划接受胸外

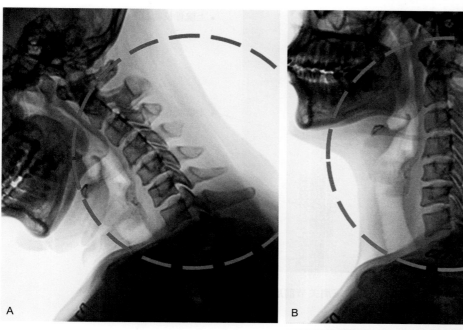

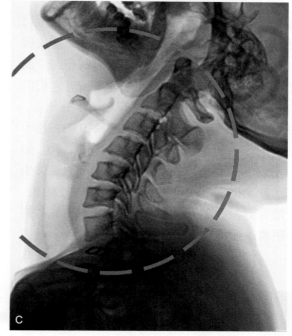

**图 8-19　颈椎动态运动影像图**
A. 颈椎过曲位；B. 颈椎动态像；C. 颈椎过伸位

科手术的患者，使用 DDR 评估气管直径：在仰卧位拍摄 DDR 图像根据语音引导，患者被迫呼吸，从最大吸气到呼气，以每秒 15 帧的频率进行 DDR 成像，持续 15s。研究结果表明：气管的狭窄程度因通气障碍类型而异；与正常组和限制性通气障碍组相比，阻塞性通气障碍组的气管直径明显缩小；阻塞性通气障碍组呼气时气管有变窄的趋势；为减少呼吸过程中微小波动对测量精度的影响，采用一定时期内气管直径的平均值进行评价。DDR 可以动态观察呼气时气管直径的变窄，通过观察和测量气道狭窄程度，可以判断和评价患者阻塞性通气缺陷的严重程度。开发更客观、更有效的测量和评价气管

直径的软件是研究者们的当前任务。胸内气道狭窄表现为吸气相正常，但呼气相明显降低，会展现一个典型的平台；胸外固定位置狭窄表现为吸气相和呼气相均会降低，具体情况取决于气道狭窄的类型和患者的配合程度。

对于气管狭窄，临床多使用两种检查方法：CT 和支气管镜。在 CT 系统中，只有前后径达到 50% 以上狭窄时，才判断为气管狭窄［呼吸道动态性过度塌陷（EDAC）］。但实际拍摄时在屏气拍摄时狭窄处会恢复原状，捕捉呼气狭窄时的部位和状态是非常困难的。支气管镜检查可以直接用肉眼观察气管进行确认，也是呼吸道狭窄诊断的"金标准"。但

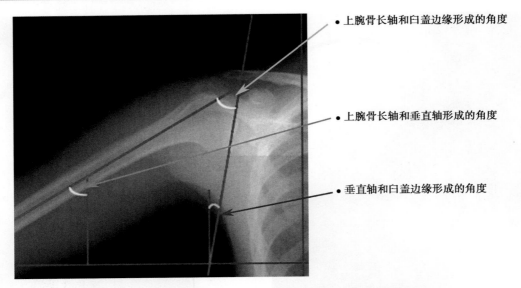

- 上腕骨长轴和臼盖边缘形成的角度
- 上腕骨长轴和垂直轴形成的角度
- 垂直轴和臼盖边缘形成的角度

图 8-20　自然姿势下肩关节前后方位的动态影像的分析方法

是气管支镜前端镜头有一定体积,当进入气管后,可能会撑开气道狭窄处,所以会发生漏诊,造成假阴性,以及会给患者带来不必要的负担与痛苦。而DDR 技术的无创性和直观性,可以完美避开它们的缺点,高效定位狭窄部位,测量狭窄率的百分比。

(3)评价膈肌病变:对于膈肌疾病,DDR 技术的后处理图像可以追踪横膈膜的运动并定量。如图 8-21 视频显示,41 岁的女性患者,通过测量肺尖到膈肌的距离随时间变化的曲线,获得时变图表,可以清楚看到,每当吸气时本应该距离增加的右侧隔膜的距离反而下降,说明右侧的膈肌发生了矛盾

的不协调运动(GAP),最后患者被诊断为右侧膈神经麻痹。通过一目了然的膈肌运动图表,帮助快速诊断。

(4)心血管病变:DDR 技术动态视频可以应用于心血管系统领域,主要为肺血流灌注映射视频图像。如图 8-22(见文末彩插)显示出,右肺上野出现了大于 30% 的灌注缺损。通过和健康数据比较,AI可以判定异常,从而快速支援医生的诊断。

(5)DDR 技术在胸外科疾病中的应用:DDR技术在胸外科领域还可用于对疾病的粘连、浸润的检测,辅助医师抉择手术方式、切口位置、手术时

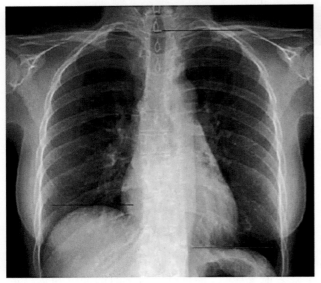

DM-mode

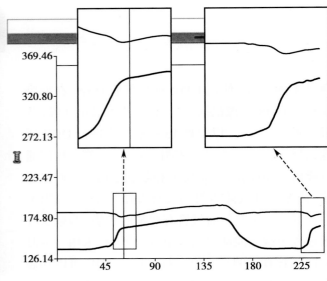

吸气时横膈膜左右的上下运动会发生矛盾运动(GAP)

图 8-21　DDR 的特定成分追踪技术在膈肌疾病中的临床应用

间，提前准备必要的器材、调整科室会诊工作等。以DDR技术的显示粘连结果为基础，根据粘连程度评估手术风险，为胸部手术提供了更多的安全保障。对DDR技术相关资源的有效运用和延伸研究，可更加准确地确定粘连范围和程度，明确手术位置，大幅度减少手术时间和手术人工费。涉及检测粘连的技术AI即将"可视化"肺部的动作，可用于肺癌、扁平上皮癌、胸膜间皮瘤等的检测。通过检测肺部组织动作的异常部位，支持医生快速诊断。

## 二、低剂量成像

DR的超低剂量化技术主要包括①新型探测材料技术：钙钛矿和碲锌镉；②新型探测材料结构；③IGZO技术；④光子计数技术；⑤像素放大TFT技术和微结构探测成像技术。

钙钛矿探测技术：基于钙钛矿单晶的X线探测器作为下一代探测技术，有望将数字化X线的摄片剂量、图像质量带入一个新的高度。原理是：X射线光子以较高的能量入射到光电转换活性材料并被吸收，产生光生载流子对，光生载流子在探测器单元电场的作用下分别向上下电极漂移，并最终被电极所收集从而产生电流信号。探测效率将会比现有的非晶硅/硒大幅提升。

采用钙钛矿单晶作为光电转换层，光电转换效率将会大幅提高，辐射剂量将会大幅降低，空间分辨力有望达到20LP/mm，探测面积有望突破75mm×75mm。

碲锌镉（CZT）探测技术所使用的碲锌镉材料具有较高的原子序数、较大的材料密度、较宽的禁带宽度和极高的电阻率，可应用于环境监测、医学诊断、工业无损检测、安全检查、空间科学等众多领域，被公认为当前最具有发展前景的核辐射探测材料之一。用CZT单晶制备出的探测器在室温下对X和γ射线具有较高的探测效率和能量分辨力。

**（余建明 李大鹏 杨 明 胡安宁 范文亮）**

## 第四节 数字X线摄影图像质量控制

### 一、全面质量管理的PDCA循环方法

ISO8402对全面质量管理（total quality management，TQM）的定义是一个组织以质量为中心，以全员参与为基础，一种由顾客的需求和期望驱动的管理哲学，目的在于通过顾客满意和本组织所有成员及社会受益而达到长期成功的管理途径。是以组织全员参与为基础的质量管理形式，为了保证和提高产品或服务质量，运用一整套的质量管理体系、手段和方法所进行的全面的、系统的管理活动，它是一种科学的现代质量管理方法。

全面质量管理方法是由密切相关的四个阶段组成，即计划（plan）、实施（do）、检查（check）、总结（action），简称PDCA循环方法。PDCA循环管理是全面质量管理的工作步骤，就是按计划、执行、检查、处理四个阶段循环不止地进行全面质量管理的程序。PDCA循环又叫质量环，是管理学中的一个通用模型，最早由休哈特（Walter A. Shewhart）于1930年构想，后来被美国质量管理专家戴明（Edwards Deming）博士在1950年再度挖掘出来，并加以广泛宣传和运用于持续改善产品质量的过程中。因而PDCA循环又叫戴明环，它是全面质量管理所应遵循的科学程序。

PDCA循环有四个阶段八个步骤：P阶段，即计划管理阶段，有搜集资料、找出问题、找出主要问题、制定计划措施四个步骤。计划着重说明目的、措施、执行部门、何时执行及何时完成等；D阶段，即实施阶段，有一个步骤，即按计划下达任务，按要求实施；C阶段，即检查阶段，有一个步骤，即检查结果，找出成功的经验和失败的教训；A阶段，即处理阶段，有两个步骤，即巩固措施，制定标准，形成规章制度；找出遗留问题，转入下一个循环。一个循环的四个阶段八个步骤结束后，质量提高一步，遗留问题又开始了下一个循环，循环不止，质量不断提高。四个阶段中，A阶段，即处理阶段是最关键的一环，如不把成功的经验形成规章并指导下一个循环，质量管理就会中断。全面质量管理要用数据说话，常用的方法是分组统计、排列图法、因果分析图法、相关图法、关系图法等。

在PDCA循环中，计划（plan）阶段包括工作目标、人员组织分工、设备材料购置方案、技术路线与方法、质量控制标准和目标管理项目等。计划的制定要保证可行性、科学性、稳定性、可定量性和严肃性。①分析质量现状，找出问题；②分析产生质量问题的各种原因和影响因素；③在上一步的基础上，找出主要影响因素和原因；④针对造成质量问题的主要原因，制定技术措施方案，提出解决措施的计划并预测预期效果，然后具体落实到执行者、时间进度、地点和完成方法等各个方面；实施（do）

阶段是贯彻和执行改进措施,按计划内容进行具体工作,形成惯性运行。必须做到各级各类人员在整个计划中的任务和职责要明确具体,规章制度合理可行,人员任务配置合理,保持良好的工作作风;检查(check)阶段就是总结执行计划的结果,分清哪些是正确的,哪些是错误的,明确效果,找出问题。利用客观的物理评价和统计学手段,将实施结果与计划相比较,了解进展情况,及时发现问题;总结(action)阶段是根据上一阶段提供的数据、图表及反映出的问题进行分析,找出问题的主次并加以纠正。对于暂时不能解决的问题,拟定改进措施向下一级 PDCA 转移,反馈到新的计划中去。①巩固成果,即总结成功的经验和失败的教训,形成标准。②对遗留问题,提交到下一个循环解决。

　　PDCA 循环的特点有三个:①各级质量管理都有一个 PDCA 循环,形成一个大环套小环、一环扣一环、互相制约、互为补充的有机整体,在 PDCA 循环中,一般说,上一级的循环是下一级循环的依据,下一级的循环是上一级循环的落实和具体化;②每个 PDCA 循环,都不是在原地周而复始运转,而是像爬楼梯一样,每一循环都有新的目标和内容,这意味着质量管理,经过一次循环,解决了一批问题,质量水平有了新的提高;③在 PDCA 循环中,A 是一个循环的关键。按照 PDCA 循环方法,上一级 PDCA 是下一级的依据,而下一级 PDCA 又是上一级的具体化和落实。每循环一次,就向新的水平迈进一步,循序渐进,从而达到全面质量管理的目的。

## 二、图像质量的评价方法

　　医学影像质量评价和质量保证是随着医学影像新设备、新技术的应用而不断发展的。而医学影像技术的发展是同当代科技进步紧密相关的、互相促进的。20 世纪 80 年代,日本富士公司推出了存储荧光体式的 CR 系统,从而解决了常规 X 线摄影的数字化问题。1997 年以后,数字 X 线摄影(DR)设备亦相继问世,为医学影像学全面实现图像的数字化奠定了基础。现代各种医学影像的成像源、成像原理虽各不相同,但它们的成像方式均为数据重建,使图像信息数字化。成像系统的质量检测与评价方法多种多样,但应用到具体的数字成像系统中又有许多特点,不能完全按照传统的模拟成像方法用于数字化成像的评价,必须紧密结合计算机知识和数字图像的基本特点,进行数字成像系统的质量评价。

### (一)数字成像的客观评价及主观评价

　　传统上对模拟成像进行评价的指标包括客观评价中的调制传递函数(MTF,反映系统固有空间分辨力)和噪声功率谱(NPS,反映噪声水平),主观评价中的受试者操作特性曲线解析法(ROC,代表检出的信息量)。随着数字成像系统的发展和普及,有一些评价方法自然也运用到对数字成像的评价中来。

　　MTF 一直作为线性或非线性成像系统空间分辨力特性的度量标准。在计算预采样 MTF 时,其方法有矩形波测试卡法、狭缝法、边刃法等。

　　应用矩形波测试卡完成的测试,数据是离散的,拟合的 MTF 曲线过于粗糙,且无法得知实际的截止频率。狭缝法较为精确,用于数字成像系统的测试也已成熟,其不足之处是在将像素值的 LSF 进行标准化时,要进行截尾处理,容易产生截取误差,结果在低频区计算的 MTF 值偏高。

　　边刃法则不存在以上问题,Buhr 等认为用边刃法测量 DR 的预采样的 MTF 能更好地显示高频区内容,故应视为理想方法。他们利用多个 ESF 求均值的办法来消除边刃图像上噪声的影响,从而提高了预采样 MTF 的精度。但边刃测量器的制作精度和选材要求都比较高,纯度要达到 99.95%。直线加速器作为放疗工具得到普遍采用后,不少学者注意到高能 X 线成像时的分辨力问题,由于直线加速器的头侧散射和高能 X 线的背景散射,兆伏级 X 线影像器 MTF 的实验测试是一项极为困难的工作。

　　采用狭缝法时对狭缝的材料、尺寸和密度都有很高的要求。Sawant 等用 19cm 厚的钨片设计了一种新颖便携的狭缝,可安装在直线加速器台架的侧缝上,从而测量 6~25MV X 线照射下的平板影像器的预采样 MTF。这种影像器用来在直线加速器放射治疗肿瘤时拍摄定位片。

　　随着 IP 和 FPD 性能的改进,它们的 X 线转换效率越来越高,对应辐射防护的要求及对数字摄影期望的曝光量越来越小,随之而来的是量子斑点的增加,其直接影响影像中低对比物体的可视性。故评价数字影像时,专家们越来越重视影像的噪声水平。在放射数字影像中,噪声可有以下几个来源:初级量子噪声,次级量子噪声,泊松过量噪声,结构噪声,附加电子噪声及混叠噪声。这些噪声都有各自的分析和量化方法。数字成像系统结构复杂,最终图像的质量,有关系统各个部分的成像质量,最终影响医师进行诊断的噪声是系统各个成像环节所产生的噪声共同作用的结果。Williams 等从测量数字乳腺探测器的噪声中总结出的测试数字NPS方法,考虑了采样长条区大小、像素均值、混叠效应等各种因素的影响,计算虽然复杂,但内容完整、精度较高。传统的CR是以光激发荧光体技术结合飞点读出器为基础的数字成像系统,目前出现了针状结晶荧光体联合线扫描技术和IP的双面荧光读取技术,这两种新技术极大地改善了CR的性能,可以看作CR的换代产品。Mackenzie等研究了Agfa生产的两代CR的噪声源水平,发现除混叠噪声和主扫描方向上的电子噪声外,针状结晶荧光体结合线扫描读取的新CR系统的其他噪声源水平都低于光激发荧光体结合飞点读取的传统CR系统。他们又通过分析CR的噪声源预测此种数字系统仍有改良空间。

进行成像设备物理学的性能评价,不但可以得出影像质量优劣的判断,而且为深入了解决定成像性能的因素提供基础,并为系统优化设计提供思路。针对目前出现的双能量成像(dual-energy imaging, DE),Richard等通过测试与叠加的解剖结构有关的NPS和DQE等参数,产生一般化的NEQ(GNEQ),并导出可探测性指数作为目标函数,用以优化DE图像重建,低、高能图像之间的剂量分配,低、高kVp选择等。还有人用反馈的DE成像性能和影像质量来优化图像采集技术,这是图像质量评价的另一种方法。

ROC曲线法作为主观评价法由来已久,早在1970年以Rossmann、Metz为首的芝加哥大学研究小组,从心理和主观上开展了影像质量评价工作,制成ROC曲线,这种评价法具有一定的计量客观性,在影像研究工作者中产生了极大的影响。在进行具体临床实践时应用广泛,既可验证设备的实际性能,又可评判观察者的水平。其中,应用ALVIM统计学体模进行5值判别,操作简便,十分实用。ROC解析在早期应用到数字图像时,主要用来评价对间质性肺炎,以及肺内小结节等病变的探测能力,后来逐渐扩大到了乳腺、消化道、骨骼及造影检查的领域中。ROC曲线解析目前已具备完整的科学理论依据,成为影像检查技术和诊断方法对照研究的标准方法。几乎所有的影像学领域、PACS、计算机辅助诊断系统及神经网络都在应用ROC曲线解析法来进行主观评价研究。

另一个同属心理物理学测试的方法是对比度细节分析(CD分析)。通常使用对比度细节体模来进行测试。在这个体模里有15行×15列,共

225个正方形,每个正方形内的目标直径从0.3~8.0mm,相邻目标细节对比变化极其缓慢,某一目标和其相邻目标的深度比为$2^{12}$。目标的深度和对比度之间的线性关系由目标引起的微小衰减变化来体现,每三个目标梯度,其深度和对比度都减至初始值的一半。应用此体模可对低对比度下图像细节的可见度进行量化,并提供对比度-细节曲线、低对比度分辨力、空间分辨力等影像信息。

## (二)数字成像的综合评价

影像质量评价是为使影像检查的物理参量和成像技术条件与放射诊断具体要求相联系,有必要将主观和客观两种方法有机结合进行定量分析,这样得到的综合影像质量评价结果更具说服力。

测试数字成像系统的MTF、WS和ROC曲线的方法经历了一个完善的发展过程。作为纲领性文件,国际放射线设备和测量委员会在其54号文件中系统地介绍了包括MTF、NPS、ROC等所有这些物理量在屏-片系统中的计算方法。随着各种数字成像设备的出现,人们开始注意到它们与屏-片系统的性能差异。1991年,Sanada等全面比较了一种CR和一种屏/片系统的成像特性,他们采用了双影像技术,以保证两种系统具有相同的摄影条件,测试对比了二者的MTF、WS(即NPS),并应用TRG体模进行主观评价。2001年,左藤昌见等从影像质量评价及被检者接受剂量的观点,来探讨适宜的照射线量,其中应用的标准就是和中速屏-片系统有相同噪声水平的曝光量,在这一前提下,测试了FCR5000型CR和CXDI型FPD的MTF、WS和ROC,实际上是将CR、DR与F/S进行比较。

近年来,不同数字成像设备之间的成像质量比较也在进行,而且方法日益完善和细致。Lin等进行的非晶硒平板探测器和AC-3 CR系统在胸部成像时的性能比较测试,不但考虑了线质、线量、滤过等对图像质量的影响,还进行了标准化处理。数字影像除了可以像传统读片模式一样,在观片灯上阅读输出的胶片影像外,还可通过显示器进行诊断,这就产生了软阅读。显示器是软阅读的关键工具,显示器的好坏直接影响医师对影像上病灶的诊断率。对于CT、MRI等除普通放射外的其他医学数字图像,目前通用的微机显示系统就可以完整地表达其信息量。而一些普通X线检查,如胸部X线片、乳腺X线片影像,几何精度要求为2K以上,灰阶分辨力为1 024~4 096级,则需要由高清晰度显示器来显示。有两大类常用的显示器:阴极射线管

型(CRT)和液晶型(LCD),它们在性能和技术上都有较大不同,数字影像的系统评价应该包括作为影像输出终端的显示器的评价。

自2000—2006年,Samei和Borasi等成立了两个工作组致力于三种FPD系统的评价。一个工作组以物理影像质量参数(MTF、NPS、DQE)为基础,另一个则测试物理的和心理物理的(CD分析)影像质量参数。从总体上定性地说,两者的评价结果是一致的,但由于实验条件和评价方法的差异,很难将它们进行定量比较。理想情况应是,成像系统的完整性能评价应包括在相同的标准条件下物理的和心理物理的两方面评价。

### (三)与临床和社会效益相结合的功能评价

政府部门和某些国际组织在制定成像设备的验收评价和质量控制标准时,除了要应用具体的物理指标外,更多的要考虑实际临床效用,即进行与临床相结合的综合评价。国际电工协会在很早就对X线机性能的准确性制定了使用标准,如输出可重复性>10%,输出线性和稳定性>20%等,我国的标准基本与其一致。鉴于目前数字成像系统的稳定性和准确性已大为提高,很有必要制定一套新的使用标准。特别是当前生产数字成像设备的厂家众多,各自生产的设备之间的兼容性差,使用技术不同,造成产品的成像性能有很大差异。由于生产商所给出的各个物理参数评价的指标测量方法不尽相同,缺乏一致性,没有一个统一的标准,并且在系统性能参数的含义上存在着不确定性,这就为选择合适的数字影像设备增加了困难。1998年,美国医学物理师协会第十工作组(American Association of Physicists in Medicine Task Group 10,AAPM TG10)提供了一套用于CR系统验收检测和质量控制的完整的标准化测试草案。但对其噪声和空间分辨力的评价主要使用的是心理学方法,没有反映出其空间频率特性,其中患者的辐射剂量也应作为一个考虑因素。目前需要建立一种规范化、标准化的质量评价方法对数字X线成像设备进行评价,并在此基础上实现图像质量评价的自动化。

质量评价还应注重整体效益,数字成像系统最初的投资要比传统的模拟成像系统大得多,但随着工作量的增加,其相对收益会越来越高。这是因为,应用数字成像系统的维护费用低、效率高。对于不同的数字成像系统来说,DR在性能和工作速度上都优于传统CR系统,但CR具备价格经济和方便进行床边摄影的优势,这些特点在临床综合评价中都应予以考虑。在数字成像中,图像的后处理已成为联系成像状况和胶片文件的一个中心环节,图像的最优化应该包括图像后处理技术和辐射剂量的不同选择。为此,Busch等提出,为新的数字放射学制定标准时应遵循以下原则:①高影像质量(包括空间分辨力、对比度探测能力、动态范围);②低辐射剂量(即对X线量子具备较高的敏感性);③方便快速处理(即具备较高的检查频率);④和现有摄影室及检查流程相配套;⑤合理的价格/效益比率。

Mansson更直接地说明了数字放射学的两个主要步骤:①数据采集和图像生成;②图像处理和图像显示。他还把影像质量评价方法分成三类:①物理学评价;②心理学评价;③诊断者功能评价。

英国放射学会制定的放射学质量评价6级标准则为:①技术水平;②诊断水平;③诊断效果;④治疗效果;⑤患者结局;⑥资源利用的最优化(最佳利用率)。最佳利用率为最高一级,其有两方面的含义,从患者的角度来说,是怎样用最小的花费来获得最好的服务;从医院的角度出发就是尽量提高效益-支出比。由此可以体会到,完美的图像质量评价应该是技术先进性、影像诊断准确性、进而社会效益的综合。

图像质量评价工作是一个系统工程,不仅要进行主观和客观的评价,还要进行综合评价;不仅要有对模型(如体模、测试卡、狭缝等)的评价,还应落实到对临床实际病案的评价。特别是后者,应该作为对成像系统评价的最终目的。临床评价结果是成像设备软件和硬件、摄影技术、后处理技术等综合运作的结果,每一个环节的质量下降或整个系统匹配不好,都会反映到临床评价上。

开展数字成像系统影像质量评价工作,有利于提高成像质量,提高疾病的诊断率,减少患者的辐射剂量,优化成像参数,合理选择不同的成像设备,规范成像设备的市场,进而提高效率,改善医疗服务质量,取得积极的社会效益。

## 三、图像质量的评价参数

作为对数字图像系统品质因素的讨论应包含对成像全过程的分析,但由于在图像信息产生环节数字图像系统与传统模拟成像并无区别,此处不再赘述;而图像信息表达的环节,在前文中讨论图像后处理时已有所涉及,同时由于此环节以图像表达为目标,对图像感观质量的要求涉及对临床要求的准确翻译，难于进行量化分析。为此，此处仅围绕图像获取环节对图像探测器的品质因素加以分析，探测器调制传递函数、噪声功率谱与空间频率响应、量子检出效率等指标参考第五章。

**（一）整板设计**

过去，由于工艺难度和成本限制，大部分平板探测器DR系统多采用四板或两板拼接而成。多板拼接虽然更容易制造生产，但拼接缝会在图像中央留下300μm宽的盲区，各拼合板的固有性能存在差异，很难达到一致，影响成像质量。另外，多板拼接技术的拼接边缘由于机械压缩容易损坏，由于各组成板的膨胀系数不同容易受外界环境温度及湿度影响导致像素位移，引起图像畸变。因此，在日常工作中需要经常对平板进行校准。整板设计从根本上消除了中心盲区的影响，图像表现均一，为高级临床应用奠定了硬件基础。同时，最新的整板技术是在第二代整板的基础上，将碘化铯层增厚30%，把纳米技术和航天材料应用到平板的设计中，采用最先进的并行采集技术，加强了平板的稳定性，延长了平板的设计寿命。

**（二）探测器尺寸**

目前市场上常见的产品探测器尺寸大多为17in×17in或16in×16in或14in×17in。理论上讲，探测器的尺寸越大越能满足临床大视野观察的需要。从统计学角度看，不同尺寸的探测器患者覆盖效果相同。目前大多数DR系统采用了良好的机械设计，方便探测器旋转，因而探测器的尺寸只需满足临床使用要求即可。

**（三）像素大小和空间分辨力**

图像上的空间分辨力主要是由像素尺寸和像素之间的间隔决定。理论上讲，更小的像素尺寸可以获得更高的空间分辨力。但是在数字X线摄影系统中，像素尺寸越小，像素越多并不意味着更高的图像分辨力。由于X线和光子散射现象的影响，过小的像素尺寸会造成噪声增加，进而引起图像模糊。而且，随着像素尺寸的缩小，会增加图像的存档容量和网络通信量，图像的数字处理难度也会显著增加。因而，临床使用时像素尺寸的选择应该是最优的而不是最小的。临床研究表明，对于胸片X线摄影，0.2mm的像素间隔（2.5LP/mm，大约一行2 000个像素）已经足够满足摄影要求。

**（四）刷新和成像速度**

非晶硅平板探测器DR系统设计上多采用串行模/数转换模式，每数据线上各像素中的模拟信号依次通过AD转换器进行模/数转换，数据采集和成像时间较长。目前有一些系统采用并行模/数转换设计，各像素中的模拟信号可并行通过各自的AD转换器进行模/数转换，减少了数据采集时间和成像时间。同时，数据采集时间的缩短，提高了平板探测器的刷新速度，使日益受到重视的双能量成像等高级临床应用的实现成为可能。

**（五）动态范围**

动态范围是指平板探测器所能检出的最强信号和最弱信号之间的范围，动态范围越大，表明探测器所能检出的信息越多。基于较宽的动态范围标准（0.5~13 000μR），研究者开发出了全新的组织均衡（tissue equalization，TE）技术，通过图像后处理，使不同强度的信号（如鼻骨信号和软组织信号）能在同一幅图像中同时显示，为临床诊断提供了便利。

**（六）平板感光度**

平板感光度（ISO）表示探测器对信号的敏感程度。市场上常见的DR系统的ISO最大值一般为800，部分产品最大值达1 560。相同条件下，ISO越高，曝光时间越短。虽然较高的ISO、较短的曝光时间将会降低图像质量，但它同时能显著降低患者的受照剂量。这对于对图像质量要求不是太高、需要经常复诊的患者或儿童等患者来说具有重要意义。临床研究表明，当ISO等于1 000时，普通胸片患者受照剂量为$0.35dGy/cm^2$，明显小于ISO等于640时患者受照剂量$0.64dGy/cm^2$。

**（七）填充因子**

各像素中的非晶硅二极管能将该像素单元顶层碘化铯转换而成的可见光信号转换为电信号。然而，扫描电路、读出电路会在各像素单元中占用一定的面积，因而X线经碘化铯层转换而成的可见光信号不可能百分之百转换成电信号。单个像素中非晶硅面积与像素总面积的比值（填充因子）越大，可见光信号转换成电信号的比例越大，信号损失越小。像素过小，电路部分的面积占用比例增大，有效成像面积反而减小。

目前市场上常见的DR系统平板探测器的填充因子一般为65%。也有产品采用纳米技术设计扫描电路和读出电路，使得DR系统的填充因子为80%。采用非晶硅平板探测器的DR系统具有优良的特性。可以想象，非晶硅平板探测器X线摄影系统将逐步取代传统设备，成为市场的主流。从整个DR的发展趋势来看，整板技术、高DQE、宽动态范围、快速成像和低剂量必然成为未来的发展方向，为21世纪的X线影像诊断带来新的革命性的变化。

### （八）探测器的其他品质因素

**1. 灵敏度（sensitivity）** 非晶硅探测器的灵敏度由四个方面的因素决定：X线吸收率、X线-可见光转换系数、填充系数和光电二极管可见光-电子转换系数。通常用S表示X线灵敏度，S与线质有关，线质标准为DN-5 Beam，则探测器X线灵敏度：$S \sim 1\,000e^- /nGy/pel$ DN-5 Beam。表示该探测器在标准DN-5 X线下每nGy在单个像素上产生的电荷数为1 000个。

**2. 线性（linearity）** 探测器的线性通常用以下几个参数来表示：最大线性剂量（X-ray maximum linear dose），表示探测器可达到线性度要求的剂量范围上限（与线质有关 DN-5）；非线性度（non-linearity），用百分比来表示在$0 \sim d_{max}$最大的线性剂量之间输出的非线性程度，通常包含微分非线性度（linearity-differential-FT）、积分非线性度（linearity-integral-FT）、空间非线性度（linearity-spatial-FT）三个参数。

**3. 记忆效应（memory effect）** 表示图像残留的参数，通常用两个参量来表示残留因子的变化，一次曝光20s后探测器短期记忆效应（short-term memory effect）；一次曝光60s后探测器短期记忆效应。需要注意的是，此处的数值是在正常曝光条件下得到的，如出现过曝光情形则大于此数值。

**4. 探测器图像获取时间** 由探测器预备时间、曝光等待时间、曝光窗口、图像读出时间四部分构成。对于非晶硅探测器，典型值为2.8s左右，实际应用中由于图像的处理和显示均需占用一定的时间，图像获取时间为5~6s。

**5. 探测器的温度稳定性（stability）** 额定条件下探测器的输出随温度的变化率，被称为探测器的温度系数（detector temperature coefficient），通常用此参数来衡量探测器的温度特性，如标定某探测器温度系数为-0.1%/K。对于固体探测器图像系统而言，通常会设计温度漂移校正的功能（offsetting correction），采用在图像处理中扣除漂移因子的方法来保持图像输出的稳定。

## 四、影响DR成像的因素

### （一）X线数字图像形成的基本过程

不论采用何种技术路线（数字或是模拟），X线成像的实质都是利用X线穿透人体的能力来获取人体内部结构信息，并且以可见光的方式表达出来，从而达到疾病检查与诊断的目的。因此，任何的医用X线数字成像技术均包含了图像信息的产生、获取和表达三个过程。

数字化对于成像过程的影响主要表现在图像获取的过程中增加了取样及量化的环节。尽管不同的设备所采用的X线影像探测器形式各不相同，如II+CCD数字摄像机、IP板+CR扫描仪、多丝正比电离室、非晶Se平板探测器和非晶Si平板探测器等，但其基本的数字图像获取过程是相同的。都经历了X光-电信号-采样-量化的过程，将空间上及密度上连续的X线图像信息转换为离散的数字信息，以满足图像存储及处理的需要。而正是这种取样及量化的过程给X线图像质量的评价引入了新的内容。数字信息存储及再现方便，使得图像信息的获取与表达可以成为完全独立的两个环节，图像后处理技术提升了图像信息的表达能力。

### （二）数字图像后处理对于图像质量的影响

数字图像后处理对于图像质量的影响主要来源于它对图像表达效果的提升，作为灰度图像，传统的X线图像主要利用灰阶变化的来表现图像的细节，所以图像的对比度及细节分辨力一直作为图像质量评价的两个主要因素，并且将成像各环节对这两个因素的影响作为对成像环节品质评价的重要依据。成像系统的调制传递函数（MTF）就成为了最重要的系统指标，随着数字图像后处理技术的发展，这种观点已逐渐发生了变化。这主要是因为：在传统的X线成像过程中，图像的细节对比以不可逆转的方式下降，这种下降是影响图像信息获取的主要障碍。而在数字图像系统中，图像的后处理可以通过适当的算法来提升图像的对比度及边缘锐利程度，从而达到改善图像效果的目的。同时数字图像处理还使得利用图像的轮廓线条来表达图像信息成为可能。

随着高速数字图像处理的发展，数字图像后处理现已可同时应用图像的灰度域和空间频率域变换来改善图像的表达效果。利用图像的窗宽/窗位调整，非线性变换以及局部对比优化等技术使得图像的输出更适合人眼的观察，从而充分表现图像信息。通常将人眼观察曲线、输出设备特性曲线（如：显示器，激光相机等）以及感兴趣区密度分布等整合为图像目标输出曲线来实现表达优化。

图像的空间频域处理，如图像边缘增强，空间频谱优化等技术(边缘增强是一种高通空间频率滤波方式)其技术实质为通过构造特定的空间频率滤波器,使得系统的空间频率响应优化到适合观察的形式。

总之,图像后处理可以明显提升图像系统的信息表达能力,改善图像的感官质量对系统图像质量的提高起重要的作用。但图像后处理并不能逆转成像过程中图像信息劣化的趋势,因此图像系统中图像处理的作用并非是决定性的,如何提高图像信息的获取能力仍然是提高成像质量的关键。

图像的点阵化采样对于图像质量的影响,在数字图像系统中经常采用图像点阵的大小(一定的视野下)表示图像的分辨力,实际上起决定作用的是像元的大小及像元间距。通常将像元间距的倒数对应的空间频率称作图像探测器的采样频率 fs,fn 为探测器的赖奎斯特频率,采样定律 fs/2=fn。对数字图像系统而言人们通常利用 fn 来表示图像系统的极限分辨力。将由 0~fn 所构成的频率范围称作系统频率窗口。数字图像是二维图像,所以系统的频率坐标及 fs、fn 都应是二维的,为了便于分析和计算,工程上通常采用一维简化模型(大多数情况下这种简化是有效的)。

根据采样理论,探测器点阵模型对成像的影响主要表现在以下三个方面:像元的扩散函数为空间频率响应系统函数的一部分;采样频率对于图像的调制效应取决于探测器的填充系数且通常并不为0,所以图像信息中高频率部分将受到调制效应的调制而出现采样伪影;对于实际的成像过程仅仅引入相位修正函数来修正系统空间频率响应是不充分的,因为实际的图像信号在位置上存在不同的相位差,为了消除其影响,可以用空间频率的信号在所有相位的平均值来表示。在频域中相当于将表示信号频谱的矢量围绕频率轴旋转一个角度,当信号相对于像元从某一处移动时,将信号频谱的矢量在实际频率轴方向的分量相互叠加,而得到相位修正因子。

### (三)X线机的性能

除一般 X 线机共有的 X 线管焦点大小、机器结构的精度等因素影响图像质量外,数字式图像的质量还与矩阵大小、图像基础模糊度、位深及噪声有直接关系。图像矩阵小,数字图像的分辨力低,反之,矩阵大,分辨力高。一般数字 X 线机成像的矩阵大小以 256×256、512×512、1 024×1 024 和 2 048×2 048 较为常见。构成图像矩阵的单元是像素,像素数量少、尺寸大,观察到的原始图像细节就少;像素尺寸小,观察的图像细节就多。像素尺寸小于图像基础模糊度时,图像模糊度超出标准。

像素中结构的平均密度决定其灰度值,而像素密度由不同位数的二进制数位深表示,即 $2^N$ 决定,N 就是位深。每个像素数字表示的密度范围从 1~8 位(256 个灰阶),相邻灰阶间的密度差决定着图像的对比分辨力。噪声无处不在,它限制着图像的对比分辨力,故提高机器的信噪比(S/N)即降低噪声是提高数字图像质量的重要指标之一。

### (四)X线摄影体位

X 线摄影体位的控制是通过正确的体位操作使被摄体成为可见的影像,被摄体的解剖结构、形态和细节等征象在影像上的再现是高质量影像的首要条件,这些征象的可见性决定了 X 线诊断的可靠性。

正确的体位技术操作应符合以下几个标准:①应使影像能在显示器上显示出被摄体的解剖组织的形态、大小、外形的二维性;②能显示出被摄体的重要影像细节大小;③能显示出与诊断有关的关键解剖结构的影像特征。具体来说,摄影体位正确应表现为①要求观察的解剖部位组织影像必须全部在显示器上显示;②临床重点观察的解剖组织结构必须界限清楚而无其他非观察组织阴影重选,即使有不可避免的组织重选,也应清晰显示;③被摄的组织影像显示应符合正常解剖投影而无失真变形;④应能显示被摄体的解剖方位和结构序列。

### (五)摄影参数

电压、电流、时间三者的合理选择是获得优质照片的重要参数。数字摄影仍以这三个参量为基础,结合数字成像特点进行参量调整。数字摄影具有使用计算机控制,数字化影像可贮存、处理,曝光条件宽容度大,所需辐射量低等特点。因此,数字摄影的参数选择既复杂又简单。数字 X 线机摄影参数的选项一般设有:脏器名称,kV 自动或手动选择,kV 固定方式或曲线方式选择,剂量选择,曝光参数根据透视条件自动选择,边缘增强选择,滤过系数调节,窗宽上下限选择,骨的黑白显示选择,标记,选择曲线,最大 X 线脉冲宽度选择,黑化度校正选择,X 线管焦点选择等多个方面。每项选择内容均对图像质量有一定的影响。设定理想的参数难度较大,需数字 X 线机应用工程师与放射科技师相互协作反复修正。一旦设定完毕存入计算机内,实际应用时只需按动按键即可调出,比较简单。如果只会简单操作,不会参数设计,就无法保证胶片质量的优质和稳定。

### (六)后处理技术

数字图像的显示媒介是显示器,显示器图像再经打印机将图像记录在胶片上,因此,获得高质量的荧屏图像至关重要。荧屏图像的质量取决于最佳成像技术参数和后处理技术。后处理技术系指借助计算机功能对获取的原始影像作进一步的完善。

后处理技术一般有:

**1. 亮度和对比度调节**　图像本来具有的 1 024 个灰阶,但在显示器上仅能显示为 256 个灰阶,为了避免更多的信息丢失,图像的窗宽、窗位需要调至最佳。仅仅在显示器上降低为 256 个灰阶,而原始数据是完好无损的,所有信息都会在打印胶片时表达出来。

**2. 调整锐利度**　锐利度调节使图像上非常细小的细节得到增强,利用不同的锐利度曲线抑制特定区域从而避免噪声的增加。

**3. 调整对比度平衡**　经 DR 技术处理的图像可以在不改变图像整体效果的情况下使细小的结构显示清楚,大的动态范围及对比度平衡使细小结构有良好的对比度表达,与传统放射中的屏幕补偿具有相同的效果,利用 DR 技术,在影像细节上达到对比度平衡。例如:在对足部的曝光中,踝关节比脚趾的密度高,利用 DR 处理技术,踝关节处的细节将会变暗而脚趾的细节将会变亮。使用对比度平衡后,更多灰阶变得可见从而可以更好地显示细节。

**4. 组织均化**　在某些应用中,需要成像的部位既有较厚区域又有较薄区域。通常相关的主要区域将被充分显现,而身体部位的其余部分则可能透光不足或透光过度。组织均化算法用于在保持相关主要区域的适当对比度的前提下,提高厚薄区域的对比度。要充分显示密集区域中的信息,必须使用充分的剂量。

**5. 其他**　如黑白翻转,放大缩小,蒙片选择等。根据图像诊断的需要,调节相应的内容,以荧屏图像主观评价为依据,调整到最佳状态再进行胶片打印。

### (七)激光打印

最终的影像是通过激光打印机打印将荧屏图像真实地记录在胶片上。所以,打印机性能、胶片性能等因素都会影响图像质量。要想保证所获得的图像与荧屏图像有良好的一致性,应该做到以下两点:

**1. 严格进行调试**　运用激光打印机内标准的灰阶测试图样及 X 线机内的 QA(质量保证)标准图进行严格的测试与调整,使数字 X 线机显示影像的灰阶值与激光打印机打印的灰阶值相匹配,调整到最佳效果。并经临床实际验证后,确定标准图样中各级密度值及分辨力,作为日常工作中的质量控制管理指标。

**2. 加强管理**　也是保证胶片质量的重要环节。在日常工作中,必须制定出一套可行的管理方法和措施,进行质量控制。每次更换胶片后,都要进行测试,确保达到管理指标,一定会受到良好效果。

### (八)质量保证处理

DR 是通过平板探测器(FPD)产生数字信号为成像基础,并通过各项后处理技术显像的数字化成像技术。运用设备自检程序,它可以诊断目前影响图像质量的因数(MFT、信噪比、亮度对比度、空间分辨力、对比噪声比、坏像数)是否在许可范围内。质量保证处理包括一系列每天应在系统上执行的测试,这些测试用于量化图像质量,在程序中已有许多后台任务在自动执行,并要求采集按照以上预定操作步骤顺序进行。

质量保证处理可以检查以下参数:人为造成的错误像素数,亮度非全域一致性,亮度非局部一致性,信噪比(SNR)非一致性,MFT(调制传输功能),动态范围显示水平直线性,动态范围显示水平精确性,大信号对比度,对比噪声比(CNR),分辨力非一致性。通过该测试得出以上各参数当前的具体值,再与设备设定值比较,通过后台任务自动执行。质量保证处理对于图像质量的管理监测极为重要,至少每月(理论上应每日)做一次质量检测(QAP),定期对系统进行维护和维修,只有进行维护程序才能识别潜在的问题,提高设备的使用效率,不过该程序只有诊断功能无自动校正修复功能。

## 五、DR 探测器的固有缺陷

数字成像系统是以大规模固体探测器阵列为图像获取部件,因此不可避免地遇到坏点(defect point)、漂移(offset)、空间非均匀性、非线性响应等固体探测器阵列固有的缺陷,如何对上述缺陷加以恰当的修正,是一项十分重要的问题。

### (一)探测器坏点

数字成像探测器以其像元对于 X 线的线性响应为成像基础,如果某一像元对 X 线的照射不响应或响应不良(存明显的非线性)则称其为坏点

（defect point）。一个数字成像探测器通常由数百万个像元构成，要制造一个不存在任何坏点的探测器几乎是不可能的。出于成本的考虑，允许探测器存在一定数量的坏点，这样可以使成品率大幅度提高。通常根据不同探测器的物理特性及图像质量要求来确定坏点的接收准则，在使用过程中探测器还会产生新的坏点。探测器坏点按其几何形状可分为点状分布坏点（包含单点、双点、多点），线状分布坏点（单线、双线），以及区域面状部分坏点。这些坏点可能是由于转换层的缺陷、二极管阵列单元损坏或行列驱动线及放大器损坏引起。有的探测器由于采用了多板拼接工艺存在拼接工艺线，也纳入了线状坏点的范畴。对于每一具体的探测器类型而言，制造商均制定了针对不同坏点类型的详细的接收规范，规定每种坏点的数量、分布及位置关系作为探测器合格与否的判断依据。

### （二）探测器图像的空间非均匀性

造成探测器成像不均匀的原因主要以下三个方面：

1. 虽然在线性曝光剂量范围内探测器单个像元的X线响应是线性的，但不同像元的X线响应系数并不完全一致，从而导致图像不均匀。

2. 行驱动电路、读取放大器、A/D转换器等外围电路的不一致，导致图像不均匀。

3. 入射X线本身固有的空间分布不均匀性，也可导致图像不均匀。

这几类非均匀性尽管在图像上的表现不同但都属系统性的不均匀，在一定的限度内可以通过软件处理来加以校正，对于由噪声、电磁干扰等随机因素引起的图像不均匀则是无法校正的。

### （三）探测器的漂移

影响探测器工作的环境因素（如温度、湿度、气压、电磁环境等）随时间的变化，会导致探测器的输出的变化，这些变化称为探测器的漂移。

## 六、DR探测器固有缺陷的校正

### （一）探测器图像的漂移校正及空间非均匀性校正

漂移校正及空间非均匀性校正是基于以下原理：

1. 曝光后所获得的探测器输出 $P_{row}=P_X+P_{offset}$，$P_{offset}$ 为曝光时所采集图像中暗电荷引起的像元值，$P_X$ 为由X线照射所引起的实际像元值及有用像元信息值，故 $P_X=P_{row}-P_{offset}$。而式中的 $P_{offset}$ 在图像采

集时无法直接得到，由于 $P_{offset}$ 由外界环境变化所导致因而是渐变的，它可以用曝光前采集的暗图像像元值 $P_{offset}$ 来近似。因此，实际的曝光图像可用曝光后和曝光前所采集的两幅图像相减来获得。

2. 基于在应用范围内探测器像元的响应是线性的特性，$PX_n=A_nX$，$A_n$ 为该像元的转换系数。不同的像元 $A_n$ 不完全相同，所以 $PX_n$ 并不能代表像元处入射X线的真实大小。因此，还需求出各自的 $A_n$ 来加以修正。$A_n$ 可以用标准剂量的均匀X线曝光采集来获得，即：$A_n=P_{Ngain}/X_{gain}$。$P_{Ngain}$ 为在标准 $X_{gain}$ 剂量下所采集的参考图像，通过应用参考图像的修正，最终可获得入射X线所包含的真实信息。$A_n$ 在探测器的工作过程中是长期保持稳定的，因此仅需定期采集参考图像即可。

综上所述，可以采用以下计算方法来完成漂移校正及空间非均匀性校正：

$$P_n=C(P_{Nrow}-P_{Nrawoffset})/(P_{Ngain}-P_{Ngainoffset})$$

公式 8-1

$P_n$：校正后的最终像元值，$P_{Nrow}$：曝光后采集获得的像元值，$P_{Nrowoffset}$：曝光前的暗像元值，$P_{Ngain}$：参考图像曝光采集值，$P_{Ngainoffset}$：参考图像曝光前所采集的暗像元值，C 为一个常数，通常可通过设定标准剂量下图像的目标亮度值来确定。

采用以上的校正方法逐点校正整幅图像即可获得稳定的、反映入射X射线真实信息的数字化图像。

### （二）探测器坏点校正

**1. 探测器坏点的标定** 探测器坏点指对X线不响应或响应不良的点，因此可以采用标准参考均匀X线 x-defect 下采集，以检出对X线不响应的坏点，然后分别在 2×defect 及 4×defect 剂量下曝光采集以检出响应不线性的坏点。经过漂移校正及空间非均匀性校正后获得的均匀剂量下的图像 P 应呈现以平均亮度 $P_0$ 为期望值、标准差为 δ 的正态分布。对于分布在 nδ 之外的像元则标定为坏点，n 的取值通常为 2~4 之间，由设计者选定。通过以上步骤即可获得标定了所有坏点位置的坏点图（defect map）。

**2. 探测器坏点的校正** 坏点校正工作在漂移校正及空间非均匀性校正完成后进行。坏点校正的基本方法为采用邻近像素插值法进行修正，但必须考虑该点周围像元的状况（邻近有无其他坏点）选用不同的插值算法，通常由设计者根据探测器制造商提供的接收准则及自身试验结果来设计。在探

测器坏点校正中有以下几个方面的因素需要加以关注：

（1）探测器MTF越高则坏点校正的伪影越严重，因为MTF越高邻近像元包含本像元的信息越少（信息的点扩散函数），极端情况下坏点位置的图像信息将完全丢失不能由邻近像元插值获得。因此应根据探测器的MTF来制定插值方案。

（2）应根据像元的密度梯度来调整插值的权重，每一坏点周围有8个邻近像元（16个次邻近像元）、存在4个梯度方向（水平，垂直，左斜，右斜），对于密度梯度较小的方向可给予较高的权重或者仅采用此方向插值，可减小插值带来的伪影。

（3）设定插值算法的限定条件，对于不能满足条件的坏点则放弃插值（如邻近坏点太多），以避免因插值带来的信息错误。

经过漂移校正、空间非均匀性校正、坏点校正可获得稳定、完整、正确的反映入射X射线信息的数字图像，这种图像被称为洁净图像（clean imagine），可用于图像存储及表达。获得洁净图像的过程通常称为图像的预处理。

综上所述，通过图像预处理可以校正数字成像系统固有的系统性缺陷，从而达到改善成像效果的目的。实际上成像系统的漂游、不均匀、坏点并非数字成像带来的新问题，传统的模拟成像也存在类似的问题，如增感屏损伤、不均匀、增强器疵点、洗片造成的密度不稳定、畸变等，模拟方式下没有很好的解决手段。而在数字成像条件下则可采用数字处理的方法加以修正，这也算是数字化带来的一种进步。

### （三）校正步骤

根据输出图像质量，应该一周做一次系统校准。校正步骤如下：①需要一个已校准的密度计，校准系统时光线需与平时周围环境的光线相一致；②需要一个密度值的表格以对照测量值；③不要调用以前硬盘中的图像进行校准，因为这幅图像的亮度和对比度可能都已经被更改过。

### （四）质量检测

QAP是一种设备自检程序，它可以诊断目前影响图像质量的因数（MFT、信噪比、亮度对比度、空间分辨力、对比噪声比、坏像数）是否在许可范围内。

主要检查参数包括：人为造成的错误像素数，亮度非全域一致性，亮度非局部一致性，信噪比（SNR）非一致性。组合QAP模型包括两部分，箱体和模型本身。组合QAP模型用于检查以下参数：MFT（调制传输功能），动态范围显示水平直线性，动态范围显示水平精确性，大信号对比度，级别1、级别2和级别3的对比噪声比（CNR），分辨力非一致性。通过该测试得出以上各参数当前的具体值，再与设备设定值比较，通过后台任务自动执行。若各项结果提示"Pass"则QAP测试通过。

对环境的要求为温度22~26℃，湿度保持在45%左右，不超过60%。

（余佩琳　余建明　李大鹏　杨　明

胡安宁　范文亮）

# 第九章　X线对比剂与数字X线造影技术

## 第一节　X线对比剂

### 一、定义与具备的条件

#### （一）定义

X线诊断是根据人体各组织器官对X线吸收程度的不同而形成的不同密度的影像进行评判,当人体某些组织器官的密度与邻近组织器官或病变的密度相同或相似时,就难以显示成像区域的影像层次,不便于成像区域的影像观察。此时用人工的方法将高密度或低密度物质引入体内,使其改变组织器官与邻近组织的密度差,以显示成像区域内组织器官的形态和功能,这种引入的物质称为对比剂（contrast medium）,这种方法称为造影检查。对比剂的引入将改变成像区域组织或器官的密度差异,从而改变了成像区域的影像对比度,以利于判断成像区域的病变特征,扩大了X线的检查范围,为临床影像提供了更多的诊断信息。

#### （二）对比剂应具备的条件

对比剂是一种诊断性用药,主要是钡剂和碘剂,它们不透X线,其次还有气体对比剂。在进行X线检查时,可利用它的高原子序数或者低原子序数特性在体内分布而产生密度对比,或使普通影像上看不到的血管和软组织清晰显影,使诊断医生获得更多的影像信息。对比剂可以经人体自然通道,或经动脉或静脉引入人体内,并分布到成像区域。对比剂不会在体内产生代谢或变化,它以原型经过泌尿系统或胃肠道排出体外。

X线对比剂种类繁多,理化性能各异。理想的对比剂应具备以下条件：①与人体组织的密度对比相差较大,显影效果良好；②无味、无毒性及刺激性和不良反应小,具有水溶性；③黏稠度低,无生物活性,易于排泄；④理化性能稳定,久贮不变质；⑤价廉且使用方便。

### 二、对比剂的分类

对比剂的分类有多种方法,临床常见分类是阴性对比剂和阳性对比剂。

#### （一）根据对比效果分类

**1. 阴性对比剂**　阴性对比剂（negative contrast media）是一种密度低、吸收X线少、原子序数低、比重小的物质。X线照片上显示为密度低或黑色的影像,一般都为气体,常用的有空气、氧气和二氧化碳。此类对比剂常被用于直接注入体腔形成双重对比,如膀胱双造影、胃肠道双造影等。

阴性对比剂之间的差别主要在于溶解度不同。空气在组织或器官内溶解度小,不易弥散,停留时间较长,不良反应持续时间较长,进入血液循环有产生气栓的危险,但采集方便；二氧化碳溶解度大,易于弥散,停留在组织和器官内的时间短,不良反应小,即使进入血液循环也发生气栓。由于吸收快,检查必须迅速完成；氧气的溶解度介于空气和二氧化碳之间,停留在组织与器官内的时间较二氧化碳长,产生气栓的概率较空气小。

**2. 阳性对比剂**　阳性对比剂（positive contrast media）是一类密度高、吸收X线多、X线衰减系数大、原子序数高、比重大的物质,X线照片上显示为高密度或白色影像。通常可分成两大类：①钡剂对比剂；②碘类对比剂。碘离子吸收X线形成对比,产生造影效果,其显影效果与碘含量成正比。碘油脂类对比剂的产品目前主要是超液化碘油,主要用于介入性的栓塞治疗。

阳性对比剂主要有医用硫酸钡剂和碘对比剂两种,钡剂是胃肠道X线检查的理想对比剂。碘对比剂目前使用的主要是有机碘,临床上使用范围广,除主要用于血管造影外,还用于胃肠道狭窄性病变和梗阻性病变的造影检查,以及非血管部位的造影检查。

## （二）根据使用途径分类

**1. 血管内注射对比剂**　为水溶性含碘制剂，利用碘的高X线吸收特性，提高组织的对比度。主要经静脉注射，也可以直接用于动脉注射。

**2. 椎管内注射对比剂**　穿刺后注入蛛网膜下腔，可做椎管及脑池造影。

**3. 胃肠道使用对比剂**　X线胃肠道检查用的阳性对比剂主要是钡剂，可口服，亦可自肛门注入灌肠。

**4. 腔内注射对比剂**　如膀胱造影、胸膜腔造影等。

**5. 胆系对比剂**　碘制剂是经过胆管系统排泄的对比剂，可使胆管内呈高密度。是一种间接显影对比剂，经静脉注射排泄到胆管系统（胆管与胆囊）。也可以经口服排泄到胆管系统（胆管与胆囊）使其成为高密度易于识别。

## （三）根据碘的分子结构分类

**1. 离子型对比剂**　溶液中含有离子存在的对比剂称为离子型对比剂。

（1）离子单体：每个分子有3个碘原子，1个羧基，没有羟基。在溶液中每3个碘原子有2个离子（比率为1.5）。常用的有甲基泛影葡胺等。

（2）离子二聚体：每个分子内有6个碘原子，1个羧基，1个羟基。溶液中每6个碘原子有2个离子（比率为3）。常用的有碘克酸等。

**2. 非离子型对比剂**　溶液中无离子存在的对比剂，称为非离子型对比剂。

（1）非离子单体：呈非离子状态。每个分子有3个碘原子（比率为3），4~6个羟基，没有羧基。常用的有碘海醇、碘普罗胺等。

（2）非离子二聚体：呈非离子状态。每个分子有6个碘原子（比率为6），8个以上的羟基，没有羧基。常用的有碘曲仑（伊索显）等。

## （四）根据渗透压分类

人体的血浆渗透压为313mmol/L，定义为等渗。

**1. 高渗对比剂**　主要是指离子单体对比剂，例如甲基泛影葡胺。早期的对比剂浓度基本为300mgI/ml，所以，渗透压在1 500mmol/L左右。随着较高浓度对比剂的开发，高渗对比剂的渗透压随着浓度的提高而增加。例如，浓度为370mgI/ml的复方泛影葡胺的渗透压高达2 100mmol/L。这种对比剂的副作用发生率较高。

**2. 低渗对比剂**　随着新型对比剂的开发，对比剂的渗透压大幅下降，这一类主要是非离子单体对比剂和离子二聚体对比剂。当浓度为300mgI/ml时，渗透压在500~700mmol/L。虽然被命名为低渗对比剂，实际上，渗透压并没有达到实际意义上的低于人体渗透压，只是相对高渗对比剂而言，与人体的渗透压相比还是要高得多。即使是低渗对比剂，随着浓度的增加，渗透压也随之增高。例如，非离子单体的碘海醇，当浓度升到370mgI/ml时，渗透压就从627mmol/L上升到844mmol/L。

**3. 等渗对比剂**　主要是非离子二聚体对比剂，渗透压在300mmol/L。与正常人体的渗透压基本相同。

# 三、对比剂的理化特性

## （一）钡剂

医用硫酸钡，化学式：$BaSO_4$，分子量：233.39。医用硫酸钡为白色疏松细粉，无味，性质稳定，耐热，不怕光，久贮不变质，难溶于水和有机溶剂及酸碱性溶液。熔点1 580℃，密度$4.50g/cm^3$（15℃），在自然界以重晶石矿物存在。硫酸钡是优质的白色颜料，俗称白钡，它遇空气中的硫化氢不会变黑，比白色颜料硫酸铅为好。硫酸钡溶解度很小，容易沉淀，它能吸收X线，它是一种无毒的钡盐。

医用硫酸钡（barium sulfate）为难溶性固体对比剂，它不溶于水和脂质，能吸收较多量的X线，进入体内胃肠道后，不会被胃肠道黏膜吸收，能较好地涂布于肠道黏膜表面，与周围组织结构密度对比差异较大，从而显示出这些腔道的位置、轮廓、形态、表面结构和功能活动等情况。医用硫酸钡在胃肠道内不被机体吸收，以原型从粪便中排出。它是良好的胃肠道对比剂，若与气体对比剂合用称为双重造影（double contrast），能较好地显示胃肠道的细微结构。

## （二）碘对比剂

水溶性碘对比剂分为离子型单体对比剂，离子型二聚体对比剂，非离子型单体对比剂，非离子型二聚体对比剂。

碘与不同物质化合形成不同的含碘化合物，主要分为无机碘化物、有机碘化物及碘化油三类。由于无机碘化物含碘量高、刺激性大、不良反应多，现临床很少应用。有机碘对比剂具有较高的X线吸收性能，容易合成，在体内、体外均呈高度稳定性，完全溶于水，溶液渗透压低，生物学上呈"惰性"，即不与机体内生物大分子发生作用。

主要经肾脏排泄的水溶性有机碘化物多数为

三碘苯环的衍生物,它们在水中溶解度大、黏稠度低,能制成高浓度溶液,注入血管后迅速经肾脏排泄,少量经肝胆排泄。在体内代谢过程中一般不放出或极少放出游离碘,血管注射后反应小,除用于泌尿系统造影外,还用于心脏和各种血管的造影。

经血管注入的水溶性有机碘化物包括离子型对比剂(ionic contrast media)和非离子型对比剂(non-ionic contrast media)。经血管注入后,药物几乎都游离于血浆中,仅有很少部分吸附在血浆蛋白和红细胞上,很快与细胞外液达到平衡。但由于血脑屏障作用,脑、脊髓和脑脊液中几乎不含对比剂。此类对比剂主要经肾脏排泄,大部分对比剂在注射后24h内排出体外。

离子型和非离子型水溶性对比剂在化学结构上都是三碘苯环的衍生物,可分为单体或二聚体两类,二聚体对比剂每个分子含有两个三碘苯环,含碘量比单体对比剂高。

离子型对比剂苯环上1位侧链为羧基盐(—COOR),具有此结构的碘对比剂水溶性高,在水溶液中可解离成阴离子(含三碘苯环)及阳离子(葡甲胺、钠、钙、镁)。离子型对比剂都是三碘苯甲酸的盐,主要是钠和葡甲胺盐,在水溶液中可理解为带有电荷的正离子和负离子,并分别以原型排出体外,称之为离子型对比剂。如泛影葡胺(urografin),每一个二聚体分子对比剂的含碘量高于单体分子对比剂的含碘量,离子型二聚体对比剂的渗透压低于离子型单体对比剂,不良反应较离子型单体对比剂小。离子型碘对比剂分子在溶液中被电离成带正、负电荷的离子,具有导电性,渗透压高,可高达$1\,400\sim2\,000\mathrm{mOsm/(kg\cdot H_2O)}$,比血液渗透压$[300\mathrm{mOsm/(kg\cdot H_2O)}]$高数倍,故又称为高渗对比剂(high osmolar contrast media,HOCM),高渗透压是导致对比剂不良反应的重要因素之一。在临床应用中,离子型对比剂多以每100ml溶液中含有的固体对比剂克数来表示其浓度,如60%复方泛影葡胺。

非离子型对比剂是单体或二聚体三碘苯环碘对比剂,它们不是盐类,在水溶液中保持稳定,不解离,不产生带电荷的离子,一分子对比剂在溶液中只有一个粒子,故称为非离子型对比剂。非离子型对比剂苯环上1位侧链为酰胺衍生物(—CONH),其水溶性很高,但在水中不解离。单体对比剂指一分子对比剂仅有一个三碘苯环,二聚体对比剂指一分子对比剂含有两个三碘苯环。分子结构中含碘量越高,人体的造影图像的对比度就越好。

单体对比剂渗透压在$634\sim800\mathrm{mOsm/(kg\cdot H_2O)}$范围内;二聚体对比剂渗透压几乎等于血浆渗透压$300\mathrm{mOsm/(kg\cdot H_2O)}$,它们的渗透压较低,故又统称为低渗对比剂(low osmolar contrast media,LOCM)。非离子型碘对比剂分子不被电离,在溶液中是分子状态,无导电性,渗透压低。渗透压低和非离子化,使之对红细胞、血液流变学、血-脑屏障的影响大为减轻。

非离子型对比剂则以每毫升溶液中含有碘的毫克表示,如350表示每毫升该溶液含碘350mg。在含碘对比剂中,黏度也是一个重要特性,它与分子大小、浓度及温度有关,分子大、浓度高、温度低时黏度就增大。

主要经肝脏排泄的有机碘化物,分为口服和静脉注射两类,目前几乎不用。

油脂类对比剂常用的有碘化油(iodinated oil),含碘浓度为40%,黏稠度较高,不溶于水,可溶于乙醚。直接注入检查部位形成密度对比,显示腔道的形态结构。碘化油几乎不被人体吸收,绝大部分由注入部位直接排出体外,少量残留的碘化油在肺泡内或进入腹腔,可长达数月至数年之久,形成肉芽肿,目前普通碘化油应用较少。临床上主要使用的超液化碘油,被用作某些部位的造影及肿瘤的栓塞治疗。

## 四、对比剂引入途径

根据人体各器官的解剖结构和生理功能,对比剂引入人体的途径主要分为直接引入法和间接引入法两大类。

### (一)直接引入法

直接引入法系通过人体自然管道、病理瘘管或体表穿刺等途径,将对比剂直接引入造影部位的检查方法。

**1. 口服法** 口服医用硫酸钡消化道造影,如:食管、胃、肠道造影等。

**2. 灌注法** 如经导尿管引入的尿路逆行造影、子宫输卵管造影、结肠灌注造影等,属于经自然孔道直接灌入法;肠道瘘管造影、软组织瘘管造影、术后胆道造影等,属于经病灶瘘管直接灌入法。

**3. 穿刺注入法** 如肝、胆管造影,浅表血管造影等,属于体表穿刺直接注入法;心腔造影、大血管及各种深部血管造影等,是直接穿刺利用导管将对比剂注入。

另外，某些部位的脓肿、囊肿亦可用直接穿刺法，抽出腔内所含液体而注入对比剂进行造影。

### （二）间接引入法

间接引入法系将对比剂有选择地经口服或血管注入体内，使其聚集于拟显影的器官或组织使之显影的方法。主要有生理排泄法，它是将对比剂注入体内后，经过生理功能的吸收、聚积或排泄，使受检器官显影。如：静脉肾盂造影是由静脉注入对比剂，经肾小球滤过，将对比剂排泄至尿中，可使肾盂、肾盏、输尿管和膀胱显影。

## 五、碘对比剂不良反应及其防治

### （一）碘过敏试验的方法

目前在我国进行碘对比剂的X线检查时，碘过敏试验仍是术前准备之一。有时临床上碘过敏试验很难通过结果来判断假阳性或假阴性的存在，极少部分受检者甚至还未进行过敏试验，只因闻到"碘对比剂的气味"而发生过敏反应，甚至过敏性休克，这种现象时有发生。又有很多受检者碘过敏试验虽然阴性，但在使用碘对比剂的过程中却发生轻微的过敏反应。

进行碘过敏试验，必须使用相同品牌的同一批次对比剂进行过敏试验。用药前，治疗室要准备好一切抢救药品及器械。在碘过敏试验过程中，密切观察受检者反应，对可疑受检者马上停药，根据不同的反应给予相应治疗。

常用的碘过敏试验方法有①静脉注射试验法：将同一品种对比剂1ml（30%）缓慢注入静脉，观察15min，若出现恶心、呕吐、头昏、荨麻疹、心慌、气急等症状属阳性反应，严重者出现休克。此方法较可靠，临床最常用。②皮内试验方法：将同一品种对比剂0.1ml（30%）注入前臂皮内，15min后观察，若出现直径超过1cm的红斑或丘疹，或有伪足形成为阳性反应。③眼结膜试验方法：将1~2滴碘对比剂直接滴入一侧眼内，5min后观察，若试验侧眼结膜明显充血、流泪，甚至血管怒张或曲张以及有明显刺激感为阳性反应。④口服试验：检查前口服10%碘化钠（钾）液，3次/d，服2d。出现流泪、流涕、眼肿、头痛、荨麻疹、恶心、呕吐及呼吸困难等为阳性反应。⑤口含试验（舌下试验）：将2~3滴对比剂滴入舌下，5~10min后，出现嘴唇麻木，感觉舌大、肿胀变厚、舌下充血、心慌、眼肿、流泪、荨麻疹等症状为阳性反应。

应该注意，碘过敏试验本身也可导致不良反应，其结果只有参考价值，阴性结果也存在发生严重反应的可能性，阳性结果并不一定发生过敏反应，有时也会出现碘过敏的迟发反应。

### （二）碘过敏的发生机制

碘对比剂不良反应的性质、程度和发生率，一方面取决于对比剂本身的内在因素，如对比剂的渗透性、电荷、分子结构等；另一方面是外在因素，如注入对比剂的剂量、部位、受检者的高危因素及状况、造影方法等。不良反应一般可分为特异质反应和物理化学反应两类。

**1. 特异质反应**　此类反应是个体对碘的过敏反应，与使用剂量无关，难以预防。经临床研究表明，对比剂反应中的荨麻疹、血管性水肿、喉头水肿、支气管痉挛、严重血压下降及突然死亡等表现均属于特异质反应，其发生与下列因素有关：

（1）细胞介质释放：无论是离子型还是非离子型对比剂均能刺激肥大细胞释放组胺。通过测定尿液中的组胺或其代谢物含量发现，有对比剂反应的受检者体内的组胺或其代谢物含量明显高于无对比剂反应者。

（2）抗原抗体反应：对比剂是一种半抗原，其对比剂分子中的某些基团能与血清中的蛋白结合成为完整抗原。许多研究结果证实对比剂反应中有部分是抗原-抗体反应。

（3）激活系统：对比剂尤其是离子型高渗对比剂可导致血细胞及内皮细胞形态和功能改变，补体系统的激活使人体处于致敏状态，使凝血系统活性和纤溶素升高，并可导致组胺、5-羟色胺、缓激肽、血小板激活因子等介质的释放，导致一系列的不良反应。

（4）胆碱能作用：对比剂能通过抑制乙酰胆碱活性产生胆碱能样作用，研究结果表明许多类型的碘对比剂均有类似作用，这被认为是碘本身在起作用。

（5）精神性反应：受检者的焦虑、紧张等精神因素导致自主神经功能紊乱引起的反应。

碘过敏反应的临床症状主要表现为：荨麻疹、支气管痉挛、结膜充血、血管性水肿、呼吸困难等，严重者可发生休克，呼吸和心搏骤停等。

**2. 物理化学反应**　此类反应临床较多见，是由于碘对比剂的某些物理或化学因素引起的反应。与使用剂量和注射流率有关，有时与碘过敏反应同时出现。临床表现主要是与神经、血管功能调节紊乱有关的症状，如恶心、呕吐、面色潮红或苍白、胸闷、心慌、出汗、四肢发冷等。引起物理化学反应的因素很多,但主要与碘对比剂本身的因素有关。

(1)渗透压:由于目前常用的对比剂渗透压均明显超过血液渗透压,是血液渗透压的2~5倍,故易产生下列损害:

1)内皮和血脑屏障损害:高渗对比剂注入血管后,细胞外液的渗透压突然急剧增加,细胞内液快速排出,导致血管内皮细胞皱缩,细胞间连接变得松散、断裂,血脑屏障受损,对比剂外渗至脑组织间隙,使神经细胞暴露在对比剂的化学毒性的危险中。

2)红细胞损害:高渗使得红细胞变硬,呈棘细胞畸形,结果导致红细胞不易或无法通过毛细血管,引起微循环紊乱。

3)高血容量:除了细胞内液排出外,高渗对比剂可使组织间液进入毛细血管,从而使血容量快速增加,可达10%~15%,导致心脏负荷增加。随着对比剂外渗至血管外及渗透性利尿作用,血容量很快恢复正常。

4)肾毒性:虽然对比剂诱发的肾衰竭总的发生率较低(<1%),但在原有肾功能不全受检者中发生率可达10%~20%,60%对比剂诱发的肾病受检者有氮质血症基础。

5)心脏毒性:除了对比剂所致的高血容量外,在选择性冠状动脉造影中,高渗透性可直接作用于窦房结引起心率过缓。高渗透性能使房室间传导、室内传导和复极化作用减弱,引起心电改变,使心律不齐和心室颤动的发生率增加。

6)疼痛与血管扩张:在外周血管造影中,虽然高渗对比剂所致内皮损害是一过性的,但产生的血管性疼痛却是非常明显的。除了和渗透压有关外,还与对比剂的疏水性及离子性有关。对比剂可直接作用于小动脉平滑肌,引起局部动脉扩张,产生热感及不适。

(2)水溶性:理想的对比剂应具有无限的水溶性,但由于碘原子具有高度疏水性,难以达到无限的水溶性。离子型对比剂中的水溶性来自阳离子的盐,而非离子型对比剂中的水溶性则来自分子核心并减少它与生物大分子的结合,以降低对比剂的生物活性,减少不良反应。单体的离子型对比剂水溶性比非离子型高,但非离子型二聚体对比剂碘曲仑却具有极高的水溶性。

(3)电荷:由于离子型对比剂在血液中可解离成带电荷的正、负离子,增加了体液的传导性,扰乱了体液内电解质的平衡,特别是影响神经组织的传导,可造成一系列交感和副交感神经功能失调引起的临床症状,同时可造成神经毒性,损伤脑组织而引起惊厥或抽搐。高浓度对比剂的离子及分子与钙离子大量结合,而钙离子主要作用于肌电的耦合过程,如此将导致负性肌力作用,还可以引起血压降低。

(4)分子结构:对比剂的亲水性和亲脂性与其分子结构有关。对比剂的亲水性与对比剂苯环侧链上的羧基、羟基有关。若羟基分布均匀且无羧基者,对比剂的亲水性强,其化学毒性低;反之,其化学毒性高。若对比剂的亲脂性强而亲水性弱,引起反应的机会较多,或引起的反应较重。碘原子本身有亲脂性,亲脂性越大,与血浆蛋白的结合率越高,毒性就越大。故非离子型对比剂在其化学分子结构中都增加了亲水性而减少了亲脂性,使其毒性明显降低。

(5)黏稠度:黏稠度由溶质颗粒的浓度、形状、与溶液的作用及溶质颗粒之间的作用所决定,与温度变化成反比,与碘浓度成正比。如温度为37℃,300mgI/ml碘曲仑的黏稠度为9.1cps,碘海醇为6.1cps,但碘曲仑280mgI/ml时,其黏稠度与非离子型单体对比剂碘海醇300mgI/ml相似。注入对比剂后可使血液-对比剂混合物黏稠度增加,从而可使血流减慢。这种情况只有在高切变力状态(如大动脉)及低切变力状态(静脉和毛细血管循环)才有可能出现,但对提高显影清晰度却有利。为此,尽管非离子型二聚体对比剂与单体类对比剂相比黏稠度较高,但综合其显影效果及反应而言,前者是后者无法比拟的。

(6)化学毒性:化学毒性是由对比剂分子中的疏水区与生物大分子结合,影响其正常功能,即所谓的"疏水效应"。第一代非离子型对比剂甲泛葡胺由于大量引入疏水基团且又未能遮掩,化学毒性很大,很快遭到淘汰。此后的非离子型对比剂中亲水基团能有效地遮盖疏水核心,因而毒性明显降低。

**3. 碘对比剂对全身各系统的影响** 有学者认为对比剂的毒性反应表现为局部疼痛和烧灼感、血管内皮损伤、红细胞损伤、肾功能损伤、心律失常、截瘫、惊厥、凝血机制障碍,还可发生窦房结和房室传导减慢、周围血管扩张、低血压,表现为神经紧张、大汗、尿失禁、反应迟钝、血压降低甚至心搏骤停。

(1)碘对比剂对神经系统的影响:轻度神经系

统反应表现为焦虑、头晕、头痛、烦躁、恶心、视力模糊,通常在注射时或注射后即刻发生,停用后自行好转,多数属于可逆的;较严重的神经系统反应表现为偏瘫、失语、知觉丧失、惊厥或昏迷;碘对比剂还可以导致脊髓损伤性瘫痪。有报道称患脑水肿、急性脑梗死、急性颅内出血、血脑屏障破坏、颅内肿瘤、转移瘤及有癫痫病史的受检者在碘对比剂应用后发生抽搐的可能性增加。对已有脑血管病变者,在碘对比剂应用时则有发生脑缺血、脑梗死的可能,需要对症处理。

(2)碘对比剂对心血管系统的影响:引起血管张力的改变,所有高渗性对比剂均会引起全身血管的明显扩张,血压降低、皮肤潮红、发热等不适。血管内注射大量对比剂可发生血液聚集,使回心血量减少,对有心功能不全的受检者可引起心肌缺血。还有引起血管收缩的报道。碘对比剂对周围血管张力的影响与血管床的生理特性、对比剂的种类和给药方法等有关。快速注射碘对比剂时可引起血压的改变。

碘对比剂局部血管的并发症包括注射部位血管疼痛、静脉炎和静脉血栓形成。如果注入血管壁内可引起动脉壁剥离、动脉血栓形成。这些反应与对比剂的种类、剂量、静脉与对比剂接触的时间和静脉血流速度有关。

碘对比剂对心脏的直接作用,碘对比剂含钠盐,不论浓度如何,当注入冠状动脉后均会引起左心室的收缩力减弱。离子型碘对比剂的渗透压数倍于血浆,当较大量的高渗碘对比剂短时间内注入血管内时,血容量会随之迅速增加,使心脏负荷加重,对原有心功能不良的受检者威胁比较大。

(3)碘对比剂对肾脏功能的影响:高渗碘对比剂还可造成肾脏损害,在原有中重度肾功能障碍者,有一部分可加重肾功能损害。使用碘对比剂后部分受检者可表现为一过性尿检异常,如轻度蛋白尿、颗粒管型、肾小管上皮细胞管型等,以及尿酶升高、尿渗透压下降等不良反应。

对比剂对肾脏影响严重时个别病例还可出现对比剂肾病。对比剂肾病是指排除其他肾脏损害因素的前提下,使用对比剂后的 3d 之内发生的急性肾功能损害[血肌酐超过之前的 25% 或 44μmol/L(0.5mg/dl)]。对比剂肾病多表现为非少尿型急性肾衰竭,多数受检者肾功能可于 7~10d 恢复。部分受检者需短暂透析维持,10% 的受检者需长期透析治疗。

(4)碘对比剂对血液系统的影响:碘对比剂对血液系统的影响主要包括对血液黏度的影响和对凝血机制的影响两个方面。离子和非离子型对比剂均有抗凝作用,离子型更强。碘对比剂对血液系统有临床意义的不良反应是血栓形成。介入手术过程中,新的治疗方法可以降低血栓栓塞并发症的危险性,从而大幅降低了对比剂的不良反应。

(5)碘对比剂对消化系统的影响:大剂量使用高渗离子碘对比剂可造成恶心、呕吐、腹泻、体液丢失、腹痛、肠梗阻,对肝脏的毒性作用表现为可出现黄疸、肝区疼痛、肝功能异常。

(6)碘对比剂对甲状腺的影响:碘对比剂中含少量游离碘,参与碘代谢,可以影响甲状腺功能。离子型对比剂可使血中钙、镁的浓度减低导致手足搐搦,如静注有刺激性或高浓度的对比剂可出现严重臂痛,婴儿皮下和肌内注射对比剂,偶可致组织严重坏死。碘对比剂中的稳定剂枸橼酸钠或依他酸钠可与血液中的钙离子形成螯合物,加上血容量增加,血液稀释等因素可造成低血钙。某些碘对比剂还与 $K^+$ 竞争使 $K^+$ 由细胞外转向细胞内,因而血清钾降低。

注射含碘对比剂 2 个月内应当避免接受放射碘治疗,注射含碘对比剂 2 个月内应当避免甲状腺同位素碘成像检查。

(7)碘对比剂对肺部的影响:高浓度碘对比剂可引起肺血管痉挛收缩,加上红细胞变形、脱水,血管外液进入血管内,血容量增加,加重肺循环阻力,使肺循环压力升高,导致右心衰,甚至死亡。使用离子型对比剂做静脉尿路造影时可有亚临床支气管痉挛现象。

**(三)碘过敏的防治**

对比剂的不良反应是免疫学、心血管系统和神经系统紊乱等的综合反应。对比剂不良反应的发生率与很多因素有关,发生机制相当复杂。水溶性碘对比剂在临床上用量最大,不同程度的不良反应较为常见。医用硫酸钡一般无不良反应。

**1. 签署碘对比剂使用的知情同意书** 在使用碘对比剂前应与受检者或监护人签署知情同意书,之前需要了解受检者有无碘过敏史、甲状腺功能亢进、肾功能不全者以及心、肝、肺功能的异常,以便及早发现高危受检者;甲状腺功能亢进受检者是否可以注射碘对比剂,需要咨询内分泌医生;肾功能不全受检者,使用对比剂需要谨慎和采取必要措施。

知情同意书的内容包括:使用碘对比剂可能出

现不适和不同程度的过敏反应；注射部位可能出现对比剂渗漏，造成皮下组织肿胀、疼痛、麻木甚至溃烂、坏死等；使用高压注射器时，存在造成注射针头脱落、注射血管破裂的潜在危险；询问过往有无特别的过敏史，是否存在甲状腺功能亢进及肾功能状态；受检者或监护人详细阅读告知的内容，同意接受注射碘对比剂检查；签署的情况包括：受检者或监护人，监护人与受检者关系，谈话医务人员，签署时间。

### 2. 造影前的预防措施

（1）正确掌握各种碘对比剂的适应证，熟悉受检者病史及全身情况。凡造影前均应筛查具有高危因素的受检者，严格掌握适应证，并做好预防和救治准备工作。

（2）让受检者和家属了解整个造影检查程序，做好解释工作，消除受检者紧张情绪，必要时术前半小时肌内注射苯巴比妥，使受检者精神安定、松弛，并准备好各种抢救药品和设备。

（3）造影前应注意补液，评价其水电解质平衡状况，并酌情纠正某些高危因素对脏器功能的影响，确保体内有足够的水分。如有必要，可在检查前由静脉维持输液直到对比剂从肾脏清除。

（4）必要时给予预防性药物

1）使用对比剂前12h和2h口服泼尼松龙30mg，或甲基泼尼松龙32mg，如果检查前给予皮质类固醇时间小于6h，则无预防效果。

2）除皮质类固醇外，也可选用抗组胺类药物。

3）以往有严重对比剂迟发性不良反应的受检者，可以口服类固醇。

（5）做碘过敏试验，密切观察受检者，监视早期碘对比剂不良反应症状和体征，做好一切抢救准备工作，一旦发生，应立即停止给予碘对比剂。

（6）科学地选择碘对比剂及选择对比剂的最佳剂量、注射方式和速率。尽量使用非离子型碘对比剂，减少不良反应的发生。

（7）医学影像学医护人员要熟悉和掌握碘对比剂的性能、用量、禁忌证以及过敏反应的最佳处理方法。

（8）为预防碘对比剂的神经毒性作用，应尽可能减少碘对比剂的用量、降低对比剂浓度，并可在造影前使用皮质激素和低分子右旋糖酐。短时间内应避免重复注射离子型碘对比剂，如果确有必要重复使用，建议2次碘对比剂重复使用间隔时间≥7d。最好在神经血管造影前2d应停止使用抗

抑郁药物及其他神经系统兴奋剂。碘对比剂的存放条件必须符合产品说明书要求，使用前建议加温至37℃。受检者在使用碘对比剂前4h至使用后24h内给予水化，补液量最大100ml/h。补液方式可以采用口服，也可以为静脉途径。在特殊情况下如出现心力衰竭等，建议咨询相关科室临床医师。

### 3. 肾病高危因素使用碘对比剂的注意事项

（1）对比剂肾病概念：对比剂肾病是指排除其他原因的情况下，血管内途径应用对比剂后3d内肾功能与应用对比剂前相比明显降低。判断标准为血清肌酐升高至少44μmol/L（5g/L），或超过基础值25%。

（2）使用对比剂导致肾病的高危因素：肾功能不全；糖尿病肾病；血容量不足；心力衰竭；使用肾毒性药物：非甾体类药物和血管紧张素转换酶抑制剂类药物；低蛋白血症、低血红蛋白血症；高龄（年龄>70岁）；低钾血症；副球蛋白血症。

（3）使用碘对比剂导致肾病高危因素的预防

1）给受检者补充足够的液体，按前述方法给受检者水化。天气炎热或气温较高的环境，根据受检者液体额外丢失量的多少，适当增加液体摄入量。关于补液量，在特殊情况下（如出现心力衰竭等），建议咨询相关的临床医师。

2）停用肾毒性药物至少24h再使用对比剂。

3）尽量选用不需要含碘对比剂的影像学检查方法，或可以提供足够诊断信息的非影像学检查方法。

4）避免使用高渗对比剂及离子型对比剂。

5）如果确实需要使用碘对比剂，建议使用能达到诊断目的的最小剂量。

6）避免短时间内重复使用诊断剂量碘对比剂。如果确有必要重复使用，建议2次使用碘对比剂间隔时间≥7d。

7）避免使用甘露醇和利尿剂，尤其是髓襻利尿剂。

（4）应择期检查的情况

1）具有上述任何1种或多种高危因素的受检者。

2）已知血清肌酐水平异常者。

3）需要经动脉注射碘对比剂者。

对于择期检查的受检者，应当在检查前7d内检查血清肌酐。如果血清肌酐升高，必须在检查前24h内采取以上措施预防肾脏损害。如有可能，考虑其他不需要使用含碘对比剂的影像学检查方法。

如果必须使用碘对比剂,应该停用肾毒性药物至少24h,并且必须给受检者补足液体。

（5）急诊检查时在不立刻进行检查就会对受检者造成危害的紧急情况下,可不进行血清肌酐检查,否则都应当先检查血清肌酐水平。

（6）使用碘对比剂的建议:应用非离子型对比剂;使用等渗或低渗对比剂。

（7）使用碘对比剂与透析的关系:不主张将使用碘对比剂与血液透析和/或腹膜透析时间关联。使用碘对比剂后,无需针对碘对比剂进行透析。

（8）糖尿病肾病受检者使用碘对比剂注意事项:在碘对比剂使用前48h必须停用双胍类药物,碘对比剂使用后至少48h内肾功能恢复正常或恢复到基线水平后才能再次使用。

**4. 使用碘对比剂禁忌证**

（1）绝对禁忌证:有明确严重甲状腺功能亢进表现的受检者,不能使用含碘对比剂。

1）使用碘对比剂前,一定要明确受检者是否有甲状腺功能亢进。

2）甲状腺功能亢进正在治疗康复的受检者,应咨询内分泌科医师是否可以使用含碘对比剂。如果内分泌科医师确认可以使用碘对比剂,使用能满足诊断需要的最小剂量,并且在使用碘对比剂后仍然需要密切观察受检者的情况。

3）注射含碘对比剂后2个月内应当避免甲状腺核素碘成像检查。

（2）下列疾病慎用碘对比剂

1）心肺疾病:肺动脉高压、支气管哮喘、心力衰竭。对于这些受检者,建议使用低渗对比剂或等渗碘对比剂,避免大剂量或短期内重复使用碘对比剂。

2）分泌儿茶酚胺的肿瘤:对分泌儿茶酚胺的肿瘤或怀疑嗜铬细胞瘤的受检者,在静脉注射含碘对比剂前,应在临床医师指导下口服α及β肾上腺受体拮抗剂;在动脉注射含碘对比剂前,需在临床医师指导下口服α及β肾上腺受体拮抗剂及静脉注射盐酸酚苄明注射液拮抗α受体功能。

3）妊娠和哺乳期妇女:孕妇可以使用含碘对比剂,但在妊娠期间使用对比剂,胎儿出生后应注意其甲状腺功能。目前资料显示碘对比剂极少分泌到乳汁中,因此使用对比剂不影响哺乳。

4）骨髓瘤和副球蛋白血症:此类受检者使用碘对比剂后容易发生肾功能不全。如果必须使用碘对比剂,在使用碘对比剂前、后必须充分补液对受

检者水化。

5）重症肌无力:碘对比剂可能使重症肌无力受检者症状加重。

6）高胱氨酸尿:碘对比剂可引发高胱氨酸尿受检者血栓形成和栓塞,应慎用。

**5. 碘对比剂应用中的监测**

（1）检查过程中应密切观察受检者,以便及早发现过敏反应,从而采取有效措施。即使受检者过敏试验阴性,也应该严格观察,尤其是年老体弱者。出现过敏反应后,应根据其轻重程度,采取相应的处理方法。

（2）科学使用碘对比剂,严格控制所使用的碘对比剂的总量,掌握好碘对比剂的浓度及注射方法与速度。对高危人群尽量使用非离子型等渗对比剂,并密切监视各项生命体征,一旦发生不良反应,应立即停止注射,保留血管内针头或导管,在整个X线检查过程中应始终保持静脉输液通路通畅,以便及时采取治疗措施,注射前应将碘对比剂适当加温或保温,降低黏滞度,可使不良反应率显著降低,严格掌握注射技术,不要任意加快注射速度。

尽可能缩短对比剂与血液在导管注射器的接触时间,注射完碘对比剂后,立即用肝素盐水冲洗导管,以减少与操作技术相关的血栓形成和栓塞。

最好做到全身或局部肝素化,这在操作过程较长的造影检查和介入治疗时特别重要。当机体处于高凝状态时应用非离子型碘对比剂时要慎重。在对抗凝血酶缺乏症、高黏滞综合征等受检者给予碘对比剂时,也应特别注意。

**6. 碘对比剂造影后的观察**

（1）使用对比剂后的受检者应观察30min以上,因为大多数的严重不良反应都发生在这段时间。

（2）碘对比剂血管内给药后的迟发性不良事件,是指对比剂注射后1h至1周内出现的不良反应。曾有报告研究表明对比剂给药后可出现各种迟发性症状（例如:恶心、呕吐、头痛、骨骼肌肉疼痛、发热）,但许多反应与对比剂无关。与其他药疹类似的皮肤反应是真正的迟发性不良反应,常常为轻至中度并且为自限性。告知以往有对比剂不良反应或白介素-2治疗的受检者有发生迟发性皮肤反应的可能性。

（3）要注意受检者有无其他不适,必要时及时给予处理。造影后观察48h比较有临床意义,观察的主要重点包括受检者的症状、体征、血清肌酐、

尿素氮等。特殊病例在造影结束后可适当输液、利尿，以促进对比剂排泄。

（4）需要血透的受检者在接受对比剂检查后，应立即进行血液透析。

（5）注射碘对比剂后有发生甲状腺功能亢进危险因素的受检者，在注射含碘对比剂后应当由内分泌科医生密切监测。

（6）在椎管造影后，受检者应休息1h，头胸抬高20°。然后可小心下床行走但不要弯腰。如仍躺在床上，应保持头胸抬高位6h。对癫痫发作阈值较低的受检者在此期间应密切观察。门诊受检者最初的24h内应有陪护。在椎管内注射后24h内不应驾驶和操作机器。

（7）在对比剂清除之前避免服用任何加重肾脏负担的肾毒性药物以及行动脉钳闭术、肾动脉成形术或其他大型手术。

### 7. 对比剂不良反应的处理方法

（1）术前常规准备：检查室中必须备有的紧急用药和器械，如：简易呼吸机、氧气、1:1000肾上腺素、组胺$H_1$受体拮抗剂、阿托品、$β_2$受体激动剂定量气雾剂、静脉补液（生理盐水或格林氏液）、抗惊厥药（地西泮）、血压计、吸痰机、听诊器等。

如一旦确定发生不良反应，应立即停止注射碘对比剂。保持呼吸道通畅。有资料显示，40%由过敏所致的死亡是因为呼吸代偿失调所致，故气道通畅尤为重要。如有喉头水肿的表现，应立即行气管插管，喉头水肿严重时，可立即行环甲膜切开或气管切开，尽早人工辅助呼吸，有条件时可行呼吸机治疗。

根据有无肺部疾病，给予不同流量的氧气，氧流量的调整应根据血气情况而定，达到有效吸氧的目的。保持静脉液路通畅，及时给予液体治疗，静脉输液，快速扩容，使收缩压维持在90mmHg以上。在补液时，优先选用胶体溶液，亦可使用晶体溶液。使用肾上腺皮质激素。虽然起效较慢，但可减少及延迟复发的症状和不良反应的程度。

（2）碘对比剂过敏反应的对症处理：碘对比剂反应常发生在注射时或注射后即刻，且来势凶猛。迟发反应较少见。因此，在注射过程中或者在注射完毕后必须密切观察受检者，对具有高危因素者更应加倍注意。一旦出现不良反应，立即停止注射，并保持血管内针头或导管的留置，以便液路通畅，能够及时注射抢救药物。

首先判定过敏反应的受累器官及临床表现，区

分是过敏反应还是迷走神经反射引起的症状。医务人员应熟悉常见反应的表现，特别是喉头水肿、支气管痉挛、休克、昏迷等。各型过敏反应的处理如下：

1）轻度反应：立即停止注药，安慰受检者不要紧张，张口深呼吸，根据症状可给予止吐药、$H_1$或$H_2$受体拮抗剂，必要时肌内注射地塞米松、抗组胺类药物治疗，多在短时间内治愈。

恶心、呕吐为一过性时应给予支持治疗。严重而持续时间长者，应当考虑给予适当的止吐药。

荨麻疹散发而一过性者，支持治疗及观察。持续时间长者，应当考虑适当的组胺$H_1$受体拮抗剂肌肉或静脉内注射。有可能发生嗜睡和/或低血压。严重者可考虑使用1:1000肾上腺素，成人0.1~0.3ml（0.1~0.3mg），肌内注射。儿童0.01mg/kg体重，肌内注射，最大剂量0.3mg。必要时重复给药。

2）中度反应：表现较危急。将受检者置头低足高位，吸氧，观察受检者的血压、脉搏和心率变化。单纯低血压，可以抬高受检者下肢、面罩吸氧（6~10L/min）、快速补充生理盐水或乳酸林格氏液，如果无效，则给予肾上腺素：1:1000，0.5ml（0.5mg）肌内注射。必要时重复给药。

如血压下降合并心动过缓，可做如下处理：抬高受检者下肢，面罩吸氧（6~10L/min）、阿托品0.5~1.0mg静脉注射。必要时3~5min后重复给药。成人总剂量可达3mg（0.04mg/kg体重）。儿童受检者给予0.02mg/kg体重静脉注射（每次最大剂量0.6mg）。必要时重复给药，总剂量可达2mg。静脉补液：快速补充生理盐水或乳酸林格氏液。如血压下降伴呼吸困难，可以给予氨茶碱0.125mg静脉注射。

支气管痉挛者，可做如下处理：面罩吸氧（6~10L/min），$β_2$受体激动剂定量气雾剂（深吸2~3次）。血压正常时，可以肌内注射肾上腺素，1:1000，0.1~0.3ml（0.1~0.3mg）（冠心病受检者或老年受检者使用较小的剂量），儿童受检者：0.01mg/kg，最大剂量0.3mg。血压降低时，可以肌内注射肾上腺素，1:1000，0.5ml（0.5mg）（儿童受检者：0.01mg/kg，最大剂量0.3mg，肌内注射）

喉头水肿者，可做如下处理：保持气道通畅，必要时行环甲膜穿刺，面罩吸氧（6~10L/min），肌内注射1:1000肾上腺素，成人0.5ml（0.5mg）。必要时重复给药。

3）重度反应：全身过敏样反应时应保持气道

通畅，必要时气道吸引，呼吸循环停止者应立即进行心肺复苏术。呼叫复苏人员，紧急通知急诊科、麻醉科配合抢救。低血压时抬高受检者下肢，面罩吸氧（6~10L/min），肌内注射肾上腺素（1∶1 000）。成人0.5ml（0.5mg），必要时重复给药。儿童受检者0.01mg/kg至0.3mg（最大剂量）。静脉补液（如生理盐水，乳酸林格氏液）。$H_1$受体拮抗剂，如苯海拉明25~50mg静脉给药。

脑水肿可用甘露醇对症处理。出现休克者立即静脉注射肾上腺素0.5~1.0mg，补充血容量。有惊厥者，予以抗惊厥等对症治疗，采用抗过敏、补充血容量等治疗手段，以促进排泄。

心室颤动者，恢复有效的心律是复苏成功至关重要的一步，终止室颤最有效的方法是电除颤。应采取胸外按压和人工通气的措施，并同时给予肾上腺素1mg静脉注射。

心脏、呼吸停止时的抢救原则：治疗最关键的是尽早进行心肺复苏和心脏电复律治疗。给予人工呼吸、心外按压、气管插管、临时起搏器置入等方法。同时，也要注意其他器官功能的保护问题。

（3）对比剂外渗的处理措施

1）轻度渗漏：多数损伤轻微，无需处理，但需要嘱咐受检者注意观察，如有加重，应及时就诊。对个别疼痛较为敏感者，局部给予普通冷湿敷。

2）中、重度渗漏：可能引起局部组织肿胀、皮肤溃疡、软组织坏死和筋膜间隔综合征。处理措施：①抬高患肢，促进血液的回流；②早期使用50%硫酸镁保湿冷敷，24h后改为硫酸镁保湿热敷，或者黏多糖软膏等外敷；也可以用0.05%地塞米松局部湿敷；③对比剂外渗严重者，在外用药物的基础上口服地塞米松5mg/次，3次/d，连续服用3d；④必要时，咨询临床医师。

## 六、常用碘对比剂的特性

### （一）碘海醇

碘海醇（Iohexol Injection）化学名称为5-[乙酰基（2,3-二羟丙基）胺基]-N,N′-双（2,3-二羟丙基）-2,4,6-三碘-1,3-苯二甲酰胺。化学结构式如图9-1所示。

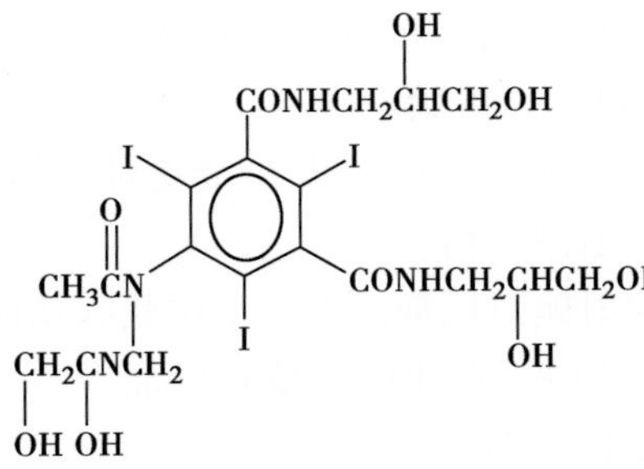

分子式为$C_{19}H_{26}I_3N_3O_9$，分子量为821.14。辅料包括氨丁三醇、依地酸钙钠、盐酸（0.1mol/L）和注射用水。本品为无色至淡黄色的澄明液体。碘海醇注射液应遮光、密闭保存。

碘海醇注射液适用于成人及儿童的血管及体

图9-1　碘海醇的化学结构式

腔内注射，在临床上可进行血管造影（脑血管造影、冠状动脉造影、周围及内脏动脉造影、心室造影）、头部及体部CT增强造影、静脉尿路造影（IVP），亦可进行关节腔造影、内镜逆行胰胆管造影（ERCP）、经皮经肝胆管造影（PTC）、瘘道造影、胃肠道造影、"T"形管造影等。

规格有：①6gI/20ml；②15gI/50ml；③22.5gI/75ml；④30gI/100ml；⑤7gI/20ml；⑥17.5gI/50ml；⑦35gI/100ml。

碘海醇可能与下列药物有相互作用：①抗抑郁药和三环类药物，单胺氧化酶（MAO）抑制剂，吩噻嗪，异丁嗪等药物；②碘海醇与β肾上腺受体阻断剂同时使用可能增加中、重度过敏反应，加重低血压等；③当碘海醇与引起低血压的药物同时使用时，可能出现严重低血压；④口服胆囊对比剂可能增加碘海醇的肾毒性；⑤白介素-2会引起对比剂的过敏性迟发反应，如超过敏性、发热、皮疹等；⑥碘海醇与有肾毒性的药物同时使用时，会增加发生肾中毒的可能性。

静脉注射碘海醇，于24h内近乎百分之百以原型在尿液中排出。在注射后的1h内，尿液中碘海醇浓度最高，没有代谢物产生。

### （二）碘克沙醇

碘克沙醇是一非离子型、双体、六碘、水溶性的X线对比剂。碘克沙醇（Iodixanol injection）化学名称为：5,5′-（（2-羟基-1,3-丙烷）双（乙酰亚氨））双（N,N′-二（2,3-二羟基丙基）-2,4,6-三碘-1,3-苯二甲酰胺。碘克沙醇的化学结构式如图9-2所示。

分子式为$C_{35}H_{44}I_6N_6O_{15}$，分子量为1 550.20。辅料有：氨丁三醇、氯化钠、氯化钙、盐酸调节pH和注射用水等。

本品为无色或淡黄色的澄明液体，与其他相应规格的非离子型单体对比剂相比，纯碘克沙醇水溶液具有较低的渗透压，与人体的体液等渗。本品用于心血管造影、脑血管造影、外周动脉造影、腹部血

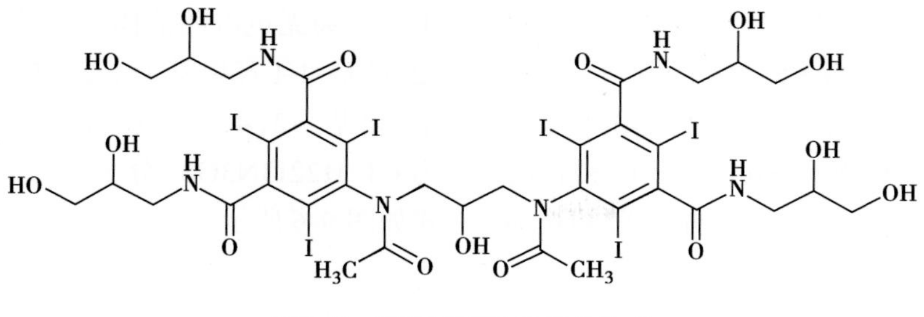

图 9-2 碘克沙醇的化学结构式

管造影、尿路造影、静脉造影以及 CT 增强检查等。

规格有：① 13.5gI/（50ml·瓶）；② 16gI/（50ml·瓶）；③ 27gI/（100ml·瓶）；④32gI/（100ml·瓶）。

碘克沙醇应遮光，低于 30℃ 室温贮藏。本品在使用前在 37℃ 的条件下最多可贮存 1 个月。在使用碘克沙醇前可加热至体温（37℃）。

碘克沙醇在体内分布迅速，平均分布半衰期约为 21min。表观分布容积与细胞外液量（0.26l/kg 体重）相同，这表明碘克沙醇仅分布在细胞外液，平均排泄半衰期约为 2h。碘克沙醇主要由肾小球滤过经肾脏排泄。经静脉注射后约 80% 的注射量在 4h 内以原型从尿中排出，97% 在 24h 内排出，只有约 1.2% 的注射量在 72h 内从粪便中排泄。最大尿药浓度在注射后约 1h 内出现。

**（三）碘美普尔**

碘美普尔（lomeron）的化学名称为：N，N'-二-（2，3.二羟丙基）-5-（羟乙酰基）-甲氨基-2，4，6-三碘基-1.3-苯二羧基胺。碘美普尔的化学结构式如图 9-3 所示。

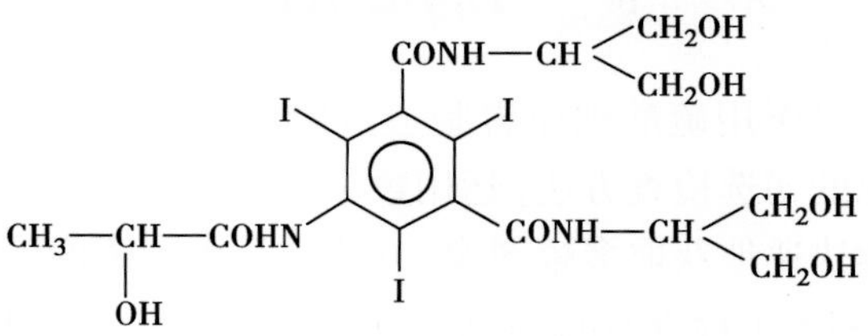

图 9-3 碘美普尔的化学结构式

分子式为 $C_{17}H_{22}I_3N_3O_8$，分子量为 777.09。本品为无色澄明液体，避光保存。

碘美普尔适用于静脉尿路造影，CT 增强造影，心血管造影，选择性冠状动脉造影，关节造影，子宫输卵管造影，瘘管造影，乳管造影，胆管造影，泪囊造影，涎管造影等。

碘美普尔需要通过肾小球过滤从肾脏排泄，对患有轻微肾功能不全的受检者其平均消除半衰期为 3.67h，中度肾功能不全的人为 6.9h，重度肾功能不

全的受检者为 15.1h。轻度及中度肾功能不全的受检者，注射药量的 50% 在 4 到 8h 间会由肾脏排出。重度肾功能不全的受检者，50% 的注射药量要经过 16~84h 排出体外。肾脏损伤受检者，药物还可经胆汁排出。

**（四）碘普罗胺**

碘普罗胺（lopromide injection）的化学名称为：N，N'-双（2，3-二羟丙基）-2，4，6-三碘-5-[（2-甲氧基乙酰基）氨基]-N'-甲基苯基-1，3-甲酰胺。碘普罗胺的化学结构式如图 9-4 所示。

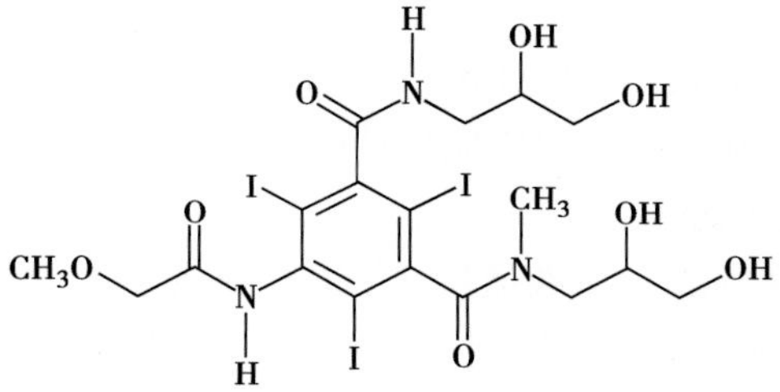

图 9-4 碘普罗胺的化学结构式

分子式：$C_{18}H_{24}I_3N_3O_8$。分子量：791.12。辅料为：依地酸钙钠、氨丁三醇、10% 盐酸和注射用水。本品为无色或微黄色的澄明液体。

碘普罗胺注射液用于血管内和体腔内造影。如：CT 增强，动脉造影和静脉造影，特别适用于心血管造影，静脉尿路造影，内镜逆行胰胆管造影（ERCP），关节腔造影和其他体腔检查，不能在鞘内使用。

碘普罗胺注射液 300 的规格有：①6gI/20ml；②15gI/50ml；③22.5gI/75ml；④30gI/100ml。碘普罗胺注射液 370 的规格有：①18.5gI/50ml；②37gI/100ml。碘普罗胺注射液的存放应遮光、密闭、避电离辐射。在 30℃ 以下、干燥处保存。在使用之前应将碘普罗胺注射液加热至体温。碘普罗胺注射液是一种高度浓缩的溶液，很少情况下可发生结晶（乳状混浊外观和/或瓶底部有沉淀或存悬浮结晶）。

肾实质一般在开始注射后 3~5min 显影最佳，肾盂和尿路则在 8~15min 显影最佳。肾功能正

常的受检者,不论剂量大小,清除半衰期约为2h。注射后30min内,肾脏清除约18%的剂量,注射后3h内,清除约60%的剂量,注射后24h内,清除约92%的剂量。在较低(150mgI/ml)和较高剂量(370mgI/ml)水平,总清除率分别为110和103ml/min。

### (五)碘佛醇

碘佛醇(ioversol injection)的化学名称为:N,N′双(2,3-二羟基丙基)-5-[(羟基乙酰基)(2-羟乙基)氨基]-2,4,6-三碘-1,3-苯二甲酰胺。碘佛醇的化学结构式如图9-5所示。

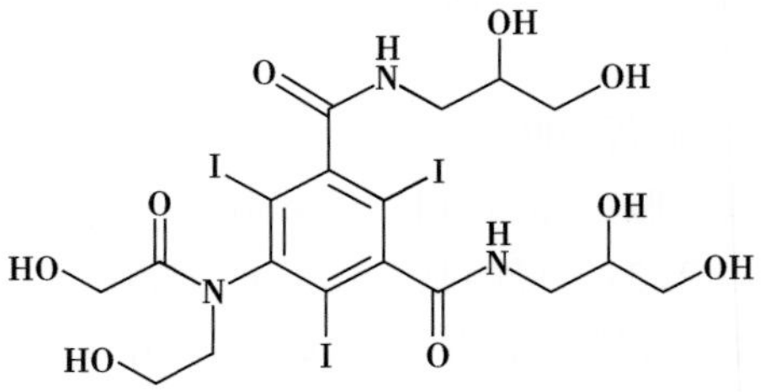

**图9-5　碘佛醇的化学结构式**

分子式:$C_{18}H_{24}I_3N_3O_9$。分子量:807.13。其辅料为氨基丁三醇和依地酸钙钠。本品为无色至淡黄色的澄明液体。

碘佛醇注射液适用于:①心血管造影,包括脑动脉、冠状动脉、外周动脉、内脏和肾脏动脉造影,静脉造影,主动脉造影和左心室造影,静脉排泄性尿路造影等;②头部和体部CT增强扫描。

规格有:①13.56g/20ml(每1ml含320mg碘);②33.9g/50ml(每1ml含320mg碘)。

经血管注入后,碘佛醇主要通过肾脏排泄。有肾脏功能障碍的受检者的排泄半衰期会延长。无肾功能异常时,使用50ml剂量后的平均尿排泄半衰期为118min(105~156min),使用150ml剂量后的平均尿排泄半衰期为105min(74~141min)。给药2h后尿中药物浓度达峰值,24h后排泄大于95%的注射剂量。碘佛醇在快速静脉注入的30~60s内可在肾实质内显影。在肾功能正常时肾盏和肾盂在1~3min内显影,最佳对比在5~15min内产生。

碘佛醇没有明显地与血清或血浆蛋白结合,无明显的代谢、去离子作用或生物转化。碘佛醇可通过简单扩散越过胎盘屏障。

### (六)碘帕醇

碘帕醇(iopamidol injection)注射液的商品名为典比乐,本品的主要成分为碘帕醇,辅料包括氨基丁三醇、依地酸钙钠、盐酸(调节pH值)和注射

用水。为无色澄明液体。化学名为:(S)-N,N′-双[2-羟基-1-(羟甲基)乙基]-5-[(2-羟基-1-氧化丙基)氨基]-2,4,6-三碘-1,3-苯二甲酰胺。分子式为$C_{17}H_{22}I_3N_3O_8$,分子量为777.09。其化学结构式如图9-6所示。

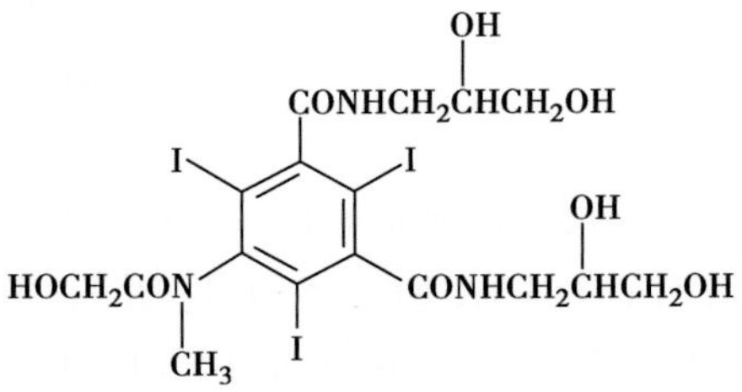

**图9-6　碘帕醇的化学结构式**

本品适应于心血管造影,泌尿系统造影术,CT检查中增强扫描,关节造影术,胆道造影术等。

本品的规格有:①9gI/(30ml·瓶);②15gI/(50ml·瓶);③30gI/(100ml·瓶);④11.1gI/(30ml·瓶);⑤18.5gI/(50ml·瓶);⑥37gI/(100ml·瓶)。

本品在30℃以下避光保存。使用前打开药瓶,一旦开瓶应立即使用。若发现典比乐溶液瓶内有结晶现象,则不能使用。碘帕醇应避免与金属仪器的表面直接接触。

碘帕醇经注射后绝大部分以原型经肾脏排除。90%以上的人体药量在24h内通过肾脏排出。血中药物浓度半衰期为90~120min,24h内可全部排出。

**(余建明　石凤祥　何玉圣　刘建新　王金龙)**

## 第二节　胃肠道造影检查

以医用硫酸钡作胃肠道造影仍是胃肠道疾病理想的初选检查方法,运用数字胃肠机成像系统能连续快速地获取多幅图像,并能进行多种图像后处理,缩短了检查时间,降低了辐射剂量,提高了胃肠造影检查的质量。

### 一、胃肠道基本病变

#### (一)轮廓改变

充满钡剂后的正常消化道轮廓平滑连续,当消化道管壁(特别是黏膜层)发生病变时,即可造成轮廓的改变或管壁改变。常见的轮廓改变有:

**1. 隆起**　指消化道管壁向管腔内的局限性突起,主要见于肿瘤性病变(如癌、平滑肌源性肿瘤、淋巴瘤、脂肪瘤等),也可见于一些非肿瘤性局限性病变(如炎性息肉、异位胰腺等)。隆起致使消化道

局部不能充盈钡剂,这时由钡剂勾画出的消化道轮廓形成局限性的内凹改变,称为充盈缺损。良、恶性隆起各有特点。

2. **凹陷** 指消化道管壁的局限或广泛缺损,常见于消化道炎症、肿瘤等。黏膜缺损未累及黏膜肌层时称为糜烂(erosion),如缺损延及黏膜下层时则称为溃疡(ulcer)。在钡剂造影检查中,当黏膜面形成的凹陷或溃疡达到一定深度时可被钡剂填充,在切线位X线投影时,形成突出于腔外的钡斑影像,称为龛影(niche)或壁龛(crater),在正面投影时则表现为类圆形钡斑(bariumspot)

3. **憩室(diverticulum)** 是消化管壁局部发育不良、肌壁薄弱和内压增高致该处管壁膨出于器官轮廓外,使钡剂充填其内。憩室可发生于消化管任何部位,以食管、十二指肠降部、小肠和结肠多见,X线上表现为器官轮廓外的囊袋状突起,黏膜可伸入其内,可有收缩,形态可随时间而发生变化,与龛影不同。

4. **管壁增厚及管壁僵硬** 多种疾病可引起消化道管壁的增厚,一般炎性疾病如Crohn病,可引起肠壁广泛增厚。管壁僵硬是指消化道壁失去正常的柔软度,形态固定,即使在压迫相中形态也无明显改变,受累段管壁蠕动波消失。

**(二)黏膜改变**

消化道黏膜的异常表现对早期病变的发现及鉴别诊断有重要意义。

1. **黏膜破坏** 黏膜皱襞消失,形成杂乱无章的钡影,正常黏膜皱襞的连续性中断。多由恶性肿瘤侵蚀所致。

2. **黏膜皱襞平坦** 条纹状皱襞变得平坦而不明显,甚至完全消失。多为黏膜和黏膜下层水肿或肿瘤浸润所引起。水肿者多为逐渐移行,与正常皱襞无明显分界(良性溃疡);浸润者多伴有病变形态固定而僵硬,并与正常黏膜有明显界限(恶性肿瘤)。

3. **黏膜纠集** 皱襞从四周向病变区集中,呈车辐状或放射状。常因慢性溃疡产生纤维结缔组织增生(瘢痕挛缩)所致,有时浸润型癌也可产生类似改变,但黏膜僵硬且不规则,并有中断现象。

4. **黏膜皱襞增宽和迂曲** 亦称黏膜皱襞肥厚,表现为黏膜皱襞的透明条纹影增宽,常伴有皱襞迂曲和紊乱。常为黏膜和黏膜下层的炎症、肿胀及结缔组织增生所致,多见于慢性胃炎和胃底静脉曲张。

5. **微黏膜皱襞改变** 炎性疾病时导致小区呈颗粒状增大,大小不均,小沟增宽、模糊,伴有糜烂时小区和小沟结构破坏,呈散在小点状钡影;癌肿浸润时小区和小沟结构可完全破坏。

**(三)管腔改变**

1. **管腔狭窄** 指超过正常限度的管腔持久性缩小。病变性质不同引起管腔狭窄的形态亦不相同:①炎性狭窄范围较广泛,有时呈分段性,狭窄边缘较光整;②癌性狭窄范围局限,管壁僵硬,边缘不规则;③外压性狭窄多偏于管腔一侧且伴有移位,管腔压迹光整;④痉挛性狭窄具有形态不固定和可消失的特点。

2. **管腔扩张** 指超过正常限度的管腔持续性增大。常由消化道梗阻或麻痹引起,均可有积液和积气,常伴有胃肠道蠕动增强或减弱。

**(四)位置改变**

1. **腹腔肿瘤** 可造成对消化道的压迫移位、局部消化道形成弧形压迹及被推移部分的肠管聚集。如肝左叶肿块可使胃底向下移位,并在该处出现充盈缺损;胰头癌常造成十二指肠曲扩大、固定及肠管浸润等。

2. **肠管粘连牵拉** 造成位置改变,移动性受限。

3. **腹水** 可导致小肠位置、分布异常,肠管活动度增大。

4. **肠管先天性固定不良或先天性位置异常** 如移动盲肠、盲肠位置过高或过低,肠旋转异常等,均可引起肠管位置和移动度的改变。

**(五)功能改变**

消化道功能包括张力(tonicity)、蠕动、排空和分泌功能,消化道的各种器质性和功能性改变均可导致胃肠功能的异常。

1. **张力改变** 消化道张力受神经控制和调节。①交感神经兴奋和迷走神经麻痹可使张力降低,管腔扩张。迷走神经兴奋使张力增高,管腔缩小,如麻痹性肠梗阻(paralytic ileus)常使肠管张力下降,管腔扩张。溃疡的局部刺激可引起管腔变窄。②痉挛(spasm),指胃肠道局部张力增高,暂时性和形态可变性为其特点,用解痉剂可消除。食管痉挛使其轮廓呈波浪状;幽门痉挛使钡剂排空延迟;球部和盲肠痉挛可使其充盈不良;结肠痉挛使肠管变细,袋形增多,肠管呈波浪状。

2. **蠕动改变** 蠕动增强表现为蠕动波增多、加深和运行加快,蠕动减弱则反之。逆蠕动与正常运行方向相反,常出现在梗阻部位的上方。肠麻痹表现为全部小肠不见蠕动;肿瘤浸润则使病变处蠕动消失。

**3. 排空(exhaustion)功能改变**　排空功能与张力、蠕动、括约肌功能和病变本身有关。胃的排空时间约为4h,小肠排空时间约为9h,超过上述时间而仍有钡剂潴留则称为排空延迟。口服甲氧氯普胺或肌内注射新斯的明常可缩短排空时间。胃肠运动力增强则表现为排空时间缩短,如口服钡剂2h后即抵达盲肠则意味着运动力增强。

**4. 分泌功能改变**　胃肠分泌功能的改变常与疾病有关。①胃溃疡,常引起胃分泌增加,使胃液增多,立位透视可见液平面,口服钡剂后钡不能均匀涂布在胃壁上;②吸收不良综合征,肠腔内分泌物增加,黏膜纹理增粗模糊,钡剂易凝成絮片状;③过敏性结肠炎:肠腔内有大量黏液存在,口服钡剂后表现为细长或柱状影,结肠黏膜面钡剂附着不良,肠管轮廓不清。

## 二、食管及胃十二指肠检查

食管及胃十二指肠亦称为上消化道,与其相关的钡剂检查称为上消化道造影。

### (一)单对比法上消化道造影

**1. 适应证与禁忌证**

(1)适应证:先天性胃肠道异常;对有上腹部症状如上消化道出血、疼痛、恶心、呕吐等欲明确原因者;上腹部肿块,为明确与胃肠道的关系;胃十二指肠手术后的复查;尤其适合以器官、形态、结构改变为主的疾病(如疝、套叠、慢性不全型扭转、憩室)及功能改变为主的疾病(如吞咽困难、贲门失弛缓症及反流性损害)。

(2)禁忌证:胃肠道穿孔;急性胃肠道出血,一般于出血停止后两周,大便隐血试验阴性后方可进行;肠梗阻,对于轻度单纯性小肠梗阻和高位梗阻,为明确原因可酌情进行。

**2. 造影前准备**

(1)受检者准备:造影前3d不服用含有铁、铋、钙等不透X线的药物,造影前须禁食、禁水至少6h,对于有幽门梗阻的受检者,应在检查前晚置入胃管给予引流,检查时除去体表异物(金属)。

(2)药品准备:选择钡剂要求颗粒细小($1\mu m$左右)、均匀且具有较高的悬浮稳定性,浓度50%~100%。应根据不同的检查部位和要求,以及受检者的吞咽困难程度进行浓度配比。对于食管检查,

钡水比例为3~4:1,浓度较高且黏稠,要求能挑起成丝;胃及十二指肠检查,钡水比例为1:1.2,或将150g钡剂加入200ml水中;配制钡剂时必须搅拌均匀,避免结块或形成气泡。对怀疑有高位梗阻、食管气管瘘以及呕吐较严重的受检者,可改用稀钡或碘水做上消化道检查。

**3. 操作技术**　检查前常规做胸腹部透视,以除外胃肠道穿孔及肠梗阻等并发症。食管邻近结构的异常及纵隔内病变常可对食管造成推移和压迫,检查时应注意纵隔形态的变化。

受检者立位口服一大口较稠钡剂(钡水比例为3~4:1),正位透视观察吞咽动作是否正常,双侧梨状窝是否对称,再迅速转成右前斜位,跟随钡剂走行,逐段观察食管充盈扩张及收缩排空情况。然后辅以左前斜位及正位进行观察。

再口服适量较稀钡剂(钡水比例为1:1.2)100~150ml,重点观察胃黏膜。检查顺序为先胃底,后胃窦和幽门前区。在检查中应不断用手或者压迫器按压腹部作触摸涂布,这有利于胃体和胃窦区黏膜的显示。同时注意观察黏膜的柔软度、粗细形态、有无破坏中断及纠集现象。继而再服多量钡剂(200~400ml),重点观察胃充盈像下的形态、轮廓、蠕动、张力、位置等情况,从而可以间接判断胃壁的柔软度和韧度。

充盈像的突出优点是可以清晰显示位于切线位上的龛影,所以应在透视中转动受检者,尽可能使病变位于切线位上,但对于胃窦部小弯偏前或后壁的病变,显示较为困难,应予以加压法进行检查。加压时可检查医师(戴防护手套)直接用手按压或使用X线机上的压迫器,在胃中等充盈时最为方便。单对比法进行上消化道造影中手法操作极为重要,只有通过熟练而灵巧的手法,才能充分展现单对比法充盈像及加压像的优势,这绝非压迫器所能取代。

通过手法操作可达到以下目的:将钡剂涂布于器官内黏膜表面;转动受检者至合适角度;将与病变重叠发热脏器(肠道)推开,使病变显露充分、清楚;对被检器官进行扪诊,了解有无压痛,有无肿块,肿块与病变的关系等。胃底因位置较高,不易按压,同时缺乏蠕动,黏膜形态各异,容易漏诊,要采取不同体位进行观察。立位时应利用胃泡内的气体观察有无软组织肿块,钡剂通过食管下段及贲门时有无受阻、绕流、分流及走行位置的改变;右前斜位观察贲门下的连续曲线是否自然;仰卧位时胃底

充盈钡剂,可显示其充盈像的轮廓;俯卧位时,胃底充气,可显示胃底黏膜。

在检查胃的过程中,若十二指肠球部充盈,应随时进行十二指肠检查。若检查结束后,十二指肠球部仍未充盈,可借助蠕动波到达幽门前区时局部加压将钡剂推入球部,然后按球部、球后、降部、水平部和十二指肠空肠区的顺序逐段检查,同时须用手法加压观察黏膜像。要重点观察十二指肠的形态、轮廓、蠕动和收缩功能及有无龛影和激惹征象。立位时便于将球部的前后壁病变转到切线位上观察;俯卧位胃蠕动活跃,球部和降段易于充盈,可显示其轮廓;仰卧位右侧抬高,易使胃窦内的气体进入十二指肠内,构成双对比相。

### 4. 造影表现

(1)食管异物:钡剂或钡棉检查的表现。

1)圆钝状异物:因异物表面涂抹钡剂而易于显示,有时可见钡棉钩挂征象。较小异物可见钡剂或钡棉偏侧通过或绕流;较大嵌顿异物显示钡剂或钡棉通过受阻。

2)尖刺状或条状异物:常见钡棉钩挂征象,口服钡剂可见分流。若细小尖刺一端刺入食管壁,另一端斜行向下,口服钡剂或钡棉检查可无任何异常表现。

(2)食管静脉曲张

1)早期表现:食管下段黏膜皱襞增粗或稍显迂曲,管壁柔软,边缘不光整,略呈锯齿状或小凹陷。

2)中期表现:随着曲张静脉数目的增加和程度加重,食管黏膜皱襞明显增粗、迂曲,呈串珠状或蚯蚓状充盈缺损,管壁边缘凹凸不平呈锯齿状,可波及食管中段。

3)晚期表现:严重的静脉曲张,透视下食管蠕动减弱,钡剂排空延迟,管径扩大。但管壁仍柔软,伸缩自如,无局部的狭窄和阻塞,一般累及食管上段。

(3)食管癌

1)早期食管癌

①食管黏膜皱襞的改变:病变部位黏膜皱襞增粗迂曲,部分黏膜中断,边缘毛糙。

②小溃疡:增粗的黏膜面上出现大小不等、多少不一的小龛影,一般直径小于0.5cm,局部管壁出现轻度痉挛。

③小充盈缺损:为向腔内隆起的小结节,直径0.5~2.0cm,黏膜毛糙小突起,局部黏膜紊乱。

④局部功能异常:局部管壁舒张度减低,偏侧

性管壁僵硬,蠕动减慢,钡剂滞留等。

2)中晚期食管癌

①典型表现为局部黏膜皱襞中断、破坏至消失,腔内锥形或半月形龛影和充盈缺损,病变管壁僵硬和蠕动消失。

②髓质型:管腔内较大的充盈缺损,病变段管腔高度或中度狭窄,壁僵硬,上部食管明显扩张。癌肿向腔外生长,X线片可显示局部纵隔增宽。

③蕈伞型:管腔内较低平的充盈缺损,边缘不整,病变中部常显示表浅溃疡,晚期才出现管腔偏侧性狭窄。

④溃疡型:显示为大小和形态不同的腔内龛影,边缘不光整,部分龛影底部超出食管轮廓。溃疡沿食管长轴破溃伴边缘隆起时,出现"半月征",周围绕以不规则环堤。

⑤缩窄型:病变食管呈环状对称性狭窄或漏斗状梗阻,病变长2~3cm,管壁僵硬,边缘多较光整,上部食管显著扩张。

### (二)双对比法上消化道造影

目前,胃肠道疾病主要依靠动态多相造影检查(dynamic multiphasic radiography),即把传统单对比法的充盈像、加压像与双对比法的双对比像、黏膜像的优点相结合。在受检者躯体转动时,在充气扩张的胃内钡液流动中,发现和认识胃内所呈现出病变的动态图像。能对病变作出定位(确切部位)、定形(大小和形状)、定质(柔软度、浸润范围)及定性(炎性、良、恶性)的四定诊断,是目前最为理想的上消化道检查方法。

### 1. 适应证与禁忌证

(1)适应证

1)胃肠道起源于黏膜的病变(良、恶性肿瘤,溃疡,炎症)。

2)起源于黏膜下的病变(主要是间质性良、恶性肿瘤)。

3)单对比造影发现可疑病变而难以定性者。

4)临床怀疑有肿瘤而常规造影又无阳性发现者。

5)胃镜检查发现早期肿瘤病变者。

(2)禁忌证

1)胃肠道穿孔。

2)急性胃肠道出血一般于出血停止后两周,大便潜血试验阴性后方可进行。

3)一周内行内镜活检者。

4)肠梗阻以及山莨菪碱使用禁忌者。

**2. 造影前准备**

（1）受检者准备：造影前3d受检者不服用含有铁、铋、钙等不透X线的药物，造影前需禁食、禁水至少6h，并禁烟，对于有幽门梗阻的受检者，应在检查前一天晚上置入胃管给予引流。上机检查前除去体表异物（金属）。

（2）药品准备：山莨菪碱（654-2）针剂20mg，产气粉3~5g。应选择颗粒具有高度杂异性（大小不均、形态各异）的胃肠道专用双重对比造影用硫酸钡。

**3. 操作技术**

（1）操作方法：对没有禁忌证的受检者于检查前3~5min给予肌内注射胃肠道平滑肌松弛剂（654-2）20mg。除胃肠道穿孔及肠梗阻者，受检者在检查前应常规做胸腹部透视。受检者用10ml温开水口服产气粉3~5g，吞服后约产气300ml，可使胃腔充气扩张。透视观察应使胃泡相当于拳头大小。气太多，则不利于黏膜涂钡。随即口服双对比造影专用硫酸钡混悬液约150ml，最后含一满口（40~50ml）于口中，站立于检查床前。

嘱受检者将口含钡剂一次咽下后分别于左右前斜位透视观察食管充盈像及双对比像并摄片。将检查床转至水平位，请受检者在床上由左向右翻滚转动2~3周，然后正位仰卧，使钡剂在胃表面形成良好涂布。按照全面无遗漏的原则，在透视下改变受检者体位，使钡液在腔内流动，使器官的各部分依次分别成为双对比区，并适时摄片。

常规检查应包括以下体位：

1）立位右前斜位及左前斜位，观察食管。

2）仰卧正位观察胃体、胃窦双对比像。

3）仰卧右前斜位观察胃幽门前区双对比像。

4）仰卧左前斜位观察胃体上部及胃底双对比像。

5）仰卧右后斜位观察贲门正面像。

6）俯卧右后斜位观察胃窦前壁双对比像，必要时可使床面倾斜至头低足高，并借助棉垫垫压，效果更好。

7）俯卧左后斜位观察胃体与胃窦充盈像和十二指肠充盈像。

8）仰卧右前斜位观察十二指肠双对比像。

9）立位观察胃窦及球充盈加压像。受检者恢复立位，使胃体下部胃窦部与十二指肠充盈钡剂。然后依次压迫球部、胃幽门前区及胃窦等处，如近身检查操作时，检查者可用传统手法"推"与"压"同

时进行，效果更好。

10）立位胃充盈像：受检者取立位后，再加服浓度较低（60%~80%）的钡液150ml。此时胃体、胃窦及十二指肠呈充盈像，胃底部呈立位双对比像，部分小肠也可显示，应在透视下转动体位，以充分显示胃角切迹及十二指肠曲。以上步骤大约需要15次曝光，一般选择12幅图像照片。

检查可根据情况灵活掌握顺序，重点部位可反复观察，随时吞钡。双对比像必须使各观察部位先由近地侧处于远地侧，而充盈像则相反。检查胃底贲门区时必须使受检者处于四个体位（俯卧右前斜、右侧位、半立右后斜、直立左后斜），同时应注意观察贲门形态及胃底双对比像。在检查过程中，检查者应熟悉各种体位的显示内容，当一个体位显示出多个部位时，要全部摄片，不必重复检查。显示全貌以不遗漏病变为原则，尽量减少不必要的曝光。胃肠道双对比造影每次检查持续时间应以10~15min为宜。时间太长可发生钡液沉淀、涂布不佳，时间太短则可能有所遗漏。对于特殊疾病还常需采用特殊体位和方法。如食管静脉曲张受检者，因站立位减少了食管静脉的充盈，可取卧位及头低足高位，同时深吸气、深呼气后作相反的屏气动作可暂停食管蠕动，以增加食管静脉充盈。不合格的双对比像常可导致漏、误诊。

（2）双对比造影的基本质量要求

1）腔壁应充分而适度扩张，皱襞基本展平，钡液可在充分扩张的囊腔内随体位变化而自由流动是扩张适度的标志。

2）被检查的器官应有2/3以上面积为双对比区，低洼积钡或钡池不应占有过多的投影面积。

3）腔壁线应连续、无中断、均匀、清楚、纤细（宽度小于1mm）。如同一器官腔壁线的粗细相差明显，或出现非病理所致的中断，均应视为不合格，不能据此诊断。

4）双对比区内应无或极少有气泡、钡液凝聚、皲裂、吻触等伪影。

**4. 造影表现**

（1）基本要点

1）利用角隅积钡现象，显示病变为隆起或凹陷。

2）利用潮礁现象，显示近地壁低小隆起。

3）利用低洼积钡现象，显示近地壁浅小凹陷。

4）利用涂钡表面层数增加（如息肉为4层），显示病变侧面的范围。

5）利用低垂滞钡现象，显示远地壁病变。

6）利用腔壁多边现象显示侧壁病变。

7）利用"竖板"现象显示病变的侧壁。

（2）胃溃疡

1）良性龛影：是胃溃疡的直接征象，龛影位于胃轮廓之外，边界清楚。

2）黏膜水肿带：是龛影口部一圈黏膜水肿造成的透明带，是良性溃疡的重要特征。它有以下三种表现形式：

① 黏膜线（hampton line）：为龛影口部一宽1~2mm光滑透明线。

② 项圈征（collar sign），为龛影口部宽0.5~1.0cm透明带，形如一项圈而得名。

③ 狭颈征，为龛影口部上下端明显狭小、对称光滑透明影，形如颈状。

3）黏膜纠集（converging folds），无中断。

4）其他间接征象：

① 痉挛切迹（incisura）：为小弯溃疡在大弯壁上相对应处出现一光滑凹陷。

② 胃液分泌增多致空腹大量潴留液，钡剂涂布差。

③ 胃蠕动增强或减弱致胃排空加快或减慢。

④ 胃变形和狭窄，因瘢痕收缩所致，表现为"蜗牛胃""葫芦胃"或"B形胃"和幽门狭窄、梗阻。

5）穿透性溃疡：龛影深而大。深度多超过1.0cm以上，口部有较宽大透亮带。

6）穿孔性溃疡：龛影大，如囊袋状，可见气、钡2层或气、液、钡3层现象。

7）胼胝性溃疡：龛影大，但直径不超过2.0cm，而深度不超过1.0cm，有较宽透明带伴黏膜纠集。

8）多发性溃疡：指胃内发生2个以上的溃疡，可在同一部位或相距较远。

9）复合性溃疡：指胃及十二指肠同时发生溃疡。

（3）胃溃疡恶变的X线征象

1）龛影周围出现小结节状充盈缺损，指压征或尖角征。

2）龛影周围黏膜皱襞杵状增粗、中断、破坏。

3）治疗中龛影增大，变为不规则。

4）胃溃疡恶变的后期与溃疡型胃癌X线表现一样，难以鉴别时统称为恶性溃疡。

（4）十二指肠溃疡

1）良性龛影：是球部溃疡的直接征象，充盈加压像可见龛影周围有一圈光滑的透亮带，或见放射状黏膜纠集。

2）球部变形：是诊断球部溃疡的重要征象。由瘢痕收缩、黏膜水肿、痉挛引起，表现为山字形、三叶状、花瓣状或葫芦形或假性憩室形成，恒定存在。

（5）胃癌

1）早期胃癌

① 隆起型（protruded type，Ⅰ型）：表现为小而不规则的充盈缺损，高度超过5mm，边界清楚。

② 表浅型（Ⅱ型）：表现为胃小沟、胃小区破坏呈不规则颗粒状，轻微凹陷小龛影，僵硬、界限尚清。包括：隆起表浅型（superficial elevated type）（Ⅱa型）：癌肿突出高度不超过5mm；平坦表浅型（superficial flat type）（Ⅱb型）：病灶几乎无隆起和凹陷；凹陷表浅型（superficial depressed type）（Ⅱc型）：病灶轻度凹陷不超过5mm；凹陷表浅型（excavated type）（Ⅲ型）：表现为形态不规整，边界明显的龛影，深度超过5mm，可见黏膜皱襞中断成杵状或融合。

2）中晚期胃癌：

① 蕈伞型癌：多表现为不规则分叶状的充盈缺损，与正常胃界限清楚。也可表现为胃腔狭窄，胃壁僵硬。

② 浸润型癌：多表现为胃腔狭窄，胃壁僵硬。胃广泛受累时形成皮革样胃（linitis plastica）。

③ 溃疡型癌：多表现为恶性龛影，常有下列征象：指压征（finger pressure sign），指因黏膜及黏膜下层癌结节浸润使龛影口部有向龛影隆起的不规则的弧形压迹，如手指压迫样，加压后显示清晰；裂隙征，指在两指压征之间指向口部的尖角，为溃疡周围的破裂痕迹或两个癌结节间的凹陷；环堤征，指在正位上环绕龛影的宽窄不一的不规则透明带，切线位呈半弧形，为肿瘤破溃后留下的隆起边缘；半月综合征（meniscus sign）：为龛影位于轮廓内、龛影周同环堤及龛影大而浅的综合征象，呈半月形，切线位加压摄影显示较清晰。

**（三）数字摄影消化道造影**

数字胃肠成像系统（digital GI imaging system DGIS）由探测器（image intensifier Ⅱ），数字图像处理器（digital image processor）和高分辨力监视器（high resolution monitor）组成。目前随着像素和矩阵数目的增加及较小焦点X线管的应用，图像质量已获得大幅提高。数字成像胃肠道检查技术同样是运用动态多相对比造影技术，检查方法与胃肠道造影相同。其特点有：

**1. 数字成像可以快速获取多幅图像** 数字成

像速度可达 0.5~15 帧/s,这对处于运动状态下的胃肠道检查极为有利。在做咽、上段食管检查时,可选用 2~8 帧/s 的连续摄取图像速度,以便清晰显示这些结构及其异常变化。食管双对比造影检查时,0.5~2 帧/s 的连续摄取速度可获得食管处于双对比状态下不同时相的多幅图像。十二指肠球部溃疡常有痉挛激惹征象,连续图像采集与回放方式更有利于发现溃疡龛影,可作为常规使用。

**2. 数字成像可以实时采集和显示图像**　在数字成像胃肠检查过程中因为可以实时采集和显示图像,便于及时观察病变是否被适当地显示。因此在检查中可以随时采取补救措施,如改变体位、重新涂布、补充图像等。

**3. 数字成像可以进行多种图像后处理**　对数字成像要进行合理的图像后处理(postprocessing),通过改变图像的亮度(brightness)、对比度(contrast)、对图像中的感兴趣区进行放大(magnification)观察、增强图像的锐利度(edge enhancement)以及将图像进行正负相对比,可使各种不同类型的病变得以发现和清晰显示。

**4. 数字成像可以进行标记说明**　为了恰当地突出在胃肠造影图像中的感兴趣区,可以对数字图像用箭头或圆圈加以标记,对其所作的解释或诊断也可以用文字进行说明。也可将检查中含有突出发现和病变的图像,有选择地打印于纸上作为诊断报告。对连续采集的图像全部检查后,挑选满意的图像进行激光打印,以减少信息丢失,保证图像的高清晰度与高分辨力。

**5. 数字成像可以进行存储**　采用光盘储存(optical disk)数字成像胃肠造影的影像资料,不但经济,而且便于查阅,对重复检查者也很容易与其早前的检查资料进行对比。

**6. 数字成像可以进行网络传输**　数字胃肠图像资料若与其他数字图像资料(如 CT、MR)统一建立数字图像档案,就能很容易地在一个工作站上与受检者的其他影像学检查进行综合分析,从而提高诊断水平。建立 PACS 后,还可将数字胃肠检查资料经医院网络高速地传送至各临床科室,或进行远程会诊。

## 三、肠系检查

### (一)口服钡剂小肠造影

**1. 适应证与禁忌证**

(1)适应证:临床怀疑有小肠病变者;全身情况差,不能耐受插管者;需要了解小肠走行及功能状态者。

(2)禁忌证:急性肠梗阻,急性胃肠道出血,胃肠道穿孔。

**2. 造影前准备**

(1)受检者准备:检查前日低渣饮食,晚上服用轻泻剂(开水冲服番泻叶 9g,30min 后再冲服一次,或服用 50% 硫酸镁 30~50ml),并禁食一夜。

(2)药品准备:钡剂采用 40%~50% 浓度的硫酸钡悬浊液。可在检查前 10min 口服 20mg 甲氧氯普胺以加快钡剂通过小肠的时间。

**3. 操作技术**　造影前常规观察胸腹部。口服钡剂小肠造影检查通常在上消化道造影后,立即让受检者口服 40%~50% 的稀钡溶液约 300ml 使小肠完全充盈;单纯口服钡剂小肠造影则直接口服 600ml 稀钡。向右侧卧位可增加胃内张力,使钡剂更容易进入小肠。透视中须用压迫法仔细分开相互重叠的肠袢,并顺序摄取各部位点片,必须观察到钡剂充盈回盲部,在末端回肠、部分盲肠及升结肠显影后,才可结束检查。

**4. 造影表现**

(1)肠管改变:表现为肠腔狭窄或扩张。炎性肠腔狭窄范围多较广泛,边缘较整齐,可呈节段性。肿瘤性肠腔狭窄范围多局限,边缘不整齐,且管壁僵硬,局部可扪及包块。外压性狭窄多在管腔一侧,可见整齐的压迹或伴有移位。先天性狭窄则边缘光滑而局限。肠腔扩张可由远端肠腔狭窄或梗阻所致,肠梗阻引起的管腔扩张常有液体和气体积聚,可形成阶梯状气液面,并有蠕动增强。张力降低如肠麻痹引起的肠管扩大也有液体和气体积聚,但蠕动减弱。

(2)肠腔轮廓和黏膜的改变:肠壁肿瘤突入肠腔可造成局部钡剂充盈缺损,向腔外生长会推移邻近肠管,表现为肠袢间距离增宽。良性肿瘤可使黏膜展平、皱襞消失,表现为表面光滑的充盈缺损;恶性肿瘤则侵蚀破坏黏膜导致充盈缺损,局部表面不规则且常见管壁僵硬,钡剂通过困难。肠道憩室表现为肠管壁向外囊袋状突出阴影。

(3)位置和功能的改变:肿瘤等占位性病变压迫推移可改变肠道的位置。肠粘连可使肠管移动受限;蠕动增强、运动力增加可致排空过快,口服钡剂不到 2h 就可到达盲肠,超过 6h 为通过缓慢,小肠内钡剂超过 9h 尚未排空为排空延迟;分泌增多会使钡剂分散在分泌液中,呈不定形的片状或线状影,黏膜皱襞则模糊不清。

### (二)小肠气钡双重造影

小肠气钡双重造影检查是目前诊断小肠疾病的主要检查方法,可同时观察整个小肠黏膜形态明确病变部位,对小肠腔内及管壁受累病变如肿瘤、憩室、狭窄性病变等具有重要诊断价值。

#### 1. 适应证与禁忌证

(1)适应证:反复消化道出血,经其他方法检查除外食管、胃和大肠出血者;原因不明的腹痛、腹泻者;临床怀疑小肠不完全性梗阻;先天性小肠畸形;腹部包块,需除外小肠肿瘤者;原因不明的贫血、低蛋白血症者;原因不明的发热、消瘦者;胃肠道其他部位的病变需要除外小肠受累者。

(2)禁忌证:急性胃肠道出血,胃肠道穿孔,小肠坏死,十二指肠活动性溃疡及山莨菪碱禁忌者。

#### 2. 造影前准备

(1)受检者准备:为避免盲肠充盈引起小肠内容物滞留于回肠内,应按结肠双重对比造影要求进行肠道准备。检查前日中午嘱受检者吃少渣饮食,下午口服50%硫酸镁50ml清肠导泻,尽量多饮水,总量应达到1 500~2 000ml,可以间断饮用。晚餐进流食,睡前(21:00)服用缓泻药。检查当日早晨禁食,肛门内注开塞露一支,尽量排净大便。清洁结肠不能采用洗肠法,因为洗肠液可经回盲瓣逆流进入并滞留于回肠,会严重影响末端回肠及回盲部的充盈。造影前行胸腹部透视,排除消化道穿孔及梗阻受检者。

(2)器械准备:插管法可采用Bilao-Dotter导管或经胃镜引导下插管,不插管者可选用能释放$CO_2$气体的小肠溶空心胶囊或采用"口服钡剂+肛门逆行注气法",灌肠桶或压力灌注泵。

(3)药品准备:造影用钡剂为浓度为35%(W/V)的硫酸钡悬浊液,山莨菪碱(654-2)10~20mg。

#### 3. 操作技术

(1)插管法

1)插管前用凡士林涂抹导管外壁及导丝,以保持润滑。受检者取卧位或斜立位,经鼻孔插入。随受检者的吞咽动作将导管送过咽部进入食管,然后可较快地下达贲门。导管过贲门后,常自然地形成向胃底部的弧形弯曲。让受检者改仰卧位,在透视下插入弯头导丝,旋转金属旋钮,将导管末端调节到弯向胃小弯,顺势继续插入导管,直达胃窦部和幽门前区。再让受检者取仰卧右前斜位,甚至近于左侧卧位,使气体充满胃窦部,如胃内气体不多,

可用气囊注入适量气体(约50ml),并取头稍高位。将导丝换成直头。当导管端送到幽门时,将导丝向后略撤3~5cm,使导管端部柔软、易弯曲,导丝不得进入十二指肠。将导管慢慢送过幽门,进入十二指肠,这时(仰卧位)在绝大多数受检者体内导管进入十二指肠后外侧、沿十二指肠降支向下走行,少数受检者体内导管向内向下弯转进入十二指肠降支。边慢慢后撤导丝,边向前送入导管,直到导管达Treitz韧带为止。

2)也可应用胃镜直视下插管,成功率高且操作方便,可使导管快速到位,无需X线定位,检查时间也明显缩短。胃镜进入十二指肠降部过乳头后,由胃镜活检孔插入交换导丝,沿导丝退出胃镜。在数字胃肠监控机下,沿导丝进入导管,送达至十二指肠水平部以下,撤出导丝。用胶布固定口腔外导管另一端,将导管尾部与灌肠桶或压力灌注泵相连接。

插管成功后沿导管按100ml/min的流量注入35%硫酸钡混悬液600~800ml,当钡剂进入小肠后,注入气体约800ml。在电视监控下连续观察各组小肠,当钡剂至第3~4组小肠时,再次注入气体200ml,直至整个小肠呈气钡双重对比像。同时,转动受检者体位,在电视监控下摄片,直至钡剂到达回盲瓣。在灌注过程中应透视下密切观察钡剂走行,及时对可疑区进行加压检查,观察其充盈缺损、龛影、憩室、扩张及狭窄等。

(2)无管法

1)使用小肠溶空心胶囊,在PH≥6的环境中即可溶解释放$CO_2$气体,结合口服钡剂即可在小肠内形成与插管法相媲美的小肠气钡双对比像。操作简便易行,安全有效。

2)使用"口服钡剂+肛门逆行注气法",重点观察末端回肠病变。具体做法是口服80%硫酸钡混悬液150ml,分两次服用,待钡头到达盲肠时,肌内注射低张药物(654-2),然后肛门插管,注入空气800~1 000ml,使气体逆行进入小肠,形成回肠末端低张双对比相。此方法因直肠和乙状结肠充气扩张,使盆腔内回肠上抬,易于病变显示。

#### 4. 造影表现
要根据小肠的环状皱襞、管腔大小、肠壁厚度及绒毛形态等表现作出诊断。钡剂涂布并被气体充分扩张的正常小肠表现为均匀连续、肠祥走行弯曲自然、肠管粗细均匀。空肠宽度为4cm(充气后为4.5cm),回肠管径稍细,为3.5cm(充气后为4cm),若肠腔宽度超出范围,应仔细检查是

否存在病变。两个相互平行的肠管即相邻两肠壁间的距离，代表了肠壁的厚度，正常不应大于3mm。小肠绒毛是小肠黏膜表面肉眼可见的最小的解剖结构，造影常常不显示，若出现充盈缺损，应警惕有病变存在。小肠气钡双重造影对显示黏膜较小隆起性和凹陷性病变，尤其对<1cm直径的小肠肿瘤常能显示出满意的形态学表现，但对壁内和向腔外生长的肿瘤鉴别尚有困难。

## 四、钡剂灌肠检查

### （一）结肠气钡低张双重对比造影

**1. 适应证与禁忌证**

（1）适应证：①怀疑有结肠息肉或肿瘤者；②慢性溃疡性结肠炎或肉芽肿性结肠炎者；③鉴别肠管局限性狭窄的性质；④结肠高度过敏或肛门失禁的受检者。

（2）禁忌证：①结肠穿孔或坏死；②急性溃疡性结肠炎；③中毒性巨结肠；④肠镜活检一周以内；⑤危重受检者或虚弱受检者忌用抗胆碱药物时可改用胰高血糖素。

**2. 造影前准备**

（1）受检者准备：检查前日中午嘱受检者少渣饮食，下午口服50%硫酸镁50ml清肠导泻，尽量多饮水，总量应达到1 500~2 000ml，可间断饮用。晚餐进流食，睡前（21：00）服用缓泻药。检查当日早晨禁食，肛门内注开塞露一支，尽量排净大便。

（2）器械准备：带气囊的双腔导管，灌肠桶或压力灌注泵。

（3）药品准备：结肠双对比造影应采用细而颗粒均匀的钡剂，浓度以70%~80%为宜，太浓易引起龟裂，太低不易显示结肠细微结构以及使腔壁线勾画不清。配制钡剂时钡剂温度应控制在40℃左右，温度太低易使肠管痉挛收缩，导致钡剂絮凝龟裂。山莨菪碱（654-2）10~20mg。

**3. 操作技术**　肌内注射654-2 10~20mg。受检者取俯卧头低位（倾斜检查床，使头低10°~15°）或左侧卧位，肛门插入带有气囊的双腔导管，在透视下经灌肠桶或压力灌注泵注入钡剂。在透视中密切观察，待钡头到达横结肠中段时立即停止注钡。换上注气囊，经导管缓慢向内注入空气，通过气体压力驱使钡剂进入结肠肝曲、升结肠并达盲肠。注气量一般为800~1 000ml，以观察到右半结肠直径扩张至5mm为宜，然后拔出导管。嘱受检者顺时针方向翻身4~5次，观察钡剂均匀涂布于肠壁上

时，即可进行结肠各段点片。

一般在俯卧头低足高15°前后正位，显示直肠、乙状结肠和降结肠下端，以显示前壁为主；仰卧前后位，显示直肠、乙状结肠和降结肠下端，以显示后壁为主；仰卧左右前斜位，显示直肠、乙状结肠和降结肠下端，其目的是减少肠曲间影像重叠；左侧和右侧卧位摄取直肠、乙状结肠侧位片；半立位左前斜位，显示结肠脾曲、降结肠上中部和横结肠左半部；半立位右前斜位，显示结肠肝曲、升结肠近肝曲部和横结肠右半部；卧位或半立位，显示横结肠；仰卧头低15°，显示盲肠、升结肠近端和回盲部；最后摄取全结肠仰卧前后位、俯卧前后位、左侧水平侧卧位、右侧水平侧卧位及全结肠立位前后位。造影检查时间不宜过长，一般应控制在15~20min，否则钡液中的水分被肠道吸收后可出现龟裂和钡剂絮凝，容易产生伪影，影响小病灶的显示。检查中应多体位、多角度进行观察。

**4. 造影表现**

（1）肠腔轮廓改变：气钡双重对比造影可直接显示肿块。恶性肿瘤常边缘不规则，且伴有黏膜破坏、局部管壁僵硬。溃疡型结肠癌可见大而不规则的龛影，其周围有僵硬、边缘呈毛刺状的环堤所致的充盈缺损。溃疡型结肠炎可见小而密集的龛影以致结肠袋消失，肠管边缘呈锯齿状。

（2）管腔大小改变：由恶性肿瘤所致的管腔狭窄较局限，边缘多不整齐，且管壁僵硬，局部常触及包块。炎症所致的狭窄范围多较广泛。狭窄或梗阻的近端结肠常扩张。

### （二）钡灌肠造影

**1. 适应证与禁忌证**

（1）适应证：结肠梗阻，乙状结肠扭转及观察结肠的功能性改变，年老体弱和不适宜多翻动的受检者。

（2）禁忌证：结肠穿孔或坏死，急性阑尾炎，肛裂疼痛不能插管者。

**2. 造影前准备**

（1）受检者准备：与结肠气钡低张双重对比造影准备相同。

（2）器械准备：肛管、灌肠桶或压力灌注泵。

（3）药品准备：造影用钡剂。浓度为15%~20%的硫酸钡悬浊液。

**3. 操作技术**　受检者取屈膝左侧卧位，将肛管缓慢插入直肠，后取仰卧位，行胸腹常规透视，以了解胸腹部一般情况。再将右侧略抬高，透视下

经灌肠桶或压力灌注泵将浓度为15%~20%的稀钡800~1 000ml经导管注入全部结肠直至盲肠充盈，在灌肠途中，密切注意钡头有无受阻、分流及狭窄，发现异常，应立即停止注钡，用手或压迫器在患处按压，观察肠管轮廓、宽窄、移动度及有无压痛与激惹征象，必要时进行点片操作。最后摄取全结肠片和结肠各段压迫点片，一般不需摄取黏膜像。

**4. 常见病变的造影显示**　结肠稀钡灌肠因不使用低张药物，可以观察结肠的张力、运动及分泌等功能异常。张力异常可表现为肠道痉挛、不规则收缩、张力增高或减低；运动功能异常可表现为肠管蠕动加快或减慢；分泌增加时，可见肠腔内大量黏液存在，呈细长的条状或柱状，其外涂以薄钡层，或呈现双层肠壁样表现。

（余佩琳　杨明　余建明　左晓娜　朱万安）

# 第三节　泌尿及生殖系统造影检查

泌尿及生殖系统的各器官均为软组织结构，缺乏组织的天然对比，X线片只能显示肾脏的轮廓、大小、钙化及阳性结石，其内部结构及排泄功能等必须通过造影检查方能显示。

泌尿及生殖系统造影检查是诊断泌尿及生殖系统疾病的重要检查方法，此法可了解泌尿及生殖系统的内部结构和生理功能，对观察和了解有无病变或生理性变异等均具有很大帮助。

## 一、泌尿及生殖系统解剖生理学

### （一）泌尿系统

泌尿系统由肾、输尿管、膀胱及尿道组成，主要功能是排出机体内溶于水的代谢产物。（图9-7）

**1. 肾脏**　为成对的实质性器官，形似蚕豆，有前后两面、内外两缘和上下两端，分别位于脊柱两侧，腹膜后间隙的上部。肾长11~13cm，相当于3~4个腰椎椎体高度，宽5~7cm，厚3~4cm，右肾比左肾约低1.5cm。肾内侧缘中部凹入部称肾门，肾门通入肾内的腔称为肾窦，内含肾血管、淋巴管、神经、肾盏、肾盂及脂肪组织等。在肾的纵切面上，可见红褐色的肾实质和被白色肾盂肾盏所占的肾窦。

肾实质分为皮质和髓质两部分。肾皮质位于浅层，富有血管，主要由肾小体和肾小管构成。肾髓质位于肾实质深部，血管较少，由许多密集的管道组成。肾髓质形成15~20个肾椎体，肾椎体的基底朝向皮质，尖端圆钝，朝向肾窦，称肾乳头，突

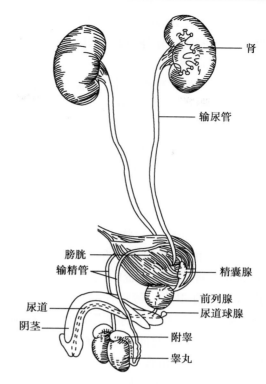

图9-7　男性泌尿及生殖系统模式图

入肾小盏内。有时2~3个肾椎体合成一个肾乳头。肾乳头上有许多乳头孔，肾生成的尿液经乳头孔流入肾小盏内。肾窦内有7~8个呈漏斗状的肾小盏，2~3个肾小盏合成1个肾大盏，2~3个肾大盏再合成1个肾盂。肾盂出肾门后，弯行向下，逐渐变细移行为输尿管（图9-8）。

**2. 输尿管**　输尿管为一对细长的肌性管道，起于肾盂，终于膀胱，长25~30cm，管径0.5~0.7cm。

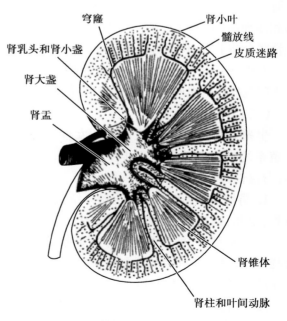

图9-8　肾的冠状切面结构模式图

输尿管有较厚的平滑肌，可做节律性的蠕动，使尿液不断地流入膀胱。输尿管根据其行程分为三段，即腹段、盆段和壁内段。

输尿管有三处生理性狭窄：肾盂与输尿管移行部；与髂总动脉交叉处；膀胱入口处，即膀胱壁内段。这些生理狭窄常是输尿管结石的滞留部位。

**3. 膀胱** 膀胱为盆腔储存尿液的肌性中空囊性器官，其形状、大小、位置及壁的厚度均随尿液充盈程度而变化。膀胱的平均容量为 300~500ml。成人空虚的膀胱呈三棱椎体形，有一尖四面，可分为尖、底、体、颈四部分。膀胱尖细小，朝向前上方。膀胱底近似三角形，朝向后下方。膀胱尖与膀胱底之间的部分为膀胱体。膀胱的最小部称膀胱颈，以尿道内口与尿道相连。膀胱各部分之间无明显界限。膀胱充盈时，男性呈长卵圆形，女性呈扁圆形。

膀胱位于盆腔的前部，其前方为耻骨联合。后方在男性为精囊、输精管、壶腹和直肠，在女性为子宫和阴道。膀胱的下方，男性邻接前列腺，女性邻接尿生殖膈。

**4. 尿道** 尿道是膀胱与体外相通的一段管道，因男女性别不同有很大差异。男性尿道，长16~22cm，兼有排尿和射精功能。起自膀胱的尿道内口，止于尿道外口，全长分为前列腺部、膜部和海绵体部，临床上称前列腺部和膜部为后尿道，海绵体部为前尿道。男性尿道在行径中粗细不一，它有三处狭窄、三处扩大和两个弯曲。三处狭窄分别位于尿道内口、膜部和尿道外口。三处扩大分别位于前列腺部、尿道球部和尿道舟状窝。两个弯曲，一为耻骨下弯，在耻骨联合下方，位于前列腺部和膜部和海绵体部起始段；另一个弯曲是耻骨前弯，在耻骨联合前下方，位于海绵体部。

女性尿道短而直，长 3~5cm，仅有排尿功能。起于膀胱的尿道内口，末端开口于阴道前庭。

**（二）生殖系统**

生殖系统分男性生殖系统和女性生殖系统。生殖系统的主要功能是产生生殖细胞，繁殖新个体；分泌性激素，激发和维持第二性征。

**1. 男性生殖系统** 男性生殖系统包括前列腺、精囊、睾丸、输精管和阴茎等（图9-9）。

（1）前列腺：前列腺是一个实质性器官，位于膀胱下方，其大小和形状犹如核桃。前列腺中有尿道穿过，腺的排泄管均开口于这段尿道。

（2）精囊：精囊位于前列腺的头端，前方为膀胱，后方为直肠，为一卷曲的管腔。

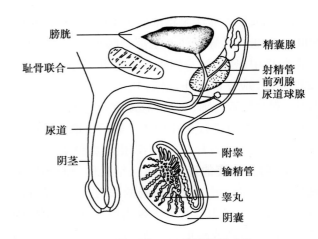

图 9-9 男性生殖系统结构模式图

（3）睾丸：位于阴囊内，左、右各一，形似略扁的卵圆体。成人睾丸长径为 4~5cm，宽径为 2~3cm，前后径为 2~3cm。前外侧由睾丸固有鞘膜所包绕，后外缘为附睾，10~12 条睾丸的输出管由睾丸网进入附睾，并开口于附睾管。由睾丸产生的精子，先贮存在附睾内，当射精时经输精管、射精管，最后经尿道排出体外。

（4）输精管：为附睾管的延续部分，其行程较长约30cm，壁厚，肌层发达，管腔细小，自阴囊经腹股沟管到腹腔，再降入盆腔达膀胱后面。

（5）阴茎：阴茎由两个阴茎海绵体、一个尿道海绵体以及外面的筋膜和皮肤所组成。尿道海绵体内有尿道穿过。阴茎的前端称阴茎头，有尿道外口；后端为阴茎根，固定在耻骨和坐骨上。

**2. 女性生殖系统** 女性生殖系统包括子宫、卵巢、输卵管和附属腺等。（图 9-10）

（1）子宫：子宫位于真骨盆的中部，在膀胱和直肠之间。子宫的前后略扁，状如倒置的梨，分底、体、颈三部，上端圆凸的部分称子宫底；下部呈圆柱状称为子宫颈；底与颈之间的部分称子宫体。成人子宫的大小约为 4cm×7cm×4cm，子宫的内腔分为子宫腔和子宫颈管两部分。子宫腔在子宫体内，为倒置的三角形腔隙，其底在上，两侧与输卵管相连；尖朝下与子宫颈相通。子宫颈管下口称子宫口。

（2）卵巢：卵巢位于子宫的阔韧带的后下缘，形似扁椭圆体，位于骨盆两侧壁，是产生卵子和分泌女性激素的生殖腺。正常育龄妇女卵巢的最大径约为 4cm，绝经后卵巢的最大径约为 2cm。

（3）输卵管：位于子宫两侧，左右各一，是弯曲的肌性管道。输卵管的内侧段较细，与子宫相连，开口于子宫腔；外侧段较粗呈漏斗状，开口于腹膜

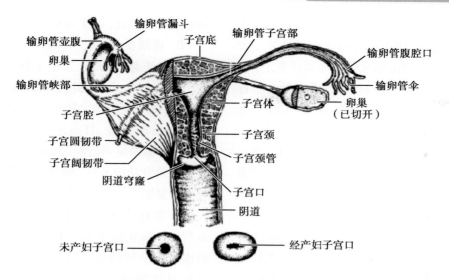

图 9-10　女性生殖系统结构模式图

（标注：输卵管漏斗、输卵管壶腹、卵巢、输卵管峡部、子宫底、输卵管子宫部、输卵管腹腔口、输卵管伞、子宫腔、子宫体、卵巢（已切开）、子宫圆韧带、子宫颈、子宫阔韧带、子宫颈管、阴道穹窿、子宫口、阴道、未产妇子宫口、经产妇子宫口）

腔，边缘靠近卵巢处有许多指状突起称输卵管伞。

（4）阴道：是一个前后较扁的肌性管道，其上端包绕子宫颈的下部，下端开口于阴道前庭。

## 二、静脉尿路造影检查

静脉尿路造影有以下两种：常规静脉尿路造影和大剂量静脉尿路造影。

### （一）常规静脉尿路造影

常规静脉尿路造影是将对比剂通过静脉注入，经肾脏排泄至尿路而使其显影的一种检查方法，又称排泄性尿路造影或静脉肾盂造影（IVP）。此方法简便易行，痛苦少，危险性小，能同时观察尿路的解剖结构及分泌功能，应用广泛。肾功能在严重受损时，尿路常显影不佳或不显影。

**1. 适应证与禁忌证**

（1）适应证：①尿路结石、结核、囊肿、肿瘤、慢性炎症和先天性畸形；②原因不明的血尿和脓尿；③尿路损伤；④腹膜后肿瘤的鉴别诊断；⑤肾性高血压的筛选检查；⑥了解腹膜后包块与泌尿系统的关系。

（2）禁忌证：①碘过敏及甲状腺功能亢进者；②严重的肾功能不良者；③急性尿路感染；④严重的心血管疾病及肝功能不良；⑤妊娠或疑有早期妊娠者。

**2. 造影前准备**

（1）造影前 2d 不吃易产气和多渣食物，禁服钡剂、碘对比剂、含钙或重金属药物。

（2）造影前晚服用缓泻药，一般泡服中草药番泻叶 5~10g。

（3）造影前 12h 禁食及控制饮水，造影当日需要禁水。

（4）造影前先行腹部透视，如发现肠腔内产物较多，应做清洁灌肠或皮下注射垂体加压素 0.5ml，促使肠内粪便或气体排出。

（5）摄取全尿路 X 线片以备与造影片对照诊断。

（6）做碘过敏试验，并向受检者介绍检查过程以取得受检者的合作。

（7）对比剂为 76% 的复方泛影葡胺或者 370 非离子型对比剂。成人用量一般为 20~40ml，少数肥胖者可用 40ml。儿童剂量则以 0.5~1ml/kg 体重计算。6 岁以上即可用成人量，将对比剂加热至 37℃ 后注入，效果更好。由于有一定的副作用，必要时可选用非离子型对比剂——碘海醇或碘普罗胺等。

**3. 操作技术**　被检者仰卧在摄影床上，将 2 个圆柱状棉垫呈"倒八字"形压迫在两侧髂前上棘连线水平上，此水平相当于输尿管进入骨盆处，输尿管后方为骶骨，故在此处压迫输尿管可有效阻断其通路。在棉垫上方放血压表气袋，用多头腹带将棉垫、气袋同腹部一同束紧，然后由静脉注入对比剂。当注入对比剂 1~2ml 后减慢注射速度，观察 2~3min，如被检者无不良反应即将对比剂在 2~3min 内注完，必要时可缩短注药时间。注药时若发生不良反应，应立即停止注药。如反应轻微，待症状缓解后仍可继续造影。对比剂注射完毕，给血压表气袋注气，压力为 80~100mmHg 压迫输尿管，以阻止对比剂进入膀胱，有利于肾盂充盈显示。

**4. 摄影技术**　常规法静脉尿路造影多摄取肾

区前后位及全腹部前后位片。摄取肾区前后位时被检者身体正中线对准台面中线，两臂放于身旁。胶片或IP尺寸为10in×12in横放于滤线器托盘上，中心线对准胸骨剑突至脐部连线的中点垂直射入。若全数字摄影时照射野尺寸应控制在10in×12in。全腹部前后位摄影的体位摆放与肾区前后位相同。胶片或IP尺寸为14in×17in竖放于滤线器托盘上，中心线经剑突至耻骨联合连线中点垂直射入。全数字摄影时照射野尺寸应控制在14in×17in。曝光时，被检者先深吸气后呼气再屏气。

常规注射对比剂后7min、15min及30min各摄取肾区图片1张。然后观察肾盂肾盏内对比剂的充盈情况，若肾盂肾盏显影良好，可解除腹带摄取全尿路片。若30min后肾盂肾盏仍然充盈不良或显影较淡或不显影，可根据情况延长至60min再摄取肾区片，然后解除腹带摄取全尿路片。若观察全尿路影像输尿管及膀胱内无对比剂，应解除腹带，时间延长至1~2h重摄尿路片。

除摄取卧位片外，也可摄取立位，如观察肾下垂，用于了解肾脏的位置、活动度、腹部肿块或钙化灶与肾脏的关系等；根据病变所在的位置有时需拍摄左右斜位，例如正位片上的肾盏为杯口状重叠或X线片结石被肾盂内对比剂遮蔽时，需加照斜位进行鉴别诊断；另外，还有为区别肾区的阳性阴影是否在肾脏内，排除肾影前面的肠内容物干扰影，观察肾盂肾盏的异常以及从不同角度观察肾脏的外形等。

对于疑有肾血管性高血压者，应采用每分钟连续摄片法尿路造影。其原理是：一侧肾动脉狭窄严重至引起高血压时，该侧肾血流量减少，肾小球滤过率也随之减少，对比剂在该侧肾盂肾盏内的出现时间就要慢于血流量正常的对侧肾脏。连续摄片对照分析两侧肾脏的这种功能参数，若发现一侧延迟显影，在排除尿路梗阻和肾实质疾病之后，就可以强烈提示肾动脉狭窄的可能。随着CT的快速发展，肾动脉CTA也已逐渐代替此方法。

连续摄片法一般不需压迫输尿管，对比剂剂量同常规尿路造影，但注射速度要尽可能加快，一般不能长于20~30s。注射开始后的第1min、2min、3min、4min、5min连续摄片，第15min和20min再各摄一片。

对于5岁以下的婴幼儿，一般在注入对比剂后3~10min内摄完所有照片。必要时可摄取延迟照片，除摄取仰卧位片外，还应摄取俯卧位、左右斜位、立位等片，胶片或IP尺寸应选用18cm×25cm

（8in×10in）竖放，以便观察全部尿路情况。

**5. 诊断要点**

（1）正常尿路：正常的尿路造影是经静脉注入对比剂后1~2min肾实质显影，密度均匀。2~3min后，肾小盏开始显影，随后肾大盏和肾盂也对称显影。7min时肾盂、肾盏在照片上显示的影像较淡，15min后影像显示清晰，30min时肾盏、肾盂显影最浓。如果肾功能不良，则显影延迟，密度较低，严重时可不显影。

正常肾盂多呈三角形，上缘凸，下缘凹呈弧形弯曲，基底位于肾窦内，尖端向内下与输尿管相连。在全尿路片上输尿管呈细带状影。膀胱内虽有对比剂充盈，但因量较少充盈不足，故膀胱上方多呈凹陷状。正常两侧肾盂肾盏密度相等（图9-11~图9-13）。

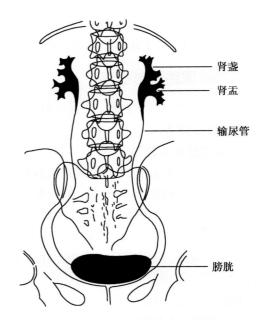

右　肾盏

肾盂

输尿管

膀胱

图9-11　静脉尿路造影影像显示模式图

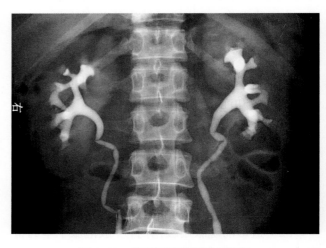

图9-12　静脉尿路造影显示双肾

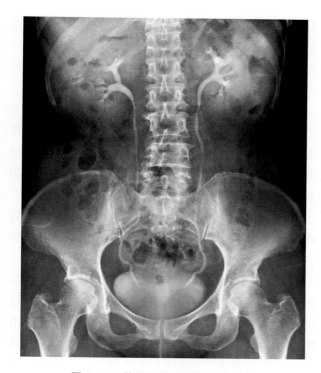

图 9-13　静脉尿路造影显示全尿路

（2）尿路造影的异常表现：排泄性和逆行性尿路造影的异常表现相似，但对某些征象显示有差异。

1）肾实质显影异常仅在排泄性尿路造影显示。①不显影：常见于肾积水（hydronephrosis）；②显影浅淡：常见于肾功能减退（renal hypofunction）；③显影增强：常见于输尿管梗阻（ureteral obstruction）.

2）肾盏、肾盂的牵拉（stretching）和变形（distortion）：常见于肾内肿块，包括肾囊肿（renal cyst）、肾肿瘤（renal tumor）、肾血肿（renal hematoma）和肾脓肿（renal abscess）等，但难以鉴别。

3）肾盏、肾盂破坏：表现为肾盏肾盂边缘不整，见于肾结核、肾盂癌和侵犯肾盏肾盂的肾癌。

4）肾盏、肾盂、输尿管和膀胱内充盈缺损：常见于这些部位的结石、肿瘤、血块和气泡。

5）肾积水、输尿管积水（hydroureter）和巨膀胱（megalocystis）：表现为肾盏、肾盂、输尿管和膀胱明显扩张，常见于肿瘤、结石、血块或炎性狭窄引起的尿路梗阻。

6）膀胱输尿管反流（vesicoureteral reflux）：仅在逆行膀胱造影时显示，表现为对比剂由膀胱反流至输尿管内，可为先天性异常、尿道梗阻、感染等多种病因所致。

（3）尿路结石：结石主要表现为充盈缺损或因此而导致的尿路梗阻征象。

（4）尿路畸形：多见于先天变异所致的尿路重复畸形和异位肾。尿路重复畸形有单侧或双侧，多无临床症状，其尿路造影主要表现为肾功能较好，可观察到两套独立的肾盂、输尿管（图 9-14 为双肾双输尿管模式图、图 9-15 为双肾双输尿管 X 线片）。异位肾是指一侧或两侧肾脏因先天发育失常，造成肾脏未居于正常的解剖位置。造影显示为单侧或双侧肾脏显影，但不在正常的位置，肾功能较好，多伴有旋转不良，肾盂肾盏呈花朵状，大多位于盆腔内（图 9-16 为异位肾模式图），有极少数可居膈下，甚至可异位于后纵隔内。

（5）肾结核：根据结核病灶的发展程度或范围，一般初期表现为肾小盏顶端圆钝且边缘不齐如虫蚀

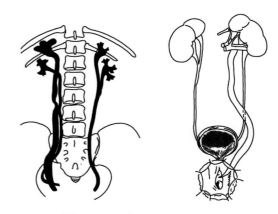

图 9-14　双肾双输尿管模式图

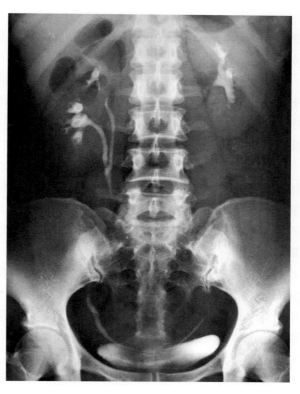

图 9-15　双肾双输尿管 X 线片

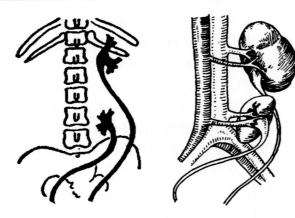

图9-16　异位肾模式图

状,相应肾盏的边缘亦不整或变形狭窄。当肾盏肾盂广泛破坏或形成肾盂积脓时,常表现为肾盂肾盏不显影或显影延迟且浅淡。

（6）肾积水:显示为肾扩张、肾盏杯口影消失,积水严重时全肾变为一囊状。

（7）肾性高血压:造影主要显示肾脏萎缩,外形轮廓不规整或局限性凹陷,肾盂肾盏细小,两侧肾脏比较,长径相差1.5cm以上。

（8）肾肿瘤:造影可显示肾外形增大,肾盂或肾盏拉长、受压、变形或破坏。肾癌,可在肾盂中出现充盈缺损或肾盂、肾盏扩大等。

**6. 注意事项**

（1）对腹部有巨大肿块、肥胖及腹水的受检者压迫输尿管有困难时,可采用倾斜摄影床面的方法,使被检者头低足高30°以减缓对比剂及尿液流入膀胱。

（2）若因腹带压力过大,出现迷走神经反应或下肢血供不足时,应减轻腹带压力或暂时松解,待症状缓解后重新加压或采用头低足高位继续造影,症状严重者应立即解除腹带,进行对症治疗。

（3）对于年老体弱、5岁以下的儿童或腹主动脉瘤及腹部手术后不久的受检者,也可采用将双倍量的对比剂于3min内注射完毕,不加压迫带,取头低足高15°~25°位,被检者无压迫之苦,且能达到诊断要求。

（4）静脉尿路造影,尤其是注入对比剂后前5min的照片上,更能清晰地显示肾脏的大小、形态和轮廓。肾盂肾盏充盈后,也利于测量肾实质厚度和侧位观察肾脏位置。

**（二）大剂量静脉尿路造影**

大剂量静脉尿路造影又称静脉滴注尿路造影,是将100ml以上的对比剂溶于葡萄糖注射液做快速静脉滴注,使全尿路显影的一种检查方法。其特点在于:尿路显影较常规静脉尿路造影法清晰,肾盂和肾盏显影持续时间较长且较浓密,可代替逆行肾盂造影,免除造影前的准备。

**1. 适应证与禁忌证**

（1）适应证:①常规法静脉肾盂造影或逆行肾盂造影显影不满意;②肥胖、腹水及腹部巨大肿块;③高血压受检者,需要观察肾脏者;④不合作的小儿和为了观察全尿路者。

（2）禁忌证:①碘过敏者;②有严重的心血管疾病,因大量液体快速注入静脉,可增加心脏负担;③多发性骨髓瘤合并肾衰竭者;④有严重肝病者。

**2. 造影前准备**　不必禁水。肾功能损害严重时,禁水不但达不到提高肾盂内对比剂浓度的目的,反而导致体内电解质紊乱,引起无尿症。亦不需做压迫输尿管准备。但需要备好相应的输液器和较大号的针头,其他准备事项同常规法静脉尿路造影。

对比剂为76%的复方泛影葡胺或者370非离子型对比剂,一般用量按体重2ml/kg计算,加入等量5%的葡萄糖注射液混匀后使用。对比剂最大不应超过140ml。必要时也可选用副作用少的非离子型对比剂碘海醇或碘普罗胺等。

**3. 操作技术**　被检者仰卧于摄影台上,先摄取全尿路X线片1张。然后采用较大号针头将100~140ml对比剂通过静脉在5~8min内快速滴注完毕,若因对比剂黏稠度大不易快速滴注,可将对比剂加热到37℃后滴注,可提高滴注速率,因时间过长会影响显影效果。自开始注入对比剂10min、20min及30min各摄尿路片1张。若肾盂、肾盏及输尿管显影不良,可适当延长时间后再摄片。

**4. 摄影技术**　摄影位置同腹部前后位,因在一张照片上能够同时显示肾实质、肾盂、输尿管及膀胱,所以胶片应包括第11胸椎及耻骨联合,胶片或IP尺寸应选用35cm×43cm（14in×17in）,中心射线经耻骨联合至剑突连线的中点垂直射入胶片,被检者呼气后屏气曝光。当在肾脏轮廓内发现有钙化时,应加摄左右斜位片,以便确定钙化影的实际位置。

**5. 诊断要点**　大剂量静脉尿路造影因对比剂量大,肾实质内充有较多的对比剂,使肾影密度增高,肾盂、肾盏、输尿管及膀胱内可同时有对比剂显影。

（1）肾盂:正常肾盂形态有很大变异,一般略呈三角形，还有呈喇叭形状，少数呈分支和壶腹形。

（2）肾盏：肾盏包括肾大盏和肾小盏。其形态各自有很大差异，可短粗或细长，数目常有不同，两侧也多不对称。

（3）输尿管：正常输尿管左右各一条，全长约25cm，宽3~4mm，上端与肾盂相连，在腹膜后沿脊柱两旁向前下斜行入膀胱，边缘光滑，走行柔和，有轻度弯曲和波浪状表现，输尿管有三个生理性狭窄区，即与肾盂交界处、髂嵴平面处和进入膀胱处。

**6. 注意事项** 造影中少数受检者可出现轻度咳嗽、喷嚏、皮疹或面部潮红等不良反应，通常不需作任何处理而自愈。如症状较重，应降低注药速度或停止注药，予以对症处理。

### 三、逆行尿路造影检查

逆行尿路造影是通过膀胱镜将输尿管导管插入输尿管肾盂内，经导管逆行注入对比剂，使肾盂、肾盏、输尿管等充盈并显示其形态的一种造影检查方法。优点为充盈完全，显影清晰，不受肾功能障碍的影响，同时摄片时间及体位不受限制。缺点为操作复杂，受检者痛苦较大，不能观察肾功能，且易发生逆行性感染。故此种检查方式多作为备选。

**（一）适应证与禁忌证**

**1. 适应证** ①碘过敏者；②静脉尿路造影不能达到诊断目的者，如严重的肾盂积水、肾结核及先天性多囊肾等；③输尿管疾病：如肾、输尿管连接处狭窄及中下段输尿管受阻、占位、重复肾及输尿管断裂等；④邻近肾及输尿管的病变；⑤证实尿路结石的部位等。

**2. 禁忌证** ①尿道狭窄；②肾绞痛及严重血尿、泌尿系统感染；③严重膀胱病变禁做膀胱镜检查者；④心血管疾病及全身性感染者。

**（二）造影前准备**

**1. 清洁肠道** 检查前清洁灌肠，清除肠道内积粪和气体；禁食有关药物；摄全尿路X线片等。

**2. 对比剂** 目前常用的离子型对比剂为60%、76%的复方泛影葡胺稀释至15%~35%，一般用量为每侧10~20ml，以受检者有胀感为标准，具体用量要根据临床实际操作而定。如有阳性结石可选用气体。

**（三）操作技术**

通常在无菌条件下，由泌尿科医师在膀胱镜窥视下，将导管插入输尿管，透视观察导管位置，导

管头一般在肾盂下方一个椎体为宜。透视下缓慢注入对比剂，速度不宜过快，压力不能过高，以免对比剂外溢影响诊断。对比剂为76%复方泛影葡胺或者370非离子型对比剂。一般每侧注入5~10ml，10~15s注入完毕，还可根据病情多次重复注射。当透视下观察肾盂、肾盏充盈满意后根据诊断需要立即摄片，照片显示满足诊断要求后，拔除导管，终止检查。

**（四）摄影技术**

常规被检者仰卧于专用的摄影台上，脊柱对准台面中线，根据诊断需要常规摄取腹部仰卧前后位片，或加摄侧位、斜位、头高位或头低位片等。

1. 若需观察肾盂、肾盏的排空，可在注入对比剂2min后再摄片。

2. 若观察肾盂、输尿管交界处，须先把导管引至输尿管上1/3处，然后注入对比剂并摄片。

3. 若观察输尿管情况，应将导管缓慢拉至输尿管下端，注入少量对比剂后摄片。同时加摄左右斜位片以明确导管与阴影的前后左右关系，以便确诊。

**（五）造影表现**

**1. 正常表现** 由于对比剂浓度高，肾盂、肾盏及输尿管与周围组织对比良好，影像清晰，优于静脉尿路造影。由于对比剂是通过导管直接注入，如注射压力过高会造成对比剂回流或逆流，造成对比剂逆行进入肾盂肾盏以外的区域，例如进入肾小管或血管周围等处，表现为肾盂肾盏比静脉尿路造影时有所扩大，此现象称肾盂回流现象，需仔细辨别，应尽量避免对比剂的回流发生，以免误诊。

**2. 肾积水** 插入导管后可吸出大量液体，使对比剂冲淡。

**3. 输尿管结石** 输尿管结石多由肾结石下移而来，易停留在生理狭窄处。当导管进入输尿管逆行而上遇到阻力或与致密影重叠或贴紧，证明致密影在输尿管内。如果导管止于输尿管下方，则注射少量对比剂可以证明此影在输尿管内。

**4. 输尿管囊肿** 本病较典型的表现为膀胱内近输尿管开口处显示一圆形或卵圆形充盈缺损，直径多为1~3cm，边缘整齐锐利。有时形如蛇头状。或在囊肿中有对比剂充盈且与输尿管相连，而囊壁则在膀胱影中显示为一个环状透明影。输尿管常有不同程度的扩大。

**5. 肾结核** 通常表现为肾盂肾盏变成一个扩大而不规则的腔，波及整个肾。有时可见肾盏狭窄

或闭塞。

**6. 肾肿瘤**　可见肾外形增大，肾盂、肾盏拉长、受压、变形或破坏。肾癌，可在肾盂中出现充盈缺损或肾盂、肾盏扩大。

**（六）注意事项**

在对双侧输尿管导管注射对比剂时，注射速度切忌过快，必须同步。若受检者一侧肾区有胀感时，应停止注药，另一侧继续注射至肾区有胀感为止；对于肾盂积水的受检者，造影的目的是了解梗阻病变的位置和性质，切忌在扩大的肾盂内再注入大量对比剂，否则会因突然增加肾脏内的压力，导致输尿管完全梗阻或并发感染。（图9-17）

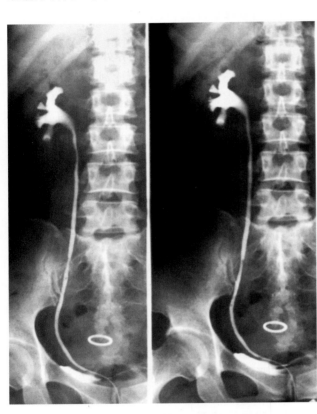

图9-17　逆行尿路造影

## 四、膀胱造影检查

膀胱造影是利用导管经尿道插入膀胱内，并直接注入对比剂，以显示膀胱的位置、形态、大小及与周围组织器官的关系，是诊断膀胱疾病最为常见的检查方法。膀胱造影检查还有静脉造影法、空气造影法和气钡双重对比造影法等。

**（一）适应证与禁忌证**

**1. 适应证**　①膀胱器质性病变：肿瘤、结石、炎症、憩室及先天性畸形；②膀胱功能性病变：神经性膀胱、尿失禁及输尿管反流；③膀胱外在性压

迫：前置胎盘、盆腔内肿瘤、前列腺疾病、输尿管囊肿等。

**2. 禁忌证**　①尿道严重狭窄；②膀胱大出血；③膀胱及尿道急性感染等。

**（二）造影前准备**

1. 清洁灌肠，清除结肠及直肠内的粪便和气体。

2. 让受检者尽量排空尿液，排尿困难者应插管导尿。

3. 准备导尿管，成人用12~14号，小儿用8~10号。

4. 插导尿管所需消毒用具等。

5. 对比剂　将76%复方泛影葡胺或者370非离子型对比剂稀释至一半浓度，一般成人用量为250~300ml；小儿视年龄而定：2~5岁20~70ml；6~12岁70~150ml。疑有膀胱结石或肿瘤病变者，应用低浓度对比剂，以免对比剂浓度过高遮盖病变的显示；空气作为对比剂一般用量为250~300ml，通常注气到受检者有胀感为止；碘液加空气作对比剂，是先将30~50ml碘液注入膀胱，再注入空气或氧气250~300ml做双重对比造影。

**（三）操作技术**

被检者仰卧于检查台上，导尿管顶端涂润滑剂后，经尿道插入膀胱，固定导尿管，在透视下将对比剂缓慢注入膀胱，注药过程中需经常变换受检者体位，做多轴位观察，发现病变及时点片。注射完毕立即拔出导尿管摄取前后位及左、右后斜位片。图像观察满意后，嘱被检者自行排尿，将对比剂排出。

一般采用膀胱前后位、膀胱右后斜位、膀胱左后斜位，必要时加摄侧位或俯卧位。（图9-18~图9-20）

**（四）造影表现**

**1. 正常表现**　膀胱显示为密度增高的椭圆形影，前后位显示膀胱两侧壁及顶部边缘。右后斜位观察膀胱的右前缘及左后缘。左后斜位则显示膀胱左前缘及右后缘。

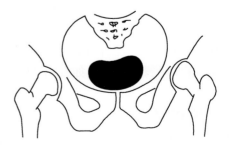

图9-18　膀胱造影模式图

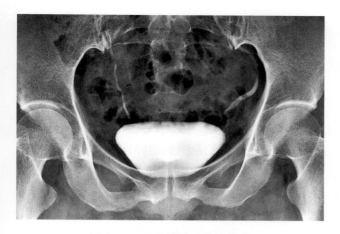

图 9-19 正常膀胱造影 X 线片

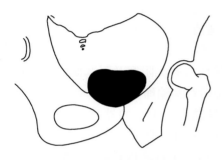

图 9-20 膀胱造影斜位影像显示示意图

**2. 膀胱结石** 大多为单发,亦可多发,常横置于耻骨联合的上方,居盆腔中线部位。结石可为圆形或卵圆形,边缘可以光滑或毛糙,密度可能均匀、不均或呈分层状。小者仅数毫米,大者可达 10cm 以上。结石可随体位而改变位置,总是处于膀胱最低处。

**3. 膀胱肿瘤** 表现为局部充盈缺损,大小不一,呈结节状或菜花样。肿瘤较小不影响膀胱的形状,较大且浸润膀胱壁内时可造成不规则的充盈缺损。

**（五）注意事项**

1. 摄取膀胱造影片均用滤线器,焦-片距 75~90cm。

2. 插导管时动作要轻,以免损伤尿道。

3. 单纯膀胱气体造影,对观察膀胱内低密度结石、小肿瘤及异物等更为清晰。

## 五、尿道造影检查

尿道造影是诊断尿道疾病常用的检查方法,多用于检查男性尿道。

**（一）适应证与禁忌证**

**1. 适应证** ①尿道结石、肿瘤、瘘管及尿道周围脓肿;②前列腺肥大、肿瘤及炎症;③先天性尿道畸形,如后尿道瓣膜、双尿道及尿道憩室;④尿道外伤性狭窄等。

**2. 禁忌证** 急性尿道炎、阴茎头局部炎症及尿道外伤出血等。

**（二）造影前准备**

**1. 排尿** 检查前嘱受检者自行排尿。有过敏史者做碘过敏试验。备好导尿管、对比剂及消毒用具等。

**2. 对比剂** 对比剂为 76% 复方泛影葡胺或者 370 非离子型对比剂稀释至一半浓度,注入法为注入 20~30ml;排尿法是将 76% 复方泛影葡胺 40ml 加入 150~200ml 0.9% 氯化钠注射液中稀释后注入。

**（三）操作技术**

**1. 注入法** 嘱被检者仰卧于摄影台上,尿道外口及周围常规消毒,将导尿管插入尿道外口内少许,用胶布固定,由导管注入对比剂。在注药 20ml 时,嘱受检者做排尿动作,使随意括约肌松弛,利于后尿道充盈。继续注药的同时进行摄片。亦可用一带锥形橡皮头的注射器将对比剂直接注入尿道,该法适用于尿道狭窄不易插入导管且需观察前尿道病变者。

**2. 排尿法** 为注入法的补充检查方法。通常在注入法检查完毕时膀胱内留有多量的对比剂,此时可嘱受检者排尿并同时摄片。也可将导尿管插入膀胱,注射对比剂 150~200ml,拔出导尿管。将受检者置于摄影体位,嘱其自行排尿,在排尿过程中摄片。排尿法造影时,因后尿道松弛,管腔较大,利于观察膀胱颈及尿道功能或有无后尿道狭窄等先天性畸形。

**（四）摄影技术**

嘱被检者仰卧于摄影床上,右侧抬高,使身体矢状面与床成 45°角。左髋及膝关节屈曲 90°,平放摄影台上。阴茎拉向左方,与床面平行。胶片横放,上缘与髂前上棘相齐,下缘包括全尿道,耻骨联合前方对准胶片中心。男性尿道造影常摄取左后斜位。亦可摄前后位或右后斜位片。中心线经耻骨联合前缘垂直探测器射入胶片中心。

**（五）造影表现**

**1. 正常表现** 正常男性尿道起于耻骨联合上方的膀胱下缘,向下走行为后尿道,长 3~3.5cm。在侧位表现为 S 形弯曲的细管状影,轮廓清楚,边缘光滑,管径宽窄不均。女性尿道侧位观察呈倒置的锥形。（图 9-21、图 9-22）

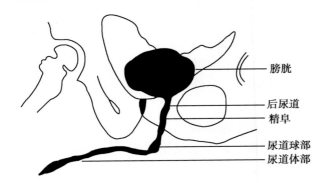

图 9-21　尿道造影影像显示模式图

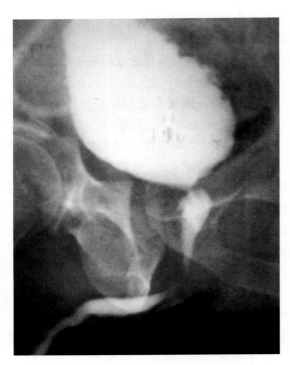

图 9-22　尿道造影 X 线片

**2. 慢性炎症**　表现为尿道狭窄，范围较广，粗细不均，边缘毛糙等。

**3. 尿道结石**　尿道结石多来自膀胱，常见于男性后尿道。结石易停留在尿道几个生理狭窄处，多呈长形黄豆大致密影，正位片上与耻骨联合重叠，与后尿道的走向一致。斜位摄影时结石位于耻骨联合稍后方。

**4. 尿道肿瘤**　良性肿瘤多在壁内或尿道附近，可使局部尿道受压移位；恶性肿瘤表现为局部充盈缺损，边缘不规则，并可有梗阻性表现。

**（六）注意事项**

1. 注入法造影时，注药压力不宜过高，以免因尿道狭窄而引起破裂，使对比剂进入组织间隙及血管内。

2. 急性尿道感染在感染被控制前不宜造影。

3. 尿道黏膜较为脆薄，尿道膀胱器械检查如膀胱镜检后 48h 内，不宜继续造影，否则会增加对比剂逆流的发生。

## 六、子宫输卵管造影检查

子宫输卵管造影是经子宫颈口注入对比剂，以显示子宫颈、子宫腔及两侧输卵管的一种 X 线检查方法。主要用于观察子宫的位置、形态、大小、有无畸形以及输卵管是否通畅等各种疾病。部分受检者造影后可使原输卵管阻塞变为通畅而达到治疗目的。对于多次刮宫后引起的宫腔内粘连，造影还起到分离粘连的作用。

**（一）适应证与禁忌证**

**1. 适应证**　①子宫病变，如炎症、结核以及肿瘤；②子宫输卵管畸形，子宫位置或形态异常；③确定输卵管有无阻塞及阻塞原因和位置；④各种绝育措施后观察输卵管情况。

**2. 禁忌证**　①生殖器官急性炎症；②子宫出血、经前期和月经期；③妊娠期、分娩后 6 个月内和刮宫术后 1 个月之内；④子宫恶性肿瘤；⑤碘过敏者。

**（二）造影前准备**

1. 造影时间选择在月经停止后第 3~7 天内进行。

2. 做碘过敏试验。

3. 造影前排空大小便，清洁外阴部及尿道。

4. 对比剂　取 76% 复方泛影葡胺或者 370 非离子型对比剂 6~8ml，优点为易吸收和排出，缺点为刺激性较大，可致严重腹痛，且流动快，不便摄片。

**（三）操作技术**

常规插管及注射对比剂由妇产科医生操作。嘱受检者仰卧于检查台上，在透视下注射对比剂，注射速度要缓慢，压力不宜太高，被检者下腹部有胀感或透视见子宫及输卵管全部充盈后即停止，根据子宫、输卵管充盈情况适时摄片。

嘱被检者仰卧摄影台上，正中矢状面对准并垂直台面中线。探测器置于托盘上，上缘达髂前上棘，下缘包括耻骨联合。中心线对准探测器中心垂直射入。

**（四）造影表现**

**1. 正常表现**　正常造影子宫腔呈倒置三角形，底边在上，为子宫底，下端与子宫颈管相连。充盈对比剂的子宫腔，密度均匀，边缘光滑。宫颈管边

膀胱
后尿道
精阜
尿道球部
尿道体部

缘呈羽毛状或棕榈状。两侧输卵管自子宫角伸向盆腔两侧,呈迂曲柔软之线条状影,由内端向外端分为间质部、峡部、壶腹部和伞部。如果输卵管通畅,对比剂可进入腹腔,分布于肠管之间以及子宫直肠窝和子宫膀胱窝内,呈多数弧形和波浪形条纹影。(图9-23、图9-24)

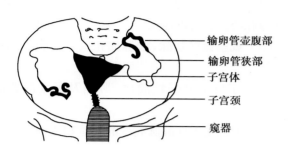

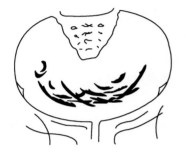

图 9-23　子宫输卵管造影模式图

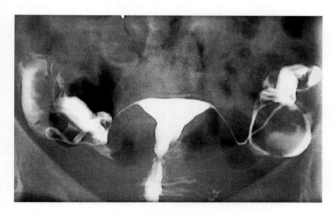

图 9-24　子宫输卵管造影X线片

**2. 慢性输卵管炎**　多为双侧。主要征象为输卵管腔内粘连、不通。近端输卵管阻塞扩大可粗如拇指。如对比剂进入输卵管内,则显示为对比剂聚集在一起。若炎症发生在伞端附近和盆腔,输卵管只有轻微的改变,则对比剂不能顺畅地通过伞端并在腹腔内自由弥散,而是堆积在伞端附近。

**3. 输卵管阻塞**　若完全阻塞,则对比剂不能进入腹腔;不完全阻塞,可有少量对比剂进入腹腔,堆集于伞部,不能弥散到盆腔。

**4. 子宫、输卵管结核**　多为双侧,造影显示宫

腔边缘不规则,可见子宫狭小、变形,有锯齿状小龛影。宫颈管僵直,边缘不整。输卵管狭窄、变细、僵直、边缘不规则,管腔可有局限性狭窄。由多数溃疡形成的小瘘道,形如植物的根须状,是结核的重要征象。

**(五)注意事项**

1. 注射对比剂过程中,透视发现子宫腔轮廓不清,周围出现条纹状和树枝状阴影时,为对比剂进入子宫静脉征象,应立即停止注药。

2. 尽量缩短透视时间,减少X线照射量。

## 七、输精管、精囊腺造影检查

输精管、精囊腺造影是通过穿刺或插管将对比剂注入输精管内,使输精管、精囊腺等显影的检查方法。通过造影检查可观察男性生殖系统本身病变以及周围脏器疾病所致的继发性病变。

**(一)适应证与禁忌证**

**1. 适应证**　①输精管结扎术后要求再育者;②不育症查找原因;③可疑先天性畸形、囊肿、肿瘤、炎症时;④前列腺癌肿及盆腔肿瘤明确其与输精管及精囊的关系。

**2. 禁忌证**　①对比剂过敏者;②输精管及精囊腺急性炎症时。

**(二)造影前准备**

1. 对比剂过敏试验。

2. 术前常规清洁肠道和外生殖器皮肤消毒。

3. 准备皮肤钳、10ml注射器、7号针头、弯盘、小药杯及棉球等。

4. 术前排尿。

5. 对比剂　60%~76%复方泛影葡胺,或非离子型对比剂,生理盐水。

**(三)操作技术**

对比剂过敏试验阴性者,阴部常规消毒,局麻,切开阴囊根部找出双侧输精管使其游离1~2cm,用皮钳固定,用7号针头向睾丸远侧插入,将76%复方泛影葡胺或者370非离子型对比剂稀释至一半浓度,每侧2~3ml缓缓注入。当受检者感到有尿意时,表示对比剂已达精道远端。对比剂注入量不宜过多,以免流入尿道或膀胱产生重叠,影响显影效果。

注射完毕后,立即摄前后位片,或透视下进行,待显影满意时立即点片。摄片时尽量将耻骨避开,中心线向足侧倾斜15°,X线中心对准耻骨联合上3cm处。

## （四）造影表现

**1. 正常表现** 睾丸呈椭圆形,位于阴囊内。附睾实际上是睾丸的连续部分,为一半圆形小体,附着在睾丸外后侧,分头、体及尾三部分。输精管全长约50cm,横径为3mm,由附睾内侧发出后,向上至腹股沟管,再沿盆腔内侧壁上行,然后转向内下,至膀胱底处为壶腹部。输精管延续为射精管,开口于后尿道精阜。精囊位于膀胱与直肠之间的前列腺上方,内侧有输精管壶腹部。在造影片上,精囊呈蜿蜒曲折的囊状影,位于耻骨上方。射精管很短,呈线状影。

**2. 精囊部分阻塞** 精囊明显扩大,盘旋部分略伸直,如蚯蚓状,扩大的精囊影可重叠于输精管壶腹上,或使两者分界不清。严重的精囊扩张及伸直,可使整个精囊的形态类似扩大迂曲的输尿管,其中有多个圆形或卵圆形的局部膨出。

**3. 精囊狭窄** 对比剂分散或充盈不全,有的部分变细,也有部分分散不规则导致扩张,边缘呈虫蚀状。

**4. 前列腺癌** 可见射精管狭窄及充盈不全,或有局部变形及缺失。

**5. 结核性精囊炎** 在耻骨联合上方的两侧可见小虫样钙化影。

## （五）注意事项

1. 注射对比剂时压力不宜太大,以免引起输精管破裂。

2. 欲观察输精管功能情况,应在注药后24h再摄片1张。

（余佩琳 迟 彬 余建明 左晓娜 朱万安）

# 第四节 其他部位造影检查

## 一、下肢静脉造影

下肢的静脉可分为浅静脉、深静脉、交通静脉和肌肉静脉。浅静脉位于深筋膜外皮下组织中,深静脉与同名动脉伴行,深浅静脉间通过交通静脉连接,小腿后侧的屈肌内有肌肉静脉,直接与深静脉连接。下肢静脉皆有瓣膜,股静脉瓣膜处于最先承受来自下腔静脉和髂静脉的逆心静脉压,在维持下肢静脉系统的正常功能中起着重要作用,瓦尔萨尔瓦动作(Valsalva maneuver)试验时,瓣膜下有完整的透亮带。

## （一）适应证与禁忌证

### 1. 适应证

（1）了解下肢静脉血栓和栓塞情况。

（2）静脉炎情况。

（3）肿瘤侵蚀或外伤引起的静脉阻塞部位、范围和程度。

（4）明确下肢静脉曲张、深静脉瓣膜功能和穿通支静脉功能和解剖定位。

（5）观察血栓切除、静脉曲张或其他病变的手术效果。

（6）了解下肢慢性溃疡、肿痛及色素沉着的原因。

（7）了解先天性静脉病变的部位和范围等。

### 2. 禁忌证

（1）急性闭塞性脉管炎。

（2）碘过敏者。

## （二）造影前准备

1. 受检者准备做碘过敏试验。

2. 器械准备。

1）治疗盘(含酒精、碘酒、棉签、棉球、无菌纱布、镊子、止血钳、止血带、无菌注射器)。

2）静脉穿刺包。

3. 药品 30%~50%有机碘水制剂,20ml×3支。

## （三）操作技术

嘱受检者仰卧,根据造影静脉选择穿刺部位,大隐静脉取内踝处作为穿刺点,小隐静脉取外踝处作为穿刺点。选好部位进行局部消毒后,以皮下静脉注射方式刺入静脉,将20~30ml对比剂在15s内注入静脉。下肢静脉曲张受检者,需观察深浅静脉交通支及静脉瓣功能。先于小腿下段用止血带扎紧,阻止浅静脉血回流。然后由足背外侧静脉在8~10s内注入对比剂20ml。

下肢静脉造影一般摄正位片,也可根据血管显示情况加摄左、右斜位。下肢正位片股部应轻度外旋。摄片时间为对比剂注射完毕立即摄第一张照片,隔3~5s摄第二张照片。摄片时,应根据穿刺点与摄片部位的距离及病变种类等情况适当调整摄片时间。如为静脉栓塞受检者,可于注射对比剂后5~10s摄取第二张照片。

## （四）下肢血管造影表现

1. 下肢静脉有深、浅两组,深静脉除腘静脉和股静脉常为一支。小腿的胫前或胫后静脉多为二支或多支。

2. 浅静脉有大隐静脉和小隐静脉。大隐静脉起始于足背静脉弓的内侧端，经内踝前面上升到小腿，沿胫骨内侧到股骨内踝后方注入股静脉。小隐静脉起于足背静脉弓的外侧端，经外踝后方上升到小腿后方，至腘窝处汇入腘静脉。在深浅静脉之间有许多交通静脉，相互交通。

3. 静脉内有许多静脉瓣，呈半月状，常为两瓣形，亦有三瓣形，用以防止血液回流。正常状态下，浅静脉血液由浅往深部回流，不允许深部血液流向浅部。一旦瓣膜功能不全，血液反流，就出现静脉曲张。

## 二、T管造影检查

### （一）适应证与禁忌证

**1. 适应证** 胆系手术后了解 T 管引流受检者胆管内是否残留结石、蛔虫等，了解胆管是否有狭窄以及胆总管与十二指肠是否通畅，依据情况决定是否终止引流或再次手术。

**2. 禁忌证** ①严重的心、肝、肾功能不全者；②严重感染者；③引流出血者；④对碘过敏者；⑤甲状腺功能亢进者。

### （二）造影前准备

**1. 受检者准备** 受检者术前一天做好肠道准备（清除肠道粪便和气体），并于手术前一天做碘过敏试验。

**2. 器械准备** 治疗盘（含酒精、碘酒、棉签、棉球、无菌纱布、镊子、止血钳、20/50ml 无菌注射器各一个）。

**3. 药品准备** 50% 有机碘水 20ml×2 支，生理盐水 500ml×2 瓶。

### （三）操作技术

嘱受检者仰卧于摄影检查台上，左侧身体抬高 20°～30°。对比剂稍加温，引流管口部消毒，抽吸管内胆汁，降低管内压，用生理盐水冲洗胆管。然后将加温后的对比剂 10ml 缓慢注入 T 形管内，透视下观察肝管和胆管的充盈情况。依据情况加对比剂剂量，依据肝管和胆管充盈情况调节体位。直到全部肝管及胆总管充盈满意后，进行摄片。18cm×25cm（8in×10in）或 35cm×43cm（14in×17in）激光胶片四分割或六分割。

造影操作时应注意：①对比剂用量最好不要超过 60ml；②注射对比剂压力不应太大；③造影结束后尽量将对比剂抽出。

### （四）造影表现

1. 左、右肝脏及肝内管呈树枝状。T 形管的横行管居胆总管中，走行与胆总管一致。

2. 胆管结石，胆管扩张及狭窄和胆道蛔虫均清楚显示。

3. 对比剂大量进入十二指肠，说明胆道与肠道通畅。

## 三、窦道瘘管造影检查

### （一）适应证与禁忌证

**1. 适应证** 了解窦道、瘘管位置、走行、范围、形状与邻近器官的关系等。

**2. 禁忌证** 窦道、瘘管有急性炎症者。

### （二）造影前准备

1. 用碘对比剂需做碘过敏试验，腹部窦道瘘管需做清洁灌肠和排尿。

2. 器械准备 治疗盘（含酒精、碘酒、棉签、棉球、无菌纱布、镊子、止血钳、20ml 和 50ml 无菌注射器各一个，与窦道、瘘管相应粗细的导管，钝头注射针）。

3. 药品准备 碘化油或碘水或稀钡剂。

### （三）操作技术

受检者卧于摄影台上，窦口向上。做体位引流或局部挤压，力求使瘘管或窦道内分泌物排出，便于对比剂充盈。窦口局部清洁消毒，将相应粗细的导管插入窦道、瘘管内，用胶布和无菌纱布固定封闭窦口。在透视下缓慢注入对比剂，结合实际情况随时转动受检者，了解窦道、瘘管的走行方向、形态、深度与邻近器官的关系。对比剂用量以注满窦腔或显示出瘘管内口为准。药物注射完毕，保留造影管，窦口放置标志物（金属物），然后清除外溢的对比剂即可摄片。腹壁与消化道之间的瘘管应在造影前先服稀钡剂（病变在结肠者应先做钡灌肠），然后由瘘管注入碘化油，透视下选择瘘管或窦道显示最佳的位置摄片。部分肠瘘受检者口服钡剂或钡剂灌肠时无法显示瘘管，而在瘘管造影时才被发现与肠腔相通。

瘘管造影一般在电视透视下点正侧位片；窦道造影时，透视找出窦道与体表最近处，进行切线位摄片，转动 90°再摄取 1 张。也可以窦口为中心摄影取互为垂直的 2 张照片，或常规摄取病变部位正、侧位片。

注意：①摄片时应将病变的窦道和瘘管全部包括在照片内，瘘管内口所通的腔隙部位、窦道与体表最近距离尽可能显示出来;②碘对比剂用量过多时,术后尽量抽出或体位引流,排除对比剂。

### (四)造影表现

1. 通过瘘管造影检查可了解窦道或瘘管的形态、深度、大小和分布的范围。

2. 当瘘管与器官相通时,可以了解与哪一部位器官相通,以及相通的局部情况。并可了解其周围情况,为外科手术治疗提供可靠根据。

(余建明　左晓娜　朱万安)

# 第十章　乳腺数字 X 线成像技术与口腔数字 X 线成像技术

## 第一节　乳腺摄影的 X 线设备

随着乳腺肿瘤发病率的升高,对乳腺肿瘤的诊断和预防性普查受到重视。国际癌症研究机构表明:定期做乳腺 X 线摄影检查,可以使死于乳腺癌的危险降低。针对乳腺结构的特殊性,人们开始设计专用 X 管和摄影系统,各种专用技术相继出现。目前,乳腺 X 线机已经发展成一种性能优越、使用方便、紧随时代发展、具备高技术含量的专用设备。

### 一、乳腺 X 线摄影设备的发展

早年采用传统的钨靶 X 线球管进行乳腺 X 线摄影,获得图像的软组织对比度差,也没有合适的压迫装置,不仅容易产生运动模糊,还使患者在检查过程中接受的辐射剂量过大。近年来,专用乳腺 X 线机问世,采用产生波长为 0.063~0.071nm 的钼作为阳极靶面材料,并且采用了小焦点和脚踏式压迫装置,配有为乳腺摄影特殊设计的专用暗盒和增感屏-胶片组合系统,以及激光打印机。全视野数字化乳腺 X 线摄影机的出现为乳腺摄影带来了革命性的改变化,具有较高的量子检出效率和图像密度分辨力,宽泛的动态范围和较高的线性度,缩短了摄影时间,优化了工作流程,同时可以进行多种图像后处理,以更低的辐射剂量获得更高的图像质量。图像是数字化采集,可以进行电子方式的存储和传输,从而减少了胶片存储占用的空间,并实现了 PACS 的网络连接。

乳腺 X 线机的发展:1965 年,第一个钼靶 X 管用于乳腺摄影;1973 年,旋转阳极钼靶 X 管投入使用,同年出现自动曝光控制(AEC),以及压迫器在乳腺机上使用;1976 年,滤线栅用于乳腺摄影;1981 年,小焦点(0.1mm)的 X 线管启用;1996 年,电荷耦合器件(CCD)应用于乳腺摄影机;2000 年,全视野平板探测器投入使用;2002 年,计算机辅助检测(CAD)用于乳腺摄影;2004 年,三维乳腺摄影技术使用;2006 年,数字合成体层成像技术用于乳腺 X 线检查。

### 二、数字乳腺 X 线摄影设备

数字乳腺 X 线摄影设备主要由 X 线发生系统、专用支架、压迫设备以及影像检出系统构成。现将各部分组成及功能叙述如下:

1. X 线管　乳腺 X 线检查一般采用钼靶摄影。钼靶 X 管管壳内由可以发射电子的阴极和阳极靶面构成。为了获得高速电子流,在阴极和阳极间施加高电压,管内保持高度真空。乳腺 X 管的几何尺寸小,极间距相对较短,为 10~13mm(普通 X 管的极间距离约为 17mm)。因此,在相同灯丝加热电流下,乳腺 X 管获得的管电流较大。阳极靶面用钼做材料,一般有 0.1mm/0.3mm 两个焦点,旋转阳极转速为 2 800r/min,阳极热容量为 150~300Hu,管容量为 3~4kW,管壳的射线输出部位使用铍窗。

靶面材料所采用的钼的原子序数为 42,熔点为 2 663℃。钼靶 X 管除了产生连续 X 线外,还能辐射出波长为 0.063nm 和 0.07nm 的双峰特征 X 线,波长为 0.06~0.09nm,最适宜用于乳腺摄影。乳腺 X 线摄影正是应用了钼靶产生的特征 X 线,可以使乳腺组织产生较好的对比度,有利于乳腺结构的显示。近年来,也出现了铑靶甚至钨靶 X 管,能提供更短的曝光时间,降低曝光剂量,对致密乳腺组织有很好的穿透力。铑的原子序数为 45,熔点比钼低,约为 1 996℃,但铑靶 X 管热容量较低,不宜连续工作。

所以,许多厂家将阳极做成钼和铑双靶面,可以根据实际情况方便使用。X线的滤过主要由管壳铍窗滤过,绝缘油层滤过以及附加滤过,附加滤过可以消除射线中对成像没有作用的低能X光子,使射线能谱得到优化。不同的靶面材料和滤过的组合方式适用于不同密度和厚度的乳腺。常见的组合方式有钼靶钼滤过、钼靶铑滤过、铑靶铑滤过、铑靶铝滤过、钨靶铑滤过,按此顺序,产生的X线质依次变硬,穿透力依次增加,可以根据摄影要求加以合理选择。

**2. X线发生系统** 目前的乳腺摄影机均采用高频逆变升压式高压发生器,发生系统和常规通用X机发生系统的组成部分相同,采用小功率的高压发生器,配用钼做靶面的X线管,制成组合机头方式。工作频率为20~100Hz,要求高压输出稳定,能精确控制kV,选择范围一般为(20~40)kV,级差为0.5kV,毫安选择范围为30~120mA,4~500mAs,最大输出功率为5kW左右。

**3. 自动曝光控制系统** 乳腺X线机使用自动曝光控制(AEC),由探测器、控制电路、曝光中止控制等环节构成。根据乳腺压迫后的厚度和密度,设定曝光参数,如kV、mA值,阳极滤过板的类型,并实时检测曝光量积累情况进行自动曝光控制,起到缩短曝光时间、防止曝光过度等作用。其方式根据kV值是人工选择还是自动控制,分为半自动方式和全自动方式。还有一种是预曝光方式,根据压迫后乳房的厚度和密度先进行一次15ms的预曝光,然后据此修正曝光参数,以保证不同个体差异的患者每次摄影都能获得较好的影像质量。

**4. 摄影平台** 数字乳腺影像检出系统由平台面板、滤线器、影像检出探测器构成。平台面板一般由坚固的薄板和边框构成,要求易透过射线,多使用碳素纤维增强塑料制成。影像检出探测器的上方为活动滤线栅,用于减少散射线,提高影像的密度分辨力。传统的碳基密纹滤线栅的栅密度36L/cm,栅比4:1~6:1,焦距650mm。使用过程中要求滤线栅性能稳定,能够快速运动。

**5. CR系统** 传统的乳腺摄影机使用屏-片系统获取影像,数字摄影系统中的CR可以方便地使用传统的乳腺摄影机,其数字暗盒仓也是有一个长边没有边框,这样使胶片更加靠近胸壁缘一侧,可以最大限度地采集到贴近胸壁侧的腺体影像。成像板边缘设有标记,只有成像板方向正确时才可以顺利插入暗盒仓,同时暗盒仓还有以下保护措施:

未插入成像板时禁止曝光;未更换成像板时禁止再次曝光;照射野和成像板尺寸不吻合时也禁止曝光等。

IP是CR成像的关键,由表面保护层、光激励发光物质层、基板和背面保护层构成。成像过程可以简述为,IP中光激励发光物质经X线照射后,将X线影像信息以潜影的方式储存下来,完成影像信息的采集。接着用激光束扫描带有潜影的IP板,光激励发光物质被激发,释放出荧光被集光器收集送到光电倍增管,由光电倍增管将其放大并转换成电信号,经过ADC转换成数字信号,完成影像信息的读取与数字化。数字信号被送到数字处理系统,经处理后,形成最终的数字影像的显示和存储。

**6. CCD探测器** 一般镶嵌在外形匹配的乳腺暗盒组件中,于胸壁侧长边的中部,使用时插入摄影平台的暗盒仓。CCD探测器由荧光板和电荷耦合器件构成,当X线照射CCD的光敏元件MOS电容时,产生电子-空穴对,在外加电场的作用下,分别向电极两端移动,形成光生电荷,储存在势阱中。光生电荷的产生取决于入射光子的能量和数量,光生电荷在脉冲的控制下,依次进入水平位移寄存器中,最后逐个向输出端转移并在输出端转移成视频信号。

**7. 平板探测器** 平板探测器分为直接转换型和间接转换型平板探测器。直接转换型平板探测器(非晶Se)主要由导电层、电介层、硒层、顶极电极和集电矩阵层、玻璃衬底层、保护层以及高压电源、输入输出电路组成。集电矩阵由薄膜晶体管(TFT)排列组成,非晶硒涂在集电矩阵上。当X线照射在非晶硒层上,产生一定的电子-空穴对,加在集电矩阵和顶级电极间的偏直电压使产生的电子和空穴以电流形式沿电场移动,导致TFT的极间电容将电荷无丢失地聚集起来,电荷量和入射光子成正比。每个像素区内有一个场效应管,在读出像素单元电信号时起到开关作用,在读出信号的控制下,开关导通,将存储于电容内的像素信号逐一按顺序读出、放大、送到模/数转换器,转化为数字信号。信号读出后,扫描电路自动清除硒层中的潜影和电容储存的电荷,为下一次曝光和转换做准备。

间接转换型平板探测器(CsI-非晶Si)的基本结构为碘化铯闪烁体层、非晶硅光电二极管阵列、行驱动电路以及图像信号读取电路四部分。碘化铯晶体被制成针状,直径约$6\mu m$,外表由重元素铊包围,用来防止光的漫射,以提高空间分辨力。碘化铯将入射的X线转化为可见光,再由具有光电二极管的非晶硅阵列变为电信号,通过外围电路检出以及A/D转换,从而获得数字化图像。由于经历了可见光的转换,被称为间接转换型平板探测器。与非晶硒平板探测器的主要区别在于荧光材料层和探测远阵列的不同,信号读出,放大A/D转换和输出等部分基本相同。

乳腺摄影平板探测器的技术指标:有效检测面积为18cm×24cm、19cm×23cm、24cm×29cm;像素尺寸为70μm、85μm、100μm等;输出信号字长为14bit;DQE为65%~80%;成像时间预览为5~10s,成像时间为20~40s;工作温度为10~30℃。

**8. 乳腺摄影机的专用支架** 乳腺摄影机的专用支架有立柱,用来支持和平衡乳腺摄影系统。在立柱上装有滑架,可以上下滑动500~750mm,以方便不同高度的患者进行检查。

活动支架用以固定X线发生系统和探测器,二者相向装置,有固定的焦点~胶片距离(650mm)。活动支架分为C臂和环形臂,C臂结构简单,可以在滑架上电动或者手动旋转,旋转范围一般在+180°~-90°。C臂的旋转多设计有MLO位的镜像记忆功能,即在拍摄完一侧的MLO位后,C臂会以相同的角度自动旋转到对侧,以简化操作。

环形臂除了可以上下、左右旋转之外,还可以向前后倾斜,实现三维运动。这样可以站在患者对面,进行双手操作,有利于使更多的腺体组织特别是靠近胸壁一侧的腺体组织得到最大程度的显示,也使腺体在视野中的定位更容易控制,特别是在某些特殊体位中,如侧位及乳沟位。同时可以在压迫腺体的过程中,和患者面对面交流,随时观察患者的状态,以发现压迫给患者带来的不适。环形臂可以转动到水平位,用于俯卧位同机活检,提高了活检的准确性。

**9. 压迫器** 压迫器通常用边缘增强的有机玻璃板制成,可以在立柱上下运动,运动方式可以是电动或者手动方式,脚踏控制。压迫器在固定乳房的过程中,缓慢地向下移动加压,压迫厚度均有数字显示,一般多在20~30cm,压力在240~440N之间。

压迫在乳腺摄影中是十分重要,它有固定乳房组织的作用,使物体更加接近影像接收系统,减小了腺体组织的厚度,使腺体内组织分离,减少了移动模糊,从而减少了散射线,降低了辐射剂量,增加

影像的分辨力,提高诊断的准确性。

压迫的安全保护措施:曝光后立即释放功能,断电后紧急释放功能,同时所有运动和电磁制动装置均自动锁定。压迫腺体时垂直和倾斜运动均自动锁定,以保证受检者在特殊的情况下不会受到伤害。

**10. 工作站** 乳腺摄影的工作站由硬件和软件构成,用于乳腺影像的后处理,诊断评价以及图像的硬拷贝和传输。常见的处理一般有窗宽、窗位的调节,灰度调节,图像黑白反转,放大镜功能,距离精度的测量等。硬件配置包括高性能的CPU,大容量内存和硬盘,CD-R或者DVD-R,DICOM接口。计算机存储容量大,能快速采集和刷新。显示器要求高亮度和高分辨力竖屏,分辨力达5M像素。工作站采用Windows操作,配有专用的软件包。早期采用Unix系统,特点是性能稳定,不易被病毒侵入。相对而言,Windows系统开发成本低,升级容易,附属硬件通用性强,用户对操作界面熟悉,易于使用,方便和医院网络系统连接等。

乳腺专用的软件包括:平板探测器校验软件包,组织均衡,动态对比度优化,图像分屏显示,影像自动对位功能,直方图分析等。

**11. 活检装置** 对于临床上不易触摸,X线照片上显示的可疑恶性病灶进行定位,穿刺活检,以明确病变性质。活检有立位和卧位两种方式。活检时充分参考原片,将可疑病灶所在的腺体区域置于摄影平台的中央,用活检专用压迫器进行压迫,活动支架带动组合机头进行±15°曝光,在显示的图像上着重标记病灶中心,软件即可标记出病灶的三维空间位置,提供$x$、$y$、$z$位置参数,据此插入定位导丝,或者用活检枪取出病灶标本。

(余建明 胡鹏志 彭 松<br>张志伟 曲婷婷 袁元)

## 第二节 乳腺X线成像基础

### 一、乳腺的解剖与生理

#### (一)正常解剖

乳腺为成对器官,由皮肤、皮下脂肪、纤维组织和腺体构成,是人类和哺乳动物特有的结构,男性乳腺不发达。乳腺位于胸骨两侧的胸大肌表面,两侧外形基本相似。一般乳腺的上界在第2~3前肋,下至6~7前肋,内侧缘至胸骨旁线,外侧缘可达腋

中线。乳腺的中央为乳晕，乳晕的中央为乳头，乳头顶端有输入管的开口。未生育的年轻妇女，乳腺呈半球形，紧张而富有弹性，已生育及哺乳后的妇女，乳腺多趋于下垂而稍有扁平，绝经期后的老年妇女的乳腺趋于萎缩，体积缩小，且松软。乳腺是好存积脂肪的器官，故女性的胖瘦对乳腺体积影响很大。

在组织结构上，乳腺主要由输乳管、乳腺叶、乳小叶、腺泡以及它们之间的间质构成。乳腺为复泡管状腺体，分为腺泡和乳管两部分，每一乳管的分支及所属腺泡组成乳腺小叶，若干小叶汇集成一个乳腺叶，整个乳房共有15~20个乳腺叶。乳腺叶以乳头为中心呈放射状排列。每一乳腺叶均有一条导管引流至乳头，称输乳管。15~20条输乳管自乳房各个方向辐辏状向乳头中心汇集。输乳管在近乳头基部（乳晕深面）呈现一梭状膨大，称输乳窦，有暂时储存乳汁的作用。窦以远的末端输乳管口径重又缩小，最终以小孔开口于乳头（图10-1、图10-2）。

每个乳房所含的乳腺叶数目是固定不变的，但腺小叶的数目和大小有很大变化。一般青年女性的乳腺小叶数目多且体积大，而绝经期后的乳腺小叶则明显萎缩，仅有少数老年女性仍可保留完整的乳腺小叶。

乳腺内的间质由纤维结缔组织和不等量的脂肪组织组成，其间有血管、神经、淋巴管等结构。

### （二）定位方法

将乳腺划分成一些小区域，一是方便诊断医生定位，二是方便技师体位操作。乳腺的定位方法一般采用以下两种：

**1. 四象限法** 按照四象限分区法将乳腺分成5个区域：即外上象限（外上1/4）、内上象限（内上1/4）、外下象限（外下1/4）、内下象限（内下1/4）以及中央区（图10-3）。

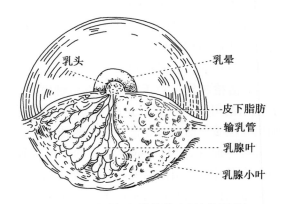

图 10-1 乳腺解剖结构模式图（前面观）

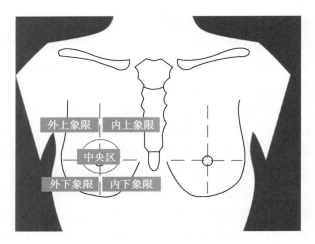

图 10-3 乳腺四象限定位法示意图

**2. 时钟法** 把乳腺比喻成一个时钟，即按照指针指向的时间位置，将乳腺分成12份小区域，例如6点钟的位置即乳头垂直向下的位置（图10-4）。

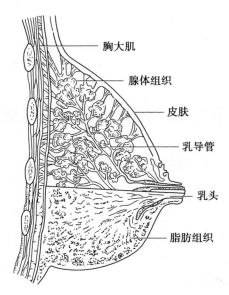

图 10-2 乳腺解剖结构模式图（侧面观）

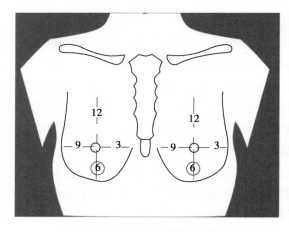

图 10-4 乳腺时钟定位法示意图

## （三）不同时期的结构特点

**1. 胚胎期** 乳腺从胚胎第 4~6 周开始发育，3 个月乳管逐渐形成，8 个月以后乳腺管腔发育完成。

**2. 幼儿期** 幼儿期乳腺从外表到体内均处于相对停滞发育，乳头微小且乳晕颜色浅淡，只有微突出胸部的脂肪组织和少量的腺管。

**3. 青春期** 女性进入青春期后卵巢开始发育，子宫逐渐长大。乳腺也逐渐隆起，发育成均匀的半圆形，在乳头下可触及盘形"肿块"，乳头和乳晕的着色也逐渐加深。乳腺的增大主要是由于纤维间质的增生、脂肪的存积以及乳管支的延长、分支及扩张。

**4. 月经期** 乳腺随正常月经周期而有所变化。在每个月经周期中，其组织学变化可分为月经期、增殖期和分泌期：

（1）月经期：月经来潮一般历时 4~5d，经前和经期乳腺会出现增大、发胀、变硬，触及有小结节并伴有疼痛。经期后，乳腺即变软及变小，疼痛及触痛减轻或消失。

（2）增殖期：正常于月经周期的第 5~14 天，此期卵巢中卵泡生长，血液中的雌激素水平逐渐升高，子宫内膜逐渐增厚，子宫腺体也随之生长。乳腺导管系统逐渐扩张，脂肪纤维组织也逐渐增生。

（3）分泌期：正常于月经周期的第 15~28 天，开始于卵巢排卵之后，雌激素水平逐渐降低，成熟的卵泡排卵后生成黄体，黄体分泌的孕激素促使血液中的孕激素水平迅速到达高峰。孕激素的升高也促使乳腺腺体增生，组织增厚。此期如果受孕，乳腺组织将会在雌激素和孕激素的双重作用下，持续增生，为产后哺乳做好准备。此期若未受孕，黄体将发生萎缩，并停止分泌孕激素，增厚的子宫内膜出现坏死、出血和脱落。乳腺组织失去激素的支持，也发生组织水肿，导管和腺泡内液体潴留，甚至出现胀痛、变硬等不适感。

**5. 哺乳期** 一般在产后到泌乳前，乳腺会出现显著的胀痛感，一旦哺乳开始，症状顿消。授乳期中，婴儿的吸吮会加速乳汁的分泌，乳腺小叶极度扩张并向皮下脂肪膨突。断乳后的乳腺呈松软或下垂状。

**6. 绝经期** 进入更年期的妇女，其乳腺的上皮结构及间质开始出现退化。绝经之后，卵巢和子宫萎缩，排卵停止。此时，乳腺的皮下脂肪也会伴随皮下脂肪量的增加而增厚，乳腺小叶和各大叶之间的脂肪等间质组织也开始增加，逐渐替代乳腺实质的空间，乳腺外形开始下垂，呈退行性改变。

## 二、正常乳腺的 X 线表现

目前，美国及欧洲等普遍接受将乳腺实质的构成分为 4 型，包括①脂肪型：乳腺几乎全部由脂肪组织组成，腺体占全部乳腺组织的 25% 以下；②少量腺体型：有散在纤维腺体致密影（fiber glandular densities），其量占全部乳腺组织的 25%~50%；③多量腺体型：乳腺内有众多不均质致密影（heteronciusly dense），致密的腺体影占全部乳腺组织的 51%~75%，此类型乳腺可能会影响小肿块的检出；④致密型：腺体组织占全部乳腺组织的 75% 以上，此型乳腺会明显降低乳腺病变检出的敏感性（图 10-5~图 10-8）。

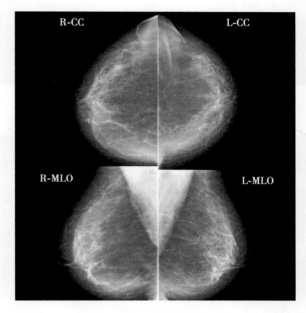

图 10-5 脂肪型乳腺

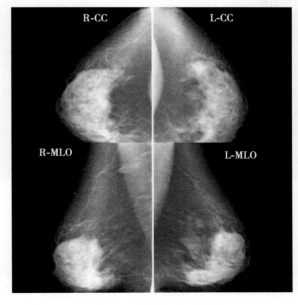

图 10-6 少量腺体型乳腺

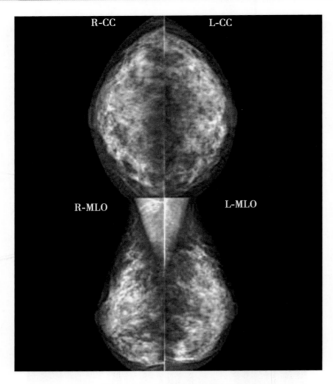

图 10-7　多量腺体型乳腺

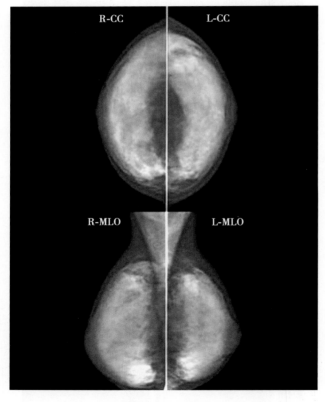

图 10-8　致密型乳腺

乳腺的解剖结构在 X 线片上显示由浅到深大致为：①皮肤；②皮下脂肪层，围绕乳腺组织将乳腺和皮肤分隔；③乳腺组织；④乳腺后脂肪组织，分隔乳腺和胸肌筋膜；⑤位于深筋膜下的脂肪和胸

肌层。

正常乳腺在 X 线片上表现为圆锥形，底坐落在胸壁上，尖为乳头，各种解剖结构在图像优良且有足够脂肪衬托的 X 线片上一般均可见。其中乳头、乳晕、皮肤、乳房悬韧带、血管为中等密度，脂肪为低密度。

乳头突起于乳腺前部呈中等密度影，在 X 线照片上呈勃起状态，扁平形或者稍有内陷可无病理意义。乳晕呈圆盘状，位于乳头四周，为稍高密度影，其厚度大于乳腺其他区域皮肤，为 1~5mm。皮肤覆盖整个乳腺表面，厚度为 0.5~1.5mm，中等密度，乳腺下方邻近胸壁反褶处皮肤略厚，如有局限性皮肤增厚，则应注意是否为病理性改变。皮下脂肪层表现为皮肤和腺体组织之间的厚度为 0.5~2.5mm 的高度透亮影，其间可见乳房悬韧带、静脉影。

乳腺导管 X 线片通常难以准确认定，表现为乳头后方呈放射状向乳腺深部走行的致密影，常被称为"乳腺小梁"。乳腺导管碘剂造影可以显示呈树枝状的高密度导管影。

乳腺实质的影像是由腺体和周围纤维组织间质所形成的影像，表现为边缘模糊的致密片状影。年轻女性因为腺体组织丰富，在 X 线照片上表现为大片致密影，缺乏对比度。老年女性因腺体组织的退化，X 线照片上多为透亮的脂肪影，残留的结缔组织以及血管影，天然对比良好。

血管在 X 线照片表现为粗细均匀的蜿蜒的细条状影。乳后脂肪间隙为腺体和胸大肌之间的透亮影。淋巴结分为腋下淋巴结和乳内淋巴结，正常淋巴结为圆形或者蚕豆形，中空的脂肪组织充填的低密度影为淋巴结门，X 线片上淋巴结的短轴小于 1cm。

## 三、乳腺 X 线成像原理

X 线影像形成的实质是被照体对 X 线吸收的差异形成被照体的 X 线信息影像，而这种差异取决于被照体各种组织的线吸收系数和被照体厚度（表 10-1）。其中线吸收系数（μ）又决定于被照体构成物质的原子序数（Z）、密度（ρ）和波长（λ），见图 10-9。

$$\mu = K \cdot \lambda^3 \cdot Z^3 \cdot \rho \qquad 公式\ 10\text{-}1$$

在医用诊断 X 线摄影中，X 线与物质的相互作用主要表现为光电吸收和康普顿散射效应。乳腺的组织结构主要是脂肪和腺体，密度对比很小，X 线吸收系数差别小，如果用常规的钨靶进行 X 线摄影，

表10-1 乳腺组织密度与线吸收系数

| | | 密度/<br>（g/cm³） | 线吸收系数/<br>cm |
|---|---|---|---|
| 乳腺组织 | 腺体组织 | 1.035 | 0.80 |
| | 脂肪组织 | 0.93 | 0.45 |
| | 皮肤 | 1.09 | 0.80 |
| 平均乳腺 | 50%腺体组织、<br>50%脂肪组织 | 0.98 | 0.62 |
| 病灶 | 乳腺癌肿块 | 1.045 | 0.85 |
| | 钙化 | 2.20 | 12.5 |

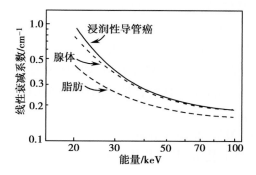

图10-9　乳腺组织的X线吸收衰减

不利于乳腺内部结构的显示以及肿瘤组织的观察。

乳腺本身是软组织成分，主要由腺体组织、脂肪组织和皮肤构成。其组织密度、线吸收系数都很接近（表10-1），难以通过乳腺组织自身的因素来扩大X线的吸收差异。

根据公式10-1，在决定线吸收系数的因素中，只有波长（λ）即X线管电压可以人为地改变。因此，乳腺摄影只有通过改变射线的波长，即选用管电压低的软X线，来扩大乳腺组织的X线吸收差异。

乳腺X机采用金属钼作为阳极靶面，管电压在40kV以下，产生波长较长，能量较低的软X线。随着管电压的降低，物质与X线主要发生光电效应，光电效应的发生概率和物质的原子序数的三次方成正比，从而扩大了不同组织对X线的吸收差别，形成软组织不同密度的细小对比度。所以，乳腺摄影也称为软组织摄影。

通常人们把由钼（Mo）或钼/铑双靶X线管产生的低能量X线，称为软射线。在乳腺摄影中，高速电子冲击钼（Mo）靶后产生的是能量为（15~25）keV的由连续X线和特性X线组成的一束混合射线。特别是通过应用钼靶X线管和钼滤过装置组合（Mo/Mo）所产生的特性X线的强度，与通常的钨靶和铝滤过装置组合相比较大。因此，可以达到缩短摄影时间并提高对比度的效果。

乳腺X线影像设备的X线管的标准靶物质是钼，钼（Mo）与铑（Rh）或钼（Mo）与钨（W）组合而成的双靶X线管目前也有应用，乳腺体层合成技术（tomosynthesis）等又开始采用了钨靶X线管。（15~25）keV是产生乳腺X线吸收差异的最佳能谱范围。然而，从X线管发射出来的是一束由连续射线与特性射线组成的混合射线，其中光谱的高能X线大部穿透乳腺组织，对比减低；而光谱的低能X线不能充分穿透，造成乳腺组织辐射剂量的吸收。因此，在上述的能量范围内，去除高能和低能X线是乳腺X线摄影必然要达到的目的，其中最重要的一步就是选择靶物质/滤过的适当组合。靶物质/滤过的组合使用，在X线能谱发生变化的同时，图像质量和乳腺受辐射剂量也发生改变。因此，必须根据乳腺密度和厚度加以合理选择。通常靶物质/滤过的组合包括：钼靶/钼滤过（Mo/Mo）、钼靶/铑滤过（Mo/Rh）、铑靶/铑滤过（Rh/Rh）和钨靶/铑滤过（W/Rh）。通常总滤过必须相当0.5mm A1或0.03mm Mo。附加0.025mmRh时，总滤过时相当0.5mm A1（表10-2）。

表10-2　阳极靶物质/滤过的组合

| | 阳极靶物质 | 滤过 | 滤过厚度/mm |
|---|---|---|---|
| 阳极<br>单轨道 | Mo | Mo | 0.03 |
| | | Rh | 0.025 |
| 阳极<br>双轨道 | Mo | Mo | 0.03 |
| | | Rh | 0.025 |
| | Rh | Rh | 0.025 |
| | W | Rh | 0.025，0.05 |

乳腺构成组织之间的X线吸收差异很小，因此，选择软射线（低管电压）摄影是无可置疑的。但是，X线能量过低时，受检者接受的辐射剂量增加，反之当X线能量过高时又会造成对比度下降。从图像对比度（质量）和受检者接受辐射剂量（剂量）两方面综合考虑，使用钼靶时能够通过一定能谱范围内（$K_\alpha$=17.5keV，$K_\beta$=19.6keV）得到较大强度的X线。X线穿过乳腺时，越是低能侧的X线，被吸收的程度越大，使X线质硬化。随着乳腺密度、厚度的增加，穿过乳腺后的X线能谱中高能量成分相对增加，其结果可在某种程度上造成对比度的下降。另外，在Mo/Mo组合中，为提高图像对比度，吸收端以上的高能成分被附加的Mo滤过。这样，为得到适当的密度就必须增加照射线量。但是，受检者

接受的辐射剂量也增加。

对多数乳腺而言、钼靶/钼滤过（Mo/Mo）组合方式是用超过辐射剂量限值的射线获得高质量图像（对比度）的最佳选择。但是，对厚度大、密度高的乳腺而言，从对比度和辐射剂量两方面考虑，这种滤过作用有一定限度，对这种乳腺通常是增加管电压。但是，从X线能谱来看，透过被照体的X线中高能成分增加，而由此造成的对比度下降是我们不希望的。在这种情况下，相对而言，Mo/Rh或Rh、钨靶的X线穿透力增强，对比度下降不明显。

（余建明　毕正宏　曲婷婷　左晓娜　丁昌懋）

# 第三节　乳腺X线检查技术

## 一、检查前准备

乳腺照片是临床的重要医学资料，对乳腺摄影照片进行标记对于避免照片丢失或乳腺内病灶定位的真实性十分重要。对乳腺摄影照片必须标记的信息包括单位名称、患者姓名、唯一的患者标识号、检查日期、方位性指示（R/L）和摄影位置，用不透X线的物质标记。其中唯一的患者标识号可以是病历号或者社会保险号、出生日期等。除了体位名称和方位性外，所有的标记都应该尽量远离乳房。

## 二、乳腺摄影体位

乳腺摄影时通常取立位和坐位。在乳腺摄影体位的选择中，内外斜位（mediolateral oblique position，MLO position）和头尾位（craniocaudal position，CC position）是所有乳腺摄影常规采用的体位。

### （一）内外斜位

正确的内外斜位（MLO）具有在单一体位中使所有乳房组织成像的最大机会，内外斜位显示的乳腺组织比较全面。患者的常规体位为立位，如不能站立，也可采取坐位。内外斜位的操作步骤如下：

1. 影像探测器与胸大肌角度平行，X线束方向从乳房的上内侧到下外侧，以利于最大量的组织成像。为了确定胸大肌的角度，技师将四指并拢放在肌肉后方的腋窝处，将胸大肌轻轻向前推移使可移动的外侧缘更加明显，在此过程中应嘱咐患者肩部保持松弛。暗盒托盘平面与水平面成30°~60°（较瘦的患者50°~60°，较矮胖患者30°~40°，一般身高体重患者选择40°~50°）。双侧乳房的体位角度保持相同。

2. 运用可移动组织像固定组织移动的原理提升乳房，乳房的运动面是外侧缘和下缘，静止面是内侧缘和上缘，然后向前、向后牵拉乳房和胸大肌。

3. 患者成像乳房侧的手放在手柄上，移动患者的肩部，使其尽可能地靠近滤线栅的中心。

4. 探测器的拐角放在胸大肌后面腋窝凹陷的上方，但要在背部肌肉的前方，患者的臂悬在探测器的后面，肘部弯曲以松弛胸大肌。

5. 向探测器方向旋转患者，操作者用手向前承托乳房组织和胸大肌，向上、向外牵拉乳房，离开胸壁组织以避免组织影像的重叠。

6. 开始压迫，压迫板经过胸骨后，连续旋转患者使其双足和双臀对着乳腺摄影设备。压迫器的上角应该稍低于锁骨。将手移开成像区域时，应该继续用手承托乳房，直到有足够的压力能保持乳房位置时为止。

7. 最后，向下牵拉腹部组织以打开乳房下皮肤皱褶，整个乳房，从乳房下皱褶到腋窝，都应位于探测器的中心。

MLO体位乳腺摄影照片的标准是：①胸大肌显示充分，且延伸至或低于后乳头线（PNL）；②可见所有纤维腺体组织后的脂肪；③深部和表面乳房组织分离充分；④没有明显的运动模糊；⑤乳房下皱褶打开。图10-10~图10-12显示的是MLO体位乳腺摄影照片。

### （二）头尾位

头尾位（CC position）作为常规摄影体位，应确

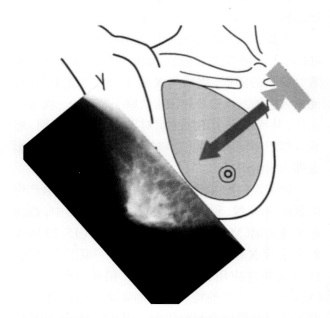

**图 10-10　MLO位X线入射方向示意图**
箭头示X线入射方向

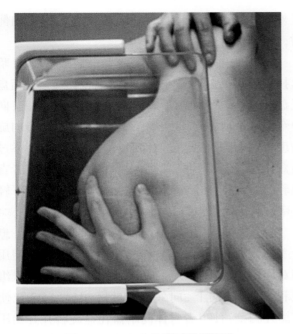

**图 10-11 MLO 位乳腺位置照片**

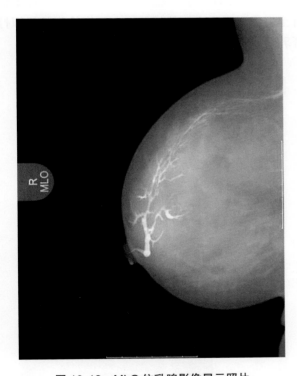

**图 10-12 MLO 位乳腺影像显示照片**

保在 MLO 体位中可能漏掉的组织在 CC 位中显示出来。在 MLO 体位摄影时，最有可能遗漏的是内侧组织。因此，在 CC 摄影体位上要求显示所有内侧组织，同时应尽可能多地包含外侧组织。CC 位的操作步骤如下：

1. 操作者站在患者所检查侧的内侧，以便自如地控制患者体位。按照乳房的自然运动高度，提高可以运动的乳房下皱褶。

2. 调节探测器高度与乳房下皱褶缘接触。一只手放在乳房下，另一只手放在乳房上，轻轻将乳房组织牵拉远离胸壁，且将乳头放在探测器的中心。

3. 用一只手将乳房固定在此位置上，提升对侧乳房，转动患者，直至滤线器的胸壁缘紧靠在胸骨上，将对侧乳房放在探测器的拐角上，而不是放在探测器后面。患者的头部向前放在球管的一侧，这样患者的身体可以向前倾，使乳房组织摆在影像接收器上。

4. 为了提高后外侧组织的可显示性，运用乳房上方的手，经过探测器胸壁缘，将乳房后外侧缘提升到探测器上，此项操作应在患者无旋转的情况下完成。

5. 使患者未成像侧的手臂向前抓住手柄，操作者手臂放在患者背后，这样有助于协助患者保持肩部松弛。同时用手轻推患者后背，以防止乳房从乳腺摄影设备中脱离出来。

6. 用手指牵拉锁骨上皮肤，以缓解在加压过程中的牵拉感。在进行压迫时，固定乳房的手向乳头方向移动，同时向前平展外侧组织以消除皱褶。成像一侧手臂下垂，肱骨外旋，以消除皱褶。

不正确的 CC 体位会导致影像中组织的严重遗漏。优化的 CC 体位的乳腺标准照片包括：①所有内侧乳房组织可见；②乳头居于影像中心；③后乳头线（PNL）测量值在 MLO 的 1cm 之内，或者胸大肌可见（图 10-13~图 10-15）。

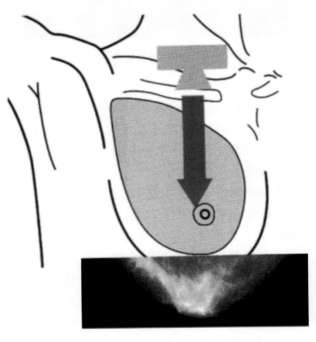

**图 10-13 CC 位 X 线入射方向模式图**
箭头示 X 线入射方向

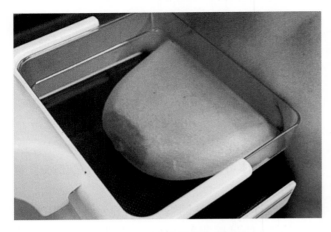

图 10-14　CC位乳腺位置照片

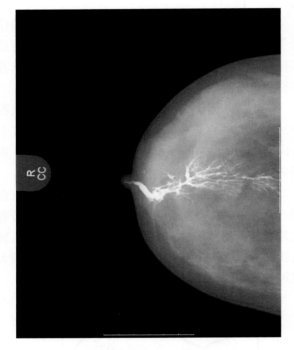

图 10-15　CC位乳腺影像显示照片

**（三）乳腺摄影中的常用特殊体位**

乳腺X线摄影中除了常规的MLO和CC位，还有许多常规的附加体位可以进行选择，以便更好地对病变进行定位、定性诊断。

**1. 90°侧位**　也称直侧位，是最常用的附加体位，包括外内侧位和内外侧位。90°侧位与标准体位结合成三角形来定位乳腺病变，90°侧位能提供最小的物片距，以减小几何模糊。当在MLO/CC位中的任一体位有异常发现，而另一个体位看不见时，应首先加拍一张90°侧位确定异常是否真实存在，是否为重叠组织或者探测器或者皮肤上的伪影。在斜位或90°侧位上的病变相对于乳头位置的改变，可用来确定病变是位于乳腺的内侧、中间，还

是外侧。当临床触诊已经确定病变在乳房的内侧时，则首选外内侧位。

（1）外内侧位的操作步骤：球管臂旋转90°，暗盒托盘顶部在胸骨上切迹水平。患者胸骨紧贴暗盒托盘边缘，颈部前伸，下颌放在托盘顶部。向上、向中牵拉可运动外侧和下部组织。向暗盒托盘方向旋转患者，使压迫板经过前部肌肉。患者手臂高举过暗盒托盘，肘部弯曲以松弛胸肌。继续旋转患者直至乳腺呈真正侧位，且位于暗盒托盘中央。向下轻轻牵拉腹部组织以打开乳房下褶皱。

（2）内外侧位的操作步骤：球管臂旋转90°，患者手臂外展90°跨越暗盒托盘顶部放置。同样使用相对固定组织的运动原理，向前、向内牵拉乳腺组织和胸大肌，向上、向外提升乳房，且轻轻牵拉使其离开胸壁，使患者身体向暗盒托盘旋转并开始压迫。当压迫板经过胸骨后，继续使患者旋转直至乳腺呈正侧位，且位于暗盒托盘中央。继续进行压迫直至组织紧张为止。然后轻轻向下牵拉腹部组织打开乳房下褶皱。（图10-16）

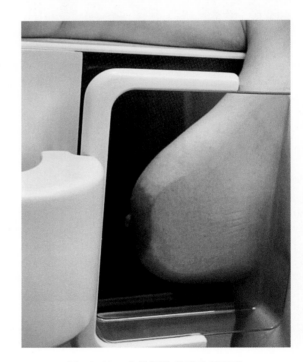

图 10-16　内外侧位乳腺位置照片

**2. 定点压迫位**　定点压迫位有助于发现致密乳腺组织中的病变，与整体乳腺压迫相比，定点压迫能允许感兴趣区厚度有更大幅度的减小，提高乳腺组织的分离程度。定点压迫技术对感兴趣区内正常与异常组织结构的区分，可产生更高的对比度和对发现物更精确的评估。此技术可以获得较大的局

部定点压力,使感兴趣区的组织更大程度分离,特别有助于密集组织病变的发现以及对其进行精确的评估。

各种尺寸的定点压迫设备,尤其是较小的设备,均可进行较为有效的定点压迫。根据最初的乳腺Ｘ线影像,技师通过确定病变的具体位置来确定小的压迫装置的放置位置。为了确定病变的具体位置,需要测量乳头至病变的垂直距离。用手模拟加压,将三种测量值转换成标记来确定病变的具体位置,然后将中心的定点压迫装置放在病变上方。定点压迫位通常结合小焦点放大摄影来提高乳腺细节的分辨力。

操作步骤:首先根据标准体位照片,通过观察病变的具体位置来确定小的压迫装置的放置,为了确定病变的具体位置,需要测量从乳头垂直向后画线的深度;在上外或者内外方向上这条线到病变的距离;病变到皮肤表面的距离。由此来确定病变的具体位置,然后将定点压迫装置放在病变上方。定点压迫位通常结合小焦点放大摄影来提高乳房细节的分辨力。有或者没有定点压迫的放大位均有助于对病灶进行更准确的评估,以便区分良恶性病变。放大摄影采用空气隙和微焦点技术,会导致曝光时间的延长,增加患者的辐射剂量。

**3. 夸大头尾位** 夸大头尾位能显示大部分腋尾的乳房外侧部分的深部病变。患者起始体位如同常规的CC位,在提升完乳房下部皱褶后,转动患者直至乳房的外侧位于探测器上。如果肩部略挡住了压迫器,可以使球管向外侧旋转5°,以保证压迫器越过胸骨头,不要向下牵拉肩部,肩部下垂会使乳房的外侧缘扭曲显示,要保证双肩位于同一水平上。

**4. 乳沟位(双乳腺压迫位)** 是用于增加乳腺后内深部病变显示的体位。患者头转向兴趣侧的对侧,技师可以站在患者背后,弯曲双臂环绕患者,双手触及患者双侧乳腺,也可以站在患者被检乳腺内侧的前方。确保提升乳房下褶皱,将双乳放在暗盒托盘上。向前牵拉双侧乳房的所有内侧组织,以便于乳沟成像。如果探测器位于乳沟开放位置的下方,必须使用手动曝光技术。如果能将被检测乳房放置在探测器上方,且乳沟轻微偏离中心,则可以使用自动曝光技术。

**5. 放大位** 放大位有助于对病灶密度或团块的边缘和其他结构特征进行更精确的评估,有利于对良恶性病变的区分。放大位还对钙化点的数目、

分布和形态具有更好的显示。此技术还可用于在常规体位中不易发现的病变。

放大位一般使用0.1的小焦点,同时需要一个放大平台来分离被压乳腺和探测器,放大率为1.5~2倍。放大位乳腺摄影采用空气间隙和微焦点技术,将会导致患者的曝光时间相对增加,从而增加了辐射剂量。

**6. 人工植入物乳腺摄影** 常规采取头尾位和内外斜位,需要手动设置曝光参数。

有盐水(saline)或硅(silicone)植入的乳房的影像检查是个特殊问题,是对放射医师和放射技术员的挑战。常规的CC及MLO位需要手动设置曝光参数,而压迫量则受制于植入物的可压迫性(compressibility)。对包括植入物(implant)在内的摄影位的压迫的目的是减少移植物边缘的模糊,轻微的压迫足以防止曝光时植入物的移动,乳腺组织不会被紧绷。丰乳患者的影像检查除包括植入物位外,还应摄影修正的头尾位和内外斜位或90°侧位。

为拍摄推移植入物位(implant-displaced view, ID view),将假体向后、向上推向胸壁,同时将乳腺组织轻轻牵拉到假体前方,并搁置到影像接收器上,用压迫器使其保持在该位置,与植入体包括在压迫野内相比,前方乳腺组织获得更大的压迫。拍摄CC位时,假体上方及下方组织,以及全部前方组织应向前牵拉。拍MLO位时,假体内、外侧的组织,以及前方组织,应随着前方组织向前牵拉。

CC-ID位的具体摆位步骤如下:嘱患者尽量弯腰前倾,以便前方组织与假体分离,向前轻拉乳腺组织,同时用手指将植入物向后推。一旦乳腺组织被前拉,患者即可站直;当植入物被推移后,请患者将另一只手放在影像接收器边缘与肋骨之间的缝隙内;将乳腺组织放在托盘上,应感觉到托盘边缘顶住操作者手指保持乳腺组织向前;使患者身体前倾紧靠在手上,此姿势可使植入物向上及向后移动,因托盘的边缘已顶住植入物后部的下方,操作者可撤去握住植入物下方的手;对前方组织施加压迫,同时缓慢将手指移向两侧,如用压舌板,可使此最后步骤更易操作。在施压之前,将压舌板的边缘顶住已被移位的植入物,然后将压舌板上翻,使其与胸壁平行;应用压迫板时,一旦乳房受压,即可撤出压舌板,此时压迫装置已代替压舌板将假体保持在后方。

MLO-ID位的摆位步骤如下:首先行包括植入物的MLO位,使患者体会MLO摆位时的感觉;嘱

患者前倾，向前轻拉乳腺组织，同时用手指将植入物推向后方，一旦组织被前拉，患者即可站直；患者的手放在手柄上，影像接收器的拐角位于腋的后方，与进行包括植入物的MLO摄影操作相同；将乳房靠在托盘的边缘，询问患者托盘边缘的位置是顶在乳房还是肋骨，如感到顶在乳房，则开始操作下一步骤，如顶在肋骨，因植入物未被充分推移，则应重新操作；患者身体倾斜，紧贴影像接收器，此时可见移植物向上、向内隆起，表明托盘已将移植物向内、向上移位，所以可将手撤出；应用压迫器，同时滑出手指，与CC-ID摄影操作一致，用压舌板更易操作这一步骤，用压舌板顶住已移位的植入物，上翻压舌板使其与胸壁平行，技术员用空出来的手牵拉更多的上部组织进入摄影野内；应用压迫器，一旦乳腺组织达到理想的压迫程度，即可滑出压舌板，压迫器现已代替压舌板使假体保持内及上方移位。

如90°侧位ID位可显示出更多的乳腺组织，则90°侧位ID位可代替MLO-ID位。对无症状而有丰乳植入物女性筛查时应同时拍摄植入物位及推移植入物位，虽然对丰乳妇女性的筛查是为了检出早期乳腺癌，亦应考虑每一诊断性检查（diagnostic examination）因素，摄片时放射科医师必须在场，回答问题，需要时应亲自检查，决定是否需要进行其他摄影位检查。

上述植入物推移摄影的操作，对胸壁后植入物，即位于胸大肌后的植入物，较为容易。但对于肌肉前的植入物，即腺体下或乳房后植入物，常难以对植入物进行推移。乳房组织发育不良的患者，推移植入物的操作亦十分困难。如植入物不能充分推移，则在常规CC位和MLO位植入物推移摄影后应附加90°侧位。

另外，腋尾位可以显示乳房腋尾部的病变、淋巴结；切线位能明确显示位于皮下脂肪之上的明显肿块；旋转位用于分离重叠的乳房组织，确认异常病变的存在；尾头位提高了乳房最上方病变的显示

效果，还可以最大限度地显示男性乳房或者驼背女性的乳房组织。

操作者在摄影过程中可以根据具体情况进行体位的选择。标准体位和常用特殊体位都是为了更好地显示乳房内病变。（图10-17）

## 三、乳腺造影技术

乳腺导管造影是经乳头上的输乳管开口，向输乳管内注入对比剂并进行摄影，以显示部分输乳管的形态及邻近组织结构的检查方法。

**1. 适应证与禁忌证**

（1）适应证：①任何有乳头溢液，包括血性、浆液性、黄色和清水样溢液等；②单侧乳腺逐渐增大；③了解乳腺肿块与乳导管的关系；④分辨手术容易遗漏的深部病变；⑤用于鉴别乳头状瘤和乳腺癌。

（2）禁忌证：①对碘对比剂过敏者；②急性乳腺炎；③乳腺脓肿；④哺乳期。

**2. 造影前准备**

（1）清除乳头表面分泌物。

（2）乳头皮肤表面的消毒用品一份。

（3）造影器具：如4号或5号钝头针、2ml无菌注射器等。

（4）其他备品：用作乳头分泌液细胞学检查的载玻片、照明灯、放大镜等。

（5）对比剂：为350~370非离子型对比剂，每次用量0.5~2ml，水溶性，优点是在各级导管内扩散充盈良好，易于自动排出和吸收。

**3. 操作技术**

（1）一般采用皮试或眼角滴入试验，确认阴性后方可施行造影。

（2）被检者取坐位或仰卧位，清除乳头表面分泌物，用碘酊或75%酒精棉球常规消毒乳头部。

（3）可将乳头涂上橄榄油，或轻轻挤压乳房，仔细找出溢液的乳导管外口或与肿块相邻部位的乳眼。

（4）根据乳眼大小选择针头的粗细，用左手固

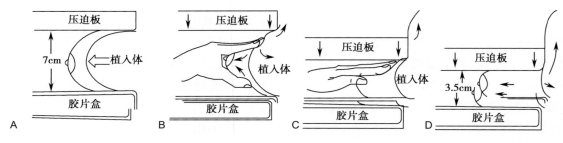

图10-17 人工植入物乳腺摄影

定乳头，右手持针缓缓地插入乳孔，切勿用力过大而造成人为的假道，或穿破导管使对比剂进入乳导管外的间质，一般进针不超过1cm。

（5）注射对比剂前先排除针管内气体，以免造成类似肿瘤的导管内充盈缺损，防止注射压力过大，当注射到有胀感、并能指出对比剂的方向时，即可拔出针头。

（6）用棉球或其他胶膜包裹乳头，以免对比剂流出，并迅速进行摄片工作。

如果进针过程困难，可以采取以下措施：①在乳头部位热敷数分钟有助于乳头肌肉松弛；②用酒精棉球擦拭乳头特别是导管开口的角质物质；③轻轻将乳头上提，使乳晕区导管变直；④进针时让助手轻轻牵拉乳头；⑤改变进针角度；⑥用拇指和示指缓慢旋转进针。

**4. 摄影技术** 常规采用内外斜位（MLO）和头尾位（CC）摄影。必要时需追加侧位。曝光条件要稍高于乳腺X线片摄影。可以采用放大摄影，使用小焦点放大1.5~2倍，有利于小分支导管病变的显示（图10-18）。

**5. 诊断要点**

（1）正常乳腺的影像学表现：正常乳腺导管自乳头向内分支逐渐变细，呈树枝状影。管径由2~3mm逐渐变细，各支导管通畅、舒展、充盈均匀，直至末支盲管和小叶。青年妇女的乳腺管多而细，且密度一致，分支多少可以有所不同。

（2）良性疾病的影像学表现

1）慢性乳腺炎：一般慢性乳腺炎在行乳导管造影时，对比剂可进入脓腔，形成不规则斑片状阴影，脓腔周围的乳导管可因炎性纤维粘连而显示为不规则扭曲、变形，以及狭窄、扩张、移位等改变。

2）乳管扩张症：造影时可见数支主导管呈中度或高度扩张，当扩张的管腔内充满黏稠分泌物时，可造成不规则形态的充盈缺损，此时，应注意与乳头状瘤的充盈缺损鉴别。

3）乳头状瘤：单发或多发于主导管或2级以下导管内。呈圆形或类圆形充盈缺损，表面光滑，有时可见导管断端呈杯口状，近段导管扩张明显，但导管柔软光整，远端导管可显示或因完全阻断而不显影。

（3）乳腺癌的影像学表现

1）直接征象：①恶性钙化；②肿块，边缘欠清或有毛刺，密度不均，大小常小于临床测量。晚期可见肿块与邻近皮肤间有致密索条影相连（淋巴管受侵）。

2）间接征象：①皮肤局限增厚、局部凹陷；②乳头内陷、漏斗征，多见于中晚期乳腺癌；③血供增加，多见于中晚期乳腺癌；④病灶周围水肿呈小规则的透亮环；⑤彗星尾征，指病灶后或上方，逐渐变细的狭长三角形致密影，是肿瘤侵犯和/或牵拉乳腺实质所致；⑥结构紊乱，多见于早期乳腺癌；⑦乳腺后间隙消失，深位乳腺癌在早期即可出现；⑧腋窝淋巴结肿大。

（4）乳腺导管造影的影像学表现：①乳导管有轻度扩张并扭曲，管内呈不规则充盈缺损；②当导管行至肿瘤附近时会截然中断，且断端不整齐；

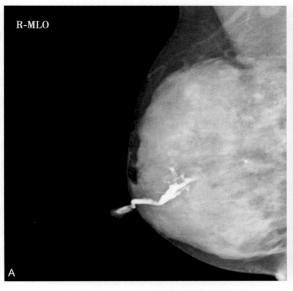
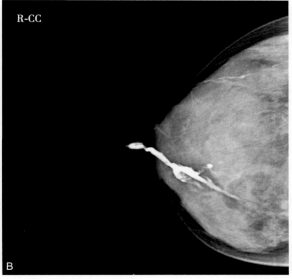

**图10-18 乳腺导管造影影像照片**
A.右侧乳腺导管造影MLO位影像；B.右侧乳腺导管造影CC位影像

③在病灶处呈断续显影，缺乏正常分支，管壁显示僵硬；④导管分支分布紊乱，内壁略毛糙，管腔呈不规则或鼠尾状狭窄；⑤当肿瘤侵蚀导管时，可致对比剂溢入肿块内或间质内等。

**6. 注意事项**

（1）患乳导管口的选择必须正确，若误插入正常的乳孔，可造成假阴性表现。

（2）操作时，勿将小气泡注入乳导管内，否则可造成假性充盈缺损，影响正常诊断。

（3）若乳头溢液较多，注入对比剂前务必将溢液尽量抽净，以免对比剂被溢液冲淡而影响对比。

（4）针头不宜插入过深，很容易刺破管壁使对比剂外溢。

（5）注射对比剂时应缓慢、轻柔，若注射时感到阻力，且被检者主诉有痛感，则表示插管不当，对比剂有外溢进入间质，应立即停止注射。

（6）检查后应尽量将对比剂挤出。

## 四、乳腺X线立体定向引导穿刺活检

乳腺X线立体定向穿刺活检是20世纪90年代在计算机辅助下开展起来的一种新的针对乳腺微小病变的活检方法，包括弹射式空心针活检和X线立体定向真空辅助空心针活检。原理是X线在垂直于压迫平面时拍摄一张定位像，再分别于±15°拍摄2幅图像，根据所造成的视差偏移，数字乳腺机工作站可自动计算病灶深度，即穿刺深度，并可把深度值直接转换成与具体操作相关的数据，准确地定位病灶。目前的立体定向系统均采用立体坐标。计算机系统在$x$、$y$和$z$轴平面上，计算出病灶的精确位置，定位精度在0.1~0.2mm之间，所获得的标本材料能作出正确的病理诊断。

操作步骤：①向被检者解释整个操作过程，以及取样时穿刺枪发出的声音，以减轻被检者的恐惧感；②采用专门的俯卧检查床和附加装置（也可以使用标准的乳腺X线摄影单元和附加的立体定向装置），穿刺路径采用病变与皮肤的最近距离，固定乳腺，并用带窗的加压板压迫，采集定位像，如果病变位于加压板有窗的部分内，则进行立体定向摄影（中线右侧和左侧15°分别摄影）；③确定参考点，并在立体定向片上选择坐标，计算机计算出立体定向片所选穿刺目标的横轴、纵轴和深度坐标；④采用1%利多卡因进行局部麻醉，采用11号手术刀在皮肤表面做一小切口以利于11G或14G穿刺针进入，所有操作均从一个皮肤切口进入；⑤穿刺针从皮

肤切口进入预定深度，取样前摄片以确定穿刺针与病变的关系，确认位置正确后打开穿刺针保险，提示被检者将进行穿刺取样，据所采用的穿刺取样方法，将穿刺针轻微撤出，然后取样；⑥穿刺枪取样后摄片确定穿刺针的最终位置；⑦取出穿刺针，将穿刺标本浸入10%甲醛缓冲液。如果穿刺目标为钙化，需行标本X线摄片以确定是否所有钙化都被取出，否则，应该再次穿刺。

（余建明　毕正宏　丁昌懋　暴云锋　袁　元）

# 第四节　量子计数数字乳腺X线摄影

量子计数技术最早应用于太空探测，由于独特的成像原理，其光敏感性很高，主要用于深空望远镜。乳腺成像对于辐射剂量和图像质量的要求很高，因此首先将量子计数技术应用到了乳腺X线摄影中。全球首台商用量子计数数字乳腺X线摄影（microdose mammography, MDM）系统投入临床使用以来，在图像质量提高和辐射剂量降低方面获得显著成功。欧洲已有多项大样本量临床研究证明，相较于使用非晶硒探测器的常规数字乳腺X线摄影系统，MDM系统平均可降低患者辐射剂量约40%。MDM系统在中国的应用已逐渐推广，在国内一项基于亚洲人群的辐射剂量对比研究结果显示，MDM系统可平均降低患者剂量60%以上。

## 一、基本结构

**1. 乳腺摄影系统**　乳腺摄影系统主机包含机架及压迫检查台。可以从四个位置调整机架的全电动运动，机架为开放设计，可行站立检查或坐位检查，智能AEC功能可以根据不同的乳腺组织自动设置曝光参数。

**2. 数字化量子计数探测器**　采用量子计数技术完整计算X线的每一个量子，以消除电子噪声及减少患者摄影所需的剂量。能谱探测器只需一次曝光就可以区分X线的中、高、低能量。高、低能量的影像汇总呈现，因此与标准乳腺影像一致，具有更高的分辨力。能谱信息能提供定量的乳腺组织信息，增加的信息可以通过软件算法体现。探测器材料是基于单晶硅设计的探测器。晶体硅性能稳定，使得探测器对环境因素的变化不敏感，像素尺寸50μm，占空比100%。

能谱成像探测器特性：①能够区分X线能量，提供乳腺组织的定量信息；②高剂量利用率高，从

而减少患者的摄影剂量;③高细节分辨力可以清晰显示诸如微钙化等微小细节表征;④高对比度分辨力有利于提升密度相似组织的可视化;⑤每像素高达2MHz的计数速率可以消除伪影;⑥100%像素有效性;⑦宽动态范围提升图像中所有(腺体及脂肪)组织的可视化。

**3. X线管和高压发生器** 阳极为钨靶面的X线球管,具有高的热容量,能够提供最佳的射线质量,工作量大时有明显优势。高压发生器也可以应对密集的患者流量。

**4. 准直系统** 1号准直器消除无效光子,如不是直接摄入探测器的光子;2号准直器消除射线穿过腺体后的散射光子。使得只有穿过腺体后无散射的X线光子才能到达探测器表面。特殊设计的准直系统可以有效减少散射线,提高图像的对比度,无需增加患者的照射剂量即可降低97%的散射线。

**5. 弧形检查台与压迫板** 包括三种压迫板:标准压迫板、高边压迫板、小乳房压迫板,适用于大多数女性,也配有特殊体位检查的压迫板。标准压迫板的成像野是24cm×26cm,适合大部分女性检查使用。弧形预加热的患者检查台可以让患者摆位更轻松舒适。

**6. 采集工作站(AW)** 机架运动及曝光参数设置均通过采集工作站控制实现。图像会在曝光结束后20s内显示在平板显示器上。采用标准DICOM协议,图像会传输到指定的目标。采集工作站包括:带平板显示器的电脑系统;高度可调的工作台;

常用功能的专业快捷键盘;质量保证及系统控制软件;医用显示器。标准采集工作站工作台(高度:96cm,宽度:74cm,长度:52cm);一体化的额外的铅玻璃辐射屏(高度:201cm,宽度:70cm)。

**7. 双踏板脚闸** 标准脚闸,带压迫控制踏板(升降运动)以及压迫完成按钮(移动准直器到扫描开始位置)。

## 二、成像原理

量子计数探测器由两大部分构成:晶体硅层及ASIC电路层,量子计数探测器则由等距晶体硅条构成,每一硅条背面均与ASIC元件相连。与常规乳腺X线摄影系统探测器的非晶硒层相比,晶体硅对环境要求低,更加稳定,同时X线敏感度更高。

当X线抵达探测器后,在高压电场的作用下,会激发晶体硅形成电脉冲信号,最终由ASIC元件采集处理(图10-19A)。ASIC元件(图10-19B)由前置放大器、整流器、比较器以及计数器构成,可通过设置阈值的方式有效过滤噪声,最终获取高低不同能级的X线脉冲计数,直接应用于数字化处理。由直接方式进行X线电荷信号转换,则经由直接计数X线脉冲而转变为数字信号,其成像过程中不涉及模拟信号的中间步骤,可以消除由累积电荷信号的统计波动而产生的噪声,同时还可以改善低能级X线的利用率。另外,量子计数探测器还具有能量鉴别能力,可提高图像对比度并应用于乳腺密度定量分析等临床需求。(图10-19)

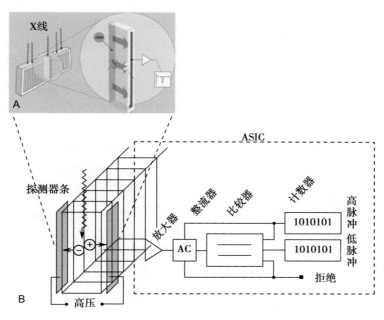

**图10-19 ASIC元件采集处理示意图**
A.量子计数中脉冲形成示意;B.ASIC元件结构示意

采用特殊结构的晶体硅作为X线吸收材料。晶体硅是成熟的半导体材料,性能稳定可靠,可以适用于–10~50℃的温度环境。晶体硅在X线吸收效率上比非晶硅、非晶硒高,可以使像素更精细,细微分辨力更高。像素尺寸可达 50μm,空间分辨力可达 10LP/mm。

准直器采用前准直器和后准直器的双层准直设计方式,散射线可以降低 97% 以上,极大地避免了散射线对图像质量的干扰。避免了滤线栅的使用,降低了球管的损耗。突破了传统X线成像方式,采用多次反复扫描的工作方式,同时配合双准直器,从而有效打破了射线使用效率低下,容易出现像素缺失等之前难以解决的问题。

光子计数成像技术即X线光子到达探测器后会使探测器内部产生电子-空穴对,形成电流,通过放大计数器记录电流峰通过的次数作为采集信号。没有信号的转换过程,降低了信号在传输过程中的损耗。通过计数方式检测信号,避免了电子噪声对信号的干扰。可以更好地检出低能量的X线光子,大幅度提高了X线的利用率。

在扫描过程中,球管与探测器一起旋转,扇形射线束、前准直器、后准直器以及探测器轨迹均以连续运动的方式构成与球管焦点共轴的弧形(图 10-20A),系统能够以类似CT的扫描方式获取多次重复成像(图 10-20B),有利于解决X线使用效率低下、易于出现像素缺失等原先无法解决的问题。

MDM系统的扫描结构如放大示意图(图 10-21A)所示,由X线源(即球管)、前后双准直器和量子计数探测器组成。扫描过程中球管产生的扇形X线束在散射线屏障内传输,抵达前准直器后被转换为若干束等距射线,进而穿透乳腺组织,在穿出乳腺组织后,再由后准直器转换为与探测器相匹配的射线源,最后被探测器接收而完成信号采集。其中,

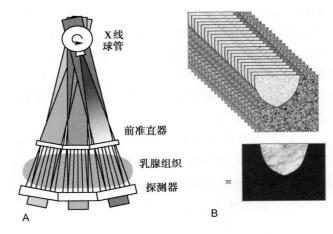

**图 10-20 MDM 动态扫描与类 CT 成像方式**
A. MDM 动态扫描模式;B. 类 CT 成像方式

探测器与准直器均为多狭缝结构,且呈平行排列(图 10-21B),前准直器用于消除从球管发出的一次散射,后准直器用于消除经过乳腺组织后的二次散射,从而大幅降低散射辐射和噪声。

同时,系统采用脉冲式曝光,相较于常规乳腺X线摄影系统的摄影方式,产生的辐射剂量也会大幅降低。

## 三、临床应用

自动曝光控制(automatic exposure control,AEC)技术可自动调控扫描条件以实现最优化辐射剂量。常规数字化乳腺X线摄影系统具有的 AEC 通常根据乳腺压缩厚度和乳腺组成来估算最优扫描条件,乳腺组成在曝光之前很难预估,故而大部分此类技术需要在正式曝光前由一个低剂量预曝光来估算最优扫描条件。而 MDM 系统有别于此,其所具有的 AEC 技术基于整个系统的"类 CT"扫描方式,采取调节扫描速度以及扫描时间进行辐射剂量和图像质量的实时调整。具体表现为,当扫描至致

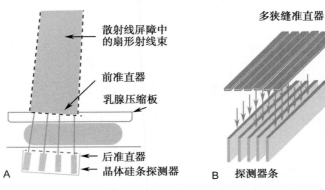

**图 10-21 MDM 系统扫描结构**
A. MDM 系统扫描结构模式;B. 准直器与探测器排列方式模式

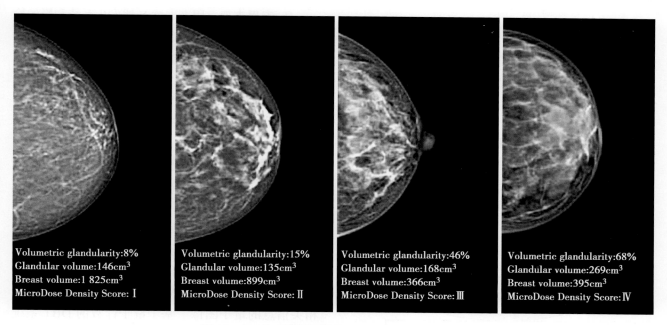

**图 10-22　基于能量扫描的乳腺密度定量分析示例**
乳腺密度从左至右依次增高，下方显示乳腺密度（volumetric glandularity）、腺体容积（glandular volume）、乳房容积（breast volume），以及密度评分（microdose density score）等定量指标

密乳腺组织时，AEC 通过增加扫描时间或降低扫描速度来实现目标图像质量；当扫描至脂肪等疏松组织时，则由加快扫描速度和减少扫描时间来实现辐射剂量的降低。凭借该技术，MDM 系统能够在扫描过程中根据乳腺腺体厚度和密度情况对曝光参数进行实时调整，从而确保曝光准确性以获取最优化的图像质量。

量子计数探测器具备识别光子能量的特征，使 MDM 系统具有能量区分能力，能够在一次扫描内实现能量成像并进行物质鉴别，使 MDM 系统发展出以下两种特殊临床功能：一是基于乳腺密度的定量分析，二是基于能量成像的病灶特征鉴别。MDM 系统乳腺密度定量分析基于能量分解，通过脂肪和纤维乳腺组织的物质鉴别来测量乳腺密度各项数值，能够获取非常精确的结果。

综上所述，基于独特的扫描结构与扫描方式，量子计数数字乳腺 X 线摄影系统相较于常规数字乳腺 X 线摄影系统可避免电子噪声干扰，大幅提高 X 线利用率并降低散射效应，消除噪声，有利于实现低剂量条件下的高质量成像，使得广大女性人群在大规模多人次的乳腺癌筛查项目中获益，同时，量子计数系统还基于能量扫描的方式发展出乳腺密度评估等（图 10-22）。

（余佩琳　曲婷婷　左晓娜　余建明

毕正宏　丁昌懋）

## 第五节　数字乳腺体层合成检查技术

乳腺癌是全球范围内女性最常见的恶性肿瘤，绝大多数随机对照研究已证实乳腺癌的死亡率可因乳腺癌筛查项目的开展和推广而有效降低。目前，乳腺 X 线摄影因其特异性高、可重复性高及操作简便等优点被用于乳腺癌筛查项目并成为主要的影像学检查方法。然而传统乳腺 X 线摄影是将三维乳腺实体摄影在二维平面图像上，由于正常乳腺组织的重叠，特别是一些致密型的乳腺，不可避免地造成了可能将隐藏的病灶遗漏误判为假阴性，或是将一些重叠的伪影误判为假阳性。随着影像学技术的发展，数字乳腺体层合成（digital breast tomosynthesis，DBT），也称为乳腺 3D 技术，应运而生。

20 世纪 60 年代就提出了体层摄影（tomosynthesis）的概念。1971 年 Miller 系统地提出了断层摄影的原理。1992 年 Kopans 等用不同的投射角度对假体和切除的乳腺组织摄影，以手动方式转动 X 线接收器采集图像，建立了 DBT 的雏形，并在麻省总院首次进行了全乳腺 DBT 的临床应用。近年来，DBT 技术发展迅速，大有替代传统 2D 乳腺摄影的趋势，被认为是乳腺 X 线成像的革命性进展。

## 一、基本结构

在硬件设备上与传统 2D 乳腺摄影基本相同，但在面罩上使用了分离式面罩、扫描角度及扫描时间上不同（图 10-23）。

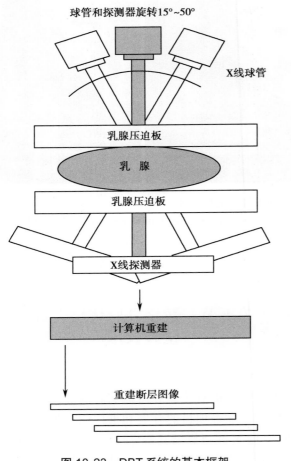

图 10-23　DBT 系统的基本框架

**1. X线发生系统**　由小功率高压发生器[（3.2~7.5）kW，（20~49）kV，86~188mA]，配以用钼、钨、铑、钼钒合金或钨铼合金做靶面的 X 线管、准直器组成。

**2. 专用支架**　用来支撑 X 线发生系统和影像检出系统，设置有压迫器，能够升降（65~150cm）并倾斜角度（+190°~-135°），有 C 臂设计和环形臂设计。

**3. 影像检出系统**　由暗盒仓和滤线栅组成，全数字化乳腺 X 线机使用 CCD 或平板数字摄影系统．其影像检出系统由 CCD 或平板探测器和滤线栅完成。

**4. 量子探测器系统**　量子计数乳腺 DR 可降低辐射剂量达 60% 以上，图像质量更清晰。一般非晶硒与非晶硅等常规探测器无法探测到高低能量的 X 量子，在量子成像的信息采集时，通过设定阈值区分出高低能量的量子来获得能量信息。结合 X 光高低能量子的数据加以分析及图像后期处理，并进行图像重建和呈现，从而得到含有乳腺组织分布相关信息的量子图像。基于量子计数的 DBT 系统已经在 FDA 审批中。

## 二、成像原理

DBT 基本原理是通过球管在多个角度内的连续曝光，在短时间内对乳房进行连续扫描，使用每次单独曝光所获得的数据重建出一系列厚度为 1mm 的高分辨力图像，图像以单层、面或动态播放的形式显示。DBT 重建的 3D 断层图像能够在一定程度上减轻或消除正常乳腺腺体对病灶显示的影响，提高乳腺病灶的清晰度，增加病灶与周围腺体组织的对比，更容易发现病灶，更好地显示病灶的形态、边缘等，从而提高乳腺癌的检出率和诊断正确率（图 10-24）。

在 DBT 摄影过程中，乳房直接暴露于 X 线下并保持制动，X 线球管围绕乳房在一特定的角度内（通常 15°~50°）旋转，每旋转一定的角度，乳房低剂量曝光一次，X 线透过乳房转换成电信号被直线运动的平板探测器接收产生影像，当 X 线管完成旋转时，数字探测器就会获得一系列不同投射角度

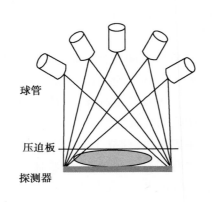

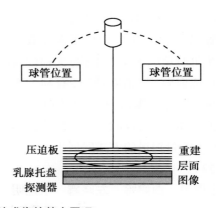

图 10-24　DBT 系统成像的基本原理

下的低剂量数据,计算机通过最大相似度及期望值最大化算法对其进行重组,就可得到与探测器平面平行的乳腺任意深度层面的一系列薄层图像(层厚为 0.5~1.0mm),使隐藏在高密度腺体中不同位置、不同形态的病变在横断面上清晰地显示,明显提高了病变检出的敏感度与准确性。尤其是致密型腺体,由于薄层图像解决了腺体组织与病变重叠的问题,使操作者对病变的观察更加直观,诊断更准确(图 10-25)。

### 三、DBT 的检查技术

目前 DBT 检查有两种模式可供选择,即 Combo 模式和 Tomo 模式。Combo 模式的操作过程为:首先 HTC 滤线栅会自动撤出,Tomo 扫描在 4s 内完成,然后 HTC 滤线栅自动复位,拍摄 2D 图像,整个过程在一次压迫下完成。在一次性压迫下可以同时获得 3D 和 2D 的图像,也就是说只需一次摆位就可以同时获得 3D 和 2D 图像。在 3D 图像上和 2D 图像上,病灶的 $x$、$y$ 轴信息保持一致。

Tomo 模式的操作过程:在压迫下只获取 3D 图像。在使用 DBT 时需保证乳腺制动,压迫方式与传统乳腺 X 线检查相同。摄影时 X 线球管围绕乳房在有限的角度范围内旋转(10°~20°),每旋转 1°完成一次低剂量曝光,从而得到一系列的数字影像,这些独立的影像分别是在不同角度下得到的乳房投影,它们被重建为 3D 断层图像,层厚可薄至 1mm。整个扫描过程共曝光 10~20 次,只需 5s 甚至更短的时间。

DBT 的采集不仅能够在最为常用的内外斜位及头尾位完成,也可用于其他标准摄影体位。DBT 具有滤线栅自动撤除功能,可以在完成 3D 图像采集外,同时行 2D 的 FFDM 检查。在同一压迫下,DBT 同时采集 2D+3D 影像(Combo 模式),所得到的 2D 和 3D 影像可以完全相互融合。

DBT 是多角度的低剂量照射,其总体剂量等于或略高于 FFDM 照射剂量,但尚在乳腺质量控制标准规定的范围之内。Gennaro 等研究表明,当以相同剂量获取双侧乳腺内外斜位的 DBT 图像和 FFDM 图像(包括头尾位和内外斜位),根据美国放射学会的乳腺影像报告和数据系统(BIRADS)对影像进行评估,对于所有恶性病变的受试者工作特征曲线下面积两者无明显差异(0.851 和 0.836,$P=0.645$)。也就是说,在照射总剂量相同的情况下,DBT 的诊断效能与 FFDM 相当。

### 四、临床应用

**1. 对于致密型腺体中病变的成像** Sechopoulos 发现,传统乳腺 X 线摄影技术获得的图像为 2D 图像,在成像过程中,正常腺体组织与病变相互重叠,非钙化病变隐藏在高密度的腺体中,掩盖了病变具有诊断价值的特征,如毛刺、分叶等。而 DBT 的 X 线管围绕乳房在一定角度内旋转。将乳腺中不同位置、不同形态的病变重组成 0.5~1.0mm 的横断薄层,避免了 2D 图像中乳腺组织与病变重叠,更好地区分正常腺体组织及高密度病变,并使肿块的形状和边缘显示明确,减少了漏诊导致的假阴性及重叠

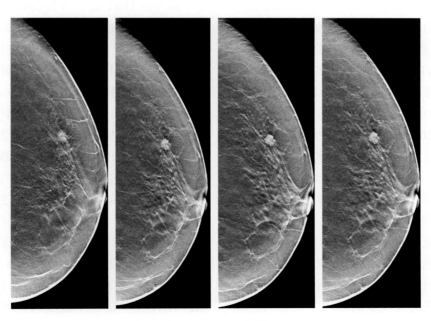

图 10-25　DBT 图像

导致的假阳性,并因此降低了因假阳性而导致的召回率及患者不必要的焦虑。

**2. 对肿块、结构扭曲、非对称结构的筛选**　肿块、结构扭曲、非对称结构通常提示乳腺癌的存在。Diekmann 和 Bick 研究发现,DBT 图像对于肿块、结构扭曲及非对称结构的显示较传统乳腺X线图像及全数字化乳腺摄影(full field digital mammography,FFDM)容易,这是因为断层图像能有效排除致密腺体对高密度病变的干扰。此外,DBT 图像对肿块的轮廓、大小、边缘、数量等特征的显示更加清晰。这不仅使病变的检出更加容易,而且显著增加了临床医师诊断的准确性。Helvieo 发现,传统乳腺X线图像对于肿块的检出率达 36.5%,而 DBT 图像的肿块检出率为 49.5%,相对于传统乳腺X线图像肿块检出率提高了 35.6%,而乳腺癌的检出率增加了 40.0%。同时,DBT 图像可显示传统乳腺X线图像中所不能或不易显示的病变,如结构扭曲及非对称结构。这些优势使筛查的召回率及不必要的活检数量显著下降。Tagliafico 等发现,相对于传统乳腺X线图像,在内外斜位和头尾位两个体位上均使用乳腺断层摄影可使召回率降低 11%。仅在 MLO 位应用乳腺断层摄影可使召回率降低 9.5%。

**3. 对肿块特征的显示**　DBT 最主要的优势是显示传统乳腺X线图像所不能显示的病变,即提高检查的敏感度和特异度。目前,DBT 主要被用于致密型乳腺病变的检出,但是其对于非致密型乳腺微小病变的检出也具有较大的临床意义。同时,DBT 图像能突出具有诊断价值的病变影像特征,如边缘、数量、周围结构破坏、乳腺导管改变等,有利于病变的良、恶性鉴别及确定病情分期。研究发现,对于可见肿块,DBT 能观察到 77% 的肿块边界,而传统乳腺X线图像只能观察到 53% 的边界。当观察可疑乳腺癌时,DBT 对病变征象的显示比传统乳腺X线图像增加 20%。DBT 对于肿块特征的显示明显优于 FFDM,主要是因为 DBT 薄层断面消除了腺体组织与病变的重叠效应,有利于病变边缘及特征性征象的显示,明显降低了召回率及假阳性率,并减少了患者不必要的活检。

**4. 对微小钙化的显示**　微小钙化有时是早期乳腺癌及隐匿性乳腺癌的唯一表现。过去认为,DBT 对于微小钙化灶的检出没有明显优势,甚至不如 FFDM。造成这种现象的原因主要是因为成簇分布的微小钙化在 3D 图像上比较分散,DBT 部

分重组为间隔 1.0mm 的断层图像,不利于簇状分布微小钙化的整体观察,从而影响了 DBT 对于微钙化群的定性诊断。对于这种情况,可以采用以下几种策略提高 DBT 对微小钙化的显示效果:①加强 DBT 图像的后处理。②利用计算机辅助诊断系统(CAD)改善 DBT 图像对于微钙化的显示。采用 MIP 技术将原图像重组成厚度为 1~2cm 的断层图像,使分散的微钙化簇在一个断层内显示,从而克服了 DBT 图像对微小钙化显示不准确或漏诊的弊端。③微钙化簇的检出与 DBT 的扫描角度、角度增量和摄影数目相关,窄角度的 DBT 能提高微钙化簇的检出敏感性和显示率。

然而,也有报道,DBT 对于微钙化的显示类似或优于传统乳腺X线图像,这可能是因为 DBT 图像可以更加准确地定位病变并排除了正常腺体组织的重叠干扰,使隐藏在致密腺体或病变中的微钙化簇得以显示,有利于早期乳腺癌的临床诊断。因此,对于某些特定的患者,FFDM 与 DBT 结合会更加有利于微钙化灶的检出。

**5. 穿刺活检**　活检流程简单易操作,包括一些仅在 DBT 摄影下才能被发现的病灶。与常规 2D 下的立体定向活检相比,曝光次数少,手术时间短,患者受到的曝光剂量更少。

**6. 乳腺癌筛查**　乳腺密度被公认为一项独立的乳腺癌危险因素,并被越来越多地用于个性化的筛查。采用视觉评估和自动化容积乳腺密度测量的方法比较单独的 2D 乳腺X线摄像和 2D 乳腺X线摄像加 DBT 的诊断价值,结果显示:在所有组别中,额外的 DBT 能显著提高检查的特异性。在视觉密度 ≥ 第三位百分位数(50%)的受检者中,额外的 DBT 能显著提高检查的敏感性(单纯 2D 乳腺X线摄像的敏感性为 86%,而 2D 乳腺X线摄像+DBT 的敏感性为 93%)。在 Volpara 密度 ≥ 第三位百分位数(103cm³)的受检者中,额外的 DBT 也能显著提高检查的敏感性(单纯 2D 乳腺X线摄像的敏感性为 87%,而 2D 乳腺X线摄像+DBT 的敏感性为 93%)。而 Quantra 测量中,无论是高密度还是低密度的受检者,两种检查方法的敏感性并没有显著性差别。

对 2 013 例行过钼靶检查的女性按乳腺密度进行分组,再根据检查方法(2D,2D+DBT,2D+WBS,2D+DBT+WBS)进行亚分组。结果显示,2D+DBT 组的随访率最低(10.2%),而 2D+DBT+WBS 随访率最高(23.6%)。对于致密型乳腺患者,

2D+DBT+WBS 或许是乳腺癌检查的最佳选择,但是其被召回进行进一步检查的概率会增加。对于非致密型乳腺患者,2D+DBT 或者 2D+DBT+WBS 可以同样提高乳腺癌检出率,但是考虑到 WBS 可能会引起召回率提高,2D+DBT 是更好的选择。另外,通过对比分析 DBT 实施之前(2007 年、2009 年)、实施期间(2011 年)和实施之后(2013 年)乳腺癌的检出率发现,乳腺癌筛查检测的数量和百分比在 2007 年、2009 年、2011 年和 2013 年分别为 67 例、6.2%;52 例、4.7%;81 例、9.7% 和 41 例、4.8%。可以看出在乳腺 X 线筛查中,DBT 实施增加了乳腺癌的检出率。

## 五、剂量

尽管断层摄片时每一个角度摄影都是较低剂量,但总体要获得一个体位的所有断层图像所接受的剂量还是等于或略高于常规的同一体位的 2D 摄影剂量。由于临床 2D 和 3D 常同时应用,剂量也随之增加了一倍多,但总体剂量还是在乳腺质量控制标准所限定的范围之内。

基于这个原因,国外学者做了很多这方面的研究,试图在剂量增加不多的情况下提高病灶的检出率和准确率。Waldherr 等选择有症状及乳腺癌筛查异常者进行研究,方法是比较同一个体一个体位的断层图(MLO)与两个体位的常规 2D 数字化乳腺摄影(CC 和 MLO)对病灶的检出情况,结果显示前者对病灶检出的敏感度和阴性预测值较后者高,对病灶的 BIRADS 级别判断也更准确,差异有统计学意义,这种差异在致密型乳腺(致密型和多量腺体型)和非致密型乳腺(少量腺体型和脂肪型)患者中均存在。但是特异度和阳性预测值差异无统计学意义。同时他们还发现单个体位的断层与合并断层和 2D 图像两种技术对病灶检出的敏感度、特异度、阳性预测值、阴性预测值之间的差异也无统计学意义。

Wallis 等的研究显示,单个体位断层与常规 2D 图像在诊断病变的准确性差异上无统计学意义,而两个体位的断层与常规 2D 乳腺摄影相比,在诊断的准确性上有较大的优势,这种优势在钙化和非钙化病灶中都比较明显。目前所有的设备都是独立获得的 2D 和 3D 图像,如果一个体位上需要获得这两套图像,患者必须接受 2 倍或以上的常规剂量,因此研究者试图通过断层摄影后直接重建出 2D 图像,这样患者在接受一个常规剂量后就能同时获得

3D 和 2D 图像,目前这种成像法已经获得美国 FDA 的批准,可以正式应用于临床。

乳腺成像技术已经日新月异,DBT 技术也已获得了普遍的认可,在乳腺癌检出和降低召回率方面显示了非常明显的潜在优势。其他新兴的技术仍在探索阶段,如利用原 DBT 投影和重建 DBT 的计算机化的合成乳腺摄影,将有助于乳腺技术的持续发展。

(余建明 毕正宏 丁昌懋 袁元 暴云锋)

## 第六节 对比增强能谱乳腺摄影

## 一、概述

增强乳腺 X 线摄影的概念最早于 1985 年提出,从早期的时间减影、双能量减影技术并存,逐渐演变为目前基于双能量减影的对比增强能谱乳腺摄影(contrast enhancement mammography, CEM)技术,该技术可实现在注射碘对比剂后进行不同体位的多次乳房成像。CEM 技术的原理是基于碘对比剂存在"K 缘效应",即在略高于和略低于 33.2keV 的两种曝光条件下,碘对 X 线吸收的变化较大,而乳腺组织(如纤维腺体、脂肪等)对 X 线吸收的变化较小,因此,对双能曝光后获得的高、低能图像进行加权相减后,可获得突显碘对比增强区域、消除其他乳腺组织的双能量减影图。高能图可捕获对比剂摄取区域,但不作为影像医师解读的依据,仅用来后处理生成减影图;低能图则被证实与数字乳腺 X 线摄影(digital mammography, DM)相似,唯一的区别是此时已有碘对比剂存在于乳房中,但曝光能量位于碘的 K 缘以下,因此低能图则几乎不显示碘成分。所以 CEM 技术并非在注射对比剂前后分别进行摄片,而是可以实现在注射对比剂后获得"增强后"与近似"增强前"的图像。目前大部分研究都将低能图等同于常规乳腺 X 线摄影的 DM 图,不再额外行 DM 检查,以降低患者所受的辐射剂量。常规情况下,CEM 检查可在 10min 内完成,影像医师依据 CEM 检查后即刻获得的低能和减影图进行判读。

CEM 是建立在传统 X 线摄影基础上的一种新技术,它将传统 X 线与对比增强相结合,利用多数恶性肿瘤富含新生血管的特点,通过注射对比剂使肿瘤成像。CEM 具有独特优势,有望成为女性乳腺影像检查的新选择。

## 二、技术发展

20世纪80年代Watt等将数字减影血管造影技术用于乳腺,依靠强化程度来辨别病变的良、恶性,然而由于当时技术的限制,并未有更多的研究跟进。之后对比增强乳腺X线成像发展为时间减影和能量减影2种技术。

Skarpathiotakis等于2001年首先报道了关于时间减影技术的研究。在注射对比剂前后,分别获得一张增强前的蒙片和一系列增强后的图像,再通过图像后处理对两者进行减影,最后得到的是一系列减影图和一条动态增强曲线。

2003年,Jong等对22例女性的初步研究结果表明,这一技术在识别致密型乳腺的病灶中有潜在的价值。随后陆续有研究者报道了对这一技术的初步临床研究结果,肯定了它的临床价值。但时间减影技术存在以下几个问题:①检查时间长,长时间的压迫会引起患者的不适,同时也会增加运动伪影的产生;②一次注射只能获取一侧乳腺、一个位置的图像;③辐射剂量大。这些问题最终限制了该技术的进一步发展。

能量减影技术又称双能量技术,是指注射对比剂后对双侧乳腺进行低能量(低于碘的K值33.2keV)和高能量(高于33.2keV)曝光,分别获得低能图和高能图,通过图像后处理对两者进行减影,最终得到包括双侧乳腺头尾位、内外斜位的低能图及减影图,共8幅图像。随着技术的不断进步,对这一技术的研究越来越多,并且研究方向趋于多元化。

## 三、适应证与相关准备

### (一)适应证

**1.** 早期乳腺癌的筛查

**2.** 乳腺疾病的发现和良、恶性鉴别诊断

**3.** 保乳手术的术前评估

**4.** 辅助化疗的效果评价

**5.** 乳腺手术后的定期随访

**6.** 不适合做乳腺MR检查的患者

### (二)相关准备

**1. 设备** 常规数字化乳腺MG的管电压范围为26~32kVp,对比增强乳腺X线成像额外使用更高的管电压,范围为45~49kVp,以获得高能量图。对比增强乳腺X线成像检查设备需要在具有钼铑双靶条件的全数字化乳腺X线摄影基础上增加调试X线能谱的铜质滤波片,以及相应的后处理软件及高压注射器。

**2. 对比剂** 对比增强乳腺X线成像目前所用的对比剂为CT常用的低渗碘对比剂,浓度为300~370mgI/ml,剂量为1.5ml/kg,速率为2~3ml/s(需要高压注射器)。有研究认为,不同浓度的对比剂对于病灶的显示有一定差异,350mgI/ml的碘海醇对于肿块病变显示的灵敏度比300mgI/ml的碘海醇高。

## 四、检查技术

行对比增强乳腺X线成像检查之前需要向被检查者解释操作步骤并进行碘对比剂过敏检查。首先在被检查者的肘前静脉置入静脉导管,然后用高压注射器向上臂静脉注入碘对比剂,随后团注生理盐水。自注射对比剂开始计时,2min后开始摄片。对比剂注射后,开始压迫乳腺获取双侧乳腺的CC位和MLO位的影像。关于检查次序,目前没有明确的说法,Lalji等建议采用的顺序为:无可疑病灶乳腺CC位、对侧乳腺CC位及MLO位、无可疑病灶乳腺MLO位。Bhimani等则将可疑病灶侧乳腺CC位安排在最开始,并将其MLO位安排在对侧乳腺CC位和MLO位之后,其目的在于争取抓取病灶动脉早期及延迟期摄取对比剂的情况,尽量减少对比剂早期流出或过晚开始强化导致的假阴性。高、低能量图像采集时间间隔很短,所有双侧乳腺4个体位高、低能量摄影所需时间与常规乳腺X线检查所需时间几乎相当,可在10min内完成。

每一个位置同时获得2张影像,一张是在(26~30)kV管电压下获取的低能图(类似于传统乳腺X线摄影影像),另一张是(45~49)kV时获取的高能图与低能图进行后处理之后得到的减影图。整个检查时间约为10min。检查结束后,被检查者需要留下观察至少30min,以防止出现延迟的过敏反应。

## 五、质量控制

**1. 辐射剂量** 对比增强乳腺X线成像需要采集高低能量图像,辐射剂量高于全数字化乳腺X线摄影。Dromain等最先报道了对比增强乳腺X线成像的辐射剂量,对比增强乳腺X线成像的总辐射剂量是全数字化乳腺X线摄影剂量的1.2倍,低能量图像辐射剂量与全数字化乳腺X线摄影剂量相当,高能量图像的辐射剂量是全数字化乳腺X线摄影剂量的20%,不过该结果是在需要手动调整曝光参

数的对比增强乳腺 X 线成像原始机器上计算出来的结果，并不能完全适用于现在广泛应用的自动化商业化机器。相对于全数字化乳腺 X 线摄影，对比增强乳腺 X 线成像的商业化机器的总辐射剂量会增加，因生产厂家不同，剂量增加幅度为 26%~81% 不等。

**2. 图像质量的影响因素** 与其他影像检查技术一样，对比增强乳腺 X 线成像图像可以出现伪影或存在影响图像质量的其他因素主要包括以下 3 类：

（1）全数字化乳腺 X 线摄影相关因素：①运动伪影；②主体相关性因素，如头发、衣服碎片、眼镜、下巴、肩膀等；③空气伪影。

（2）对比剂相关因素：①对比剂飞溅，可误认为原位癌；②对比剂弹丸注射时间控制欠佳，或图像采集时间延迟；③对比剂静脉一过性存留。

（3）对比增强乳腺 X 线成像相关性因素：①负光晕伪影，或散射辐射伪影；②波纹伪影；③机器故障伪影：低能量图像采集完后机器故障，低能量图像会出现垂直黑色线条，剪影图像不能生成。正确认识这些伪影能减少误诊。

## 六、临床应用与诊断要点

对比增强乳腺 X 线成像的低能图与 MG 的影像没有显著差异，行对比增强乳腺 X 线成像检查的患者可省去 MG 检查。因此，低能图可参照乳腺影像报告与数据系统（breast imaging reporting and data system，BI-RADS）中乳腺 X 线图像的解读。而对于减影图的解读，尚未有公认的标准。早期大多数研究是从形态学和强化程度两个方面描述病灶，具体的分类则各不相同。

**1. 常规乳腺 MG** 不确定病灶的进一步检查。常规 MG 对于乳腺腺体密度的依赖性较大，图像中显示的肿块、不对称影、局部结构扭曲、不伴肿块的钙化等征象，不全是恶性肿瘤，往往需要进一步鉴别。研究显示，对于乳腺癌筛查召回患者的不确定病灶，对比增强乳腺 X 线成像是一个良好的解决问题的工具，与常规 X 线检查对比，其敏感度为 96.9%（较 MG 增加了 3.9%），特异度为 69.7%（较 MG 增加了 33.8%），曲线下面积（ROC）为 0.833（较 MG 增加了 0.188）。Houben 等的研究显示，在乳腺癌筛查召回患者中采用对比增强乳腺 X 线成像可以检测出更多的病灶。Patel 等认为，对比增强乳腺 X 线成像对于乳腺局部结构扭曲具有较高的敏感性

及阴性预测值。另外，对比增强乳腺 X 线成像为乳腺微小钙化的诊断提供了与强化相关的额外信息。Cheung 等的研究显示，微钙化处出现强化的诊断敏感度、特异度、阳性预测值、阴性预测值以及准确度分别为 90.9%、83.78%、76.92%、93.94% 和 86.4%。

**2. 乳腺癌分期（病灶范围术前评估）** 乳腺癌病灶的分期评估直接影响患者治疗方式的选择。目前，关于对比增强乳腺 X 线成像应用与乳腺癌术前分期的相关性主要集中在病灶大小的评估、多病灶显示、病灶边缘等几个方面。研究显示，在病灶大小的评估方面，对比增强乳腺 X 线成像与术后病理组织学具有高度一致性，其评估性能明显优于全数字化乳腺 X 线摄影和超声，与 MRI 相当。多病灶是影响治疗方式选择的另一重要因素，对比增强乳腺 X 线成像在多病灶显示方面优于传统的 MG、数字乳腺体层合成（digital breast tomosynthesis，DBT）以及 3D 超声。目前关于病灶边缘的报道较少，对比增强乳腺 X 线成像中轻度强化病灶的边缘评估准确性有待进一步评估。

**3. 用于有临床症状的患者** 临床上经常遇到乳腺触诊包块、慢性或反复性乳腺疼痛患者，即使常规乳腺 MG 或超声检查阴性，也处于焦虑状态。对比增强乳腺 X 线成像可作为除了 MRI 检查以外的另一个让患者及临床医生放心的检查方法。有报道显示，在有症状的乳腺患者中，对比增强乳腺 X 线成像减影图像有助于 75% 有症状患者的临床诊断，对比增强乳腺 X 线成像的敏感度和特异度均高于低能量图像（可代替全数字化乳腺 X 线摄影）。

**4. 新辅助综合治疗评估** 乳腺癌新辅助治疗（neoadjuvant systemic therapy，NST）包括新辅助化疗（neoadjuvant chemotherapy，NAC）和内分泌治疗（endocrine therapy），是局部晚期乳腺癌综合治疗的重要手段之一；对可手术乳腺癌，NST 可缩小手术范围，增加保乳手术机会，改善患者的生活质量。NST 后残余病灶的评估对后续治疗方案的选择至关重要。对比增强磁共振成像是目前对于乳腺癌 NST 效果评估最准确的检查方法。Iotti 等的研究显示，在残余病灶大小方面，对比增强乳腺 X 线成像和 MRI 的测量值都略小于病理结果显示的病灶大小（对比增强乳腺 X 线成像：平均 4.1mm，MRI：平均 7.5mm）；NAC 前、NAC 中及 NAC 后对比增强乳腺 X 线成像与 MRI 评估的病灶大小具有较高的一致性（林氏一致性系数分别为 0.96、0.94 和 0.76）；

对于病灶完全缓解的评估，对比增强乳腺 X 线成像的敏感度及特异度分别为 100% 和 84%，而 MRI 检查的敏感度及特异度为 87% 和 60%。Patel 等在乳腺癌 NST 患者中得到与其一致的结果。

## 七、优势与局限性

相对于全数字化乳腺 X 线摄影，对比增强乳腺 X 线成像的优势在于可以提供病灶对比剂的摄取信息，且在诊断性能上有明显的提高。而相对于 MRI 检查，对比增强乳腺 X 线成像具有花费少（使对比增强乳腺 X 线成像更广泛应用），时间短（稍长于全数字化乳腺 X 线摄影，二者平均单次曝光时间分别为 5.6s 和 1.1s），阅片者学习周期短，没有幽闭恐惧症、心脏起搏器等禁忌证等诸多优势。

对比增强乳腺 X 线成像新技术可媲美 MRI，其诊断乳腺癌的灵敏度与 MRI 相当，而对比增强乳腺 X 线成像操作简单、检查时间短、费用较低，且禁忌证较 MRI 少，有其独特的优势。另外，对比增强乳腺 X 线成像相较于 MRI 图像少，影像解读时间明显缩短，并且当医生给患者解释对比增强乳腺 X 线的成像原理后，患者更容易在影像工作站上指出病变位置，使医患沟通更顺畅。

对比增强乳腺 X 线成像的局限性主要有以下几个方面：①对比剂不良反应，包括过敏反应和对比剂肾病，尽管其发生率极低；②特殊位置（如腺体深面、胸骨旁及乳头区）病灶不能显示或显示效果差；③假体置入患者不能应用；④存在假阳性结果；⑤存在假阴性结果。

对比增强乳腺 X 线成像检查患者需要注射碘对比剂，因此存在患者对比剂过敏的风险。关于碘对比剂的研究显示，每 10 000 次注射可能发生 4 次严重的过敏反应，每 100 000~170 000 次注射可能发生 1 次对比剂所致死亡。尽管这种风险发生的可能性很小，但仍可能限制对比增强乳腺 X 线成像的应用。对比增强乳腺 X 线成像较 MG 检查提高了诊断的敏感度和特异度，但对比增强乳腺 X 线成像检查也会增加患者的辐射剂量。研究显示，乳腺的压迫厚度为 63mm 时，对比增强乳腺 X 线成像的平均腺体剂量相较于 MG 增加了 0.9mGy；Jeukens 等的研究则显示平均腺体剂量增加了 1.25mGy。但两项研究均表明对比增强乳腺 X 线成像的平均腺体剂量低于乳腺 X 线检查质量标准规定的 3mGy。

值得注意的是，对比增强乳腺 X 线成像提供了一个类似于 MG 的低能影像。另外，对比增强乳腺

X 线成像能够提高致密型乳腺中的病灶检出率，这在一定程度上避免了 MG 在进一步确诊可疑病灶时需要的点压和放大摄影所增加的剂量。总之，对比增强乳腺 X 线成像技术还有待于进一步改进，尽量降低辐射剂量，从而获得更大范围的应用。对比增强乳腺 X 线成像减影图像还存在背景强化的问题，强化程度与 MRI 具有一致性。这可能与月经周期、乳腺放疗、激素治疗以及腺体密度有关。背景强化会在一定程度上影响诊断医师对减影图的解读，甚至掩盖病灶。

（范文亮　余建明　毕正宏）

## 第七节　乳腺数字 X 线检查的质量控制

### 一、质量控制的分工

质量控制定义为设备性能的检测及其校准的日常工作和解释。质量控制的意义在于，将一些与设备有关的故障对影像产生有害影响之前检测出来，并予以纠正。

在乳腺 X 线摄影系统中，无论是屏-片系统，还是数字乳腺摄影的质量控制，目的都是提供一种有效的、一致性的检测和识别影像质量的方法，使放射技师在放射医师、医学物理师及专门的设备维修人员的协助下，能够在这些故障对患者产生影响之前将其排除，通过一系列独立的技术步骤以确保产出高质量的乳腺 X 线影像。在乳腺摄影检查中，主要质量控制人员包括登记员、放射医师、摄影技师和质控技师。

**1. 登记员的职责**　登记员是乳腺摄影检查流程中患者接触到的第一个人，登记员要向患者提供即将检查的有关指导，告知患者检查中需要去除上身衣物、检查需要加压以消除患者紧张心理。登记员的另一项工作是填写统计学调查表，统计学调查表的主要信息有：人口统计学、体重、身高、生育史、哺乳史、用药史，曾经做过的活检或者外科手术（包括隆胸手术），乳腺癌家族史，乳房异常情况或者临床症状，上次乳腺摄影检查的时间及医院。完备的患者信息有利于技师依据患者的实际情况进行检查，也有利于诊断医师解读图像，同时为乳腺摄影普查数据库的建立打下基础。

**2. 放射技师的职责**　从事乳腺摄影检查工作的放射技师必须得到执业资格，摄影技师的职责

是,围绕患者管理和影像质量为中心,包括患者体位、乳房压迫、影像产生和后处理。同时执行QC检测程序:模体影像、设备可视性检查、重拍片分析、IP背景噪声、压迫等。

**3. 质控技师的职责** 质控技师的职责与设备性能相关,包括影像质量评估、患者剂量评价和操作者安全。特殊检测包括:乳腺设备的配置评价、准直评估、系统分辨力评价、自动曝光控制系统性能评估、伪影评价、kVp准确度和重复率、线速质量评估(半价值的测量)、乳房边缘曝光量和平均腺体剂量、观片灯照度和室内杂散光线。

安装新设备,重装现有设备,置换X线球管或对乳腺设备进行大型维修后,应进行重复适当的测试。

**4. 放射医师的职责** 放射医师督促乳腺摄影质量控制的所有方面。放射医师在乳腺摄影检查中的质量控制职责主要包括:乳腺摄影影像的质量评估、乳腺摄影影像的阅读和诊断报告的书写、乳腺癌发病信息的记录和患者随访、乳腺摄影检查结果的评估(包括影像解释精确度的评估和医学审计两方面)。

## 二、质量控制的内涵

定期的质量控制检测,对于检查系统的性能稳定和维持最优化的影像质量是必需的。每天、每周、每年推荐的检测步骤都是执行QC程序的一部分。除此之外,当机器进行大型维修后或者更换了新的机器时,检测频率都应该加大。

**1. 每天质量控制的实施项目** 清洁机房灰尘,用防静电抹布擦拭机器;观察系统的运行情况,确定运行状态;观察阅读面板,确定运行正常;在影像中寻找是否存在灰尘微粒,刮擦痕迹以及其他伪影。

**2. 每周质量控制的实施项目** 擦除很少使用或者没有流通的成像板;检测平板探测器的背景噪声;验证软拷贝观察工作站的监视器校准(对比度/亮度设定在0%~5%和95%~100%小斑块都可见);采集QC测试模体影像,并在计算机数据库中编入目录。当超出预设定的界限时,核查系统性能并采取措施。

**3. 每季度质量控制的实施项目** 观察探测器或者成像板,必要时按照生产商的指导进行清洁或者视具体情况而定;对平板探测器进行校准程序;执行量化QC模体分析(如低对比,空间对比,信噪比等的抽查);几何畸变和高宽比的检测;检查照片

重拍率,概观曝光指数,确定不可接受影响的产生原因;检查QC曝光指示器数据,确定曝光不足或过度的原因并执行校正措施,书写季度报告。

**4. 每年质量控制的项目** 观察评估影像质量;抽查影像处理算法的适用性;执行验收检测步骤以确定或者重新建立基准值;检查重拍现象,患者曝光量趋势,设备维修史,进行总结;指定的质量控制技师、维修人员都应该参与到质量控制程序中。除了定期测试外,所有的检测都应该在一个视为需要的原则下进行,尤其是在设备进行大型维修或者硬件、软件发生变化时。

## 三、质量控制的方法

**1. 模体影像检测** 无论是传统的S/F系统乳腺摄影,还是全数字化乳腺摄影,模体影像的检测都是十分重要的一项工作。乳腺模体的X线照片用于评估影像密度、对比度和一致性。应在成像设备校准、维修或者任何怀疑影像质量发生变化的情况下,进行模体影像检测试验。

乳腺模体相当于50%腺体、50%脂肪,且在压迫后为4.2cm厚度的乳房。乳腺模体中应该含有团块、微粒群和纤维等模拟组织。QC技术人员评估模体影像,并记录可见目标的数量。同时,与以前的模体影像对照,要特别检查伪影及不一致的区域。美国放射测量协会的RMI-156型乳腺模体为ACR推荐的模体。在模体影像检测中,还需要一块厚4mm、直径为1cm的丙烯酸圆盘,置于模体上方,用来检测背景光密度。

(1)检测目的

1)确定乳腺X线光机是否正常。

2)确定胶片及胶片支架是否搭配正常。

3)确定胶片的解像能力。

4)确定影像在胶片的表现是否均匀。

(2)检测频率:每周一次。

(3)检测步骤

1)将模体放在探测器上,模体与探测器胸壁边缘对齐,并左右居中。

2)压迫器与模体正好接触。

3)选择摄影参数,使得背景光密度的操作标准至少为1.40,且变化在0.20之内,记录mAs值。

4)打印胶片,并测量三个位置的密度值。

5)将背景光密度和密度差值记录在控制表上。

6)把每次测试不可见的纤维、斑点及团块数记录在控制表上。

（4）结果评价与分析：ACR建议执行的标准包括①至少可见4条最大的纤维，3个最大的斑点群，3个最大的块状物，而且数目的减少不能超过一半；②模体影像背景密度标准为1.40，且变化在0.20之内；③对于直径为1cm，厚度为4mm的丙烯酸圆盘，其圆盘内外密度差（DD值）标准至少是0.40，变化范围在0.2之间。

**2. 压迫检测**

（1）目的：确保乳腺摄影系统在手动和电动的模式下，都能提供足够的压力，且不会压力过大。适当的压迫对保证高质量的乳腺摄影是很重要的。压迫减少了射线穿透的组织厚度，这样在减少乳腺所受曝光量的同时，也减少了散射线，提高了对比度，同时也使患者移动引起的组织模糊降到最低。

（2）检测频率：此检测应该在机器最初安装时进行，以后每六个月一次，并在机器出现问题时立即减压。

（3）检测步骤

1）在探测器上放置一块毛巾（保护探测器），然后把磅秤置于其上方，将刻度盘或者读书盘放在容易观察的位置，锁定磅秤中心使之位于压迫器的正下方。

2）在磅秤上放置一块毛巾，以防损害压迫器。

3）用初始的电力驱动，使压迫器活动直至自动停止。

4）读取压力读数，并进行记录。

5）松开压迫器。

（4）结果评价与分析：压迫器所提供的压力应至少为240N。初始电动驱动压力必须为240~440N之间。压迫器的显示精度为20N。压迫厚度的显示精度为5mm。

**3. 观片灯和观察条件**

（1）目的：确保观片灯和观察条件是最理想的，并能维持在最佳水平。

（2）频率：该程序必须每周执行一次。

（3）检测步骤

1）用橱窗清洁剂或软毛巾清洁观片灯表面。

2）确保所有的遮挡物都已经去除。

3）目测观片灯亮度是否一致。

4）确保所有观片灯的遮幅片装置工作正常。

5）目测室内的照度，确保室内没有强光源，观片灯没有反光。

（4）结果评价与分析：乳腺照片观片灯的亮度

应在3 000cd/m以上，照度在50lux以下。荧光灯管的亮度会随着使用时间而降低，大约每2 000小时降低10%，所以建议每18~24个月更换荧光灯管，所有的荧光灯管必须同时更换，且更换的荧光灯管必须是同一型号和颜色。

**4. 探测器的背景噪声检测** 所有的成像板闲置24h以上必须首先进行擦除处理，以确保消除由于背景辐射或其他原因造成的所有残留信号。擦除装置的子系统是由高压钠或荧光灯组成。擦除后，用固定算法扫描成像板，应该产生清洁、一致、无伪影的影像。对于DR乳腺摄影系统，可在乳腺放置平台上覆盖1mm厚的铅板，手动选择远低于临床摄影的条件进行曝光，进一步观察系统重建出来的影像。系统自动计算处理的曝光指示器数值应该指示为无入射曝光的基准值。任何输出影像中出现的明显伪影、区域阴影或不一致性，都应该进一步评估。当测试的成像板超过两块出现问题时，所有的成像板都应该立即进行测试。极限值应在验收检测时所得背景噪声的指示器数值的10%范围内。

**5. 系统线性和自动动态范围控制检测** 此测试可以确定超过三个数量级的曝光变化时探测器和读出系统的响应。建议的技术参数为28kVp和0.3mmMo滤过，线束准直在整个接收器区域内。设定摄影技术为0.1、1.0、10mGy的IP接收器表面剂量，各进行一次曝光，采集三种独立的影像，在曝光和处理之间使用10min的固定延迟时间。曝光值的校准使用生产商指定的读出算法，并确定每个接收器适当的入射曝光量，整个过程重复三次（九幅图像）。对于任何一个接收器，根据曝光指数的换算公式计算出到达IP的剂量值，应在实际测量入射曝光量的20%偏差范围内，在平均值的10%范围内。

**6. 金属网测试和探测器分辨力一致性** 此测试利用屏-片密度测试工具验证接收器整体视野的聚焦状况。金属网测试工具置于乳腺摄影平台上，用28kVp约5mGy的入射剂量曝光，这样产生的量子斑点较低。使用增强影像对比度的处理算法，结果影像应该在整个视野内无畸变且清晰。如果在某一成像板上金属网存在畸变或模糊区域，说明成像板应该清洁或维修。平板探测器上出现重复的畸变或模糊则说明扫描装置出现故障。

**7. 剂量检测** 使用专用的乳腺摄影剂量检测装置，记录每个被检者每次曝光时的皮肤入射剂量,进而计算出平均腺体剂量（AGD）。同时记录加压后的乳房厚度、管电压值,以用于 AGD 的计算。极限值为每次曝光的平均腺体剂量≤3mGy。

**8. 伪影评估** 伪影可以产生于硬件、软件和成像体。硬件伪影主要产生于 CR 系统的成像板和影像阅读仪、DR 系统的平板探测器。最普遍的是 IP 的暂时性缺陷,诸如灰尘、污物和幻影（擦除不完全）,这些伪影可以通过对屏和成像板的擦除进行矫正,持久的伪影可以追踪到刮擦痕或屏的使用寿命,有必要进行更换。影像阅读仪故障可以导致缺损扫描线和影像畸变,激光功率也会随时间推移而减弱至校正范围外,这时就需要更换激光子系统,使柱状反光镜或激光装置的尘粒可以显示为影像衰减伪影。平板探测器存在的残影、一致性差、坏像素点等可以通过校准程序得以消除。如果出现严重的不可修复的图像伪影,应更换平板探测器。

处理菜单的不当选择会导致不正确的直方图标准化、动态范围定标和输出影像像素值,这是软件伪影产生的主要原因。被照体伪影的产生通常是由被照体摆位错误、扫描线与滤线栅形成的明显干涉图、偶然信息丢失或高通频率处理引起的。如果调整不正确,模糊覆盖技术会使被照体边缘出现"晕影"效果。

## 四、操作技术的质量控制

为获得一张合格的图像,除了设备硬件和软件的质量控制,乳腺摄影操作技术的规范同样十分重要,包括以下几个方面:

**（一）图像信息要求**

**1. 摄影信息、标志** 医院名称、摄影年月日、编号、患者姓名、性别、出生年月日、左右方位、体位标记。

**2. 摄影参数** 靶物质、靶滤过、乳腺厚度、入射剂量、平均腺体剂量、压力、kV、mAs。

**（二）体位显示要求**

**1. 内外斜位（MLO）** 根据乳腺的结构和拍摄方位,最能显示乳腺整体而且盲区少的是内外斜位以及作为其补充的头尾位,是所有乳腺摄影常规采用的两个体位,目的是把整个乳腺组织显示出来,当病变部位不能充分显示时,可进行附加摄影。欧洲标准规定,在完整的乳腺检查中,必须在视觉上清晰地再现整个乳腺、皮肤以及皮下组织,同时乳头应该与图像接收器平行。

**（1）患者体位与图像探测器**

1）乳腺 X 线摄影装置通常与垂直方向成 45°角。但是所需的精确角度取决于受检者和她胸肌的角度,例如,对于非常瘦的女性,乳腺支撑台可能几乎是垂直的。

2）解剖标记垂直定位,以防止图像与其他乳腺 X 线摄影产生的图像混淆。

3）受检者面向设备,乳腺靠近乳腺支撑台。其双脚分开以保持稳定,为后续获得正确的姿势做准备。受检者胸腔外侧边缘应与影像探测器一致。

4）受检者的手臂放在桌子上,肘部弯曲并向后垂下。调整支撑台高度,使乳腺下缘在图像接收器边缘上方 2~3cm 处。

5）放射技师将手放在胸腔上,将乳腺向前推,拇指放在乳腺内侧。乳腺轻轻地向上、向外伸展,以确保其接触到乳腺支撑台。这有益于受检者身体前倾。

6）在一只手支撑乳腺的情况下,另一只手抬起并伸展受检查一侧的肩膀,以确保包含腋窝、腋窝尾部和尽可能多的乳腺组织。

7）支撑乳腺的一只手保持向上、向外提升,另一只手轻柔地去除受检者所有的皮肤褶皱,特别是在乳腺侧面和其背后的图像感受器支撑之间。

8）使用压缩板以适应肱骨头和胸壁之间的角度。必须非常小心,以免伤害受检者,尤其是其肋骨或胸骨。可以通过在最初轻微推开女性身体的另一侧,直到压缩板接触到乳腺,然后再次向内旋转,来克服此问题。

9）当按压几乎完成时,检查乳腺是否有皮肤皱褶,并将放射技师的手移开。勿过早移开双手以防乳腺下垂。（图 10-26）

**（2）图像显示特征**

1）应显示腋窝、腋尾、腺体组织、胸肌和乳腺下缘。

2）胸肌应该显示到乳头水平（一条与图像下方边缘平行的线,直接从乳头后方画出）。

3）胸肌必须与图像成合适的角度,在 20°~35° 之间。

**（3）常见问题与补救措施**

1）腋窝区域显示不好:通常是乳腺位置可能不正确,腋窝区域和乳腺下淋巴结将无法显示,可能是乳腺支撑台太低。这可以通过在定位时确保乳头位于图像探测器上方三分之一的位置来纠正。

2）胸肌展示不良:是因为受检者未向器械倾斜而让乳腺松弛,也没有充分地将手臂和肩膀向上

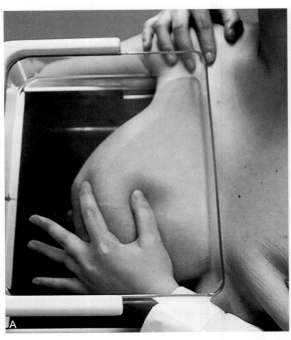
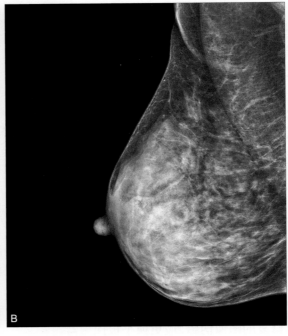

**图 10-26　内外斜位( MLO )摆位与照片显示**
A. 内外斜位(MLO)摆位；B. 内外斜位(MLO)摆位下的影像显示

伸到乳腺支撑台上。必须鼓励受检者身体靠向器械，并将手臂和肩膀伸展到乳腺支撑台上，以确保胸肌包括在内。

3）图像中未包括所有的乳腺组织：可能的原因包括在最初的定位中，放射科医师的手没有放在女性的胸腔上，以确保整个乳腺都伸展到乳腺支撑台上；受检者站在乳腺支撑台的后面，应鼓励她站得更靠前。

4）未充分显示乳腺的下缘：可能是受检者面对设备时双脚和臀部没有与身体的其他部分对齐。

5）图像中乳腺的下缘被切除：可能是图像感受器的高度不正确，或者在施加足够的压力将乳腺固定在适当位置之前，放射科技师已经释放了乳腺。

6）乳头不在切线位：排除乳头内陷或手术等原因后，应使受检者的身体与图像感受器的支撑台平行。如果受检者站得太靠前，乳头就会在乳腺组织下面旋转。如果站得太远，乳头会位于中线以上，而不是显露所有的乳腺组织。

7）未穿透、清晰度差的图像：通常是由于压缩不充分，常见原因是压缩板的顶缘太靠近肱骨头，导致对乳腺的加压最小。可以通过轻轻挤压乳腺组织来避免，轻柔地挤压以确保它感觉坚固。

8）曝光不正确：通常是由于腺体组织在自动曝光室的中心位置不正确。

9）皮肤褶皱显示为不透明的线性阴影（图 10-27）：可能会模糊细节。皮肤上的褶皱必须在乳腺仍然被手动支撑的情况下变得平滑，这样运动才不会改变乳腺的位置。

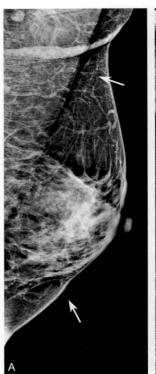
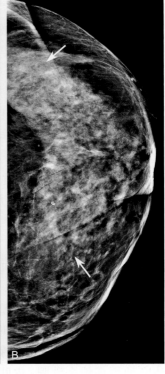

**图 10-27　乳腺皮肤皱褶伪影**
A. MLO 片显示上半部皮肤皱褶（箭）；B. CC 片显示乳头不成轮廓，术后变化导致广泛的皮肤皱褶（箭）

总之,内外斜位(MLO)摄影要求是:①胸大肌显示充分,其下缘能延续到乳头后线或以下;②乳腺下皱褶展开,且能分辨;③实质后部的脂肪组织显示充分;④乳腺无下垂,乳头呈切线位显示;⑤无皮肤皱褶;⑥左、右乳腺影像背靠背对称放置呈菱形;⑦影像层次分明,病灶显示清晰,能显示0.1mm细小钙化。(图10-27)

**2. 头尾位(CC)** 显示了乳房的大部分,但不包括后上部分、腋窝尾部和最内侧部分。

(1)患者体位与图像探测器

1)乳腺X线成像设备定位时,X线束轴垂直向下。

2)受检者面向机器,双臂放在身旁。站立并且微微旋转,使被检查的一侧靠近水平的乳腺支撑台。支撑台在乳腺下皱褶(IMF)的层面上。

3)放射技师站在受检者未接受检查的一侧,用手掌抬起乳腺,与身体形成直角。支撑台需要调高,使其在坐位时就与IMF对齐。乳房放在乳腺支撑台上,放射技师将手移开。而乳头应位于图像探测器板的中线并位于切线位。

4)标记被放置在图像的腋窝侧(根据国际惯例),靠近受检者的腋窝,远离乳腺组织。

5)受检者的头转离被检侧,检查侧的肩部稍低,以保证乳房后外部被拍摄到,使乳腺外象限与乳腺支撑台接触,并放松胸肌。

6)乳房随后被抬起,并进一步向内旋转5°~10°,以确保乳头朝向图像探测器的中线。检查乳房的位置以确保乳头在切线位。

7)放射技师用手将乳房抚平,以确保没有皮肤皱褶,并小心地在图像探测器支架上伸展。

8)当手被移走时,乳腺被紧紧地压缩到受检者可以忍受的水平(EC欧盟标准),这样前后组织的厚度就能保持相等。远程控制的足部按压装置可以更容易地实现这一点。

施压时必须小心,以确保立即曝光。曝光结束后,必须立即松开乳房。

(2)图像显示特征

1)不应看到覆盖结构。

2)30%~40%的患者会看到胸肌。

3)乳头的轮廓应该在侧面,并显示在图像中线的内侧。

4)图像上应包括内侧边界和外侧边界。

5)乳腺组织中应无皱褶。

(3)常见问题及补救措施

1)能看到覆盖结构(如锁骨、下颌或大耳环):可以通过小心定位、使用深加压板、移动头部远离X线管和摘除耳环来预防。

2)乳头不在切线位:通常是探测器的高度错误。如果支撑度太低,则乳头将倾斜到大部分乳腺组织以下;如果太高,那么乳头将位于大部分乳腺组织之上。

3)乳头位置不在中间:通常是乳房边缘牵拉造成的。如果乳房底面的皮肤被卡在探测器的边缘,乳头也可能不在侧面。乳房必须抬起,乳房下缘向前拉。如果乳腺上表面有松弛的皮肤,那么乳头可能无法在侧面定位。在这种情况下,必须通过在施加压缩时对皮肤表面(而不是底层组织)施加压力来控制乳头位置。

4)乳头固定的受检者乳头不在切线位:可能是腺体过多造成的。如果不减少乳腺组织的显示,图像质量就无法提高。因此,在MLO投影上需要清楚地看到乳晕后区域,或者对该区域进行补充摄影。

5)图像中看不到乳腺组织区域:通常是由于乳房定位不正确,如果在合成的图像上看不到乳腺的内侧部分,则说明乳腺过度旋转了。如果乳腺内侧旋转不充分,那么就无法显示乳腺的外侧部分了。

6)乳腺组织出现皱褶:通常是由于乳房在压迫完成之前没有被抚平,可能会掩盖潜在的乳腺疾病,应尽力避免。

7)图像透视率不足:通常是由于乳房压迫不充分,这些图像的细节会显示不清。可以通过在曝光之前手动固定乳房来克服。

8)曝光不正确且图像穿透不足:通常是由于乳腺组织没有对准自动曝光室。

总之,头尾位(CC)的摄影要求是:①包含乳腺的基底部,尽量显示部分胸肌前缘;②头尾位与内外斜位摄影的乳头后线长度差≤1cm;③充分显示乳腺实质后的脂肪组织;④无皮肤皱褶;⑤乳头位于切线位,不与纤维腺体组织重叠;⑥双侧乳腺头尾位图像相对呈球形;⑦影像层次分明,病灶显示清晰,能显示0.1mm细小钙化。(图10-28)

**3. 改良摄影体位——头尾-侧向旋转位** 有助于显示外象限、腋窝尾和腋窝。

(1)患者体位和图像探测器

1)受检者面对设备,检查侧向设备旋转约45°。

2)放射技师用手抬起乳房,使乳房与身体形

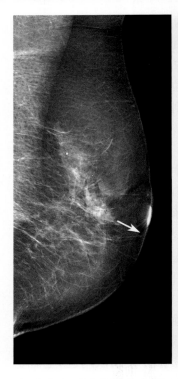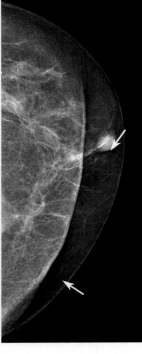

图 10-28 图像显示了由于手术瘢痕扭曲导致乳头不在切线位（箭）

成直角，并使乳头位于切线位。将乳腺支撑台抬高，以接触最靠近胸壁的乳腺下部。

3）将手轻轻移开，使乳房的乳头区域留在乳腺支撑台的最内侧边缘。

4）受检者手臂放在乳腺支撑台的一侧，桌子上放设备。

5）放射技师站在受检者身后，抬起乳房，尽可能将乳房伸展开来，以显示尽可能多的乳腺组织。

6）如果可能，受检者向后倾斜约45°，压低肩膀使外象限和腋窝能够接触到乳腺支撑台。

7）受检者伸出手臂，用另一只手握住设备，以保持稳定和保持位置不动。

8）当乳房被固定在乳腺支撑台上时，嘱受检者靠向设备，并慢慢向前移。如果受检者无法向后倾斜45°，那么只要旋转充分，外上象限仍有可能获得满意的摄影。

9）乳头必须保持在切线位。并不是乳房的所有内侧部分都能显示出来。

10）在开始按压时，技师用手固定受检者乳房。在压缩完成时，技师的手向前移开，这样乳房就不会移动。

11）压缩板调整至适合肱骨头和肋骨之间的角度。

（2）图像显示特征：乳腺必须定位到腋窝尾部，并尽可能多地显示乳腺组织。

（3）常见问题和补救措施

1）乳腺图像显示腋窝尾部和腋窝不足：是由于在受检者向后倾斜之前，乳头不在图像接收器支架的远内侧边缘。

2）乳头不在切线位：是由于受检者没有足够地前倾以保证乳房内侧向内旋转。

3）压迫不充分：乳腺检查可能不够充分，压迫可能太靠近肱骨头。

4）使用自动曝光装置时的错误曝光：通常是由于乳腺组织没有对准电离室（模拟）。

5）乳腺组织内就会出现皱褶：在压迫前未抚平乳房，皱褶可能会使细节部分（例如微钙化）显示不清，所以必须非常小心，以确保无皱褶。（图10-29）

**4. 改良的摄影体位——扩展头尾位-内向旋转位** 对显示乳腺内侧部分的病变很有价值。

（1）患者体位与图像探测器

1）受检者面对设备，胸骨距离乳腺支撑台的内缘约8cm。

2）将乳腺支撑台高度降低，以便受检者两侧乳房都能放到支撑台上。然后将支撑台调整到正确的高度，使被检查一侧的乳头位于切线位。

3）嘱受检者慢慢向设备方向靠近。

4）为了能看到乳房后内区结构，待检查的乳房要向内伸展并旋转（图10-30）。初次压迫时，技师的手应托住受检者乳房。末次压迫时，技师将手移开。

（2）图像显示特征：最大程度地显示乳房的后内侧部分。

（3）常见问题及补救措施

1）如果在压迫前没有抚平乳房，乳腺组织内就会出现皱褶。因为皱褶可能会使细节部分（例如微钙化）显示不清，所以必须非常小心，以确保无皱褶。（图10-30）

2）其余同"改良摄影体位——头尾-侧向旋转位"。

**5. 改良的摄影体位——扩展头尾位摄影** 如果病变在MLO位上显示位于腋尾高位，但在CC位上没有显示，那么这一摄影是有价值的，它显示了腋尾和乳腺组织的中上部。

（1）患者体位与图像探测器

1）保持乳腺支撑台位置水平，略低于乳腺下角。

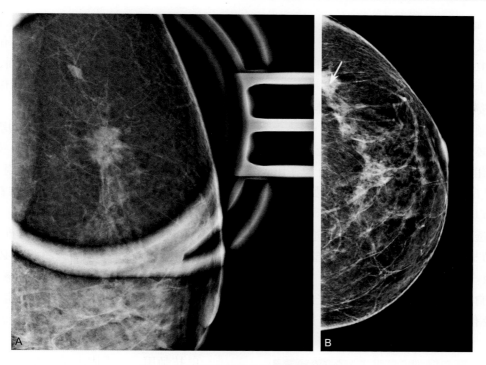

**图 10-29  侧位扩展头尾位摄影的优势**
其显示了腋尾位摄影（A），与一般头尾位摄影（B）相比，显示大淋巴结或癌（箭）更佳

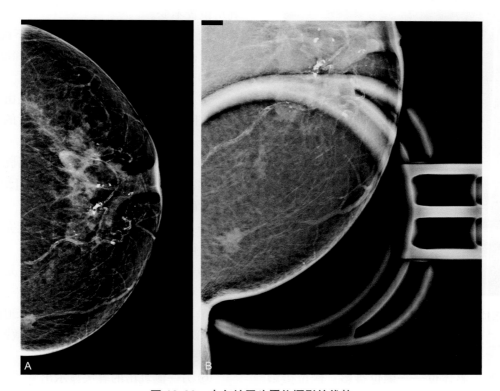

**图 10-30  内向扩展头尾位摄影的优势**
A、B.图像更清楚地显示了乳房内侧缘的病变，表现了内向扩展头尾位摄影的优势

2）嘱受检者站于设备旁边，乳房与乳腺支撑台中线的内侧略微对齐，双脚和臀部朝向支撑台。

3）将乳房轻轻抬起，放在支撑台上。受检者向旁边倾斜 10°~15°，将手臂从身体一侧向外伸展。

受检者不应旋转身体，会使胸部倾斜，必须正面朝向设备。

4）压迫乳房时，进行曝光，然后立即松开乳房。

（2）图像显示特征

1）乳头应该在切线位。

2）乳房中线外侧的胸肌前缘应该清晰可见。

（3）常见问题及补救措施

1）检查姿势难以实现：受检者的身体需正对设备，而且不能倾斜，这是非常关键的。这个姿势十分不方便，所以必须迅速进行乳房压迫、曝光和释放。

2）乳腺组织内就会出现皱褶：是由于在压迫前没有抚平乳房，可能会使细节部分（例如微钙化）显示不清，所以应避免皱褶不会发生。

3）图像透视率不足：常由于乳房压迫不充分，导致图像细节显示不清，可以通过在曝光前手动固定乳房来克服。

4）使用自动曝光装置时的错误曝光通常是由于乳腺组织没有对准电离室（模拟）。（图 10-31）

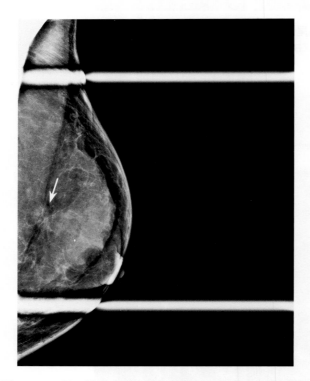

图 10-31 显示扩展头尾位摄影的优势，清楚显示了结构扭曲（箭）

**6. 改良的摄影体位——侧位摄影** 侧位摄影在定位异常区域（如微钙化）和鉴别可疑病变方面很有应用价值。侧位片与 CC 位成 90°，显示病变与乳头的关系。既可以进行内外侧位摄影，也可以进行外内侧位摄影。内外侧位更常见，该体位虽不显示腋窝区域，但可以看到更多的乳房结构。

（1）内外侧位

1）患者体位与图像探测器

① 设备要与导管和乳腺支撑台垂直放置。

② 嘱受检者面对器械，乳房支撑位于乳房的侧面。受检者将手放在乳腺支撑台后面，并握住设备以保持稳定。从腰部向内倾斜，以确保最靠近胸壁的乳腺组织能够被看到。

③ 将设备高度调整到可以包括乳房下部的位置。

④ 技师的手放在受检者胸廓的一侧，向前移动以支撑乳房，手掌在外侧，拇指在内侧。

⑤ 嘱受检者慢慢向前移，乳房靠着乳腺支撑台向外上伸展，确保乳头位于切线位。

⑥ 将受检者另一侧的肩膀向后推，以便加压钢板可以与被检查的乳房接触。此时必须固定好乳房，这样胸壁边缘的乳腺组织才不会被扯走。

⑦ 轻轻压迫乳房。当钢板与乳房接触时，另一侧肩膀会再次向前移动，以确保受检者处于真正的侧位摄影位置。

⑧ 技师用一只手固定受检者的乳房位置，另一只手抚平乳腺支撑台和乳房侧面之间的皮肤褶皱。

⑨ 技师将手移走，确保在施加最终加压时保持乳房位置不变。

2）图像显示特征：乳房包括其下缘部分，应充分显示；应该与 CC 位有相同的组织深度。

3）常见问题及补救措施

① 无法看到所有的乳腺组织：是由于技师的手没有放回到受检者胸廓旁以及受检者的乳房没有在支撑台上充分向前滑动。

② 乳头不在切线位：是受检者离乳腺支撑台前面太远；如果乳头位于大多数乳腺组织后方，则是受检者离乳腺支撑台后面太远。

③ 乳房压缩得不充分：图像不能完全显示。乳腺无法得到充分检查。

④ 曝光不正确且图像穿透不足：是由于乳腺组织没有对准自动曝光室。

⑤ 乳腺组织出现皱褶：常由于压迫前没有抚平乳房，皱褶可能会使细节部分（例如微钙化）显示不清，应尽量避免。

⑥ 另一侧乳房的乳头显示出来了：另一侧乳房可能需要向后方退一点才能完全显示。（图 10-32）

（2）外内侧位

1）患者体位与图像接收器

① 乳腺支撑台靠在受检者胸骨上。被检查一侧的手臂被抬起以碰到 X 线管，并放在设备上。嘱受检者身体稍微向内旋转，以接触乳腺支撑台。

② 调整设备高度，以便包括乳腺下缘。

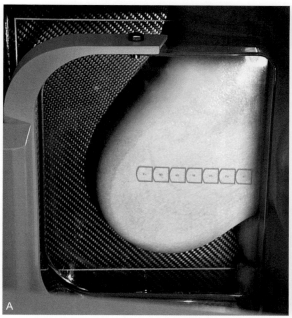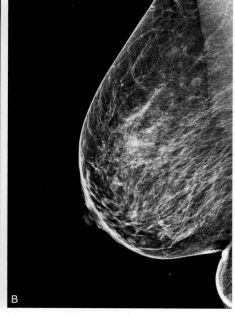

**图 10-32 改良内外侧位摄影图和照片图**
A. 改良内外侧位摄影图；B. 改良内外侧位影像图

③ 轻轻将受检者乳房向上水平抬起，确保乳头在切线位。

④ 当技师的手固定受检者乳房时，压迫乳房。完成最终压迫后，及时将手移走。

⑤ 此摄影图用于显示位于乳房内侧的病变。

2）图像显示特征：充分显示乳腺，包括其下缘；应该与 CC 位有相同的乳腺组织深度。

3）常见问题及补救措施

① 没有显示出整个乳房：是受检者的身体没有充分向前。

② 乳头不在切线位：是受检者手臂被过分拉伸，因而身体旋转到倾斜的位置，导致乳头位于大部分乳腺组织的下方。

③ 在压迫前没有抚平乳房，乳腺组织内出现皱褶，可能会使细节部分（例如微钙化）显示不清，所以必须非常小心，以确保无皱褶。

④ 乳房压迫不充分常导致图像透视率不足，图像细节显示不清，可以通过在曝光前手动固定乳房来克服。

⑤ 使用自动曝光装置时的错误曝光通常是由于乳腺组织没有对准电离室（模拟）。（图 10-33）

**7. 改良的摄影——腋尾位** 这一体位对于怀疑乳腺癌淋巴结受累或有副乳腺组织的女性是极有价值的，因为它显示了高至腋窝的组织。

（1）患者体位与图像探测器

1）嘱受检者面对着设备，使其双脚向中线旋

转大约 15°。被检侧手臂抬起并放在头上，检查期间必须保持靠近设备。

2）当受检者举起手臂时，器械与水平方向成 45°，与胸骨上切迹和肱骨头水平。

3）受检者向前靠着机器，这样支撑台的一角就抵在腋窝深处。

4）技师从乳腺支撑台后面抓住受检者被检侧的手臂，使其肱骨头位于乳腺支撑台的正上方，确保图像接收器的一角深入腋窝。手臂放在支撑台上，受检者倚靠在图像接收器上。

5）技师将受检者乳房向前托起，以确保乳腺厚度均匀，并改善腋窝区域的压缩。

6）压缩乳腺，进行曝光然后松开受检者乳房。

（2）图像显示特征：必须显示腋窝区域。

（3）常见问题及补救措施

1）出现压缩不足，显示为清晰度不高的未穿透图像：是由于肱骨头或锁骨被加压钢板卡住。

2）乳腺组织内出现皱褶：常由于在压迫前没有抚平乳房，可能会使细节部分（例如微钙化）显示不清，应确保无皱褶。

3）使用自动曝光装置时的错误曝光通常是由于乳腺组织没有对准电离室。（图 10-34）

**8. 改良的摄影——局部压迫/压迫板摄影** 局部压迫/压迫板摄影可以给可疑病变区域提供额外信息，所需的压迫板摄影通常由放射科医生选择，目的是重复显示那些最初显示为可疑病变的影像。

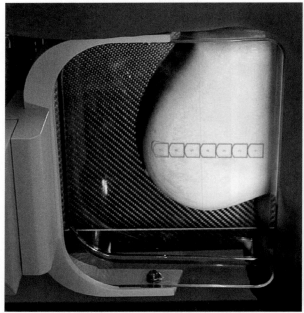
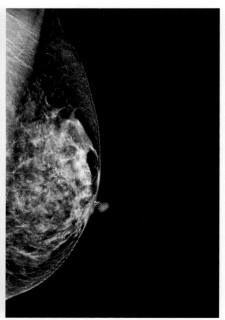

图 10-33 改良外内侧位摄影图和照片图

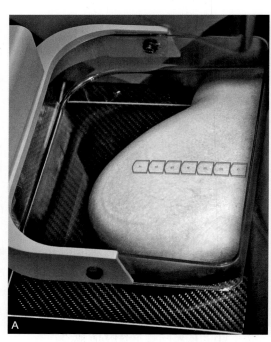
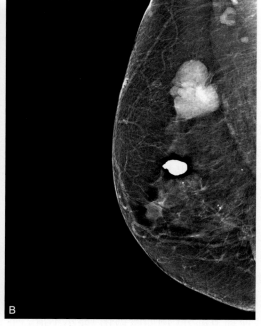

图 10-34 改良腋尾位摄影图和照片图
A. 改良腋尾位摄影图；B. 改良腋尾位影像图

通常需要一个小的加压板，但摄影是用全场景完成的，以便识别标记。为了准确定位感兴趣区域，必须检查原始乳腺 X 线照片。放射科医师必须测量并记录病变从乳头背面到胸壁的深度、病变到乳头的距离（上方、下方、内侧或外侧）以及从皮肤表面到病变的距离。

（1）受检者的位置与原始摄影位置相同。

（2）受检者移动记录的坐标，直到待检查的乳

腺组织位于自动曝光控制装置上方，压迫板位于该控制装置的中心。必须考虑到记录的坐标来自完全压缩的乳腺。

（3）充分压缩乳房，使乳房保持在适当的位置。

（4）然后重新检查坐标。只要感兴趣的区域位于压迫板下方，中心点就会标记在皮肤表面，并充分压缩乳房。

（5）如果检查时感兴趣的区域不在压迫板下，

则在如上所述进行操作之前,调整受检者的位置。

(6)应该比一般的压缩更加充分。重要的是,受检者必须了解这样做的目的和必要性,以保证其能充分合作。

**9. 改良的摄影——放大摄影** 乳房摄影使用放大技术,使用局部或全场技术('平板放大'或'压迫板放大')的乳腺摄影有时被用来增强乳腺结构和细节的可视化,从而实现更好的诊断。全视野数字乳腺X线摄影(FFDM)的引入减少了对放大视图的需求,因为可以通过数字变焦来检查感兴趣的区域。然而,传统的放大乳腺X线检查往往仍然是显示细节、形状和边缘的清晰度的首选技术,特别是对于微钙化的检查。

(1)基本特性

1)放大倍率最常用于检查钙化区域。

2)放大摄影在头尾位和内外侧位摄影中进行。

3)0.1mm² 的精细聚焦是必不可少的,通常使用两倍的放大倍数。

4)一个专门设计的平台或塔安装在乳腺支撑台上,以便进行此摄影(模拟)。放大系数通常为1.5、1.8或2.0。

5)不使用滤线栅。

6)小压迫板和大压迫板可用于放大摄影和全视野成像。

7)使用小压迫板的优点是可以将压缩牢牢地施加到感兴趣的区域。然而,如果可疑区域(例如钙化)范围很广,则需要更大的压迫板才能使图像上的整个区域可视化。

(2)全视景放大摄影

1)依次在侧位和头尾位对受检者摄影。

2)图像只包括被检侧乳房的一半,而对于较大的乳房,可能需要一些其他的测量工作。

(3)压迫板放大摄影

1)与标准的压迫板摄影一样,如上所述,根据原始图像记录病变坐标和定位技术对于准确定位病变在压迫板下的中心至关重要。

2)在放大的摄影中,使用小焦点会大大延长曝光时间,而且摄影应该采用呼吸停止模式。

**10. 乳房植入物(隆胸)检查的图像质量控制**
首先进行 CC 位摄影;乳房被摆放在常规位置,但只对乳腺固定到位的位置施加压力;必须设置手动曝光,由于乳腺的放射不透明,AEC 设备不会终止曝光;生成的乳腺 X 线图像特别针对暴露因素进行评估,必要时重复评估;然后进行 MLO 位摄影,曝光系数增加约为 CC 位摄影的三分之一。

任何有乳腺植入物且因局部乳腺肿块而接受乳腺 X 线检查的受检者都应进行切线方向摄影;后推技术适用于乳腺组织相对于假体体积较大的受检者,或假体位于腺体组织内和胸肌前(腺下植入物)的受检者。植入物被移位(推回)到乳腺的后部,同时自体乳腺组织被向前拉伸到图像探测器板上,使得只有乳腺组织被压缩和成像。(图 10-35)

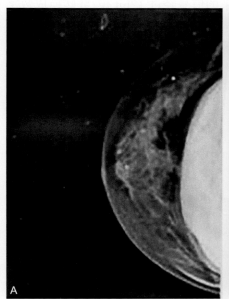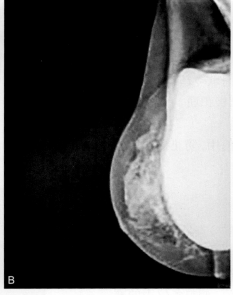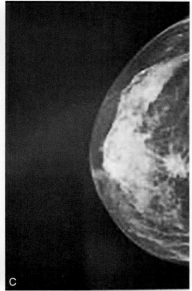

**图 10-35 乳房植入物的乳腺摄影方法**
A.乳腺植入物CC位摄影;B.乳腺植入物MLO位摄影;C.植入物后推CC位摄影显示乳腺病变

（余佩琳　左晓娜　余建明　毕正宏　袁　元　丁昌懋　范文亮）

# 第八节　口腔数字X线成像技术

## 一、普通口腔X线机

普通牙科X线机是拍摄牙及其周围组织的X线影像设备,主要用于拍摄根尖片、牙片咬片和咬翼片。牙片机的优点是体积小,输出功率小,功能简单,控制面板简单,机械的关节与多节关节臂相连,便于根据不同的摄影角度设定球管方向和位置。

### (一)基本结构

常见牙片机有壁挂式和座式两种类型。

壁挂式牙片机可固定于墙壁上,或悬吊于顶棚。座式牙片机又分为可移动型和不可移动型两种:可移动型座式牙片机底座上安装有滑轮,可多方向滑动;不可移动型座式牙片机则固定于地面某一位置。

牙片机由机头、活动臂和控制系统三部分组成。机头由X线管、高压变压器等组成;活动臂由数个关节和底座组成;控制系统是对X线管曝光参数进行调整的电脑控制系统。

### (二)使用方法和操作规程

1. 接通外电源,打开牙片机电源开关。

2. 根据拍摄部位选择曝光条件。

3. 对患者摆位,按要求放置好探测器,将X线管对准摄影部位后开始曝光。

4. 曝光完毕后将机头复位,冲洗探测器。

5. 每天下班前关闭牙片机电源及外电源。

### (三)注意事项

1. X线管在连续使用时应间歇冷却,管头表面温度应低于50℃,过热易损坏阳极靶面。

2. 使用时避免碰撞和震动。

3. 发现有异常应立即停止使用,防止损伤人员及机器。

### (四)维护和保养

1. 保持机器清洁和干燥。

2. 定期检查接地装置,经常检查导线,防止导线绝缘层破损漏电。

3. 定期给活动关节加润滑油润滑。

4. 定期校准管电压和管电流,调整各仪表的准确度。

5. 定期全面检修,及时消除隐患,保证机器正常工作。

## 二、口腔数字X线摄影

1989年法国人Dr Francis Monyen首次将直接数字化成像系统应用于牙科学,由此第一个口内X线摄影术"Radio Visio Graphy(RVG)"被发明,同年FDA核准将其应用于口内成像。而后又出现了"FlashDent""Sens Aray"及"Visualix",四者均以带电荷耦合器(charge coupled device,CCD)为基础而统称为CCD系统。CR最初只用于颌面影像。为了显示口内的细小解剖结构,一种采用较其他领域更高分辨的Digora计算机化放射照相系统于1994年被开发出来。

### (一)数字化口腔X线设备的组成及其工作原理

数字化口腔X线机可分为直接和间接数字成像系统,前者以CCD系统为代表,后者以CR系统为代表。

1. CCD系统　它是利用CCD传感器接收X线信号,传感器面积如牙片大小,厚度为5mm左右,中间或边缘有一连接线(图10-36)。传感器边缘圆钝、光滑,避免损伤口腔黏膜。传感器上有一个接收X线的敏感区,敏感区内有一稀土屏闪烁体将X线信号转变成光信号。位于连接线内的4万余支光导纤维紧贴闪烁体,将可见光信号传输给纤维另一端的CCD摄像头,CCD将光信号转换成电信号,电信号输入计算机影像处理器。影像处理器再将CCD传来的信号经过12bit模/数转换成数字

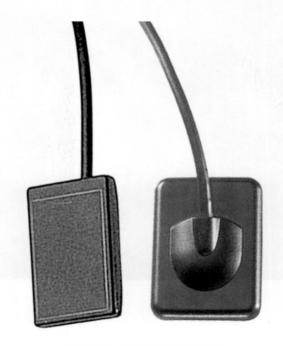

图10-36　CCD传感器示意图

影像,影像可以在计算机内完成后处理、存储、管理和输出等。

**2. CR系统** 它以成像板(IP)作为载体。IP发射荧光的量依赖于一次激发的X线,IP具有良好的线性,动态范围比传统的屏-片系统宽泛。目前国内最广泛使用的是间接口腔X线摄影系统,由影像板和与电脑连接的读出装置组成。影像板与一般牙片大小相同,容易放入口内。摄影时,透过人体的X线以潜影形式存储于影像板中,通过激光扫描可将影像板的潜影激发而释放出来,用光探测器记录影像板释放出来的荧光,实现光电转换,再经模/数转换后成为数字影像。

**(二)数字化口腔X线机的操作步骤及注意事项**

**1. 操作步骤**

(1)接通外电源,打开数字影像系统和数字牙片机开关。

(2)对患者摆位,将CCD传感器或者IP放入配置的塑料袋内,然后放入患者口腔内所需拍摄的部位,在X线机控制板上选择适当曝光参数,并调整摄影角度。

(3)按下曝光控制阀,CCD系统将直接在监视器上显示影像,CR系统则需将IP取出放入激光扫描器扫描后显示。

(4)在计算机上录入患者姓名、性别、影像号等资料。

(5)根据需要调整影像亮度、对比度等后打印。

(6)下班前关闭机器及外电源。

**2. 注意事项**

(1)设备运行环境要适宜,严格控制温度和湿度。

(2)保持机器清洁、干燥,严格防尘。

(3)注意通风散热,定期检查主机内散热风扇是否正常运转。

(4)严格按照开关机顺序操作,使用设备时要轻柔,避免传感器损坏或连线断裂。

(5)定期对成像板进行校准。

(6)选择正确的摄影条件,尽量减少噪声。

(7)防止交叉感染,保证放置IP所用的塑料袋一次性使用。

(8)影像资料及时存储,以防资料遗失。

(9)RVG探头及IP妥善保存以防损坏。

(10)出现故障时及时停机检修。

**3. RVG探头的保护和消毒** 为了最大限度确保患者的卫生和安全,每次使用RVG探头时,都必须对探头进行保护。具体办法就是在探头上使用一个可抛弃的卫生护套,并且对每一个患者都必须使用新的护套。

RVG探头的消毒程序:脱去探头上的护套,确认探头上是否沾有血液、唾液、分泌物或组织残余。如果有,则把探头和连接线的一部分以及定位器浸入消毒液内保持一定时间。根据设备制造商的提示选择消毒液。

## 三、局部摄影

牙齿X线摄影是将专门制作的牙片放入口腔中,X线从面部射入口中,经牙齿、牙龈及齿槽骨等组织到达牙片进行摄影的方法。牙片按摄影部位分为根尖片、咬翼片和咬颌片三种。

**(一)根尖片**

**1. 适应证** 主要用于龋病、牙髓钙化、牙内吸收、根尖周围病、牙发育异常、牙周炎、牙外伤、牙根断裂、较深大的修复体、种植体及某些系统病变累及牙周骨病变等的检查。

**2. 禁忌证** 无特殊禁忌证,但中度开口困难者、严重颅脑损伤及因严重系统病变或其他病情严重无法配合者不宜拍摄。

**3. 操作程序及方法** 最常应用的根尖片摄影方法为根尖片分角线技术,其具体操作方法如下:

(1)患者位置:患者坐在专用口腔治疗椅上,椅座呈水平位,背托呈垂直位,调节椅子高度,使患者口角与操作者腋部相平。患者呈直立坐姿,头部靠在头托上,矢状面与地面垂直。摄影上颌后牙时,听鼻线与地面平行。摄影上颌前牙时,头稍低,使前牙的唇侧面与地面平行。摄影下颌前牙时,头稍后仰,使前牙的唇侧与地面垂直。

(2)胶片分配:进行成人全口牙齿检查时,需用14张3cm×4cm胶片,其分配法如图10-37。进行儿童全口牙齿检查时,一般用10张2cm×3cm胶片,其分配法如图10-38。

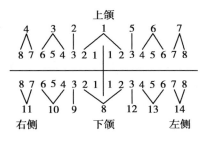

图10-37 成人全口牙齿探测器分配示意图

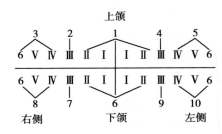

图 10-38　儿童全口牙齿探测器分配示意图

（3）胶片放置及固定：胶片放入口内应使胶片感光面紧靠被检牙齿的舌侧面。摄影前牙时，胶片竖放，边缘要高出切缘 7mm 左右，摄影 12 时，应以 1 的切缘为标准；摄影后牙时，胶片横放，边缘要高出𬌗面 10mm 左右。留有边缘的目的是使图像形成明显的对比度及避免牙冠影像超出胶片。胶片放好后，嘱被检者用手指固定或用持片夹固定。

（4）X 线中心线

1）X 线中心线角度：使 X 线中心线与被检牙齿部位的长轴和胶片之间的分角线垂直。为了精确显示每个牙根的长度，应对每个牙根的情况采用不同的 X 线中心线摄影角度。表 10-3 为目前临床工作中最常应用的 X 线中心线摄影角度，可正确显示牙影像。

表 10-3　摄影上、下颌牙齿时 X 线倾斜的平均角度（垂直角度）

| 部位 | X线倾斜方向 | X线倾斜角度 |
| --- | --- | --- |
| 上颌切牙位 | 向足侧倾斜 | 42° |
| 上颌单尖牙位 | 向足侧倾斜 | 45° |
| 上颌双尖牙及第一磨牙位 | 向足侧倾斜 | 30° |
| 上颌第二、三磨牙位 | 向足侧倾斜 | 28° |
| 下颌切牙位 | 向头侧倾斜 | −15° |
| 下颌单尖牙位 | 向头侧倾斜 | −18°~20° |
| 下颌双尖牙及第一磨牙位 | 向头侧倾斜 | −10° |
| 下颌第二、三磨牙位 | 向头侧倾斜 | −5° |

X 线中心线与被检牙齿部位的长轴和胶片之间夹角的分角线的角度称为垂直角度，应尽量呈直角摄影。X 线中心线向牙近、远、中方向所倾斜的角度称为 X 线水平角度。由于个体之间牙弓形态可以有较大区别，X 线水平角必须随患者牙弓形态进行调整。其目的是使 X 线与被检查牙齿部位的邻面平行，以避免牙影像重叠。

2）X 线中心线位置：摄影根尖片时，X 线中心线需要通过被检查牙根的中部。摄影上颌牙时，听鼻线为假象线，X 线中心线通过部位分别为摄影上中切牙通过鼻尖；摄影上单侧中切牙及侧牙通过鼻尖与摄影侧鼻翼连线中点；摄影上单尖牙时，通过摄影侧鼻翼；摄影上前磨牙及第一磨牙时，通过摄影侧自瞳孔向下的垂直线与听鼻线的交点；摄影第二磨牙和第三磨牙时，通过摄影侧自外眦向下的垂线与听鼻线的交点，及颧骨下缘。在摄影下颌骨时，X 线中心线均沿下颌骨下缘上 1cm 的假象连线上，然后对准被检查牙齿的部位射入。

（5）注意事项：如果牙列不整齐、颌骨畸形或口内有较大肿物妨碍将胶片放在正常位置上时，可根据牙的长轴和胶片所处的位置改变 X 线中心线倾斜角度。如遇腭部较高或口底较深的患者，胶片在口内的位置较为垂直，X 线中心线倾斜角度应相应减少；而全口无牙、腭部低平、口底浅的患者，胶片在口内放置的位置较平，则 X 线中心线倾斜角度应增加。儿童因牙弓发育尚未完全，X 线中心线倾斜角度应增加 5°~10°。

（二）咬翼片

1. 适应证　主要用于检查邻面龋、髓石、牙髓腔的大小、邻面龋与髓室是否穿通及穿通程度、充填物边缘密合情况、牙槽嵴顶部病变及儿童滞留乳牙根的位置、恒牙胚的部位和乳牙根吸收类型等。

2. 禁忌证　同根尖片。

3. 操作程序及方法

（1）切牙位

1）患者体位：坐于牙科椅上，听鼻线与地面平行，头矢状面与地面垂直。

2）胶片：由 3cm×4cm 根尖片改制而成。拍摄时请患者张口，将胶片长轴与切牙长轴平行，放于上下颌切牙舌侧，胶片长轴位于两中切牙之间，短轴在上颌切牙下缘，请患者用上下切牙缘咬住翼片。

3）X 线中心线：以 8°角对准两中切牙之间，于上颌切牙缘上方 0.5cm 处射入，并使 X 线水平方向与被检查牙𬌗面平行。

（2）磨牙位

1）患者体位：坐于牙科椅上，听口线与地面平行，头矢状面与地面垂直。

2）胶片：由 3cm×4cm 根尖片改制而成。拍摄时请患者张口，将胶片短轴与磨牙长轴平行，放于上下颌磨牙舌侧，将翼片放于被检查牙𬌗面上，请患者用正中𬌗位咬住翼片。

3）X 线中心线：以 8°角对准胶片中心，通过上颌磨牙面上方 0.5cm 处射入,并使 X 线水平角度与被检查牙邻面平行。

**（三）咬颌片**

**1. 适应证** 主要用于上、下颌骨骨质病损、骨折等的检查。

**2. 禁忌证** 同根尖片。

**3. 操作程序及方法**

（1）上颌咬合片摄影方法

1）患者体位:坐于牙科椅上,听鼻线与地面平行,头矢状面与地面垂直。

2）胶片:使用 6cm×8cm 胶片。胶片长轴与头矢状面平行,放置于上、下颌牙之间,嘱患者于正中殆位咬住胶片。

3）X 线中心线:向足侧倾斜 65° 对准头矢状面,由鼻骨和鼻软骨交界处射入胶片中心。

（2）下颌咬合片摄影方法:下颌咬合片摄影有口底咬合片摄影和颏部咬合片摄影,两者体位相同。

1）患者体位:坐于牙科椅上,头部后仰,头矢状面与地面垂直,使胶片与地面成 55° 角。

2）胶片:使用 6cm×8cm 胶片,将胶片置于上、下颌牙之间且尽量向后放置,胶片长轴与头矢状面平行,并使胶片长轴中线位于两下中切牙之间,嘱患者于正中殆位咬住胶片。

3）X 线中心线:中心线以 0° 对准头矢状面,由颏部射入胶片中心。

## 四、口腔全景曲面体层摄影

口腔全景曲面体层摄影（oral panoramic tomography）是把呈曲面分布的颌部展开排列在一幅 X 线影像上的摄影方法,一次曝光就可在探测器上获得一张全口牙齿的体层影像。

**（一）全景曲面体层摄影的数字化**

目前,全景曲面体层摄影的数字化方式主要有

直接数字化成像方式和间接数字化成像方式,前者以平板探测器为媒介,把 X 线直接转换成数字信号,后者以计算机 X 线摄影（CR）方式为代表。平板探测器采用 CCD,故又称 CCD 系统。

**（二）成像原理**

如图 10-39 所示,两个大小相同的圆盘,以 $O_1$、$O_2$ 为中心,沿箭头方向以相同的角速度 $\omega$ 旋转,自右方 X 线球管发出一束细的 X 线通过 $O_1$、$O_2$。在旋转圆盘的 $O_1$ 处放置被照体,在 $O_2$ 处放置探测器,它们的速度 V 相等。

即:V=角速度×到中心点的速度 $=\omega \cdot \gamma$

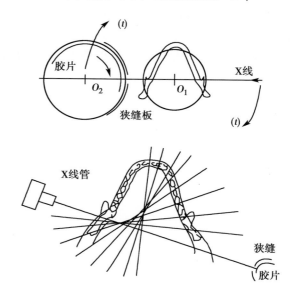

图 10-39 口腔曲面体层摄影原理示意图

因为角速度相等,所以被检牙列部分与探测器的相对速度为零。这样在 $\alpha_1$ 点的牙列部分能够清晰地显示在 $\alpha_2$ 点的探测器上,$\alpha_1$ 点以外的被检者的身体组织部分与探测器的速度不同,影像模糊。（图 10-40）

**（三）成像方式**

口腔曲面体层摄影有单轨旋转体层、双轴体层

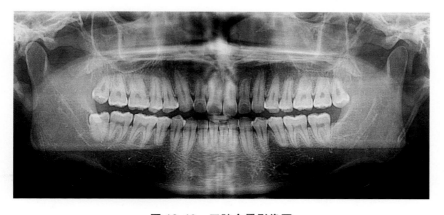

图 10-40 口腔全景影像图

和三轴体层三种方式。目前多用三轴转换体层摄影,患者静止不动,探测器与X线机头做相对运动。

**（四）摄影方法**

**1. 适应证**　主要用于上、下颌骨外伤、畸形、肿瘤、炎症及血管性病变、牙及牙周组织疾病（阻生牙、牙周炎等）、错颌畸形、颞下颌关节紊乱以及观察牙发育及萌出状况。

**2. 禁忌证**　呼吸、循环障碍及严重颅脑损伤或存在其他危及生命体征的患者。

**3. 操作程序及方法**　曲面体层摄影可分为上颌、下颌及全口牙位三种,以全口牙位最为常用。

（1）全口牙位曲面体层:摄影时患者取立位或坐位,颈椎呈垂直状态或稍向前倾斜,下颌颏部置于颏托正中,用前牙切缘咬在𬌗板槽内,头矢状面与地面垂直,听眶线与听鼻线的分角线与地面平行,用额托和头夹将头固定。层面选择在颏托标尺零位。

（2）下颌骨位曲面体层:摄影时患者下颌颏部置于颏托正中,上、下切牙缘咬在𬌗板槽内,头矢状面与地面垂直,听鼻线与地面平行。层面选择在颏托标尺向前10mm处。

（3）上颌骨位曲面体层:嘱患者将颏部置于颏托上,头矢状面与地面垂直,听眶线与地面平行。层面选择在颏托标尺向前10~15mm处。

**4. 曝光条件**　70~90kV,15mAs。数字全景曲面体层机选择程序后,根据患者个体差异适当增减默认曝光条件。

**（余建明　范文亮　毕正宏）**

# 第十一章 人体各部位数字 X 线摄影基础知识

## 第一节 人体各部位数字 X 线摄影解剖学基准线

### 一、标准姿势（解剖学姿势）

人体直立，两眼向正前方平视，下肢并拢，足尖及掌心向前，两上肢下垂置于躯干两侧。在 X 线摄影中，无论患者处于何种体位或动作，均应以解剖学姿势为定位依据。（图 11-1、图 11-2）

### 二、解剖学方位

1. 近头侧为上，近足侧为下。
2. 近正中矢状面者为内侧，远正中矢状面者为外侧。
3. 近心脏侧为近端，远心脏侧为远端。
4. 近身体腹面为腹侧（前面），近身体背面为背侧（后面）。

### 三、解剖学关节运动

1. **屈伸运动** 关节沿腹背轴运动，组成关节的上下骨骼相互靠近或远离，角度减小时为"屈"，相反为"伸"。
2. **内收、外展运动** 关节沿冠状面运动，骨向正中矢状面靠近者为"内收"，反之者为"外展"。
3. **旋转运动** 骨环绕矢状轴做旋转运动时称"旋转运动"。骨的前面向内旋转时为"旋内"，相反为"旋外"。

### 四、解剖学基准线（面）

1. **矢状面** 将人体纵断为左右两部分的面称"矢状面"。
2. **正中矢状面** 将人体左右等分的面称"正中矢状面"。
3. **水平面** 与地平面平行的将人体横断为上下两部分的断面称"水平面"。
4. **冠状面** 将人体纵断为前后两部分的断面称"冠状面"，冠状面与矢状面垂直。
5. **水平线** 人体直立时，与地面平行的线。
6. **正中线** 将人体左右等分的线。
7. **矢状线** 与水平线相交，与正中线平行的线。
8. **冠状线** 与矢状面垂直相交，将人体前后分开的线。
9. **垂直线** 与人体水平线垂直的线。

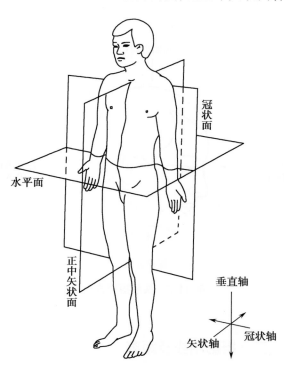

图 11-1 人体标准姿势、轴与面

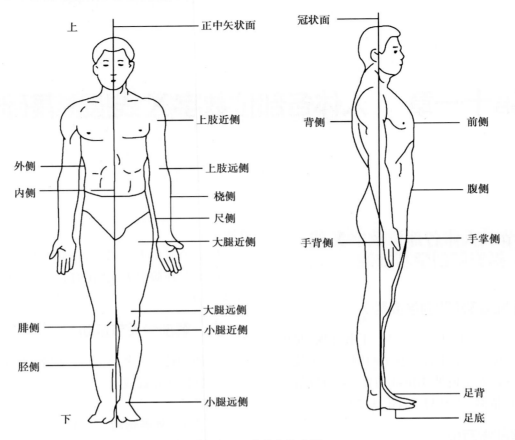

图 11-2　人体方位术语

（余建明　暴云锋　郭　哲　王　涛）

# 第二节　人体各部位数字 X 线摄影学基准线

## 一、头颅体表定位线

1. **听眶线（ABL）**　即人类学的基准线，外耳孔上缘与眼眶下缘的连线。

2. **听眦线（OMBL）**　外耳孔中点与眼外眦的连线，听眦线与听眶线成 12°~15° 角。

3. **听鼻线**　外耳孔中点与鼻前棘的连线，听鼻线与听眦线约成 25° 角。

4. **瞳间线**　两侧瞳孔间的连线，与水平面平行。

5. **听眉线（SML）**　外耳孔中点与眶上缘的连线，听眉线与听眦线约成 10° 角。

6. **眶下线（IOL）**　两眼眶下缘的连线。

头颅摄影方向见图 11-3，头部摄影基准点、线、面见图 11-4。

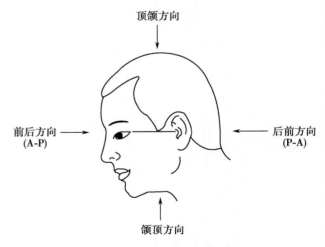

图 11-3　头颅摄影方向

## 二、摄影用线及距离

1. **中心线**　X 线束中，居中心部分的那一条线称"中心线"。

2. **斜射线**　在 X 线束中，中心线以外的线称"斜射线"。

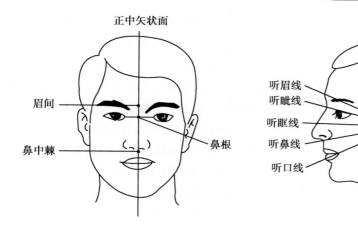

图 11-4　头部摄影基准点、线、面

3. **焦-片距**　X 线管焦点到胶片（成像介质）的距离。

4. **焦-物距**　X 线管焦点到被照体的距离。

5. **物-片距**　被照体到胶片（成像介质）的距离。

（余建明　暴云锋　郭　哲　王　涛）

# 第三节　人体各部位数字 X 线摄影体位与方向

## 一、命名原则

1. 根据中心线入射被照体时的方向命名，如：中心线经胸部后方第 6 胸椎水平垂直射入探测介质的体位称为胸部后前正位。

2. 根据被照体与成像介质的位置关系命名，如：左胸部紧贴成像介质的体位称为左前斜位。

3. 根据被照体与摄影床的位置关系命名，如：人体的上身左侧紧贴摄影床的体位称为左侧卧位。

4. 根据被照体与摄影床的位置关系及中心线入射被检体时与探测介质的关系命名，如：人体仰卧摄影床，中心线经人体一侧水平射入探测介质的体位称为仰卧水平侧位。

5. 根据被照体姿势命名，如：胸部前凸位，小儿双髋的蛙式位。

6. 根据某部位的功能命名，如：颈椎的过伸过屈位，下颌关节的张口与闭口位。

7. 根据摄影体位创始人的名字命名，如：乳突劳氏位、髋关节谢氏位等。

## 二、摄影方位

1. **立位**　被检者身体呈站立位姿势，矢状面与地面垂直。

2. **坐位**　被检者身体呈坐位姿势。

3. **半坐位**　在坐位姿势下，背部向后倾斜时称"半坐位"。

4. **仰卧位**　为被检者背侧向摄影床的卧位姿势。

5. **俯卧位**　为被检者腹部向摄影床的卧位姿势。

6. **侧卧位**　人体右侧向摄影床的卧位姿势称为右侧卧位；人体左侧向摄影床的卧位姿势称为左侧卧位。

7. **斜位**　身体长轴与摄影装置平面呈一定角度的摄影体位。

## 三、摄影方向

中心线入射被照体时的方向称为摄影方向。

1. **矢状方向**　为中心线与身体矢状面平行的入射方向，如：前后方向为中心线经被照体的前方射入，从后方射出；腹背方向为中心线经被照体的腹侧射向背侧。

2. **冠状方向**　为中心线与身体冠状面平行的入射方向，如：左右方向是中心线经被照体的左侧射向右侧的方向；右左方向是中心线经被照体的右侧射向左侧的方向。

3. **斜射方向**　为中心线从被检体的矢状面与冠状面之间入射，从另一斜方向射出的方向。如：左前斜方向是中心线经被照体的右后方射向左前方的方向；右后斜方向是中心线经被照体的左前方射向右后方的方向。

4. **上下方向（轴）**　为中心线经被照体的头侧射向尾侧的方向。

5. **切线方向**　为中心线入射被照部位时与病

灶边缘相切的方向。

**6. 内外方向**　为中心线经被照体的内侧射向外侧的方向。

**7. 外内方向**　为中心线经被照体的外侧射向内侧的方向。

**8. 背底方向**　为中心线经被照体的足背射向足底的方向。

**9. 掌背方向**　为中心线经被照体的手掌射手背的方向。

**10. 前后方向**　为中心线经被照体的前方射向被照体的后方的方向。

**11. 后前方向**　为中心线经被照体的后方射向被照体的前方的方向。

## 四、摄影体位

**1. 正位**　被照体矢状面与成像介质的长轴平行,中心线经被照体的前方或后方入射,同时从后方或前方射出的体位,如头颅的前后或后前位、脊柱各椎体段的前后或后前位、胸部的前后或后前位、腹部和盆腔的前后位、四肢的前后位等。

**2. 侧位**　被照体冠状面与成像介质长轴平行,中心线经被照体的一侧入射,从另一侧射出的体位,如头颅的左右侧位、脊柱各椎体段的左右侧位、胸部的左右侧位、四肢的侧位等。

**3. 斜位**　被照体与成像介质呈一定的摄影角度,中心线经被照体的左、右后方或左、右前方入射,从左、右前方或左、右后方射出的体位。如:胸部左前斜位、胸部右前斜位、腰椎右前斜位、胸骨斜位、颈椎右后斜位等。

**4. 轴位**　中心线与被照体长轴平行的摄影体位,如髌骨轴位、跟骨轴位等。

**5. 体位举例**

（1）仰卧位(supine):摄影台水平,被检者平卧台上,背侧在下,腹侧在上。

（2）俯卧位(prone):与仰卧位相反,腹侧在下,背侧向上,头部可偏向一侧。

（3）立位(erect):身体直立,分站立位和坐立位两种。

（4）卧位(recumbent):摄影台水平,被检者以任何姿势卧于台面上,包括仰卧、俯卧和侧卧。

（5）头低足高位(trendelenburg position):被检者仰卧于台面上,台面倾斜使头侧比足侧低。

（6）侧卧位(lateral position):身体左侧或右侧靠近胶片,矢状面与胶片平行。

（7）斜位(oblique position):身体前部或后部贴近胶片,冠状面或矢状面不与胶片平行或垂直而呈一定角度。

（8）右前斜位(right anterior oblique position):又称第一斜位,身体右前部贴近胶片。

（9）左前斜位(left anterior oblique position):又称第二斜位,身体左前部贴近胶片。

（10）右后斜位(right posterior oblique position):身体右后部贴近胶片。

（11）左后斜位(left posterior oblique position):身体左后部贴近胶片。

（12）水平位(Decubitus, Decub):被检者仰卧、俯卧或侧卧于台面上,X线水平摄影。

（13）左侧卧水平正位(left lateral decubitus position):被检者左侧卧于台面上,X线水平摄影。

（14）右侧卧水平正位(right lateral decubitus position):被检者右侧卧于台面上,X线水平摄影。

（15）仰卧水平侧位(dorsal decubitus position):被检者仰卧于台面上,X线水平摄影。

（16）俯卧水平侧位(ventral fecubitus position):被检者俯卧于台面上,X线水平摄影。

（余建明　暴云锋　郭　哲　王　涛）

## 第四节　人体体表解剖与数字X线摄影原则

体表解剖是指在人体的表面上看到或扪到的固定标志点,并且这些标志点与体内的某一解剖部位或脏器有对应的关系。摄影时根据人体体表的固定标志点,可以确定肉眼不可见的人体内部的解剖部位。

## 一、体表解剖

### （一）颈部

**1. 颈部的边界**　颈部上方以下颌下缘、乳突至枕外隆凸连线与头面部分界。下方自胸骨上窝、锁骨、肩峰向后到第7颈椎棘突为界。以上与胸部、上肢、背部分界。

**2. 颈部体表标志**　颈部体表标志因年龄、性别和个体而异。儿童和妇女呈圆形,成人男性骨性标志突出。

**3. 舌骨**　位于颈中线最上方,相当于第4颈椎水平。

**4. 甲状软骨**　成年男性在上缘处构成高突的

喉结,其后方正对第5颈椎。

**5. 环状软骨** 位于甲状软骨下方。临床上常在此处作急救气管切开或用粗针头穿入,以解救窒息。它的后方对应第6颈椎,它是喉与气管、咽与食管的分界点。

**6. 胸骨颈静脉切迹** 相当于第2、3颈椎水平;锁骨上窝位于锁骨中1/3分界处上方。

**(二)胸部**

**1. 边界** 胸部的上界由胸骨颈静脉切迹,沿锁骨到肩锁关节,再从此连线向后到第7颈椎棘突。胸部下界相当于胸廓的下口,胸部和上肢的界限是三角肌的前缘。

**2. 形状** 胸部外形与骨骼、肌肉和内脏的发育状况有关。一般可分为两种类型,宽短型和狭长型。宽短型胸部的特点是胸骨下角较大(最大到120°),肋骨近于水平;胸骨较宽,胸骨上凹不明显;胸围较大。狭长型胸部的特点是胸骨角较小(90°~100°),肋骨倾斜角较大;胸骨狭长,胸骨上凹明显,胸围较小。

**3. 体表标志** 胸骨柄与胸骨体处形成向前突的胸骨角,两侧连接着第二肋骨,可作为计数肋骨的标志。胸骨角相当于第4、5胸椎水平,后方对应气管分叉处。

胸骨柄中分处相当于主动脉弓的最高点。剑胸关节相当于第9胸椎水平,剑胸关节可表示胸膜正中线的分界,也可作为心下缘膈肌和肝上面的前分界线。

锁骨外1/3处下方为锁骨上窝,窝内可触及喙尖。肩关节做曲伸运动时,可感到喙突在移动。锁骨下方自第二肋骨开始可触及各肋。由胸锁关节向第10肋软骨角稍后画一线,即可标出肋骨与肋软骨的交点。

第2、3肋骨呈水平,往下各肋骨逐渐斜行,第2前肋间最宽,第5、6肋骨最窄。肋骨的最低点相当于第3腰椎水平。

男性乳头对应于第4肋骨,相当于第7、8胸椎水平。女性乳头位置低,个体差异较大,不宜做体表定位点。

在左侧第5肋骨间锁骨中线内侧约2cm处,可见心尖搏动点。当左侧卧位时,心尖位置移往左侧,仰卧位心尖搏动点可升高一肋。肩胛骨根部对第3胸椎棘突,下角对第7胸椎。

**4. 有关胸部的径线**

1)前正中线:通过胸骨两外侧缘中点的垂线。

2)肋骨线:通过胸骨两侧最宽处的两条垂线。

3)锁骨中线:通过锁骨中点的垂线。

4)腋前线:通过腋窝前缘的垂线。

5)腋中线:通过腋窝中点的垂线。

6)腋后线:通过腋窝后缘的垂线。

7)肩胛线:当两臂下垂,通过肩胛下角的垂线。

8)脊柱旁线:相当于各椎体横突尖端的连线。

9)后正中线:相当于各棘突的连线。

**(三)腹部**

**1. 边界** 腹部包括腹壁、腹腔及其内脏器官。上界从前向后为胸骨剑突、肋弓、第11肋前端与第12胸椎。下界从前向后为耻骨联合下缘、耻骨结节、腹股沟韧带、髂嵴与第5腰椎下缘。腹壁在后方为脊柱的腰部,前外侧壁均为扁平肌构成。

**2. 个体差异** 腹部外形与腹腔器官的位置,随年龄、体型、性别以及肌肉、脂肪发育程度而异。矮胖型的人,腹部上宽下狭,膈、肝、盲肠与阑尾等位置较高,胃趋于横位;瘦长型的人则与此相反。小儿因各系统发育不平衡,膈位置较高,肝相对较大,骨盆在比例上小于成人,因此腹部外形比例较成人大。老年人因肌肉乏力,韧带松弛,故内脏下垂,位置低下,下腹部呈明显隆凸状。体位改变对腹腔器官位置的影响也很明显。卧位器官上移、膈上升。直立时,则相反。

**3. 体表标志** 骨性标志有,剑突、肋弓、第11肋前端。在下方有耻骨联合、坐骨结节、髂前上棘、髂嵴。脐的位置不恒定,约相当第3、4腰椎之间。

## 二、摄影原则

**(一)焦点的选择**

摄影时,在不影响X线球管负荷的原则下,尽量采用小焦点,以提高X线照片的清晰度。小焦点一般用于四肢、头颅的局部摄影。大焦点一般用于胸部、腹部、脊椎等较厚部位的摄影。

**(二)焦-片距及肢-片距的选择**

焦点至胶片的距离称为焦-片距,肢体至胶片的距离称为肢-片距。摄影时应尽量使肢体贴近暗盒,并且与暗盒平行。肢体与暗盒不能靠近时,应根据X线机负荷相应增加焦-片距,同样可获得放大率小、清晰度高的效果。不能平行时,可运用几何学投影原理尽量避免影像变形。

**(三)中心线及斜射线的应用**

中心线是X线束的中心部分,它代表X线的

摄影方向。斜射线是中心线以外的部分。一般,中心线应垂直于胶片摄影,并对准摄影部位的中心。当摄影部位不与胶片平行而成角时,中心线应垂直肢体和胶片夹角的分角面,利用斜射线进行摄影。

### (四) 滤线设备的应用

按照摄片部位的大小和焦-片距离,选用合适的遮线器。体厚超过 15cm 或应用 60kV 以上管电压时,需加用滤线器,并按滤线器使用的注意事项操作。

### (五) X 线球管、肢体、胶片的固定

X 线球管对准摄影部位后,固定各个旋钮,防止 X 线球管移动。为避免肢体移动,在使肢体处于较舒适的姿势后给予固定。同时向患者解释,取得密切配合,保持肢体不动。暗盒应放置稳妥,位置摆好后迅速曝光。

### (六) 千伏与毫安秒的选择

摄影前,必须了解患者的病史及临床诊断,根据摄影部位的密度和厚度等具体情况,选择较合适的曝光条件。婴、幼儿及不合作患者应尽可能缩短曝光时间。

### (七) 呼气与吸气的应用

患者的呼吸动作对摄片质量有一定影响。一般不受呼吸运动影响的部位,如四肢骨,不需屏气曝光;受呼吸运动影响的部位,如胸腹部,需要屏气曝光。摄影前应训练患者。

1. **平静呼吸下屏气** 摄影心脏、上臂、肩、颈部及头颅等部位,呼吸动作会使胸廓肌肉牵拉以上部位发生颤动,故摄影时可平静呼吸下屏气。

2. **深吸气后屏气** 用于肺部及膈上肋骨的摄影,这样可使肺内含气量加大,对比更鲜明,同时膈肌下降,肺野及肋骨暴露于膈上较广泛。

3. **深呼气后屏气** 深吸气后再呼出屏气,这样可以增加血液内的氧气含量,延长屏气时间,达到完全不动的目的。此法常用于腹部或膈下肋骨位置的摄影,呼气后膈肌上升,腹部体厚减薄,影像较为清晰。

4. **缓慢连续呼吸** 在曝光时,嘱患者做慢而浅的呼吸动作,目的是使某些重叠的组织因呼吸运动而模糊,而需要摄影的部位可较清楚的显示。例如胸骨斜位摄影。

5. **平静呼吸不屏气** 用于下肢、手及前臂躯干等部位。

### (八) 照射野的校准

摄影时,尽量缩小照射野,照射面积不应超过胶片面积,在不影响获得诊断信息的前提下,一般采用高电压、低电流、厚过滤,可减少 X 线的辐射量。

## 三、摄影步骤

1. **阅读会诊单** 认真核对患者姓名、年龄、性别,了解病史,明确摄影部位和检查目的。

2. **摄影位置的确定** 一般部位用常规位置进行摄影,如遇特殊病例可根据患者的具体情况加照其他位置,如切线位、轴位等。

3. **摄影前的准备** 摄影腹部、下部脊柱、骨盆和尿路等部位 X 线片时,必须清除肠道内容物,否则影响诊断。常用的方法有口服缓泻药法,如口服番泻叶或 25% 甘露醇;或清洁灌肠。

4. **胶片尺寸的选择与放置** 根据患者检查部位的大小选择胶片的尺寸。胶片的放置依据临床要求和摄影方式适当调整。

5. **照片标记的安放** 一般用铅字标记。铅字号码应放于暗盒的适当位置,便于阅片时辨认,并与影像和谐融合。

6. **衣着的处理** 摄影前除去衣物或身体部位上可能影响图像质量的任何异物,如发卡、纽扣、胸罩、饰物、膏药等。

7. **肢体厚度的测量** 胸部摄片的千伏值是依据人体厚度决定的,根据体厚选择摄影条件。

8. **训练呼吸动作** 摄胸部、头部、腹部等易受呼吸运动影响的部位时,在摆位置前要求患者合作,做好呼气、吸气和屏气动作的训练。

9. **摆位置、对中心线** 依摄片部位和检查目的摆好相应的体位,尽量减少患者痛苦。中心线对准摄影部位的中心。

10. **防护** 做好患者局部防护,特别是性腺的防护。

11. **选择焦-片距离** 按部位要求选好 X 线球管与胶片的距离。如胸部为 180cm,心脏为 200cm,其他部位为 90~100cm。

12. **选定曝光条件** 根据摄片部位的位置、体厚、生理、病理情况和机器条件,选择大小焦点、千伏、毫安、时间(秒)、距离等参数。

13. **曝光** 以上步骤完成后,再确认控制台各曝光条件无误,然后曝光。

(余建明 暴云锋 郭 哲 王 涛)

## 第五节 人体各部位常见病数字 X 线摄影体位选择

### 一、头颅常见病变的摄影体位选择

头颅常见病变的摄影体位选择见表 11-1。

### 二、胸部常见病变的摄影体位选择

胸部常见病变的摄影体位选择见表 11-2。

### 三、腹部常见病变的摄影体位选择

腹部常见病变的摄影体位选择见表 11-3。

### 四、脊柱常见病变的摄影体位选择

脊柱常见病变的摄影体位选择见表 11-4。

表 11-1 头颅常见病变的摄影体位选择

| 病变 | 首选体位 | 其他体位 |
| --- | --- | --- |
| 颅骨骨折 | 头颅前后位、仰卧水平侧位 | — |
| 颅骨凹陷性骨折 | 头颅前后位、切线位 | — |
| 颅骨感染 | 头颅后前位、头颅侧位 | 前后位 |
| 颅骨肿瘤 | 头颅后前位、头颅侧位 | 切线位 |
| 多发性骨髓瘤 | 头颅后前位、头颅侧位 | — |
| 颅骨陷窝 | 头颅侧位 | |
| 茎骨过长 | 茎骨前后位、茎骨侧位 | — |
| 颅内肿瘤 | 头颅后前位、头颅侧位 | 汤氏位、颅底位 |
| 颅内钙化 | 头颅后前位、头颅侧位 | — |
| 脑积水 | 头颅后前位、头颅侧位 | 头颅前后位 |
| 视网膜母细胞瘤 | 柯氏位、瑞氏位 | 头颅后前位 |
| 黄色素瘤 | 头颅后前位、头颅侧位 | |
| 肢端肥大症 | 头颅侧位 | — |
| 侏儒症 | 头颅侧位 | — |
| 鞍区肿瘤、垂体瘤 | 头颅侧位 | — |
| 库欣综合征 | 头颅侧位 | — |
| 耳源性脑脓肿 | 许氏位 | 劳氏位 |
| 中耳乳突病变 | 许氏位、梅氏位 | 伦氏位 |
| 内听道病变 | 斯氏位 | 颅底位、汤氏位 |
| 额窦病变 | 柯氏位 | 鼻窦侧位 |
| 蝶窦病变 | 鼻窦侧位 | 颅底位 |
| 筛窦病变 | 瓦氏位、柯氏位 | 鼻窦侧位 |
| 上颌窦病变 | 瓦氏位 | 鼻窦侧位 |

表 11-2 胸部常见病变的摄影体位选择

| 病变 | 首选体位 | 其他体位 |
| --- | --- | --- |
| 肺及支气管病变 | 胸部后前位、胸部侧位 | 高千伏摄影(可依病变而定) |
| 胸腔游离积液 | 胸部后前位、胸部侧位 | 胸部侧卧后前位、胸部仰卧侧位 |
| 包裹性积液 | 胸部后前位 | 切线位 |
| 肺下积液 | 胸部后前位、胸部仰卧前后位 | 胸部侧卧后前位 |
| 气胸 | 胸部后前位、胸部侧位 | 胸部侧卧后前位、胸部半坐前后位 |
| 肺不张、中叶综合征 | 胸部后前位、胸部侧位 | 胸部前凸前后位、胸部后仰后前位 |

| 病变 | 首选体位 | 其他体位 |
|---|---|---|
| 咯血 | 胸部后前位、胸部侧位 | — |
| 纵隔病变 | 胸部后前位、胸部侧位 | — |
| 左心房增大 | 胸部后前位、胸部左侧位<br>胸部右前斜位 | — |
| 右心房增大 | 胸部后前位<br>胸部左前斜位 | 胸部右前斜位<br>胸部左侧位 |
| 左心室增大 | 胸部后前位、胸部左侧位<br>胸部左前斜位 | — |
| 右心室增大 | 胸部后前位<br>胸部右前斜位 | 胸部左侧位<br>胸部左前斜位 |
| 膈膨出 | 胸部后前位、胸部侧位 | — |
| 横膈麻痹、支气管异物 | 胸部后前位（摄呼气相和吸气相） | — |
| 膈下脓肿 | 胸部后前位、胸部侧位 | 高千伏摄影 |
| 胸部外伤 | 胸部后前位（依病变而定） | |

表 11-3 腹部常见病变的摄影体位选择

| 病变 | 首选体位 | 其他体位 |
|---|---|---|
| 急性胃扩张 | 腹部站立前后位 | — |
| 急腹症（包括急性胃肠道穿孔、肠梗阻、肠套叠及肠扭转） | 腹部站立前后位 | 腹部侧卧后前位 |
| 胆系结石 | 胆区后前位 | 胆区右后斜位，腹部侧卧侧位 |
| 泌尿系结石 | 腹部仰卧前后位 | 腹部侧卧侧位 |
| 游走肾、肾下垂 | 腹部站立前后位、腹部仰卧前后位 | — |
| 异物 | 腹部仰卧前后位、腹部侧卧侧位 | — |
| 先天性肛门闭锁 | 腹部倒立前后位、腹部倒立侧位 | — |

表 11-4 脊柱常见病变的摄影体位选择

| 病变 | 首选体位 | 其他体位 |
|---|---|---|
| 神经根型颈椎病 | 颈椎斜位 | 颈椎侧位 |
| 脊髓型颈椎病 | 颈椎侧位 | 颈椎前后位、颈椎斜位 |
| 椎动脉型颈椎病 | 颈椎斜位 | 颈椎前后位 |
| 颈椎骨折（第 1、2 颈椎） | 第 1、2 颈椎张口位 | 颈椎侧位 |
| 颈椎骨折（下段） | 颈椎侧位 | 颈椎前后位 |
| 寰枢椎病变 | 第 1、2 颈椎张口位 | 颈椎侧位 |
| 落枕 | 颈椎前后位、颈椎侧位 | 第 1、2 颈椎张口位 |
| 颈椎脱位、椎间关节绞锁 | 颈椎侧位功能位 | 颈椎前后位 |
| 颈椎结核 | 颈椎侧位 | 颈椎前后位 |
| 颈部软组织病变 | 颈椎侧位 | 颈部软组织侧位 |
| 胸腔开口综合征 | 颈椎前后位 | — |
| 颈肋 | 颈椎前后位（包括 $T_2$） | — |
| 截瘫 | 相应脊柱段前后位、侧位 | — |
| 上段胸椎病变 | 胸椎上段前后位 | 胸椎上段侧位、斜位 |

续表

| 病变 | 首选体位 | 其他体位 |
|---|---|---|
| 胸椎结核、肿瘤、炎症 | 胸椎前后位、侧位 | — |
| 胸椎骨折 | 胸椎前后位、侧位 | 胸椎横突前后位、胸椎仰卧水平侧位 |
| 脊柱侧弯 | 胸椎前后位、腰椎前后位 | |
| 椎体骨软骨病 | 胸椎前后位、侧位 | 腰椎前后位、侧位<br>腰椎横突前后位 |
| 腰椎骨折 | 腰椎前后位、侧位 | 胸椎仰卧水平侧位 |
| 腰椎结核、肿瘤、炎症 | 腰椎前后位、侧位 | — |
| 腰椎退行性病变 | 腰椎前后位、侧位 | 腰椎斜位 |
| 腰椎间盘脱出 | 腰椎前后位、侧位 | — |
| 强直性脊柱炎 | 腰椎前后位、骶髂关节前后位 | 腰椎侧位、胸椎前后位 |
| 腰椎滑脱 | 腰椎前后位、侧位 | 腰椎斜位、腰椎侧位功能位 |
| 腰椎椎弓峡部裂 | 腰椎斜位 | 腰椎关节突关节位 |
| 脊椎裂 | 腰椎前后位、骶骨前后位 | — |
| 腰椎骶化、骶椎腰化 | 腰椎前后位（包括骶髂关节） | — |
| 致密性骨炎 | 骶髂关节前后位 | 骶髂关节前后斜位 |
| 布鲁氏菌病 | 腰椎前后位 | 腰椎斜位、骶髂关节前后位 |
| 骶尾骨骨折 | 骶、尾骨侧位 | 骶、尾骨前后位 |

## 五、四肢与关节常见病变的摄影体位选择

四肢与关节常见病变的摄影体位选择见表 11-5。

表 11-5　四肢与关节常见病变的摄影体位选择

| 病变 | 首选体位 | 其他体位 |
|---|---|---|
| 指和趾畸形 | 手（足）正位 | 手（足）斜位 |
| 手掌和足骨折 | 手（足）正位、斜位 | — |
| 手和足部异物 | 手（足）正位、侧位 | — |
| 骨结核 | 正位、侧位 | — |
| 软骨瘤 | 双手（或足）正位 | 双手（或足）斜位 |
| 类风湿性关节炎 | 手（或足）正位 | 肘、膝、肩、髋关节正位 |
| 大骨节病 | 双手正位 | 双踝关节正位 |
| 呆小症 | 双手正位 | 头颅侧位或脊柱、骨盆正位 |
| 垂体性侏儒症 | 双手正位、头颅正位或胸部正位 | — |
| 佝偻病 | 双腕关节正位 | — |
| 柯（克）雷氏骨折 | 前臂正、侧位（包括腕关节） | — |
| 腕部舟骨骨折 | 腕关节尺偏位 | 腕关节正位 |
| 观察尺神经沟 | 肘关节轴位 | — |
| 肱骨外科颈骨折 | 上臂前后位、近端侧位 | — |
| 痛风 | 足正位、内斜位 | 足外斜位 |
| 马蹄内翻足 | 足正位和踝关节侧位 | |
| 趾骨骨疣 | 足正、侧位 | |
| 扁平足 | 足负重侧位 | |

| 病变 | 首选体位 | 其他体位 |
|---|---|---|
| 骨软骨瘤 | 膝关节正、侧位 | — |
| 成骨肉瘤 | 病侧骨正、侧位 | — |
| 股骨头缺血性坏死 | 髋关节正位 | 髋关节前后斜位 |
| 先天性髋关节脱位 | 双髋关节正位、蛙式位 | — |
| 髋部外伤和疾病 | 髋关节正位 | — |
| 股骨头后脱位 | 谢氏位 | — |
| 肘部外伤 | 肘关节正、侧位 | — |
| 肩关节病变 | 肩关节前后位 | — |
| 骨龄测量：1 岁以内 | 双膝关节正位或足正位 | — |
| 1~6 岁 | 双手及双腕正位 | — |
| 7 岁以上 | 双手、双腕、肘关节及肩关节正位 | — |

（余建明 暴云锋 郭 哲 王 涛）

# 第十二章 常用人体数字 X 线摄影检查技术

## 第一节 头颅 X 线摄影

### 一、头颅后前位

**1. 体位** 见图 12-1 和图 12-2。（注：本章成像示意图中，白箭表示射线方向）

（1）患者俯卧于摄影台上，两臂放于头部两旁，

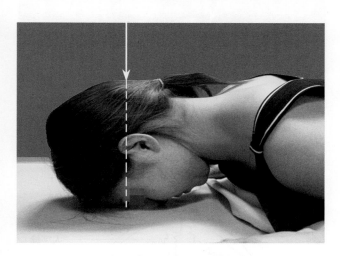

图 12-1 头颅后前位成像示意图

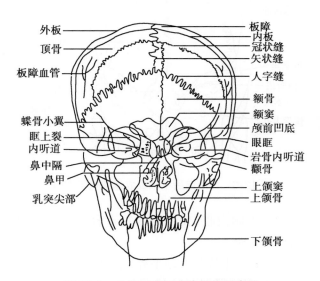

图 12-2 头颅后前位成像结构示意图

（图中标注）外板、顶骨、板障血管、蝶骨小翼、眶上裂、内听道、鼻中隔、鼻甲、乳突尖部、板障、内板、冠状缝、矢状缝、人字缝、额骨、额窦、颅前凹底、眼眶、岩骨内听道、颧骨、上颌窦、上颌骨、下颌骨

使头颅正中矢状面垂直台面并与台面中线重合。

（2）下颌内收，听眦线与台面垂直，两侧外耳孔与台面等距。

（3）探测器上缘超出头顶 3cm，下缘包括部分下颌骨。

（4）探测器置于滤线器托盘内，摄影距离为 100cm。

**2. 中心线** 垂直对准枕外隆凸，经眉间垂直射入探测器。

**3. 标准影像显示**

（1）显示头颅正位影像，照片包括全部颅骨及下颌骨升支。

（2）矢状缝及鼻中隔影像居中，眼眶、上颌窦、筛窦等左右对称显示。

（3）顶骨及两侧颞骨的影像对称，距照片边缘等距离。

（4）颞骨岩骨上缘位于眼眶内正中，或内听道显示于眶正中。内听道显示清楚，两侧无名线距颅板等距离。

（5）颅骨骨板及骨质结构显示清晰。

### 二、头颅侧位

**1. 体位**（图 12-3、图 12-4）

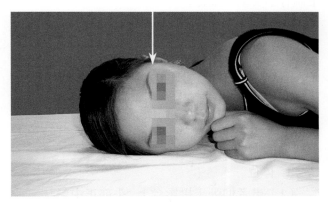

图 12-3 头颅侧位成像示意图

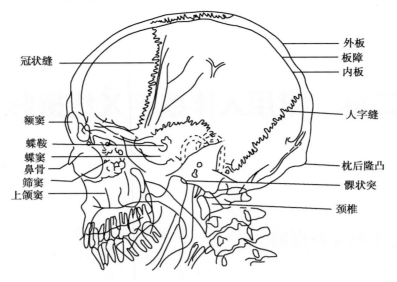

图 12-4 头骨侧位成像结构示意图

（1）患者俯卧于摄影台上，头部侧转，被检侧贴近台面。

（2）头颅矢状面与台面平行，瞳间线与台面垂直，下颌稍内收，听眶线与台边垂直。

（3）探测器上缘超出头顶，下缘包括部分下颌骨。

（4）探测器置于滤线器托盘内，摄影距离为100cm。

**2. 中心线** 对准外耳孔前、上各 2.5cm 处，垂直射入探测器。

**3. 标准影像显示**

（1）显示头颅侧位整体观影像，照片包括全部颅骨及下颌骨升支。

（2）照片的上缘包括顶骨，前缘包括额骨、鼻骨，后缘包括枕外隆凸。

（3）蝶鞍位于照片正中略偏前，蝶鞍各缘呈单线的半月状阴影，无双边影。

（4）前颅窝底线重叠为单线，两侧乳突外耳孔、下颌骨小头基本重叠。

（5）听眶线与照片长轴平行。

（6）颅骨内、外板和板障及颅缝影显示清晰。

## 三、头颅前后半轴位

头颅前后半轴位（skull anteroposterior half-axial projection），又称 Townes' 位，成像示意图和结构示意图见图 12-5、图 12-6。

**1. 体位**

（1）患者仰卧于摄影台上，头部正中矢状面垂直于台面并与台面中线重合。

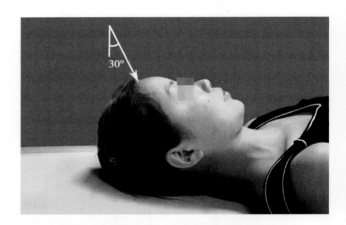

图 12-5 头颅前后半轴位成像示意图

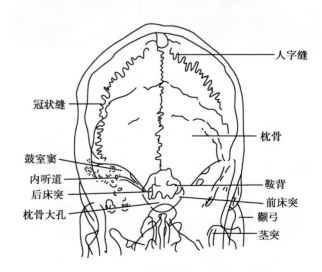

图 12-6 头颅前后半轴位成像结构示意图

（2）下颌内收，使听眶线垂直台面，两侧外耳孔与台面等距。

（3）胶片上缘与头顶平齐，下缘低于下颌骨。

（4）探测器置于滤线器托盘内，摄影距离为

100cm。

**2. 中心线** 向足侧倾斜 30°角,对准眉间上方约 10cm 处射入,从枕外隆凸下方射出。(图 12-5)

**3. 标准影像显示**

(1)照片位包括全部枕骨、岩骨、眶骨及下颌骨升支。

(2)矢状缝与鼻中隔连线位于照片正中,诸骨以此左右对称显示。

(3)两侧内听道位于岩骨正中清晰显示。

(4)鞍背于枕骨大孔内 1/2 处清晰显示。

### 四、颅底颏顶位

颅底颏顶位(submentovertex)成像示意图及结构示意图见图 12-7、图 12-8。

**1. 体位**

(1)患者仰卧于摄影台上,腰背部用棉枕或沙袋垫高,膝关节和髋关节屈曲。

(2)头后仰,使顶部贴近台面,头部正中矢状面垂直于台面,并与台面中线重合。

(3)听眦线尽可能平行于台面,两外耳孔与台面等距。

(4)探测器上缘超出前额部,下缘包括枕外隆凸。

(5)探测器置于滤线器托盘内,摄影距离为 100cm。

**2. 中心线** 对准两侧下颌角连线中点,向头侧倾斜 5°~10°角,保持与听眦线垂直。(图 12-7)

**3. 标准影像显示**

(1)照片包括全部脑颅骨及面颅骨,鼻中隔与齿突连线位于照片正中,头颅诸骨以此左右对称显示。

(2)下颌小头距颅外板相等,不与外耳道重叠。

(3)两侧岩骨前缘位于颅底正中显示。

(4)颅底诸孔、颈动脉管、岩骨及蝶鞍边缘均能清晰显示,两侧颞骨弓边缘尚可辨别。

### 五、蝶鞍侧位

蝶鞍侧位(sella lateral position)成像示意图及结构图见图 12-9、图 12-10。

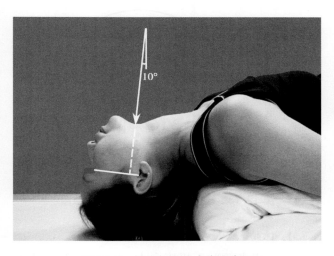

图 12-7 颅底颏顶位成像示意图

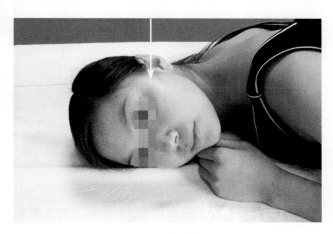

图 12-9 蝶鞍侧位成像示意图

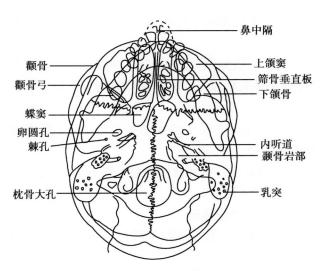

图 12-8 颅底颏顶位成像结构示意图

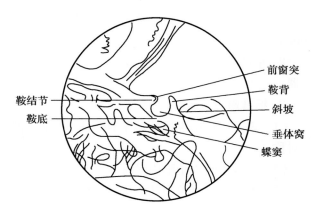

图 12-10 蝶鞍侧位成像结构示意图

**1. 体位**

（1）患者俯卧，头部摆成侧位。

（2）头颅矢状面与台面平行，瞳间线与台面垂直。

（3）外耳孔前、上2.5cm处，置于探测器中心。

（4）探测器置于滤线器托盘内，摄影距离为100cm。

**2. 中心线** 对准外耳孔前、上2.5cm处，垂直射入。

**3. 标准影像显示**

（1）照片包括全部鞍结节、鞍底、鞍背结构。

（2）蝶鞍、垂体窝、斜坡边缘均能清晰显示。

## 六、内听道经眶位

内听道经眶位（posteroanterior projection of internal auditory canal）成像示意图见图12-11。

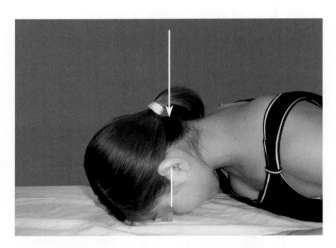

图12-11 内听道经眶位成像示意图

**1. 体位**

（1）患者俯卧于摄影台上，头部正中矢状面垂直台面并与台面中线重合。

（2）听眦线垂直台面，两外耳孔与台面等距。

（3）探测器置于滤线器托盘内，摄影距离为100cm。

**2. 中心线** 经两外耳孔连线中点垂直射入探测器。

**3. 标准影像显示**

（1）鸡冠与鼻中隔连线位于胶片正中。两侧眼眶对称。

（2）岩骨内听道于眶内呈管状显示。

（3）内听道边界及中耳结构易辨认。

## 七、视神经孔斜位

视神经孔斜位（parieto-orbital oblique position，Rhese method），又称瑞氏位Rhees's，其成像示意图及结构示意图见图12-12、图12-13。

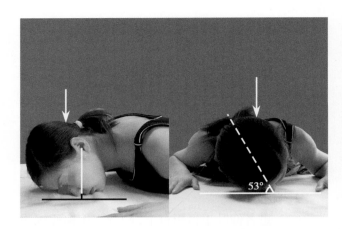

图12-12 视神经孔斜位成像示意图

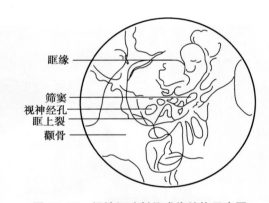

图12-13 视神经孔斜位成像结构示意图

**1. 体位**

（1）患者俯卧于摄影台上，肘关节屈曲，两手放于胸旁。

（2）头面部转向对侧，被检侧眼眶位于探测器中心。

（3）被检侧颧骨、鼻翼及下颌隆凸三点紧贴台面，使头颅矢状面与台面成53°角，对侧听鼻线垂直台边。

（4）探测器置于滤线器托盘内，摄影距离为100cm。

**2. 中心线** 对准被检侧眼眶外下1/4处，垂直射入探测器中心。

**3. 标准影像显示**

（1）视神经孔呈卵圆形投影，于眼眶外下1/4处显示。

（2）视神经孔位于蝶骨岬、蝶骨大翼、眼眶内侧壁组成的三角区上方显示。

（3）视神经孔管壁三条骨壁线显示，构成视神经孔轴位相。

## 八、劳氏位

乳突劳氏位（Law method）成像示意图见图12-14。

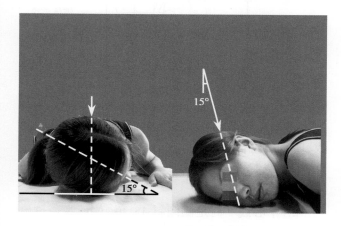

图 12-14　乳突劳氏位成像示意图

### 1. 体位

（1）患者俯卧，头侧转，被检侧贴近台面，头部正中矢状面与台面成15°角。

（2）被检侧耳郭前折，外耳孔置于台面正中线上，听鼻线垂直台边。

（3）探测器置于滤线器托盘内，摄影距离为100cm。

### 2. 中心线

向足侧倾斜15°角，通过被检侧外耳孔射入探测器中心。

### 3. 标准影像显示

（1）下颌小头不与乳突部重叠，颞颌关节间隙呈切线位床见耳翼重叠。

（2）乳突窦、蜂房间隔等乳突细微结构显示。

## 九、许氏位

许氏位（Schüller method）又称乳突25°角侧位（axiolateral mastoideus），其成像示意图和结构示意图见图12-15、图12-16。

### 1. 体位

（1）患者俯卧，头侧置成标准头颅侧位，被检侧耳郭前折，并紧贴台面。

（2）患侧外耳孔置于台面正中线上，下颌稍内收，使听眦线垂直台边。

（3）探测器置于滤线器托盘内，摄影距离为

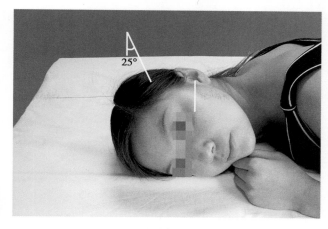

图 12-15　许氏位成像示意图

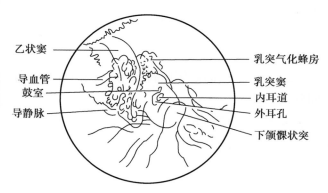

图 12-16　许氏位成像结构示意图

100cm。

### 2. 中心线

向足侧倾斜25°角，通过被检侧外耳孔射入探测器中心。

### 3. 标准影像显示

（1）显示乳突的侧位影像。

（2）乳突尖投影于照片下部，乳突气房显示清晰。

（3）内、外耳道及鼓室影基本重叠，重叠影位于颞颌关节后方。

（4）耳道影的稍上方为鼓室、上隐窝及鼓窦的投影。

（5）岩部上缘乙状窦壁及窦硬膜角均清晰可见。

## 十、伦氏位

伦氏位（Runström method）又称乳突35°角侧位，成像示意图见图12-17。

### 1. 体位

（1）患者俯卧，头侧转，被检侧耳郭前折并紧贴台面。

（2）头部呈标准侧位，外耳孔置于台面正中线

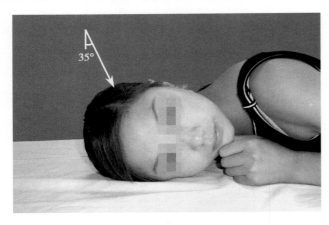

图 12-17　伦氏位成像示意图

上，听眦线与台边垂直。

（3）探测器置于滤线器托盘内，摄影距离为100cm。

**2. 中心线**　向足侧倾斜35°角，侧面观通过眉间延长达胶片中心。

**3. 标准影像显示**

（1）鼓窦区呈椭圆形投影于片中轴上1/3处。

（2）鼓窦入口呈透亮显示，上鼓窦骨性结构和内、外耳道显示清晰。

（3）乙状窦前壁界限锐利，乳突尖位于片中轴下前1/2处显示。

（4）颞颌关节位于片中轴后下方显示。

## 十一、梅氏位

梅氏位（Mayer method）又称颞骨岩部和乳突部双45°角轴位，其成像示意图及结构示意图见图12-18和图12-19。

**1. 体位**

（1）患者仰卧，头颅向被检侧旋转。

（2）被检侧耳郭前折，耳轮后沟置于台面正中线上。

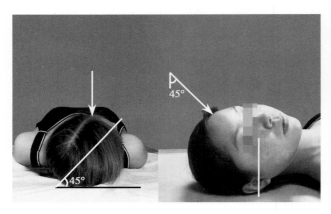

图 12-18　梅氏位成像示意图

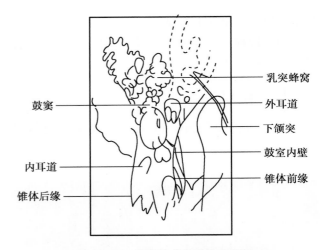

图 12-19　梅氏位成像结构示意图

鼓窦　　内耳道　　锥体后缘

乳突蜂窝　外耳道　下颌突　鼓室内壁　锥体前缘

（3）头部正中矢状面与台面成45°角，下颌内收，听眦线与台边垂直。

（4）探测器置于滤线器托盘内，摄影距离为100cm。

**2. 中心线**　向足侧倾斜45°角，侧面观通过患侧外耳孔，将中心线与对面交点对准胶片上缘。

**3. 标准影像显示**

（1）岩骨正中长轴斜行投影于照片正中，颞颌关节间隙明显。

（2）岩骨长径与横径之比约4∶1，无明显变形。

（3）鼓室、乳突窦、内耳孔、耳咽管及颈动脉管影像显示清晰。

## 十二、斯氏位

颞骨岩部和乳突部斯氏位（Stenever method）成像示意图见图12-20。

**1. 体位**

（1）患者俯卧，面部转向对侧，被检侧颧骨、鼻

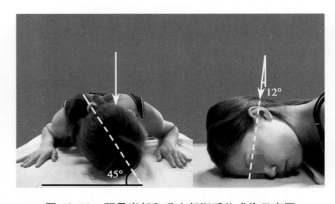

图 12-20　颞骨岩部和乳突部斯氏位成像示意图

头部正中矢状面与台面成45°角，然后中心线向头侧倾斜12°角

部、额部三点置于台面上。

（2）使头部正中矢状面与台面成 45°角,对侧听眶线与台边垂直。

（3）患侧外耳孔前 2cm 处置于台面正中线上,探测器外缘包括乳突尖部,下缘与鼻翼平齐。

（4）探测器置于滤线器托盘内,摄影距离为 100cm。

**2. 中心线**　向头侧倾斜 12°角,经被检侧外耳孔前 2cm 处,射入探测器中心。

**3. 标准影像显示**

（1）岩骨位于照片正中显示,其内缘与枕骨基底分离。

（2）乳突尖端距下颌升支约 1cm,并与颅底投影线以下充分显示。

（3）内听道边界及中耳结构易于辨认。

### 十三、颞骨岩部和乳突部反斯氏位

颞骨岩部和乳突部反斯氏位（Stenver's 或 AP reverse Stenvers method）成像示意图见图 12-21。

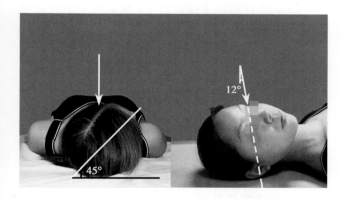

**图 12-21　颞骨岩部和乳突部反斯氏位成像示意图**

**1. 体位**

（1）患者仰卧,头面部转向对侧,健侧贴近台面。患侧外耳孔前 2cm 处置于台面正中线上。

（2）头部正中矢状面与台面成 45°角。

（3）下颌稍向下倾,使听眶线与台边垂直。

（4）探测器置于滤线器托盘内,摄影距离为 100cm。

**2. 中心线**　向足侧倾斜 12°角,对准被检侧外耳孔前方 2cm 处射入探测器中心。

**3. 标准影像显示**

（1）岩骨呈平面显示于胶片正中,其内缘与枕骨基底分离。

（2）乳突尖端距下颌升支约 1.0cm,并与颅底投影线以下充分显示。

（3）内听道、岩骨尖部、弓状隆凸及三半规管结构显示清晰。

### 十四、鼻旁窦华氏位

鼻旁窦华氏位（paranasal sinus Waters method）成像示意图及结构示意图见图 12-22、图 12-23。

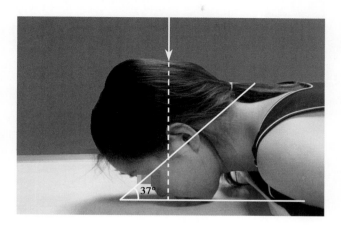

**图 12-22　鼻旁窦华氏位成像示意图**

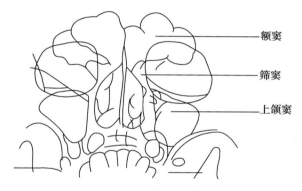

**图 12-23　鼻旁窦华氏位成像结构示意图**

**1. 体位**

（1）患者俯卧,头部正中矢状面垂直于台面并与台面中线重合。

（2）头后仰,颏部紧贴台面,使听眦线与台面成 37°角。

（3）两侧外耳孔与台面等距,鼻尖对准探测器中心。

（4）探测器置于滤线器托盘内,摄影距离为 100cm。

**2. 中心线**　对准鼻尖与上唇间连线中点,垂直射入探测器。

**3. 标准影像显示**

（1）两侧上颌窦对称显示于眼眶之下,呈倒置的三角形。

（2）颞骨岩部的投影位于上颌窦影的下方。

（3）后组筛窦及额窦显示良好。

## 十五、鼻旁窦柯氏位

鼻旁窦柯氏位（paranasal sinus Caldwell method）成像示意图及结构示意图见图12-24、图12-25。

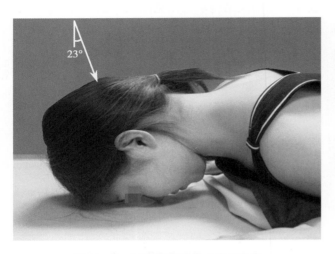

图 12-24　鼻旁窦柯氏位成像示意图

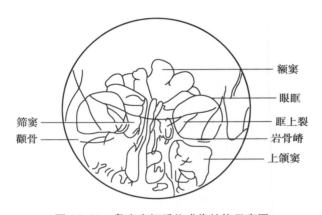

图 12-25　鼻旁窦柯氏位成像结构示意图

**1. 体位**

（1）患者俯卧，两上肢放于头部两侧，鼻额紧贴台面。

（2）头部正中矢状面垂直台面并与台面中线重合。

（3）听眦线垂直台面，鼻根处置于探测器中心。

（4）探测器置于滤线器托盘内，摄影距离为100cm。

**2. 中心线**　向足侧倾斜23°角，经鼻根部射入探测器中心。

**3. 标准影像显示**

（1）额窦投影于眼眶的内上方。

（2）眼眶投影于照片的中部，两侧对称，其内可见眶上裂。

（3）前组筛窦显示于两眼眶影之间。

## 十六、面骨后前45°位

面骨后前45°位（facial bone posteroanterior 45° projection）成像示意图见图12-26。

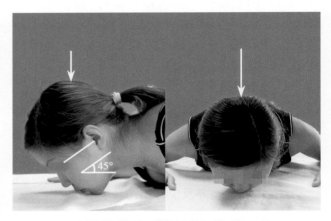

图 12-26　面骨后前45°位成像示意图

**1. 体位**

（1）患者俯卧于摄影台上，双上肢上举肘部弯曲置于头部两旁。

（2）头部正中矢状面垂直台面并与台面中线重合。

（3）头部后仰，听眦线与台面成45°角，鼻尖对准探测器下1/3横线上。

（4）探测器置于滤线器托盘内，摄影距离为100cm。

**2. 中心线**　通过鼻根部垂直射入探测器。

**3. 标准影像显示**

（1）面骨双侧对称显示。

（2）岩骨嵴低于上颌窦。

（3）部分下颌骨与枕骨基部重叠。

## 十七、下颌骨后前位

下颌骨后前位（mandible posteroan-terior projection）成像示意图见图12-27。

**1. 体位**

（1）患者俯卧，头部正中矢状面垂直台面并与台面中线重合。

（2）鼻尖及额部紧贴台面，听眦线垂直台面，上唇与下颌联合下缘连线中点对探测器中心。

（3）探测器上缘平外耳孔上1cm，下缘包括颏部。

（4）探测器置于滤线器托盘内，摄影距离为

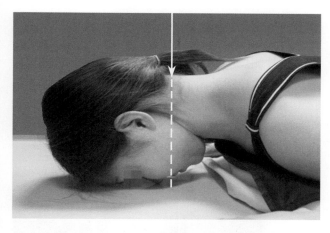

图 12-27 下颌骨后前位成像示意图

100cm。

**2. 中心线** 对准两下颌角连线中点,垂直射入探测器。

**3. 标准影像显示**

(1)下颌骨双侧对称显示。

(2)下颌骨升支及颞颌关节显示清晰。

### 十八、下颌骨侧位

下颌骨侧位(mandible lateral position)成像示意图及结构示意图见图 12-28 和图 12-29。

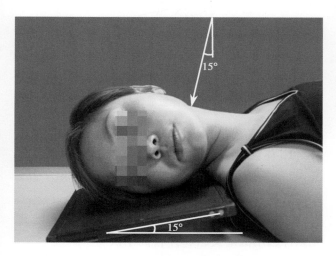

图 12-28 下颌骨侧位成像示意图

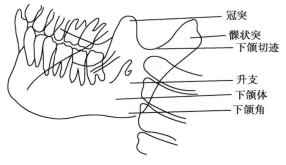

图 12-29 下颌骨侧位成像结构示意图

**1. 体位**

(1)患者仰卧于摄影台上,头面部转向被检侧,探测器置于颏高头顶低(倾斜 15°角)的木质角度板上。

(2)头部后仰下颌前伸,使下颌骨体部下缘与探测器横轴平行。

(3)头部正中矢状面与探测器平行,探测器前缘包括颏部,后缘包括外耳孔。

(4)摄影距离为 65~100cm。

**2. 中心线** 向头侧倾斜 15°角,通过两下颌角连线中点射入探测器。

**3. 标准影像显示**

(1)下颌骨位于图像中心。

(2)下颌骨体、角、升支、髁状突显示清晰。

### 十九、颞颌关节侧位

颞颌关节侧位(temporomandibular joint lateral position)成像示意图见图 12-30。

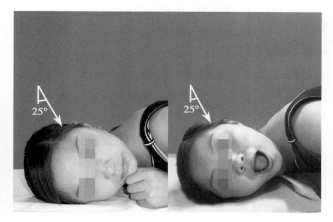

图 12-30 颞颌关节侧位成像示意图

**1. 体位**

(1)患者俯卧,头侧转,被检侧紧贴台面。

(2)患侧外耳孔前下各 2cm 处位于探测器中心。

(3)探测器置于滤线器托盘内,摄影距离为 100cm。

(4)左右两侧各照一张开口(尽量张大)及闭口像。

**2. 中心线** 向足侧倾斜 25°角,对准对侧颞颌关节上方约 5cm 处射入探测器中心。

**3. 标准影像显示**

(1)颞颌关节与关节腔位于图像中心。

(2)颞颌关节边缘与关节腔显示清晰。

## 二十、颧骨弓顶颌位

颧骨弓顶颌位（oblique axial zygomatic）成像示意图及结构示意图见图12-31和图12-32。

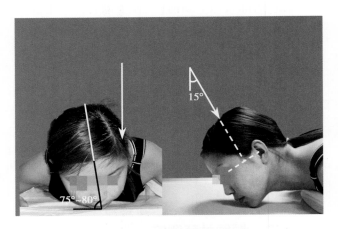

图12-31 颧骨弓顶颌位成像示意图

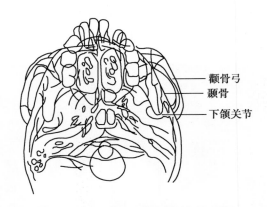

图12-32 颧骨弓顶颌位成像结构示意图

颧骨弓
颧骨
下颌关节

**1. 体位**

（1）患者俯卧，颏部前伸并紧贴台面，成顶颏位。下颌与探测器上缘平齐。

（2）头向对侧偏转10°~15°角，使头部正中矢状面与台面成75°~80°角。

（3）患侧听眦线之中点置于台面正中线上，并尽量与台面平行。

（4）探测器置于滤线器托盘内，摄影距离为100cm。

**2. 中心线** 垂直听眦线，经颧骨弓内缘切入探测器中心。

**3. 标准影像显示**

（1）照片包括颅底、颧骨弓等结构。

（2）颅底诸骨形态、各孔大小、颧骨弓等清晰显示。

## 二十一、鼻骨侧位

鼻骨侧位（nasal bone lateral position）成像示意图及结构示意图见图12-33、图12-34。

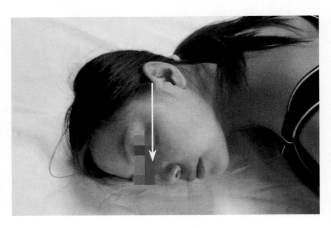

图12-33 鼻骨侧位成像示意图

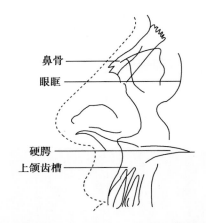

图12-34 鼻骨侧位成像结构示意图

鼻骨
眼眶
硬腭
上颌齿槽

**1. 体位**

（1）患者俯卧，头转成侧位，鼻根部下方2cm处位于探测器中心。

（2）探测器置于颧骨外侧（亦可用纸包片，曝光条件选用低毫安、长时间、高千伏）。

（3）摄影距离为90~100cm。

**2. 中心线** 对准鼻根下方2cm处垂直射入探测器。

**3. 标准影像显示**

（1）照片包括眼眶区、鼻根部和整个鼻部软组织。

（2）双眼眶下缘、后缘重叠良好。主要细节显示鼻骨骨纹理清晰、骨皮锐利，软组织可见。

## 二十二、眼眶后前位

眼眶后前位(orbit posteroanterior projection)成像示意图见图12-35。

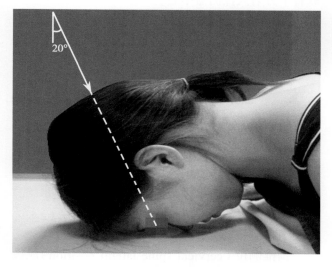

图12-35 眼眶后前位成像示意图

**1. 体位**

(1)患者俯卧,头部正中矢状面垂直台面,并与台面中线重合,鼻根部位于探测器中心。

(2)前额和鼻尖紧贴台面,使听眦线垂直台面。

(3)探测器置于滤线器托盘内,摄影距离为100cm。

**2. 中心线** 向足侧倾斜20°角,通过鼻根部射入探测器。

**3. 标准影像显示**

(1)鸡冠与鼻中隔连线位于照片正中,两眼眶以此左右对称显示。

(2)岩骨上缘投影于上颌窦内上1/3处。

(3)诸眶骨边界锐利,颅前窝底线清晰可见。

## 二十三、眼眶顶颏位

眼眶顶颏位(modified parietoacanthial),即异物位,成像示意图见图12-36。

**1. 体位**

(1)患者俯卧,头稍后仰,颏部及鼻尖贴近台面,使患眼中心置于台面正中线上。

(2)听眦线与台面成45°角,两外耳孔与台面等距。

(3)探测器置于滤线器托盘内,摄影距离100~110cm。

(4)探测器上下中线,侧面观对患眼外眦。

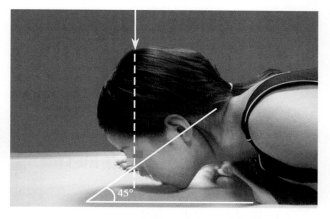

图12-36 眼眶顶颏位(异物位)成像示意图

**2. 中心线** 对准患眼中心垂直射入探测器中心。

**3. 标准影像显示** 眼眶的形态、大小显示清晰,异物定位准确。

(余建明 暴云锋 郭 哲 吴 岩<br>何玉圣 迟 彬 王 涛)

## 第二节 脊柱与骨盆X线摄影

### 一、第一、二颈椎张口位

第一、二颈椎张口位(AP "open mouth" C$_{1~2}$)成像示意图及结构示意图见图12-37、图12-38。

**1. 体位**

(1)患者仰卧于摄影台上,双上肢放于身旁,头颅正中矢状面垂直台面并与台面中线重合。

(2)头后仰,使上颌门齿咬面至乳突尖的连线垂直于台面。

(3)探测器置于滤线器托盘内,摄影距离为100cm。

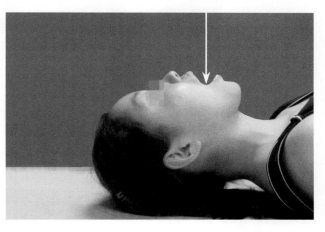

图12-37 第一、二颈椎张口位成像示意图

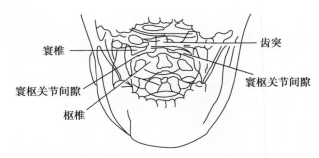

图 12-38 第一、二颈椎张口位成像结构示意图

（4）曝光时嘱患者口张大或令患者发"啊……"声。

**2. 中心线** 通过两嘴角连线中点,垂直射入探测器。

**3. 标准影像显示**

（1）第一、二颈椎于上、下齿列之间显示,第二颈椎位于其正中。

（2）上、中切牙牙冠与枕骨底部相重,第二颈椎齿突不与枕骨重叠,单独清晰显示。

（3）齿突与第一颈椎两侧块间隙对称,寰枕关节呈切线状显示。

## 二、颈椎正位

颈椎正位（cervical spine anteroposterior projection）成像示意图见图 12-39。

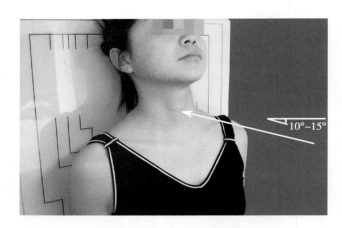

图 12-39 颈椎正位成像示意图

**1. 体位**

（1）患者站立于摄影架前,颈背部靠近摄影架面板,人体正中矢状面垂直摄影架面板并与面板中线重合。

（2）头稍后仰,使上颌门齿咬合面至乳突尖的连线垂直于探测器。

（3）胶片上缘与外耳孔平齐,下缘包括第一

胸椎。

（4）探测器置于滤线器托盘内,摄影距离为 100~150cm。

**2. 中心线** 向头侧倾斜 10°~15°角,对准甲状软骨下方射入探测器中心。

**3. 标准影像显示**

（1）显示第 3~7 颈椎正位影像,第 3~7 颈椎与第 1 胸椎显示于照片正中。

（2）颈椎棘突位于椎体正中,横突左、右对称显示。

（3）颈椎骨质、椎间隙与钩椎关节显示清晰。

（4）第 1 肋骨及颈旁软组织包括在照片内。

（5）气管投影于椎体正中,其边界易于分辨。

（6）下颌骨显示于第 2、3 颈椎间隙高度。

## 三、颈椎侧位

颈椎侧位（cervical spine lateral position）成像示意图及结构示意图见图 12-40 和图 12-41。

**1. 体位**

（1）患者侧立于摄影架前,两足分开使身体站

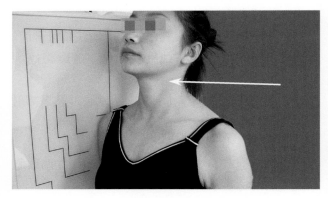

图 12-40 颈椎侧位成像示意图

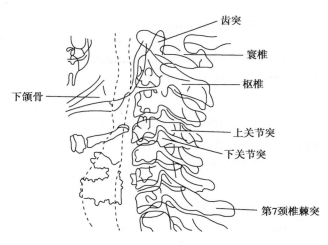

图 12-41 颈椎侧位成像结构示意图

稳，外耳孔与肩峰连线位于片盒中心。

（2）头部后仰，下颌前伸，头颈部正中矢状面平行于摄影架面板，上颌门齿咬合面与乳突尖端连线与水平面平行。

（3）双肩尽量下垂，必要时辅以外力向下牵引。

（4）探测器上缘包括外耳孔，下缘包括肩峰。

（5）探测器置于滤线器托盘内，摄影距离为100~150cm。

**2. 中心线** 经甲状软骨平面颈部的中点，水平方向垂直射入探测器中心。

**3. 标准影像显示**

（1）显示全部颈椎侧位影像，1~7颈椎显示于照片正中。

（2）各椎体前后缘均无双缘现象。

（3）椎体骨质、各椎间隙及椎间关节显示清晰。

（4）下颌骨不与椎体重叠。

（5）气管、颈部软组织层次清楚。

## 四、颈椎后前斜位

颈椎后前斜位（cervical spine posteroanterior oblique projection）成像示意图及结构示意图见图12-42和图12-43。

**1. 体位**

（1）患者取站立位，面向摄影架，被检侧靠近摄影架面板，使人体冠状面与摄影架面板成55°~65°角。下颌稍前伸，上肢尽量下垂。

（2）颈椎序列长轴，置于探测器长轴中线。

（3）探测器上缘包括外耳孔，下缘包括第一胸椎。

（4）探测器置于滤线器托盘内，摄影距离为100~150cm。

**2. 中心线** 对准甲状软骨平面颈部中点，水平

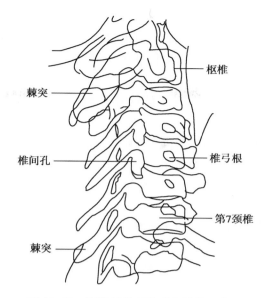

图 12-43 颈椎后前斜位成像结构示意图

方向垂直射入探测器中心。

此体位用于检查颈椎椎间孔和椎弓根病变，应摄左右两侧，以作对比。

**3. 标准影像显示**

（1）显示颈椎斜位影像，第1~7颈椎显示于照片正中。

（2）近胶片侧椎间孔、椎弓根显示清楚，椎间孔显示于椎体与棘突之间，椎弓根投影于椎体正中。

（3）诸椎体骨质清晰，椎间隙清晰。

（4）下颌骨不与椎体重叠。

## 五、颈胸椎正位

颈胸椎正位（cervicothoracic spine anteroposterior projection）成像示意图见图12-44。

**1. 体位**

（1）患者仰卧于摄影台上，人体正中矢状面垂

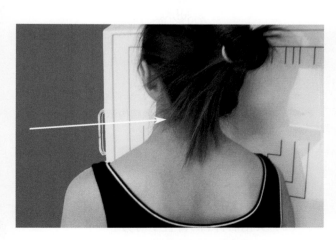

图 12-42 颈椎后前斜位成像示意图

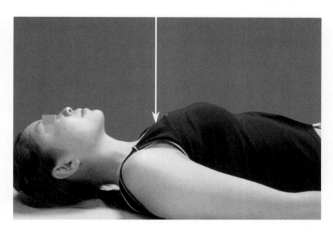

图 12-44 颈胸椎正位成像示意图

直台面并与台面中线重合。

（2）头部稍后仰，双上肢置于身体两侧。

（3）探测器上缘包括第4颈椎，下缘包括第4胸椎。

（4）探测器置于滤线器托盘内，摄影距离为100cm。

**2. 中心线**　对准第1胸椎垂直射入探测器。

**3. 标准影像显示**

（1）第4~7颈椎与第1~4胸椎显示于照片正中。

（2）棘突序列于椎体正中，两侧横突、椎弓根对称显示。

（3）各椎体椎间隙清晰锐利，椎骨纹理显示明了。

## 六、颈胸椎侧位

颈胸椎侧位（cervicothoracic spine lateral position）成像示意图见图12-45。

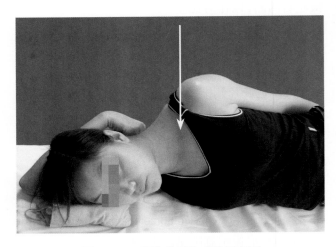

图 12-45　颈胸椎侧位成像示意图

**1. 体位**

（1）患者侧卧于摄影台上，近台侧上肢上举，肘部弯曲抱头。肱骨枕于头下。颈胸部尽量向前挺出。

（2）头部垫以棉垫，使颈椎与胸椎成一直线序列，并置于台面中线。

（3）远台侧上肢肩肱关节外旋，手臂尽量向后下方牵引，使两肩能上下方向错开。

（4）探测器上缘包括第4颈椎，下缘包括第4胸椎。

（5）探测器置于滤线器托盘内，摄影距离为100cm。

**2. 中心线**　对准锁骨上窝垂直射入探测器。

**3. 标准影像显示**

（1）椎体各缘呈切线状显示，无双边现象，椎间隙清晰明确。

（2）各椎体及其附件结构易于分辨，骨纹理清晰显示。

## 七、胸椎正位

胸椎正位（thoracic spine anteroposterior projection）成像示意图及结构示意图见图12-46、图12-47。

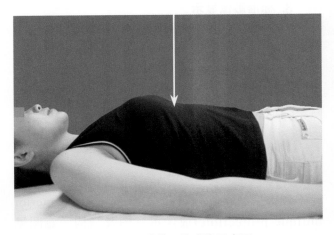

图 12-46　胸椎正位成像示意图

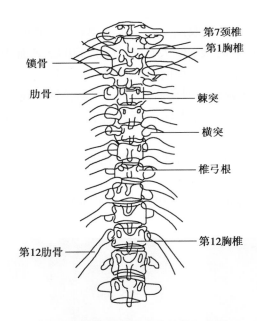

图 12-47　胸椎正位成像结构示意图

**1. 体位**

（1）患者仰卧于摄影台上，人体正中矢状面垂直台面，并与台面中线重合。

（2）头稍后仰，两臂置于身旁。

（3）探测器上缘包括第7颈椎，下缘包括第1

腰椎。

（4）探测器置于滤线器托盘内，摄影距离为100cm。

**2. 中心线**　对准胸骨角与剑突连线中点，与探测器垂直射入。

**3. 标准影像显示**

（1）上部胸椎及第7颈椎或下部胸椎及第1腰椎，于照片正中显示。

（2）棘突序列于椎体正中，两侧横突、椎弓根对称显示。

（3）各椎体椎间隙清晰锐利，椎骨纹理显示明了。

### 八、胸椎侧位

胸椎侧位（thoracic spine lateral position）成像示意图及结构示意图见图12-48、图12-49。

**1. 体位**

（1）患者侧卧于摄影台上，两臂上举屈曲抱头，双下肢屈曲，膝部上移。

（2）腰部以棉垫垫平，使胸椎序列平行于台面，

并置于台面中线。

（3）探测器上缘包括第7颈椎，下缘包括第1腰椎。

（4）探测器置于滤线器托盘内，摄影距离为100cm。

**2. 中心线**　对准胸7椎体，垂直射入探测器。

（腰部如不垫棉垫，中心线应向头部倾斜5°~10°角，使中心线与胸椎长轴垂直）

**3. 标准影像显示**

（1）第3~12胸椎呈侧位显示于照片正中，略有后突弯曲，不与肱骨重叠。

（2）椎体各缘呈切线状显示，无双边现象，椎间隙清晰明确。

（3）肺野部分密度均匀与椎体对比调和。

（4）各椎体及其附件结构易于分辨，骨纹理清晰显示。

### 九、腰椎前后位

腰椎前后位（AP lumbar spine）成像示意图及结构示意图见图12-50、图12-51。

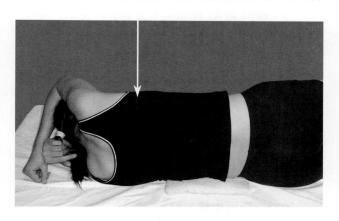

**图 12-48　胸椎侧位成像示意图**

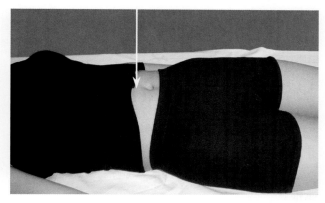

**图 12-50　腰椎前后位成像示意图**

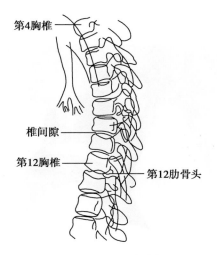

**图 12-49　胸椎侧位成像结构示意图**

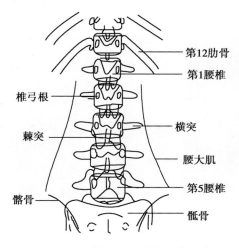

**图 12-51　腰椎前后位成像结构示意图**

**1. 体位**

（1）患者仰卧于摄影台上，人体正中矢状面垂直台面，并与台面中线重合。

（2）两侧髋部和膝部弯曲，使腰部贴近台面，以矫正腰椎生理弯曲度，减少失真。

（3）双臂置于身体两侧或上举抱头。

（4）探测器上缘包括第12胸椎，下缘包括第1骶椎。

（5）探测器置于滤线器托盘内，摄影距离为100cm。

**2. 中心线** 对准脐上3cm处，垂直射入探测器。

**3. 标准影像显示**

（1）照片包括第11胸椎至第2骶椎全部椎骨及两侧腰大肌。

（2）锥体序列于照片正中，两侧横突、椎弓根对称显示。

（3）第3腰椎椎体各缘呈切线状显示，无双边现象，椎间隙清晰可见。

## 十、腰椎侧位

腰椎侧位（lumbar spine lateral position）结构示意图及成像示意图见图12-52和图12-53。

**1. 体位**

（1）患者侧卧于摄影台上，两臂上举屈曲抱头，双下肢屈曲，膝部上移。

（2）腰部以棉垫垫平，使腰椎序列平行于台面，并置于台面中线。

（3）探测器上缘包括第11胸椎，下缘包括上部骶椎。

（4）探测器置于滤线器托盘内，摄影距离为100cm。

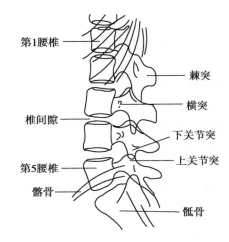

**图 12-53 腰椎侧位成像结构示意图**

**2. 中心线** 对准第3腰椎与探测器垂直射入。

**3. 标准影像显示**

（1）照片包括第11胸椎至第2骶椎椎骨。

（2）腰椎椎体各缘无双边现象，尤其是第3腰椎。

（3）椎体骨皮质和骨小梁结构清晰可见。

（4）椎弓根、椎间孔和邻近软组织可见。

（5）椎间关节、腰骶关节及棘突可见。

## 十一、腰椎斜位

腰椎斜位（lumbar spine oblique position）成像示意图及结构示意图见图12-54和图12-55。

**1. 体位**

（1）患者侧卧于摄影台上，近台面侧髋部及膝部弯曲，对侧下肢伸直。

（2）身体后倾，使冠状面与台面成45°角。腰椎长轴对准台面中线。

（3）探测器上缘包括第11胸椎，下缘包括上部骶椎。

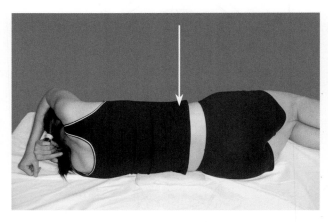

**图 12-52 腰椎侧位成像示意图**

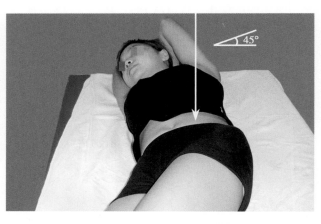

**图 12-54 腰椎斜位成像示意图**

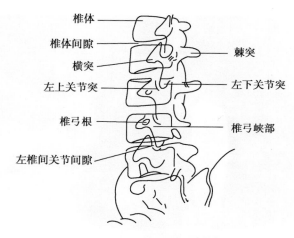

图 12-55　腰椎斜位成像结构示意图

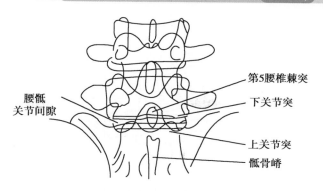

图 12-57　骶椎正位成像结构示意图

（4）探测器置于滤线器托盘内,摄影距离为100cm。

**2. 中心线**　对准第3腰椎与探测器垂直。（此位常规照左右两后斜位,便于两侧对比观察）

**3. 标准影像显示**

（1）第1~5腰椎及腰骶关节呈斜位,于照片正中显示。

（2）各椎弓根投影于椎体正中或前1/3处,检测椎间关节间隙呈切线状的单边显示,投影于椎体后1/3处。

（3）椎间隙显示良好,第3腰椎上、下面的两侧缘应重合为一致密线状影。

（4）与椎体相重叠的椎弓部结构,应显示清晰分明。

## 十二、骶椎正位

骶椎正位（sacrum anteroposterior projection）成像示意图及结构示意图见图 12-56 和图 12-57。

**1. 体位**

（1）患者仰卧于摄影台上,人体正中矢状面垂直台面,并与台面中线重合。

（2）双下肢伸直,两踇趾并拢。

（3）探测器上缘包括第4腰椎,下缘包括尾椎。

（4）探测器置于滤线器托盘内,摄影距离为100cm。

**2. 中心线**　向头侧倾斜 15°~20° 角,对准耻骨联合上缘3cm处射入探测器。

**3. 标准影像显示**

（1）照片应包括全部骶椎及腰骶关节,骶中嵴位于照片正中显示。

（2）骶椎孔及骶髂关节左右对称。

（3）耻骨联合部不与骶椎重叠。

（4）无肠内容物与骶椎重叠,骶椎骨纹理清晰可见。

## 十三、尾椎正位

尾椎正位（coccyx anteroposterior projection）成像示意图及结构示意图见图 12-58 和图 12-59。

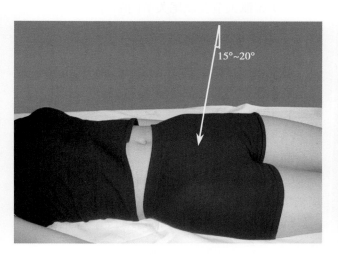

图 12-56　骶椎正位成像示意图

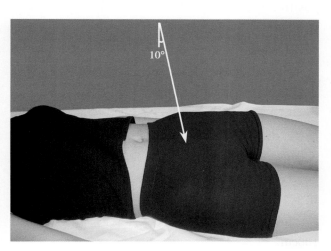

图 12-58　尾椎正位成像示意图

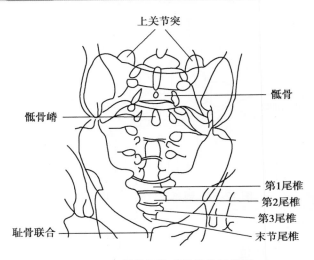

图 12-59 尾椎正位成像结构示意图

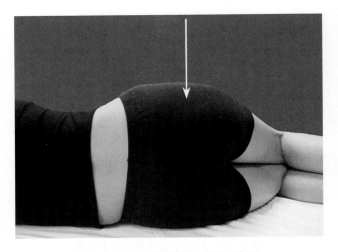

图 12-60 骶尾椎侧位成像示意图

### 1. 体位

（1）患者仰卧于摄影台上，人体正中矢状面垂直于台面，并与台面中线重合。

（2）双下肢伸直，两踇趾并拢。

（3）探测器上缘包括髂骨嵴、下缘超出耻骨联合。

（4）探测器置于滤线器托盘内，摄影距离为100cm。

### 2. 中心线
向足侧倾斜 10°角，对准两侧髂前上棘连线中点，射入探测器。

### 3. 标准影像显示

（1）照片应包括全部尾椎。

（2）尾椎位于照片正中显示，边界明确，其椎体各节易于分辨。

## 十四、骶尾椎侧位

骶尾椎侧位（sacrococcygeal vertebra lateral position）成像示意图及结构示意图见图 12-60 和图 12-61。

### 1. 体位

（1）患者侧卧于摄影台上，双下肢屈曲，膝部上移。

（2）骶尾部后平面垂直于台面，腰部垫以棉垫。使骶、尾骨正中矢状面与台面平行，并置于探测器范围内。

（3）探测器上缘包括第 5 腰椎，下缘包括全部尾椎。

（4）探测器置于滤线器托盘内，摄影距离为100cm。

### 2. 中心线
对准髂后下棘前方 8cm 处，垂直

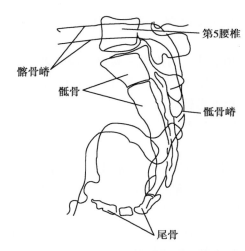

图 12-61 骶尾椎侧位成像结构示意图

射入探测器。

### 3. 标准影像显示

（1）骶尾椎及腰骶关节位于照片正中显示，边界明确，其椎体各节易于分辨。

（2）骶椎两侧无名线应重叠为单一致密线。

（3）腰骶关节及骶尾关节间隙清晰可见。

## 十五、骶髂关节前后位

骶髂关节前后位（AP axial sacroiliac joints）成像示意图及结构示意图见图 12-62 和图 12-63。

### 1. 体位

（1）患者仰卧于摄影台上，人体正中矢状面垂直台面，并与台面中线重合。

（2）双下肢伸直，或双髋和双膝稍弯曲并用棉垫稍垫高，使腰椎摆平。

（3）探测器上缘超出髂骨嵴，下缘包括耻骨联合。

（4）探测器置于滤线器托盘内，摄影距离为

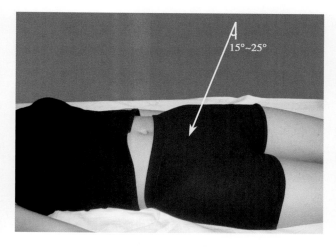

图 12-62　骶髂关节前后位成像示意图

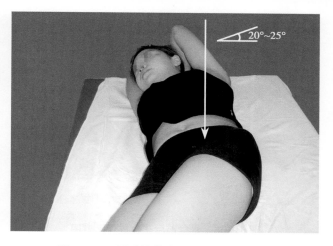

图 12-64　骶髂关节前后斜位成像示意图

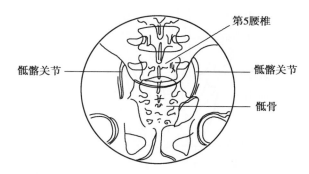

图 12-63　骶髂关节前后位成像结构示意图

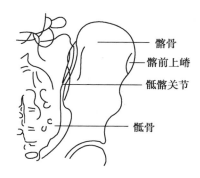

图 12-65　骶髂关节前后斜位成像结构示意图

100cm。

**2. 中心线**　向头侧倾斜 10°~25° 角,对准两髂前上棘连线中点,射入暗盒中心。

**3. 标准影像显示**

（1）骶尾椎及骶髂关节于照片正中显示,边界明确。

（2）骶髂关节及骶尾关节间隙清晰可见。

### 十六、骶髂关节前后斜位

骶髂关节前后斜位（sacroiliac joint anteroposterior oblique projection）成像示意图及结构示意图见图 12-64 和图 12-65。

**1. 体位**

（1）患者仰卧于摄影台上,被检侧腰部及臀部抬高,使人体冠状面与台面成 20°~25° 角。

（2）将被检侧的髂前上棘内侧 2.5cm 处的纵切面对准台面中线。

（3）两髂前上棘连线平面置于探测器上下的中线。探测器上缘包括髂骨嵴,下缘包括耻骨。

（4）探测器置于滤线器托盘内,摄影距离为 100cm。

**2. 中心线**　对准被检侧髂前上棘内侧 2.5cm 处,垂直射入探测器。

**3. 标准影像显示**

（1）布局与对称性:髋骨上缘,被检侧整个骶髂关节均包括在照片内。

（2）局部定位:被检侧（抬高侧）骶髂关节呈切线位显示,结构清晰;髂骨、骶骨等骨纹理可见。

### 十七、骨盆前后正位

骨盆前后正位（AP pelvis）成像示意图及结构示意图见图 12-66 和图 12-67。

**1. 体位**

（1）患者仰卧于摄影台上,人体正中矢状面垂直台面,并与台面中线重合。

（2）两下肢伸直,双足轻度内旋（10°~15°）,踇趾并拢。两侧髂前上棘至台面的距离相等。

（3）探测器上缘包括髂骨嵴,下缘达耻骨联合下方 3cm。

（4）探测器置于滤线器托盘内,摄影距离为 100cm。

**2. 中心线**　对准两髂前上棘连线中点下方

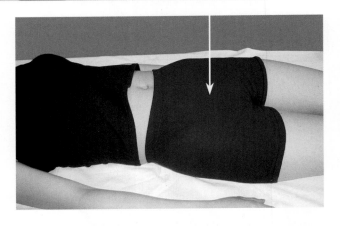

图 12-66　骨盆前后正位成像示意图

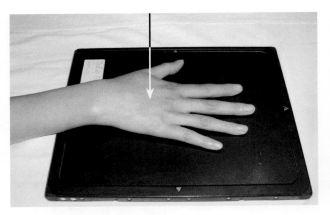

图 12-68　手后前位成像示意图

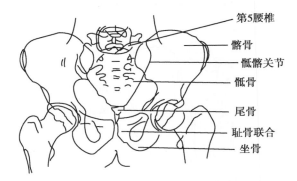

图 12-67　骨盆前后正位成像结构示意图

图中标注：第5腰椎、髂骨、骶髂关节、骶骨、尾骨、耻骨联合、坐骨

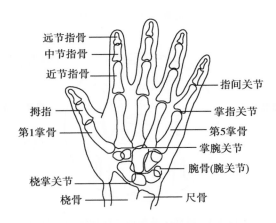

图中标注：远节指骨、中节指骨、近节指骨、拇指、第1掌骨、桡掌关节、桡骨、指间关节、掌指关节、第5掌骨、掌腕关节、腕骨（腕关节）、尺骨

图 12-69　手后前位成像结构示意图

3cm 处，垂直射入探测器。

### 3. 标准影像显示

（1）照片包括全部骨盆诸骨及股骨近端 1/4，且左右对称，骨盆腔位于照片正中显示。

（2）耻骨不与骶椎重叠，两侧大粗隆内缘与股骨颈重叠 1/2。

（3）两侧髂骨翼与其他诸骨密度均匀，且骨纹理清晰可见。

（余建明　暴云锋　郭　哲　王　涛）

## 第三节　上肢及关节 X 线摄影

### 一、手后前位

手后前位（hand posteroanterior projection）成像示意图及结构示意图见图 12-68 和图 12-69。

#### 1. 体位

（1）患者侧坐于摄影台一端，屈肘约 90°角。

（2）五指自然分开，掌心向下紧贴探测器，第 3 掌指关节置于探测器中心。

（3）摄影距离 90~100cm。

#### 2. 中心线　对准第 3 掌指关节垂直射入探测器。

### 3. 标准影像显示

（1）全部掌指骨及腕关节包括在照片内，第 3 掌指关节位于照片正中。

（2）五个指骨以适当的间隔呈分离状显示。

（3）二至五掌指骨呈正位，拇指呈斜位投影。

（4）掌骨至指骨远端，骨纹理清晰可见，并能呈现出软组织层次。

### 二、掌下斜位

掌下斜位（oblique hand）成像示意图和结构示意图见图 12-70 和图 12-71。

#### 1. 体位

（1）患者侧坐于摄影台一端，曲肘约 90°角。

（2）五指均匀分开，稍弯曲，指尖触及探测器。手指内旋，使掌心面与探测器成 45°角。

（3）摄影距离为 90~100cm。

#### 2. 中心线　对准第 5 掌指关节，垂直射入探测器。

#### 3. 标准影像显示

（1）全部掌指骨及腕关节包括在照片内，呈斜位投影，第三掌指关节位于照片正中。

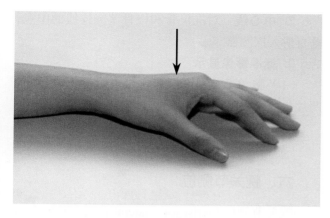

图 12-70　掌下斜位成像示意图

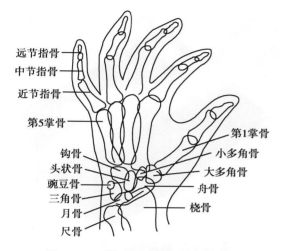

图 12-71　掌下斜位成像结构示意图

（2）全部掌指关节骨纹理清晰可见，软组织层次显示良好。

（3）大多角骨与第1掌指关节间隙明确。

## 三、拇指正位

拇指正位（thumb anteroposterior projection）又称掌上位，成像示意图及结构示意图见图 12-72 和图 12-73。

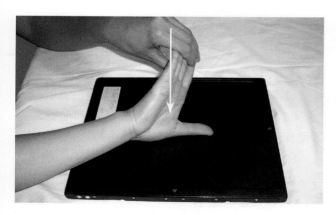

图 12-72　拇指正位成像示意图

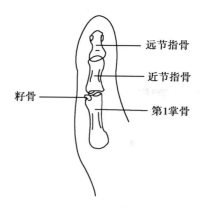

图 12-73　拇指正位成像结构示意图

**1. 体位**

（1）患者坐于摄影台一端，手背内旋使掌心向上，拇指背侧紧贴探测器。

（2）患者用健侧手将其余四指抓住并背曲。

（3）摄影距离为 90~100cm。

**2. 中心线**　对准拇指的指掌关节，垂直射入探测器。

**3. 标准影像显示**

（1）拇指呈正位显示。

（2）布局合理性：拇指骨及第1掌骨位于照片中央，显示被检侧拇指骨骨质及软组织影像。

（3）影像细节显示：骨小梁和周围软组织清楚显示。

## 四、拇指侧位

拇指侧位（thumb lateral position）成像示意图见图 12-74。

**1. 体位**

（1）患者侧坐于摄影台一端，肘部弯曲，约成直角，拇指外侧缘紧贴探测器，使拇指背面与探测器垂直。

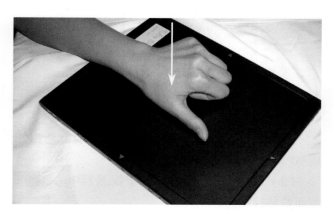

图 12-74　拇指侧位成像示意图

（2）其余手指握拳，用以支持手掌，防止抖动。

（3）摄影距离为90~100cm。

**2. 中心线** 对准拇指的指掌关节，垂直射入探测器。

**3. 标准影像显示**

（1）布局合理性；拇指及第1掌骨位于照片中央，拇指指骨和第1掌骨呈侧位显示。

（2）影像细节显示：骨小梁和周围软组织清晰显示。

### 五、腕关节后前位

腕关节后前位（wrist joint posteroanterior projection）成像示意图及结构示意图见图12-75和图12-76。

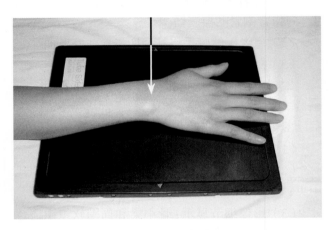

图 12-75 腕关节后前位成像示意图

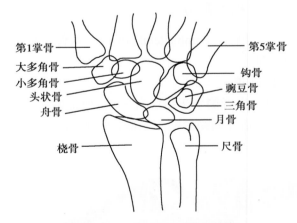

图 12-76 腕关节后前位成像结构示意图

**1. 体位**

（1）患者坐位，腕关节呈后前位，肘部弯曲约成90°角。

（2）手半握拳，腕关节置于探测器中心，腕部掌面紧贴探测器。

（3）摄影距离为90~100cm。

**2. 中心线** 对准尺骨和桡骨茎突连线的中点，垂直射入探测器。

**3. 标准影像显示**

（1）腕关节诸骨位于照片正中，呈正位显示，照片包括尺桡骨远端及掌骨近端。

（2）掌腕关节及桡腕关节间隙显示清晰。

（3）诸骨纹理及周围软组织清晰可见。

### 六、腕关节侧位

腕关节侧位（wrist joint lateral position）成像示意图及结构示意图见图12-77和图12-78。

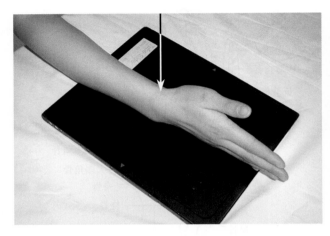

图 12-77 腕关节侧位成像示意图

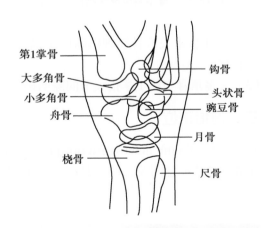

图 12-78 腕关节侧位成像结构示意图

**1. 体位**

（1）患者侧坐于摄影台旁，肘部弯曲，约成直角。

（2）手指和前臂侧放，将第5掌骨和前臂尺侧紧贴探测器，尺骨茎突置于探测器中心。

（3）摄影距离为90~100cm。

**2. 中心线** 对准桡骨茎突，垂直射入探测器。

**3. 标准影像显示**

（1）腕关节呈侧位显示，位于照片正中。

（2）尺桡骨远端重叠良好。

（3）诸骨纹理及周围软组织清晰可见。

## 七、腕关节外展位

腕关节外展位（wrist joint abduction position）成像示意图及结构示意图见图12-79和图12-80。

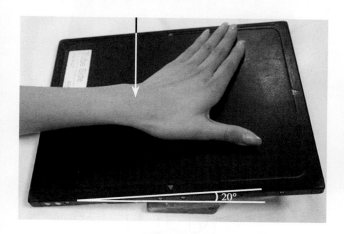

图 12-79　腕关节外展位成像示意图

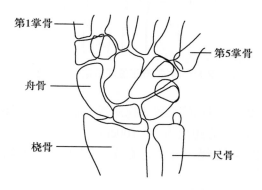

图 12-80　腕关节外展位成像结构示意图

**1. 体位**

（1）患者侧坐于摄影台前，自然屈肘，掌心向下。

（2）探测器置于一个20°角度板上（或用沙袋垫高20°）。

（3）腕部平放于探测器上，手掌尽量向尺侧偏移。

（4）摄影距离90~100cm（用于观察舟骨）。

**2. 中心线**　对准尺骨和桡骨茎突连线中点，垂直射入探测器。

**3. 标准影像显示**

（1）影像显示为舟骨长轴展开影像，与其他骨的邻接面显示清晰。

（2）布局与对称性，照片包括掌骨与尺桡骨远端，舟骨标准正位显示，与其他骨的邻接面显示

清晰。

（3）骨小梁及周围软组织清楚显示。

## 八、前臂正位

前臂正位（forearm anteroposterior projection）成像示意图和结构示意图见图12-81和图12-82。

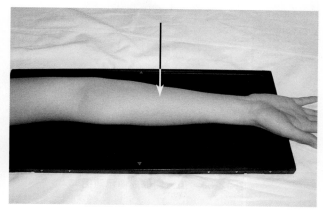

图 12-81　前臂正位成像示意图

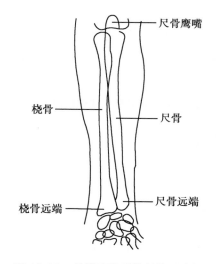

图 12-82　前臂正位成像结构示意图

**1. 体位**

（1）患者坐于摄影台前，前臂伸直，掌心向上，背面紧贴探测器。

（2）前臂长轴与探测器长轴平行。

（3）探测器上缘包括肘关节，下缘包括腕关节。

（4）摄影距离90~100cm。

**2. 中心线**　对准前臂中点，垂直射入探测器。

**3. 标准影像显示**

（1）显示尺、桡骨正位影像。

（2）腕关节或/和轴关节呈正位像显示。

（3）诸骨纹理及周围软组织清晰可见。

## 九、前臂侧位

前臂侧位（forearm lateral position）成像示意图及结构示意图见图 12-83 和图 12-84。

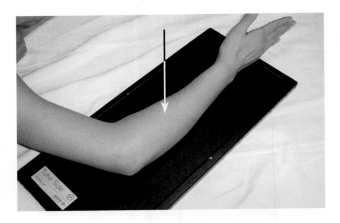

图 12-83　前臂侧位成像示意图

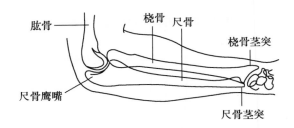

图 12-84　前臂侧位成像结构示意图

**1. 体位**

（1）患者坐于摄影台前，肘部弯曲成 90°。

（2）前臂呈侧位，尺侧紧贴探测器，肩部下移，尽量接近肘部高度。

（3）探测器上缘包括肘关节，下缘包括腕关节。

（4）摄影距离为 90~100cm。

**2. 中心线**　对准前臂中点，垂直射入探测器中心。

**3. 标准影像显示**

（1）影像显示尺骨、桡骨、腕关节与/或肘关节的侧位影像。

（2）布局合理，照片包括肘关节与腕关节，至少应包括一个关节，尺桡骨呈侧位影像。

（3）影像清楚显示骨小梁和周围软组织。

## 十、肘关节正位

肘关节正位（elbow joint anteroposterior projection）成像示意图及结构示意图见图 12-85 和图 12-86。

**1. 体位**

（1）患者坐于摄影台前，前臂伸直，掌心向上。

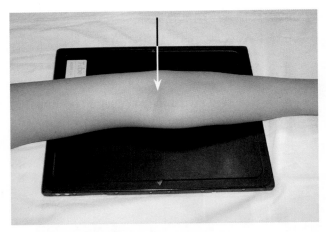

图 12-85　肘关节正位成像示意图

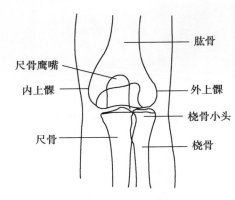

图 12-86　肘关节正位成像结构示意图

（2）尺骨鹰嘴突置于探测器中心并紧贴探测器。

（3）摄影距离为 90~100cm。

**2. 中心线**　对准肘关节（肘横纹中点）垂直射入探测器。

**3. 标准影像显示**

（1）照片包括肱骨远端及尺桡骨近端，其关节间隙位于照片正中显示。

（2）肘关节面呈切线位显示明确、锐利。

（3）鹰嘴窝位于肱骨内外髁正中稍偏尺侧。

（4）肘关节诸骨纹理及周围软组织清晰可见。

## 十一、肘关节侧位

肘关节侧位（elbow joint lateral position）成像示意图及结构示意图见图 12-87 和图 12-88。

**1. 体位**

（1）患者坐于摄影台前，肘部弯曲成 90°，肘关节内侧紧贴探测器。

（2）手掌心面对患者，拇指在上，尺侧朝下，呈侧位姿势。

（3）肩部下移，尽量接近肘部高度。

（4）摄影距离为 90~100cm。

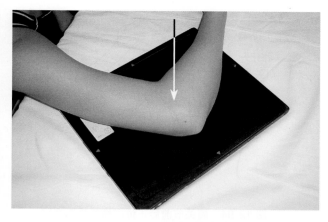

图 12-87 肘关节侧位成像示意图

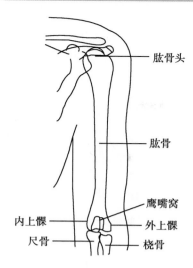

图 12-90 肱骨前后位成像结构示意图

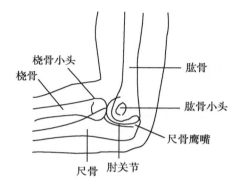

图 12-88 肘关节侧位成像结构示意图

**2. 中心线** 对准肘关节间隙,垂直射入探测器。

**3. 标准影像显示**

(1)肱骨远端与尺桡骨近端成 90°~120°。

(2)尺骨与肱骨的关节间隙显示明确、锐利。

(3)肱骨外髁重叠,呈圆形投影。

(4)肘关节诸骨纹理清晰,周围软组织层次分明。

## 十二、肱骨前后位

肱骨前后位(AP supine humerus)成像示意图及结构示意图见图 12-89 和图 12-90。

**1. 体位**

(1)患者仰卧于摄影台上,手臂伸直稍外展,

掌心朝上。对侧肩部稍垫高,使被检侧上臂尽量贴近探测器。

(2)肱骨长轴与探测器长轴保持一致,探测器上缘包括肩关节,下缘包括肘关节。

(3)摄影距离为 90~100cm。

**2. 中心线** 对准肱骨中点,垂直射入探测器。

**3. 标准影像显示** ①显示肱骨正位影像;②软组织影像显示良好。

## 十三、肱骨侧位

肱骨侧位(humerus lateral position)成像示意图及结构示意图见图 12-91 和图 12-92。

**1. 体位**

(1)患者仰卧于摄影台上,对侧肩部稍垫高,

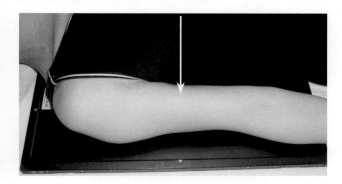

图 12-89 肱骨前后位成像示意图

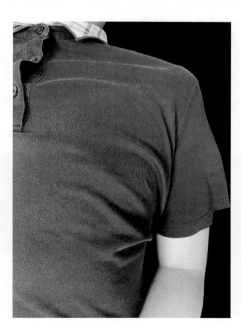

图 12-91 肱骨侧位成像示意图

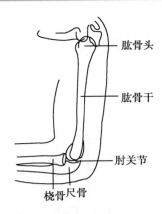

图 12-92 肱骨侧位成像结构示意图

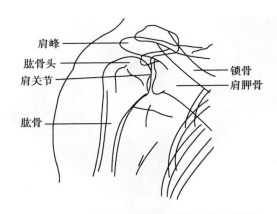

图 12-94 肩关节前后正位成像结构示意图

使被检侧上臂尽量贴近探测器。

（2）被检侧上臂与躯干稍分开，肘关节弯曲成90°，成侧位姿势置于胸前。

（3）肱骨长轴与探测器长轴平行一致。

（4）探测器上缘包括肩关节，下缘包括肘关节。

（5）摄影距离为90~100cm。

**2. 中心线** 对准肱骨中点，垂直射入探测器。

**3. 标准影像显示** ①显示肱骨侧位影像；②软组织影像显示良好。

### 十四、肩关节正位

肩关节正位（shoulder joint anteroposterior projection）成像示意图及结构示意图见图 12-93 和图 12-94。

**1. 体位**

（1）患者仰卧于摄影台上，被检侧肩胛骨喙突置于台面正中线上。

（2）被检侧上肢向下伸直并外展，掌心向上。对侧躯干稍垫高，头转向健侧，使被检侧肩部紧贴台面。

（3）探测器上缘超出肩部，外缘包括肩部软组织。

（4）探测器置于滤线器托盘内，摄影距离为100cm。

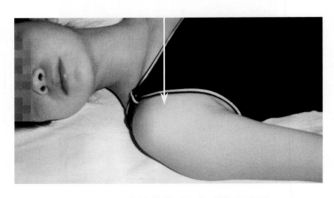

图 12-93 肩关节前后正位成像示意图

**2. 中心线** 对准喙突垂直射入探测器。

**3. 标准影像显示**

（1）照片包括肩关节诸骨，其关节位于照片正中或稍偏外显示。

（2）肩关节盂前后重合，呈切线位显示，不与肱骨头重叠，关节间隙显示清晰明了。

（3）肱骨小结位于肱骨头外 1/3 处显示。

（4）肱骨头、肩峰及锁骨纹理显示清晰，周围软组织层次可辨。

### 十五、肩关节穿胸侧位

肩关节穿胸侧位（shoulder joint transthoracic lateral position）成像示意图见图 12-95。

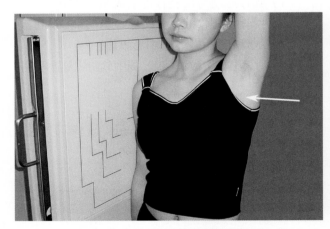

图 12-95 肩关节穿胸侧位成像示意图

**1. 体位**

（1）患者侧立于摄影架前，被检侧上臂外缘紧贴摄影架面板。

（2）被检侧上肢及肩部尽量下垂，掌心向前，对侧上肢高举抱头。

（3）被检侧肱骨外科颈对准探测器中心。

（4）探测器置于滤线器托盘内，摄影距离为

100cm。

**2. 中心线** 水平方向通过对侧腋下，经被检侧上臂的上 1/3 处，垂直射入探测器。

**3. 标准影像显示**

（1）为肱骨近端侧位像，投影于胸椎和胸骨之间，有肺纹理与肋骨影像与之相重叠。

（2）照片包括肩部和肱骨中上段，显示被检侧肩关节骨质、关节面及周围软组织，肱骨长轴平行于胶片长轴。

（3）显示患侧肱骨上端和肩关节的轴位影像，骨小梁、周围软组织清晰显示。

## 十六、锁骨后前位

锁骨后前位（clavicle posteroanterior projection）成像示意图和结构示意图见图 12-96 和图 12-97。

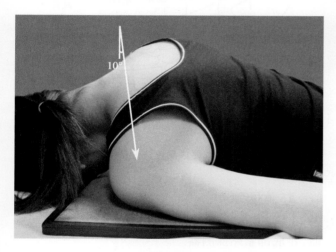

图 12-96　锁骨后前位成像示意图

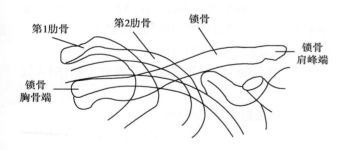

图 12-97　锁骨后前位成像结构示意图

**1. 体位**

（1）患者俯卧于摄影台上，被检侧锁骨中点对探测器上 1/3 横线中点。

（2）头面部转向对侧，使锁骨与台面贴近，被检侧手臂内旋，掌心向上。

（3）肩部下垂，使肩部与胸锁关节相平。

（4）摄影距离为 90~100cm。

**2. 中心线** 通过锁骨中点，向足侧倾斜 10°。

**3. 标准影像显示**

（1）锁骨的长轴应与照片长轴平行。

（2）被照侧锁骨骨小梁、周围软组织清晰显示。

## 十七、肩锁关节后前位

肩锁关节后前位（acromioclavicular joint posteroanterior projection）成像示意图见图 12-98。

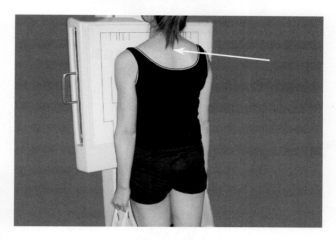

图 12-98　肩锁关节后前位成像示意图

**1. 体位**

（1）患者直立于摄影架前，面向探测器，两足分开，使身体站稳。

（2）两臂下垂，两侧肩锁关节对准探测器横轴中线，人体正中矢状面对探测器纵轴中线。

（3）两手各握重量相等的沙袋一只，使肩部下垂，锁骨呈水平状。

（4）摄影距离为 90~100cm。

**2. 中心线** 对准第 3 胸椎，水平方向与探测器垂直（深吸气后屏气曝光）。

**3. 标准影像显示**

（1）肩锁关节位于图像中心。

（2）肩胛骨、锁骨及肩锁关节清晰显示，周围软组织对比良好。

（余建明　暴云锋　郭　哲　夏迎洪<br>毛德旺　吴　岩　王　涛）

## 第四节　下肢及关节 X 线摄影

## 一、足正位

足正位（foot anteroposterior projection）成像示意图及结构示意图见图 12-99 和图 12-100。

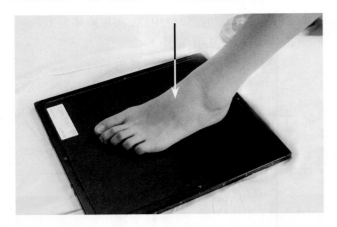

图 12-99　足正位成像示意图

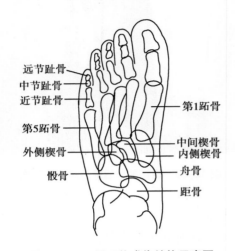

图 12-100　足正位成像结构示意图

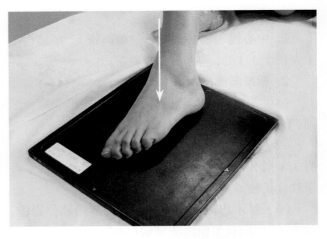

图 12-101　足内斜位成像示意图

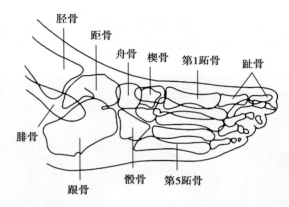

图 12-102　足内斜位成像结构示意图

**1. 体位**

（1）患者仰卧或坐于摄影台上，被检侧膝关节弯曲，足底部紧贴探测器。

（2）探测器上缘包括足趾，下缘包括足跟，第 3 跖骨基底部放于探测器中心，并使探测器中线与足部长轴一致。

（3）摄影距离为 90~100cm。

**2. 中心线**　通过第 3 跖骨基底部，垂直（或向足跟侧倾斜 15°）射入探测器。

**3. 标准影像显示**

（1）照片包括跗、趾及跖骨，第 3 跖骨基底部位于照片正中。

（2）跗骨到趾骨远端密度适当，骨纹理清晰可见。

（3）舟距关节与骰跟间隙清晰可见。

## 二、足内斜位

足内斜位（foot anteroposterior oblique projection with medial rotation）成像示意图及结构示意图见图 12-101 和图 12-102。

**1. 体位**

（1）患者仰卧或坐于摄影台上，被检侧膝部弯曲，足底部紧贴探测器。

（2）探测器前缘包括足趾，后缘包括足跟。

（3）第 3 跖骨基底部放于探测器中心，将躯干和被检侧下肢向内倾斜，使足底与探测器成 30°~50°。

（4）摄影距离为 90~100cm。

**2. 中心线**　通过第 3 跖骨基底部，垂直射入探测器。

**3. 标准影像显示**

（1）全足诸骨呈斜位，第 3、4 跖骨基底部位于照片正中。

（2）第 1、2 跖骨部分重叠，其余均单独显示。

（3）距跟关节、楔舟关节及第 3、4 跗跖关节间隙显示明确。

（4）全足诸骨密度基本均匀，骨纹理清晰。

## 三、足侧位

足侧位（foot lateral position）成像示意图及结构示意图见图 12-103 和图 12-104。

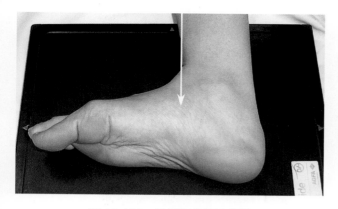

图 12-103 足侧位成像示意图

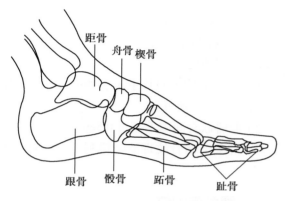

图 12-104 足侧位成像结构示意图

### 1. 体位

（1）患者侧卧于摄影台上，被检侧下肢外侧缘靠近台面，膝部弯曲。

（2）被检侧足部外侧缘紧贴探测器，足部呈侧位，使足底平面与探测器垂直。

（3）探测器上缘包括足趾，下缘包括跟骨。

（4）摄影距离为90~100cm。

### 2. 中心线　通过足部中点，垂直射入探测器。

### 3. 标准影像显示

（1）显示足部各骨侧位影像。

（2）跟、距骨侧位，足舟骨显示清晰。趾、跖、楔骨大部分重叠。

（3）足底及足背软组织影像显示良好。

## 四、跟骨侧位

跟骨侧位（calcaneus lateral position）成像示意图及结构示意图见图 12-105 和图 12-106。

### 1. 体位

（1）患者侧卧于摄影台上，被检侧下肢外侧缘紧贴台面，膝部弯曲。

（2）被检侧足部外侧紧贴探测器，使足底平面垂直探测器。

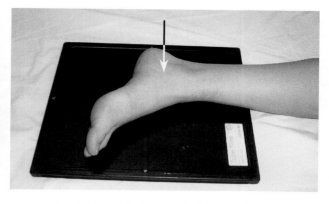

图 12-105 跟骨侧位成像示意图

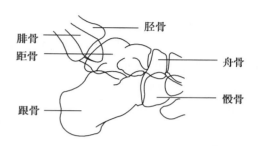

图 12-106 跟骨侧位成像结构示意图

（3）跟骨置于探测器中心。

（4）摄影距离为90~100cm。

### 2. 中心线　对准跟距关节，垂直射入探测器。

### 3. 标准影像显示

（1）照片包括踝关节及部分距骨，跟骨位于照片正中，呈侧位显示。

（2）距骨下关节面呈切线位显示，其关节间隙清晰可见。

（3）跟骨纹理显示清晰。

## 五、跟骨轴位

跟骨轴位（calcaneus axial position）成像示意图及结构示意图见图 12-107 和图 12-108。

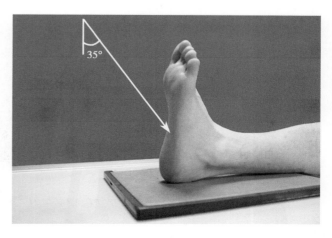

图 12-107 跟骨轴位成像示意图

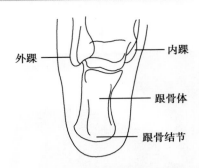

图 12-108 跟骨轴位成像结构示意图

**1. 体位**

（1）患者仰卧或坐于摄影台上，被检侧下肢伸直。

（2）小腿长轴与探测器长轴一致，踝关节置于探测器中心，跟部极度背屈。

（3）摄影距离为 90~100cm。

**2. 中心线** 向头侧倾斜 35°~45°，通过第 3 跖骨基底部射入探测器中心。

**3. 标准影像显示**

（1）跟骨体和跟骨各突均显示清晰。

（2）全跟骨显示于照片正中，显示被检侧跟骨的骨质、关节面及周围软组织。

（3）骨小梁、周围软组织显示清楚。

## 六、踝关节正位

踝关节正位（ankle joint anteroposterior projection）成像示意图及结构示意图见图 12-109 和图 12-110。

**1. 体位**

（1）患者仰卧或坐于摄影台上，被检侧下肢伸直，将踝关节置于探测器中心。

（2）小腿长轴与探测器中线平行，足稍内旋，足尖下倾。

（3）摄影距离为 90~100cm。

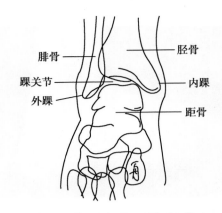

图 12-110 踝关节正位成像结构示意图

**2. 中心线** 通过内、外踝连线中点上方 1cm 处，垂直射入探测器。

**3. 标准影像显示**

（1）踝关节位于照片下 1/3 处中央，关节面呈切线位，其间隙清晰可见。

（2）胫腓联合间隙不超过 0.5cm。

（3）踝关节诸骨纹理清晰锐利，周围软组织层次可见。

## 七、踝关节侧位

踝关节侧位（ankle joint lateral position）成像示意图及结构示意图见图 12-111 和图 12-112。

**1. 体位**

（1）患者侧卧于摄影台上，被检侧靠近台面。

（2）被检侧膝关节稍屈曲，外踝紧贴探测器，足跟摆平，使踝关节成侧位。

（3）小腿长轴与探测器长轴平行，将内踝上 1cm 处置于探测器中心。

（4）摄影距离为 90~100cm。

**2. 中心线** 对准内踝上 1cm 处，垂直射入探测器。

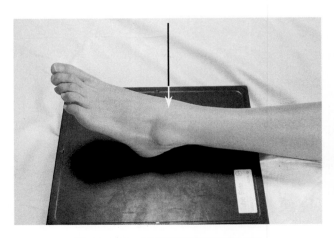

图 12-109 踝关节正位成像示意图

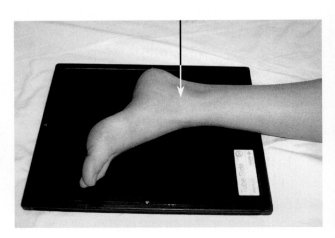

图 12-111 踝关节侧位成像示意图

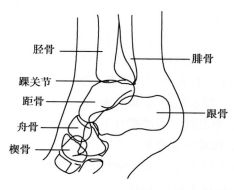

图 12-112　踝关节侧位成像结构示意图

**3. 标准影像显示**

（1）距骨滑车面内外缘重合良好。

（2）腓骨小头重叠于胫骨正中偏后。

（3）踝关节位于照片下 1/3 正中显示。

（4）踝关节诸骨纹理及周围软组织清晰可见。

## 八、胫腓骨正位

胫腓骨正位（leg anteroposterior projection）成像示意图和结构示意图见图 12-113 和图 12-114。

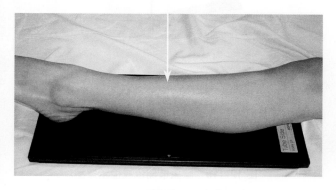

图 12-113　胫腓骨正位成像示意图

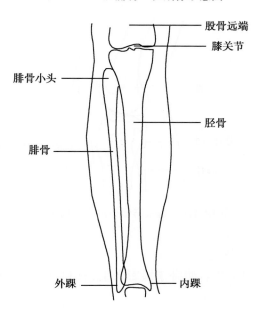

图 12-114　胫腓骨正位成像结构示意图

**1. 体位**

（1）患者仰卧或坐于摄影台上，被检侧下肢伸直，足稍内旋。

（2）小腿长轴与探测器长轴一致，上缘包括膝关节，下缘包括踝关节。

（3）摄影距离为 90~100cm。

**2. 中心线**　对准小腿中点，垂直射入探测器。

**3. 标准影像显示**

（1）影像显示小腿正位影像，胫骨在内，腓骨在外，平行排列，上下胫腓关节皆有重叠，软组织层次清晰。

（2）布局合理，胫腓骨完整显示于照片正中，与胶片长轴平行排列，包括邻近一个关节。

（3）骨小梁、周围软组织清楚显示。

## 九、胫腓骨侧位

胫腓骨侧位（leg lateral position）成像示意图和结构示意图见图 12-115 和图 12-116。

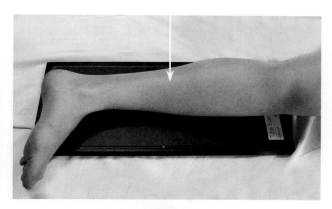

图 12-115　胫腓骨侧位成像示意图

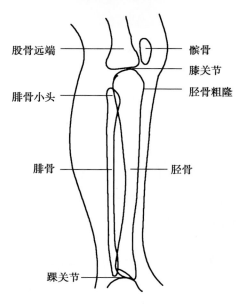

图 12-116　胫腓骨侧位成像结构示意图

**1. 体位**

（1）患者侧卧于摄影台上，被检侧靠近台面。

（2）被检侧下肢膝关节稍屈，小腿外缘紧贴探测器。

（3）探测器上缘包括膝关节，下缘包括踝关节。小腿长轴与探测器长轴一致。

（4）摄影距离为 90~100cm。

**2. 中心线** 对准小腿中点，垂直射入探测器。

**3. 标准影像显示**

（1）影像显示小腿侧位影像，胫骨在前，腓骨在后，平行排列，上胫腓关节重叠较少，可以看到关节面，下胫腓关节重叠较多，关节面隐蔽，膝关节、踝关节呈侧面像，软组织层次丰富。

（2）布局合理性：胫腓骨完整显示于照片正中，与胶片长轴平行排列，包括邻近一个关节。

（3）骨小梁、周围软组织清楚显示。

## 十、膝关节正位

膝关节正位（knee joint anteroposterior projection）成像示意图和结构示意图见图 12-117 和图 12-118。

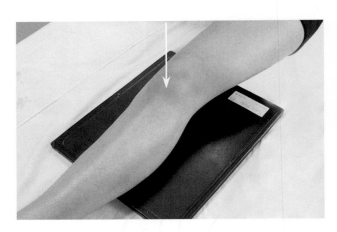

图 12-117　膝关节正位成像示意图

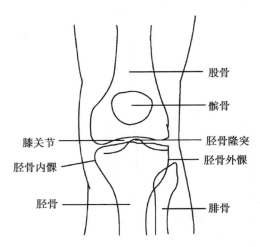

图 12-118　膝关节正位成像结构示意图

**1. 体位**

（1）患者仰卧或坐于摄影台上，下肢伸直，探测器放于被检侧膝下，髌骨下缘对探测器中心。

（2）小腿长轴与探测器长轴一致。

（3）摄影距离为 90~100cm。

**2. 中心线** 对准髌骨下缘，垂直射入探测器。

**3. 标准影像显示**

（1）照片包括股骨两髁，胫骨两髁及腓骨小头，其关节面位于照片正中。

（2）腓骨小头与胫骨仅有少许重叠。

（3）膝关节诸骨纹理清晰可见，周围软组织层次可见。

## 十一、膝关节侧位

膝关节侧位（knee joint lateral position）成像示意图和结构示意图见图 12-119 和图 12-120。

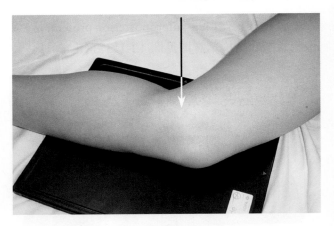

图 12-119　膝关节侧位成像示意图

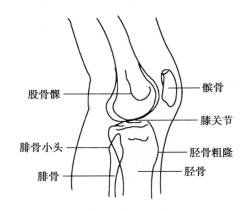

图 12-120　膝关节侧位成像结构示意图

**1. 体位**

（1）患者侧卧于摄影台上，被检侧膝部外侧靠近台面。

（2）被检侧膝关节屈曲成 120°~135°。

（3）髌骨下缘置于探测器中心,前缘包括软组织,髌骨面与探测器垂直。

（4）摄影距离为90~100cm。

**2. 中心线** 对准胫骨上端,垂直射入探测器。

**3. 标准影像显示**

（1）膝关节间隙位于照片正中,股骨内外髁重叠良好。

（2）髌骨呈侧位显示,其与骶骨间隙分离明确,关节面边界锐利,无双边。

（3）股骨与胫骨平台重叠极小。

（4）膝关节诸骨纹理清晰可见,周围软组织可以辨认。

## 十二、髌骨轴位

髌骨轴位(patella axial position)成像示意图及结构示意图见图12-121和图12-122。

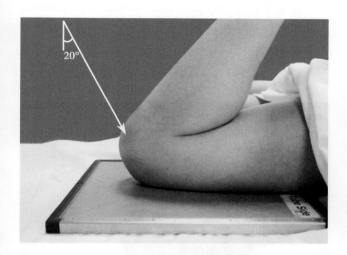

图 12-121　髌骨轴位成像示意图

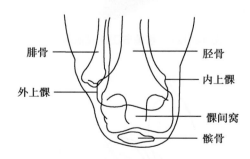

图 12-122　髌骨轴位成像结构示意图

**1. 体位**

（1）患者俯卧于摄影台上,被检侧膝部尽量弯曲,对侧下肢伸直。

（2）被检侧股骨长轴与探测器中线一致。髌骨下缘置于探测器下1/3处。

（3）摄影距离为90~100cm。

**2. 中心线** 向头侧倾斜15°~20°,对准髌骨下缘射入探测器。

**3. 注意点** 髌骨轴位摄影方法较多,如俯卧位、坐位、侧卧位,应视患者情况及设备条件进行选择。

**4. 标准影像显示**

（1）影像显示髌骨轴位像,显示股骨两上髁部与胫骨髁相重叠。髌骨呈扁三角形,位于股骨两髁的下方,其前面及背面皮质呈切线位,股骨的髌面显示清晰。

（2）布局合理,髌骨呈扁三角形,位于股骨两髁的下方。

（3）影像细节显示被检侧髌骨轴位像,骨小梁、周围软组织显示清楚。

## 十三、股骨正位

股骨正位(femur anteroposterior projection)成像示意图及结构示意图见图12-123和图12-124。

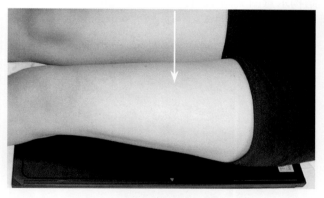

图 12-123　股骨正位成像示意图

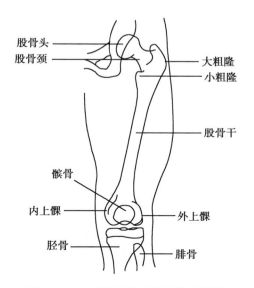

图 12-124　股骨正位成像结构示意图

**1. 体位**

（1）患者仰卧于摄影台上，下肢伸直足稍内旋，使两足趾内侧互相接触。

（2）探测器置于被检侧股骨下面，股骨长轴与探测器中线一致。

（3）探测器上缘包括髋关节，下缘包括膝关节。

（4）摄影距离为 90~100cm。

**2. 中心线** 对准股骨中点，垂直射入探测器。

**3. 标准影像显示**

（1）影像显示股骨正位像。股骨头、颈体、髁部骨质、髋及膝关节、股部软组织形态层次均显示清晰。

（2）布局合理，股骨完整显示于照片正中，包括邻近一个关节。

（3）影像细节显示被检侧股骨骨质、关节面及周围软组织和骨小梁。

## 十四、股骨侧位

股骨侧位（femur lateral position）成像示意图及结构示意图见图 12-125 和图 12-126。

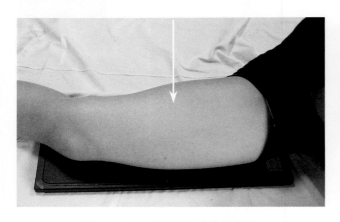

图 12-125 股骨侧位成像示意图

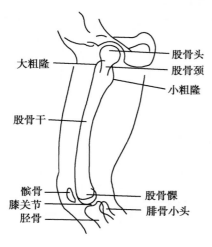

图 12-126 股骨侧位成像结构示意图

**1. 体位**

（1）患者侧卧于摄影台上，被检侧贴近台面。

（2）被检侧下肢伸直，膝关节稍弯曲，探测器置于股骨外侧缘下方，股骨长轴与探测器长轴一致。

（3）摄影距离为 90~100cm。

**2. 中心线** 对准股骨中点，垂直射入探测器。

**3. 标准影像显示**

（1）影像显示股骨头、颈体、髁部与髌骨膝关节侧位影像，髋关节为侧位稍斜，膝部的内、外髁难以全部重叠。软组织阴影层次清晰。

（2）布局合理，股骨完整显示于照片正中，包括邻近一个关节。

（3）细节显示被检侧股骨的骨质、关节面及周围软组织影像和骨小梁。

## 十五、髋关节正位

髋关节正位（hip joint anteroposterior projection）成像示意图及结构示意图见图 12-127 和图 12-128。

**1. 体位**

（1）患者仰卧于摄影台上，被检侧髋关节置于

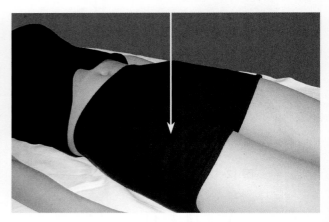

图 12-127 髋关节正位成像示意图

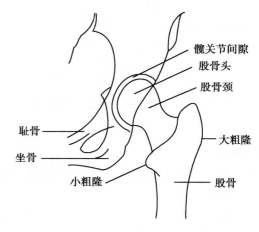

图 12-128 髋关节正位成像结构示意图

台面中线。

（2）下肢伸直，双足跟分开，两侧足趾内侧相互接触。

（3）股骨头置于探测器中心，股骨长轴与探测器长轴平行。

（4）探测器上缘包括髂骨，下缘包括股骨上端。

（5）探测器置于滤线器托盘内，摄影距离为100cm。

**2. 中心线** 对准股骨头（髂前上棘与耻骨联合上缘连线的中点垂线下方2.5cm处），垂直射入探测器。

**3. 标准影像显示**

（1）照片包括髋关节、骶骨近端1/3，同侧耻坐骨及部分髂骨翼。

（2）股骨头大体位于照片正中，或位于照片上1/3正中，大粗隆内缘与股骨颈重叠1/2，股骨颈显示充分。

（3）股骨颈及闭孔无投影变形，申通氏线光滑锐利，曲度正常。

（4）髋关节诸骨纹理清晰锐利，坐骨棘明显显示，周围软组织也可辨认。

## 十六、髋关节水平侧位

髋关节水平侧位（hip joint level lateral position）成像示意图及结构示意图见图12-129和图12-130。

**1. 体位**

（1）患者仰卧于摄影台上，被检侧下肢伸直，足尖稍内旋。

（2）健侧髋关节和膝关节屈曲外展，避免遮挡X线束射入。

（3）探测器垂直台面竖放于被检侧髋部外侧，

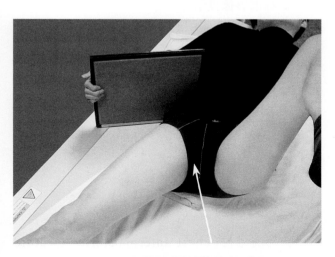

图 12-129 髋关节水平侧位成像示意图

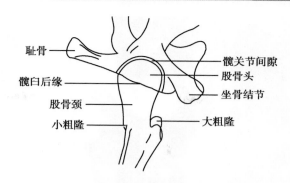

图 12-130 髋关节水平侧位成像结构示意图

（图中标注：耻骨、髋臼后缘、股骨颈、小粗隆、髋关节间隙、股骨头、坐骨结节、大粗隆）

上缘紧贴髂骨嵴，下缘远离股骨，使探测器长轴与股骨颈长轴平行。

（4）固定滤线栅置于肢体与探测器间，并紧贴探测器。

（5）摄影距离为100cm。

**2. 中心线** 水平方向，向头侧倾斜，从被检侧股骨内侧向外上方垂直股骨颈射入探测器。

**3. 标准影像显示**

（1）髋关节、股骨头、股骨颈呈侧位影像。股骨头呈半圆形，且与颈、体在一条直线上。大、小粗隆重叠。

（2）布局合理，髋关节呈侧位显示于照片正中，股骨长轴与照片长轴一致。

（3）细节显示被检侧骨质、关节面及周围软组织影像和骨小梁。

（余建明　暴云锋　郭　哲　浦仁旺

徐正扬　张志伟　王　涛）

## 第五节　胸腹部的 X 线摄影

### 一、胸部后前位

胸部后前位（chest posteroanterior projection）成像示意图及结构示意图见图12-131和图12-132。

**1. 体位**

（1）患者面向摄影架站立，前胸紧靠探测器，两足分开，使身体站稳。

（2）人体正中矢状面对准探测器中线，头稍后仰，将下颌置于胸片架上方，探测器上缘超过两肩3cm。

（3）两手背放于髋部，双肘弯曲，尽量向前。两肩内转，尽量放平，并紧贴探测器。

（4）探测器置于滤线器托盘内，摄影距离为150~180cm（观察心脏时，摄影距离为180~200cm）。

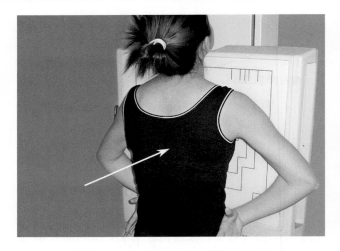

图 12-131 胸部后前位成像示意图

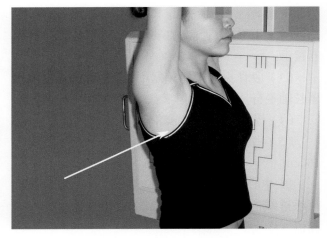

图 12-133 胸部侧位成像示意图

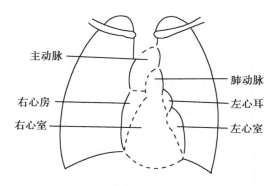

图 12-132 胸部后前位成像结构示意图

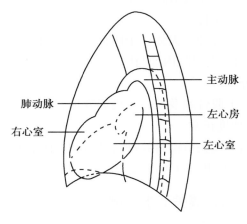

图 12-134 胸部侧位成像结构示意图

（5）深吸气后屏气曝光。

**2. 中心线** 水平方向，通过第 6 胸椎，垂直射入探测器。

**3. 标准影像显示**

（1）肺门阴影结构可辨。

（2）锁骨、乳房、左心影内可分辨出肺纹理。

（3）肺尖充分显示。

（4）肩胛骨投影于肺野之外。

（5）两侧胸锁关节对称。

（6）膈肌包括完全，且边缘锐利。

（7）心脏、纵隔边缘清晰锐利。

## 二、胸部侧位

胸部侧位（chest lateral position）成像示意图及结构示意图见图 12-133 和图 12-134。

**1. 体位**

（1）患者侧立摄影架前，被检侧胸部紧靠探测器，探测器上缘应超出肩部。

（2）胸部腋中线对准探测器中线，前胸壁及后胸壁投影与探测器边缘等距。

（3）两足分开，身体站稳，两臂高举，前臂环抱

头部，收腹，挺胸抬头。

（4）探测器置于滤线器托盘内，摄影距离为 150~180cm（观察心脏时，摄影距离为 180~200cm）。

（5）深吸气后屏气曝光。

**2. 中心线** 水平方向，经腋中线第 6 胸椎平面垂直射入探测器。

**3. 标准影像显示**

（1）照片中无组织遮盖部分呈漆黑。

（2）第 4 胸椎以下椎体清晰可见，并呈侧位投影。

（3）从颈部到气管分叉部，能连续追踪到气管影像。

（4）心脏、主动脉弓移行部、降主动脉影像明了。

（5）胸骨两侧缘重叠良好。

## 三、胸部前弓位

胸部前弓位（chest anteroposterior lordotic position）成像示意图见图 12-135。

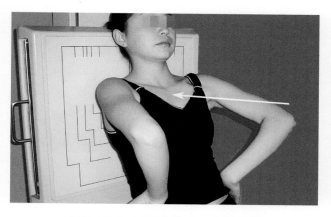

图 12-135　胸部前弓位成像示意图

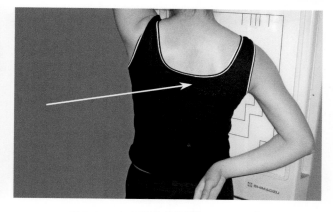

图 12-136　胸部右前斜位成像示意图

### 1. 体位

（1）患者背靠摄影架，取前后位，人体正中矢状面对准探测器中线。

（2）两足分开站稳。手背放于髋部，肘部弯曲并尽量向前。

（3）身体稍离开摄片架，上胸后仰，使上背部紧贴摄影架面板，腹部向前挺出，胸部冠状面与探测器成15°~20°角。

（4）探测器上缘超出肩部约7cm。

（5）探测器置于滤线器托盘内，摄影距为150~180cm。

（6）深吸气后屏气曝光。

### 2. 中心线
水平方向，对准胸骨角与剑突连线的中点，垂直射入探测器中。

### 3. 标准影像显示

（1）清楚显示肺尖。

（2）清楚显示在前后位被肋骨和锁骨遮蔽的部位。

## 四、胸部右前斜位

胸部右前斜位（chest right anterior oblique position）成像示意图及结构示意图见图 12-136 和图 12-137。

### 1. 体位

（1）患者直立于摄影架前，胸壁右前方靠近摄影架面板，两足分开站稳。

（2）右肘弯曲内旋，右手背放于髋部，左臂上举抱头。

（3）左胸壁离开探测器，使人体冠状面与探测器成45°~55°角。探测器上缘超出肩部3cm，左右缘包括左前及右后胸壁。

（4）探测器置于滤线器托盘内，摄影距离为

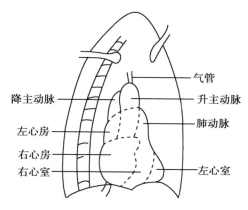

图 12-137　胸部右前斜位成像结构示意图

150~180cm。

（5）服钡剂后，平静呼吸状态下屏气曝光。

### 2. 中心线
水平方向，对准左侧腋后线经第7胸椎高度垂直射入探测器。

### 3. 标准影像显示

（1）胸部呈斜位投影，心脏大血管投影于胸部左侧，不与胸椎重叠，胸椎投影于胸部右后1/3处。

（2）心脏、升主动脉弓影像清晰可见，胸部周边肺纹理能追踪到。

（3）肺尖显示清楚，食管的胸段钡剂充盈良好。

## 五、胸部左前斜位

胸部左前斜位（chest left anterior oblique position）成像示意图及结构示意图见图 12-138 和图 12-139。

### 1. 体位

（1）患者直立于摄影架前，胸壁左前方靠近摄影架面板。

（2）左肘弯曲内旋，左手背置于髋部，右臂高举抱头。

（3）人体冠状面与探测器成65°~75°角，探测器上缘超肩部上方3cm。右前、左后胸壁与探测

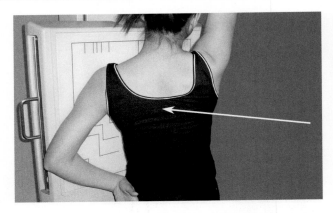

图 12-138　胸部左前斜位成像示意图

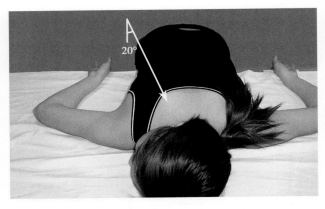

图 12-140　胸骨后前斜位成像示意图

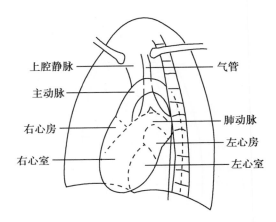

图 12-139　胸部左前斜位成像结构示意图

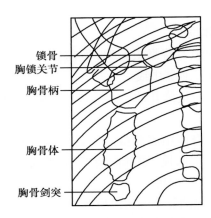

图 12-141　胸骨后前斜位成像结构示意图

边缘等距。

（4）探测器置于滤线器托盘内,摄影距离为150~180cm。

（5）平静呼吸状态下屏气曝光。

**2. 中心线**　水平方向,经右侧腋后线第 7 胸椎高度垂直射入探测器。

**3. 标准影像显示**

（1）胸部呈斜位投影,心脏大血管于胸椎右侧显示,胸椎投影于胸部左后方 1/3 偏前处。

（2）下腔静脉基本位于心影底部中央显示。

（3）胸主动脉全部展现,边缘清晰。

（4）胸部周边肺纹理可追踪到,肺尖显示清楚。

## 六、胸骨后前斜位

胸骨后前斜位(sternum posteroanterior oblique projection)成像示意图及结构示意图见图 12-140 和图 12-141。

**1. 体位**

（1）患者俯卧于摄影台上,人体长轴与摄影台长轴垂直,两臂内旋置于身旁。

（2）两肩尽量内收,使胸骨紧贴台面,头转向右侧。

（3）探测器上缘达胸锁关节上 1cm,下缘包括剑突。

**2. 中心线**　倾斜中心线,自背部脊柱右后侧射向左前方,经过胸骨达探测器中心。

中心线倾斜角度,视胸廓前后径而定,一般在20°左右。采用此体位是使 X 线的倾斜方向与滤线栅的铅条排列方向一致。摄影条件宜用低千伏、低毫安、长时间、近焦片距。曝光时嘱患者均匀呼吸。

**3. 标准影像显示**

（1）影像显示胸骨正位全貌影像,胸骨柄、胸骨体及剑突边缘锐利、骨质和关节间隙清晰,背景模糊中心线从左后射入时,因心脏阴影的重叠,胸骨对比度较低,但密度均匀。从右后射入时,胸骨左侧部与心脏重叠,右侧与肺野重叠,显示密度不匀,右侧对比度高于左侧,右侧缘清晰度较高。

（2）布局与对称性:胸锁关节、胸骨柄、胸骨体及剑突均包括在照片内。

（3）胸骨没有与脊柱重叠,骨纹理清晰,骨皮质边缘锐利。

## 七、胸骨侧位

胸骨侧位（sternum lateral position）成像示意图及结构示意图见图12-142和图12-143。

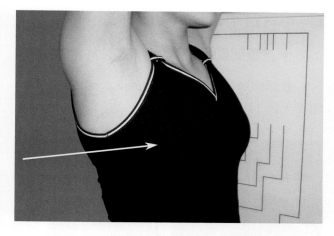

图 12-142 胸骨侧位成像示意图

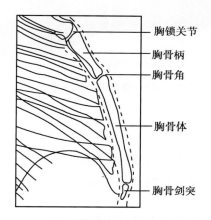

图 12-143 胸骨侧位成像结构示意图

**1. 体位**

（1）患者侧立于摄影架前，两足分开站稳。

（2）两臂在背后交叉，胸部向前挺出，两肩尽量后倾，胸骨成侧位。

（3）探测器上缘超胸骨颈切迹，下缘包括剑突。胸骨长轴对探测器中线。

（4）探测器置于滤线器托盘内，摄影距离为100cm。

**2. 中心线** 水平方向，经胸骨中点，垂直射入探测器。

**3. 标准影像显示**

（1）影像显示胸骨侧位影像，胸骨柄、胸骨体、剑突骨质及前后缘骨皮质显示清晰，胸锁关节重叠，胸前壁软组织厚度及表皮轮廓皆可见。

（2）布局与对称性：胸骨柄、胸骨体及剑突均

包括在照片内。

（3）骨纹理清晰，骨皮质边缘锐利。

## 八、膈上肋骨正位

膈上肋骨正位（rib anteroposterior projection above dianteroposteriorhragm）成像示意图及结构示意图见图12-144和图12-145。

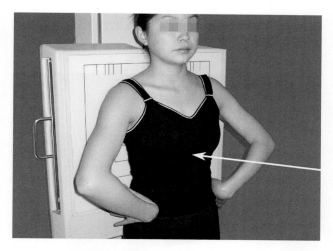

图 12-144 膈上肋骨正位成像示意图

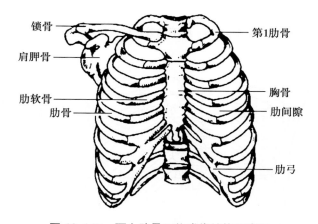

图 12-145 膈上肋骨正位成像结构示意图

**1. 体位**

（1）患者站立于摄影架前，背部紧贴摄影架面板，两足分开站稳。

（2）身体正中矢状面垂直摄影架面板并对准探测器中线，下颌抬高，探测器上缘超出两肩。

（3）双肘屈曲，手背放于臀部，肘部尽量向前。

（4）探测器置于滤线器托盘内，摄影距离为100cm。

（5）深吸气后屏气曝光。

**2. 中心线** 水平方向，通过第7胸椎垂直射入探测器。

**3. 标准影像显示**

（1）第 1~6 前肋与第 1~9 后肋投影于照片中，且包括两侧肋膈角。

（2）纵隔后肋骨边缘也应清晰显示。

（3）以上肋骨骨纹理显示清晰。

## 九、膈下肋骨正位

膈下肋骨正位（rib anteroposterior projection below dianteroposteriorhragm）成像示意图及结构示意图见图 12-146 和图 12-147。

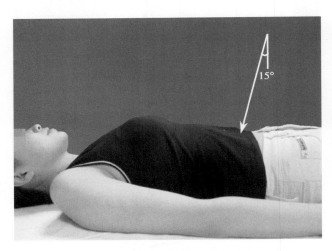

图 12-146 膈下肋骨正位成像示意图

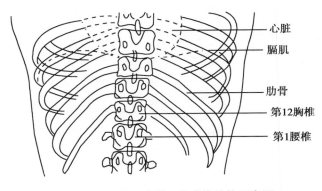

图 12-147 膈下肋骨正位成像结构示意图

**1. 体位**

（1）患者仰卧于摄影台上，身体正中矢状面垂直台面。并对探测器中线。双臂置于身体两侧，稍外展。

（2）探测器上缘包括第 5 胸椎，下缘包括第 3 腰椎，两侧包括腹侧壁外缘。

（3）探测器置于滤线器托盘内，摄影距离 100cm。

（4）呼气后屏气曝光。

**2. 中心线** 通过脐孔上，向头侧倾斜 10°~15° 角射入胶片中心。

**3. 标准影像显示**

（1）第 8~12 肋骨在膈下显示，并投影于腹腔内。

（2）以上肋骨骨纹理清晰可见。

## 十、腹部仰卧位

腹部仰卧位（abdomen supine position）成像示意图见图 12-148。

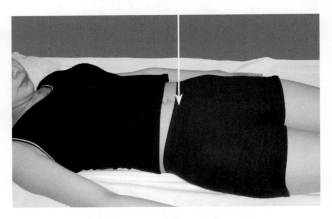

图 12-148 腹部仰卧位成像示意图

**1. 体位**

（1）患者仰卧于摄影台上，下肢伸直，人体正中矢状面垂直台面并与台面中线重合，两臂置于身旁或上举。

（2）探测器上缘超出胸骨剑突，下缘包括耻骨联合下 2.5cm。

（3）探测器置于滤线器托盘内，摄影距离为 100cm。

（4）呼气后屏气曝光。

**2. 中心线** 对准剑突与耻骨联合上缘连线中点垂直射入探测器。

**3. 标准影像显示**

（1）腹部全部包括在照片内。腰椎序列投影于照片正中并对称显示。

（2）两侧膈肌、腹壁软组织及骨盆腔均对称性地显示于照片内，椎体棘突位于照片正中。

（3）膈肌边缘锐利，胃内液平面及可能出现的肠内液平面，均应辨认明确。

（4）肾、腰大肌、腹膜外脂肪线及骨盆影像显示清楚。

## 十一、膀胱区正位

膀胱区正位（bladder anteroposterior projection）成像示意图见图12-149。

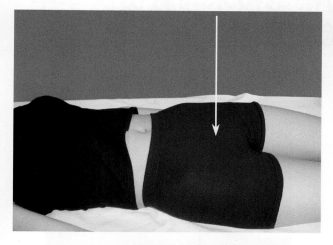

图 12-149　膀胱区正位X线片成像示意图

### 1. 体位

（1）患者仰卧于摄影台上，两手臂放于身旁，身体正中矢状面垂直台面并与台面中线重合。

（2）探测器上缘与髂骨嵴相齐，下缘超过耻骨联合下缘。

（3）探测器置于滤线器托盘内，摄影距离为100cm。

### 2. 中心线　对准探测器中心垂直射入。

## 十二、腹部站立正位

腹部站立正位（abdomen erect anteroposterior projection）成像示意图见图12-150。

### 1. 体位

（1）患者站立于摄影架前，背部紧贴摄影架面

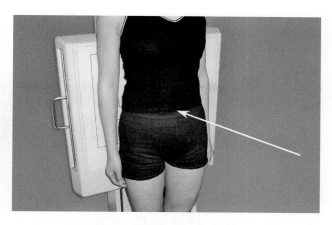

图 12-150　腹部站立正位成像示意图

板，双臂自然下垂稍外展。

（2）人体正中矢状面与摄影架面板垂直，并与探测器中线重合。

（3）探测器上缘包括横膈，下缘包括耻骨联合上缘。

（4）探测器置于滤线器托盘内，摄影距离为100cm。

（5）呼气后屏气曝光。

### 2. 中心线　水平方向，经剑突与耻骨联合连线中点，垂直射入胶片。

### 3. 标准影像显示

（1）两侧膈肌、腹壁软组织及骨盆腔均对称性地显示在照片内，椎体棘突位于照片正中。

（2）膈肌边缘锐利，胃内液平面及可能出现的肠内液平面，均应辨认明确。

（3）肾、腰大肌、腹膜外脂肪线及骨盆影像显示清晰。

**（余建明　暴云锋　郭　哲　王　涛）**

# 第十三章　特殊体位摄影技术与救援医学中的 X 线检查技术

## 第一节　特殊体位摄影技术

### 一、颈椎过伸与过屈侧位

颈椎过伸位 X 线摄影图和 X 线照片图见图 13-1 和图 13-2,颈椎过屈位 X 线摄影图和 X 线照片图见图 13-3 和图 13-4。

**(一)摄影目的**

观察颈椎的活动度及稳定性。

**(二)摄影体位**

1. 被检者侧立于胸片架前,两足分开站稳,肩部紧贴探测器,外耳孔与肩峰连线位于探测器中心。

2. 头颈部极度后仰或前屈,下颌前伸或内收,头颈部正中矢状面平行于探测器。

3. 双肩尽量下垂,必要时辅以外力向下牵引。

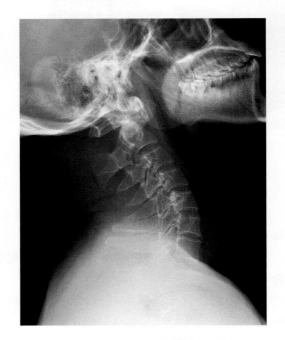

图 13-2　颈椎过伸位 X 线照片图

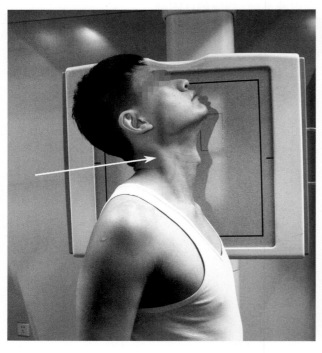

图 13-1　颈椎过伸位 X 线摄影图

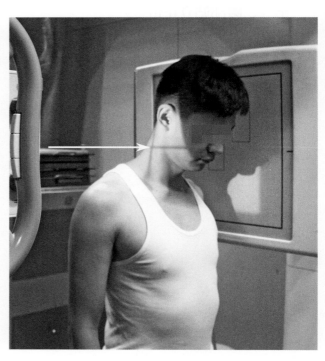

图 13-3　颈椎过屈位 X 线摄影图

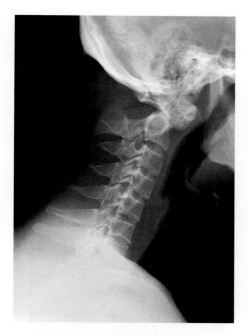

图 13-4　颈椎过屈位X线照片图

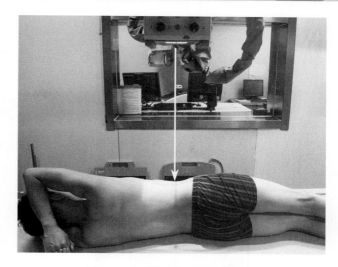

图 13-5　腰椎过伸位X线摄影图

4. 探测器上缘包括外耳孔,下缘包括肩峰。

5. 探测器置于滤线器托盘内,摄影距离为100cm。

**（三）中心线**

经甲状软骨平面颈部的中点,垂直射入探测器中心。

**（四）标准图像显示**

1. 显示全部颈椎侧位影像,1~7颈椎显示于照片正中。

2. 各椎体前后缘均无双缘现象。

3. 椎体骨小梁、各椎间隙及椎间关节显示清晰。

4. 下颌骨不与椎体重叠。

5. 气管、颈部软组织层次清楚。

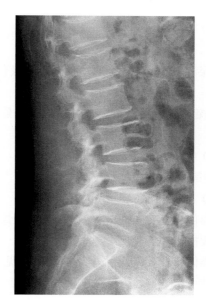

图 13-6　腰椎过伸位X线照片图

## 二、腰椎过伸与过屈侧位

腰椎过伸位 X 线摄影图和 X 线照片图见图 13-5 和图 13-6,腰椎过屈位 X 线摄影图和 X 线照片图见图 13-7 和图 13-8。

**（一）摄影目的**

观察腰椎的活动度及稳定性。

**（二）摄影体位**

1. 被检者侧卧于摄影床上,下肢屈曲,双手抱住膝关节,身体向前弯曲或向后弯曲,腰部尽量保持屈曲或过伸状态。

2. 腰部用棉垫垫平,使腰椎序列平行于探测器,并置于探测器中心。

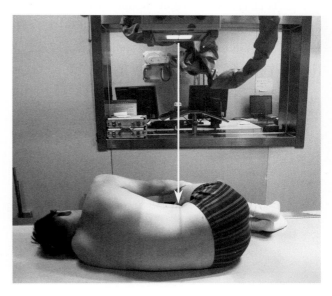

图 13-7　腰椎过屈位X线摄影图

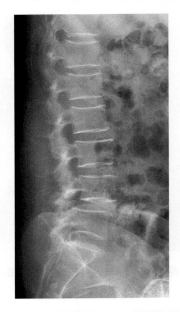

图 13-8　腰椎过屈位 X 线照片图

3. 探测器上缘包括第 11 胸椎，下缘包括上部骶椎。

4. 探测器置于滤线器托盘内，摄影距离为 100cm。

**（三）中心线**

对准第 3 腰椎垂直射入探测器。

**（四）标准图像显示**

1. 影像包括第 11 胸椎至第 2 骶椎椎骨。

2. 腰椎椎体各缘无双边现象。

3. 椎体骨皮质和骨小梁结构清晰可见。

4. 椎弓根、椎间孔和椎小关节可见。

## 三、全脊柱左侧与右侧屈位

全脊柱右侧屈位（right flexion of total spine）X 线摄影图和 X 线照片图见图 13-9 和图 13-10，全脊柱左侧屈位（left flexion of total spine）X 线摄影图和 X 线照片图见图 13-11 和图 13-12。

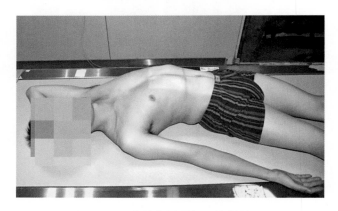

图 13-9　脊柱右侧屈位 X 线摄影图

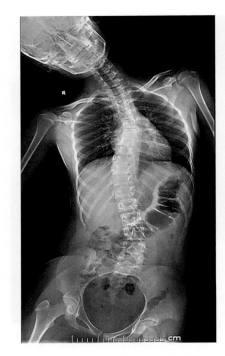

图 13-10　脊柱右侧屈位 X 线照片图

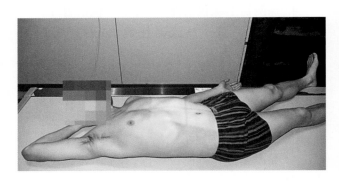

图 13-11　脊柱左侧屈位 X 线摄影图

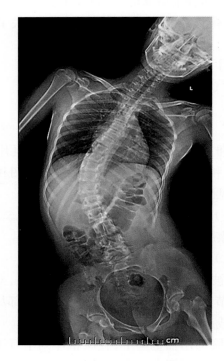

图 13-12　脊柱左侧屈位 X 线照片图

**（一）摄影体位**

1. 被检者仰卧于摄影床上，颈胸部及下肢身体向同侧尽量弯曲。

2. 人体冠状面平行于平板探测器，骨盆居中且摆平。

3. 探测器上缘包括外耳孔，下缘包括尾椎。

4. 探测器置于滤线器托盘内，摄影距离为100cm。

**（二）中心线**

对准剑突与肚脐连线中点垂直入射探测器。

**（三）标准图像显示**

1. 影像包括颈、胸、腰、骶尾椎且位于图像正中。

2. 左、右侧凸起处脊柱椎间隙张开。

3. 脊柱各骨骨小梁清晰显示。

4. 摄影目的是观察脊柱侧方屈曲的活动范围，评估脊柱的柔韧度，从而制定合理的手术方案。

## 四、全脊柱拼接正位

全脊柱拼接正位（AP total spine）X线摄影图和X线照片图如图 13-13 和图 13-14 所示。

**（一）摄影体位**

1. 被检者站立于摄影架前，背部贴近探测器，

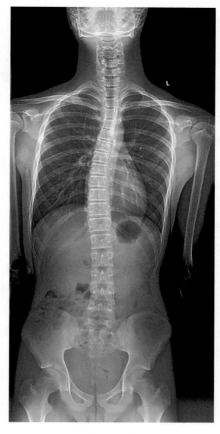

**图 13-14　全脊柱拼接正位X线照片图**

身体冠状面平行于探测器。使人体正中矢状面、X线管焦点、探测板纵轴中线三者重合。

2. 下颌上抬至枕骨水平，双臂自然下垂，手心朝前，双足稍分开，足尖朝前。

3. 截断值（cut off index，COI）选择　根据被检者腋中线与扶手对应刻度录入数值。

4. 探测器置于滤线器托盘内，摄影距离为180cm。

**（二）中心线**

照射范围上缘对准双眼眶下缘，下缘对准耻骨联合。探测器置于胸骨剑突中点。将X线管向上20°~30°，对准受检者鼻尖水平，设定为拍摄角度一；X线管角度向下40°~60°，对准受检者耻骨联合水平，设置为拍摄角度二。嘱受检者吸气后屏气，按下曝光键，连续曝光三次即完成脊柱全长摄影。

**（三）标准图像显示**

1. 影像上缘包括寰枕关节，下缘包括双侧髋关节。

2. $C_1$ 至骶尾椎位于影像正中显示，棘突位于椎体正中显示。

3. 下颌骨下缘与枕骨下缘重合，双侧肩关节、髋关节对称显示。

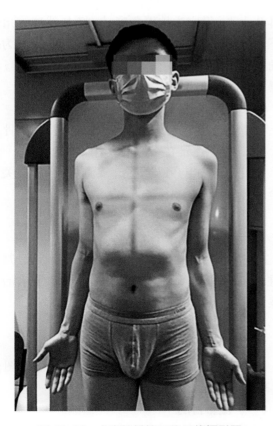

**图 13-13　全脊柱拼接正位X线摄影图**

4. 图像拼接处椎体完整、骨质连续。

5. 脊柱各椎体骨小梁清晰显示。

6. 摄影目的是观察整体脊柱侧弯程度，能够测量 Cobb 角等，制定合理矫形和手术治疗方案。

## 五、全脊柱拼接侧位

全脊柱拼接侧位（whole spine erect lateral position）X 线摄影图和 X 线照片图如图 13-15 和图 13-16 所示。

### （一）摄影体位

1. 被检者站立于摄影架前，身体侧面贴近探测器，身体冠状面垂直于探测器。

2. 下颌上抬至枕骨水平，双臂上举，肱骨与躯干成 30°，肘关节屈曲，双手握紧摄影架扶手，双足稍分开，足尖朝前。

3. COI 选择：根据被检者身体正中矢状面与扶手对应刻度录入数值。

4. 探测器置于滤线器托盘内，摄影距离为 180cm。

### （二）中心线

照射范围上缘对准外耳孔上 3cm，下缘对准股

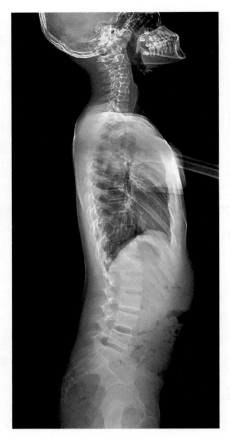

图 13-16　全脊柱站立侧位 X 线照片图

骨近端外侧正中与耻骨联合水平。探测器置于侧剑突的中点，将 X 线球管向上 20°~30°，对准受检者外耳孔水平，设定为拍摄角度一；将 X 线球管角度向下 40°~60°，对准受检者股骨转子水平，设置为拍摄角度二。嘱受检者吸气后屏气，按下曝光键，连续曝光三次松开即完成拍摄。

### （三）标准图像显示

1. 影像上缘包括寰枕关节，下缘包括骶尾骨。

2. $C_1$ 至骶尾椎在影像正中清晰显示。

3. 下颌骨未与颈椎重合，双侧肩关节、髋关节完全重合显示。

4. 图像拼接处椎体完整、骨质连续。

5. 脊柱各椎体骨小梁清晰显示。

6. 摄影的目的是观察脊柱的生理曲度，判定脊柱的前后凸程度，制定合理的矫形和手术治疗方案。

## 六、髂骨斜位

右髂骨斜位 X 线摄影图和 X 线照片图如图 13-17 和图 13-18 所示。

### （一）摄影目的

主要观察髋臼病变，可清楚显示从坐骨切迹到

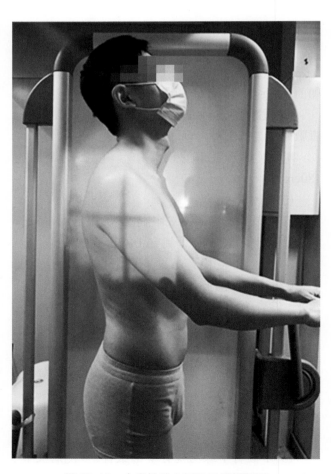

图 13-15　全脊柱站立侧位 X 线摄影图

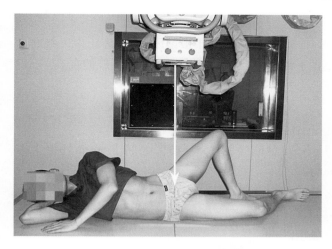

**图 13-17　右髂骨斜位 X 线摄影图**

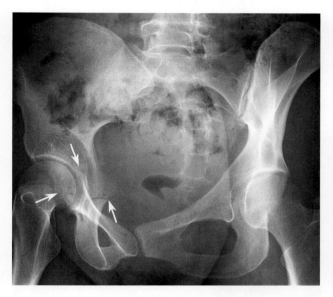

**图 13-18　右髂骨斜位 X 线照片图**
箭头示观察区域

坐骨结节的整个后柱,后柱的后外缘和髋臼前缘,可观察后柱以及前唇或前壁骨折。

**（二）摄影体位**

1. 被检者仰卧于摄影床上,患侧髋关节靠近台面使髂骨尽量平行于平板探测器。

2. 健侧髋关节抬高,身体冠状面与床面成35°~45°。

3. 滤线器（+）,摄影距离为100cm。

**（三）中心线**

对准患侧髂前上棘内5cm处垂直射入探测器。

**（四）标准图像显示**

1. 影像包括髋关节、同侧耻骨、坐骨及髂骨。

2. 髂骨呈正位显示,髋臼前缘、坐骨切迹、坐骨结节清晰显示。

3. 髂骨翼及髋关节各骨骨小梁清晰显示。

## 七、闭孔斜位

右闭孔斜位 X 线摄影图和 X 线照片图如图 13-19 和图 13-20 所示。

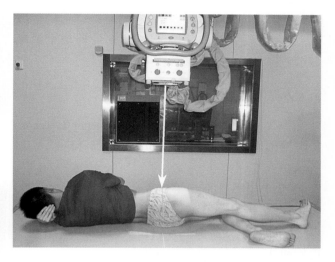

**图 13-19　右闭孔斜位 X 线摄影图**

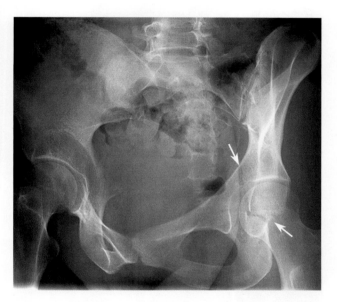

**图 13-20　右闭孔斜位 X 线照片图**
箭头示观察区域

**（一）摄影目的**

主要观察髋臼病变,有利于显示髋臼前柱、髋臼后缘、闭孔组成骨等,可观察前柱以及后唇或后壁骨折。

**（二）摄影体位**

1. 被检者仰卧于摄影床上,健侧膝关节稍屈曲,患侧髋关节抬高,下肢伸直。

2. 身体冠状面与床面成35°~45°角。

3. 滤线器（+）,摄影距离为100cm。

（三）中心线

对准患侧髂前上棘内5cm处垂直射入探测器。

（四）标准图像显示

1. 影像应包括髋关节、同侧耻骨、坐骨及髂骨。

2. 髂骨近似为侧位影像，髂嵴、耻骨支、髋臼后缘及闭孔清晰显示。

3. 髋关节关节间隙及各组成骨骨小梁清晰显示。

## 八、骨盆入口正位

骨盆入口正位（pelvis inlet anteroposterior projection）X线摄影图和X线照片图如图13-21和图13-22所示。

（一）摄影目的

观察骨盆环的连续性，真实显示骨盆入口，可以更好地显示骨盆前后方的移位，以及外力所致的内旋和外旋移位及髋臼骨折等。

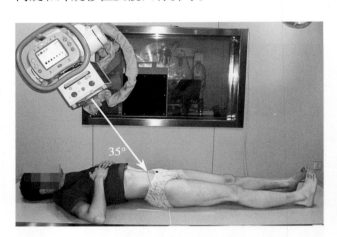

图13-21 骨盆入口正位X线摄影图

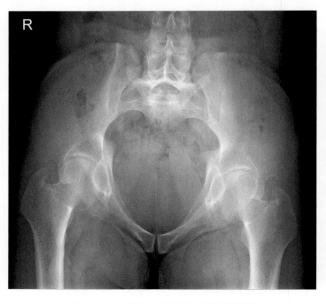

图13-22 骨盆入口正位X线照片图

（二）摄影体位

1. 被检者仰卧于摄影床上，人体正中矢状面垂直于台面，并与探测器中心重合，下肢伸直。

2. 下肢及双足内旋10°~15°。

3. 滤线器（+），摄影距离为100cm。

（三）中心线

向足侧倾斜35°~45°，经脐下3cm处摄入探测器。

（四）标准图像显示

1. 骨盆诸骨左右对称，骨盆腔位于照片正中显示。

2. 两侧耻骨上下支重叠，骨盆环呈心形。

3. 髂骨翼及骨盆其他组成骨骨小梁清晰显示。

## 九、骨盆出口正位

骨盆出口正位（pelvis outlet anteroposterior projection）X线摄影图和X线照片图如图13-23和图13-24所示。

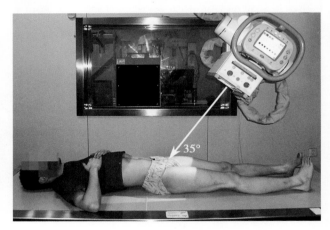

图13-23 骨盆出口正位X线摄影图

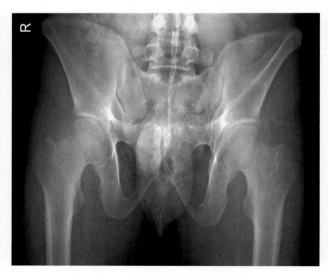

图13-24 骨盆出口正位X线照片图

**（一）摄影目的**

由于消除了骶骨与骨盆环的夹角，更有利于显示骶骨正位以及骶髂关节与后半骨盆的体位关系，并可显示前半骨盆上下移位以及耻骨、坐骨形成的骨盆出口等。

**（二）摄影体位**

1. 被检者仰卧于摄影床上，人体正中矢状面垂直于床面，并与探测器中心重合，下肢伸直。

2. 下肢及双足内旋15°角。

3. 滤线器（＋），摄影距离为100cm。

**（三）中心线**

向头侧倾斜35°~45°，经耻骨联合上3cm处摄入探测器。

**（四）标准图像显示**

1. 骨盆诸骨左右对称，显示于影像正中。

2. 骶骨及骶髂关节呈正位显示，耻骨联合与骶骨部分重叠，耻骨上下支清晰显示，两侧闭孔呈长椭圆形且左右对称，盆腔内无肠内容物影响。

3. 髂骨翼及骨盆其他组成骨骨小梁清晰显示。

## 十、冈上肌出口位

冈上肌出口位（outlet view of shoulder）X 线摄影图和 X 线照片图如图 13-25 和图 13-26 所示。

**（一）摄影目的**

观察肩峰形态、骨质厚度及肩峰至肱骨头之间的距离，间接评估冈上肌损伤程度。

**（二）摄影体位**

1. 被检者站立于摄影架前，面向探测器，患侧肩关节紧贴探测器。

2. 身体冠状面与探测器成35°~40°角，患侧肘关节屈曲、外展。

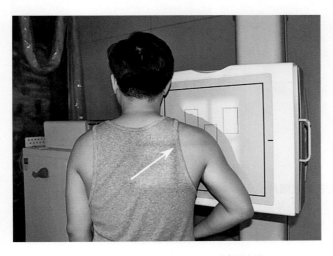

图 13-25　冈上肌出口位 X 线摄影图

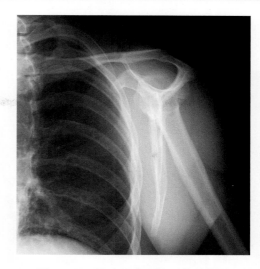

图 13-26　冈上肌出口位 X 线照片图

3. 探测器置于滤线器托盘内，摄影距离为100cm。

**（三）中心线**

经肩锁关节水平射入探测器。

**（四）标准图像显示**

1. 影像包括肩峰、肱骨近端、肩胛骨以及锁骨远端。

2. 肱骨头位于冈上窝正中，肩峰形态完整清晰显示。

3. 肩峰、肱骨头及锁骨远端骨小梁清晰显示。

## 十一、肩关节内收、中立、外展三位

肩关节内收（internal rotation view）、中立、外展（external rotation view）位 X 线成像示意图和 X 线照片图见图 13-27 和图 13-28。

**（一）摄影目的**

从不同角度观察肩关节及周围病变（如钙化性肌炎等），内旋正位可以显示肱骨头后外侧骨缺损（Hill-Sachs 损伤）；中立位可以显示肱骨头、肱骨颈病变，外展位可以显示肱骨大结节的病变。

**（二）摄影体位**

1. 被检者站立于胸片架前，被检侧肩部背侧紧贴探测器，健侧向前倾斜，身体冠状面与探测器成45°角，上肢向下伸直，肘关节屈曲90°，掌心向上。

2. 前臂内旋，掌心放于腹部（内收位）。

3. 前臂外展，掌心朝上，前臂长轴与探测器垂直（中立位）。

4. 前臂外展，掌心朝上，前臂长轴与探测器平行（外展位）。

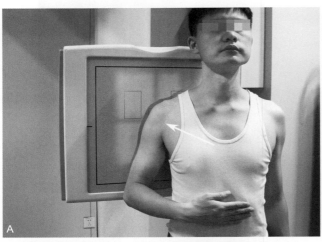

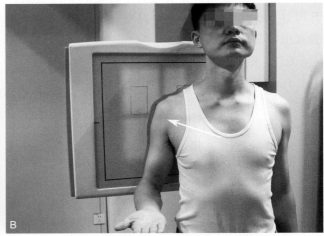

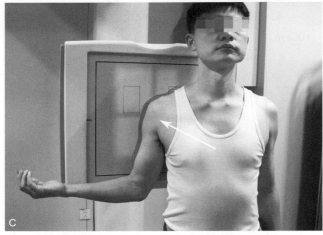

**图 13-27 肩关节 X 线成像示意图**
A. 内旋位；B. 中立位；C. 外展位

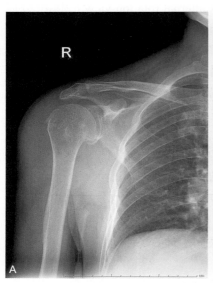

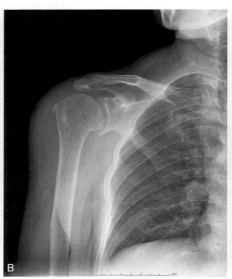

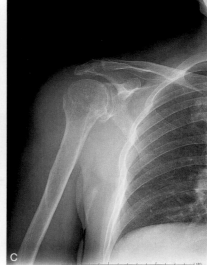

**图 13-28 肩关节 X 线照片图**
A. 内旋位；B. 中立位；C. 外展位

5. 探测器置于滤线器托盘内,摄影距离为100cm。

**(三) 中心线**

对准喙突垂直射入探测器。

**(四) 标准图像显示**

1. 影像包括肩关节诸骨。

2. 肩关节盂呈切线位,关节间隙清晰显示。

3. 肱骨头、颈及大结节显示清晰。

4. 肩关节诸骨骨小梁清晰显示,软组织层次分明。

## 十二、舟骨斜位

舟骨斜位(lateral navicular)X线成像示意图及X线照片图如图13-29和图13-30所示。

**(一) 摄影体位**

1. 被检者坐于摄影床一侧,拇指尽量伸直外展,余四指呈半握拳状。

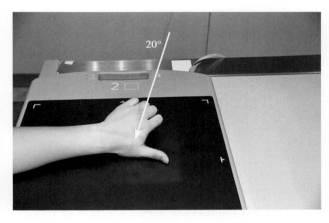

图13-29 舟骨斜位X线成像示意图

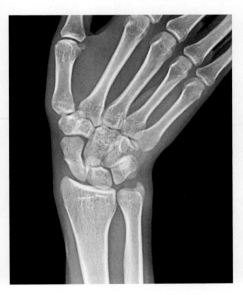

图13-30 舟骨斜位X线照片图

2. 掌心向下,拇指近端及桡骨远端贴近探测器中心,使尺侧抬高。

3. 前臂冠状面与探测器平面成45°角。

4. 滤线器(-),摄影距离为100cm。

**(二) 中心线**

向头侧倾斜20°,对准第1掌骨基底下鼻烟窝处射入探测器。

**(三) 标准图像显示**

1. 影像包括第1~5掌骨和尺桡骨远端。

2. 腕舟骨呈半椭圆形,与大多角骨稍有重叠。

3. 诸掌骨近端与诸腕骨及尺桡骨远端呈斜位显示,骨小梁清晰显示。

## 十三、腕管位

腕管位(carpal tunnel position)X线成像示意图和X线照片图如图13-31和图13-32所示。

**(一) 摄影目的**

观察腕骨轴面骨质病变及腕骨的对应关系,间

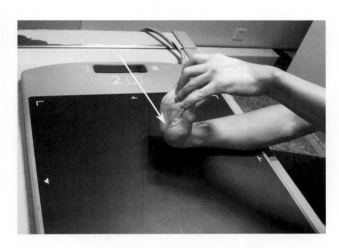

图13-31 腕管位X线成像示意图

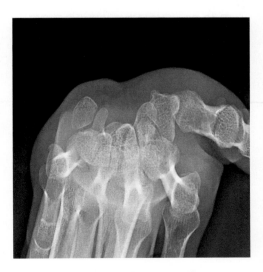

图13-32 腕管位X线照片图

接评估腕管内神经压迫情况。

**（二）摄影体位**

1. 被检者坐于摄影床一侧，前臂伸直，腕关节掌侧面放于探测器中心。

2. 手掌和腕关节极度背屈（用健侧手或用拉带辅助牵拉），手掌稍偏向桡侧。

3. 滤线器（-），摄影距离为100cm。

**（三）中心线**

向头侧倾斜45°，对准第3掌骨基底下方射入探测器。

**（四）标准图像显示**

1. 影像包括腕骨和尺桡骨远端。

2. 大多角骨掌面、舟骨、小多角骨、头状骨、钩骨、三角骨和豌豆骨轴面清晰显示。

3. 腕关节诸骨骨小梁清晰显示，软组织层次分明。

## 十四、尺神经沟位

尺神经沟位X线成像示意图和照片图如图13-33和图13-34所示。

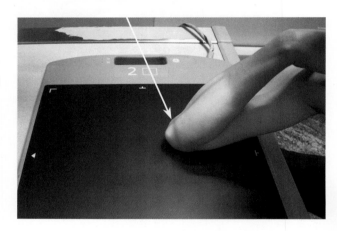

图13-33　尺神经沟位X线成像示意图

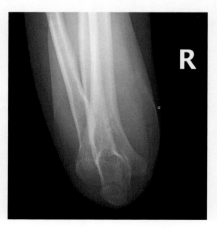

图13-34　尺神经沟位X线照片图

**（一）摄影目的**

观察尺神经沟病变。

**（二）摄影体位**

1. 被检者坐于摄影床一侧，上臂紧贴探测器，肘部极度屈曲，手指与肩部接触。

2. 尺骨鹰嘴突置于探测器中心，肩部放低，尽量与肘部平行。

3. 滤线器（-），摄影距离为100cm。

**（三）中心线**

向肩部倾斜30°，对准近端尺桡关节中点摄入探测器。

**（四）标准图像显示**

1. 影像包括肱骨远端和尺桡骨近端。

2. 尺神经沟清晰显示。

3. 尺桡骨近端和肱骨远端重叠，肱骨内、外上髁清晰显示，软组织层次分明。

## 十五、尺骨冠突位

尺骨冠突位X线成像示意图和照片图如图13-35和图13-36所示。

**（一）摄影目的**

观察冠状突骨折及骨质病变。

**（二）摄影体位**

1. 被检者坐于摄影床一侧，前臂伸直，肘关节呈前后位。

2. 尺骨鹰嘴突置于探测器中心，肘部背侧紧贴探测器，肩部放低，尽量与肘部平行。

3. 手向内侧旋转，手掌向下，上臂保持不动。

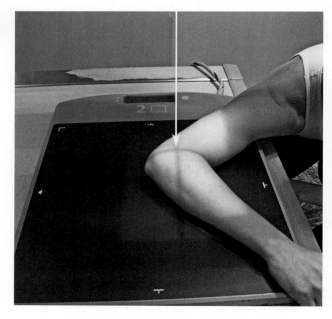

图13-35　尺骨冠突位X线成像示意图

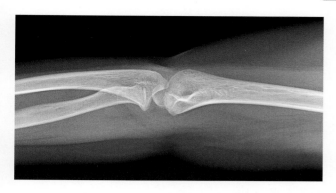

图 13-36　尺骨冠突位 X 线照片图

4. 滤线器（－），摄影距离为 100cm。

**（三）中心线**

对准肘关节（肘横纹中点）垂直射入探测器。

**（四）标准图像显示**

1. 影像包括肱骨远端和尺桡骨近端。

2. 尺桡骨近端有重叠，尺骨冠状突清晰显示。

3. 肘关节诸骨骨小梁清晰显示，软组织层次分明。

## 十六、足籽骨轴位

足籽骨轴位 X 线成像示意图和照片图如图 13-37 和图 13-38 所示。

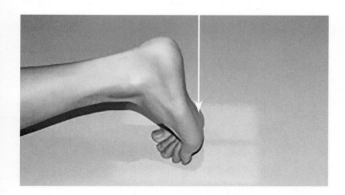

图 13-37　籽骨轴位 X 线成像示意图

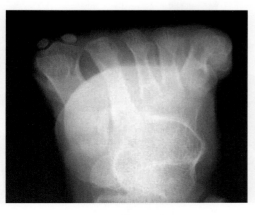

图 13-38　籽骨轴位 X 线照片图

**（一）摄影目的**

观察籽骨与跖骨的位置关系。

**（二）摄影体位**

1. 被检者俯卧于摄影床上，被检侧足尖踏紧平板探测器。

2. 足跟上收，第 1 跖趾关节尽量屈曲。

3. 滤线器（－），摄影距离为 100cm。

**（三）中心线**

对准籽骨垂直射入探测器。

**（四）标准图像显示**

1. 影像包括籽骨、前足 1~5 跖趾骨和跗骨。

2. 籽骨位于籽骨沟上方、籽骨嵴两侧。

3. 籽骨与第 1 跖骨不重叠，籽骨骨质清晰显示。

## 十七、足负重正位（使用辅助装置摄影）

足负重正位 X 线成像示意图和照片图如图 13-39 和图 13-40 所示。

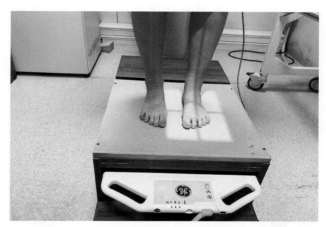

图 13-39　足负重正位 X 线成像示意图

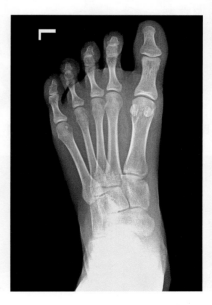

图 13-40　足负重正位 X 线照片图

**（一）摄影目的**

主要用于测量真实负重状态下足踇外翻角、第 1、2 跖骨间角及踇趾趾骨间夹角等参数，适用于踇外翻、扁平足及马蹄足等疾病。

**（二）摄影体位**

1. 被检者站立于辅助摄影平台上，探测器放入水平插槽内，患侧足站立于摄影平台碳纤维板的中间。

2. 足长轴与探测器平行，健侧足向外侧移动与患侧足分开，但在同一水平。

3. 滤线栅（－），摄影距离为 100cm。

**（三）中心线**

向头侧倾斜 15°，（单足）对准第 3 跖骨基底，（双足）对准跗横关节中间射入探测器。

**（四）标准图像显示**

1. 影像包括第 1~5 跖骨、趾骨、跗骨，第 3 跖骨基底位于影像正中。

2. 跗骨到趾骨远端密度适当，骨小梁清晰可见。

3. 距舟关节与跟骰间隙清晰可见。

## 十八、足负重侧位（使用辅助装置摄影）

足负重侧位 X 线成像示意图和照片图如图 13-41 和图 13-42 所示。

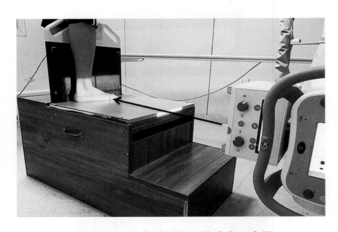

图 13-41 足负重侧位 X 线成像示意图

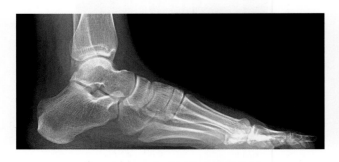

图 13-42 足负重侧位 X 线照片图

**（一）摄影目的**

测量真实负重状态下足弓的角度、Meary 角及 pitch 角等，适用于踇外翻、扁平足及马蹄足等疾病。

**（二）摄影体位**

1. 被检者站立于辅助摄影平台上，探测器放入垂直插槽内，患侧足站立于探测器正面，足部内侧面紧贴探测器。

2. 足长轴平行于探测器，健侧足站立于探测器的背面平台上。

3. 滤线栅（－），摄影距离为 100cm。

**（三）中心线**

水平方向，对准第 3 跖骨基底射入探测器。

**（四）标准图像显示**

1. 影像包括踝关节、跟骨、跗骨、第 1~5 跖骨，跗骨位于影像正中，呈侧位显示。

2. 距骨滑车面内外缘重合良好，踝关节间隙清晰显示。

3. 足部诸骨骨密度基本均匀，骨小梁清晰显示。

## 十九、足籽骨负重轴位（使用辅助装置摄影）

足籽骨负重轴位 X 线成像示意图和照片图如图 13-43 和图 13-44 所示。

**（一）摄影目的**

观察籽骨与跖骨的位置关系及测量跖骨的高度。

**（二）摄影体位**

1. 被检者站立于辅助摄影平台上，探测器放入垂直插槽内，患侧足站立于探测器的正面。

2. 足底紧踏于籽骨轴位专用支撑板上，跖趾关节屈曲放于支撑板折角处，足长轴垂直于探测器。

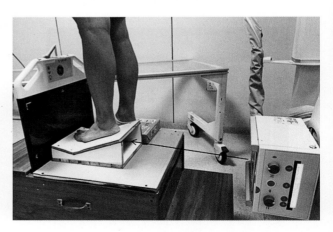

图 13-43 足籽骨负重轴位 X 线成像示意图

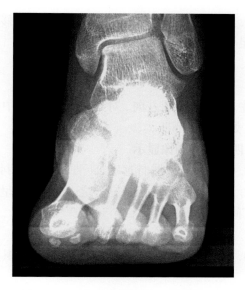

图 13-44　足籽骨负重轴位 X 线照片图

3. 健侧足站立于约 6cm 厚硬垫上，两足底保持在同一水平面。

4. 滤线栅（－），摄影距离为 100cm。

**（三）中心线**

为水平方向，对准第 1 跖骨头射入探测器。

**（四）标准图像显示**

1. 影像包括第 1~5 跖骨、跗骨与距骨，第 1 跖骨头位于影像正中。

2. 籽骨位于第 1 跖骨嵴两侧，骨小梁清晰显示。

3. 第 1~5 跖骨骨小梁清晰显示，软组织层次可见。

## 二十、水平跟底轴位

水平跟底轴位 X 线成像示意图和照片图如图 13-45 和图 13-46 所示。

**（一）摄影目的**

用于踝关节背屈受限被检者跟骨轴位各解剖结构的显示。

**（二）摄影体位**

1. 被检者侧卧于摄影床上，患侧膝关节呈侧位状态。

2. 小腿伸直或稍向前倾，放于 5cm 高的长方形支架上，外踝或内踝与之紧贴。

3. 平板探测器竖放且垂直于床面，足底尽量贴近平板探测器。

4. 滤线器（－），摄影距离为 100cm。

**（三）中心线**

X 线为水平方向，对准后踝下方 1cm 处向跟底

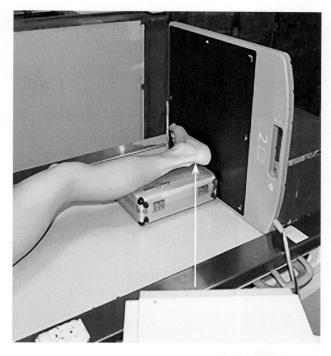

图 13-45　水平跟底轴位 X 线成像示意图

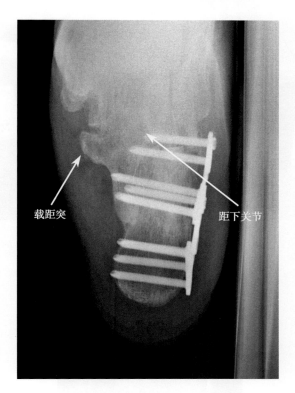

载距突　　　　　　　　　　距下关节

图 13-46　水平跟底轴位 X 线照片图

方向倾斜射入探测器，倾斜角度根据侧位跟骨长轴线与足底平面夹角而定；如果夹角大，中心线向足底方向倾斜角度大；如果夹角变小，中心线向足底方向倾斜角度小，倾斜角度范围在 40°~45°。

**（四）标准图像显示**

1. 影像包括跟骨、距骨及胫腓骨远端。

2. 距下关节面、载距突及跟骨内外侧突解剖结构清晰显示。

3. 跟骨长宽比例正常。

4. 跟骨骨小梁清晰显示,周围软组织层次可见。

## 二十一、踝关节负重正位(使用辅助装置摄影)

踝关节负重正位X线成像示意图和照片图如图13-47和图13-48所示。

**(一)摄影目的**

根据距骨倾斜角评判踝关节韧带损伤程度。

**(二)摄影体位**

1. 被检者站立于辅助摄影平台上,探测器放入垂直插槽内,患足站立于摄影平台碳纤维板上,踝关节置于探测器中心。

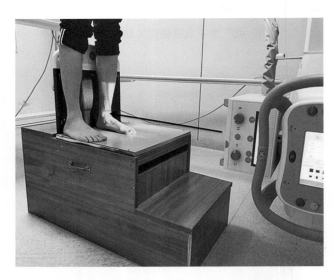

**图 13-47　踝关节负重正位X线成像示意图**

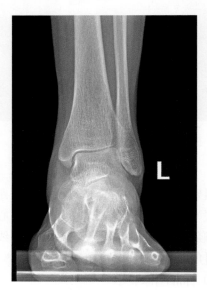

**图 13-48　踝关节负重正位X线照片图**

2. 足长轴与探测器垂直,健侧足向外侧移动与患侧足分开,但在同一水平。

3. 滤线栅(−),摄影距离为100cm。

**(三)中心线**

中心线为水平方向,对准内外踝连线中点上1.5cm处射入探测器。

**(四)标准图像显示**

1. 影像包括胫腓骨远端、距骨、跟骨和跗骨。

2. 踝关节位于影像下三分之一,关节面呈切线位,其间隙清晰可见。

3. 下胫腓骨联合间隙不超过0.5cm。

4. 踝关节诸骨纹理清晰锐利,软组织层次可见。

## 二十二、踝关节负重侧位(使用辅助装置摄影)

踝关节负重侧位X线成像示意图和照片图如图13-49和图13-50所示。

**(一)摄影目的**

观察负重状态下胫距关节的对应关系及关节的稳定性。

**(二)摄影体位**

1. 被检者站立于辅助摄影平台上,探测器放入垂直插槽内,患侧足站立于探测器的正面,踝关节内侧面紧贴探测器。

2. 足长轴平行于探测器,健侧足站立于探测器的背面平台上。

3. 滤线栅(−),摄影距离为100cm。

**(三)中心线**

为水平方向,对准外踝上2cm射入探测器。

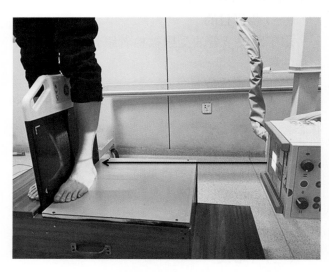

**图 13-49　踝关节负重侧位X线成像示意图**

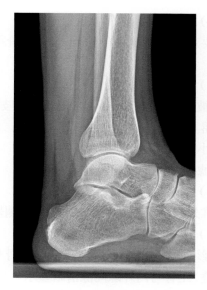

图 13-50　踝关节负重侧位 X 线照片图

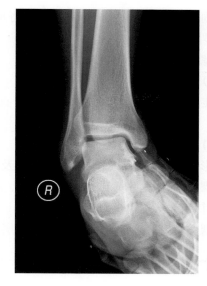

图 13-52　踝关节内翻应力位 X 线照片图

**（四）标准图像显示**

1. 影像包括胫腓骨远端、距骨、跟骨和跗骨。

2. 距骨滑车面内外缘重合良好，关节间隙清晰显示。

3. 踝关节位于照片下三分之一正中显示。

4. 踝关节诸骨小梁清晰显示及软组织层次可见。

## 二十三、踝关节内、外翻应力位

踝关节内翻应力位 X 线成像示意图和照片图如图 13-51 和图 13-52 所示，踝关节外翻应力位 X 线成像示意图和照片图如图 13-53 和图 13-54 所示。

**（一）摄影目的**

根据距骨倾斜角间接判定踝关节韧带损伤程度及踝关节的稳定性。

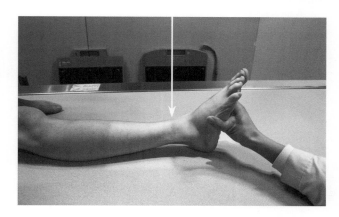

图 13-53　踝关节外翻应力位 X 线成像示意图

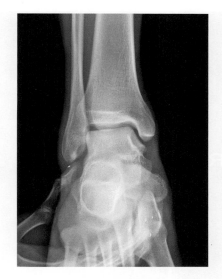

图 13-54　踝关节外翻应力位 X 线照片图

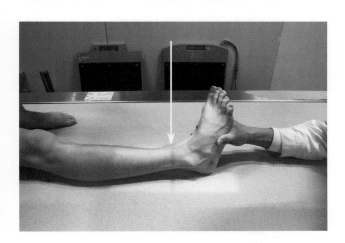

图 13-51　踝关节内翻应力位 X 线成像示意图

**（二）摄影体位**

1. 被检者仰卧或坐于检查床上，下肢伸直，足尖朝上，踝关节置于探测器中心。

2. 固定小腿远端内侧（外侧），用力将足向内侧翻转（向外侧翻转）。

3. 滤线器（−），摄影距离为100cm。

### （三）中心线

对准内外踝连线中点上1.5cm垂直射入探测器。

### （四）标准图像显示

1. 影像包括胫腓骨远端、距骨、跟骨及跗骨。

2. 踝关节位于照片下三分之一中央，关节面呈切线位，其间隙清晰可见。

3. 踝关节诸骨小梁清晰锐利，软组织层次可见。

## 二十四、踝穴位

踝穴位X线成像示意图和照片图如图13-55和图13-56所示。

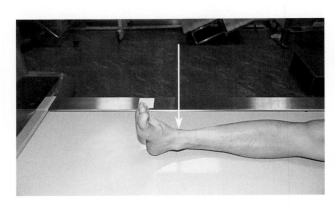

图13-55 踝穴位X线成像示意图

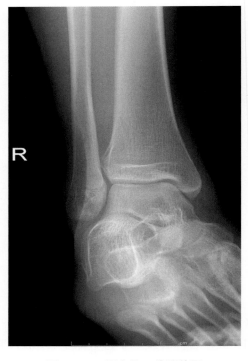

图13-56 踝穴位X线照片图

### （一）摄影目的

主要观察下胫腓联合有无分离，评价踝关节的稳定性。

### （二）摄影体位

1. 被检者仰卧或坐于检查床上，下肢伸直，踝关节背屈。

2. 小腿和足同时内旋20°。

3. 滤线器（−），摄影距离为100cm。

### （三）中心线

对准外踝下胫腓联合处垂直射入探测器。

### （四）标准图像显示

1. 影像包括胫腓骨远端及距骨，胫骨与腓骨远端不重叠，距骨与内外踝间隙清晰显示。

2. 下胫腓关节间隙显示清晰。

3. 踝关节诸骨骨小梁清晰显示，周围软组织层次可见。

## 二十五、髌骨轴位（使用专利辅助装置摄影）

髌骨轴位（使用专利辅助装置摄影）X线成像示意图和照片图如图13-57和图13-58所示。

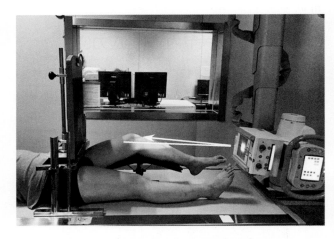

图13-57 （使用专利辅助装置）髌骨轴位X线成像示意图

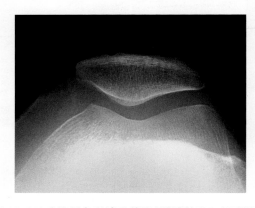

图13-58 （使用专利辅助装置）髌骨轴位X线照片图

**（一）摄影目的**

观察髌骨骨折、病变、髌骨运行轨迹以及髌骨与股骨髁间窝的对应关系，评估髌骨的稳定性。

**（二）摄影体位**

1. 被检者仰卧于摄影床上，患侧膝关节屈曲置于膝关节角度支架上。

2. 使用量角器测量膝关节真实屈曲角度（30°、60°、90°），再调整前后两个托板并旋转顶丝进行固定。

3. 探测器放于膝关节外侧，根据膝关节侧位图像测量髌骨后关节面与水平面夹角，确定拍摄髌骨轴位时中心线的倾斜角度。

4. 被检者保持不动，将平板探测器固定于支撑组件的固定架上，尽量与股骨远端近髌骨的一侧靠近，以减少图像放大、失真。

5. 滤线器（－），摄影距离为 100cm。

**（三）中心线**

向头侧倾斜且平行于髌骨后关节面水平方向射入探测器。

**（四）标准图像显示**

1. 影像包括髌骨、股骨远端和胫骨近端。

2. 髌骨呈轴位显示，位于股骨髁间窝上方，髌骨前后缘完全重叠，没有双边影。

3. 髌股关节面完整显示，髌骨与股骨、胫骨不重叠。

4. 髌骨骨小梁及周围软组织清晰显示。

## 二十六、膝关节内翻与外翻应力位

膝关节内翻应力位 X 线成像示意图和照片图见图 13-59 和图 13-60，膝关节外翻应力位 X 线成像示意图和照片图见图 13-61 和图 13-62。

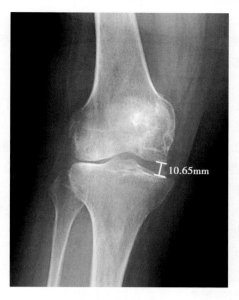

图 13-60 膝关节内翻应力位 X 线照片图

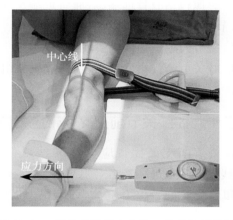

图 13-61 膝关节外翻应力位 X 线成像示意图

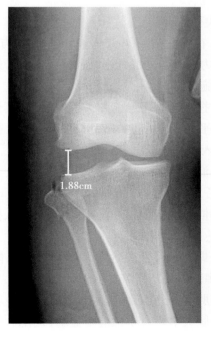

图 13-62 膝关节外翻应力位 X 线照片图

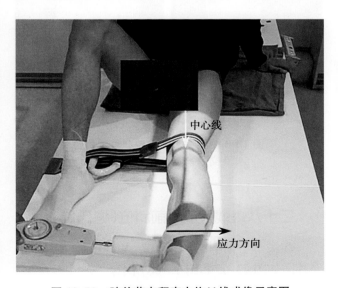

图 13-59 膝关节内翻应力位 X 线成像示意图

**（一）摄影目的**

测量双侧膝关节内（外）侧关节间隙的差值，间接判断膝关节内（外）侧副韧带损伤程度。

**（二）摄影体位**

1. 被检者仰卧或坐于摄影床上，患侧下肢伸直，足尖稍内旋。

2. 使用固定带将股骨固定在摄影床一侧，应力检查器的胫骨半圆形压板向胫骨远端近踝关节处的内（外）侧面施压。

3. 探测器置于患侧膝关节下方，使其长轴与下肢长轴平行。

4. 滤线器（－），摄影距离为100cm。

**（三）中心线**

对准髌骨下缘垂直射入探测器。

**（四）标准图像显示**

1. 影像包括股骨远端、胫腓骨近端及周围软组织，关节面位于影像正中。

2. 关节间隙呈切线位清晰显示。

3. 膝关节诸骨小梁清晰显示，周围软组织层次可见。

## 二十七、膝关节前交叉韧带应力位

膝关节前交叉韧带应力位X线成像示意图和X线照片图见图13-63，膝关节前交叉韧带应力位和后交叉韧带应力位X线照片图如图13-64所示。

**（一）摄影体位**

1. 被检者仰卧或坐于摄影床上，患侧下肢伸直，足尖稍内旋。

2. 在胫骨近端下方垫5cm厚的长方形硬垫，使用应力检查器的股骨半圆形压板向股骨远端及胫骨近端施压。

3. 探测器置于患侧膝关节外侧，使其长轴与下肢长轴平行，健侧髋关节和膝关节屈曲，避免遮挡X线束入射。

4. 滤线器（－），摄影距离为100cm。

**（二）中心线**

对准患侧股骨内髁中点水平方向射入探测器。

**（三）标准图像显示**

1. 影像包括股骨远端、胫腓骨近端、髌骨及周围软组织，膝关节间隙显示于影像正中。

2. 股骨内外髁重叠，关节间隙清晰显示。

3. 膝关节诸骨小梁清晰显示，周围软组织层次可见。

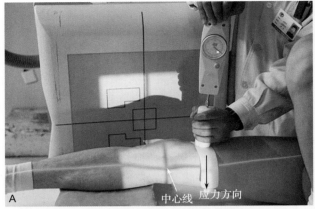
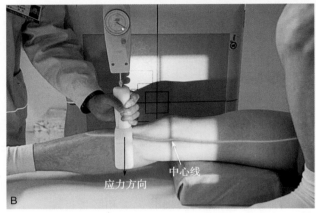

**图 13-63 膝关节应力位X线成像示意图**
A. 前交叉韧带；B. 后交叉韧带

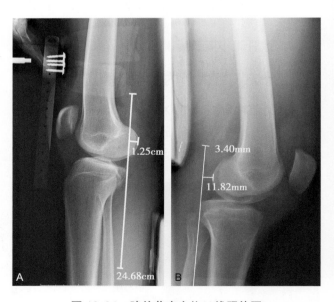

**图 13-64 膝关节应力位X线照片图**
A. 前交叉韧带；B. 后交叉韧带

## 二十八、髋关节后前斜位（谢氏位）

髋关节后前斜位（谢氏位）X线成像示意图和照片图如图13-65和图13-66所示。

**（一）摄影目的**

观察股骨头有无向后脱位。

**（二）摄影体位**

1. 被检者俯卧于摄影床上，健侧髋部抬高，身体冠状面与床面成35°~40°角。

2. 上肢、膝关节向上及前方屈曲以支撑身体，

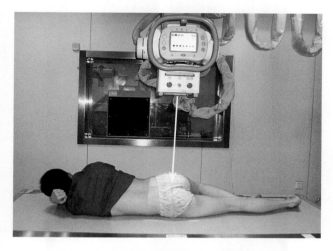

图 13-65　髋关节后前斜位X线成像示意图

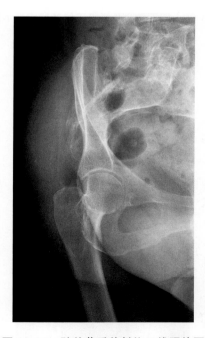

图 13-66　髋关节后前斜位X线照片图

同侧前臂环抱于头部，下肢伸直。

3. 滤线器（+），摄影距离为100cm。

**（三）中心线**

对准股骨大粗隆内5cm处垂直射入探测器。

**（四）标准图像显示**

1. 影像包括髋骨、股骨近端、单侧耻骨和

坐骨。

2. 髋臼为半圆形，股骨头为轴位，颈部缩短，大粗隆突向后方，骨盆内壁在前，坐骨在后，便于分辨股骨头脱位情况。

3. 髋关节关节间隙及各组成骨骨小梁清晰显示。

## 二十九、站立髋关节60°前后斜位

站立髋关节60°前后斜位X线成像示意图和照片图如图13-67和图13-68所示。

**（一）摄影目的**

观察髋臼前缘覆盖股骨头的范围，适用于儿童髋关节发育不良和骨盆三联截骨术后患者。

**（二）摄影体位**

1. 被检者侧站于胸片架前，患侧髋关节背侧紧贴探测器。

2. 躯干冠状面与探测器成60°，患侧足长轴与探测器平行，健侧下肢向后与健侧下肢分开。

3. 滤线器（+），摄影距离为100cm。

**（三）中心线**

对准患侧髂前上棘与耻骨联合连线中点做垂线5cm处水平射入探测器。

**（四）标准图像显示**

1. 影像包括髋骨、股骨近端及同侧耻骨、坐骨。

2. 髋臼和股骨近端呈侧位显示。

3. 髋关节关节间隙及诸骨骨小梁清晰显示，软

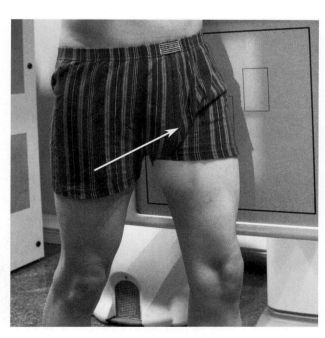

图 13-67　站立髋关节60°前后斜位X线成像示意图

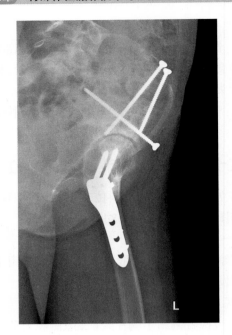

图 13-68　站立髋关节 60° 前后斜位 X 线照片图

组织层次分明。

## 三十、双下肢全长拼接正位

双下肢全长拼接正位 X 线成像示意图和照片图如图 13-69 和图 13-70 所示。

### （一）摄影目的

观察双下肢内、外翻情况及测量下肢力线和相关角度，从而制定合理的矫形和手术治疗方案。

### （二）摄影体位

1. 受检者直立（或仰卧）于专用摄影架上，身体放松，被检测下肢伸直，足稍内旋。

2. 单侧下肢摄影，受检者被照侧下肢置于探测板中线；双侧下肢摄影，受检者正中矢状面置于探测板中线。

3. 放好标尺并嘱咐受检者保持体位。

### （三）中心线

全长摄影要求设置起始线和终止线。起始线设于髋关节上缘 5~10cm，终止线设于踝关节下缘 5~10cm。

### （四）摄影条件

SID 为 300cm，自动曝光系统控制。全长摄影程序采用 2~3 次分段曝光法采集信息。

### （五）标准图像显示

1. 影像上缘包括髋关节，下缘包括双侧踝关节。

2. 双下肢影像正中显示，髌骨位于膝关节正中。

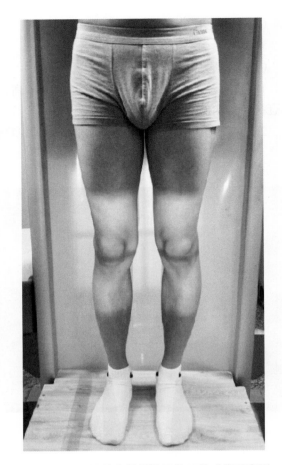

图 13-69　双下肢全长拼接正位 X 线成像示意图

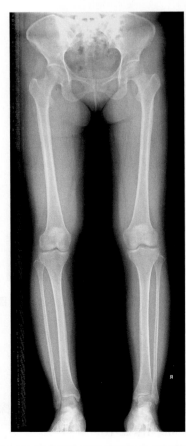

图 13-70　双下肢全长拼接正位 X 线照片图

3. 双侧闭孔、髋关节对称，踝关节呈中立位显示。

4. 图像拼接处完整、骨质连续。

5. 双下肢诸骨骨小梁清晰显示，软组织层次分明。

## 三十一、肋骨左与右斜位

膈上肋骨左后前斜位和右后前斜位X线成像示意图分别见图13-71和图13-72，膈上肋骨左后前斜位和右后前斜位X线照片图如图13-73和图13-74所示。

**（一）摄影目的**

观察肋骨骨折及病变，尤其是肋弓病变及骨折的显示。

**（二）摄影体位**

1. 被检者站立于胸片架前，面向探测器，两足分开站稳。

2. 将健侧手臂上举，被检侧肘部弯曲，手腕放于髋部，手臂及肩部尽量内转。

3. 身体向被检侧转45°，使被检侧胸腋部靠近探测器。

4. 将脊柱至胸腔外侧缘的中点对准探测器中心，探测器上缘超过肩部。

5. 呼吸方式：深吸气后屏气。

6. 滤线器（＋），摄影距离为180cm。

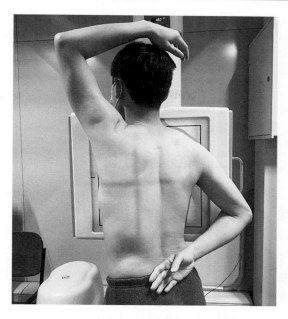

图 13-72　膈上肋骨右后前斜位X线成像示意图

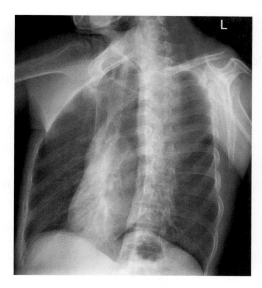

图 13-73　膈上肋骨左后前斜位X线照片图

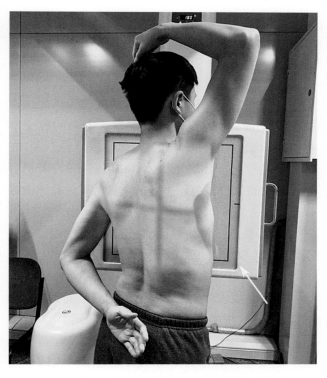

图 13-71　膈上肋骨左后前斜位X线成像示意图

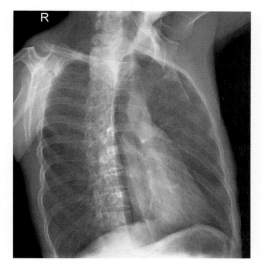

图 13-74　膈上肋骨右后前斜位X线照片图

## （三）中心线

对准肩胛下角处垂直射入探测器。

### （四）标准图像显示

1. 第1~9肋位于影像正中显示。

2. 肋骨及肋弓清晰显示。

3. 肋骨骨纹理清晰显示。

## 三十二、腹部倒立正位

腹部倒立正位（AP abdominal invertogram）成像示意图和照片图见图13-75和图13-76。

### （一）摄影体位

1. 利用立位摄影架，由协助者一手扶住患儿双腿，另一手托住患儿头部，使患儿倒立，肛门处放一密度较高的金属标记，如铅号。

2. 矢状面平行探测器，侧腹壁靠近探测器。

3. 探测器上缘超出肛门上方5cm，包括前腹壁。

4. 探测器置于滤线器托盘内，摄影距离为100cm。

5. 本体位主要用于观察小儿先天性肛门闭锁。

### （二）中心线

水平方向，通过腹部正中垂直探测器。

### （三）标准图像显示

1. 照片显示腹部倒立正位影像。

2. 双侧椎弓根与髂骨翼对称性显示，照片上端

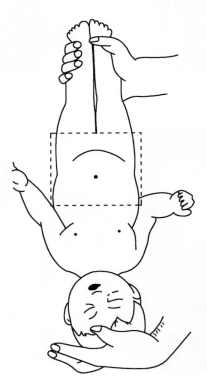

图 13-75　腹部倒立正位解剖示意图

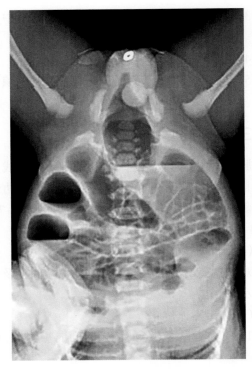

图 13-76　腹部倒立正位照片示意图

应包括臀部皮肤，直肠肛管闭锁盲端。

3. 明显识别直肠肛管闭锁的盲端，能准确测定金属标志到直肠气体最高点的距离、直肠的宽度。

（余建明　暴云锋　郭　哲　王　涛）

## 第二节　急重症X线检查的应对

### 一、概述

急诊医学是一门研究和处理各类急性疾病的发病阶段中可能发生的急性器官功能衰竭、慢性疾病急性发作、急性中毒、各类急性创伤和意外伤害的急救手段，以达到抢救危重患者生命的独立学科。急诊影像检查的要求为紧急救治急诊患者，在诊断和治疗上都必须分秒必争和当机立断，若稍有延误就会丧失挽救急诊患者的宝贵时机。具体做好以下几项：

1. 接待急诊就诊患者，首先要看清检查目的和损伤部位，根据体征妥善安排患者就位待查。

2. 患者叙述病情时，要耐心听取并表示关爱，询问患者病变发生的原因、经过、时间、地点、患病（损伤）机制，细心观察患者症状及体征等。

3. 检查操作时应仔细耐心、态度温和、行为稳重。危重患者的检查需要家属或是第三人以上陪同，或是由医院"绿色通道"的接送人员护送。

4. 要向患者说明X线影像检查的目的及注意事项，以取得患者的最佳配合，消除患者焦虑不安、烦躁的紧张情绪。

5. 患者较多时，要密切观察每位患者的病况及损伤程度，分清轻重缓急，外伤出血及病情严重的先行检查，以便及时抢救治疗。并向其他候诊患者解释清楚，以免引起误解导致产生不必要的纠纷。

6. 要尊重患者，不可伤害他人自尊心，礼貌待人。检查时都要同等对待，以认真负责的态度赢得患者的信任。

7. 患者难以清楚表述受伤部位时，探测器的尺寸要适当增大，不可遗漏受损部位，摄片过程应做到准确无误，一次成功。

8. 摄影时搬动患者，动作要轻柔。尤其是怀疑有颈、胸、腰椎、骨盆、股骨等部位骨折的，这样既能减轻患者的痛苦，又可防止加重骨折部位的错位，造成二次损伤。

9. 四肢受伤，外观肢体有明显畸形的患者，首诊摄片可先摄肢体自然位，可防止加重骨折部位的血管和神经损伤。待整复后再摄标准的正侧位片，观察复位情况。

10. 摄影检查完毕后，在照片质量达到标准后，再告知患者离开。

11. 要保护患者的隐私权，保守同患者的谈话内容和病情检查结果，需要告知时要谨慎措辞，对患者及家属采取保护性措施。

## 二、急诊X线摄影基本要求

急诊X线摄影与常规X线摄影的重要差别在于：①时间性更强，急诊医学在实施急救前亟须了解疾病状态，希望能通过影像学获得确诊或佐证；②急诊医学在实施分诊治疗前，需要通过影像学检查获得必要的治疗依据，在诊治过程中也需要随时了解治疗效果；③疾病的多样化和复杂性，特别是急诊外伤的复合性损伤，受检者主诉不清，急诊医学在病变定位和定性困难时，需要影像学检查能提供疾病的累及范围和严重程度；④急诊受检者往往处于机体功能受损等状态，难以在检查过程中主动配合，加大了摄影技术的操作难度；⑤病情随时可能发生变化而进入急救程序；⑥检查环境特殊，有时需要在病房或户外进行摄影检查。基于上述急诊受检者的特点，实施X线检查时，必须依据的三大基本原则：快速检查、技术适当、优质安全。

**1. 快速检查** 急诊受检者诊治的第一理念是

急救速度，急诊影像学检查应建立院内绿色检查通道，并保证得到院内各方面的技术保障。

在对急诊或者危重受检者的检查中，始终要突出"急"和"准"。"急"体现在所有操作都要迅速进行，同时要灵活，合理安排时间，统筹兼顾，争取用最短的时间获取符合诊断要求的优质影像。在十分紧急的情况下，通常要打破常规程序，不能拘泥于申请、划价、登记等常规程序，一切以受检者的生命为重。"准"体现在选择最适合的检查方法，包括正确运用摄影方法学和设计适当的体位。

**2. 适当技术** 技术方法关系到病变能否有效检出。

（1）按照病情运用技术方法：急诊摄影过程中，X线检查范围应适当增大，即结合疾病表现，对可疑或最可能受累的部位进行排查。可按照局部肿胀、压痛、畸形、功能障碍等体征来确定照射野。

（2）标准化摄影体位和急诊"就势摄影"方式相结合："就势摄影"属于急诊X线摄影的实用应变技术，当急、重症受检者不能按照标准体位配合摄影时，适用的方法是采用"就势摄影"体位。其要点是：①保持受检者的位置不作大范围变动，尽量通过X线设备和X线接收器的移动来适应受检者体位，获取接近标准体位的影像，可获得解决临床需要的影像，又保证受检者安全，避免产生院内二次损伤、减少痛苦。②以正确显示兴趣区，达到会诊目的为原则。排除性检查不一定强求摄影位置标准化。③有些部位的病变在常规摄影体位不能发现，需要根据外伤部位和伤情进行非常规X线摄影，由医师和技师共同设计检查位置或由有经验的技师根据病情临时设计。④利用X线设备的透视功能，旋转体位或移动受检者，发现病变后进行点片摄影。

**3. 优质安全** 遵从安全、简便、省时、高效的急诊X线摄影理念，由于急诊受检者的状态和危险程度在X线检查前往往不能明确，对急诊受检者施加的任何一种影像学检查方式，都有可能因为受检者的体位变动和检查所需的时间，引起病情急剧变化而增加救治难度。因而，急诊摄影的安全性尤为重要。

安全注意事项包括：①设计摄影体位时，必须要考虑摄影的安全性。了解急诊病史和观察受检者状态非常必要。例如，脑外伤受检者已有耳道出血，颅底颌顶位将严格禁止使用。②在检查过程中，搬动、摆体位时要小心谨慎，防止意外伤害或院内二次受伤。例如，疑有颈椎骨折的受检者，必须对头颈部进行固定,并用多人平抬法小心移动。必要时,临床专科医师现场协助和指导。③急诊摄影一旦出错,通常情况下进行重照、补救的机会不多。因此,无论情况如何紧急,保持头脑冷静,杜绝忙中出错,力求一次检查成功。④适当的检查,当拍摄的影像已经足以帮助医师对受检者进行诊断,则不需要进行其他体位摄影,既能保证检查快速又避免对受检者的过量辐射。⑤当准备实施的技术方法不能可靠地进行影像学诊断时,及时采用其他影像学手段,以免延误诊治时间。

**4. 必要的沟通** 对受检者或者受检者家属做好解释工作,说明该项检查的目的以及注意事项,消除受检者的紧张情绪,配合检查。特别是涉及检查过程中可能发生的危险因素一定要给予说明。另外,改动摄影技术或实施其他检查方法,应及时与受检者或陪伴人员沟通。

**5. 紧密配合临床** 为了防止检查过程中出现危险和意外伤害,例如,疑有严重创伤性大出血、重症衰竭等危重受检者,应在临床处理后或在临床医师陪同下进行检查,最大限度避免在检查过程中发生危险。另外,带有一定危险性的检查项目,例如移动受检者可能加重病情或危险因子较高时,应有医师在场协助。若发现危及受检者生命安全的任何征象,必须按"紧急事件管理预案"处理,以获取宝贵时间对受检者进行救治。

### 三、急诊X线摄影检查流程

将急诊受检者和检查申请单同时送达X线检查室。技师在较短的时间内正确完成摄影的各项程序。检查过程遵从以下工作步骤。

(1)阅读申请单:在检查前仔细阅读医嘱或X线摄影申请单,询问受检者或者家属相关病史,初步了解病情,明确本次检查目的。然后,核对受检者基本信息(姓名、性别、年龄等)、检查信息(摄影部位、摄影方法等),发现问题及时进行沟通核对。对于信息不符或不全者,须更正以后再进行X线检查,避免发生医疗差错和医疗纠纷。

(2)选择检查方法:根据临床医师的要求,选择适当的X线摄影设备及检查方法。

(3)完成相关手续:根据医院规定进行划价、收费、登记、编号,并记录检查信息以备查询。需要注意的是:①急诊受检者包含突发事件或各类事故的受害者,这些受检者的诊治资料往往具有法律诉讼的相关性,隐含着受检者与第三者的法律纠

纷,或医患之间的纠纷,应注意本次检查的严谨性。②不同的检查时间可能出现不同的影像学征象及诊断结果,在进行急诊受检者信息登录时(包括外院转诊的受检者),需要记录就诊时间,以求影像学诊断的客观性与延续性。③没有留院观察的门诊急诊受检者,应保留必要的通信联系,以利于进一步随访。④RIS系统运行条件下,受检者信息登录有放射科前台录入和控制台受检者信息登录界面录入两种模式,摄影前必须仔细核对,保证受检者信息和检查信息的一致性。

(4)衣着的处理:检查前除去可能产生伪影的衣物、饰物以及膏药等体外物品,保留薄的棉织品衣物。在条件允许时,检查室应存放棉质衣物,供受检者检查时穿着,并在使用后进行消毒,循环使用。需要注意的是:①在紧急情况下,只要受检者的体外物品没有遮挡主要检查部位或在诊断时很容易识别,则不必强行去除。②临时外固定很常见,作用是控制出血、有效保护受损组织以及实现骨折的暂时稳定,避免移动时二次损伤。外固定材料有灾难现场临时材料固定和紧急医疗现场处理后专用器械固定两种,摄影前确定固定材料和固定部位不影响关键结构的显示,一般不用去除外体外临时固定/支撑物,必要时由医师负责处理。

(5)摄影体位:X线摄影体位选择原则是结合急诊诊断需要,最大限度地显示病变信息。一般采用常规摄影体位,当病情严重不能满足标准化摄影程序时,应现场设计简单、易操作体位,最大限度减轻受检者的痛苦,避免受检者的二次损伤。

例如,胸部摄影常规采用站立体位,受检者因衰竭不能站立者,应将安全性摆在首位,采用仰卧位或半仰卧位。检查完成后,在会诊单(或RIS备注栏)进行详细说明。

有必要强调的是,当急诊受检者处于危重状态、生命指征不稳定时,不宜进行项目繁复的影像学检查,例如多部位(同时进行头颅和胸腹部或脊椎和四肢等)、多体位(包括正、侧、斜位或一些特殊的摄影体位)、多方式(包括透视、照片)影像学检查。应现场与临床医师(或放射科医师)沟通,根据受检者病情,按照急诊医学首要解决的诊断要求,一次性完成关键性检查项目。

应充分理解急诊受检者的首次影像学检查也许是仓促的,其诊断结果也许不全面。因此,在生命指征稳定之后,有必要继续完善相关检查或随诊复查,多能获得较客观的诊断意见。有些病例需经

过多次影像学随诊复查之后,才能得到明确诊断。

(6)呼吸训练:必须在曝光前对受检者进行 X 线摄影时所需的呼吸方式训练。无意识、不合作或者不能较长时间屏气者,应缩短曝光时间并通过观察窗观察,寻找最佳曝光时机,通过观察窗观察受检者状态后实施曝光。婴幼儿及不能有效合作的受检者,抓住曝光时机是防止移动的关键。

(7)受检者搬运:向受检者或家属简介摄影体位和注意事项,得到必要的配合。搬动受检者时,按安全搬运的原则,掌握必要的搬运方法,固定和保护受检者受伤的关键部位。另外,随时注意观察受检者的状态和反应。必要时与急诊医师共同完成受检者的搬运。

(8)摄影条件设定:按照病情以及检查部位的密度、厚度等确定曝光条件。急诊观察室或急诊病房的受检者,可能会在较短时间内进行多次 X 线检查,应尽可能参考前次摄影条件,以利于前、后影像对照。

(9)摄影:曝光前,对检查部位、左右、曝光参数核实无误。急诊检查在病变范围不能确定的情况下,适当扩大检查范围能有效减少漏诊。

(10)摄影后的处理:检查完毕后,应协助受检者离开摄影台。常规记录摄影条件及其他检查数据,特别是非常规摄影技术必须有完整记录,以供日后参考查阅。

(11)影像质量确认:及时预览图像,查看摄影体位和影像质量,达到诊断要求后及时发送至诊断工作站;若照片质量欠佳,应马上采取补救措施。确认检查达到要求后才能嘱受检者离开。

(12)影像处理:通过本机后处理工作站或 DR 技师工作站调整影像(主要包括影像剪裁、调整影像灰度和反差),排版(拼幅组合),并及时传输到打印设备。

## 四、急重症者的转运和护理

### (一)急重症者的转运要求

需要院内转运的急诊受检者的基本特点是病情危重、生命体征不平稳、神志不清等,必须通过转运完成相关检查或住院治疗。

**1. 转运过程的安全问题** 危重受检者转运途中可能发生输液管道脱落或堵塞、各种管道滑脱、供氧中断、窒息或呼吸困难、血压骤降或休克、严重心律失常、心搏、呼吸骤停、脑疝、坠床等突发意外情况。

**2. 规范转运制度** 重症受检者转运需主管医生评估与权衡。若受检者生命体征不平稳,转运途中需要有医务人员陪同,并根据受检者情况携带急救药物。转运途中密切监测受检者的生命体征、受检者的意识状态、呼吸频率与呼吸形态。

(1)转运受检者前,需要与接收部门联系,确保接收部门获知病情并做好相关准备工作。例如,电话预约放射科,告知检查项目和到达时间,或提前将医嘱送达放射科前台进行登录预约。放射科提前做好准备工作,能极大缩短受检者的通过时间。

(2)提前向受检者或家属做好解释工作,取得配合。

(3)根据病情选择合适的转运工具,最好整床转运,避免因搬动造成损伤。

(4)有潜在危险性的受检者,需要加强转运中的监护和护理;①有重症颅脑损伤、大面积脑出血的受检者,应尽量除去增加颅内压的因素,包括转运前吸净痰液、控制躁动,转运途中抬高头部、妥善约束等,并配备便携式吸痰器。②昏迷受检者采取平卧位,头偏向一侧,防止呕吐物阻塞呼吸道。③受检者的插管应适当加固,避免脱落和移位,引流管、胃管、胸管等不要夹闭,并妥善固定。④保证静脉通路通畅,最好采用静脉留置针输液,确保有效的静脉通路。

(5)必要时,危重受检者要有转运记录和交接班记录。

### (二)急重症者搬运与护理

**1. 搬运工具及使用方法** 急诊受检者到达放射科后,由放射科技师负责受检者在机房内的移动,包括受检者上/下床、摆体位等,必要时需家属或陪同人员协助。

(1)受检者搬运工具:常见的有救护车升降式担架、普通担架、轮椅、移动式病床、移动推车等。野外急诊受检者送达医院所用的搬运工具可能为临时用品,例如木板、门板、楼梯、躺椅等。搬运工具的多样化给移动受检者带来困难。

因此,急诊 X 线机房在有条件的情况下应配备铲式担架。铲式担架由左右两片铝合金板或塑料板组成。搬运时,将受检者放置在仰卧位,固定颈部,铲式担架的左右两片分别从左右侧面插入受检者身后,扣合。将铲式担架抬上床后,从受检者身体下方抽出,在不移动受检者的情况下完成受检者的搬运。

(2)受检者的搬运:①普通急诊受检者搬运,

利用升降检查床功能,在受检者移动时,将床面降到最低,方便受检者上下;如为无法升降的检查床,应搀扶受检者,协助受检者移动。②卧床受检者的搬运多采用挪动法。挪动法适用于能配合移动的受检者。放射科检查床具备升降功能,首先将床面降到平车高度,移动平车与检查床平行并紧靠床边,护士或护工稳定平车后,技师帮助受检者逐步缓慢移动至检查床。

**2. 急重症者搬运的基本要点**　危重受检者或特殊伤情受检者的搬运工作危险性高,需要专业医师的指导。必要时,陪同受检者的专科医师、护士应共同参与完成。

搬运前,技师要对受检者情况进行评估,包括了解受检者的病情、意识状态、肢体肌力、配合能力等。与受检者进行有效沟通,将检查方法和搬运过程简单告知受检者,稳定受检者情绪,得到受检者和家属的配合。

经过急诊处置或手术后的受检者,应预先检查受检者各种引流管的固定状况,输血、输液管是否通畅。各种不能去除的物品(如监护仪、氧气袋等)由专人负责与受检者同步搬运。受检者到位后,需要再次检查各种引流管的固定、通畅情况。

搬运过程随时观察病情变化,如出现呕吐,立即将受检者的头部偏向一侧,清除受检者口中呕吐物,避免引起呼吸道阻塞。一旦发现受检者发生呼吸停止、抽搐等紧急情况时,立即停止搬运,现场进行急救处理。

**3. 急重症检查的摄影体位**　从急诊科或病房转送的重症受检者,可能采用各种体位(例如仰卧位、侧卧位、半卧位、坐位),例如胸部损伤,因疼痛、血气胸而导致严重呼吸困难,采用半卧位,以利于受检者呼吸。

因摄影需要改变受检者体位时,技师首先应考虑受检者的安全性,根据病情进行危险因素评估。考虑到本次检查的风险性较高,应及时与医嘱医师沟通。

**4. 急重症者搬运的注意事项**　移动前,简单询问受检者或家属受伤经过,有陪同医师时更应详细了解受检者病情。

(1)脊柱损伤:对于脊柱受伤的受检者,任何旋转躯干的动作都可能增加脊柱的弯曲,使脊髓受到挤压、伸拉,神经系统损伤合并截瘫时,损伤脊髓平面的感觉、运动、反射障碍。颈椎损伤的患者可能因颈椎错位而发生高位颈髓损伤,呼吸功能丧失而立即死亡。

凡有以下情况,应按照脊椎骨折进行搬运:①于高处坠落,臀或四肢先着地者;②重物从高处直接砸、压在头或肩部者;③强暴力直接冲击,导致脊柱、骨盆被挤压者;④腰背部有压痛、脊椎隆起、畸形者;⑤已出现肢体麻木、活动功能受限等神经症状者。

1)对于颈椎损伤的受检者,严禁随便搬动其头部,颈托等固定支撑物不可在搬运时去除。颈椎损伤最好采用平抬法。由专人双手托扶头部,沿身体纵轴向上略加牵引,再由 3~4 人用手分别托住肩、背、腰、大腿等部位,使头、颈部与躯干保持在一条直线,同步平抬移动到检查床。或受检者自己双手托住头部,缓慢移动到床上,用泡沫块、枕头、衣物等放在颈部两侧加以固定。

2)对于胸腰段损伤的受检者,应先将受检者下肢靠拢,上肢贴靠身体两侧,由 1 人指挥,至少 3 名医护人员同时水平托起受检者躯干,移至检查床并处于仰卧位。在搬运过程中,动作要同步、轻柔,防止躯干部发生扭转。

3)对于骨盆损伤的受检者,不要试图改变受检者的原始体位,特别是不要用力旋转或悬吊其下肢,应由至少三名医护人员同时托起受检者躯干、臀部、下肢,水平移至检查床并处于仰卧位。

严格禁止 1 人背负或抱持脊柱损伤受检者上检查床。严格禁止"1 人拖肩,1 人抬脚"的搬运方式。

注意,由于急救工作的特殊性,常有医院护工、志愿者和受检者家属参加搬运,多人参与搬运时,上下床动作不协调或体力不足,采用拖、拉、推等动作,很容易造成受检者二次受伤。因此,凡是有其他人员参加搬运时,在移动受检者前,应由技师负责现场指挥,向参与搬运的人员交代注意事项、学习搬运方法。

(2)骨与关节损伤:结合外伤史和典型骨折体征(畸形、异常活动、骨擦音或骨擦感)较容易判断。

骨外伤受检者要保护骨折部位,注意对受伤支点的固定,由专人托扶受伤肢体或外牵引支架。受检者已经进行处理,实施肢体固定或姿势固定时,不能自行拆除受检者的外固定物(夹板、敷料等),必要时由医嘱医师到现场处理伤口后进行检查。

(3)胸部损伤:胸部外伤,肋骨受到挤压可能发生骨折、气胸或血气胸等,不要过多挪动受检者或变换体位。注意避免压迫患侧肋骨。受检者已经明确肋骨骨折并实施包扎固位时,不能自行拆除固定物。站立不稳的受检者应给予搀扶和采取必要的保护措施。

（余建明 暴云锋 杨 明 范文亮 迟 彬）

# 第三节 人体相关部位的急性损伤机制与X线检查的应对

## 一、掌腕损伤机制与X线摄影应对

### （一）掌指损伤特点

指掌骨的解剖特点是第1掌骨体向内旋转可达90°，掌面朝内而背侧朝外，在掌骨骨折后一般向背侧成角。因掌骨体细小而手的屈肌力量较大，第2~5掌骨小头的斜行方向也不一致。了解和摆放一个受伤手的姿势，对手指的正确摄影极为重要。当长肌腱被切断时，受伤手指不再按正常位置排列，如切断的为屈肌腱，手指将较正常状态更为伸直。如切断的是伸肌腱，则手指较正常状态更为屈曲。

手指的近节、中节和末节指骨多因直接暴力（砸伤或挤压伤）或传达暴力造成，单发或多发。近节指骨的骨折端因受肌腱的牵拉常造成向掌侧成角；中节指骨骨折断端可向背侧成角，或向掌侧成角；末节指骨骨折多伴有软组织破损。

掌骨损伤、直接暴力（碰撞、挤压）或间接外力均可造成掌骨骨折，开放性骨折较多。第2~5掌骨折见于掌骨颈和掌骨干，单发或多发，骨折线可为横形、斜形或粉碎性。

### （二）腕关节损伤特点

腕骨为8块小型不规则短块状骨，分远、近两排，近排从桡骨起为舟骨、月骨、三角骨与豌豆骨；远排为大小多角骨、头骨及钩骨。两排腕骨呈楔形，背面宽，掌面窄，相互嵌合。腕关节由桡-腕、腕间及掌腕关节组成。桡腕关节由桡骨远端，尺骨的三角软骨和近排腕骨中的舟、月、三角骨构成。腕间关节由近排腕骨与远排腕骨，即大小多角骨、头骨及钩骨构成。掌腕关节，由远排腕骨与第2~5掌骨基底构成。腕骨中的大多角骨与第1掌骨构成腕掌关节，为一单独关节，不参与腕关节的活动。正常腕关节的平均活动度为屈80°、伸70°、内收30°、外展25°以及旋转活动。

正常解剖下桡骨腕关节面向掌侧倾斜10°~15°，称之为腕掌侧倾斜角，并向尺侧倾斜20°~25°，称之为腕尺侧倾斜角。桡骨茎突较尺骨茎突低1~1.5cm。桡骨下端骨折后，远折端向背侧倾斜移位，使腕掌侧倾斜角变小或成负角，即关节面变平或朝向背侧。远折端向桡侧移位并相对旋后，呈"叉"样畸形，远折段向上，断端重叠缩短，同时有下尺桡关节分离，常合并尺骨茎突骨折。在婴幼儿则表现为尺桡骨远端骨骺分离。

桡骨远端前角大、后角小，桡尺远侧关节一般向背侧倾斜30°，当前臂旋后30°时，桡尺远侧关节间隙最清晰，前后角完全重叠。旋后则桡骨后角与尺骨头逐渐重叠，旋前则前角逐渐与尺骨头重叠。

舟骨在近侧排腕骨中最大，本身弯曲，长轴斜向前外下方，上面的凸隆以一定曲度的关节面与桡骨相接（桡骨远端关节面）。当正常掌屈时，舟骨向掌侧倾斜90°，而在背屈时，倾斜度为0°，舟骨前端在手背伸时上升，在掌屈时降下。当手向桡侧屈时，舟骨直接位于桡骨之下，因其本身弯曲，同时骨的轴线斜行，一旦受到暴力很容易引起骨折。如受损时手向尺屈，则仅舟骨的近端可能受到损伤，舟骨结节也可因桡侧副韧带的牵引而断裂。当外力作用于背屈的桡腕关节、舟骨远端随其他腕骨强力背屈，而造成舟骨腰部骨折，同时可合并舟骨与月骨之间的骨间韧带破裂。

腕部损伤较常见，如柯莱斯骨折、腕舟骨骨折和腕关节脱位（月骨及豆状骨）等。

**1. 柯莱斯骨折（Colles fracture）** 骨折在桡骨腕关节面上方2~3cm处。多为外伤或摔伤所致，如跌倒时手腕背伸手掌撑地，骨折线多为横形，也可呈纵形，常达关节面。腕关节上方表面肿胀、压痛、腕部出现"叉样"畸形。

**2. 史密斯骨折（Smith fracture）** 跌倒时腕部急骤掌屈，手背触地，或直接暴力如汽车摇把的反弹打击所致桡骨远端骨折。其远折端向掌侧移位，腕部畸形，外表呈锤状手，与柯莱斯骨折情况相反。腕部肿胀、疼痛、明显压痛、活动受限，并可触及骨擦音，尺-桡关节面异常。

**3. 其他腕骨损伤** 有尺骨茎突骨折、三角骨骨折、大多角骨骨折，豆状骨骨折，钩状骨及头状骨骨折等。

**4. 腕舟骨骨折** 为间接外力所致，可发生于舟骨腰部骨折、近端骨折及结节部骨折，在正常腕部摄片时，若发现舟骨有可疑骨折，应加摄舟骨位片，以确定或排除骨折情况。若骨折不明显但疼痛症状显著时，应叮嘱患者2周后复片，可观察到骨折线处有骨质改变。

**5. 腕骨脱位** 为跌倒时手掌着地，由间接外力致伤。在所有的腕骨中，月骨的位置最不稳定，当手向尺侧屈时，月骨位于头状骨与桡骨之间，易发生脱位，手过度背屈时，通常向前脱位，可能挤压正中神经。若是月骨脱位，月骨单独向掌侧脱出，犹如一粒豆子单独从豆荚中挤出，月骨与头状骨关节面均发生脱位。月骨周围脱位是头骨和月骨发生的脱位，月骨原位不动，其他腕骨则伴随头骨同时脱位。

### （三）掌指损伤的特殊摄影体位

多发性指掌骨骨折摄影时，要包括全手（包括腕关节正位及掌上斜位），照片应显示所有指骨、掌骨、腕骨、尺桡骨下端的影像及拇指斜位像。

掌下正位常规摄影体位适用于手背损伤并软组织破裂者；掌上正位是患者站立腕部抬高，手呈掌上正位摄片，以便 X 线能展开屈曲的掌指骨，适用于受伤手指呈屈曲位或复位后手指屈曲者，或手掌损伤并软组织破裂者；掌下斜位（内倾）是患侧掌面向下，手指微曲，手掌内收成 45°斜位；掌上斜位（外倾）是患侧掌面向上，手部外展成 45°斜位，手指分开。

摄影时若遇腕部损伤严重者，观察重叠的腕骨，可采用倾斜角度的特殊位置，使重叠的腕骨显示清楚。要注意患者腕部的损伤程度，防止断端再损伤肌腱及血管，造成腕部与手的功能障碍。摄影时患者不要坐得太高，肘部、前臂内收 90°，根据受伤情况选择拍摄掌上位或是掌下位。

### （四）腕关节损伤的特殊摄影体位

腕关节水平后前位是患者取坐位或立位，手部垂直于前胸部（复位后绷带吊前臂或石膏固定肘部屈曲），探测器垂直竖立于前胸与前臂之间，掌面紧贴探测器。中心线水平对准尺桡骨远端连线中点下 1cm 处，垂直射入探测器中心。腕关节侧位是掌面垂直、尺侧在下、手掌竖立并外旋 7°放于探测器正中。中心线对准桡骨远端垂直射入探测器。上述体位适用于腕部损伤严重、前臂与腕部不能伸直或复位后经石膏固定、肘屈曲吊绷带固定前臂的患者。

腕骨内旋掌下及外旋掌上 45°或 75°斜位是患者取坐位，前臂尺骨侧紧靠探测器，尺骨茎突放于探测器中心。拇指展开前伸，2~5 指并拢伸直，将腕部外旋或内旋，与探测器成 45°或 75°角，前臂固定。中心线对准腕关节中点垂直射入探测器。掌下斜位适用于舟骨、大多角骨、三角骨损伤的患者。掌上斜位适用于豆状骨、舟骨、月状骨损伤的患者。

## 二、前臂肘关节损伤机制与 X 线摄影应对

### （一）前臂损伤特点

前臂骨由尺骨和桡骨组成，含两个关节。两骨的近端由桡骨头环状关节面与尺骨近端之桡骨切迹构成上尺桡关节，两骨远端由桡骨之尺骨切迹与尺骨小头构成下尺桡关节。前臂的骨折发生率占全身长管状骨骨折的首位。前臂损伤时除骨干骨折外，靠近远近端的骨折还会分别累及上下尺-桡关节，造成复合损伤。

因外力作用导致的前臂骨折，骨折线的位置和形态不同，摄影方式也不同。

**1. 直接外力** 如打击、压伤等造成尺-桡骨骨折，骨折线常在同一平面，多为横形、蝶形或粉碎骨折。

**2. 间接外力** 如跌倒时手掌撑地，向上传导的外力致尺桡骨骨折，骨折线在不同水平，尺骨骨折线低于桡骨、呈短斜形状。

**3. 扭转外力** 如受力时同时伴有扭转外力，则骨折线呈螺旋形，尺骨骨折线高于桡骨。

**4. 前臂骨双骨折** 多为直接打击、碰撞、跌倒或机器绞轧所致，损伤严重常合并皮肤软组织撕脱、肌腱断裂和神经血管损伤。受伤前臂肿胀、疼痛、功能活动受限，重伤者可见前臂畸形，并可有骨擦音及异常活动，该型骨折为闭合性损伤。而开放性损伤的受伤前臂的皮肤、软组织裂伤，有的可见骨折端外露。

尺-桡骨骨折后可发生断端重叠、肢体缩短、成角畸形，侧方移位及旋转畸形。若患者前臂发生形变、弯曲，则不能按常规位置摄影，而是依患者的前臂放置姿势就位摄影，以免断端骨直接损伤血管和神经。应注意以下情况：

**1. 中上 1/3 骨折** 骨折近折段旋后，远折段相对旋前。

**2. 中下 1/3 骨折** 骨折近折段处于中立位或轻度旋后，远折段可相对旋前或相互并拢，或被外力置于任何旋转位置。

### （二）肘关节损伤特点

肘关节由肱骨远端及尺、桡骨近端组成，包括三个关节。①肱尺关节：由肱骨滑车和尺骨半月切迹构成；②肱桡关节：由肱骨小头与桡骨小头构成；③上尺-桡关节：由桡骨小头环状关节面与尺骨切迹构成。肘关节囊内、滑车、肱骨小头、尺骨切迹和

桡骨小头均覆有透明的软骨,关节囊与滑膜之间有脂肪垫。肱骨远端为内外髁,后方中部有鹰嘴窝,前方中部有冠状窝(喙突窝),均极易发生骨折。窝下方外侧是肱骨小头(外髁),内侧为滑车(内髁),内髁后方为纵行的尺神经沟。肘关节伸直时有10°~15°的外翻角(提携角),肘关节正常伸屈范围为30°~180°。

肘关节肱-尺部与肱-桡部的联动使肘屈伸时沿冠状轴进行,该面与上肢骨的长轴相交并非直角,上肢骨的长轴近端在肱骨头的中心,远端在尺骨小头下方的中心。这一长轴在肘关节处经过桡骨小头凹中心,肘关节的冠状轴横贯肱骨滑车的中心与肱骨小头的中心。肱骨滑车的内侧大于外侧,而整个的滑车又大于肱骨小头,导致冠状面与上肢骨长轴不是直角相交,而是在桡侧的上方为70°角,下方为110°角;在尺侧的上方为110°角,下方为70°角。肘关节的冠状轴与上肢骨长轴的相交方式导致伸肘时前臂的远侧端必偏外侧;而屈肘时手很自然地与胸部接触。

正常情况下肘关节伸直时,肱骨两上髁应与尺骨鹰嘴在一条横线上,如肘关节屈曲成直角,从后面观察,此三点位于一直线上,是肱骨纵轴的延续。肘关节脱位时,这三点的关系无论从后面及侧面观察均发生改变。鹰嘴位于肱骨两上髁后,在伸展型肱骨髁上骨折或肱骨下端骨骺分离时并不引起改变,但从侧面观察,鹰嘴与两上髁之间的连线移位至肱骨干轴线之后。

肘部损伤多涉及骨和软骨的损伤,发生率极高且损伤类型复杂。肘部骨骺多出现于年龄不一的儿童,特别是幼儿,在关节解剖形态及生理演变,骨骺出现及闭合的年龄会出现肘部骨骺。

**1. 肘关节骨折** 肱骨髁上骨折、肱骨髁上方或通过肱骨髁部的骨折有 3 种。伸展型多见于儿童,为间接外力所致。跌倒时手掌撑地,肘关节处于伸直状态,外力传导致肘部而发生伸展型骨折,断端向前成角,或远折断向后移位,可使肱动脉受压或正中神经损伤;屈曲型在较大儿童、成人及老人均可发生,为直接外力所致,跌倒时肘屈曲位后侧着地,或外力自后方直接作用于尺骨鹰嘴,骨折远折段向前移位;青枝型小儿肱骨髁上骨折,仅为青枝型,无断端错位,表现为肘关节囊膨隆。

**2. 肱骨外髁骨折(儿童为外髁骨骺分离)** 因间接外力所致,骨折线通过骺软骨自关节面垂直向上,再进入外髁、干骺端,常见干骺端薄层骨片或较大骨片。肱骨外髁的骨折块易受肌腱的牵拉翻转移位,极不稳定。

**3. 肱骨内上髁骨折** 跌倒时手撑地,前臂的屈肌腱猛烈收缩牵拉,或肘部承受外翻应力所致。幼儿表现为内上髁骨骺分离,呈不同程度的向内下方移位和旋转,严重的内上髁骨骺可夹在关节内。成人的内上髁不全骨折或呈整个内上髁的骨折,或呈小片撕脱骨折,也有分离和向下移位。

**4. 肱骨小头骨折(均发生在成人)** 间接外力跌倒时肘呈伸直位,手撑地,外力向上传导,桡骨头向上撞击肱骨小头所致。骨折线沿肱骨小头冠状面呈纵形劈裂,可累及部分滑车,骨折块呈半月状向上、向前移位。

**5. 肱骨髁间骨折(成人多见)** 间接外力或直接暴力跌倒时,肘呈屈曲位直接触地所致。是肘部较严重的关节内骨折,骨折处肱骨内髁的上方常有较大的三角形骨块。

**6. 桡骨头颈骨折(儿童、成人发生率均高)** 多由间接外力所致,如跌倒肘伸直或合并外展位手掌着地,外力向上传导,桡骨头与肱骨小头相撞击。致使成人桡骨头呈各种形态的骨折,4 岁以下儿童多为桡骨小头半脱位,幼儿为桡骨头骨骺分离,或桡骨颈部青枝骨折。

**7. 尺骨鹰嘴骨折** 直接外力冲击肘关节后部所致,骨折片粉碎、无明显移位。

**8. 尺骨喙突骨折** 由肱骨前肌猛烈收缩造成骨片撕脱,若骨片小则易漏诊。

**9. 肱骨远端骨骺分离(为婴幼儿的损伤)** 肱骨远端包括全部骨骺的软骨块和干骺端之间的分离错位。

骨折合并脱位在青少年及成人发生率高且损伤严重,出血多,关节囊、韧带撕裂严重,常合并神经血管损伤。

**1. 后脱位** 多发生于青壮年,多为间接外力如跌倒时肘伸直或半屈位手掌撑地,致使尺-桡骨向后方脱出,肘关节成135°半屈位,伸屈功能受限,尺骨鹰嘴后突。

**2. 前脱位** 多为直接外力如跌倒时肘屈曲鹰嘴着地,造成鹰嘴粉碎骨折,尺桡骨向前脱位,肘关节呈半屈位,前臂相对较健侧长。

**3. 侧方脱位** 受伤时合并肘部猛烈的内外翻应力,造成尺-桡骨向侧方脱出,多与前、后脱位合并发生。

外伤患者肘部难以伸直,或因石膏固定后不能伸直者,拍摄正位片时则可根据病变部位适当向上或向下倾斜,使病变处靠近探测器,但不应作内外方向的倾斜。肘关节损伤或部分强直畸形时,应将前臂平放于探测器上,当重点观察肱骨远端及其关节面时,应将上臂平放于探测器上,若肘屈小于90°时,应使前臂和上臂与探测器的夹角大小相等,并予以固定。肘关节外伤时,关节因积液而膨隆,滑膜外脂肪向外上推移,在肘关节侧位片上,可见肱骨远端背、掌侧翘起的脂肪影,构成"八字征"。

### (三) 前臂损伤的特殊摄影体位

1. 仰卧尺桡骨水平侧位 患者取仰卧位,上肢和身体略分开并手掌向内,探测器垂直竖立于前臂和躯干之间,前臂垫高向内倾15°。中心线呈水平位由前臂外侧射入探测器,若前臂不能内倾15°,则可将球管以水平位向上倾斜15°射入探测器。适用于全身复合性损伤,不能移动的患者。

2. 肘关节伸展前臂水平正位 患者取仰卧位或侧坐位,上臂与前臂外展,肘伸直并与躯干成90°,前臂垫高掌面垂直。探测器横向垂直竖立于前臂外侧并固定。中心线呈水平位对准前臂中央内侧下缘垂直射入探测器(担架车上摄影);水平侧位是摄影体位同正位,掌面垂直,尺侧紧靠探测器。中心线垂直前臂中央,并向前臂内侧倾斜5°射入探测器中心。适用于前臂损伤严重,掌面不能朝上的患者。

3. 肘关节屈曲掌上正位(绷带吊前臂固定位) 患者取立位或坐位,吊于胸前的前臂稍向外移并固定,前臂背面紧贴探测器,手掌向上并稍外旋。中心线对准前臂内侧面中点垂直射入探测器;侧位探测器横向垂直竖立,紧贴于前臂与前胸壁之间。中心线呈水平位并向上倾斜15°对准前臂外侧缘中点射入探测器中心。

4. 肘关节屈曲掌面垂直正位(绷带固定前臂) 患者取立位或坐位,探测器横向垂直竖立于前臂与前胸壁之间。中心线水平位对准前臂背部中央上缘射入探测器中心;侧位是患者取坐位,前臂下外侧(尺侧)紧贴探测器,掌面垂直。中心线垂直探测器并向内侧倾斜15°,对准前臂外侧中央处射入。适用于前臂损伤后吊绷带固定,或复位后石膏固定肘关节屈曲的患者。

5. 肘关节屈曲前臂掌下正位 患者取坐位,掌面向下,肘屈曲的上臂与前臂成45°角,前臂内面紧贴探测器。中心线垂直探测器并向内侧倾斜10°,对准前臂中央射入;侧位是取坐位,掌面向下,前臂

垫高肩部下沉,肘屈曲的上臂与前臂成90°角,探测器横向垂直竖立,紧贴于前臂内侧面(桡骨侧)。中心线水平位对准前臂外侧中点(尺侧),射入探测器中心。适用于前臂损伤,不能翻转的患者。

6. 外伤后肩部、上臂及肘部不能转动,或整复后肘部和前臂石膏固定及包有绷带的患者,肘关节屈曲正位可选择:①取坐位或站立位于摄片架前,探测器横向垂直竖立放于肘部与胸部之间,前臂与上臂内侧紧靠探测器。中心线水平位对准肘关节处射入探测器中心。②患者面向摄影架站立,患侧肘部稍降低,其外侧紧靠摄片架,肘关节置于探测器中心,对侧躯干离开摄影架成斜位,利于肘关节靠紧摄影架。中心线水平位对准肘关节中下处射入。③背向摄影架站立,对侧肩部抬高,躯干离开摄影架成斜位,患侧肘部内侧紧靠摄影架,肘关节置于探测器中心。中心线水平位对准肘关节处射入探测器。

### (四) 肘关节损伤的特殊摄影体位

1. **肘关节屈曲侧位** 患者取侧坐位,患侧前臂与上臂成直角并外展置于台面上,尺侧在下,尽量使肩与肘部平齐,固定前臂使肘部内上髁置于探测器中心。中心线垂直经肱骨外上髁下方与桡骨小头的关节面射入探测器中心。适用于外伤后肩部、上臂及肘部不能转动的患者。

2. **仰卧肘关节侧位** 患者取仰卧位,患侧肘部用棉质软垫垫高,肘关节伸直呈掌上位,探测器横向垂直竖立于肘关节和躯干之间。中心线水平位稍向上倾斜,对准肱骨外上髁射入探测器中心。适用于肘部损伤,并有全身复合外伤不能站立的患者。

3. **肘关节尺骨喙突斜位** 患者取正坐位,患侧前壁伸直时部背侧紧靠探测器呈前后位姿势。尺骨鹰嘴突放于探测器中心,肩部尽量向下与肘部相平。然后将手掌内转呈掌下位,上臂保持不动,前臂与上臂予以固定。中心线垂直对准肘关节正中射入探测器中心。适用于尺骨喙突骨折的患者。

4. **肘关节轴位** 患者取坐位,患侧上臂高举与肩部水平且紧靠探测器,肘极度屈曲150°,使手指掌面触肩,内外髁连线呈水平,将尺骨鹰嘴突放于探测器中心上方2.5~3cm处。中心线可以根据情况选择:①经尺骨鹰嘴突上方2.5cm处垂直射入;②向肩部倾斜30°与前臂垂直,经鹰嘴与内髁间射入探测器中心;③如为检查肱骨下端,中心线可垂直探测器射入;④如为检查尺骨和桡骨近端,中心线可向肩部倾斜并与前臂垂直。适用于肘部鹰嘴突

损伤,肘关节极度疼痛而不能伸直,或骨折整复已固定的患者。

**5. 肘关节尺骨鹰嘴突轴位** 患者取侧坐位,患侧手臂尽量屈肘,手掌向下并与躯干长轴垂直,上臂紧靠探测器,将尺骨鹰嘴突放于探测器中心上方 2.5~3cm 处,调整肢体位置,使前臂与上臂互相重叠,将鹰嘴突固定且无转位。中心线向肩侧倾斜 20°,对准尺骨鹰嘴突射入探测器中心。适用于尺骨鹰嘴骨折,手臂不能翻动的患者。

## 三、上臂肩关节损伤机制与 X 线摄影应对

### (一)上臂损伤特点

上臂骨(肱骨)为管状长骨,其远端前后扁薄,向前呈卷状,两侧突出为内、外上髁,参与组成肘关节。肱骨上端为半圆形的肱骨头,其突出部为大结节与小结节,大小结节与肱骨头间的环状沟为解剖颈,肱骨头与肱骨体间的稍细部分为外科颈。肱骨头与肩胛盂构成肩关节。肩关节由锁骨、肩胛骨及肱骨构成,是全身活动最广泛、最灵活的关节。它包括胸锁关节、肩锁关节、肩胛骨和胸壁的"连接关节"、肩肱关节、肩峰下机制(第 2 肩关节)及喙锁机制(喙锁关节)等 6 个关节的联合运动。锁骨横位胸部前上部,内侧 2/3 凸向前,外侧 1/3 凸向后,内侧端与胸骨柄构成胸锁关节,内有关节盘。锁骨外侧端与肩胛骨的肩峰构成肩锁关节。

肩胛骨位于胸廓的后上部,相当 2~7 肋骨之间,肩胛岗的肩峰与锁骨的肩峰构成肩锁关节,肩胛骨的外侧关节盂与肱骨头构成肩关节。肩胛骨后面(背面)的高崤为肩胛冈,其根部与第 3 肋相对。肩胛骨有 3 个角,上肢下垂时,其下角约对第 7 肋,内侧角约对第 2 肋,外侧角成为关节盂。肱骨头的软骨面积大,与关节盂相接触时仅有一部分相接。肩胛冈相当于第 3 胸椎平面,肱骨大结节突出肩峰处,为肩部最外的骨点。肩肱关节(肩关节)是一个典型的球窝关节,其休息位置时肱骨成 45°外旋,上臂悬重时贴靠胸壁。

肩部常见创伤有锁骨骨折、肩胛骨骨折、肱骨外科颈骨折及肩关节脱位。

**1. 锁骨骨折** 发生率高,多见少年及幼儿,多由间接外力引起(任何作用于手、肘及肩部的外力向胸部传导均可发生)。好发于锁骨中 1/3 或中外 1/3 交界处,即前后曲交界处。该处锁骨最窄,内侧骨折端向后上方移位,外侧骨折端移向前下方,也

可见于锁骨的胸骨端骨折或锁骨的肩峰端骨折。锁骨的后曲显著者,成人中多发生为短斜形骨折,而前曲显著者多发生横行骨折,直接暴力可造成粉碎骨折,幼年的锁骨骨折常属青枝骨折。

锁骨骨折后肩部疼痛,患肩下沉并向前内侧倾斜,肩关节活动受限,引起局部压痛、肿胀畸形及异常活动。婴儿受伤后一侧上肢不敢活动,且啼哭不止。

**2. 肩胛骨骨折** 肩胛骨为三角形板状骨,位于背部外上方,上缘几乎与锁骨平行,内角对第 2 肋骨内部,外角有肩峰、喙突和关节盂参与肩关节,下角达第 7~8 肋间。上臂外展高举时,肩胛骨向外上移动,外缘与体轴平行,内缘向外下斜,肩关节内旋时肩胛骨移向外方,垂肩时内缘垂直,外缘呈外上内下倾斜。

肱骨头上端与肩峰下端的最窄距离称为肩峰肱骨头间距离,正常为 7~13mm(或 6~14mm),此间隙如小于 5mm,说明肩袖有损伤。骨折多因直接暴力打击所致,火器伤造成的骨折多呈粉碎性,可累及肩胛体、肩胛颈、喙突及肩峰,常合并有肋骨骨折及血气胸的可能性。

肩胛部较常见的骨折为冈下窝的横断骨折,但极少移位,肩峰的位置易受损伤,却很少发生骨折。因肩峰有时骨化不完全,与肩胛冈不相融合,受到外伤后不易与骨折鉴别,应作对侧肩峰 X 线片对照以证实之。

**3. 肱骨外科颈骨折(肱骨上端最常见)** 是指肱骨解剖颈下方 2~3cm 处,大小结节下部,胸大肌止点上部的骨折,多因间接外力所致。如跌倒时肘部着地,或肘伸直位手部撑地,外力传导至肱骨外科颈部而发生骨折,不同年龄显示不同的骨折特点。

(1)成人因受伤时体位及受力不同,表现为内收型或外展型损伤,骨折线横形,肱骨外科颈骨折常合并大结节的撕脱骨折。若直接外力作用,也可造成局部裂纹骨折。

(2)老人多为嵌压或嵌插骨折,骨折线位置高,常显示为肱骨解剖颈、大结节与肱骨干之间倒"T"或倒"Y"形骨折,无明显移位。

(3)儿童表现为肱骨上段青枝骨折,发生于骺线 1~2.5cm 范围内,骨折线横形,无侧方移位,或肱骨上段骨骺分离。

### (二)肩关节损伤特点

肩关节为球窝关节,肩胛盂较浅关节囊韧带松

弛薄弱,易因外伤而发生脱位,常见于青壮年和老人。根据肱骨头脱位的方向、程度和性质,分为肩关节半脱位、前脱位、后脱位、肩脱位合并骨折、习惯性脱位、陈旧性脱位。肩部其他损伤有肩锁关节脱位、胸锁关节脱位、胸骨骨折等。

**1. 肩关节前脱位** 肩关节前脱位最常见,因致伤外力大小和受伤时上肢姿势不同,可分为喙突下脱位、锁骨下脱位、肩胛盂下脱位、胸内脱位四种类型。直接或间接外力造成肱骨头向前脱出,在喙突下、锁骨下或腋窝可触及脱位的肱骨头,肩峰下空虚。其表现为肩部疼痛、方肩畸形、杜加(Degas)征阳性(当患侧肘部贴近胸壁时,患侧的手不能达到对侧肩部)。摄影观察肱骨头脱出所在部位及是否合并肱骨大结节、肱骨头、肩胛盂等骨折。

**2. 肩关节后脱位** 直接或间接暴力造成肱骨头向后脱位,位于肩峰下或肩胛冈下。表现为喙突异常突出,患肩后侧隆起前部平坦,上臂呈外展和明显内旋姿势,关节前方空虚,后方可扪及肱骨头。摄影观察肱骨头与肩胛盂的正常关节间隙是否消失,肱骨头是否向上移位,且位于肩胛盂之后,肩峰下或肩胛冈下,并可显示合并骨折情况。

**3. 肩肱关节脱位** 肱骨大结节突出于肩峰之外,为肩部最外的骨点。在外力方向上,向前摔跌的概率较高,上臂处于外展及外旋位,发生向前下方脱位。大结节与关节盂边缘相抵,有1/3患者合并肱骨大结节撕脱骨折,如无骨折一般大结节移向内侧,肩峰变为最外点,则肩部变为方形。

**4. 胸锁关节脱位** 胸锁关节由锁骨的胸骨关节面与胸骨柄-骨切迹及第1肋软骨所形成。可因直接或间接暴力引起,锁骨的胸骨端易向前方半脱位或全脱位。沿锁骨外暴力时易引起后脱位,会压迫其后的大血管、气管及食管,必须快速摄片诊断。其表现为呼吸困难、吞咽困难、皮下气肿、胸锁关节与矢状面所呈角度变异,正常为0°~5°,脱位时可为20°~25°。

肱骨干骨折是肱骨髁上与胸大肌止点上缘之间的骨折。上1/3骨折多由直接外力作用所致,多为横断骨折或粉碎骨折;下1/3骨折多由间接外力引起,如跌倒时手撑地,或投弹时肌肉猛力收缩的旋转力,多为斜形、螺旋形或蝶形骨折。其表现为伤后关节肿胀、疼痛。明显移位时,肘向后方突出,或肱骨干局部肿胀、压痛、畸形、假关节活动。骨折断骨移位方向与骨折部位有关。如肱骨干上段骨折,骨折近折端向前内方移位;骨折远折端向外上

方移位;肱骨中段骨折,骨折近折端向外前方移位,远折端向上移位,致断端重叠短缩;因肘关节所处屈伸位置关系,肱骨下段发生骨折时,易造成断端不同方向的成角畸形,可合并桡神经损伤。

**(三)上臂损伤的特殊摄影体位**

**1. 仰卧肱骨侧位** 可以选择:①患者取仰卧位,患侧肘部伸直掌面向上,用棉垫将前臂及肱骨垫高,探测器横向垂直竖立于躯干与肱骨之间。中心线水平位对准肱骨中点射入探测器中心。②患者取仰卧位,对侧肩部垫高,患侧手置腹前,上臂稍外展,屈肘成90°并前臂内旋,上臂内侧紧靠探测器,使肱骨内外上髁连线与探测器垂直,患侧肩关节与肘关节置于探测器范围内,探测器长轴与肱骨平行,前臂固定。中心线对准肱骨中点垂直射入探测器中心。适用于肱骨近端外伤骨折疼痛而不能站立或移动的患者。

**2. 肱骨侧卧侧位** 患者侧卧,健侧在下,探测器紧贴于患侧腋下,上臂内侧紧靠探测器,肘部弯曲成直角,肱骨长轴与探测器长轴平行,前臂予以固定。中心线垂直并向肘部倾斜5°~10°,对准肱骨中上部射入探测器中心。适用于全身复合性损伤、肱骨剧烈疼痛而不能转动手臂的患者。

**3. 肱骨前后水平位** 患者侧坐位,患侧肱骨稍垫高并向前伸出,肘关节弯曲手掌垂直。肱骨外侧紧贴横向垂直竖立的探测器,健侧躯体稍外转。中心线水平位对准肱骨内侧中点射入探测器。适用于肱骨中下段骨折并软组织损伤、不能前后活动肱骨患者。

**4. 站立肱骨后前侧位** 患者面对摄影架取立位或坐位,身体稍向被检侧倾斜,肘部屈曲,肱骨外侧紧靠摄影架,肩关节及肘部均包括在探测器范围内。中心线呈水平位,经被检侧胸背部,对准肱骨中点射入探测器中心。适用于肱骨骨折复位后肘屈曲石膏固定、绷带包绕前臂的患者。

**5. 站立经胸前肱骨正位** 患者侧立,身体后倾15°并向健侧偏转,被检侧肩部上抬,肱骨紧靠摄影架,手掌朝内,健侧上肢上举抱头肘外展。中心线呈水平位,经对侧前胸部,对准肱骨中点射入探测器中心。适用于上臂外伤及肱骨骨折、因疼痛前臂下垂不能活动的患者。

**6. 仰卧经胸前肱骨侧位** 患者取仰卧位,被检侧抬高15°,使身体向健侧倾斜,健侧上肢上举并外旋,探测器横向垂直竖立于被检侧肱骨外侧并固定。中心线呈水平位,经对侧胸前部,对准被检侧

肱骨中点射入探测器中心。适用于肱骨骨折及软组织开放性损伤致前臂下垂不宜移动且不能站立的患者。

**7. 肱骨近端肩部仰卧轴位** 患者取仰卧位，被检侧肩部和上臂垫高约 10cm，上臂外展与躯干垂直，肘部弯曲成直角，头部转向对侧。探测器横向垂直竖立于肩部并固定，内缘紧靠颈部，肱骨头对准探测器中心。中心线呈水平位，由足侧向头部平行躯干，再向内倾斜 10° 角，对准肱骨头经腋窝射入探测器。适用于肱骨颈骨折或肩关节脱位后移位的病例，也适用于肩部已用石膏或飞机带固定致手臂不能转动的患者。

**8. 肱骨肩关节下上轴位** 患者取立位或坐位，被检侧上臂外伸与躯干垂直，肱骨外旋使前臂予以固定。身体倾向患侧，头部转向对侧，健侧手持探测器，将探测器中心置于被检侧肩关节上方。中心线由腋下向上斜行，经腋窝射入探测器中心。适用于肱骨颈骨折或肩关节脱位后移位的病例，也适用于肩部已用支架固定致手臂不能转动的患者。

**（四）肩关节损伤的特殊摄影体位**

**1. 肩胛骨关节盂前后斜位** 患者取仰卧位，健侧肩部和髋部稍垫高，肘部弯曲手置腹前，身体冠状面与床面成 45° 角。患侧肩胛骨喙突紧靠台面中线且平行于探测器，上臂稍与躯干分开，肩部及上臂均在探测器范围内。中心线垂直探测器，经肩部上缘及内下方各 5cm 处射入。适用于肱骨上端、关节盂及肱骨头损伤的患者。

**2. 肩关节侧位** 患者背向摄影架取坐位或立位，患侧肘部弯曲，前臂被健侧手托住固定。健侧肩部紧靠摄影架，患侧肩部向前旋转至肩胛骨嵴与探测器垂直为止，探测器上缘超出肩部。中心线呈水平位，对准患侧肩胛部射入探测器中心。适用于肩关节脱位的患者。

**3. 肩关节仰卧侧位（或侧卧位）** 患者取仰卧位，患侧抬高 15°，髋及膝部弯曲以支撑身体，健侧上肢举过头顶。探测器横向垂直竖立于患侧肩背后并固定，探测器上缘超出肩部。中心线呈水平位，从健侧对准患侧肱骨头射入探测器中心。适用于肩关节损伤、脱位、不能站立的患者。

**4. 肩关节轴位（仰卧）** 患者取仰卧位，患侧上臂外展与肩齐，肩背部垫高约 5cm，头部向健侧偏转，探测器横向垂直竖立于患侧肩部，肩峰部对准探测器中心。中心线呈水平位，由足侧向头部并向内倾斜约 10° 角，经腋窝皱褶射入探测器中心。

适用于肩关节后脱位活动受限、不宜坐位摄影的患者。

**5. 肩关节半轴位（仰卧）** 患者取仰卧位，患侧手臂外展上抬平放于头旁并前臂垫高，肱骨头对准台面中线。中心线垂直探测器，对准患侧腋下经肱骨头射入探测器中心。适用于肱骨解剖颈及关节盂有轻度损伤或有撕脱骨片的患者。

**6. 肩胛骨正位（仰卧或俯卧）** 患者取仰卧位或俯卧位，躯干平直、双臂分别于髋旁伸直，手掌向上、头部转向健侧。在仰卧位时，中心线对准患侧胸廓中央垂直台面射入探测器中心；在俯卧位时，中心线由患侧肩部外侧向内倾斜 20°，对准肩胛骨中央射入探测器中心。适用于肩胛骨损伤不宜翻动身体的患者。

**7. 肩胛骨前后立位** 患者背靠摄影架取坐位或站立位，患侧肩胛骨与探测器平行。健侧身体偏转，人体冠状面与探测器成 20° 角，使患侧肩胛骨平面紧贴摄片架中线，肘弯曲手背放于腰部，肘部前转使肩胛骨不与肺组织重叠。中心线呈水平位，对准肱骨头外端射入探测器中心。适用于肩胛骨骨折、不宜卧位摄片的患者。

**8. 侧立肩胛骨轴位** 患者面对摄片架取站立或坐位。患侧上肢经面部向头顶及枕部环抱，若上肢上抬困难，则将手放于对侧肩部（或上肢），上臂内收肘部弯曲，避免肱骨上端与肩胛骨重叠。健侧手插腰转动身体，使患侧肩部靠近摄片架，矢状面与探测器夹角成 70°，肩胛骨内外缘连线垂直于探测器，患侧肩部及肩胛下角均在探测器范围内。中心线呈水平位，对准患侧肩胛骨后缘中央射入探测器中心。适用于肩胛冈及肩峰损伤，或确定肩胛骨折移位的患者。

**9. 肩胛骨侧卧位** 患者的患侧肩部在下，侧卧位于摄影床，肩胛骨对准台面中线。患侧上肢高举抱头，头部枕于肩上，使患侧肩部紧靠台面，肩胛骨内外缘连线与台面中线垂直。中心线垂直台面，由肩胛骨后缘中央经肱骨头中点射入探测器中心。适用于肩胛骨损伤、确定肩胛骨折移位、不能站立的患者。若患臂不能上举可放于身旁，上臂外展肘部弯曲，使肱骨上端不与肩胛骨重叠。

**10. 站立锁骨后前位** 患者站立于摄影台一端，患侧肘屈曲放于腹前并用对侧手固定。上身以俯卧姿势使患侧肩锁部贴紧台面上横放的探测器之上 1/3 处，头部转向健侧。中心线由头部向足侧倾斜 20°，对准锁骨中点射入探测器中心。适用于有明显外伤,肩锁区域疼痛、肿胀,患侧上肢不能用力上举及后伸,常以健侧手托住患肢并紧贴胸前的患者。

**11. 锁骨仰卧前后位**　患者于摄影床上取仰卧位,双臂放于身体两侧。患侧置于台面中线(若摄双侧,则人体矢状面对准台面中线),头部偏向健侧。中心线由足侧向头侧倾斜10°~20°,对准锁骨中点射入探测器中心。适用于锁骨骨折、不宜站立及俯卧的患者。婴幼儿锁骨骨折,因不易合作,可取仰卧姿势,但探测器必须包括两侧锁骨以作比较。

**12. 锁骨俯卧后前位**　患者取俯卧位,患侧锁骨中点对准台面中线,头部转向健侧使锁骨与台面靠紧。手背内转呈掌上位贴于身旁,肩部下垂与胸锁关节相平。探测器横向包括锁骨全长,婴幼儿包括双侧。中心线垂直台面,对准肩胛骨上角射入。摄双侧时,中心线对准第1胸椎中点或胸骨切迹。适用于后背部损伤并锁骨骨折,不宜站立及仰卧的患者。

## 四、足踝关节损伤机制与X线摄影应对

### (一)足部损伤特点

**1. 跟骨骨折**　多由自高处跌下足跟着地所致。根据跟骨结节角(骨折后此角减小或成负角)及跟骨轴位角(骨折时此角增大)的变化来判断有无骨折。

**2. 不累及跟距关节的骨折**　包括跟骨结节纵形或横形骨折、载距突骨折等。

**3. 累及跟距关节的骨折**　包括跟距关节外侧塌陷骨折、全跟距关节塌陷骨折、跟骨粉碎骨折、跟骨结节角及轴位角明显改变等。

**4. 距骨骨折**　多由自高处跌下足背屈曲触地所致。常见有距骨颈骨折、距骨体骨折,而距骨后突骨折是强力跖屈曲致小块状骨折。

**5. 距骨脱位**　有胫-距关节脱位、距下关节脱位及全距骨脱位。

**6. 足跖骨骨折**　多因直接暴力如打击、车轧伤或前足扭伤所致。可发生在跖骨颈、干或基底部(第5跖骨)。

**7. 跖-跗关节脱位**　常发生于车轮压伤或严重的足部扭伤,多为第1、2跖骨分离。第2~5跖骨向外脱位;或为第2~3跖骨分离,第3~5跖骨向外脱位等,常合并跖骨及跗骨骨折,易造成足背动脉损伤,引起前足坏死。

**8. 趾骨骨折**　多由压、砸伤或踢碰硬物所致,骨折线横形、斜形、粉碎性、粗隆边缘骨折或趾骨基底撕脱骨片等。

### (二)踝关节损伤的特点

踝关节为屈戌关节,是全身负重最大又极为灵活的关节。踝关节骨折是最常见的关节内骨折,因外力作用的方向、程度和肢体受伤时所处的位置不同,可造成各种不同类型的骨折、不同程度的韧带损伤以及不同方向的关节脱位,以致合并发生为类型多样的复合损伤。

**1. 踝关节扭伤**　多在足跖屈曲内翻时发生。当踝关节呈中立位(0°),足尖垂直向前(或向上),足部外缘与小腿垂直,可背伸25°,跖屈曲40°~45°。当足部在中立位时,距骨与胫-腓骨下端的关节面正好嵌合,但当足跖屈(如下楼梯),则距骨体较宽的前部滑出关节之外,而较窄的后部进入踝关节,故不再稳定,常为踝关节扭伤的重要原因。

足部在外旋时,舟骨围绕距骨头旋转,若骰骨与跟骨相接触而突然停止,足部继续外旋,必同时伴有前足外翻,因此这两种损伤机制常同时存在。

**2. 踝关节扭伤并外旋骨折**　多因以下几种因素引起:①负重大;②外踝长、内踝短;③韧带薄弱易引起撕裂;④足跖屈曲时,踝关节变得不稳定;⑤由胫腓骨下端所构成的踝关节的"榫眼"不太坚固,外踝关节面相当倾斜,腓骨下端可向上或向外作相当活动;⑥使足外翻背伸的肌肉不如使足内翻背伸的肌肉坚强,足部向外的力量不如向内的力量大。

踝关节扭伤严重时,一般伴有踝部骨折,其中关节内骨折最常见。外翻骨折(内踝骨折)发生于过度外翻及足底部旋前时最为多见。内翻骨折发生于过度内翻及足部旋后时,一般是外踝骨折。

**3. 踝关节损伤的类型**　踝关节损伤多由间接外力引起,根据外力大小、方向及受伤时足部所处的位置可产生5种不同类型的骨折,即旋前外展型、旋后内收型、旋后外旋型、旋前外旋型、垂直压缩型。伤后表现为踝关节肿胀、畸形、压痛等活动受限。

(1)外旋损伤:发生在小腿不动足部强力外旋,或足部着地不动小腿强力内旋时,可先造成腓骨下部斜形或螺旋骨折(单踝骨折Ⅰ°),外踝骨折块向后外方移位并向外旋转。随暴力加大又造成内侧韧带撕裂或内踝骨折,骨折块向腓骨侧移位(双踝骨折Ⅱ°),当暴力继续加大时,距骨向外移位并外旋

撞击胫骨后缘骨折,骨块向上移位(三踝骨折Ⅲ°)。

(2)外翻损伤:由于足部强力外翻所致,如自高处落下足部内缘着地时,可先造成内侧三角韧带撕裂,或造成内踝骨折,一般向外移位,随暴力加大又造成腓骨远端骨折,骨折块向外方移位,距骨向外方移位偶尔可发生后踝骨折。

(3)内翻损伤:由于足部强力内翻所致,如自高处落下足外缘着地时,可先造成踝关节外侧韧带断裂,或外踝顶端的小片撕脱骨折,距骨向内撞击造成内踝骨折。暴力较大时距骨向内脱位,股骨远端外缘顶撞外踝造成外踝骨折,骨折块向内移位。暴力继续加大时,可造成后踝骨折。

(4)垂直压迫损伤:由高处下坠足底落地,距骨垂直向上撞击股骨远端滑车面,可造成股骨下端粉碎骨折,滑车关节面压缩,胫-腓联合分离,内外踝骨折并向两侧分离。踝关节损伤机制复杂,若发生在儿童则为胫-腓骨下端的骨骺分离出现骨骺骨折。

**(三)足部损伤的特殊摄影体位**

**1. 足前后内斜位(仰卧位)** 患者取仰卧位或坐位,患侧躯干和小腿向健侧倾斜,使足底基准线与台面成30°～45°,探测器斜插于足底并紧贴。中心线对准第3跖骨基底部射入探测器中心。适用于全足损伤卧床不起,重点观察第2～5跖骨及跗骨、骰骨的患者。

**2. 足前后外斜位** 患者取仰卧位,患侧躯干和下肢向外侧倾斜,使足底基准线与台面成30°～45°,探测器斜插于足底并紧贴。中心线对准第2跖骨基底部射入探测器中心。适用于第1和第2跖骨及楔骨间关节损伤的患者。

**3. 足跗骨前后位(仰卧和坐位)** 患者可取2种体位:①坐位,患侧膝部弯曲,足底紧贴探测器;②仰卧位,两下肢伸直足尖向上,探测器倾斜70°紧贴患侧足底部并固定。中心线:①垂直探测器向足跟侧倾斜20°,对准足背中央射入探测器中心;②呈水平对准足趾部、经足背中央射入探测器中心。适用于下肢及足部损伤严重、不能移动患肢的患者。

**4. 俯卧跟骨轴位** 患者取俯卧位,患侧胫腓骨下端垫高踝部弯曲成直角,探测器垂直竖立紧贴足底部并予以固定,足跟部低于探测器上缘3cm。中心线向足跟部倾斜35°～40°,对准跟腱处射入探测器中心。适于足部损伤、足跟部疼痛,不宜仰卧位及坐位摄片的患者。

**5. 侧卧跟骨轴位(底跟位或跟底位)** 患者

取患侧在上侧卧位,下肢伸直靠拢,足底基准线呈水平位。①摄底跟位,探测器垂直竖立紧贴足跟后部;②摄跟底位,探测器横向垂直竖立紧贴足底部。中心线:①呈水平向头侧倾斜40°,对准足底跟骨1/2处射入探测器中心。②呈水平向足趾部倾斜50°,对准足跟后方经足跟底部射入探测器中心。适用于外伤后双足跟部疼痛,不宜移动身体的患者。

**(四)踝关节损伤的特殊摄影体位**

**1. 踝关节仰卧水平前后位** 患者取仰卧位,患肢足尖垂直台面,踝关节呈中立位置于探测器中心。中心线垂直探测器,对准内外踝连线中点射入探测器中心;踝关节仰卧水平侧位同前后位的体位,患侧足底跟垫高,探测器垂直竖立紧贴外踝。中心线呈水平位,对准内踝中点射入探测器中心。适用于踝关节损伤并全身复合外伤,不能移动下肢,或用网架固定患肢,身处担架床上或牵引患肢的患者。

**2. 踝关节侧卧正位(患肢在下)** 患者于担架床或摄影台上取患侧在下侧卧位,膝部弯曲,小腿外侧稍垫高,足底基准线与台面平行。探测器垂直竖立紧贴患侧踝后部并固定。中心线呈水平位,对准内外踝连线中点,与足底基准线成10°角射入探测器中心;踝关节侧卧侧位体位同侧卧正位,患侧踝关节外侧面紧贴探测器,足底基准线与台面成20°角(足尖斜向下)。中心线垂直探测器对准内踝,与足底基准线成80°角射入探测器中心。适用于一侧踝关节严重损伤、不能移动患肢的患者。

**3. 踝关节侧卧正位(患肢在上)** 患者取患肢在上的侧卧位。患侧下肢伸直,靠在健侧稍屈膝的下肢上,两足之间垫一棉垫。探测器垂直竖立紧贴患侧踝关节后方。中心线呈水平位与足底基准线平行,对准内外踝连线中央射入探测器中心;踝关节侧卧侧位体位同侧卧正位姿势,探测器置于两踝之间。中心线垂直探测器并稍向足尖倾斜,对准外踝上方2cm处射入探测器中心。适用于一侧踝关节严重损伤,不能移动患肢患者。

**4. 踝关节仰卧内斜45°位** 患者取仰卧位,健侧膝部稍弯曲,上身向健侧偏转并固定,患侧下肢伸直膝部稍垫高,内踝置探测器中心下方1cm处,足尖内转约45°。中心线垂直探测器对准踝关节间隙中点,与足底基准线平行射入探测器中心。适用于踝关节损伤严重并用网架固定下肢,且需观察胫腓关节下方及跟骨载距突的患者。

**5. 踝关节仰卧外斜45°位**　患者取下肢伸直仰卧位，患侧踝关节外转45°，置于斜放的探测器中心，小腿外侧面靠紧探测器。中心线垂直探测器，入射角度与足底基准线平行，对准内外踝连线中点射入探测器中心。适用于踝关节严重损伤及胫骨下端骨折、骨折块移位不能移动患肢的患者。

## 五、膝关节胫腓骨损伤机制与 X 线摄影应对

### （一）膝关节损伤的特点

膝关节由股骨的内、外髁，胫骨内、外髁及髌骨构成。髌骨是人体最大的籽骨，系三角形的扁平骨，尖向下、后面为与股骨相接的关节面，因髌韧带的固定作用，髌骨不能上下活动，仅做前后活动（伸向前、屈向后）和旋转活动。膝关节有宽大而松弛的关节囊和滑膜，两侧有坚强的副韧带，关节内由十字韧带固定。股骨与胫骨关节面间夹有软骨弹性垫，即内、外侧半月板。

膝关节有较大活动的范围，并有承受强力的支持作用，因而易遭受外伤。上述构成关节的骨、软骨、韧带、滑膜、腱膜等组织都能受累。膝部常见损伤为关节囊、韧带损伤、髌骨骨折、膝关节脱位及髌骨脱位等。

膝关节韧带损伤是直接暴力或膝关节过伸、扭转造成膝关节侧副韧带和交叉韧带损伤。以内侧副韧带和前交叉韧带损伤多见，交叉韧带断裂常合并侧副韧带断裂和半月板破裂。

**1. 膝关节侧副韧带撕裂**　有明显内翻或外翻应力作用于膝关节，外翻应力造成内侧副韧带损伤；内翻应力造成外侧副韧带损伤。表现为软组织肿胀、疼痛，皮下瘀血斑，膝部不能伸直、活动受限、伤部明显压痛点，伤侧关节内积血；有滑膜、交叉韧带、半月板损伤。当反方向侧翻位摄影时，该韧带附着处可有撕脱的骨片。

**2. 膝关节创伤性滑膜炎**　表现为膝部软组织肿胀、髌上囊积液膨隆、髌骨下脂肪垫混浊。

**3. 十字韧带损伤**　前、后十字韧带撕裂后，分别造成膝关节向前、向后脱位或不稳，胫骨髁间棘处可有撕脱骨片。

**4. 股四头肌肌束损伤**　表现为膝关节内积液，髌骨下脂肪垫混浊或受压变小，股四头肌肌撕裂的上下水平不同，可分别合并有坐骨骨折、髌骨向上脱位、胫骨结节撕脱骨折等。

**5. 膝关节半月板损伤**　当临床检查有半月板损伤时，应进行膝关节造影检查。

**6. 髌骨骨折**　由踢伤、撞伤等直接受损。多为粉碎骨折或星状骨折，骨折移位较小，但髌骨关节面及股骨髁损伤较重。多数髌骨骨折由间接外力引起，如向前滑倒时股四头肌突然强力收缩所致横形骨折。既可在中央断裂，也可在两极断裂，随着髌骨分离程度不同，关节囊和髌骨旁膜也有不同程度的破裂，表现为局部肿胀、疼痛、皮下瘀血、不能主动伸膝等。

### （二）胫腓骨损伤特点

小腿骨骼包括胫骨与腓骨，皆为管状长骨。胫骨位于内侧，上端向左、右膨大成内侧髁及外侧髁，两髁间为髁间隆起，两髁前方有胫骨粗隆。外侧髁后下方有与腓骨小头形成关节的腓骨关节面，胫骨下端膨大成方形，向内下突出为内踝，外侧与腓骨相接的三角形凹陷为腓骨切迹。腓骨在外侧，细长，上端有腓骨小头，下端稍膨大为外踝，与胫骨下端相平，胫、腓两骨无旋转运动。

胫腓骨骨折可由直接暴力或间接暴力引起，重物直接撞击或车轮碾轧可引起横断骨折、短骨折、斜骨折或粉碎骨折。双骨骨折时骨折线在同一平面，由于胫骨处于皮下，易致开放性骨折。由高处跌下强烈扭转或滑跌等间接暴力，可引起长、斜或螺旋骨折。表现为局部胀、疼痛、可有畸形及异常活动。胫骨平台骨折多发生于青壮年，由垂直压迫的间接外力如高处跌下足底着地，易造成胫骨髁骨折；由于经受压力不平衡，多合并内外翻应力，骨折可为双髁、单髁或粉碎骨折。

### （三）膝关节损伤的特殊摄影体位

**1. 膝关节侧卧水平前后位（患侧向外侧）**　患者取患侧膝关节向外侧卧位，足底板垂直台面，健侧下肢外转。探测器横向垂直竖立紧贴患侧膝关节后缘并固定。中心线呈水平位并向头侧倾斜10°，对准患侧髌骨下缘射入探测器中心。适用于膝关节及胫骨近端骨折，经石膏固定或铁丝网支架固定的患者。

**2. 膝关节侧卧侧位**　患者取患侧在上侧卧位，双腿屈曲呈同样姿势。探测器置于两膝关节之间。中心线垂直探测器并稍向膝内侧倾斜，对准髌骨外下缘射入探测器中心。适用于膝关节及胫骨近端骨折，经支架固定或石膏固定的患者。

**3. 膝关节仰卧水平侧位**　患者取仰卧位，下肢并拢稍屈曲，患侧小腿稍内旋，髌骨向上。探测器横向垂直竖立于两膝之间，紧贴患侧膝关节内侧

缘。中心线呈水平位对准患侧膝关节外缘，经髌骨下缘外侧射入探测器中心。适用于膝关节外伤骨折，经石膏固定及支架固定的患者。

**4. 膝关节仰卧外旋前后位** 患者取仰卧位，患肢向外旋转 10°（足底与台面成 80° 角），髌骨向外上，上身稍抬高，双臂支撑身体。探测器一边紧贴患侧膝下，另一边随外旋角度垫高。中心线对准患侧髌骨下缘，射入探测器中心。适用于膝关节外伤骨折，经石膏固定及支架固定的患者。

**5. 膝关节仰卧外旋侧位** 患者取仰卧位，患肢下肢垫高并向外旋转 10°（足底与台面成 80° 角），髌骨向外上，探测器横向垂直竖立紧贴患侧膝关节外侧并固定。中心线对准患侧膝关节内侧射入探测器中心。适用于膝关节外伤骨折，经石膏固定及支架固定的患者。

**6. 膝关节仰卧内旋前后位** 患者取仰卧位，下肢伸直，患侧髋部稍垫高，身体向健侧旋转。患侧手抓紧健侧台边以支撑身体，足尖向内侧倾斜 10°，足底与台面成 80° 角，健侧下肢外转稍屈膝。探测器置于患侧膝下并与小腿长轴平行。中心线向患膝关节外侧倾斜 10°，对准髌骨下缘射入探测器中心。适用于膝关节外伤骨折，经石膏固定及支架固定的患者。

**7. 膝关节仰卧内旋侧位** 摄影体位同内旋前后位。探测器垂直竖立紧贴患侧膝关节内侧，对侧下肢可固定探测器。中心线对准患侧髌骨下缘侧外方射入探测器中心。适用于膝关节外伤骨折，经石膏固定及支架固定的患者。

**8. 膝关节侧卧前后位（患肢在上）** 患者取患侧在上侧卧位，下肢伸直放于健侧小腿上，健侧膝关节稍向外下屈曲。探测器横向垂直竖立并垫高，紧贴于患侧膝部后方。中心线呈水平位向头侧倾斜 10°，对准患侧髌骨下缘射入探测器中心。适用于膝关节外伤骨折，经石膏固定及支架固定的患者。

**9. 髌骨正位** 可取 3 种体位：①取俯卧位，患肢伸直，探测器中心紧贴髌骨下方，中心线垂直膝部后方经髌骨射入探测器中心；②取仰卧或坐位，患肢伸直，探测器中心紧贴髌骨，中心线近距离由膝部后方垂直髌骨射入探测器中心；③呈侧卧位，依患者当时姿势，探测器垂直竖立紧贴髌骨，中心线水平对准膝部后方经髌骨射入探测器中心。适应证：①适用于全身复合性损伤，髌骨骨折不能仰卧或坐位的患者。②适用于膝关节损伤及髌骨骨

折，卧床不能移动，或是需要坐手推轮椅的患者。③适用于膝关节损伤及髌骨骨折，卧床不能移动的患者。

**10. 髌骨侧位（仰卧水平）** 患者取仰卧位，患侧下肢伸直稍内旋并垫高，探测器横向垂直竖立紧贴膝部外侧。中心线呈水平位，对准膝内侧髌骨下缘射入探测器中心。适用于膝关节损伤及髌骨骨折，患者疼痛卧床不能移动或是需要坐手推轮椅上的患者。

**（四）胫腓骨损伤的特殊摄影体位**

**1. 胫腓骨仰卧倾斜前后位** 患者取下肢伸直仰卧位，患侧下肢向腓骨外侧倾斜。探测器一部分斜插于患侧小腿下方，另一部分靠在对侧小腿上。中心线调整入射角度，对准小腿前面中央外侧射入探测器中心；胫腓骨仰卧倾斜侧位体位同前后位。斜靠于外侧被垫高的探测器上。中心线对准小腿内侧中央射入探测器中心。适用于小腿严重创伤及开放性损伤，不能移动患肢的患者。

**2. 腓骨斜卧前后位及侧位** 患者取仰卧位，患侧髋及背部稍垫高，小腿伸直并内旋，对侧下肢屈膝并外展。探测器斜插于小腿外后侧下面并固定。中心线向患侧小腿外侧倾斜 10°~20°，对准小腿中央射入探测器中心；腓骨斜卧侧位体位同前后位。患侧下肢内旋紧贴于对侧下肢踝部，探测器置于两条小腿之间。中心线向患侧小腿内侧倾斜 10°~20°，对准小腿外侧中央射入探测器中心。适用于小腿严重创伤及开放性损伤，不能移动患肢的患者。

**3. 腓骨侧卧水平前后位** 患者取患肢在上的侧卧位，患肢伸直，紧贴于健侧屈膝的下肢上。探测器横向垂直竖立于患侧小腿后方并固定。中心线呈水平位，对准小腿前方中点射入探测器中心；腓骨侧卧水平侧位体位同前后位。探测器横向放于两条小腿之间。中心线向小腿前侧稍倾斜，对准小腿外侧面中点射入探测器中心。适用于一侧下肢严重创伤，不宜向患侧翻动的患者。

## 六、股骨髋关节损伤机制与 X 线摄影应对

### （一）股骨损伤的特点

股骨是全身最长的管状骨，其上端为球状的股骨头，顶端稍内下方有一小凹，为股骨头韧带附着处叫韧带窝，摄影时可作为股骨头位置标记。股骨头向外、后、下，其较细部分为股骨颈，股骨体稍向

前弓。颈体形成 127°~132° 角，颈与体的冠状面有 15° 的前倾角。颈与体连接处的外侧是大粗隆（大转子），内下是小粗隆（小转子）。股骨体指向内下，下端稍向后成弓状弯曲，并向两侧膨大为股骨内外髁，两髁间下后方为髁间凹，前方接髌骨部分为髌面。

**1. 股骨颈骨折**　股骨颈的上下径较前后直径大 1/3，老年人因骨质疏松，股骨颈中部为密度减低区域，在体积及结构上均为股骨颈最软弱的区域，如平地滑倒大转子着地，或患肢突然扭转都可引起股骨颈骨折。老年人发生率最高，也见于中年或儿童，多因间接暴力致伤。如绊倒时单臀着地，股骨颈受内收或外展的外力，合并扭转应力而致骨折。骨折有移位时髋部疼痛、活动受限、患髋内收、轻度屈曲、下肢外旋短缩、大粗隆上移并有叩痛。嵌插型骨折的临床症状不明显，患者有时仍能行走，疼痛较轻，但患肢必有一定的外旋畸形，摄影时须特别注意。

按骨折线部位分为①头下骨折与颈中段骨折，属关节囊内骨折；②股骨颈基底的骨折，属囊外骨折。以骨折作用力的方向和着力点分为内收型和外展型 2 型。

（1）内收型（错位、不稳定）：在股骨干呈急剧内收时发生，此种骨折多见且移位较多，远折断端因肌肉牵拉而上升，又因下肢重力而外旋。

（2）外展型（嵌入、稳定型）：在股骨干急剧外展时致伤，骨折多无移位，相互嵌压，较为稳定。

**2. 股骨粗隆间骨折**　为常见的髋部损伤、好发年龄较高，可因直接暴力致伤，也可因跌倒臀部着地间接暴力致伤。髋部疼痛肿胀，不能站立及行走，有轻度屈髋屈膝及外旋畸形，大粗隆升高。

**3. 股骨干骨折**　包括股骨小粗隆以下和股骨髁以上的骨折，相当多见，可发生在任何年龄段，可因直接或间接暴力引起。如高处坠下、膝部着地，或在足部固定而下肢产生强度扭转时发生骨折移位；直接暴力引起横行或粉碎骨折；间接暴力引起斜行或螺旋骨折；幼儿可产生青枝骨折。其体征是伤后患肢骨折处剧烈疼痛、肿胀、活动受限不能站立，畸形并呈假关节活动。股骨周围肌肉多且较厚，骨折断端发生移位甚大不易固定。

（1）股骨上段骨折：近侧断端因肌肉的收缩向前屈曲而外展外旋，且断端越短移位越明显；远侧断端因肌肉收缩向上，并在近侧断端的后侧，易将近侧断端推向前移。

（2）股骨中段骨折：因内收肌的牵拉，骨折断端向外成角，重叠少，远侧断端向上后内及侧方移位无规律，且肢体短缩，由于重力作用，足部的位置常呈外旋位，在近远侧骨折的断端间可有成角畸形。

（3）股骨下段骨折：近侧断端向前内方移位，远侧断端向后移位，且断端越短移位越明显，可损伤血管。

**4. 股骨髁骨折**　多由压缩性间接暴力引起，如自高处跌下足先着地，也可因直接外伤所致。

（1）股骨髁上骨折：断端移位情况与股骨干下 1/3 骨折相似，也可伤及腘部血管与神经。

（2）股骨髁骨折：股骨髁劈裂为二，形成"T"或"Y"形骨折，骨折线进入关节，两髁部可向外分离。

（3）股骨单髁骨折：外伤时若合并内外翻应力即可造成内髁或外髁骨折，骨折线由髁间窝斜向内上或外上方。

（4）股骨远端骨骺分离：见于儿童和青少年，股骨远端骨骺连同干骺端骨片一起分离移位，暴力作用不同移位方向各异。

**（二）髋关节损伤的特点**

髋关节由髋臼与股骨头连接组成，髋部骨骼包括髋、股骨头、股骨颈。大小粗隆髋臼呈杯状凹陷，上为髂骨、前方为耻骨、后方为坐骨，与股骨头相接的关节面叫半月面，深部为髋臼窝，下方为髋臼切迹。髋臼与股骨头构成较深的球窝关节，由于髋臼周围有盂唇软骨加深关节窝，并有坚强的韧带固定，使髋关节成为人体中最稳定的关节。

髋关节的损伤类型可分为三个年龄段：①儿童及少年易发生股骨头骺滑脱；②青壮年多见髋关节脱位；③老年多发生股骨颈及粗隆间骨折。

**1. 股骨头骺滑脱**　多见于 9~17 岁青少年，男性略多且肥胖者多见（少数人为外伤所致），为股骨头骨骺和股骨干之间移位和分离，股骨头骺线增宽不规则，骨化不均匀。

**2. 髋关节脱位**　外伤性脱位有后、前、中心脱位三种，均发生于较严重的创伤。如地震、塌方等强大暴力所致，多伴有软组织和其他部位损伤，青壮年居多。

（1）后脱位：有严重外伤史，一般在髋关节屈曲、内收及内旋、下肢遭到强大外力时发生，合并髋臼后缘的骨折。患髋疼痛不敢活动，呈明显屈曲、内收、内旋、缩短畸形，大粗隆向后上方移位，臀部常触及移位的股骨头。

（2）前脱位：外伤时，当髋关节外展、外旋并过度伸直时，关节囊的前上部遭受压力最大。股骨头移位于闭孔前方或耻骨上支附近，患肢呈外展、外旋和轻度屈曲畸形，患肢较健侧长，在闭孔部或耻骨上部可触及脱位股骨头。当外展外旋时照片显示大粗隆在下方，当外展内旋时大粗隆在上方。

（3）中心脱位：有直接撞击股骨粗隆的外伤史，常并发骨盆及髋臼骨折。轻度脱位时，仅髋部疼痛，活动时加重；严重脱位时，患肢出现短缩畸形，髋关节活动完全受限，大粗隆隐而不见。

### （三）股骨损伤的特殊摄影体位

**1. 股骨仰卧水平侧位（对侧大腿下垂）** 患者于摄影台边取仰卧位，健侧下肢下垂放于摄影台外侧，骨盆向健侧倾斜。患侧下肢伸直并垫高固定踝部。探测器横向垂直竖立紧贴患侧股骨外侧并固定。中心线呈水平位，对准患侧大腿内侧中上端射入探测器中心。适用于髋关节及股骨中上端损伤的患者。

**2. 股骨仰卧水平侧位（对侧大腿抬高）** 患者取于摄影台上（或担架床上）仰卧位，健侧下肢上抬，屈髋屈膝并固定。患侧伸直并垫高固定踝部及膝部。探测器横向垂直竖立紧贴患侧股骨外侧并固定。中心线呈水平位，经患侧大腿内侧中上端射入探测器中心。适用于外伤所致股骨中上端骨折、不能翻动大腿的患者。

**3. 股骨仰卧水平侧位（双腿夹片）** 患者于摄影台上（或担架车上）取仰卧位，下肢伸直并稍垫高。探测器横向垂直竖立于两大腿之间。中心线呈水平位，由患侧大腿外侧中点射入探测器中心。适用于两下肢外伤，双股骨中下段骨折及双胫-腓骨骨折而不能移动下肢的患者。

**4. 股骨侧卧侧位** 患者于摄影台上取患侧在下侧卧位，健侧髋部与膝部弯曲，放于患侧下肢前并垫高支撑。患侧股骨伸直膝部稍弯曲，踝部垫平且固定。探测器长轴与股骨平行，置于患侧大腿下方并包括膝关节。中心线垂直对准被检部中点射入探测器中心。适用于股骨中下段损伤、疼痛不剧烈的患者。

**5. 股骨仰卧斜位（患侧抬高）** 患者于摄影台或担架床上取仰卧位，患侧大腿稍抬，下肢垫平且固定。探测器倾斜30°紧贴患侧大腿外侧。中心线呈水平位向下倾斜，对准患侧大腿内侧中点射入探测器中心。适用于两下肢外伤不能活动的患者。

**6. 股骨卧斜位（患者内倾）** 患者于摄影台或担架床上取仰卧位，患侧背部垫高内倾30°，上肢放于胸前，健侧手抓紧患侧台边以支撑身体，踝部放于患侧下肢下。探测器横向垂直竖立紧贴患侧大腿外侧。中心线呈水平位，对准患侧大腿内侧中点射入探测器中心。适用于下肢外伤不能活动的病征。

### （四）髋关节损伤的特殊摄影体位

**1. 髋关节和股骨颈仰卧侧位（向头部倾斜）** 患者于摄影床或担架床上取仰卧位，下肢伸直，臀部以棉垫垫高，使股骨颈离开台面约15cm。探测器加用固定滤线栅，横向垂直竖立紧贴患侧髋部外缘，大粗隆对准探测器上1/3处的纵轴线上。再将探测器向后倾斜25°，与台面成65°角并固定。中心线向头侧及患侧各倾斜25°，对准患侧大粗隆射入探测器中心。适用于髋部严重损伤不能弯曲活动或髋部包有石膏的患者。

**2. 髋关节和股骨颈侧卧侧位** 患者于摄影台上取患侧在下侧卧位，患侧膝部屈曲支撑身体，大腿外侧缘靠紧台面，股骨长轴对准台面中线，股骨颈置于探测器中心。健侧髋部屈曲至90°以上，膝部与小腿上抬外展予以固定。中心线向头侧倾斜25°~30°，由患侧大粗隆射入探测器中心。适用于股骨头、颈和股骨近端轻度损伤的患者。禁用于髋关节严重损伤者。

**3. 髋关节仰卧侧位** 患者取仰卧位，下肢伸直两股骨分开，患侧臀部抬高垫稳，使骨盆向健侧倾斜（或健侧股骨放于床边且小腿吊于床外）。探测器加用固定滤线栅，横向垂直竖立，紧贴于患侧髋外上缘并固定。中心线呈水平位向头侧及患侧倾斜，对准患侧股骨头斜形射入探测器中心。适用于双侧髋关节严重损伤，不宜活动但需摄取侧位图像的患者。

**4. 髋关节改良仰卧侧位** 患者仰卧于摄影床上并靠近滤线器的托盘侧，双手置于胸前或枕于脑后，下肢伸直并尽量外展。探测器置于抽出的托盘上，与身体长轴成45°并向外侧倾斜与人体矢状面成15°，探测器上缘包括髂嵴，下缘超过大转子。中心线倾斜垂直于探测器，通过股骨颈到达探测器中心。

## 七、脊柱骨盆损伤机制与X线摄影应对

### （一）脊柱损伤机制

多数脊柱骨折及脱位都因传导暴力所致。由直接或间接暴力作用脊柱而发生骨折，常合并脊髓

损伤。表现为脊柱某部位自发性疼痛,活动时疼痛加剧,脊柱局部畸形、血肿、压痛。

**1. 屈曲型损伤**　如由高处坠下足部和臀部着地,上身体重之冲力使脊柱骤然过度前屈;或重物由高处落下打击头部、颈部、背部;或是翻车、撞车、滑倒,臀部着地造成脊柱过屈损伤,椎体相互挤压致颈椎体压缩性骨折及关节突骨折。此类损伤多发生于脊柱活动范围大的部分,或活动度大小交界处,即寰枢椎、下部颈椎、胸腰段和上部腰椎。

**2. 伸展型损伤**　由高处仰面坠落腰背部受硬物阻挡,致脊柱过伸,或游泳跳水面部着地所致。多发生于颈椎和腰椎,可使脊柱过度伸展,造成椎体附件骨折和脱位。

**3. 旋转性损伤**　脊柱受暴力后过度屈曲同时侧弯并旋转,可引起椎体前部及侧方骨折。

**4. 纵轴性损伤**　外力由头顶沿脊柱纵轴方向传递,可引起椎骨前后脱位及关节突骨折。

**5. 直接外力损伤**　直接外力造成的脊柱骨折脱位,见于枪弹伤、爆炸伤或直接打击伤,火器伤常伴有金属异物存留。

**(二)脊柱损伤体征**

主要有肌肉损伤、椎间盘损伤、韧带和关节囊损伤及脊髓损伤。

**1. 颈椎骨折和脱位**

(1)寰椎脱位:外伤性脱位是由高处跌下,头颈部着地、头猛烈前屈、寰椎的横韧带遭撕裂,致寰椎向前脱出。当寰枕部有先天性畸形,如齿突发育不良、齿突缺如、寰枕融合等,都可因轻微外伤引起半脱位。

(2)自发性寰椎脱位:常无明显外伤史,多发生于儿童。当颈咽部或乳突感染时可引起寰枢韧带损伤,导致逐渐不全脱位。

(3)寰椎骨折:由垂直压迫的外力,如高处坠落的物体砸在头顶部所致。骨折时发生前后弓和侧块多处断裂,极不稳定。

(4)齿状突骨折:头部被重物砸伤,或自高处跌落头顶着地,均可造成齿突骨折。多在基底部横形断裂,屈曲型损伤时,齿突骨折块伴随寰椎向前移位;后伸型损伤时,齿突骨折块伴随寰椎向后移位。

**2. 急性腰扭伤**　多因弯腰过度,搬抬重物姿势不良、下楼跌闪、突然转身或跌倒而引起。损伤可累及腰部肌肉、筋膜、韧带,严重者可伴有腰骶椎、骶髂和椎间小关节的损伤。患者腰部疼痛、两手扶腰行走困难、咳嗽或喷嚏时腰痛加重,有压痛感,下腰部棘突、棘突间、椎旁、骶髂关节附近可有明显压痛点,叩击时疼痛加重,腰肌痉挛僵硬,有时可触及棘突偏歪、间隙变宽、脊柱侧弯。

**3. 腰椎间盘突出症**　是引起急性腰腿痛的常见原因。由于遭受外力和椎间盘自身的退变,致使其破裂后突、压迫脊髓或神经根,引致腰痛和下肢放射性痛,并可出现神经功能障碍。

一般有腰部外伤或原有腰痛而突然加重史。腰痛剧烈、腰部肌肉痉挛、活动受限,经3周左右逐渐缓解,有时在某一姿势时腰痛加重。休息或卧位(硬板床)减轻。其体征为下肢放射痛(多为一侧,自臀部起始沿坐骨神经径路直至足背,弯腰、屈髋屈膝时减轻)。患者为缓解疼痛,常采取自身代偿体位,久致腰部发生畸形。椎间盘脱出之椎间隙、棘突旁有深压痛,按压时坐骨神经分布区有放射痛。

**(三)脊柱X线摄影注意事项**

X线摄影检查是确定脊柱骨折及脱位最可靠的检查方法,摄影时应减少患者的移动,避免加重患者损伤。在搬运时应用木板,切忌使脊柱发生屈伸、扭转动作。颈椎损伤患者应由专人托扶头颈部,并沿纵轴略加牵引,颈部两侧用沙袋加以固定。

1. 熟知脊柱解剖知识和体表定位标志,充分了解患者的损伤机制及体征,利用中心线入射方向及体位,来矫正患者因生理及病理因素造成的脊柱畸变弯曲的形态,使X线与椎体缘或椎间隙平行,尽量减少或避免影像的相互重叠。

2. 对组织密度大、体厚的部位,应采用分段摄片,并应注意两片间的衔接,重复邻近的1~2个椎体。

3. 摄影前检查并清除被检部位体表的不透X线的人为敷料、膏药及丝织衣物重叠;为上部颈椎摄影时,患者口内如装有活动义齿必须摘除,以免遮盖需要的影像信息。腰骶椎摄片应保护生殖器官,避免X线辐射。

4. 脊柱外伤易损伤脊髓或大血管,搬动患者和摄影操作时应注意避免再次损伤和发生意外。

5. 某部脊柱摄片应含有邻近有明确标志的椎体,以鉴别椎序,如颈椎摄片应含有颅底或第1、2胸椎椎体,腰椎摄片应含11、12胸椎。

6. 脊柱部位较厚,摄影时应选用滤线栅以吸收散乱射线。

7. 因上胸椎、下腰椎及骶尾椎侧位较其他椎体侧位厚度悬殊较大，可利用X线管的"阳极效应"给予补偿，获得密度相似的影像。

8. 胸腰段摄影（胸10~腰5）中心线定位点应在第2腰椎处，胸8~腰5才能清晰显示。腰椎侧位摄影，中心线应在第5腰椎处，才能显示整个腰椎及腰骶椎关节，后处理时才能确保椎体整体影像清晰，若中心线定位点在第3腰椎处，腰椎椎体的上下软组织，呈上凹下凸样弧线状，第3腰椎处在凹下处，显得最薄。而自动曝光接受穿过第3腰椎处的中心点的射线量后，电离室就停止曝光，厚部位的曝光量则不足。

9. 骶骨尾椎侧位摄影中心线定位点应在尾骨与大粗隆连线处，且使大部分探测器被人体遮挡。因臀部在横断面上的显示呈抛物线状，若定位靠前显示曝光条件过高，尾骨被低密度区覆盖。若定位靠后，尾骨被高密度区掩埋而显示不出，当骶尾部的软组织与照射野边界相切时，才能得到清晰的影像。

### （四）骨盆损伤

**1. 骨盆骨折** 多因直接暴力造成，如被行驶车辆或倒塌重物挤压致骨盆环骨折，也可见局部挫伤引起边缘骨折，或肌内强烈收缩引起撕脱骨折。其单发骨折常见有：单侧耻骨上下支骨折、单侧髂骨骨折、髋臼骨折、单侧骶髂关节半脱位等；其多发骨折多有明显移位，常见有双侧耻骨上下支骨折，耻骨支骨折伴耻骨联合分离或伴有骶髂关节脱位等。多发骨折脱位容易损伤盆腔内脏器。

**2. 骶尾椎骨骨折** 多因直接暴力所致，如溜冰或下楼梯滑倒后坐摔在台阶或地面上，可造成骶骨和尾骨骨折或脱位，尾骨骨折的远折段受尾骨肌和提肛肌收缩、牵拉、向前移位。

**3. 骶尾椎脱位** 多由坐位跌倒、尾骨直接着地引起，一般多为尾骨前脱位，侧位片见尾骨前移，骶尾骨边缘自然弧度丧失而发生错位，可伴有骨折、骶尾关节间隙增宽。

## 八、胸部损伤机制与X线摄影应对

急性胸部外伤常见为肋骨骨折、胸部异物，气胸、液（血）胸及胸挫伤等。可分为开放性和闭合性损伤两大类。穿透胸膜腔或纵隔称为穿透伤；只伤及胸壁而胸膜腔或纵隔未开放者称非穿透伤；既有入口又有出口者称为贯通伤；只有入口而没有出口称为非贯通伤或盲管伤，包括胸部压伤、挤伤、摔伤、撞伤和爆震伤，闭合性损伤常合并其他部位损伤。胸部损伤分为胸壁与胸膜损伤、肺部损伤、纵隔损伤、横膈损伤。

### （一）胸部损伤机制

**1. 胸部开放性损伤** 常见于利器如刺刀、弹片等穿透胸壁，破损胸膜腔面与外相通，导致开放性气胸或血气胸。严重者还可穿破膈肌，若伤及腹部脏器，则为胸腹联合伤。

**2. 气管支气管破裂** 多发生于严重的胸部挤压伤，如塌方、高空坠落、车祸、刃器损伤。颈段气管受到重力打击而挫伤，多个气管软骨环骨折，使气管壁软化塌陷，造成吸气性阻塞而窒息，多伴有锁骨及肋骨骨折或肩胛骨骨折、皮下气肿、血气胸。

**3. 胸壁挫伤** 由外力直接撞击胸部，或由负重时用力过猛，或是行走及运动时摔倒引起。胸部受伤处疼痛，尤其在深呼吸或活动时加剧，可见伤区软组织肿胀、皮下可有淤血或血肿，有明显压痛，但挤压胸部常无疼痛。

**4. 肺挫伤、爆震伤** 是胸部在持续挤压下引起的一种综合伤痛，如矿井塌方、车祸或在公共场所摔倒被踩踏等。可并发膈肌破裂、肺裂伤，心脏挫伤以及肋骨和胸骨骨折。其体征是颜面部皮肤青紫，漫及颈、肩及上胸部，双结膜明显充血发红，眼底视网膜有出血点。

损伤可发生在任何年龄，以青壮年多见，尤以男性较多。由胸部直接或间接撞击、爆炸气浪冲击等使肺实质损伤。其表现轻重不一，以胸疼咯血、咳痰及气促为主要症状，严重者出现呼吸衰竭。

**5. 气胸与液气胸** 胸膜的壁层或脏层由外伤破裂，空气进入胸膜腔内形成气胸，有闭合性、张力性、开放性气胸，外伤者常伴有胸壁软组织损伤、肋骨骨折及皮下气肿等。

**6. 肋骨骨折** 由直接暴力撞击胸部，使受力处的肋骨向内弯曲而折断，骨折断端向内移位引起，可刺破胸壁肋间血管、肺、纵隔及心脏，而产生气胸或血气胸等并发症；低位肋骨骨折还可损伤肝、脾等腹部器官，造成腹腔积血等。根据肋骨骨折的部位和程度，分为单肋单处骨折、单肋多处骨折、多肋单处和多肋多处骨折。

肋骨骨折均有外伤史，症状表现为胸部局部疼痛、肿胀、皮下瘀斑，有时可有少量咯血、咳嗽，深呼吸或体位改变时可使疼痛加重。在检查挤压胸廓时因力的传导，远离挤压处的骨折断端出现间接压痛，骨折断端处直接压痛，且周围软组织肿胀。当多根肋骨骨折时，可见损伤处胸壁扁平，胸壁的运动可见反常呼吸，并可摸到骨折断端摩擦感。

**7. 胸骨骨折**　多由直接外力或前胸部受挤压所致，骨折常发生在体部或柄体交界部，也有造成柄体分离者。骨折线常为横形，常有错位并合并有纵隔气肿、气胸、血胸等，如有移位则骨折下端通常向前移位，重叠于骨折上端的前方，但胸骨后骨膜因有胸内韧带的附着加强，仍可保持完整。其体征为胸骨区疼痛、下皮淤血、软组织肿胀，伤部皮肤有挫伤、咳嗽及深呼吸时胸部疼痛加剧，局部明显压痛。骨折严重有重叠移位者，可触及畸形凹陷征及有骨擦音，或骨折端随着呼吸移动。

**8. 胸锁关节脱位**　可因直接、间接暴力引起，有时可造成锁骨近端关节囊及韧带撕裂，锁骨向前或向后移位。胸锁关节后脱位比前脱位少，其表现为呼吸困难、吞咽困难、皮下气肿甚至气管或大血管损伤。

**（二）胸部急重症的X线摄影应对**

**1. 骨折**　胸部外伤常发生肋骨骨折，一般为多根肋骨多处骨折，第1～4肋骨骨折，常提示所受暴力较大，伤势较重，第3～7肋骨腋段及背段是骨折好发部位，第8～10肋骨前端因与肋弓相连，第11～12肋骨的前端游离，弹性较大不易骨折，如果外力较大发生骨折，常可能累及膈面和膈下，引起腹内实质脏器损伤。

肋骨骨折常规采用后前正位和斜位成像，侧位因肋骨左右重叠分辨困难很少采用。肋骨骨折根据损伤位置分膈上/膈下摄影。肋骨骨折根据病情可分别进行膈上肋骨和膈下肋骨摄影，膈上肋骨骨折

常规摄照正、斜位，疑有腋段肋骨损伤者，摄影前应仔细检查受伤压痛点，再确定人体倾斜角度和摄影方位（前后斜位或后前斜位）。

胸骨骨折多由交通事故时驾驶员被方向盘撞击胸部或地震时重物压迫胸部所致，往往伴有多处复杂骨折并合并胸骨后损伤、出血、钝性纵隔损伤、气管、支气管和胸内大血管及其分支损伤。疑胸骨骨折者应采用胸骨右前斜位和侧位。明确的胸骨骨折进行胸骨X线摄影较为困难，应采用胸骨DTS或直接CT检查。

肺爆震伤是爆炸产生的高压气浪或水波浪冲击胸壁、撞击肺组织所致，可致肺细胞和血管损伤。创伤初期X线表现不明显，应及时采用CT检查。

**2. 气胸和液气胸**　急诊多见于自发性气胸或外伤穿透胸膜所致气胸、液气胸，常规采用胸部站立后前位和侧位检查，注意受检者不宜进行呼吸训练。病情严重时应采用CT检查。

疑有少量气胸者可采用站立正位，分别进行吸气相和呼气相对比；或者取可疑气胸侧向上的侧卧位，中心线水平方向摄影。

疑少量胸腔积液者，为显示液平面可采用站立正位或者可疑积液胸侧向下的侧卧位，中心线水平方向摄影。

**3. 胸部异物**　胸部火器伤、刺伤常有异物存留，胸部后前位及侧位可以确定金属异物存在和大体位置。当定位困难时，可采用透视下旋转体位观察，并在适当的体位下摄片。注意，凡在检查时发现贯通伤口，应在伤口处固定可识别的定位标志。

**（余建明　暴云锋　郭　哲　王　涛　任　宏）**

# 第十四章 医学影像的图像打印技术

医学影像设备包含 CR、DR、CT、DSA、MRI、ECT、US 等,其输出图像应用于影像记录、诊断阅读、相互交流和病历存档的各个环节。医学图像之间的交流和保存主要靠打印输出来实现。

## 一、医学影像打印发展

医学图像的发展历程,打印技术基本可以划分为三个阶段:视频多幅照相(multi-video-camera)、湿式激光打印(wet laser printing)和干式打印(dry printing)技术。

视频多幅照相机实际是一台带有移动镜头的照相机,该照相机从影像设备的主机中获取视频图像,利用显像管阴极射线管(cathode ray tube,CRT)显像,通过快门开关和马达移动,获取一幅图像在胶片上曝光一次,再移动后获取下一幅图像曝光,按照事先设定的胶片曝光格数,曝光所需图像后冲洗胶片即可获得一张载有多张图像信息的胶片。视频多幅相机主要通过 CRT 曝光显像,CRT 显像管具有很明显的缺陷,容易老化,曝光度不易控制,且其分辨力和灰阶度低,无法将图像精准显示,图像质量不尽如人意。

为了提高图像显像的精准度,保持图像质量的一致性,在 1984 年,激光成像技术应用于医学,使用激光扫描成像的激光打印机开始承担图像打印环节工作。

激光成像技术直接使用数字影像设备输出的数字图像,不仅可以对每一幅图像的单个像素点进行显像控制。而且,显像点阵数目可等于或大于原图像的矩阵点阵数,成像点也可等于或小于原始图像像素点。这样,计算机中的数字图像可以毫无保留地精准显像在胶片上,相较于视频照相机,胶片成像质量有了明显提高。因为是激光照射成像,设

备衰减时间也大大延长,图像成像稳定,质量控制得到一定保证。

激光打印机初期仍旧使用感光胶片,激光照射后的胶片要通过暗室技术用显影、定影的方法使图像最终显像,这种技术叫湿式激光打印技术。暗室技术中的显影、定影还存在人为操作问题,决定着胶片的显影质量。

虽然打印和冲印一体机,使打印自动化程度得到提高,但成像质量仍然存在很多问题。首先,打印和冲印设备连在一起,设备构造复杂,胶片行程较长,故障频出;其次,受显影、定影液环节影响,图像质量保证也存在一定问题,且显影、定影液的使用,容易污染环境。为了进一步得到稳定的图像,自 20 世纪 90 年代起,不需要显影、定影技术的干式打印技术被推广和使用,利用激光照射成像和热敏成像的干式激光打印机逐步取代湿式激光打印机。

近年来,随着 CT、MR、PET 技术的进展,大量的彩色图像出现,医用多介质的打印机开始被投入使用。这种打印机不仅可以打印胶片,还可以打印相纸,而且黑白胶片、彩色胶片、彩色相纸可以任意选择,同机打印。

## 二、图像打印方式与打印介质

打印方式分普通图文打印和医用专业打印。普通图文打印使用市面上销售的普通打印机,由它打印的图像的灰阶度不高,成像质量与原始图像差异大。因此,这些打印机打印的图像一般用于报告资料存档,不用于医疗影像诊断。

医用专业打印是指使用专门的医用打印成像设备进行的图像打印,打印精度高,对图像打印的分辨力和灰阶度都有特殊要求。医用专业打印有湿式激光胶片成像、干式激光胶片成像、热敏胶片成像、喷墨成像等几种方式。选用某品牌的打印机,

打印介质只能使用该品牌对应的胶片，不能互换。湿式激光成像打印机因成像环节复杂、影响环境质量，目前已很少使用。

按打印介质分类，普通图文打印分为热敏纸、光面纸、相纸等；医用专业打印分为湿式胶片、干式胶片、彩色专业相纸等。

医学图像主要指数字影像设备输出的图像，不同的图像有不同的特点。实际使用时，应根据使用目的选择不同的打印方式和不同的打印介质。一般来说，如果打印图像只用于报告资料存档，其打印分辨力要求不高，可选用普通图文打印方式，这种方式打印设备简单，耗材便宜，费用低廉。如果打印图像用于影像诊断，则打印分辨力要求很高，需使用医用专业打印方式，通过选用专门的打印设备和耗材，得到高清晰度图像。

1. 超声类设备打印的图像主要是黑白图像、彩色多普勒图像和胎儿四维图像。如果打印存档报告，可选择使用普通彩色打印机，打印包含图像和文字的图文报告，打印介质使用普通光面纸即可。如果仅打印图像，则可使用视频打印机，该打印机通过截取超声机视频信号，利用热敏技术进行打印，黑白和彩色均可打印，打印介质为普通热敏纸。如果打印的图像用于影像诊断，则选择医用多介质打印机，可打印专业的彩色和黑白图片。

2. 内镜类设备要打印的是镜下图片和诊断报告，打印目的是存档。因此，选用普通图文打印机（普通激光或喷墨打印机），打印介质使用普通光面纸即可。

3. CR、DR 类设备获得的图像都是黑白图像，打印图像是用于医疗影像诊断。因此，必须使用医用专业打印设备，一般使用干式激光打印机，打印介质为干式胶片。

4. CT、MR、PET、DSA、ECT 类设备获得的图像有黑白图像和彩色图像，打印图像主要用于医疗影像诊断，必须使用医用专业打印设备，打印黑白图像可使用干式胶片打印，打印彩色图像可使用医用专业彩色打印机或多介质彩色打印机，介质可以多样化，如黑白胶片、彩色胶片、彩色专业相纸等。

（余建明　何玉圣　宋冬冬）

# 第二节　激光成像

激光为"辐射光子激发发光放大（light amplification by stimulated emission of radiation，LASER）"的缩写词，自 1960 年开始激光技术被认为是 20 世纪继量子物理学、无线电技术、原子能技术、半导体技术、电子计算机技术之后的又一重大科学技术新成就。

1984 年世界上第一台使用激光成像技术的医用激光打印机问世，开创了精确打印和数字排版的图像打印新时代，在医疗成像的图片打印任务中，承担主要角色。

## 一、激光成像技术

数字化信号处理的原理是将一幅连续的二维图像分解为由许多微小像素组成的离散点阵，同时对每一个像素点的灰度（黑白图像）进行量化，从而得到一个二维数据集（矩阵）。这就是所谓的模/数转换（A/D）过程，通过 A/D 转化，人们得到了量化的图像分辨力（DPI）和灰度（灰度级），也间接地为影像质量的比较提供了客观工具。

激光打印机在收到主机传送的影像数据后，不是直接进行还原打印，而是根据用户设定的分格、亮度、反差以及视觉曲线等要求，对数据矩阵进行不同的卷积和内插运算，目的是获得最佳的打印效果。然后通过激光扫描的方式，将影像逐行成像在胶片上。

由于采用了数字化图像处理和排版，激光打印机可以提供更多的打印效果和分格选择。在影像打印方面，激光打印机采用的是直接扫描成像方式。即将运算处理完成后的影像矩阵中的每一个像素数据值，通过 A/D 转化成为一定幅度的电信号，加载在激光器上，对激光的亮度进行调制。再通过偏转系统，将不同亮度的激光点扫描到胶片上，完成影像打印。

由于激光束直径小，亮度高，因此打印的影像分辨力高（320~600dpi），密度大（$D_{max}>3.6$），灰度级多（最多 65 536 级）。在表现影像的细节和层次上，达到了完美的程度。

激光成像技术是通过激光束扫描感光胶片实现影像还原的：把影像设备产生的数字图像经主机排版形成一个图像集合拼版，以数字矩阵方式排列，排列矩阵的大小与打印机的成像精度一致。矩阵中的每个点都以数字的形式传送存储器中，代表原始像素不同的灰度值，这种灰度值经打印机主控计算程序转换成激光强度值，激光束在调制后通过发散透镜投射到一个在 x 轴方向转动的多面镜，发生反射。反射后的激光束再通过聚焦透镜系统，最后投射到胶片上,完成一个像素点的曝光。由于多面镜在 $x$ 轴方向转动,使得激光光点也在胶片的 $x$ 方向上运动,实现了胶片一行的扫描。当一行扫描完成后,胶片在高精度电机的带动下精确地在 $y$ 方向上移动一个像素的距离,然后开始下一行的扫描,直到完成整个胶片的"幅式扫描曝光"。带有原始图像信息的潜影经下一程序处理,冲印或者加热后将原始图像潜影还原成可见影像。激光扫描成像流程如图 14-1。

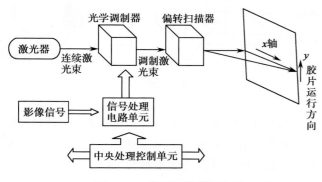

图 14-1 激光扫描成像流程

激光打印技术将原始的数字信号直接表达为胶片图像,避免了信号衰减和细节失真,克服了光学和荧屏畸变引入的噪声,以独特的点阵及差值计算,和灵活多变的成像尺寸,提供了高质量的医学影像信息,是图像打印史上一次质的飞跃。

## 二、激光胶片

### (一)激光胶片的分类及结构

激光胶片按照是否需要冲印分为湿式激光胶片和干式激光胶片。湿式激光胶片是指必须通过显、定影等暗室处理技术进行冲印方可显像的激光胶片;干式激光胶片则不需要使用暗室技术冲印,感光和显影在一个流程内完成。

按照胶片感应的激光类型分为氦氖激光胶片与红外激光胶片。氦氖激光胶片感色相对光谱高峰在 633nm。红外激光胶片感色相对光谱在 730~830nm。

**1. 湿式激光胶片结构** 湿式激光胶片一般分 5 层,分别为保护层、乳剂层(也称感光层)、结合层(又称底层)、片基层、防光晕层。(图 14-2)

乳剂层由 4 部分组成:①非感光的有机银盐,例如山嵛酸银、硬脂酸银等;②还原剂(通常包括显影剂);③在显影成像过程中起催化作用的少量的卤化银;④亲水的或疏水的黏合剂。

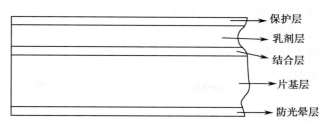

图 14-2 激光胶片的结构示意图

为提高激光胶片的成像性能,乳剂层与传统卤化银胶片相比有如下特点:①单分散卤化银乳剂呈八面体晶型;②调配不同的增感染料,使胶片适应不同的激光光谱;③采用浓缩乳剂、低胶银比和薄层挤压涂布技术,以适应高温快显特点;④乳剂层中适量加入防静电剂、防腐蚀剂、防灰雾剂和坚膜剂等成分。

氦氖激光胶片和红外激光胶片的乳剂层稍有不同,分别感应氦氖激光和红外激光。

**2. 干式激光胶片结构** 它们都是含银盐的激光胶片,简称干银胶片。它是指在感光层中含有 AgX(如 AgOS、山嵛酸银晶体等)的物质,支持体为 0.175mm 的聚酯片基,感光层由极微细的银盐晶体颗粒和均匀分散在一种特殊的悬浮体内的成色剂组成(一种透明的材料),与制备传统的感光卤化银乳剂所不同的是,感光成像涂层中包括显影剂,无需用暗室技术冲印。

(1)保护层:在胶片表面涂布一层透明的特殊胶质材料,以防止胶片划伤和操作污染,避免在输片过程中产生卡片、粘片和静电。

(2)感光成像层:主要由极细微的银盐颗粒和成色剂构成,与传统胶片相比,包含有显影剂成分:①感光物质,可以是任何一种卤化银,其用量占成像总重量的 0.75%~15%;②非感光的银源物质,是一种可以还原的银离子物质,其用量占成像层总重量的 20%~70%;③银离子还原剂,其用量占成像层总重量的 0.2%~5%;④黏合剂,可以是一些天然的或合成的树脂,其用量一般占成像层总重量的 20%~70%;⑤其他附加剂,根据需要可以添加促进剂、染料、增感剂、稳定剂、表面活性剂、润滑剂、防灰雾剂等各类附加剂。

(3)结合层:为了使乳剂层牢固地黏附在片基上,在片基表面涂有一层黏性很强的胶体,以防乳剂层在加工时脱落。

(4)片基:乳剂层的支持体。激光胶片全部选用聚酯片基,有透明(白色)和淡蓝色两种色调之分,它可使胶片保持牢固。

（5）防反射层：在片基的底面涂有一层深色的吸光物质,以吸收产生光渗现象的光线,防止光反射对乳剂再曝光,提高影像清晰度。

将上述感光材料经一系列工艺扩散黏附在支持体上,感光层表面加有透明的保护层,支持体背面的防光晕层改为无光泽层（透明体）。结构与湿式激光胶片相似,它的显像原理是：

$$AgX \xrightarrow{\text{受热分解}} Ag + 图像信息$$

**3. 干式激光胶片的优势**

（1）分辨力高：由于干银胶片形成最终影像的银粒子的粒径很小,一般只有 $0.01 \sim 0.05 \mu m$,远远小于传统卤化银感光材料中微晶体的粒径尺寸。因此,在银含量明显较低的情况下,干银胶片仍然具有很高的成像光学密度和影像分辨力。

（2）感光度高：干银胶片虽然含银量比较低,但是在提高感光度上却具有很大的潜力,有望超过传统银盐照相材料的 $2 \sim 5$ 倍。

（3）加工过程耗能低：干银胶片在显影加工过程中所消耗的能量较低,一般只有传统湿式显影方法的 20% 左右,有利于节省能源。

（4）成像稳定：在适当的保存条件下,干银胶片的影像制成品,可以进行长时间完好无损的保存,有利于影像信息的长期保存。

（5）含银量低：干银胶片只是通过少量的卤化银感光形成潜影,而最终形成的影像则靠的是一些粒径极小、遮盖力很高的非感光的银源物质。干银胶片比传统的银盐照相材料耗银量低,一般低 $30\% \sim 40\%$。

（6）显影加工过程无污染：干银胶片在显影加工时,无需使用或者添加任何的化学加工药品,也没有污水和其他有害物质的排放,有利于对环境的保护。

（7）成本低：干银胶片不仅制造成本低,加工成本也低,有较高的产品附加值。

**（二）激光胶片的显像原理**

1. 当光-热胶片被激光扫描后,激光光子进入胶片的感光层将银离子变成金属银原子而形成潜影。胶片接受激光扫描后产生的感光效应,由光电吸收产生的光电子引起。一个高能量的激光光子,能与胶片敏感层中的银离子作用,可以在多个颗粒的感光中心产生上万个银原子。曝光后,胶片从旋转的热鼓中吸收热能,热能作用于所有潜影中的银原子核而显影。通过这一催化作用过程,银原

子变成可见的金属银,即形成常见带有不同密度的影像。金属银的含量与曝光在胶片上的光子数成正比。光-热胶片中的一部分银离子通过曝光并加热催化形成银颗粒,另一部分则未被曝光催化（图 14-3）。

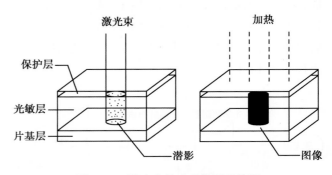

**图 14-3　激光光热式成像原理简图**

理论上讲,曝光后的胶片中的银离子大致分成 3 种形态存在于敏感层之中：感光充分的金属银颗粒、感光不足的混合金属银颗粒、未感光的银离子,这是成像后显示不同灰阶的关键。

传统的湿式激光胶片形成潜影后,由外接自动洗片机的定影程序把未经曝光的银离子清理出胶片,而光-热式成像没有定影程序,胶片中未曝光的银离子仍残留在胶片上。胶片存放环境近似于以上所述的成像条件时,残留在胶片上的银离子则有可能继续变成银颗粒,也就是俗称的继续显影。虽然阳光中的红外线强度不能与热打印中的激光束相比,但同样会出现少量光子进入胶片感光层中,与残留银离子产生催化作用,使银离子变成金属银形成新的潜影。当照片贮存环境温度过高时,照片就会变灰变黑,因此胶片必须要避光低温保存。激光扫描胶片形成潜影,干式胶片再通过 120℃以上的热鼓进行 15s 的加热处理,使影像显现,这是由胶片中的金属银颗粒密度发生变化造成的。

2. 干银胶片的成像过程　这种胶片由对光敏感的 ZnO 或 AgBr 作为 $Ag^+ \rightarrow AgO$ 反应的催化核心,$Ag^+$ 由胶片中的羧酸银化合物提供。曝光时,受到光照的 ZnO 或 AgBr 周围,大量 $Ag^+$ 转变为 AgO,使得感光成像层中的卤化银感光,从而形成潜影,再经过一定温度和一定时间的加热,在感光成像层中由非感光的银源物质形成永久的银影像。

干银胶片的成像过程实际上是一个催化过程,如图 14-4、图 14-5 所示。在干银胶片成像层中的

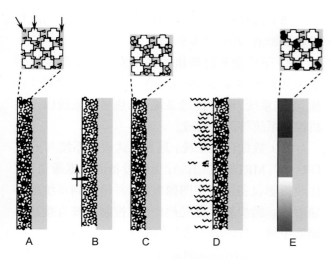

图 14-4 干银胶片显影原理图

A. 未感光胶片；B. 激光扫描形成潜影；C. 银原子形成；D. 加热，金属银出现；E. 形成光学密度

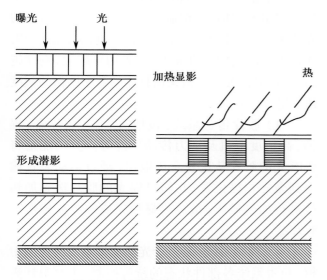

图 14-5 干银胶片成像过程示意图

少量卤化银微晶体，仅在较低能量的光照下便可以形成潜影，这和传统的银盐照相材料是相同的。不同的是干银胶片经过曝光以后，由卤化银形成的潜

影中心被大量的、非感光的有机羧酸银的极微小的颗粒所包围，并与成像层中的还原剂形成催化中心。该催化中心在加热时会促使非感光的有机羧酸银与还原剂发生氧化还原反应，生成永久的银影像。干银胶片所形成的最初的潜影靠的是少量对光线敏感的卤化银，而形成最终影像的大部分银源则靠的是非感光的有机羧酸银。

激光胶片使用时应注意防止额外的"热源"，包括太阳光、室内光、辐射源等，避免增加胶片灰雾度。胶片在仓库存放时要注意有效期，放置在通风阴凉干燥室内，片盒应立式储存，注意胶片不能折弯，否则会卡片。温度以 20℃ 为宜，最低不能低于 5℃，相对湿度为 30%~50%。避免潮湿、高温、日照、放射源、不良气体等因素。激光胶片记录信息后，图像如接触酸、碱、溶剂、可塑剂等，或经长时间烈日暴晒就会变质，特别是可塑剂对图像质量的影响极大。

## 三、激光打印机

### （一）激光打印机的分类

医用激光打印技术的分类见图 14-6，激光打印机的分类介绍如下：

**1. 根据激光光源分类**

（1）氦-氖激光打印机：最先应用于激光相机的是气体氦氖激光器。气体激光器具有衰减慢、性能稳定的优点。氦氖激光束可以被聚焦到原子级，再加上选用特殊的超微粒激光胶片，可获得较高清晰度的图像，且造价低。气体激光（氦-氖）的波长为 633nm，接通激光器后至少要预热 10min，使其达到一定温度后才能运转。

（2）红外激光打印机：红外激光发生器自 20 世纪 80 年代起步，它具有电注入、调制速率高、寿命长、体积小、效率高，直接调制输出方便，抗震性能

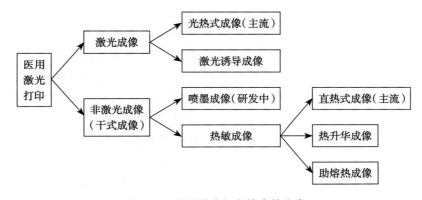

图 14-6 医用激光打印技术的分类

较好的优点。红外激光的波长为670~820nm,在红外线范围内,它可将成像所需的数据直接用激光束写在透明胶片上。

这两种激光器所产生的波长不一样,在临床应用时,必须选用适合的激光波长、相匹配的氦-氖胶片或红外胶片才能保证正确显影,两者不可代替使用。

**2. 根据是否需要冲洗胶片分类**

(1)湿式激光打印机:这种激光打印机具有较好的成像质量,但成像后的胶片需要配备一套胶片冲洗设备(洗片机),经过相应的化学药液来冲洗,图像质量的影响因素较多,且污染环境。

(2)干式激光打印机:是指在完全干燥的环境下,不需要配备冲洗胶片的化学药液、供水系统及暗室,仅需要数字化胶片,就能打印胶片的设备。

湿式激光打印机一般采用氦-氖激光器,干式激光打印机一般采用红外激光器。

**(二)激光打印机的构造**

**1. 湿式激光打印机**

(1)激光扫描系统:是激光打印机的核心部件,包括激光发生器、调节器、发散透镜、多角光镜、聚焦透镜、高精度电机以及滚筒等。其功能是完成激光扫描,使胶片曝光。激光发生器是激光成像系统的光源,激光束将输入的信号以点阵扫描的方式记录在激光胶片上。

(2)胶片传输系统:包括送片盒、收片盒、吸盘、辊轴、电机及动力传动部件等。其功能是将未曝光的胶片从送片盒内取出,经过传动装置送到激光扫描位置。当胶片曝光后再将胶片传送至收片盒,或直接输送到自动洗片机的输入口,完成胶片的传输任务。

(3)信息传输与存储系统:包括电子接口、磁盘或光盘、记忆板、电缆或光缆以及A/D转换器、计算机等,主要功能是将主机成像装置所显示的图像信息,通过电缆及电子接口、A/D转换器输入存储器,再进行激光打印。电子接口分视频接口和数字接口,根据成像系统的输出情况不同选择不同的接口,以接收视频和/或数字图像信息。一台激光打印机一般为多接口配置,可同时满足多台主机设备的图像打印工作。

(4)控制系统:该系统包括键盘、控制板、显示板以及各种控制键或旋钮,用于控制激光打印程序、幅式选择、图像质控调节等作用。操作控制键盘外形精密小巧,操作方便,功能齐全。

(5)洗片机:为激光打印机配备的相应的洗片机和显影液,功能基本相同。

**2. 干式激光打印机** 医用光热式成像系统主要由数据传输系统、激光光源、激光功率调制及扫描/曝光系统、胶片传送系统、加热显影系统以及整机控制系统等部件构成。

(1)数据传输系统:是光热式成像系统与CR、DR、CT、MRI或其他医疗摄影设备的数据通道,它接收摄影设备的数字图像数据,并输送到系统的存储器中。需要胶片曝光操作时,控制系统直接从存储器中将要打印的图像数据取出。

(2)激光功率调制系统:用于控制激光器功率,分为直接调制和间接调制两种。直接调制是直接控制半导体激光器的光功率;间接调制是半导体激光器以一个稳定的功率输出激光,然后在激光光路上加上调制器,如声光调制器等,以此来改变激光的光功率。胶片上某一点显影后的密度值与激光照射在该点时的光功率值成正比,光功率越大,密度越高;而激光的光功率值又由打印的数字图像的灰度值决定。

(3)胶片传送系统:包括送片盒、收片盒、辊轴、高精度电机及动力传动部件等。其功能是将要曝光的胶片从送片盒内取出,经过传动装置输送到激光扫描位置,再将已曝光的胶片送到加热鼓进行加热显影,最后将显影完成的胶片传送至收片盒。

(4)控制系统:是整个光热成像系统的控制中枢,负责系统各部件状态的统筹控制,主要包括激光器的开启或关闭,激光功率调制系统和扫描光学系统中的电机或振镜调节和控制,以及胶片传送系统的运行等。

**(三)激光打印机成像原理**

**1. 湿式激光打印机** 与以往的阴极射线管多幅照相机相比,湿式激光打印机成像原理发生了质的变化。当激光打印机接通电源后,机器控制系统(MCS)对中央处理器(CPU)和传递系统进行自检。自检完成后,MCS送硬件复位指令到图像管理系统(IMS),使IMS初始化,在上述程序工作的同时洗片机的红外线加热器对显、定影液进行加热。当"Ready"指示灯亮时,打印机准备完毕,可以使用。

操作者用遥控器(键盘)存储按钮存储每一幅图像,并向多路器(MMU)送出指令和图像数据,MMU接到指令后,由CPU控制输出编排器。根据操作者的设置，将激光打印机图像编排成行、放大，然后将图像数据从数字转化成模拟形式。当激光发生器正常工作后，图像模拟信号控制激光调制器，用以改变激光束的明暗度。

激光打印机的光源为激光束，激光束通过激光分散透镜系统投射到一个在 $x$ 轴方向上转动的多角光镜或电流计镜上再折射，折射后的激光束再通过聚焦透镜系统按"行式打印"的方式打印在胶片上，这种方式亦称 $x$ 轴快速扫描。与此同时，胶片在高精度电机的带动下精确地在 $y$ 轴上均匀地向前移动，完成整个胶片的"幅式打印"，这称为 $y$ 轴慢速扫描。在此过程中，利用光敏探测器从一个固定光束分流镜中连续不断地采集信号，反馈到激光发生器，使源激光束保持稳定不变。这样以 600 行/s 的图像数据速度准确地复制全部图像。

激光束的强度可由调节器调整，调节器受数字信号控制。成像装置把图像的像素单元的灰度值以数字的方式输入激光打印机的存储器中，并以此直接控制每一个像素单元的激光曝光强度。计算机按位置顺序使用激光束在胶片上输出信号，则可以将顺序不同的电信号作为平面影像由激光照射在胶片上。

胶片由供片的储存暗盒自动提供，在引导轴的传送下装载在专用的打印滚筒上，滚筒随即转到打印位置。此时激光束按照计算机及矩阵指令，将图像的像素单元的灰度值的数字化密度传入激光打印机存储器中，直接控制对于每一个像素单元的激光曝光时间，进行强弱改变。激光束通过多棱镜的旋转进行扫描式的打印，在全部曝光过程中滚筒和激光束做精确的同步运动。根据主机成像装置编排的版面和图像尺寸，用操作盘来完成照片图像的取舍和排列。待全部图像打印完成，胶片即被传输到接片盒内或洗片机内自动冲洗。

**2. 干式激光打印机** 相机先通过数据传输系统将图像数据接收到机器内部的存储器中，然后从片盒中取出胶片，输送到激光扫描曝光的位置，同时控制系统根据图像数据控制激光器功率以及光点在胶片上的位置，使胶片正确曝光；每扫描曝光一行后，胶片在传送系统的带动下精确地向前移动一个像素的距离，然后开始下一行的扫描。直到完成整个胶片的"幅式扫描曝光"，最后胶片进入加热鼓中显影，并送至收片盒。（图 14-7）

干式激光相机的原理和湿式激光相机在激光扫描的部分是一样的，都包括了行式打印和幅式打印的过程，只是在最后的显像环节不同。干式激光相机是将形成潜影的胶片送至加热鼓中进行显影，而湿式激光相机则是送至自动洗片机中显影。

激光光热式成像所采用的激光二极管具有以下优点：①非常小的光点直径（80/40μm，300/650dpi）；②激光二极管在红外区发射；③光发射源非常稳定；④精确的可调动功率光发射；⑤宽泛的动态幅度（不限制灰度级别的数量）；⑥激光光源寿命长；⑦快速的成像速度（超过 200 万点/s）。

光热化打印技术使用激光束扫描胶片，保证了影像在处理过程中的精密和一致性。在曝光过程中打印头不接触胶片，避免了打印头和胶片摩擦产生的打印头损耗及对影像的影响。

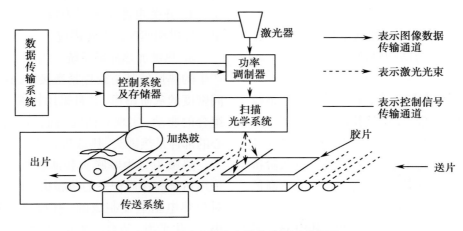

图 14-7 干式激光光热式成像系统简图

（余建明 何玉圣 宋冬冬 浦仁旺）

## 第三节　热敏成像技术

医用非激光成像技术主要包括热敏成像和喷墨成像两种，都是干式成像技术。干式热敏成像按感热记录方式不同又分为三类，即干式助熔热敏打印机、干式升华热敏打印机和干式直升热敏打印机。第一种是通过加热使油墨带内熔点较低的油墨熔化，达到记录影像的目的；第二种是通过油墨带内的染料加热升华记录影像；第三种就是目前市场上常见的干式热敏打印机，它不产生油墨带的废料，有利于环境保护，而且分辨力和灰阶数也都优于其他两种技术，从而替代了前两种相机。所以干式直热式成像目前成为干式非激光成像技术的主流方向，目前市场上的产品大都采用这种技术。

### 一、热敏胶片

热敏胶片与干式激光胶片相似，也是单面药膜。从上向下分为5层：①保护层，含有微细的无机原料及润滑剂，有利于热敏头和胶片的润滑性，以提高图像质量；②感热层；③支持体为0.175mm厚的聚酯片基；④UV吸收层，起稳定作用；⑤无光层，涂有3~6μm薄膜的无光剂，使观片效果增加。

感热层中具有显色功能的微粒胶囊和乳化物，靠黏合剂均匀分布在胶片片基层上，当热敏头对干式胶片加热后，微型胶囊的胶囊壁变得具有透过性，显色剂进入胶囊发生显色反应。当停止加热时，胶囊壁又重新变成具有非透过性而停止显色反应，胶片上根据显色的程度而记录下影像，在常态（不加热状态）下微型胶囊不具有透过性，记录的图像可以稳定地保存。这种利用热反应微型胶囊记录影像的技术称为微型隔离技术。（图14-8、图14-9）

为获得稳定、高质量图像，采用了灰阶调整技术、色光调整技术和光泽度调整技术。灰阶调整技术使用了两种显色起始温度，胶囊壁碳颗粒，以及不同大小的微型胶囊优化组合，得到良好的灰阶特性。色光调整技术通过混合6种显色剂，改变高色调碳颗粒（Tg）壁和低色调碳颗粒（Tg）壁胶囊的色光，获得从高光到暗色调光的连续性，其中的发黑剂调节了照片的黑化度，得到与银盐胶片相同的黑化效果。光泽度调整技术利用背层的UV吸收剂胶囊内部的散射来优化无光泽材料的颗粒大小和使用

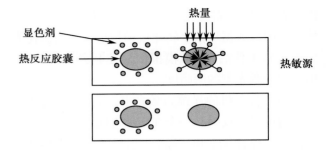

图14-8　微型胶囊显像原理图

量。但是，干式相机的胶片对保存环境要求较高，在温度为35℃、相对湿度为60%的环境中可保存半年时间；而在温度为30℃、相对湿度为60%的环境中可保存五年，且不宜与酸、碱和有机溶剂接触，切忌长时间光照。

### 二、热敏相机

#### （一）热敏相机的结构

**1. 数据传输系统**　是热敏成像系统与CR、DR、CT、MRI或其他医疗摄影设备的数据通道，它接收摄影设备的数字图像数据，并输送到系统的存储器中。需要胶片曝光操作时，控制系统直接从存储器中将要打印的图像数据取出。

**2. 胶片传送系统**　包括送片盒、收片盒、辊轴、高精度电机及动力传动部件等。其功能是将要曝光的胶片从送片盒内取出，经过传动装置输送到热敏头，再将已曝光的胶片送至出片口。

**3. 整机控制系统**　是整个热敏成像系统的控制中枢，负责系统各部件状态的统筹控制，主要包括热敏头的开启或关闭，热敏电阻的功率调制和高精度电机控制，以及胶片传送系统的运行等。

**4. 开关电源系统**　为数字胶片打印机各工作单元提供相匹配的电源供应。

**5. 热敏加热显影系统**　当胶片通过时，热力头产生的热量使其与胶片紧密接触，这样胶片产生不同密度的灰阶影像，并且采用特殊的减速机和马达组合的驱动，实现高精度、高转矩的传送。其中核心的部件是热敏头，热敏头的结构如图14-10。

热敏头分为厚膜头和薄膜头。干式激光相机采用适合高像质记录的薄膜头，薄膜头是在真空下对放热电阻蒸发制成的，其放热电阻的阻值误差小、变化平滑，适合高质量的图像记录。热敏头的尺寸决定成像胶片的宽度，如35cm（14in）的热敏头可以打印35cm×42.5cm（14in×17in）的胶片。

热敏头由放热部分、电路控制部分和放热片组

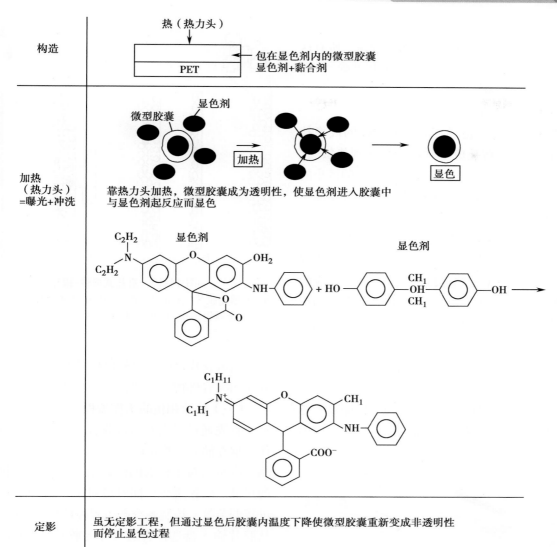

图 14-9　微型隔离技术

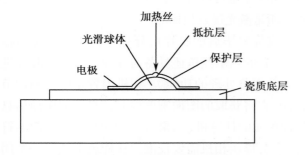

图 14-10　热敏头结构简图

成。放热部分是一个由玻璃制成的半圆形锥体凸起部分，在抛光膜密度为 11×8 条/mm 的直线上配置了 3 072 个放热电阻和电极。在被保护套覆盖的控制电路内，安装了控制数字图像转换成灰阶图像的集成电路。放热部分由联成一体的散热片组成，用于工作时调节温度的恒定。热力头成像采用一次放热的方法，黑色的高密度像素表现为网点状，而低密度部分的像素的噪声会很明显。

在高密度部位，密度上升的同时网点之间发生部分耦合现象，使图像的灰阶没有连续性，造成密度分散、效能低下。目前的热分配系统是在副扫描方向把放热点分成 8 个，使图像的灰阶从低密度到高密度的一个像素内有 8 个放热点，能够获得既连续又平滑的图像。在热分配系统中，8 个放热点的每一个都能控制 256 个灰阶，8 个放热点组合在一起，其灰阶控制能力可达到 11 比特（256×8=2 024），这种方法也被称为 10 比特密度分解效能。

同时还采用高像质修正技术，有电阻补正、均一补正、热比率补正和清晰度补正。电阻补正主要是纠正发热电阻本身产生的误差；均一补正主要是针对电阻补正后产生的不均匀现象，采用光学阅读后分别进行补正；热比率补正主要是用于电路内电压下降的补充修正工作;清晰度补正是为达到最佳的成像结果而对图像做进一步的灰阶处理。所有这些技术的应用保证了图像质量的稳定和准确,从而符合影像诊断的标准。

### (二)热敏相机工作原理

直热式成像技术是一种非激光扫描的成像技术,它将图像数据转换成电脉冲后传送到热敏头,再显现在热敏胶片上。热敏头由排成一列的微小的热电阻元件组成,热电阻元件能将电信号转变成热能。胶片成像时,热电阻元件产生的热量传递到胶片上,胶片热敏层受热发生化学反应,使图像显现。电信号的强弱变化使热电阻元件的温度升高或降低,胶片热敏层根据受热温度的高低,产生相应的像素灰度。这样胶片的热敏层的显影剂在温度的作用下显影,温度越高,时间越长,密度就越大,照片越黑。胶片出片的速度取决于热敏头元件的温度响应时间及能力,通过改变电压来控制热敏头元件的响应能力。(图14-11~图14-13)。

干式热敏胶片的特点是对温度敏感,即温度越高,持续时间越长,胶片密度就越大。目前使用的

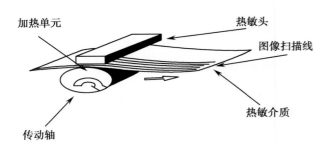

图 14-11 直热式成像原理图

加热单元 热敏头
图像扫描线
热敏介质
传动轴

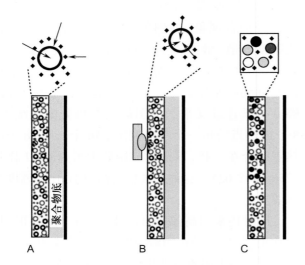

图 14-12 直热式成像-微囊法
A. 未感光胶片,乳剂中含微囊;B. 热敏头加热,微囊壁变软,染色剂和显影剂扩散;C. 形成光学密度

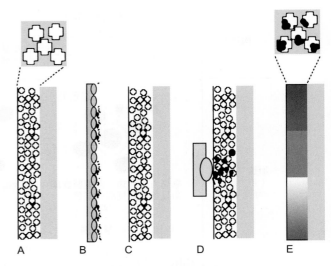

图 14-13 直热式成像-银盐法
A. 未感光胶片,乳剂中含银盐;B. 热敏头加热;C. 银原子形成;D. 金属银出现;E. 形成光学密度

干式热敏胶片根据所含显像材料不同分为有机银盐胶片和纯有机物显色剂胶片,但其结构基本相同。

### (三)热敏相机的工作流程

首先通过以太网络接收数字图像数据,并将图像数据存储到计算机硬盘。由计算机控制的影像控制系统负责对主机的图像数据进行整理,调整图像的尺寸、大小、版面,同时可对图像的对比度、密度进行调节等。控制系统产生程控信号控制打印引擎从胶片输入盘选择合适尺寸的胶片,传送到14英寸宽的打印头电阻器线,一行接一行地直接完成数控热敏成像过程。它的打印过程和激光光热式打印过程相似,也可以分为行式打印和幅式打印,但行式打印是激光逐点扫描的。

成像完毕后的胶片由分拣器输出到指定的输出盘(有的热敏相机还具备对成像完毕后的胶片进行加热平整处理的功能)。相机内置密度检测调节装置,它将获取的图像密度检测信息送回图像信息处理单元的计算机,如果密度检测和原始图像不符合,它会提示相机需要校准。这样就形成了一个闭环的图像质量调控体系,使相机的图像质量始终保持如一,保证了每张胶片的一致性,无需手动校准,省时又高效,确保了影像的诊断质量。

### (四)热升华技术原理

通过加热头在计算机控制下对胶片进行加热,特制的银盐会在高温下完成还原反应,析出银颗粒,出现升华反应,将除银之外的全部其他物质蒸发掉,然后将被蒸发的物质吸附回收,以免造成新的污染。

虽然热升华技术从原理上讲不产生油墨的废料，减少了液体排放污染，但升华物质的气体含有重金属化合物——银盐，排放仍具有潜在危险性。目前开发了一种全新的一次性高温成像技术，即在两层片基中夹裹一层无色银盐，成像时将胶片通过高温热头，温度在130℃以上时，银盐就会发生还原反应，将银颗粒析出。温度越高，析出的银颗粒越多，呈现在胶片上的影像密度（黑化度）也越大。银盐是被密封在两层透明片基当中，因此不会产生任何泄漏，可以真正达到无公害、零排放的效果。（图14-14）

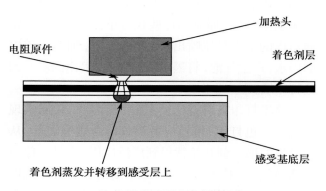

**图 14-14　热升华式成像原理图**

除了以上介绍的几种技术以外，还有目前尚处于试验阶段的喷墨成像技术，这些干式成像技术总的发展趋势都是提高分辨力和灰阶数，加快出片速度，并更加重视环保。

**（五）染色升华热敏成像技术**

染色升华热敏成像利用热感技术使染料从气态到固态、固态到气态互相转化的过程以"压印"的方式实现图像打印。成像介质为相纸或胶片，介质内没有成像乳剂，其颜色来源是打印色带。色带加热依靠热敏打印头完成，打印头呈长鼓形状，上面密布半导体加热元件，每个加热元件可单独调整温度，温度值来自图像像素灰度值。当圆形打印鼓带动色带旋转时，其内加热元件迅速加热，染料经加热直接升华成气态，喷射到介质上形成色彩。彩色打印分3次或4次完成，每旋转一次，仅"压印"一种颜色。

相比激光打印技术，热敏成像技术不需要复杂的激光发光和投射系统，设备构造变得简单，投影胶片不再是光感型，而改成了热敏型，这样可以实现明室装片，操作也变得方便，成像过程不产生废物和废气，符合环保要求。干式热敏打印技术成为医学图像打印史上又一次质的飞跃。

**（六）热敏打印介质**

染色升华热敏成像打印使用的介质分为相纸和胶片，其材料特点与喷墨打印介质相同。直接热敏成像打印使用的介质为干式热敏专用胶片，其结构与干式激光胶片相似，也是单面药膜。从上向下分为5层：①保护层，含有微细的无机原料及润滑剂，有利于热敏头和胶片的润滑性，以提高图像质量；②感热层，内含银盐或微囊；③支持层，为0.175mm厚的聚酯片基；④吸收层，起稳定作用；⑤背层，涂有3~6μm薄膜的无光剂，使观片效果增加。

干式热敏胶片对保存环境要求较高，在温度为35℃、相对湿度为60%的条件下保存约半年时间；而在温度为30℃、相对湿度为60%的条件下保存约5年，且不宜与酸、碱和有机溶剂接触，切忌长时间的光照。

## 三、国产医用胶片的性能与测试

**（一）国产医用胶片发展背景**

医用胶片作为医学影像信息的载体为患者就医带来了极大的便利，但医用胶片市场被国际巨头长期垄断。"十四五"规划提出要加强完善卫生健康制度体系并集中力量开展关键核心技术攻关，解决一批药品、医疗器械、疫苗等领域的"卡脖子"问题，大量政策出台为推进医疗影像设备国产替代保驾护航。在这样的背景和契机当中，国产品牌脱颖而出，打破国外产品垄断，实现国产替代。

最近几年在国家和各级领导的关注和支持下，国产胶片替代进口产品已经成为各级政府的共识，国产打印机及胶片得以蓬勃发展，占有率逐年上升，也开始大力扩展海外市场。

**（二）国产医用胶片性能参数**

**1. 性能指标**

（1）灰雾密度：指感光材料未经曝光的感光乳剂经显影加工后产生一定的密度。

（2）平均斜率：胶片片基与灰雾密度值相加共同改变一定值时所需的吸收剂量。

（3）热敏：胶片的物理性能（包括光学、电学、力学等性质）对热或温度变化具有灵敏响应的特性。

（4）最大密度：感光测定曲线上最高点的密度值。

**2. 形状**　胶片形状为矩形。

**3. 尺寸**　尺寸按照规格裁切，公差为±0.5mm。

**4. 表观质量**　产品表观应清洁，无明显粘连，胶片边缘应光洁、无明显毛刺,涂层无脱涂、拉丝、条道、气泡、砂眼及机械划伤等明显的或影响使用的瑕疵。

### (三)性能检测方法

**1. 测试环境条件** 温度在10~30℃,相对湿度为30%~65%的环境条件下进行。

**2. 产品性能测试**

(1)灰雾密度(D0):以未加工试片的光学密度值减去所使用支持体的光学密度值,应符合灰雾密度的要求。

(2)平均斜率(G-):由灰阶特性曲线上$D_{min}$+0.25和$D_{min}$+2.00两点所确定,应符合平均斜率的要求。

(3)热敏度(S):在24级灰阶特性曲线上第4级对感光测定表中日光22处感光度(ISO)所得,应符合热敏度的要求。

(4)最大密度:在24级灰阶特性曲线上密度的最大值,应符合最大密度的要求。

**3. 形状** 将多张散页胶片对齐,应为矩形。

**4. 尺寸的测定** 用精度不低于0.1mm的测量仪器测定。

**5. 表观质量** 执行热敏胶片表观质量判定目视检验,符合相关要求。

(胡鹏志 余建明 何玉圣 宋冬冬)

## 第四节 喷墨打印成像技术

喷墨打印机是通过喷头将墨滴喷射到打印介质上来形成文字或图像的打印设备。随着喷墨打印技术的进步,照片级彩色喷墨打印克服了颗粒、层次、介质等阻碍,打印出来的图片甚至超过了传统银盐工艺的效果。

随着PET、CT、MRI等数字影像设备的技术发展,三维图像处理技术得到深度发展,血管成像和功能成像广泛应用,输出的图像基本都是彩色图像,极大地丰富了诊断信息,但也给图像打印提出了新的要求,照片级喷墨打印机是彩色图像输出的最佳打印设备。

### 一、喷墨打印技术

早在1960年就有学者提出喷墨打印技术,但历经16年第一部商业化喷墨打印机才诞生。喷墨打印技术通过喷头将墨滴喷射到打印介质上形成图像。主机输送的代表图像的代码经打印机输入接口

电路的处理后送至打印机的主控电路,在控制程序的控制下,产生字符或图形的编码,驱动打印头打印一列的点阵图形,同时字车横向运动,产生列间距或字间距,再打印下一列,逐列执行打印;一行打印完毕后,启动走纸机构进纸,产生行距,同时打印头回车换行,打印下一行;上述流程反复执行,直到打印完毕。

喷墨打印机的打印头,是由成百上千个直径极其微小(约几微米)的墨水通道组成,这些通道的数目,也就是喷墨打印机的喷孔数目,直接决定了喷墨打印机的打印精度。每个通道内部都附着能产生振动或热量的执行单元。当打印头的控制电路接收到驱动信号后,即驱动这些执行单元产生振动,将通道内的墨水挤压喷出;或产生高温,加热通道内的墨水,产生气泡,将墨水喷出喷孔;喷出的墨水到达打印纸,即产生图形。

喷墨打印具有打印质量好、噪声低、较易实现低成本彩色打印、可适应各种打印介质等优点,从它诞生的那一刻开始就得到广泛应用,产品不停地更新换代,新技术层出不穷,早期的喷墨打印机以及当前大幅面的喷墨打印机都是采用连续式喷墨技术,而当前主流喷墨打印机普遍采用随机喷墨技术。

### (一)连续式喷墨技术

连续式喷墨技术以电荷调制型为代表。这种喷墨打印原理是利用压电驱动装置对喷头中的墨水加以固定压力,使其连续喷射。

### (二)随机式喷墨技术

**1. 气泡喷墨技术** 气泡喷墨技术又称电热式喷墨技术,是在喷头的管壁上设置了加热电极,用加热电极作为换能器。短脉管作用于加热器件,在加热器上产生蒸汽,形成微小气泡,气泡受热膨胀形成较大的压力,压迫墨滴喷出喷嘴,通过改变加热元件的温度来控制喷到纸上的墨滴数量,从而达到打印图像的目的,然后,由于毛细管作用,再将墨水从墨水盒中吸入喷嘴内,填满喷嘴,进入下一循环。喷墨过程如图14-15所示。

**2. 压电喷墨技术** 压电喷墨系统是在装有墨水的喷头上设置换能器,换能器受打字信号的控制,产生变形,挤压喷头中的墨水,从而控制墨水的喷射。喷墨过程如图14-16所示。

**3. 固体喷墨技术** 固体喷墨技术最初由Tektronix开发,由来自固体墨水条(类似于有色的蜡块)的墨水液化储存,然后通过全页的固定打印

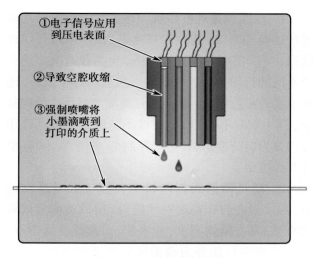

图 14-15　气泡喷墨流程

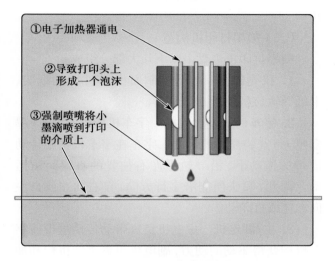

图 14-16　压电喷墨流程

头喷射到传输鼓，如图 14-17 所示。墨水在传输鼓中冷结合到打印页上，即使在无涂层纸上也能产生亮面外观。

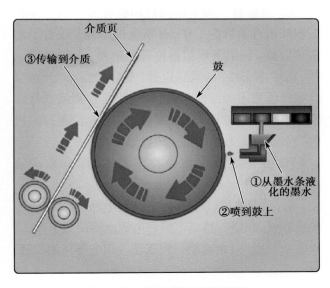

图 14-17　固体喷墨打印流程图

前两种技术属于液体喷墨打印机使用的打印技术，气泡式打印头墨水在高温下易发生化学变化，性质不稳定，所以打出的色彩真实性就会受到一定程度的影响；另一方面墨水是通过气泡喷出的，墨水微粒的方向性与体积大小不易掌握，导致打印线条边缘参差不齐，在一定程度上影响了打印质量。压电打印头技术是利用晶体加压时放电的特性，在常温状态下稳定地将墨水喷出，对墨滴控制能力较强，还将色点缩小许多，产生的墨点也没有彗尾，从而使打印的图像更加清晰，更容易实现高精度的打印质量，且压电喷墨时无需加热，墨水不会因受热而发生化学变化，大大降低了对墨水的要求。固体喷墨打印机的打印速度比液体喷墨打印机更高，可以与彩色激光（电子照相）打印机相匹敌，与彩色激光打印机相比需要更少的维护（并产生较少废料）。

## 二、喷墨打印介质

喷墨打印介质分照片类和普通类。照片类介质表面有一层涂层，适合吸收和表现打印照片。普通类也就是普通办公纸（复印纸）、卡片纸等无涂层的介质，由于介质的表面没有涂抹适合喷墨打印机墨水所需的图层而无法打印出高质量照片，只能用于一般图文打印。

不同于激光打印机、热敏打印机等在选择打印机型的同时就选择了对应的打印介质，喷墨打印的打印介质选择方案较多，在固定机型的情况下，选用不同的介质就决定着不同的打印质量。医学图像分辨力高，打印精度要求高，要求选用能打印诊断质量的打印介质与打印机匹配，常选用的打印介质有彩喷照片相纸和彩喷胶片。

### （一）彩色喷墨打印相纸

彩色喷墨打印相纸（color inkjet printing paper），也称彩色喷墨纸或数码打印纸或彩喷纸。彩喷纸是在具备一定质量要求的纸的表面，经过特殊涂布处理，涂上一层具有吸墨性的多孔性颜料或在涂层中能形成多孔性结构的材料，从而在纸的表面上形成一层良好的水性油墨接收层，使之既能吸收水性油墨又能使墨滴不向周边扩散，从而使彩色喷墨机打印出的样品能完整地保持原稿的色彩和清晰度。

**1. 膨润型相纸**　又称不防水照片纸，于原相纸上涂布了一层聚乙烯醇（PVA）或者明胶称为膨润型相纸（swellable paper）。以纸张的横截面角度展示，该型相纸的中间层是原纸，上下层是 PE 淋膜层，最上层的打印面的表面有一层由明胶和聚乙烯醇等聚合物形成的吸墨层。

**2. 铸涂型相纸** 铸涂型相纸（cast coating photo paper）的涂层采用微米级的二氧化硅，经过特殊工艺处理，亮度和白度都可以达到传统相纸的水平。

**3. RC 相纸** RC 相纸也称微孔型相纸或者间隙型相纸。基纸与传统相纸一样，在原纸两面涂有防水的 PE 涂层（resin coating），它的表面涂层采用纳米级的三氧化二铝或者二氧化硅材料，形成一种类似海绵结构的多孔装防水涂层，原颗粒直径在几十纳米的量级，小于可见光波长，所以涂层呈半透明状。墨水喷到相纸上后，很快被类似蜂巢的微孔（micro-porous）吸收，微孔型相纸或者间隙型相纸的名称也由此而来。

由于这种特殊的微孔结构，RC 相纸的涂层吸墨力很强，打印深色调部分也能很好地表现出层次感，打印后干燥也很快，从打印机里打印出来就可以直接触摸。涂层材料很细腻、亮度高，能够匹配高精度的照片打印。RC 相纸具有高防水性、高吸墨性、高精度打印的特性，所打印的图像质量可以与传统的卤化银照相纸相抗衡。

**（二）彩喷胶片**

一般多采用 PET 为底材，涂布透明吸墨涂层，产品视觉透明，打印画面有透明的特别效果。透光度高，色彩鲜艳，图像分辨力高，打印后可以覆膜。常见有白基胶片（透明胶片）和蓝基胶片，与医用激光胶片不同的是，可以打印彩色，而且具有机械强度大、几何尺寸稳定、打印后不发生化学反应、保存时间长、环保无污染的优点。观察图像时不仅适合正视（反射效果），同时也适合透视（透射效果）。改变了传统医用胶片只能在观片灯下观看的模式。

## 三、喷墨打印机

### （一）喷墨打印机分类

根据用途分为普通喷墨打印机和数码照片打印机（专业照片/胶片打印机）；根据打印幅面分为 A4 喷墨打印机、A3 喷墨打印机和 A2 喷墨打印机；根据墨水形态分为固体喷墨打印机和液体喷墨打印机，其中最常用的为液体喷墨打印机；根据其喷墨方式分为连续喷墨式打印机和随机喷墨式打印机。

**1. 连续喷墨式打印机** 这类打印机使用连续循环的喷墨系统，能生成高速墨水滴，所以打印速度高，可以使用多种打印介质，包括普通纸。优点是不同的打印介质皆可获得高质量的打印结果，还易于实现彩色打印。缺点是这类喷墨打印机结构复杂，打印效率不高，打印图像不精确。根据其打印方式分为电荷控制型、电场控制型、喷涂型、喷雾型等几种类型。

**2. 随机喷墨式打印机** 在随机式喷墨系统中，墨水只在打印需要时才喷射，所以又称为按需式喷墨，具有结构简单、成本低、可靠性高的特点。气泡式喷墨打印分为端面喷射型和侧面喷口型，压电式喷墨分为压电管型、压电隔膜型和压电薄片型。

### （二）喷墨打印机构造

喷墨打印机主要由以下几大部分组成：

**1. 机壳部分** 包含控制面板、接口、托纸架、卡纸导轨、送纸板、出纸板等。

**2. 字车（墨盒匣）机构** 字车机构中的字车（墨盒匣）是安装喷头的部件。字车在字车机构中传动皮带的拖动下，沿导轨做左右往复的直线间歇运动。因此，喷头便能沿字行方向，自右向左或自左向右完成打印动作。

**3. 主/副电机** 主电机负责带动传动皮带使字车机构获得驱动的动力，副电机负责进纸机构和抽墨机构的驱动。

**4. 进出纸装置** 打印机多数采用摩擦式进纸方式的进纸器，该部分由压纸辊、变速齿轮机构及负责进纸器驱动的副电机组成。副电机在清洗状态时，用于驱动抽墨装置。

**5. 感应器** 为了检测打印机各部件的工作状态和控制打印机的工作，在喷墨打印机中设置了许多感应器，包括字车初始位置感应器、进纸器感应器、纸尽感应器、纸宽感应器、墨盒感应器，分别是检测打印机的各部件工作状态、用于检测喷墨打印机及打印机内部温度感应器及用于检测喷墨打印机中墨水通道压力的薄膜式压力感应器。

**6. 供墨装置** 包含打印喷头、墨盒和清洁机构。

**7. 控制电路** 主要由主控制电路、驱动电路、传感器检测电路、接口电路和电源电路组成。

（余建明　何玉圣　宋冬冬　浦仁旺）

## 第五节　照片自助打印机

### 一、自助打印流程

随着信息技术与放射科影像设备、成像技术的发展，放射科影像检查已经成为重要的医学检查方法之一，在疾病的诊断、治疗及预后评价方面正发挥越来越重要的作用。随着各大医院就诊量的逐年增加，临床影像检查需求也在不断增长。

随着PACS/RIS系统在科室内的应用及更新，放射科检查工作流程得到了极大改善，受检者到放射科做影像检查时，在登记、检查、报告阶段，已基本实现数字化，但影像检查结果的整理发放，仍需放射科工作人员手工完成——由检查技术人员完成胶片打印、由医师完成纸质报告打印、由发放处工作人员手工完成发放（图14-18），存在一定的弊端，主要体现在①耗费人力资源：人工发放已成为耗费放射科人力资源的越来越大的负担；②反复查找效率低、易出错：当患者领取结果时，发放处的工作人员通常需要在大量检查结果中进行反复查找，效率较低并容易出错；③领取结果时间受到限制：只有在发放处的工作时间，患者才可以领取检查结果，导致患者扎堆集中取片的情况时常发生，增加了患者排队等待的时间；④无人领取的胶片造成积压和浪费：部分患者完成检查后不领取胶片和纸质报告，已打印的检查结果长期遗弃在放射科，造成大量废弃胶片积压，增加了科室的储存负担；⑤实物

胶片科室无法备份留存：医疗机构很难对每张胶片的窗宽、窗位等参数信息进行保存，无法打印与发放过的旧胶片参数完全相同的新胶片，也因此无法进行胶片的质控。

因此，提升结果发放的工作效率与准确性，改善现有的手工发放模式正在成为优化放射科工作流程的重点。

自助打印检查结果则可以解决上述问题（图14-19）。①患者在自助打印机上自主完成胶片、报告领取；解放人工发放所耗费的人力资源；②自助打印设备会根据唯一标识患者检查的编号进行查询和打印，因此只要编号正确，就可以避免发生发错胶片的情况；③自助打印机可以放置在公共区域并24h运行，患者可以根据自己的情况，于检查结果完成后的任意时间前来领取检查结果，既提升了服务水平，又避免了人多排队情况的发生；④自助打印模式下，胶片都是以电子版形式存储于服务器中的"电子胶片"，只有当患者前来领取检查结果时，它们才会以实物的形式打印出来，因此这种模式可以从根本上杜绝因工作人员打印错误或患者不来领取而产生的废弃胶片，降低了科室的运营成本，有利于环境保护；⑤"电子胶片"的窗宽、窗位等信息，均被保存于服务器，当患者胶片丢失或医疗举证需要重复打印各项参数完全一致的新胶片时，可以通过调取原有电子胶片信息直接完成打印。同时，在对打印胶片进行质控管理及评阅片时，这些被储存的图像及胶片参数信息，也可为质控工作提供数据参考。

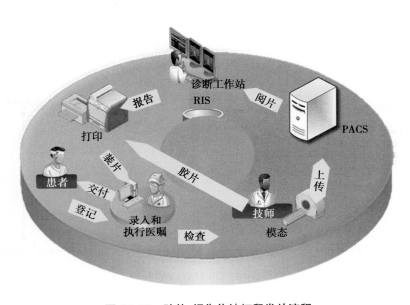

**图 14-18　胶片-报告传统打印发放流程**

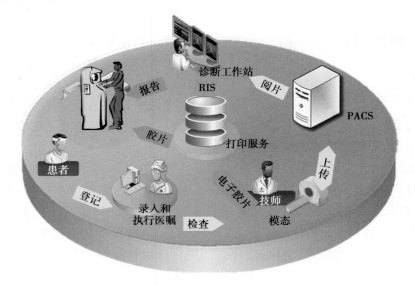

图 14-19　胶片-报告按需自助打印发放流程

## 二、集中打印系统的工作原理

自助打印胶片的基础是集中打印系统,该系统的设计与开发都是基于 DICOM 标准实现的。所有从影像设备或者打印工作站打印的胶片,都需要由集中打印系统进行暂存和管理,以便患者需要时可以输出到自助打印机,并最终形成实物胶片提供给患者。集中打印系统及其涉及的系统/模块如图 14-20 所示。

作为所有胶片数据的存储器和管理者,集中打印系统主要由以下模块组成:

**1. 提供打印服务模块**　将自身模拟成一部胶片打印机,以便影像设备或打印工作站按照符合 DICOM 标准的方法向集中打印服务器发送胶片数据(打印胶片)。

**2. 集中管理模块**　集中打印系统接收到胶片数据后并不会马上将这些数据打印成实物胶片,而是通过集中管理模块对这些内容进行储存和索引,以及向其他模块提供这些数据。

**3. OCR/人工识别模块**　由于集中管理模块中保存的胶片数据中并不含有任何患者或检查信息,因此集中打印系统无法从胶片数据中了解这张胶片所属的患者信息和检查信息。要想获得这些信息,只能借助 OCR 技术,通过识别胶片图像上的四角注释像素数据来获取。但是识别是有可能产生错误的。如果识别错误,集中打印系统将无法判断胶片所属的检查和患者信息,此时就需要提醒工作人员通过人工识别该胶片。

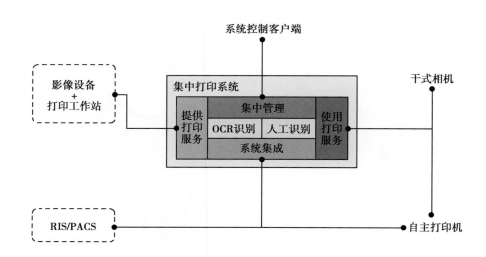

图 14-20　集中打印系统及其涉及的系统/模块

**4. 使用打印服务模块** 当自助打印机告知集中打印系统现在需要打印的检查数据后，使用打印服务模块模拟影像设备或打印工作站，将之前收到并暂存的、属于该检查的胶片数据立即发送至自助打印机内部的干式胶片打印机，最终产生实物胶片。

**5. 系统集成模块** 集中打印系统依靠该模块，与 RIS/PACS 系统、自助打印机的控制程序进行通信。

**6. 系统控制客户端** 用户可以在系统控制客户端的界面上实现对集中打印系统的控制和操作。比如，人工识别胶片数据、查看打印状态、修改系统参数等。

**7. 影像设备或打印工作站** 医务人员在这类设备上完成胶片的排版和设计并将这些胶片数据发送至集中打印系统所模拟的胶片打印机。

**8. RIS/PACS 系统** 通常集中打印系统需要与其进行集成。集成后，集中打印系统将从 RIS/PACS 系统获知接收到的胶片数据的所属患者和检查信息，进而获取该胶片所匹配的诊断报告数据。

**9. 自助打印机** 当患者在自助打印机上请求打印某个检查的胶片时，自助打印机首先通过其中控计算机向集中打印系统发出同样的请求，集中打印系统将该检查所属的胶片数据发送至自助打印机内部的干式胶片打印机，随后打印出实物胶片；同时从 RIS/PACS 系统获得该检查对应的诊断报告数据，并通过自助打印机上的纸质打印机打印纸质诊断报告。

## 三、自助打印机的构造

自助打印机实际上是由多种设备组合而成，从而实现自助打印胶片、纸质报告以及人机交互的功能。

**1. 触摸显示器** 实现患者与自助打印机的人机交互。

**2. 一体读卡器** 读取不同种类的身份识别卡片，识别取胶片患者的身份。

**3. 身份证阅读器** 读取身份证信息，识别取胶片患者的身份。

**4. 条码扫描器** 读取条码身份识别卡片，识别取胶片患者的身份。

**5. 干式激光打印机** 接收来自集中打印系统的胶片数据，并打印出实物胶片。

**6. 中控计算机** 通过软件控制自助打印机各个部分协调工作，与集中打印系统进行通信。

**7. 喷墨打印机** 打印纸质诊断报告。

**8. 语音系统** 语音提示患者。

虽然自助打印机的操作使用非常简单，但对于部分第一次使用的患者，特别是老年患者，在使用过程中仍存在一定困难。同时，个别情况下诸如胶片、打印纸、墨盒等耗材，在用尽前自助打印机无法自动报警，因此现阶段只能将自助打印机集中放置，安排专职工作人员协助患者使用打印机并处理一些突发情况。但相较人工发放检查结果的模式，自助领取胶片大大降低了人力成本。

## 四、影像云与云胶片

### （一）影像云

目前，各大医院就诊人数不断攀升，医疗影像的存储负担随之加重，远程医疗的兴起使数据共享的需求日益迫切，传染性疾病的暴发催生了"无接触"化工作模式，影像数据网络化是必然趋势。

随着互联网技术的飞速发展，未来的影像数据将以数字化的形式保存在云端，根据诊疗需要随时快速调取使用，并具备辅助诊断管理功能，传输数据和组织存储数据方便快捷，减少物料成本和管理成本，提高医生工作效率，提升医院医疗水平，实现医院之间技术交流和资源共享，促进共同发展。

除此之外，终端医疗已经开始走入各大医院，云 PACS 终端的建立，可以实现终端读片和远程诊断，进一步促进"一站式"医疗服务的完善，极大缓解患者看病难的问题。但在全社会网络系统实现安全的互联互通之前，医用胶片打印机还将长期存在并继续发挥其重要的作用。

### （二）云胶片

云胶片是建立在云影像的基础上，以移动互联和云存储为基础的一种新的医学影像服务模式，它将医学影像检查中的标准 DICOM 数字图像，通过互联网模式存储于云服务器中，然后通过电脑、手机、平板等终端设备，对这些图像进行调阅、管理、授权，从而建立了跨医院的医疗数据共享交换体系，为基于影像的远程会诊、影像大数据开发、影像 AI 智能诊断识别等奠定了基础。其中云影像系统的组建主要包括以下三个部分：

**1. 功能架构** 首先采集端主机从 PACS 影像设备上的专业图形处理器（GPU）获取图像后立即

通过网络上传到云端服务器，服务器对采集到的图像进行预处理，判断是否符合医学影像图像标准，如果符合则储存并允许客户端调阅与查询，包括在移动终端设备上的使用。（图 14-21）

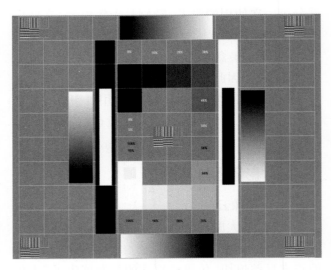

**图 14-21　电影和电视工程师协会推荐硬拷贝测试卡**

该测试卡有七种检测功能：①背景密度（A）；②线性结构卡（B）；③高对比度分辨力（C）；④低对比度分辨力（D）；⑤灰阶（E）；⑥小对比度变化（F），0% 与 5% 和 95% 与 100% 两组灰阶；⑦外周卡（I）用于检测影像几何特性

**2. 功能模块**　云平台端包括以下功能模块：①远程视频实时监控，提供远程检查和诊疗指导功能以及系统远程操作；②检查过程现场直播，提供多方共同远程会诊功能；③实时视频语音通话，提供语音通话功能；④图像采集处理，包括对不同品牌影像设备图像、实时数据的采集、转化、上传；⑤图像显示操作，提供在云端对上传图像的处理功能；⑥客户端，通过 VPN 专线接入云端服务系统，实现业务场景和应用；⑦运营管理控制，实现对接入云端权限的管理、用户操作日志的查询等。

**3. 网络接入方式**　一是桌面共享方式，此方式作为被共享方，只能以视频、语音方式满足发起共享者的需求，被共享方不能操作共享方的桌面，但部署快、要求低，影像数据共享调阅基本无延时，影像画面质量与设备图像采集卡质量及网络传输质量有关。二是接口传输方式，可进行远程操作，但是需要做接口、部署慢、要求高、有延时可能、对网络要求高、投资大、影像画面质量与网络质量高度相关。

（李大鹏　余建明　何玉圣　宋冬冬）

## 第六节　图像打印的质量控制

### 一、概述

虽然应用于医学图像打印的打印设备众多，但用于影像诊断的主要还是胶片打印设备，随着湿式胶片打印机的退场，目前的主流市场是干式胶片打印机。为了确保影像诊断的一致性，有必要对胶片成像的每一个环节进行质量控制。影响影像胶片质量的环节很多，除主机设备自身图像的信号质量外，还有胶片打印机的输入数值转换、打印介质的化学特性、介质存储条件等多种因素。

为了使各种因素对影像质量的影响降到最低，胶片打印机配有一套自动影像质量控制系统（automatic image quality control system，AIQC），主要设置为内置标准测试灰阶图样及密度读取仪等，可进行密度监测、自动校准、自动调节打印机参数，使打印胶片的质量恒定于标准水平。有的打印机内设置有胶片条形码控制技术，通过自动校准程序调整打印参数及用户设定的密度、对比度参数，确保各种输出片质量的稳定。

胶片进入曝光区前有其特定的参数，如每批型号胶片的感光度信息、尺寸、胶片数量等，这些信息都集中于片盒背面的一块小芯片上，用户可根据自己的习惯设定密度及对比度值。当一个或几个数值改变时，系统会分析这些变化，并重新计算它内部的数值转换表，以保持所需的传递函数，这一过程是系统自动完成维护的，故称之为 AIQC。

内置的密度检测仪通过测试灰阶来校正胶片的密度，AIQC 是通过胶片的特性曲线输入来完成。结合激光打印机内存的 9~17 个标准灰阶密度值，自动校准每幅图像的密度比，可以提供标准的照片密度。通常打印机内存入多组特性曲线，以备更换打印胶片时选用。

此外，如果在正常使用时发现影像密度上有微小变化，可采用胶片打印机上的密度微调按钮进行少量补偿。测试校正后，AIQC 将修改所用型号胶片的模型和传递函数，设置输出工作数值转换表为激光发生器或热敏头控制的数字电压驱动值，以保证在胶片型号、批次、用户观片习惯等参数改变时，将系统维持在一个稳定的最佳质量状态。胶片打印机具有极大的曝光宽容度，表现它的灰阶密度调整范围高达 8~12 比特容量，以提供相当的灰度水平。

## 二、测试工具

电影和电视工程师协会（society of motion picture and television engineers, SMPTE）于 1986 年发布了《医学影像电视监视器及硬拷贝相机测试卡》（RP-133）的文件，为影像显示系统和硬拷贝相机的特性与评价制定了相应标准。IEC 也于 1994 年发布了《医学影像部门的硬拷贝相机的稳定性检测》（IEC 61262）。测试卡使用的目的是了解激光相机以下性能：密度的均一性、图像周边偏差度、非线性偏差度、低对比度分辨力、空间分辨力、灰阶水平、补偿处理效果和锐利度。使用 SMPTE 测试卡需要显微密度计等仪器，并按一定的测试程序进行。

SMPTE 测试卡的打印及其测试方法：

1. 由成像主机或胶片打印机调出 SMPTE 测试卡（尽可能从成像主机调出），调节监视器的亮度、对比度、焦距，使其处于最佳状态；用胶片打印机打印出监视器上的 SMPTE 测试卡图像。

2. 用光学密度计测量其背景密度（A），密度值要求在 $1.0 \pm 0.3$ 范围内；密度的一致性通过中央部和 4 角处的背景密度的最大值与最小值之差进行评价。

3. 用光学密度计测量 SMPTE 测试卡图像的 12 个灰阶（E），绘制出以各灰阶的响应特性为横轴，以对应灰阶的密度为纵轴的坐标图来评价其线性关系。

4. 通过 SMPTE 测试卡图像的线性结构卡（B）、外周（I）的上下左右最外 4 条线相交处应能清晰可见；上下左右及与通过中心 2 条线的长度，与标准测试图比较误差应 <5%，以此评价图形的几何结构。

5. 通过 SMPTE 测试图像的小对比度变化卡（F）中 2 组灰度在 0%~5% 及 95%~100% 的对比度做出视觉判断，以此更直观地评价其低对比度分辨力的性能。

6. 空间分辨力（C）及低对比度分辨力（D）的检测　依次比较 4 角上相同线条的亮度、4 角上线条的亮度与中心相同线条的亮度、4 角相同线条清晰度与中心差别、中心处不同反差水平线条的亮度、中心处不同反差垂直线条的亮度差别，并同时与安装时的"基准图像"比较，若结果无大差别，则为合格。

按照成像系统的理论，任何成像系统输出的几何畸变和密度分辨力的降低是不可避免的，这些改变由系统本身的固有特性所决定。为了反映这些改变，有的胶片打印机随机附带标准校正图。图中有方形栅格和白色的圆弧，可以用来对成像系统的几何畸变，以及其他有关成像质量参数进行测试。方形栅格如果变为矩形，表示打印机的输出可能存在水平或者垂直几何畸变。同理，如果输出的圆变为椭圆，则表明系统输出存在椭圆性畸变。图中的密度响应，可以给出系统的亮度-密度（H-D）曲线，从而对系统的密度分辨力进行说明。图 14-22 中的最大、最小密度值及密度均匀性部分，则说明系统密度响应的最大、最小和均匀性的特性。

椭圆性畸变实际是由系统的水平和垂直畸变引起。有的打印机随机所附带的成像质量标准校正图，不再附有圆形图像，而是配有类似矩形波测试卡的条形卡图像。通过对条形卡图像进行一维或者二维的傅里叶变换，可以求出胶片打印机的一维或者二维的调制传递函数（modulation transfer function, MTF），成像系统的调制传递函数（MTF）是评价系统空间分辨能力的重要参数。

胶片打印机成像质量自动测试系统可以打印输出胶片打印机各个成像的质量指标，包括①胶片打印机的 H-D 曲线；②MTF 曲线；③水平和椭圆性几何畸变；④灰阶动态范围；⑤密度的标准差和 RMS；⑥中、高、低密度分辨力。这为胶片相机的质量控制和质量保证提供了一个客观、方便的工具。

## 三、技术参数

胶片打印机采用独特的"VIP"技术，使影像质量和附在照片上的文字清晰程度都有突破性的提高。VIP 是指可变像素尺寸（variable pixel size）、整数放大（integer magnification）、精密像素映像（precise pixel mapping）这三项技术，在图像质量的提高方面采用 VIP 技术后，图像被毫无变形地印在胶片上。

胶片机使用自动窗口技术，通常窗口技术由控制台选定，正常的窗口技术值通过计算机计算后被胶片打印机的记忆系统储存，使窗口技术根据不同的设备及操作者的需要进行确认，提供符合标准的图像效果。

胶片打印机的最大特点是始终保持标准的影像密度，它通过输入胶片的特性曲线，结合胶片打印机内存的 9~17 个标准灰阶密度值，自动校准每幅图像的密度，故此可以提供十分标准的影像密度。通常胶片打印机内存有多组特性曲线,以备更换胶片或调整显影条件时选用。

胶片打印机具有独特的灰阶密度校正调节系统,能获得与主监视器完全相同的图像。图像的密度由三方面完成:①由 CR、DR、CT、MRI 等成像系统选择合适的窗口技术作为标准输入信息;②利用胶片打印机内提供的标准灰阶测试图像;③选定胶片打印机内提供的特性曲线结合实际效果,自动校准每一级灰阶的标准密度。

具体步骤是:利用胶片打印机内提供的灰阶图像(可提供多种形式的图像,任选其中一种即可),固定胶片牌号种类,打印出灰阶照片,用密度仪测量各级的密度,然后依次输入胶片打印机的校正调节系统,胶片打印机内的计算机会自动修正各级密度。

胶片打印机的技术指标:①分辨力(dpi),指单位面积内像素的多少,也就是显示精度,目前国际上规定为计算 1in 面积内的像素多少;②片速,打印胶片的速度,一般以 14in×17in 胶片为准,单位张/h;③像素大小,一般以微米为单位;④图像大小,一般用矩阵表示。

## 四、质量控制

医用胶片打印机质量控制的目的是,建立相机性能基准值;监测相机运行状态和稳定性;提出打印参数修改意见,最终保证打印图像质量。

当一台医学打印设备安装完毕后,首先应进行验收检测,以验证其是否符合产品标书中规定的性能标准,并将校准后的参数、资料记录下来作为今后稳定性检测时的标准参照值。在临床应用过程中,也需要在使用状态改变时进行必要的状态检测和稳定性检测。需要立即进行检测和校准的场合有:新机安装或大修完毕后,胶片品牌或乳剂改变,洗片机设定参数变更,冲洗药液型号或性能改变,密度或对比度的设置要求有改变时。

### (一)湿式激光打印机的质量控制

**1. 校准时机** 若出现以下情况,如胶片型号、密度设置需要改变时,要及时校准激光打印机。当输入新的校准数据时,原有的数据会自然丢失。当打印机运行失控时,控制面板就会显示出使用的最后一条校准项目编号。在校准过程中,存储和打印图像不受影响,如果校准发生在正在打印的过程中,新的校准项目就会在所有拷贝完成后继续进行。

**2. 校准程序** 激光打印机的校准就是要重新建立一个新标准,不同品牌和型号的激光打印机校准程序不尽相同,但基本都需要以下 5 个步骤:

(1)进入校准模式:确认激光打印机和洗片机得到充分预热,确保洗片机打印的激光影像与标准图像来自同一洗片机。

(2)打印标准图像:调出成像主机装置中的 SMPET 测试卡或 IEC 相关测试模体图像并经激光相机打印,在此步骤中要注意标准图像灰阶的最大密度不宜过高或过低。

(3)测量密度值:用密度计测量图像的最大密度,确认其是否符合新标准设定值,同时测量标准图像中 9 个灰阶中心的密度值。如果打印机内置 QC 密度剂,可按照打印机的设置程序逐项进行。

(4)向打印机输入密度值:按由低到高的顺序,向打印机输入上一程序中测量出的密度值,每一灰阶密度值必须大于前一灰阶密度值。

(5)开始校准:在此程序中,激光相机内的计算机会自动修正各级密度。如果校准不成功,激光打印机会出现错误提示,此时需要重复步骤(2)~(5),直至校准成功。

**3. 湿式激光打印机质量标准**

(1)应为 12 比特调制,即激光打印的胶片从白到黑应有 4 096 级灰阶。

(2)应能组成明室一体化系统,即在自然光条件下完成胶片的打印、传输和冲洗等一系列动作。

(3)应有明室装片系统。

(4)激光打印机的激光头应为固体光头,以确保使用寿命。

(5)应能连接输出信号符合 DICOM 标准的主机。

(6)应具有强大的联网能力,能连接到医疗影像的 PACS 网络。

(7)激光胶片的最低密度为 0.18~0.22,最大密度应达到 2.8~3.2。

(8)激光胶片应表现出良好的存档特性,即在美国标准协会推荐的储存条件下至少能保存 100 年。

### (二)干式激光打印机的质量控制

目前多数干式激光打印机内均配有一套 AIQC,主要设置为内置标准测试灰阶图样和密度读取仪等,可实时进行密度检测、自动校准。有些打印机内设置胶片条形码控制技术,每盒胶片的感光度信息、尺寸、胶片数量等都集中在片盒背面的一个小芯片上,AIQC能通过信息识别内置的密度仪自动校准打印程序,使照片质量稳定在用户设定的标准水平上。

**1. 校准时机** 干式激光打印机安装之后和最初开始使用之前,必须建立"质量控制"目标值。这些值将作为以后日常"质量控制"时的基准数据。在胶片打印机大修、软件更新或打印设备移动使用后,必须再次测定这些数据。执行质量控制检测的目的是及时发现图像的质量变化,以确定是否需要采取干涉措施来稳定图像质量。

**2. 图像质量检测程序** 分为每日、每周和每年执行的质量检测程序。不同品牌的干式激光打印机质量检测程序操作方法不尽相同,大致包括以下内容:

(1)每日执行的质量检测程序:打印干式激光打印机内置的质量控制测试图,并测量图像上各灰阶密度值。有些设备在打印测试图像后,设备内置的密度读取仪能自动检测,并将检测结果显示在打印机屏幕上。该检测结果包括胶片本底灰雾、低密度值、中间密度值、高密度值、最大密度值、高密度值与低密度值之差以及密度计型号。

(2)每周执行的质量检测程序:打印干式激光打印机内置的质量控制测试图,目视确定无伪影或假象,检查图像空间分辨力。质量控制测试图中显示有3个方块,每个方块中包含1个椭圆。这3个椭圆中每个都含有3组,每组有5个小点。用放大镜应见到每组中所含的5个点。由5个点组成的最小群集只在观察条件良好时才可见,建议灯箱亮度在 2 000~4 000cd/m² 之间,使用蒙板束光,并确保环境光线较弱。

(3)每年执行的质量检测程序:打印干式激光打印机内置的质量控制测试图,检查图像几何连续性和有无图像失真。测量质量控制测试图上几何方块的距离A和B。测定尺寸A和B与参考值 $A_{ref}$ 和 $B_{ref}$ 之间的差异应小于或等于 1.0%。用A除以B计算纵横比,该结果必须在 $1.0 \pm 0.01$ 以内。

**3. 干式激光打印机质量标准**

(1)应能提供12比特灰阶能力。

(2)应能提供胶片边缘的打印,即不可在胶片的两边留下白边,且打印后的干式胶片在灯箱上受热后不应卷曲。

(3)干式激光打印机胶片应具有良好的存档特性,即在美国标准协会推荐的储存条件下至少能保存100年。

(4)应能连接输出信号符合DICOM标准的主机。

(5)应具有强大的联网能力,能连接到医疗影像的PACS网络上。

(6)干式胶片的最低密度为 0.20~0.22,最大密度应达到 2.8~3.2。

(余建明 何玉圣 宋冬冬 王 涛

张志伟 毛德旺)

# 第十五章 介入放射学

## 第一节 介入放射学发展与应用评价

### 一、介入放射学的发展

介入放射学是在影像诊断技术中不断探索、创新和完善中发展壮大起来的。1928年，第一例经皮直接穿刺主动脉造影由 Santos 等完成；1931年，Dos Stantos 尝试了穿刺腹主动脉造影；1964年，Dotter 首先采用同轴导管系统治疗动脉粥样硬化所致的下肢动脉狭窄，使阻塞的血管再通，开创了介入放射学新领域；1953年，瑞典医生 Sven-IvarSeldinger 首创用套管针、导丝和导管经皮穿刺股动脉插管造影的技术方法，后被命名为"Seldinger 技术"，此技术的应用，大大简化并提高了介入放射学穿刺插管操作的安全性；1956年，Oedman、Morino 与 Tillander 等倡导的选择性插管技术，使血管造影逐步成熟。

20世纪70~90年代，随着电子技术、生物技术和新材料的发展，介入器材得到了迅速发展。特别是医学影像设备和新技术的广泛应用，对比剂从离子型到非离子型的改善，同轴导管系统的开发与生产，微导管、微钢圈、镍钛合金支架及封堵器、可脱性球囊以及其他多种栓塞剂的涌现，穿刺针、穿刺方法及组织学和细胞学技术的发展，使经血管介入放射学得到更进一步发展，与此同时非血管介入放射学也逐步完善起来，再度扩大了介入放射学的范围。1967年当 Margulis 在《美国放射学杂志》（*American Journal Of Roentgenology*，*AJR*）上最早提出"interventional diagnostic radiology-a new subspecialty"时，还是亚专业或分支专业的观点，1976年经 Wallace 在 *Cancer* 杂志上以"Interventional Radiology"为题系统地阐述了这一介入放射学概念后，1979年欧洲放射学会召开了第

一次介入放射学会议并作了专题介绍，此命名才逐步在国际学术界形成共识。

我国介入放射学事业随着国际介入放射学的发展而发展，1990年我国卫生部发出文件，确定介入放射科为临床科室。在1996年11月在国家科学技术委员会、卫生部、国家医药管理局三大部委联合召开的"中国介入医学战略问题研讨会"上正式将介入治疗列为与内科、外科治疗学并驾齐驱的第三大治疗学科，称之为介入医学（Interventional Medicine）。随着介入医学的不断发展，该学科将会像内科、外科等临床学科一样，细分为神经介入科、心脏介入科、血管介入科和综合介入科等。

### 二、应用评价

介入放射学是在现代医学影像学的基础上，充分吸收传统医学和现代医学的诊断方法、治疗原理而发展成熟的一门新兴学科，医学影像诊断和临床治疗融于一体。涉及人体神经系统、心血管系统、消化系统、呼吸系统、泌尿生殖系统和骨骼等多个系统的疾病诊断和治疗，针对临床诊治中长期存在和不断出现的疑难问题创立了简便有效的检查和治疗方法，尤其对以往认为的不治之症和难以治愈的复杂疾病，如肿瘤和血管性疾病等，开创了新的医疗途径。

介入放射学所涉及的绝大部分操作是在医学影像设备的监测下进行的，各种技术方法需要医学影像设备的监测和引导。同时，所采用的技术方法主要是通过各种穿刺和控制性的导管操作，具有独特性。在此基础上充分发挥和利用临床药物治疗和手术治疗的原理，对疾病进行更为准确的诊断检查和更有效的系统治疗。

介入放射学的定义可以概括为：在医学影像设备的引导和监测下，经过穿刺和导管操作技术对疾病进行的一系列定性检查和微创治疗。一般而言，

将所有在医学影像设备监测引导下进行的医学操作都称为介入放射学,但狭义的介入放射学仅指在放射线设备监测下所进行的介入检查和特殊治疗。介入放射学的基本任务有两个:一是在医学影像设备的引导和监测下,通过穿刺和操纵导管进入组织和器官,利用临床诊断学原理和方法。经过造影、抽吸或切割等方法取得病理学、组织细胞学、生理学和生化学、影像学等检查资料。二是在医学影像设备的引导和监测下,通过穿刺和操纵导管进入组织和器官,利用临床治疗学的原理和方法,经过灌注、栓塞、成形、引流等方法对疾病进行一系列特殊的微创治疗。

介入放射学是一门综合性边缘学科,属于微创治疗和介入治疗学的范畴。介入放射学技术不断创新、治疗领域不断开拓,已经涉及临床多个学科,衍生出既相对独立又有机结合的许多分支学科。从介入放射学可以进行诊断和治疗的疾病来看,目前已经涉及神经、呼吸、循环、消化、泌尿生殖、运动等诸多系统的多种疾病,既可以对内脏疾病进行可靠的诊断和有效治疗,也可以对肢体疾病,甚至对表面可见的浅表疾病进行效果独到的治疗,可以说,介入放射学的领域已经囊括了绝大多数临床学科的疾病,而且其学科领域仍在不断的拓展之中。

(余建明　洪　泳　罗来树　王金龙
汪　军　黄育铭　赵德政)

# 第二节　介入放射学的器械

## 一、影像导向设备

介入放射学的各项技术均需要影像学导向设备,包括带透视的 X 线机、DSA、CT、超声仪及 MRI 设备等。

### (一) X 线透视与 DSA 设备

在 X 线透视下进行介入放射学操作,是一种实时显像、简便易行的导向监测手段,被介入放射学医生所接受,并得到广泛应用。在 DSA 设备中,X 线透视仍为最基本的功能,大多采用脉冲方式,这有利于患者和手术者的放射防护。目前,透视还是血管造影和经血管介入治疗操作的首选影像导向方法。

### (二) 介入性超声

介入性超声(interventional ultrasound),是在早期超声定位穿刺基础上发展起来的,主要特点是应用超声波诊断装置和穿刺探头或穿刺导向器,在实时监视导引下,将穿刺针或导管准确地插入人体的病变器官或组织内,完成穿刺活检、抽吸液体、注入药物、造影或支架置入等导向工作。

### (三) CT 与 MRI 导向设备

随着 CT 与 MRI 设备性能的不断提高和临床应用范围的扩大,特别是近年来出现的 CT 透视和开放型 MR 及其透视扫描技术,在 CT 和 MRI 导向下,进行定向穿刺的诊疗技术也在逐渐展开。CT 和 MRI 技术具有很高的密度分辨力,可以层面成像、实时成像或三维成像,能清楚地显示脏器内的较小病变,并能明确病灶与周围的组织结构关系,对小病灶和精确部位的穿刺成功率较高。

## 二、介入放射学常用器材

### (一) 穿刺针

**1. 结构** 穿刺针由套针和针芯构成。套针为钝头,针芯为尖头。穿刺针的材料一般为不锈钢,但套针钝头针芯(闭塞器)也可用塑料制作。整个穿刺针,分为针尖、针干、针座三段。针尖多为针芯的尖端,呈矛刺状。针干为针管部分,长 5~7cm。针座可为盘状或杆状,有金属和塑料两种材质(图 15-1)。

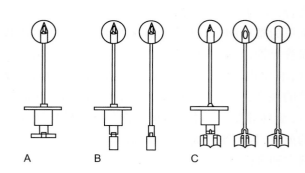

**图 15-1　三类血管穿刺针**
A. 一部件针;B. 二部件针;C. 三部件针

**2. 规格** 国产针头以号数表示规格,针头号数为针管的外径,即 6 号、7 号、8 号、9 号、12 号、14 号、16 号针头,分别表示其外管直径为 0.6mm、0.7mm、0.8mm、0.9mm、1.2mm、1.4mm、1.6mm。国外针头以 Gauge 表示管径,在数字后加字母 G 以表示规格,如 23G、18G 等。与国产针头相反,数字越大,针头外径越细;国内与国外针头的大小关系近似为:23G≈6 号,22G≈7 号,21G≈8 号,20G≈9 号,18G≈12 号,16G≈16 号,14G≈20 号。

**3. 种类** 穿刺针可分为①静脉注射针,由针杆、按把和接管组成;②金属套管针,由金属针芯和针管组成;③塑料外套针,由金属穿刺针和聚四氟乙烯套管组成。穿刺针也常分动脉穿刺针、导管针和细针。动脉穿刺针常用 12 号、14 号和 16 号针头,允许相应导丝顺利通过针孔;导管针由穿刺针及导管两部分组成,有 9 号、12 号或 14 号,长10cm、15cm 或 20cm。细针即国产 7 号长针、外径0.7mm,长 15mm 或 20mm,为薄壁不锈钢管制成,带有针芯,比较柔软、富于弹性。

**(二)导管**

**1. 结构与种类** 导管是选择性或超选择性动脉造影插管的主体,要求它具有适当的硬度、弹性和扭力,有可塑性,在改变形态后能立即恢复原来形态,能耐高温或消毒液消毒,并且要求其表面摩擦系数小。根据这些要求,用于制造导管的材料有四种:聚乙烯、聚四氟乙烯、聚氯乙烯和聚氨基甲酸酯。

诊断和治疗中常用的导管都含有钡、铋或铅等重金属,使之不透 X 线,便于透视下监视插管操作或照相留下记录。为了增强导管的扭力,可在塑料导管壁内放置一层极细钢丝制成的网状物。

导管分为管尖、管干、管尾三部分。①管尖呈锥形,壁薄而腔细,仅允许相应的导丝通过,导管的尖端有单孔或多个侧孔;②尾端为了便于注射器吻合,结构与一般针头的尾端相同,可为金属制品,也可为塑料制品;③管干有两种类型,一种为普通血管导管,管壁由塑料构成。另一种为钢丝网络导管,管壁内以纤细的不锈钢丝网络为支架,加强导管的强度,可以耐受更高的注射压力,同时在插管时,旋转导管、通过旋转扭力钢丝网络传导到导管的前方,以利于控制导管前端转向。导管前端的形状多种多样(图 15-2)。

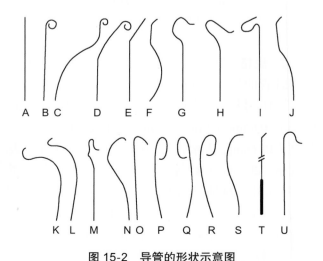

图 15-2 导管的形状示意图

**2. 规格** 各厂家生产的导管的规格不一样,有的仅长 15~20cm,有的达 125cm。导管的粗细多用French 表示,即 F 数,如 F7、F6.5 等,F 数等于导管周径的毫米数。管壁厚薄因材料不同或制作厂家不同而异,故同样 F 数的导管,内径不一定相同;即使是 F 数和长度均相同的导管,所能承受的压力等也不尽相同。导管的管径也可用英寸或毫米表示,它们的换算关系是:

$$1F=0.333mm=0.133in;1in=25.4mm;$$
$$1mm=0.039\,4in$$

常见表示导管规格的方式有:V/5/65,表示血管导管/5F/65cm 长;用一列符号及数字表示导管规格,依次表示:导管种类、F 数、适用导丝横径、长度、接头性质、有无侧孔导管弯曲形状。例如:P7.0-38-100-M-NS-C3 为聚乙烯 7.0F,用 0.038in 导丝,长 100cm,金属接头,无侧孔,呈三号眼镜蛇形弯曲。

**(三)导丝**

**1. 结构** 导丝的材料为一种特殊的不锈钢,由芯子和外套构成。为了避免损伤血管壁,导丝的前端相对柔软,柔软段一般长 3~5cm,特殊用途者可长达 20cm。外套由细的不锈钢线绕成弹簧状套管,套在芯子的外面,其两端都是封闭的、圆钝的。弹簧应能耐受反复弯折,不易断折。弹簧中心的空腔装有一个直而硬的钢丝芯,前端渐渐变细与弹簧末端焊接,钢丝芯尾端与弹簧尾端焊接。

根据外套与芯子之间关系的不同,导丝的结构基本可分为固定芯子和活动芯子两种。固定芯子的导丝柔软段只有一段细的不锈钢丝芯子,其他部分还有一段与上述细芯子焊在一起的较粗的不锈钢丝,芯子的较粗段的前部可以是突然变粗,也可以是逐渐变细;活动芯子导丝的粗芯子与细芯子不焊接在一起,细芯子的两端固定在导丝外套的两端,粗芯子的尾端与把手相连,并可在外套中进退移动。部分导丝表面经肝素处理,具有表面抗凝血作用;部分导丝外层涂有极薄的四氟乙烯,以增加表面光洁度。为了使导丝光滑,减少凝血而形成血栓和栓塞的机会,导丝表面可涂一层亲水复合物。(图 15-3)

**2. 种类** 根据导丝柔软段的形状可分直形导丝、弯形导丝和变形导丝。直形导丝为通用的标准型号,导丝前端有 3~5cm 的柔软段,长者达15~20cm;J 形导丝前端(即弯形导丝)呈 J 形弯曲,其优点是插管时遇到弯曲变形的血管,导丝前端不

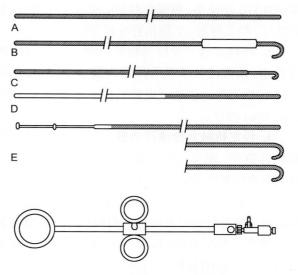

图 15-3　各种导丝的结构示意图

会顶在血管壁上,以免损伤血管;转向导丝(即变形导丝)由两部分构成,一根前端可弯 180° 的可控导丝及一个操纵把手。导丝尾端固定在把手后,操纵把手即可使导丝前端伸直或弯曲,这种导丝对弯曲成角的动脉或超选择性动脉插管尤为适用。

**3. 规格**　导丝的规格因各厂商不同而异,国产导丝有两种,一种为长 130cm 以上,较粗,适用于 6F 以上的导管;另一种为长 130cm 以下的短导线,较细,适用于 5F 以下的导管,均为直形固定芯,前端有 5cm 左右的柔软段。导丝的粗细一般以寸或 mm 表示,表示方法有:

SF/25/145 为安全导丝/外径 0.025in/145cm 长
SF/35/145 为安全导丝/外径 0.035in/145cm 长

或用 SF-21-80-BH 表示,直形标准导丝-外径 0.021in(0.53mm)-长 80cm-有肝素化 Teflon 鞘。

**(四)扩张器**

扩张器也叫扩张管,常用质地较硬的聚四氟乙烯(Teflon)制成,为长 15~20cm,前端光滑的细锥形鞘状物。其作用是当导丝经穿刺针进入血管后,拔除穿刺针,沿导丝插入扩张器并反复数次,以扩大血管壁穿刺口,利于导管头端进入血管穿刺口时减轻血管壁的损伤。

**(五)导管插入鞘**

血管穿刺口经扩张器扩张后的下一步骤即插入导管插入鞘,简称导管鞘。用于引导诊治性导管、球囊导管或其他器具顺利进入管腔,同时也可用于交换导管。特别是当导管内发生凝血阻塞、导管折曲等情况时,可通过导管鞘直接拔除不能使用的导管,更换新导管,以保证在血管内进行导丝或

导管操作的通道。目前常用的导管鞘一般由外鞘、扩张器和短导丝组成,外鞘长 7~13cm,扩张器长 13~20cm,导丝长 30~50cm,粗细有不同型号,以匹配不同粗细的导管。

在外鞘设计方面,以早期直形薄壁短导管为基础,添加了止血垫圈和侧壁管。止血垫圈可设计成瓣膜式或管圈式,位于外鞘柄腔内,导管鞘从尾部外观上好像是封闭了外鞘内腔,但当导管经止血垫圈的中央孔通过外鞘内腔插入血管腔后,止血垫圈即与导管外壁贴紧而防止血液反流。侧壁管带有开关,通过此管可以注入药物,或用肝素盐水冲洗外鞘与导管间隙,以防止凝血,也可作为压力监测通道。

**(六)连接管与通断开关**

连接管是用于连接导管与注射器、导管与压力监测设备之间的透明塑料管,两端可用金属或塑料制成接头,按接头可分为公母型(FM 型)或公公型(MM 型)。长度 30~240cm 不等,管径的大小也用 "F" 号表示。通断开关有金属和塑料制品两种,从功能上分为一路、多路和多侧口开关。

除了上述常用器材外,因不同的介入诊疗目的尚需其他一些相关器材和药物:球囊扩张导管、内支架、弹簧圈、可脱性球囊、封堵器和栓塞剂等,以及用于造影、化疗、溶栓、解痉、止痛、止吐和急救的药物。

## 三、介入治疗器材应用的新进展

**(一)神经介入治疗器材最新进展**

**1. 出血性疾病**

(1)头端可解脱微导管:专为打胶而设计的一款微导管。允许更多的反流,增强 OYNX 的渗透性,进而提高患者栓塞率;更可靠的机械式解脱结构,有效降低意外解脱风险,减少留管事件的发生,提升手术的安全性。

(2)支架

1)LEO 支架:自膨式颅内支架,用于辅助弹簧圈栓塞动脉瘤。网孔尺寸滑动可变,支架可回收重置,支架整体可视,支架开口端短而圆润光滑,保证支架顺应贴壁利于其他器械穿过支架。

2)Pipeline Flex 血流导向密网支架:由 48 根合金丝编织而成的柔顺结构,在弯曲血管内也可充分贴壁,高密度网孔可以提供优秀血流导向能力,脚手架结构促进内皮化。5 年随访动脉瘤完全闭塞率为 95%,动脉瘤完全闭塞后复发率为 0。将动脉

瘤介入治疗从瘤内栓塞转变为血管重建,为宽颈、巨大动脉瘤治疗提供了一种更好的治疗方案。

**2. 缺血性疾病**

(1) 保护伞:提供 0.014 兼容的导丝,用于进入特定病变部位并支撑介入器械。采用可撕脱释放鞘,释放滤网简单易行。良好的血管贴壁性可以有效贴合血管,防止栓子漏过,100μm 微孔的滤网可以有效捕获具有临床意义的栓子。

(2) 镍钛合金自膨式颈动脉支架:有直形和锥形两种型号支架,适应不同血管。具有稳定操控、精准释放、无前跳、多处有钽标记、可视性更佳、定位精准、利于串联支架放置等优点。

**3. 取栓**

(1) 取栓装置:取栓支架的标杆。具有通体显影,精准定位;卷曲叠合,多层嵌栓;网孔恒定,锚牢血栓;径向适调,保护血管;顺应舒展,快速再取的特点。

(2) 血栓抽吸导管系统:血栓抽吸导管系统由再灌注导管,分离器和抽吸延长管组成。再灌注导管具有两种导管尖端形状:直型和 MP 型。适用于对颅内大血管阻塞继发急性缺血性脑卒中的患者进行血管再通。

**(二) 外周介入治疗器材新进展**

**1. 主动脉支架(开窗技术)**　正常情况下,我们采用双侧股动脉切开或者穿刺,将覆膜支架置入动脉瘤,使动脉的血流改道,动脉血流不再充盈至动脉瘤体中,而是通过覆膜支架与动脉瘤的近远端的正常动脉连接,主动脉瘤体将慢慢血栓化,从而起到了隔绝主动脉瘤的作用。主动脉有很多重要的分支血管,比如锁骨下动脉、腹腔干、肾动脉、肠系膜动脉等,为机体的重要器官提供血供。因此,某些主动脉瘤累及这些重要的分支血管时,无法直接用覆膜支架将主动脉瘤隔绝,因为同时也将覆盖这些重要的分支血管,造成重要器官的供血不足。由此产生了主动脉瘤支架开窗技术。开窗技术分为预开窗和原位开窗,无论是哪一种开窗技术,其根本都是在覆膜支架上精确定位,计算好重要分支血管的位置,将这一部分覆膜支架上的覆膜去除,这样覆膜支架置入后,重要分支血管的血供,就可以通过这个开窗来确保了。主动脉瘤开窗技术是一个相对比较复杂的腔内手术技术,但现在该手术技术已相当成熟。开窗技术的发展与成熟,为腔内治疗处理复杂主动脉瘤提供了技术支持。

**2. 腘动脉支架**　治疗腘动脉狭窄的支架,具有柔顺性好;外径小,可操作性好;径向支撑力强,显影性好,释放容易,生物相容性好等特点。

**3. 药物球囊**　涂层药物紫杉醇,安全有效、渗透快速、药效持久。具有抑制内膜增生,减少再狭窄;60s 快速深入渗透至血管壁;在血管壁存留时间长达 180d 的特点。

**4. 经皮机械血栓清除装置**　快速清除血栓,降低血栓负荷;避免溶栓出血风险;缩短治疗周期。目前有血栓抽吸和血栓切除两种装置。

(1) 血栓切除装置(旋磨、抽吸、粉碎、转运):是通过高速旋转的叶片将血栓打碎后经负压装置抽出。导管头端呈双斜面,以(4~6)万 r/min 的转速磨削血管内的闭塞物质,同时产生负压(-5.8kPa)吸除分离物(如:血栓、栓子、斑块),经内置刀刃粉碎后送至体外。适用于除心肺系统及脑循环之外的外周血管、旁路及人造血管和支架内。适应证包括:自体血管闭塞、支架内再狭窄、覆膜支架内再闭塞、药物球囊(DCB)的预处理。

(2) 血栓抽吸系统:称为流体力学血栓去除系统,是将药物溶栓和机械抽栓相结合的一套系统。

它分为四个步骤,包括①设备准备:打开血栓抽吸系统机器电源,取出 Solent 导管套装与机器相连,按照屏幕提示进行导管冲洗排气。②药物溶栓:配制所需溶栓药物挂在挂钩上,将机器切换到 PP 模式,导丝到位后将 Solent 导管沿导丝送至血栓部位等待起效时间,踩脚踏开关持续注入所需剂量的溶栓药物。③起效等待:撤除导管至体外,等待 15~45min,待溶栓药物充分起效。④血栓抽吸:将机器切换至常规模式,重新送入导管进行血栓抽吸。

**5. 外周血管内冲击波能量系统**　该系统创造性地将治疗肾结石的体外冲击波碎石术应用于血管内,通过球囊导管将声压力波输送至钙化部位,将钙化的斑块"震松",使血管恢复弹性及血流,重塑病变血管,同时,避免了旋切/旋磨术对血管内壁/内膜的损伤。

**6. CVX-300 准分子激光系统**　是一种多功能的血管再通装置。不仅对较软的闭塞组织有用,比如血栓;还可以作用于较硬的病变,如纤维斑块、甚至钙化。不仅适用于急性、亚急性病变,还可普遍适用于慢性病变。此外,CVX-300 配套的耗材规格最为齐全,可以用于人体 1.5mm 以上直径的血管,治疗范围涵盖了较粗的股浅动脉,以及细小的足背动脉,并且对病变长度,以及治疗时间均无限制,是目前血管减容类产品中功能最齐全、治疗半径最大的装置。可以最大程度地满足临床需求。尤其对于日益增加的支架内狭窄，以及糖尿病足膝下病变患者，是目前唯一的，也是有临床证据证明有效的安全治疗措施。CVX-300 发射的准分子激光是一种非常特殊的医用类激光，属于 308nm 波长的"冷"激光。因为其工作温度仅为 50℃，平均功率 3~5W，可以在不损伤血管内皮的情况下，将阻塞血管的斑块、血栓、内皮组织完全汽化，使血管恢复通畅，避免或者减少了支架等"异物"的植入，国外大量的临床数据表明，准分子激光消蚀后联合药物球囊可以起到优于单纯支架治疗的效果；减少了支架等异物的植入，还为患者的后续治疗留有"余地"。

（余建明　洪　泳　罗来树　王金龙<br>　　汪　军　黄育铭　赵德政）

## 第三节　介入放射学相关技术

### 一、穿刺插管技术

穿刺插管技术多用 Seldinger 技术，即在局麻或对不配合的患者施行全麻下，皮肤经消毒后，用刀片尖挑开穿刺点处皮肤约 2mm 小口，选择合适的含针芯穿刺针，左手摸准被穿刺的动脉并用示指和中指（或环指）固定；右手持针，保持针尖斜面向上与皮肤成 30°~40°角，经穿刺点快速进针；当针刺中动脉并松开右手时，可见穿刺针跳动方向与动脉纵轴一致。此时拔出针芯并缓慢向外退针，可见血液从针尾喷出，立即插入导丝并退出穿刺针，通过导丝引入扩张鞘管或导管，直至将导管引入靶血管。此技术最初主要用于穿刺动脉，后扩展到穿刺静脉。

### 二、灌注术

药物对疾病的疗效，除了与自身的药理作用和病变对药物的敏感性有关之外，还取决于病变局部的药物浓度和药物与病变接触的时间长短等因素。介入放射学中的经导管动脉灌注化疗（transcatheter arterial infusion chemotherapy，TAI chemotherapy），就是在提高靶器官药物浓度的同时又不增加外周血药物浓度的方法。采用经皮动脉穿刺并插管至靶动脉，将药物持续地灌注一定时间：一次冲击性灌注，通常 30min 或几个小时将药物注完；长期药物灌注，多指 48h 以上持续或间断性灌注。临床用于

治疗恶性实体瘤、动脉痉挛或闭塞导致的缺血性病变、动脉内新鲜血栓形成的溶栓治疗等，是目前经血管途径介入治疗应用较广泛的技术之一。

### 三、栓塞术

经导管血管栓塞术（transcatheter arterial embolization，TAE），是在影像导引下，经导管向靶血管内注入或送入栓塞物质并使之闭塞，中断血供，从而达到预期治疗目的的介入治疗技术。根据不同病变和治疗目的，栓塞物质可从毛细血管床、分支至主干逐级栓塞，也可三者同时被栓塞。栓塞术对病变治疗作用的机制主要是：阻塞靶血管使肿瘤或靶器官缺血坏死；阻塞或破坏异常血管床、腔隙或通道；阻塞血管，使远端压力下降或直接从血管内封堵破裂的血管，以利于止血。

经导管动脉栓塞化疗（transcatheter arterial chemoembolization，TACE）是将导管选择性或超选择性插入肿瘤供血靶动脉后，以适当的速度注入适量的栓塞剂，使靶动脉闭塞，引起肿瘤组织的缺血坏死，再使用抗癌药物或药物联合微粒、微球进行栓塞起到化疗性栓塞的作用的技术。目前多用于肝癌的治疗，起到了很好的效果。

### 四、成形术与支架术

人体内由血管、气管、消化道、胆管及尿路等软组织构成的中空管腔，一旦发生狭窄或阻塞，以前只能用外科学方法进行手术复通。自 1974 年球囊导管研制成功，使经皮腔内血管成形术（percutaneous transluminal angioplasty，PTA）在扩张血管狭窄性病变的治疗上取得成功，后又逐渐开始了瓣膜成形，以及心血管以外的管腔狭窄或阻塞性病变的治疗。如：食管成形术、胆道和输尿管成形术等。20 世纪 80 年代中后期，逐渐出现了血管内支架置入术、动脉内血栓旋切术、激光及超声血管成形术等。临床实践表明，经皮血管内支架置入术（percutaneous intravascular stent implantation）是目前血管成形的主要技术，包括血管以外的胆道支架术、气管与支气管支架术、食管支架术以及肝内门、腔静脉分流术（transjugular intrahepatic portosystemic stent shunt，TIPSS）等。内支架（stent）是用温度记忆合金丝等制成的管状支撑器，将其放入狭窄或闭塞的血管、气管、食管或胆管等管腔内，靠其膨胀力来支撑管腔并保持长期开通。临床常见的有温度记忆支架、自膨胀支架和球囊扩张式支架

等。支架置入血管后,需要长期服用抗凝药物。

## 五、针穿(抽吸)活检术

判定病变组织的良、恶性质,决定着临床的治疗方案。介入性穿刺活检术是一种简单易行、并发症少且很有价值的诊断方法。它包括抽吸活检术、切割活检术以及旋切活检术等。

现以抽吸活检术为例:在 X 线透视、超声或 CT 影像定位下,将抽吸活检针穿刺入病灶中,退出针芯,连接 10ml 或 20ml 注射空针并保持在负压状态,将穿刺针小幅度推拉数次,以利于病变组织或细胞吸入针内。抽吸结束拔针时,不再抽拉注射器以保持针内负压。当针退出皮下组织和皮肤时,要停吸负压,以防止针内标本吸进针筒内,造成涂片困难;当针退出后,将针内标本轻轻推注在载玻片上,随即推片、固定并送病理科检查。用无菌纱布敷盖穿刺点并稍加压迫,以防穿刺点出血。一般肿瘤较大者其中心可能已发生坏死,而肿瘤边缘部分常生长活跃,此时取材应注意吸取其边缘部分,也可采用多向取材的方法。

## 六、灭能术

经皮穿刺向病变组织内注射无水乙醇、加热的碘油或对比剂、热水、醋酸等,或向病变组织内插入射频电极并加热,使病变组织的蛋白质强烈变性失活和凝固性坏死,达到治疗目的方法统称为灭能术,也叫消融术(ablation)。特别是向肿瘤和血管瘤(包括囊肿或神经节)内注射无水乙醇消融术,是现在实体肿瘤介入治疗的一项重要内容。穿刺方法基本与经皮穿刺活检术相同,因无水乙醇加入碘油后,CT 导向下可较为准确、清晰地显示药物在病灶内弥散与分布情况。直径小于 2cm 的瘤体,于瘤体中心注药即可弥散至整个病灶;较大的瘤体,应从瘤体穿刺点对侧开始注药,边注射边退针至穿刺侧,也可在退针过程中转动针孔方向,让药液在瘤体内均匀散开。必要时行多点分次注药,最好将药物均匀弥散至瘤体外 0.5cm,尽量不遗漏周边的肿瘤细胞。

微波治疗术所使用的微波是一种波长为 1mm~1m,频率为 300MHz~300GHz 的高频电磁波。在微波消融中主要依靠偶极分子的旋转来产生热量。水分子是偶极分子并且有不平衡的电荷分布,在微波震荡电场中通过水分子的剧烈运动摩擦生热而导致细胞凝固坏死。当前的微波消融术频率

为 2 450MHz。微波治疗疾病主要是通过热效应和生物效应来实现的。极性分子间存在磁阻对振荡产生阻尼作用,从而消耗微波能量而生热,利用这些热量达到治病的目的,这就是微波治疗的热效应。

微波介入就是将一根特制微波针,在 B 超或 CT 引导下,经皮穿刺到肿瘤的中心区域,在微波针的某一点上含有一个 1mm 大的"微型微波炉",由它释放的微波磁场可以使周围的分子高速旋转运动并摩擦升温,当温度升到 60℃时癌细胞就会被"烤死",从而使组织凝固、脱水坏死,达到治疗的目的。

微波聚能凝固灭活肿瘤的过程是组织内的极性分子在微波场的作用下高速运动摩擦产生热量,当温度升高到 60℃以上时,肿瘤细胞的蛋白质变性凝固,导致其不可逆性坏死。灭活的肿瘤组织可生产热休克蛋白,刺激机体的免疫系统,提高机体的免疫功能,起到抑制肿瘤细胞扩散的作用。

## 七、引流术

人体组织器官内的生理管道或体腔,常因病理性积液、积血或积脓等,需要在影像导引下进行经皮穿刺诊断或治疗性引流,这就是介入放射学中的引流技术(drainage technique),如经皮经肝胆道造影及引流术(percutaneous transhepatic cholangio drainage,PTCD)等。主要步骤:①仔细分析影像学资料,确定最佳穿刺引流途径和体位,术前禁食 2~4h,必要时术前 30min 应用镇静剂;②标记穿刺点,消毒铺巾,局麻并确定进针方向和深度后,选用 21~23G 细长穿刺针,平静呼吸下屏气穿刺到位后,嘱患者平静浅呼吸,退出针芯,接注射器并回抽液体进行观察,或者经针鞘试注 1~3ml 稀释对比剂,进一步明确靶部位的形态、大小和毗邻关系;③改用 18G 套针按上述途径穿刺到位后,退出针芯并沿针鞘送入导丝,固定住导丝并退出套针,沿导丝引入引流导管;④验证引流通畅后即固定引流管并装接引流袋。引流术在临床常用于胆道及尿路梗阻、肝、脾及肾脓肿,肝及肾囊肿或囊性变等。

## 八、射频消融术

射频消融是目前研究最为深入、应用最广泛的消融治疗方法,有多种治疗模式和电极类型。射频消融是在 CT、超声的引导下,将多极子母针消融电极准确刺入肿瘤部位,射频消融仪在电子计算机的控制下将射频脉冲能量通过多极针传导至肿瘤组织中,使肿瘤组织产生局部高温(70~95℃),从而达到

使肿瘤组织及其邻近的可能被扩散的组织凝固坏死的目的,坏死组织在原位被机化或吸收。

射频热消融系统由电发生器、电极针及皮肤电极组成。患者将电极针与皮肤电极相连组成一闭合环路。传导至电极针的交变电流震动周围的组织离子,致使摩擦生热,并传导至邻近组织。电极针通过上述原理产热,与肝血流的冷却作用平衡后,将在电极针周围产生一个球形毁损区。热毁损区的大小与交变电流的强度及持续时间成正比,与血流程度成反比。50℃以上的温度可在活组织中产生凝固性坏死。临床上,常将紧邻电极的组织加热到100℃,这样高的温度可确保热毁损区达到预定范围,消融区周边的温度达到50℃。如果组织温度上升过快,或紧邻电极针周边的组织温度远高于100℃,组织将过于干燥而使治疗过程终止。

射频消融术可用于人体器官良、恶性实体肿瘤,目前临床应用较多的是肝癌、肺癌、乳腺癌。原发性肿瘤、转移性肿瘤、不能手术切除的晚期肿瘤、手术中探查发现不能完全切除的肿瘤、不能承受放疗化疗的肿瘤患者,均可接受射频消融治疗。

射频消融对肝脏、肺、肾、肾上腺、骨转移癌等实体肿瘤均有良好的治疗效果,对早期肝癌和Ⅰ期非小细胞肺癌的治疗效果可与外科手术切除相媲美,也是中晚期肿瘤姑息治疗的重要手段。

## 九、微波消融术

微波消融就是将一根特制的微波针,经皮穿刺到肿瘤中心区域,在微波针的某一点上含有一个1mm大小的"微型微波炉",由它释放的微波磁场可以使周围的分子高速旋转运动并摩擦升温,从而使组织凝固、脱水坏死,达到治疗的目的。

### (一)微波消融治疗仪的构成

微波消融治疗系统由微波生成器、低耗柔软的同轴电缆和微波天线组成。磁控管生成微波,天线通过低耗同轴电缆连接微波仪,并且将微波由磁控管传输至组织中。

### (二)微波消融治疗的优势

1. 微波消融可同时应用多个微波能量源,组织加热后不受电阻和传导性的影响与制约,电磁波可在更短的时间内使组织温度达到更高。

2. 微波产生的电磁波能量密度范围可达电极周围2cm,因而微波具有消融靶组织周围血管的潜力,产生更广泛的消融范围。

3. 微波消融具有自动测温系统。单次消融时

间(PMCT)一般为5~20min,治疗时间短,疗效高,可在局部麻醉或全身麻醉下进行,单发病灶≤5cm的肿瘤可一次灭活。一次治疗时间只需15min。

除上述介入治疗技术外,还有冷冻治疗、神经阻滞治疗等。冷冻治疗的原理主要是降温后,细胞内和细胞外迅速形成冰晶,导致肿瘤细胞脱水、破裂。同时冷冻使微血管收缩、血流减缓、微血栓形成、阻断血流,导致肿瘤组织缺血坏死。肿瘤细胞反复冻融后,细胞破裂、细胞膜溶解,促使细胞内和处于遮蔽状态的抗原释放,刺激机体产生抗体,提高肿瘤的免疫能力。

（余建明　洪　泳　罗来树　王金龙
汪　军　黄育铭　赵德政）

## 第四节　介入放射学并发症及处理

### 一、介入治疗的常见并发症

#### (一)穿刺部位出血

穿刺部位出血或血肿是血管介入性操作中最常见的并发症,表现为穿刺部位的皮下肿胀、胀痛不适和瘀斑;严重者可造成盆腔腹膜后大血肿,引起髂静脉、膀胱或股神经的压迫症状,出血多时甚至引发休克而危及生命。

#### (二)急性动脉内血栓形成或栓塞

血栓形成或栓塞是造成组织器官及肢体缺血坏死危害较大的并发症之一。多于插管时的动脉内膜损伤,或血液肝素化不够以致血液处于高凝状态和血管痉挛等原因引起,血栓和粥样化斑块的脱落可造成血管栓塞。血栓形成多于术后1~3h内出现,由于动脉内膜受损,导丝、导管均能激活凝血系统,在其表面引起血小板沉积,逐渐形成血栓,血栓增大或脱落可引起动脉栓塞。其主要表现为非靶器官的栓塞及下肢动脉栓塞症状。

#### (三)动脉痉挛

多因导丝、导管反复刺激血管或在血管内停留时间过长引起,有动脉硬化病变或精神过度紧张、疼痛也是诱因之一,表现为四肢发麻、疼痛。动脉痉挛将影响手术操作,并引起血流减慢,血液黏稠度增加,若内皮损伤可发生血栓形成,严重者导致肢体缺血坏死。所以,及时有效地观察护理十分重要。

#### (四)栓塞后综合征

指对任何组织或器官进行栓塞2~3d后,因局

部和周围组织缺血而引起的炎性反应。临床表现为发热(一般不超过38.5℃)、局部疼痛、恶心、呕吐、乏力等。

**(五)异位栓塞**

异位栓塞是动脉内栓塞治疗中最严重的并发症,可由操作不当而引起的误栓或栓子脱落而引起。

**(六)动脉夹层形成**

由于操作不当或导管、导丝过硬致使有管壁粥样硬化斑块的血管内膜受损,插入的导管或导丝进入血管内膜而导致假性动脉瘤或动脉夹层形成。

**(七)感染**

操作时消毒不严格,外界物品对手术台面的污染,加上受检者抵抗力低下可能发生局部或全身感染,严重者可引起败血症。

**(八)化疗药物副作用**

尽管动脉插管灌注化疗副作用比全身用药轻,但由于它是一次性给药,剂量大,故对受检者仍有不同程度的毒副作用,应引起医护人员的重视。

**(九)皮肤硬结**

最常见的是臀部及骶尾部硬结,由于髂内动脉的后支被栓塞,使臀部的肌肉和皮肤血供受阻,同时术后长时间平卧使臀部持续受压等因素,导致局部组织营养障碍,引起皮肤红肿、硬结伴明显触痛。

**(十)导管打结或折断**

由于导管的质量问题,穿刺插管或拔管时无导丝引导或没有在X线监视下进行操作或在超选择性插管时,导管成祥后过度旋转而造成。

**(十一)对比剂的副作用**

对比剂所致的副作用大致可分为两大类型:

**1. 类过敏反应或特异质反应** 为非剂量依赖性,与人的特异质有关。主要表现为过敏性休克、荨麻疹、血管神经性水肿、喉头水肿和支气管痉挛等。

**2. 剂量依赖和器官特异反应** 多由对比剂的高渗性、离子性和化学毒性等所致,常表现为恶心、呕吐、头疼、头晕、潮红发热、寒战、心动过速或过缓,严重的出现心搏骤停、心肌损伤、心肌梗死、出血时间延长诱发出血和血肿、肾衰竭等反应,甚至危及生命。

**(十二)心包填塞**

冠状动脉介入治疗所致的心包填塞均为器械损伤引起。一般球囊或支架损伤的后果多比较凶险,需要紧急行心包穿刺引流,带膜支架置入,甚至

紧急外科手术。

**(十三)神经损害**

神经损害与化疗药物的毒性和营养神经血管的堵塞有关,导致感觉和运动障碍。表现为下肢(尤其是大腿)麻木、乏力、疼痛、感觉过敏等。

## 二、并发症的预防与处理

**(一)穿刺部位出血**

1. 术前根据受检者的情况准备型号合适的穿刺针、导管和导丝。

2. 术前了解受检者的凝血机制是否正常,是否有高血压病史,对异常者术后要延长穿刺点压迫时间并加强观察,解除压迫后如有渗血,应重复压迫10~20min,按医嘱使用止血剂。

3. 拔管后采用正确的压迫止血方法 一般以右手示、中、环指指腹在动脉穿刺部位稍上方压迫股动脉,压力以能触摸到股动脉搏动而不渗血为标准。如仅压迫皮肤伤口而未压迫穿刺血管,会引起皮下血肿;若加压过度,反而会由于完全阻断血流导致血管近端血栓形成、远端缺血现象。

4. 穿刺点的包扎 采用弹力绷带包扎,并放置重量为1kg的沙袋进行加压止血,要注意观察绷带松紧度是否合适,沙袋是否移位。因为绷带过松或沙袋移位可使局部压力减低,血流加快,使血痂不易形成而导致出血或渗血。

5. 术前健康教育 应向受检者和家属说明术后肢体制动的目的和早期活动的要点,争取受检者的配合。手术完成回病房后受检者手术侧肢体绝对制动6~8h,12h后可取半坐卧位,24h后可以下床活动,但应避免下蹲、使用腹压等动作。一般应固定尿管24h或指导受检者在床上大、小便,避免因过早活动引起血痂的脱落造成继发性出血。

6. 手术后6h受检者若需更换体位,可在护士或家属的帮助下,用手按压穿刺部位向健侧转身,在变换体位时术肢应避免突然大幅活动,如出现咳嗽、呕吐等增加腹压的动作时,要注意按压好穿刺部位。

7. 当出血或血肿过大、失血过多时,尤其是伴有血压不能维持(<90/60mmHg)、贫血貌、血红蛋白或血细胞比容降低时,应给予配血和输血。

8. 当引起腹膜后血肿时应立即给予升压药物,立即在腹股沟韧带上方高位穿刺点处压迫止血,同时扩容和输血,经此处理,大多数出血均能得到控制,若无效,则应立即请外科行动脉缝合止血。

9. 当形成假性动脉瘤时可先用血管压迫器或手加压压迫假性动脉瘤的瘤颈部位 60min，然后加压包扎 24~48h，若搏动和杂音消失，超声显示破口封闭，瘤体与动脉壁隔断，多可完全恢复。应避免压迫静脉引起静脉血栓，避免压力过大、包扎过紧，引起下肢缺血或局部皮肤破溃、坏死。若经压迫处理无效，可使用稀释的凝血酶在超声的引导下自瘤体的顶部缓慢注射，一般 15~30min 可见瘤体口的愈合，但应避免注入股动脉内造成股动脉血栓的严重后果。若仍无效可行假性动脉瘤切除和动脉修补术。

10. 对于损伤较小的动静脉瘘，可在血管超声指导下试行压迫，但效果不明；对损伤较大的动静脉瘘，压迫方法无效者，可行外科手术治疗。动静脉瘘预防的关键在于准确的股动脉穿刺。

### （二）急性动脉内血栓形成和栓塞

1. 在穿刺时动作要轻柔，操作细心，减轻血管内膜的损伤；尽量缩短导管在血管内的时间；导管插入血管后注入肝素使全身血液肝素化。

2. 术前在足背动脉搏动最明显处做好标记，便于术中、术后观察。下肢远端动脉搏动情况异常者要详细记录，以便术后与之鉴别。

3. 受检者术后平卧 12~24h，并保持穿刺侧肢体伸直及制动，以利于血管穿刺点的收缩闭合，保持血流通畅，防止血栓形成。

4. **急性动脉栓塞的形成** 当发生急性动脉栓塞时，要密切监测下肢血管的循环情况：观察远端肢体的皮肤颜色、温度、感觉、肌力及足背动脉搏动情况，注意有无"5P 征"发生。"5P 征"：疼痛（pain）、感觉异常苍白（paresthesia）、运动障碍（paralysis）、无脉（pulseless）、苍白（pale），它是动脉栓塞的典型症状。

5. 术后每 30min 触摸足背动脉搏动一次，6h 后改为每小时一次至 24h。观察时需同时触摸双侧下肢，便于对照。若发现术侧肢体动脉搏动减弱，先取出沙袋观察，若有好转考虑可能是穿刺部位弹力绷带包扎过紧及沙袋压迫，造成股动脉血流受阻，应给予重新包扎和加强观察，若症状加重（动脉搏动较弱甚至消失）或伴有肢体麻木，皮肤颜色苍白、温度低、胀痛、肌力减弱，考虑可能血栓形成。对已形成的血栓和栓塞，应立即灌注溶栓剂如尿激酶 10 000IU/d 或链激酶 10 000IU/h。必要时做好手术取血栓的准备。

6. 对合并冠心病、动脉粥样硬化及一侧血管反复穿刺者更应加强观察，因此类受检者的动脉内膜脆弱，易形成血栓。

### （三）动脉痉挛

1. 对于手术时间长的受检者给予更多的安慰和鼓励，缓解其紧张情绪，过度紧张者可给予镇静剂。

2. 术中出现血管痉挛：肢体血管的痉挛可经导管注入妥拉苏林 25~50mg 或局部热敷，内脏血管痉挛时可给予 2% 利多卡因 5ml 或罂粟碱 30mg 或硝酸甘油 200μg 局部动脉内注射，多可解除痉挛。

3. 术后要注意观察双侧肢体的皮肤温度、感觉情况，皮肤温度降低、有麻木感而远端动脉搏动正常者要注意肢体保暖，可给予热敷或按摩下肢，其症状多能改善。

### （四）栓塞后综合征

1. **发热的处理** 做好体温的监测工作，发热期间鼓励受检者多喝水，促进对比剂及毒物排泄；受检者发热伴有头痛等不适，可给予物理降温，也可按医嘱使用退热止痛药物如尼美舒利；按医嘱常规使用抗生素静脉滴注 3d，预防感染；对于高热且发热时间长的受检者需查找发热原因，给予对症处理。

2. **疼痛的处理** 疼痛可在术中栓塞动脉后立即出现，多较剧烈，可肌内注射哌替啶 75~100mg 对症处理，能有效缓解此类急性疼痛；对于轻微疼痛者，多给予安慰，让受检者做力所能及的事情，分散其注意力。手术 24h 后可给予热敷、频谱仪照射或微波治疗，同时按医嘱给予消炎镇痛药物如吲哚美辛、美苏宁、乐松等；若疼痛超过 1 周并较剧烈时，应警惕继发感染、误栓等严重并发症，及时进行处理。

3. **恶心、呕吐、乏力的处理** 应保持病室空气清新，必要时给予氧气吸入，增加舒适感，指导受检者进食清淡半流质饮食，注意补充热量和离子，防止电解质平衡失调。当出现恶心、呕吐时指导受检者做主动的吞咽动作，以抑制呕吐反射。受检者出现激烈呕吐时应协助其以温开水漱口，及时清理呕吐物，术后 24h 内发生呕吐应注意保护穿刺部位，避免腹压增高引起穿刺点出血。使用止吐药物，如甲氧氯普胺、格拉司琼、恩丹西酮等，可有效缓解症状。

### （五）异位栓塞

介入栓塞治疗时，一定要做到对靶血管的超选择性插管，在 X 线监视下，导入栓塞剂时推注压力不宜过高,防止栓塞剂反流。一旦发现有栓塞剂流入非靶血管时,即停止栓塞剂的导入,重新调整插入的导管后方可再次进行。一旦误栓其他器官,应尽量采取措施保护误栓器官的功能。

### (六)动脉夹层形成

操作者应在透视下操控导丝的运动,使导丝在动脉中走行,再插入造影导管,尽量减少动脉损伤,降低动脉夹层的发生概率。根据不同的病变血管,合理选择手术器材及手术操作方案。一旦出现动脉夹层,可能导致远端血管供血不足,甚至闭塞。如果血管夹层形成,需要进一步进行 PTA 和支架置入术进行治疗,以保证远端血管血流的通畅。

### (七)感染

术前预防性使用广谱抗生素 1d,术中严格遵守无菌操作规程,术后预防性使用广谱抗生素 1~2d,要注意保持穿刺点局部皮肤清洁,观察穿刺点有无红肿渗液,如有敷料污染需及时更换。

### (八)对比剂副作用

目前尚无特效办法控制对比剂反应(尤其是中、重度反应)的发生,因此除了备齐急救用药和物品外,还应该掌握对比剂副作用的预防与处理。

术前评估对比剂反应的高危因素,如患糖尿病、肾功能不全、哮喘及有其他过敏史、肺疾病、肝功能损害、饥饿、低血糖等;术中评估受检者面色、脉搏、心率、呼吸及血压,观察受检者有无头晕、心慌、胸闷、荨麻疹等症状;术后评估对比剂的迟发反应,迟发反应多发生于造影结束后 30min 至 7d(90% 以上在 2d 内),多为一过性反应。

(余建明 洪 泳 罗来树 王金龙
汪 军 黄育铭 赵德政)

# 第十六章　数字减影血管造影设备及成像原理

## 第一节　数字减影血管造影发展过程与展望

### 一、DSA 发展简史

数字减影血管造影（digital subtraction angiography，DSA）是 20 世纪 80 年代继 CT 之后出现的一项医学影像学技术，是电子计算机与常规 X 线血管造影相结合的一种检查方法。

1896 年 1 月，在伦琴发现 X 线两个月后，奥地利的 Haschek 和 Lindenthal 就在尸体上进行了手的动脉血管造影的实验研究，他们将碳酸钙注入血管，经 X 线照射，57min 后得到手的动脉血管影，是世界上第一次动脉血管造影，但这种对比剂用于活体危害大，只能用于动物实验或研究；1923 年，法国的 Sicard 和 Forestier 将碘化油注入患者的肘前静脉观察到了肺血流到心脏，从此便揭开了对比剂用于活体研究的历史。同年，德国的 Berbench 和 Hirsch 首次报告用 20% 碘化锶水溶液作为对比剂，经皮穿刺注入人体血管内使动脉和静脉显影，获得了细节非常清晰的图像；1924 年，美国外科医生 Brooks 用碘化钠溶液完成了水溶性对比剂的第一次股动脉造影，其造影图像质量并不逊色于现代造影技术；1927 年，葡萄牙的 Momz 用直接穿刺法作颈动脉造影获得成功；1929 年，葡萄牙的 Dos Santos 等首次报道经皮直接穿刺主动脉造影术，用经皮腰穿注射对比剂的方法，清晰地显示了腹主动脉及其分支；1931 年，Forsmann 报告了心脏的 X 线造影。20 世纪 30 年代中期，一些学者报告了经腰部穿刺施行主动脉、颈动脉及周围血管造影的方法。20 世纪 50 年代初期，Seldinger 对动脉插管的方法做了改进，时至今日动脉插管仍沿用此方法。

快速换片机和高压注射器的出现，以及高速 X 线电影摄影的临床应用，对心血管造影的发展起到了巨大的推动作用。特别是 60 年代初影像增强器的应用，连续大剂量的 X 线摄影转向小剂量的脉冲 X 线摄影，使操作人员从暗房工作转向明室透视，为数字化成像奠定了基础。

人们为了获得清晰的血管影像，设计除去与血管重叠的背景结构使兴趣区血管影像单独显示的方法，称为减影。早在 1934 年 Ziedes des plantes 就报告过胶片减影法。随着电子技术的发展，出现了电子减影技术。由于电子技术、影像增强技术、数字电子技术、光电子技术、电子学、计算机技术以及图像处理技术等的发展，诞生了数字减影血管造影技术。

1978 年，美国威斯康星大学 Kruger 领导的一个研究小组最先设计出数字视频影像处理器，从而奠定了数字减影血管造影的基础。1980 年 2 月，威斯康星大学对 10 例患者进行了数字减影血管造影的检查，亚利桑那大学也进行了大量的临床实，威斯康星大学的 Mistretta 小组和亚利桑那大学的 Nadelman 小组首先研制成功，于 1980 年 11 月在芝加哥召开的北美放射学会上公布，同时展示了这种商用数字减影血管造影装置。

DSA 初期主要通过外周静脉注射对比剂来观察全身的动脉、静脉及心脏形态。人们曾对这种新的技术寄予了很高的期望，但临床实践证明，外周静脉注药获得的减影图像分辨力低，血管影像模糊且相互重叠，易产生运动性伪影，影像质量差。目前 DSA 的外围静脉法和中心静脉法基本废弃。

随着 DSA 设备和性能的不断改进，以及介入放射学的发展，动脉 DSA 方法，特别是选择性和超选择性动脉 DSA，已广泛应用于全身各部位血管造影及全身各部位经血管的介入治疗，克服了静脉 DSA 的弊端，如通过增加像素量、扩大矩阵、图像的加权、积分和滤波等处理来解决图像空间分辨力低、噪声大的问题；通过改进影像增强器的输入野、采用遥控对比剂跟踪技术、步进式的曝光摄影来解决影像增强器的视野小、一个部位需要多次曝光的问题；使用超短脉冲快速曝光改善运动部位的成像以及运动性伪影的产生；采用数字技术脉冲方式曝光，可X线辐射剂量减少将近一半；采用旋转式血管造影，获得多角度、非重叠的立体影像，以及采用超选择性动脉DSA，解决成像部位的血管重叠问题。

DSA技术构成了介入放射学的重要组成部分，是血管性造影和血管性介入治疗不可缺少的工具。DSA设备的发展向一体化、程序化、自动化、智能化等方向发展。

## 二、DSA的临床应用展望

21世纪以来，由于DSA设备硬、软件的改进，时间和空间分辨力以及图像质量明显提高，DSA已普遍应用于心脏和血管系统，以及全身各部位、脏器相关疾病的诊断检查与介入治疗，尤其对大血管和各系统血管及其病变的诊断检查已基本取代了普通血管造影。加之，介入放射学的进展，进一步推动了DSA的临床应用及普及范围。近年来，MR和CT也抢占了血管造影领域，MR主要应用于头颅血管成像，CT主要应用于心脏血管成像，进一步提高了MR和CT血管造影的诊断水平和应用范围。DSA设备也不甘落后，硬件方面，提高平板探测器转换率与刷新速度、降低热噪声；机架与导管床以及参考图像的选择、功能分析测量、透视/采集方式、图像处理等操作简单化；双重X线发生器灯丝与高压逆变器，确保透视或摄影过程中一组逆变器出现故障，自动切换到另一组逆变器，继续工作不会间断；X线管焦点自动切换（在使用过程中某一焦点出现故障时自动切换到另一焦点）；图像存储阵列多重备份（确保所获取的图像不丢失）；X线发生器与图像处理系统精度和自动化程度进一步提高，为整个成像链稳定运行提供了可靠保障。

在临床应用方面，开发出诸多新的功能，比如，类CT功能，可实现三维成像、血管内镜成像、图像融合成像、导航、也可对病灶进行定量分析等；在辐射剂量降低方面较之以前有了明显改善或提高，主要从程序优化、硬件新技术、软件新技术等综合降低辐射剂量。程序优化主要是流程优化，在整个介入过程中为操作医师提供快捷的操作界面，使得整个操作过程缩短，减少透视与摄影次数和时间，降低工作人员与被检者的辐射剂量（快捷的导管床旁

和控制室操作界面、高质量的图像显示与切换、全面优化图像采集流程、快捷的图像处理等）；硬件新技术与前述相同；软件新技术主要有透视摄影剂量降低技术、实时剂量降低功能软件、后处理技术、低剂量采集技术等可降低35%~50%的辐射剂量，效果非常可观；除滤线栅技术，在较薄部位或儿童检查或治疗时除掉滤线栅，能有效降低被检者与操作者的辐射剂量。由于这些新技术的出现，DSA将会为介入检查与治疗提供更广阔的应用领域，是其他技术尚无法完全替代的，有着美好的前景。

（余建明　胡鹏志　彭　松　张志伟<br>曲婷婷　袁　元）

## 第二节　数字减影血管造影设备的构造及其特性

### 一、DSA设备的基本组成

DSA设备主要由X线发生器系统、图像探测器、机架、导管床、图像显示与存储系统、附属装置等组成。

**（一）X线发生器系统**

**1. X线控制与高压发生器**　X线控制与高压发生器是向X线管两端施加高电压用以发生X线的装置，其基本结构和工作原理与普通X线摄影没有本质区别，但DSA设备中需要使用能产生高千伏、短脉冲、输出稳定的X线控制与高压发生器，目前均采用逆变器方式的X线高压发生装置，其工作原理是：将50Hz的工频电流经整流、滤波后变换为恒定直流电；用逆变器将直流电变换为几十千赫直至上百千赫（现有200kHz的）的高频交流电；将高频交流电送至高压变压器初级，在次级感应出成一定比例的高压交流电，经倍压整流电路变成直流高压，通过高压电缆施加到X线管两端。高频交流电频率越高则高压脉动率越小，X线有效能量越高。

DSA设备中对X线发生系统的要求是：X线输出稳定、输出功率大于80kW（通常选择100kW）、短时间内能多次曝光、能长时间连续摄影、X线控制精度高、具备脉冲透视功能、透视和电影摄影时有稳定的自动曝光装置。由于要求曝光时间极短时，管电压波形微小变化会对X线输出会产生很大影响。因此，电影摄影时使用的装置必须能使管电压波形快速升降，呈矩形波形状，以确保X线输出

的稳定性。

X 线发生系统中, 控制 X 线发生的全部装置统称为 X 线控制器。现有的 X 线控制器不仅能控制管电压、管电流和摄影时间等曝光参数, 同时也将束光器、滤过补偿一体化组合控制。如果选择双向 DSA 设备, 必须配备两套同类型、同功率的 X 线控制器, 双向同时工作时相互交替产生 X 线。

DSA 自动曝光系统是在 X 线通过被照体后, 自动决定曝光条件的系统。自动曝光系统实际上是一种间接限时装置, 即以 X 线的感光效果用时间来控制, 也称 mAs 限时器。

在影像增强电视系统中常用两种形式的自动曝光控制, 即以荧光效应控制的光电管自动曝光控制系统和以 X 线对空气的电离效应为基础的电离室自动曝光控制系统。它们的共同特点是: 采用某种对 X 线敏感的检测器, 将 X 线剂量转换成电流或电压, 这种电流或电压比为 X 线剂量率, 它对时间积分后的电压正比于所接受的 X 线剂量。当把积分电压与一个正比于图像密度的设定电压进行比较时, 由一个门限检测器给出剂量到达设定值的曝光终止信号以切断高压, 这就形成了自动曝光控制。

在自动曝光系统中, 曝光后的实际管电流送到一个积分器, 对时间进行积分, 这个积分电压就代表 mAs 值, 再经过一个与设定值成比例的门限检测器, 就可给出 mAs 到达设定值的曝光终止信号。

光电管自动曝光的原理为由影像增强器输出屏发出的可见光经分光采样送至光电倍增管, 它们输出的信号经放大后变为控制信号。这些控制信号正比于光电倍增管所接收的光强, 因而信号正比于影像增强器所接收到的 X 线剂量率。控制信号经过一个积分器按曝光时间积分后的电压, 正比于剂量率对曝光时间的积分——X 线剂量。当它达到某一定值时, 便由门限检测器给出曝光结束信号, 切断高压, 就形成了自动剂量控制。目前, 这种光电管自动曝光系统有了进一步发展, 不再局限于应用在有暗箱的间接摄影技术中, 而是通过制成一个称为"光电拾光器"的薄板状的检测装置, 将从荧光屏反射的光再导入光电倍增管, 经过放大、积分、比较、逻辑电路等, 驱动控时元件, 完成自动控制曝光的任务。改变上述光电拾光器检测组件的位置, 能使一台通用 X 线机进行各种部位的光电控时自动曝光摄影。电离室自动曝光的原理为电离室自动曝光装置利用了 X 线对气体电离的物理效应。电离电流正比于 X 线强度, 也正比于影像密度。当 X 线影像达到理想密度时, 通过电离电流的作用, 将自动切断曝光。它比光电管自动曝光系统的应用范围更广泛。

电离室的结构包括两个极性相反的金属平行电极, 中间为气体。两极板间加上直流高压, 空气作为绝缘介质不导电。当 X 线照射时, 气体被 X 线电离的正负离子在强电场作用下, 形成电离电流。电离电流的大小取决于 X 线辐射的量及 X 线量子的能量。利用这一物理特性, 将电离室置于人体与检测器之间, 在 X 线照射时, 穿透人体的那部分 X 线将使电离室产生电离电流, 此电流作为信号输入控制系统, 待 X 线影像达到预定值时, 则执行元件自动切断曝光。

另外, 整个电离室并不完全都是测量 X 线剂量所需的区域, 而是根据各种生理部位摄影需要, 在电离室某一有利区域安置"测量野"( 或限射野 )。一般每个电离室表面装配有 2 个或 3 个面积约为 $50cm^2$ 的测量野。目前多数采用"3 野", 3 个测量野多安置于电离室表面积的中心位置, 照射后能得到均匀的被摄体密度。3 个测量野是用喷雾法将导电物质喷涂在塑料薄片上, 并夹在一些密度低的泡沫塑料之中, 周围的保护环与连接线也都喷涂导电物质, 以保证在图像上不留任何部位的阴影。整个电离室除测量野外都用泡沫塑料填充, 然后用两块很薄的铜块夹住, 以保证电离室表面的机械强度。

电离室自动剂量控制: 电离室输出电流的剂量正比于所接受的 X 线剂量, 经过两极放大以后, 在积分器进行时间积分。积分后的电压正比于正电离室接受的 X 线剂量与时间的乘积( 即剂量 ), 积分电压经放大后送到门限检测器。当积分电压到达预先设定的门限时, X 线剂量就达到设定值, 输出信号触发器, 送出曝光结束信号, 立即切断高压。平板探测器 DSA 系统的自动曝光利用平板探测器自身设定区域的电信号, 经过计算等方式控制。

数字脉冲透视技术: 数字脉冲透视( digital pulse fluoroscopy )是利用高频技术和 X 线管的栅控技术, 使 X 线以矩形波的方式产生。特点: 每个脉冲管电流比连续透视方式高, 单幅图像的信噪比明显比连续透视高, 图像质量高; 被检者和操作者辐射剂量下降; 脉冲可调。

**2. X 线组件** 普通 X 线组件不同的是, DSA 设备的 X 线组件由 X 线管、管套与冷却装置组成。

X线管焦点越小,影像锐利度越高,但焦点过小时,最大连续输出能力下降,X线管功率大小受到限制。因此,应根据摄影方式或目的不同选择适宜的X线管或选择多焦点X线管,比较理想的是选择3焦点的X线管(一般微焦点为0.3mm,小焦点为0.6mm,大焦点为1.0~1.2mm),即微、小、大焦点。焦点尺寸对图像质量影响很大,通常透视时使用微焦点,电影、DSA摄影时要使用小焦点,但患者体重大或大角度摄影等情况下需要100kV以上管电压摄影时,用大焦点进行高管电流、低管电压摄影,虽然会造成图像锐利度下降,但对比度能得到改善。

尽管电影摄影时使用的是极短时间的脉冲X线,但需要使用大流量管电流并进行较长时间摄影,因此,必须使用大功率X线管。另外,电影摄影时X线管负荷包括摄影和透视两种工作状态产生的负荷,属于反复蓄积的混合负荷,因此需要使用大热容量X线管。DSA摄影时,由于需要重复和长时间曝光,最大阳极热容量必须要达到1MHu以上,现今一般要求不小于2MHu。

因此,这种X线管现多采用金属陶瓷管或外壳替代普通X线摄影X线管的玻璃管壳,增加强度,陶瓷电极支座(提高绝缘性能),液态金属替代轴承(增加热传导,减少磨损),阳极靶材料采用合金(如铼钨合金或石墨基的铼钨合金等),靶盘直径增大(120mm)、旋转速度增加(可达9 000~10 000r/min)以提高阳极热容量。混合负荷情况下的负荷是反复累积的,除阳极外,X线管整体温度也上升。因此,必须同时考虑X线管的冷却。X线管的冷却有风冷方式和水冷方式,前者是将X线管绝缘油导入热交换器后直接用风扇冷却,后者是用水与绝缘油交换X线管热量进行冷却。水冷方式X线管需要使用密封性X线管套,但不需要安装风扇。

**3. 束光器与附加滤过板**　束光器[准直器(collimator)、射束限制器(beam limiting device)]的作用:限制X线照射野,补偿摄影部位不同密度,避免出现图像饱和现象;结构特点:多层、多叶片、多形状、多滤过;基本原理:利用辐射衰减物质,限制到达探测器X线的辐射范围,仅局限于被选择区域的X线进入探测器,而其他部分的X线则被屏蔽而不能进入探测器,从而限制X线的辐射区域,屏蔽部分无用X线,提高所获取图像质量并减少被检者与术者的X线辐射。

(1)束光器的基本结构:用于DSA设备的束光器与用于普通X线摄影或常规透视、摄影束光器的最大区别是滤过、遮挡不同,结构相对复杂,自动化程度相对高。从X线管组件输出窗口到X线离开束光器结构为:①近焦点(输出窗)锥形铅限制叶片(shutter near focus),由两组分别单独可调的铅叶片组成,组装时该锥形铅限制叶片在X线管组件输出窗内,其作用是去除焦点外X线,限制选择射野以外的原发X线。②滤过板(filtration plate),由铝、铜等材料构成,有多种不同厚度,根据使用不同自动选择,其目的是滤过相对低能的X线,使输出需应用的X线能量强度增加,有效降低被检者与术者的辐射吸收剂量。③多叶铅(iris diaphragm)限制器,由两组或多组单独可调的铅叶片组成,在用影像增强器的情况下,由这些叶片组合成菱形或圆形射野,将射野以外的X线除掉。近焦点锥形铅限制叶片与该组合叶片是同步调节的,共同控制X线射野大小与消除半影。两者能自动跟随SID(source image distance)变化而变化,使照射野不超出所选择探测器视野尺寸。④楔形滤过器由多种不同材料的楔形板组成,其目的是防止滤过板形成影像。为了与不同脏器形状相匹配或不同部位组织遮挡,滤过板能进行旋转或前后移动。

(2)附加滤过:从X线管发出的连续X线中含有很多低能光子,这些低能光子不参与图像形成,并且大部分被受检者吸收。用附加滤过吸收低能光子不仅可以降低受检者的辐射剂量,也能减少术者方向的散射线。很早以前人们就知道使用附加滤过能有效降低受辐射剂量,但同时会使X线管负荷增大。近年来,随着X线管装置容量的增大,用多层滤过材料吸收软线的内藏式附加滤过装置增多起来。滤过材料除使用以吸收低能光子为重点的Al、Cu物质外,也利用Ta等具有高K吸收特点的滤过材料吸收高能光子,以平衡剂量与质量之间关系。

辐射减低效果与滤过材料的种类和厚度、被照体厚度以及管电压大小有关。为平衡图像质量与辐射剂量之间的关系,管电压大小的控制与滤过材料的选择同等重要。

**4. 辐射剂量监测装置**　辐射剂量监测装置通常由检测X线的电离室与控制部分组成,电离室一般置于束光器输出窗外,检测的是经束光器衰减后的射线,根据实际SID与照射野控制系统自动推算被检者的表面剂量,并能生成被检者当次检查或治疗辐射剂量报告表,但这个功能不是标准配置,在采购设备时要在标书中体现。

**（二）图像探测器**

DSA 设备中所使用的图像获取探测器目前主要有影像增强电视系统和平板探测器两种，后者即将完全取代前者。

**1. 影像增强电视系统** 影像增强电视系统主要由影像增强器、TV 摄像机和光学系统组成，其作用是将 X 线转换成电视信号。

（1）影像增强器：影像增强器（image intensifier，II）的作用有两点：一是将经过 X 线照射的被检体的密度分布在 II 输入屏上形成的 X 线荧光图像，转换成 II 输出屏上肉眼可见的可见光图像；二是通过成像面积的浓缩（II 输入屏的面积总是远大于输出屏的面积），以及直流高压对电荷图像的加速，将输出屏输出的反映被检体密度的图像亮度增强，II 图像亮度的增强能力可以达到 5 000~10 000 倍。

影像增强器由 3 部分组成：管容器、X 线影像增强管、供电电源。管容器是一个筒状金属外壳，一般选用铝材料制成，在金属筒内壁，沿轴线方向，均匀地附有一层铅屏蔽层和一层由铍膜合金材料制成的屏蔽层。管容器位于 II 的输出屏端，由保护板和安装盘组成，保护板用于保护影像增强管不会受到直接冲击，是一块 0.5mm 厚的合金铝板，安装盘则用于连接 II 并安装于原 X 线主机荧光屏位置上的安装板上。II 位于输出屏一端，是一件精密机械基准安装件，经由它一方面将影像增强管支撑，固定于管容器内，另一方面它还用于安装光学系统的物镜和电视摄像机头的机械接口，因此，必须保证在安装好的医用 X 线影像增强电视系统中，影像增强管的电子光轴中心，光学系统的光轴中心和电视摄像机中摄像器件的光轴中心之间的同心度与平行度应符合规定的要求。

影像增强管是 II 的核心，为一个圆桶形的真空器件，管内保持 $10^{-7}$mmHg 以上的高真空，增强管和各个电极均密封于管壳之中，管壳用玻璃加金属制成，在圆桶形玻璃壳的外壁，涂有黑色的敷料，防止外来光线进入管内。

影像增强管主要由 5 部分组成：

1）输入屏：位于影像增强管的前端面，是一个面积较大的 X 线图像的入射窗口，叫输入屏，形状为圆形凸球面状或凹球面状，输入屏的作用是接受反映被检体密度的 X 线图像，并将它转化为电子图像。由铝基板、荧光层、透明隔离层和光电阴极四部分组成。第一层是铝基板，它与增强器管泡一起制成一个密封的整体，作用是在基面蒸涂输入屏所需要的荧光层、透明隔离层和光电阴极时起支持作用。第二层是荧光体层，荧光体层吸收 X 线量子，激活荧光体发光，并且按照所吸收的 X 线量子的强弱，产生出一幅与之对应的荧光体层发光图像，一般都是采用以钠为激活剂的碘化铯（CsI：Na），采取真空蒸发的方法，适当控制蒸发的速度及蒸发的方向，从而得到柱状排列的碘化铯屏。对于 II 而言，其性能的优劣，很大程度上取决于输入屏是否能够产生高亮度、高对比度的荧光图像，要实现这两点，就要求荧光层的 X 线检出效率要高，即对 X 线量子的吸收率要高，只有被荧光层物质吸收的 X 线量子，才能激发出光子，相反，量子吸收率低，不仅大大减少了信息的传递量，还会使量子噪声增加，使输出屏上的图像的信噪比变差。同时也要求荧光的光谱特性应与光电阴极的光谱响应相匹配。第三层是透明隔离层，它的作用是将荧光体层与光电阴极隔离开，防止两者相互接触而产生化学反应，对其性能的要求是在其隔离对荧光层产生的荧光图像传递到光电阴极的过程中，产生的衰减及附加的失真应尽可能小。透明隔离层是一层极薄的膜，常用 $Al_2O_3$ 或 $SiO_2$ 等材料制成，如果用光导纤维制作，对改善图像的质量效果更佳。第四层是光电阴极，光电阴极采用 10nm 厚的锑化铯（Sb-Cs）电极，利用它的外光电效应，当荧光层产生反映被检体密度的荧光图像时，与之仅隔一层极薄的透明隔离层的光电极上就得到一幅与之完全对应的电子图像，在聚焦极、阳极电压的作用下，整体向输出屏飞去。

2）聚焦电极：聚焦电极是位于输入屏和输出屏之间的筒状电极，它是在增强管泡的内壁均匀涂布石墨层而制成。不同类型的增强器，聚焦电极的数量不同，有 1 个的，也有 2 个的，其目的是保证输出屏输出光图像信号的分辨力和有效视野符合所规定的技术指标。从光电阴极发出的电子图像，在阳极电压的吸引下向输出屏飞去，由于电子之间的相互排斥力的作用，破坏了输出屏上图像的形成，增加了聚焦电极后，由光电阴极、聚焦极和阳极一起，组成了电子静电透镜，在聚焦电场径向力的作用下，使企图散射的电子图像重新聚焦，如同光学图像经过凸透镜聚焦一样，保证了输出屏所产生图像的分辨力处于最佳状态。为了避免在实际应用中聚焦状态调整对有效视野的影响，并屏蔽管内电子图像，可设置光电阴极处于某一负的可调电位上，利用零电位发挥屏蔽作用，并且在调整聚焦电压时，也仅改变光电阴极和聚焦电极之间的电场分布，不改变聚焦极和阳极之间的电场分布,电子透镜焦点位置不变,从而保证有效视野的恒定。

3）阳极：阳极是位于输出屏和聚焦极之间的圆锥筒状电极,阳极上加有20kV高压,通过它所产生的强直流电场的作用,使得从光电阴极发出的电子图像,经聚焦后,加速轰击输出屏,以达到增加输出光图像亮度增益的目的。在实际应用中还有一种可变视野增强器,既可以满足大输入屏视野的普查,也可以选择小输入屏视野对局部感兴趣部位进行放大的详查。

4）输出屏：在影像增强管尾部的中央部分,锥筒形阳极的后面,是II的光图像的输出窗口。从光电阴极发出的电子图像,经聚焦加速后,轰击输出屏发光,重新还原出一幅反映被检体密度的光学图像。输出屏的荧光体是由银激活的硫化锌镉制成,在电子的轰击下,发出黄绿色的荧光,其光谱能较好地与电视摄像管和X线胶片的感光谱段相匹配。为了提高输出屏的影像分辨力,要求涂敷的荧光物质颗粒要细(约为普通荧光屏用荧光体直径的十分之一),密度要大,涂层要薄(约2nm厚)。荧光体的外面,喷涂一层0.5nm的铝膜,铝膜与阳极连接,且不影响电子的通过,但可以防止由输出屏发出的荧光再次射向输入屏,导致二次干扰输出屏的图像;同时还可以将荧光层的荧光图像反射到玻璃基板的光输出端,将输出的荧光图像亮度增强;其与阳极相连接,还可以接收电子轰击输出屏的荧光层所产生的二次电子。

5）离子泵：为了提高管内的真空度,在某些型号的II内,设置了具有吸气作用的电极,叫"离子泵",但它不是将气体分子抽出管外,而是吸附在电极上,以提高真空度。离子泵采用能够在灼热状态下,强烈吸收氧、氮等气体原子,而又具有不可逆转特性的金属,例如钛、锆、钽等材料制成。在II管内设置两个片状或棒状电极:一个是阳极,一个是阴极,在阴极表面喷镀一层吸气金属,如钛或锆等,两极之间加有2 000V直流电压,电极间气体分子,在强电场的作用下发生气体电离,形成电离电流,正离子堆积在阴极附近,迅速撞击阴极还原成气体原子,并被吸气金属所吸附。经过一段时间,管内的气体分子大大减少真空度上升,当离子泵电流小于10μA以下时,即可认为真空度恢复正常,可以使用。

为了增加正离子撞击阴极的机会,在增强管靠近离子泵处,设置一个电磁线圈,通以直流电流,使

之产生一个直流磁场,在这个磁场的作用下,使电子和正离子的运动轨迹向离子泵弯曲,以加速吸附气体离子的过程,加速提高管内真空度的过程。这种方法叫冷阴极电离法。由于除离子泵工作时,II内部存有离子,增强管的阳极高压工作,就有可能使离子在管内扩散,诱导放电,造成离子斑,为了避免这种情况的发生,离子泵工作时,II其他各电极的电压均不应工作。

供电部分：提供II正常工作所需的各组直流电压,它包括25kV的阳极电压、-550V的聚焦电压、对变视野II,还提供13kV辅助阳极电压及视野控制切换电路,如果II带有离子泵,还需要提供3kV的离子泵工作电压和控制离子泵工作的时间延迟电路等。II供电电源电路都是采用将交流电转变成直流+24V或直流+100V电压,再采用高频自激式逆变电路,倍压整流的方式,得到增强器所需要的各组直流高压。

影像增强器(II)的主要性能指标：

1）标称视野：标称视野指的是II在额定的电极电压条件下,当X线源处于无限远,即用平行X线照射时,在输出屏上显示的最大输入屏图像尺寸。常见的有6″、7″、9″、12″等固定视野II,还有9″/6″, 12″/9″, 9″/6″/4.5″, 12″/9″/6″等可变视野II。

2）输出图像直径：输出图像直径指的是II在额定电极电压的条件下,对应于标称输入屏视野时,经聚焦后,在输出屏上成像的直径。常见的输出屏图像直径有15mm、20mm、30mm。

3）转换系数：根据国际放射单位与计量委员会(IURC)1962年提出的规定,转换系统(GX)的定义是在X线照射下,输出屏图像亮度的平均值(L单位：$cd/m^2$)与II输入屏位置测得的X线剂量率的平均值(X单位：mR/s)之比,转换系数是衡量将X线转换成可见光的转换效率的一个物理量,显然,在同样输出屏亮度的情况下,转换系数高的II,所需的X线剂量小。

4）分辨力：分辨力表征II分辨图像细节的能力。它以单位长度内(每厘米或毫米)能区分的、等宽的、对比度为100%的一条黑线和一条白线相间组成的线对来表示(LP/cm或LP/mm)。其定义为将含有单位长度内的黑白相间、宽度相等的具有多组不同宽度的线对卡(这里的黑线指的是X线不能穿透的高密度重金属线条,白线指的是能被X线穿透的线条),置于II的输入屏上,选择合适的剂量,当某组线对刚好能被II分辨出其间隔时,则将这

一组的线对称为该 II 的分辨力。在输出屏上观察时，可以采用任何手段如用高倍显微镜观察，只要能分辨出来即为有效。II 的分辨力有中心分辨力和边缘分辨力之分。从视野中心到半径 70% 的范围内叫中心分辨力；从半径 70% 到 90% 所包括的范围称边缘分辨力。如不特别指出，均指的是中心分辨力。

5）对比度：对比度是表征 II 输出图像的反差程度，对比度高，图像就显得鲜明；对比度低，人眼观察就会产生"模糊"的感觉。临床诊断时，病灶的反应是以灰度的变化来表示的，所以，对比度指标应是越高越好。

6）量子检测效率（QDE）：它反映了 II 检出 X 线量子转换成光信号输出的能力；QDE 高，X 线转换效率高，较低剂量的 X 线可获得高品质的图像。

7）畸变：II 存在几何失真，如在电子光学系统中，物点离开光轴时因放大倍数的增大而造成的枕形失真。

（2）TV 摄像机：TV 摄像机的作用是将 II 输出屏的光信号转换成视频信号，主要有两种，一种为真空器件，一种为固态器件，前者已淘汰，后者为通常所说的 CCD 摄像机。CCD 成像原理及性能参数参考本书第七章第五节。

（3）光学系统：光学系统在医用 X 线影像增强电视系统中具有十分重要的意义，它担负着光学成像和传递分配光能量的作用，直接影响整个系统最终的成像效果。对光学系统而言，无论是主物镜还是目镜，其成像原理都是几何光学。表征镜头光学性能的主要参数如焦距、相对孔径、分辨力和光学透过率等，将影响最终监视器显示诊断图像的质量。其中两个镜头的焦距，决定了摄像器件的扫描靶面及显示图像的放大率；相对孔径和镜头的光学透过率，决定了系统的灵敏度；镜头的分辨力和聚焦状态调整，决定了系统的综合分辨力。

在医用 X 线影像增强电视系统中，电视摄像机不是对自然界的三维空间景物成像，而是对 II 的输出屏上反映被检体密度的影像成像，II 输出屏的尺寸只有 15mm、20mm、30mm 三种，物像的几何尺寸极小，属于近距离成像，在这种情况下，为了保证电视摄像的有效视场，满足成像质量的要求，对电视摄像的光学要求，要根据不同成像器件的不同像面，选择不同的光学形式。对 CCD 成像而言，如果像面小，则既可以采用组合镜头成像，又可以采用单镜头成像。

1）组合转像系统：采用组合转像系统的目的是解决电视摄像机单镜头对 II 输出屏成像时近距离成像的像差大，视场不合适和不能在光路中插入光分配器的问题。组合转像光学系统的组成是在 II 和电视摄像机之间采用一组光学镜头，通常是两个镜头串列式使用，其中一个连接在 II 输出屏端，叫主物镜，II 输出屏上的物像被置于主物镜的焦平面上，根据凸透镜成像原理，焦平面上的近距离物像，经过主物镜被折射转换或模拟成无穷远的平行光图像，并且可以将光图像的几何尺寸放大。主物镜输出的平行光图像送到连接在摄像机头的目镜上，当把摄像器件的成像面置于目镜的焦平面上时，目镜就可以将接收到的主物镜输出的平行光图像缩小并聚焦在成像器件的像面上。

2）大孔径镜头的应用：II 输出屏上反映的被检体密度的图像亮度，虽然经过 II 对光能量的增强，但是实际亮度比自然界景物的亮度要弱得多，所以在透镜成像的过程中，必须尽量减少光能量的损失。穿过透镜的光通量，与透镜的相对孔径 D/F 成正比，为了增大光能量的输出，减少经过透镜后光能量的损失，在医用 X 线影像增强电视系统中，必须选择大孔径应用的光学镜头工作状态。

**2. 平板探测器** 目前在 DSA 设备中所使用的数字平板探测器主要是非晶硒平板探测器（amorphous selenium flat plane detector，a-Se FPD）和非晶硅平板探测器（amorphous silicon flat plane detector，a-Si FPD），以非晶硅数字平板探测器多见，具体介绍见第七章第三节和第四节。

**（三）机架**

机架的作用是固定 X 线管组件和探测器，满足各种投射角度；特点是多轴、等中心、移动速度快并稳定、多种投射角度预设存取。

**1. 机架种类** 机架种类或形式比较多，主要有落地式、悬吊式、双向式（落地与悬吊）、一体化式四种。落地式的机架（等中心高度可调的多轴称为机器人的机架除外）主要用于心脏介入检查与治疗；选调式机架多用于外周介入检查与治疗，也可以作为多用途使用，完成各种介入检查与治疗；双向机架系统对神经、心脏介入检查与治疗非常有价值，注射一次对比剂可以获得两个摄影方向的图像，减少被检者对比剂的用量，降低对比剂的过敏反应；一体化的机架可以实现一机多用，既可以进行常规 X 线透视、摄影与常规造影，又可以进行一般介入检查与治疗，适用于小型医院。

**2. 对机架的要求**

（1）术者空间：机架倾斜时不影响术者操作，并且从各个方向操作导管时均不受机架干扰。

（2）机架与导管床防碰撞：多角度摄影时，机架与导管台无位置冲突。

（3）摄影位置预设与储存及自动复位：机架具有预设与储存各种摄影角度位置，预设参数选定后自动移到所设位置，并能按预设角度自动复位的功能。

（4）探测器与束光器防碰撞：探测器及X束光器窗口设有安全保护传感器，当发生位置冲突时能自动安全地停止机械动作。

（5）无菌操作机架：透视或摄影过程中，术者能按无菌要求操作机架。

（6）电缆表面清洁：电缆表面有覆盖物，方便清洁。

（7）双向自动防碰撞：双向摄影装置的机架之间有机械或数字防撞传感器，能避免发生碰撞。

（8）操作与造型：机架应操作方便，造型美观、轻便。

**3. 机架的技术指标与临床意义**　在介入检查或治疗过程中机架占有十分重要的地位，除了运行稳定、操作方便外，各种旋转角度必须满足应用要求，特别是心脏介入。

（1）机架旋转轴数：所谓旋转轴数是指机架能够电动/手动运动或移动的部位。一般指主体，L臂或U臂、C臂的旋转数，至少要3轴方能满足一般介入检查和治疗，如果要实现全身介入检查和治疗，必须3轴以上，方能实现摄影无死角。机架轴数越多，应用范围越广，是一个很重要的技术指标。

（2）RAO旋转角度：RAO是指C臂沿体轴右侧的旋转角度。一般要求≥110°。

（3）LAO旋转角度：LAO是指C臂沿体轴左侧的旋转角度。一般要求≥110°。如果要进行旋转血管造影与类CT成像，RAO与LAO分别≥120°比较适宜。

（4）CRA旋转角度：CRA是指C臂沿垂直轴头向转的转动角度。一般要求≥45°。

（5）CAU旋转角度：CAU是指C臂沿垂直轴足向转的转动角度。一般要求≥45°。

（6）机架旋转速度：机架旋转速度一般指C臂的旋转速度。外周≥15°/s，心脏≥20°/s，旋转血管造影≥30°/s，类CT≥40°/s。

（7）机架运行稳定性：探测器和X线管组件均装置在机架的C臂上，所以机架运行是否稳定是保证图像采集质量的重要因素，特别是旋转血管与类CT成像采集。机架运行的稳定性也是设备安全运行的保证。

（8）防碰撞：为保证机架在运行过程中不发生任何碰撞，保证被检者与操作者以及设备安全，必须有防碰撞装置的合理设置。一般有机械与红外感应装置，通常在探测器与X线管组件或束光器上设置防碰撞安全罩。还有软件设置等防碰撞安全保护，多数设置有双重保护措施。

（9）角度预设：为了保证介入或常规造影操作快捷，要求机架可以根据单位或个人预设各种摄影角度，并取存方便。如今，厂家大多能提供100°各预设程序或摄影角度。

（10）紧急停止功能：在意外操作、运行过程中与其他机架附近移动设备或器件发生碰撞、被检者危急亟须抢救、机架运行过程中探测器/X线管组件或束光器接触到被检者等紧急情况时，要求机架能够紧急停止运动并能自动离开到安全距离。紧急停止装置的设置是非常必要的，一般设置为紧急停止键或按钮，以红色标示，安置在导管床旁，多为多处设置。

**（四）导管床**

导管床的作用：X线透视、摄影时承载被检者，医师进行手术的手术台；导管床的特点：操作方便、床面材料吸收X线少、不易与机架等装置发生碰撞。

**1. 导管床的种类**　导管床主要有通用导管床、步进导管床、可倾斜导管床、手术室多用途导管床四种。通用导管床的床面只能上升、下降，纵向和横向移动，上升和下降一半为电动，纵横向一般为电磁制动，手动移动；步进导管床的床面上升、下降和纵横工作方式与通用导管床基本类似，只是步进时由电动驱动纵向运动；可倾斜导管床除了床面能头与脚端倾斜、左右倾斜外，其他基本与步进导管床相似，但进行该操作时应将被检者绑在床面上；手术室多用途导管床要求床面能分段曲折。

**2. 对导管床的要求**

（1）尽可能长的无金属边框床面：X线管组件倾斜角度摄影时，图像中不出现导管台边缘的金属边框影。

（2）床面材料：床板使用碳素等对X线吸收率低的材料，但要求材料具备一定强度。

（3）自动保护防碰撞：大倾斜角度摄影时，导管台与机架无碰撞冲突。

（4）合适的高度：床的高度适合，方便上、下搬动患者。

（5）操作轻便：手动移动导管面进行定位操作时，床板移动轻便。

（6）密度均匀、躺卧舒适的床垫：配备长时间躺卧也不易疲劳的床垫。

（7）易于清洁消毒：能简单清除血液、消毒液、对比剂等附着的污染。

（8）电动与手动步进功能：下肢血管摄影时，应使用具备步进功能的床面。

（9）便于被检者危急抢救：如果被检者发生危急情况，需要抢救时，床面能够手动迅速旋转到一定位置，进行抢救。

**3. 导管床的技术指标与临床意义**

（1）床面高度与升降运行速度、噪声：床面高度有最低高度与最高高度。最低高度通常为≤80cm，最低高度越低被检者上下或搬抬被检者越方便。最高高度一般≥110cm，高度调节范围应满足各种不同高度的操作医师要求。升降速度主要考虑被检者的舒适度，不能太快，一般2cm/s比较适宜。为保证被检者与操作者舒适，导管床升降或床面纵横移动必须限制运动或移动时发出的噪声，一般要求噪声≤60dB。

（2）床面纵、横向移动：床面纵向移动范围，若为落地式机架，向头端应不碰到C臂，一般要求≥100cm，通常考虑与C臂组合覆盖范围≥150cm。横向移动，即左右移动各边应≥25cm。床面纵、横向移动除了噪声外，操作轻便（阻力小）是首要考虑因素。

（3）床面与床垫材料：床面材料一般采用对X线吸收率低的碳素材料，除了结构均匀与强度外，无金属框段也是要考虑的因素，全身或外周介入检查或治疗尤其要考虑。床垫除了前面所述被检者躺卧舒适外，主要要求结构均匀，不应在所获取图像中出现不必要的伪影。

（4）附件：为了完成各种介入检查与治疗，与之匹配的必要附件是必不可少的。常规随机附带的附件有：轨道夹、输液架、手臂支架、头垫、床下防护帘、压迫带等。

（5）床面最大负荷量：床面最大负荷量就是承载量，一般要求≥200kg。承载能力越大，表示挤压能力越强，主要是考虑在危急时刻抢救被检者时的

承载负荷，所以，通常在购买设备时要求厂家增加附加承载项。

**4. 复合手术专用床** 复合手术室也叫数字化手术室，其中的手术床是复合手术床。具备多种高端功能，无线蓝牙手柄，一键沙滩椅，一键复位，一键屈曲，多种体位记忆功能。可植入中央控制软件，支持数字化控制面板集中控制。电动腰桥，电动腿板，电动刹车，双控制液压系统等多种功能。其中最重要的是可以植入中央控制软件，如果手术床不能被中央面板控制，就不能称为复合手术床，无法满足数字化手术室的需求。为提升手术技术水平及手术室使用效率、减少非必要的手术室时间及人力成本，可采用数字化手术室。

因为需要满足大C臂透视要求和血管造影机扫描要求，需要手术床有较大的透视面积，且床板为碳纤维材质。手术床的选择取决于这个系统的主要用途。带有浮动床面的可倾斜，可配托架的介入手术床和能与造影系统整合的多关节手术床竞争。手术床的选择要综合考虑介入和外科手术需求。外科手术和介入的需求有时可能很难同时满足。

**（五）图像显示与存储系统**

**1. 显示器的作用与种类** 显示器的作用是将图像获取装置（电视摄像机、图像存储或处理器）输送来的全电视信号或图像数据信号重新还原成一幅在荧光屏上的显示、与被检体密度分布相对应的光学图像，供临床诊断或治疗使用。医用显示器主要有两种，即阴极射线管（cathode ray tube，CRT）显示器与液晶显示器（liquid crystal display，LCD），前者已基本淘汰。

**2. 液晶显示器** 液晶显示器是利用液晶的特殊性质制成的显示器件或装置。液晶显示器结构形式有多种，医用显示器一般为液晶与TFT矩阵组成的矩阵式平板显示器，称为TFT-LCD，是一种透射式工作方式的显示器，有关显示器的结构、原理、技术参数等内容，参考本书第四章。

**（六）附属设备**

**1. 高压注射器** 高压注射器（injection system）是心血管造影检查的专用设备。用于增加注入心腔和血管内的对比剂浓度和克服细而长的导管对注入对比剂形成的阻力，以便在短时间内快速地向心腔和血管内注入大量的对比剂，形成高对比的血管影像，供心血管疾病诊断用。

高压注射器早期用的是杠杆加压式注射器和弹簧加压式注射器，但是注射速度不能任意调节、

压力又难以控制,已被气压式压力注射器代替。20世纪50年代,压缩气体的自动压力注射器问世,压力可达150PSI(约1 000kPa),并可任意调节压力,从而改变了注射速度。可对针筒内的注射对比剂加温,并可将注射器连接至换片器(用快速换片器时代)和X线发生器,实现自动注射、换片和曝光,使用较为方便,20世纪50年代和60年代被广泛应用。自动压力注射器以压缩气体为动力,难以避免气阀漏气;每次造影只能进行一次性注射对比剂;注射过程中压力不能改变;注射针筒不易接近患者,因此20世纪70年代逐渐被电动式压力注射器代替。

(1)电动式压力注射器包括以下类型:

1)气压式压力注射器:用压缩的氧气或惰性气体作为气压式压力注射器的推动力,称为气压式压力注射器。气压式压力注射器由压力气缸和对比剂容量标尺(ml)、高压气管、气压表、气压调节阀、阀门、高压气瓶、控制台面、注射针筒、连线附件等组成。

先将消毒好的注射针筒装在注射架子上,抽入对比剂,排除针筒内的空气。然后接通电源,如注射针筒加温设备,开动加热开关,给针筒内对比剂加温。随之,选好控制台面板上的开关位置,打开气瓶阀门,调节注射压力。注射时,连接好导管,当按下摄影开关时,控制注射器的电磁阀工作。将控制阀门打开,高压气体送入气缸内,推动活塞迅速向前移动,将针筒内的对比剂经导管注入心腔或血管内。所用气压越大,活塞的推动力就越大,注射速度就越快。此注射器的最大注射压力为150PSI。

2)电动机式压力注射器:电动机式压力注射器以电动机为动力,电动机旋转时带动螺旋杆推动注射器针筒内活塞快速将对比剂注入心腔或血管内。压力注射器由注射针筒、注射头、控制器、移动架和附件组成。

3)微机控制电动压力注射器:与前一种电动注射器相比较,由于引入了微机控制,微机控制电动压力注射器具有控制精度高、可靠性强、性能稳定、结构小型化、智能化等优点,也称数字式注射系统(digital injection system)。基本结构:主要由注射头、带键盘和系统显示的控制台、多向移动臂和移动支架、控制箱等组成。

① 注射头(power head):它由一套注射筒活塞驱动系统(一个驱动电机,一组齿轮传动系统)、位置和速度反馈电位器及编码器、容量刻度、注射筒活塞移动控制、注射筒压板、指示灯和加热器组成,可以组装150ml和200ml的注射筒。在该注射头上的抽/排对比剂控制开关(fill-control bar)用于向注射筒中抽取对比剂或从注射筒中排出对比剂;允许/注射指示器(enabled/injecting indicator):当选择好注射参数、准备好注射头、控制台上的"enable"键按下后,整个系统工作正常与注射时该指示灯亮;注射参数显示(display)器:显示流量率(flow rate)、单位为ml/s,注射量(volume)、单位为ml,注射筒中的实际对比剂的量(volume available in syringe)、单位为ml;注射筒压板开/锁机构(faceplate/syringe lever):装配注射筒并与注射筒活塞驱动连接;加热器(heater)有使对比剂保温的作用,保持对比剂温度与人体体温一致(37℃),使对比剂注射到被检者血管中时感觉舒适;手动抽/排对比剂旋钮(manual fill knob):用来观察导管中的对比剂充填情况,顺时针旋转对比剂向前,逆时针向后。

② 控制台(console):控制台多为触摸屏式,大部分需要进行选择的技术参数与指示器均在该控制台面上,它由主控板和系统显示构成。控制台的上端为系统信息显示屏,中部为技术参数选择,下部为参数输入、注射控制及特殊功能键。控制台右上为整机电源通/断(on/off control)控制键,当电源通/断键按下,电源接通(首先要确保控制箱上的总电源开关在通的位置上),该键上的电源通(power on)指示灯亮,整机上电自检,自检完成并正常后,进入准备状态。触摸屏有3个页面,分为主页面(main screen)、校正页面(configure system screen)和协议页面(protocol screen)。

正常开机后控制台显示的是主页面,在主页面上操作者可以设定注射参数、激活注射、显示最终对比剂注射值、可以交换到校正和协议页面上。常用的参数设定主要有:流量率,也就是注射对比剂的速度,单位为ml/s;本次注射对比剂的总量,单位为ml;持续时间(duration),单位为s;压力限制(pressure limit),单位为kPa或PSI;注射上升时间,注射器到达设定流量值的时间,单位为s,一般选择0.5s,以这种方式注射推动电机到达所选择的流量至少需50ms;注射延迟(inject delay),即通常所说的先曝光后注射对比剂的时间,单位为s;X线延迟时间(X-ray delay),即先注射对比剂的曝光的时间,单位为s。

校正页面主要让操作者改变工作方式(如心血管、外周血管造影和CT造影)、添加或删除参数,包括压力单位、流量率、注射量和延迟等。另外，在这个页面上还可以看到系统的信息（如软硬件版本、注射器状态信息），时间和日期的设定修改等。

③ 控制箱（power pack assembly）：提供整机电源和完成其他控制。整个控制系统由伺服、通信与处理器组成，驱动系统受伺服控制环控制，控制台（console assembly）、主控器（控制箱，power pack assembly）和注射头（power head assembly）分别有两个处理器：一个是主处理器，另一个是 PIC 处理器，主处理器之间用 RS422 通信，PIC 处理器之间用 RS485 通信。

伺服控制单元控制推动注射筒活塞电机的速度，从而决定注射压力和注射量，同时也用速度和压力反馈提供校正值，主要由处理器、伺服控制、伺服放大、带编码器电机和压力反馈电路组成。

处理器接收从控制台来的注射参数，向伺服开展器发送命令从随机存储器取出特定的注射速率和注射量，伺服控制器根据这些数据，设定推动注射筒活塞驱动电机伺服放大器输出值，机械附在电机转轴上的积分编码器，将速度反馈至伺服控制器，伺服控制器根据反馈信号随时调节伺服放大器的输出修正所编程的注射参数。积分反馈也被用来决定传送值，处理器的伺服处理器计数积分脉冲，计算当达到编程值时传送和停止注射的量，伺服放大器以电机电流与注射压力及压力反馈相关联的两个反馈信号向提供电机驱动电流，比如最大压力没有达到时，反馈电路将压力送到主处理器，评估和限制注射速度。

搭配处理器：搭配（backup）处理器用来检测系统的各种状态和判断主处理器是否正常地工作。其他单元（注射头、控制台和附属端口）初始化完成后，将相对应的处理器状态与当前状态进行比较，如果某一个单元与主处理器不一致，系统将会关闭，从而保护患者或操作者。

（2）主要技术参数及临床意义：主要技术参数包括总重量，供电电源，最大功率，漏电流，充填率〔注射筒活塞向前或向后推动的速率（ml/s）〕，从零加速到最大速率的时间（s），注射筒加热，流速率，心脏和外周血管造影模式（ml/s、PSI、kPa 等），CT模式（ml/s、PSI、kPa 等），持续时间（s），压力限制，注射延迟时间（s），X 线延迟时间（s）。

1）注射筒加热：自动加热恒温注射筒，使对比剂温度保持在 37℃，基本与人体温度一致，注射到人体血管没有明显的刺激感，同时降低对比剂的黏

稠度，减少注射阻力。

2）流速率（flow rate）：可选择或设定注射速度，也就是注射的快慢。流率单位有 ml/s、ml/min、ml/h。

3）持续时间：持续时间是指注射持续时间（injection duration），表示注射的总预计持续时间，单位为 s。

4）压力限制：设定压力极限（pressure limit）就是注射时压力的最大值，设定或选择注射压力限制过低，注射时达不到注射速度或出现自动保护停止注射，设定或选择注射压力限制过高或过低，注射时可能导致导管或注射筒打破，甚至造成人员伤害，所以应根据不同部位和不同检查方法等要求合理设置或选择压力限制值。压力单位有 Pa、kPa。

5）注射延迟时间（inject delay）与 X 线延迟时间（X-ray delay）：选择注射延迟时，在注射器启动后，X 线设备开始曝光，延迟到设定时间后再执行注射命令。选用 X 线曝光延迟方式时，在注射器启动后，先执行注射命令，延迟到设定时间后再发出信号触发 X 线机曝光。如果要进行减影采集，应选择注射延迟，延迟时间应根据不同部位和不同要求进行选择，单位为 s。

在使用高压注射器时注射流率设定、注射剂量设定、注射压力设定这几个关键参数的设定或对注射对比剂速度的选择，对成像的成功率有一定影响，需要引起重视或注意。对比剂流率的设定或选择主要依据导管前端所在靶血管的血流速度，一般流率应等于或略小于其血流速度；如流率过低，对比剂将被血液过分稀释；流率过大，将增加血管内压力，有血管破裂的危险。另外，在选择对比剂流率时，还应考虑血管的病变性质，如广泛夹层动脉瘤、室壁瘤或脑出血等病例，采用较低的对比剂流率为宜。对比剂流率大小与导管半径的四次方成正比、与导管长度成反比。导管半径的微小变化将会引起对比剂流率的显著变化。

为了获得优质的 DSA 图像，在造影时应根据不同的造影方法选择不同的浓度和剂量。一般行 IV-DSA 检查时，每次采集所需的对比剂剂量较大、浓度较高，为 40~50ml，浓度采用 76% 或 350~370mgI/ml；行 IA-DSA 检查时，每次所需对比剂剂量较 IV-DSA 低，特别是同一血管行选择性 IA-DSA 检查时对比剂的剂量明显低于 IV-DSA。DSA 信号随血管直径的增大而增强，即血管显影所需对比剂最低含碘量与血管直径成反比，因此，在

对直径大的血管检查时,增加对比剂的量与浓度对于血管的显示并无帮助;而在对直径小的血管检查时,增加对比剂的浓度及剂量将改善血管的显示。注射所需的压力与注射的速度、对比剂浓度、对比剂温度、导管尺寸等相关因素有关。其中,注射速度快,所需压力大。对比剂浓度越高,所需压力越大。同一对比剂在不同温度下所需压力不同,25℃的温度比30℃温度所需压力大。导管越长或越细,产生的阻力越大,所需的压力也就越大。

**2. 后处理工作站** DSA 的后处理工作站有原厂和第三方的,主要对 DSA 图像进行后处理操作,作为影像诊断、介入治疗及科研过程的辅助和支持,为介入医生提供病情诊断辅助工具。影像后处理工作站提供的主要功能包括:编辑图像、对图像进行直方图绘制、影像均衡、影像平滑处理、边缘增强处理、对窗宽、窗位的预设和调整窗口位置;减影图像、蒙片及序列图的动态回放处理。对单帧影像灰阶和对比度调节、正负向旋转、影响色彩反向显示;伪色彩绘制与计算、灰阶旋转;影像水平、垂直翻转与按角度旋转功能;参数显示、长度及角度测量、面积测量以及血管狭窄分析。在影像上进行文字、数字、箭头标记;同屏显示多幅图像供诊断与治疗比较;同屏显示同一患者不同序列的多个动态图像;影像漫游、无级缩放、局部放大;图像的存储、编辑打印。且影像处理模块应为开放式,医院可根据需求添加图像的处理功能。

## 二、DSA 设备与其他设备的融合

一种检查手段的信息量相对单一、片面,存在局限性。多模态影像技术是近年来的一种新兴技术,通过融合多种成像技术,融合不同模态的图像信息,可以为临床医生提供更加全面、准确的患者信息,提高诊断的准确性和治疗的成功率。

### (一) 复合手术室

复合手术室是通过 DSA 设备与外科手术室在百级层流手术室中的全面整合,实现微创介入手术与传统外科开放式手术相结合,从而解决各类复杂的手术,降低手术风险,节省手术时间。目前复合手术在神经、心脏、血管等领域都有着广泛应用。

复合手术室的组成:主要由集成净化手术室、数字化手术室、手术床、吊塔、无影灯、核心医疗影像设备(DSA、CT、MRI 等)、辅助医疗设备(麻醉机、呼吸机、心电监护仪和体外循环机等)等功能设备组合而成。

**1. 设备要求** 复合手术室内除了配置大型医疗设备之外,还需要安装无影灯、一体化转播设备、手术导航系统和手术麻醉系统等多种辅助设备,因此复合手术室的面积及长宽尺寸必须同时满足设备安装及使用要求。

**2. 场地要求(X 线辐射防护)** 复合手术室的屏蔽及射线防护施工是建设过程中的重点工程。在项目初期,医院必须确定手术室内设备的相关参数,请职业卫生及环保部门出具卫生预评价和环评设计方案,手术室施工单位需按照设计要求实施防护施工。

**3. 净化环境** 复合手术室净化空调系统的冷热负荷,应根据设备厂家提供的参数详细计算并留有余量。设备的专用冷却应按照设备厂家提供的参数要求配置,风量的平衡计算应满足不同功能洁净室压差和压力梯度要求,送风机的最大送风量应满足手术室高峰冷负荷时送风饱和度低于 75% 时循环风量的要求,防止过于潮湿的空气对设备造成损伤。

同时,复合手术室宜按照能同时满足开放手术和诊疗检查的不同洁净度要求设计,在检查和无需开放手术时可以实现部分节能。当手术辅房如控制室与手术室合用同一个空调系统时,应在辅房设置独立的末端风量调节或温度调节装置,避免辅房环境温度过低。另外,复合手术室排风量应根据设备厂家要求的排风量设计,并满足紧急排风需求,排风机宜为双速或变频控制:扫描时采用高速,扫描停止后 20~30min 转为低速。

**4. 数字化手术室** 数字化手术室通过将先进的信息化技术运用到手术室,使医生能够实时获得大量与患者相关的重要信息,从而便于操作,提高效率。图像数字采集编码系统,通过全景和术野摄像机,进行图像采集,通过语音系统与手术医师的会议室或示教室联合起来。也将手术室的音频信号和图像信号进行压缩编码上传至网络系统,进行远程教学和学术交流。

### (二) 设备联合

**1. DSA 设备与 CT 设备的联合** 滑轨 CT 可以在手术室移进和移出,以支持复杂的外科手术,比如通过成像获得影像信息的脑、脊柱和创伤手术。术中 CT 的使用对患者的治疗效果有正面的影响,提高安全性,减少感染和降低并发症的发生。

**2. DSA 设备与 MR 设备的联合** MRI 系统一般需要一个很大的空间,无论是在房间还是患者的周围。在常规 MRI 室进行手术是不现实的。在术中使用 MR 有两种实现方法，一是成像时，将可移动的磁共振扫描仪移动到手术区域，或是在手术过程中将患者运送至邻近有磁共振扫描仪的房间。磁共振成像适用于神经外科：①术前的精确规划；②术中帮助医生判断并解释脑组织的位移；③术后评估结果。

### （三）技术复合

复合手术室目前主要用于心脏、血管和神经手术，也适用于一些其他的外科学科。

**1. 心血管手术** 对病变的心脏瓣膜的修复和心律失常和主动脉瘤的手术治疗可以受益于复合手术室的成像能力。心脏复合（杂交）手术是针对这些疾病的普遍治疗方式。

**2. 神经外科** 复合手术室在神经外科也有应用，例如脊柱融合和颅内动脉瘤放置弹簧圈。这两种手术，都被认为可改善患者预后。对于脊柱椎体融合手术，大型 C 臂与导航系统的整合，可进一步改善工作流程。

**3. 胸外科和支气管镜手术** 用来诊断和治疗肺部微小肿瘤的手术规范最近也被应用于复合手术室，介入图像引导定位为准确了解肿瘤位置提供了方便，特别是对于微小结节或肺毛玻璃样变肿瘤，转移和/或肺功能降低的患者。这使活检过程中实现了精确导航以及在电视辅助胸腔镜手术中运用切除术。更重要的是，电视辅助胸腔镜手术中使用介入图像技术可以避免触觉传感的损失。这种新的技术同时也传达了解决肺部健康的潜在可能，通过对于肿瘤确切位置的定位，提高了患者术后的生活质量。

### （四）与其他技术融合

**1. 射频消融** 射频消融技术经过不断地完善和成熟，疗效确切。在 DSA 引导下将多针电极直接刺入病变组织肿块内，射频电极针可使组织内温度超过 60℃，细胞死亡，产生坏死区域；如局部的组织温度超过 100℃，肿瘤组织和围绕器官的实质发生凝固坏死，治疗时可产生一个很大的球形凝固坏死区，凝固坏死区之外还有 43~60℃ 的热疗区，在此区域内，癌细胞可被杀死，而正常细胞可恢复。目前 DSA 引导下射频消融所能治疗的适应证包括实体瘤、心律失常、椎间盘突出等。

**2. 血管内超声** 血管内超声（IVUS）是冠心病的一种检查方法。冠脉造影时，将特制的超声探头通过 DSA 引导送至冠状动脉血管内，可以观察到冠脉的直径、管壁形态结构、管腔内有无血栓和斑块及斑块性质、斑块表面是否破裂，可以对病变进行精确测量和定性分析，是冠脉精准介入治疗的"火眼金睛"，被认为是新的血管检查"金标准"。血管内超声和冠脉造影可同时进行，其检查结果相互补充，可对冠心病做出更精确的诊断，指导选择治疗方案。

## 三、DSA 设备的安装与防护要求

DSA 设备的安装与防护要求基本与普通 X 线成像设备安装要求类似，但要按净化手术室要求进行，主要从区域建筑、防护、供电电源与接地、安装前准备、现场安装、调试与验收等六个方面考虑。

### （一）介入净化手术区域的建筑相关项目要求

**1. 新建楼房区域与通道选择原则** 在新建病房大楼内选择介入手术区域时，应将设备的运输通道作为一项重要事项加以考虑。建筑设计应考虑血管造影设备运输到介入手术室过程中各个通过门的高度和宽度，具备可以运送血管造影设备的货梯。并应能很方便地使设备带包装箱安全通过。货梯的门口宽度、高度以及电梯轿厢的深度应作为主要参数加以考虑。不但要考虑将要安装的设备参数要求，而且还应了解国际上现有该类设备的运输要求参数且应留有余地。设备运送过程中各通过门的高度和宽度应不小于 2.3m×1.4m，运送走廊宽度≥2m，电梯门口高度和宽度应为 2.3m×1.2m，电梯轿厢深度≥2.6m。设备间进入通道：门高和宽（最小尺寸）度为 2.3m×1.2m，建议进入手术室的各个主通道门装修后高和宽净尺寸应为 2.3m×1.4m。楼板的承重应为≥1 000kg/m²。

**2. 机房防护设计的原则** 机房防护设计的原则与普通 X 线成像设备机房防护设计原则一致。

**3. 机房的设置与整体布局** 为保证 DSA 机房周围环境的安全，降低机房建筑造价，机房宜设在建筑物底层的一端（一层）。机房的整体布局应遵循安全、方便、卫生、符合介入、无菌的原则，根据医院预留科室规模的大小和设备的多少整体考虑。

（1）设计原则：介入洁净手术室的具体组成是洁净手术室平面布置的依据。以介入洁净手术室为核心配置其他辅助用房，组合起来，既能满足功能关系及环境洁净质量要求，又是与相关部门联系方便的相对独立的医疗区。

介入洁净手术室必须分为洁净区与非洁净区。

不同洁净区之间必须设置缓冲区(室)或传递窗,以控制各不同空气洁净度要求的区域间气流交叉污染,有效防止污染气流侵入洁净区。介入洁净手术室平面组合的重要原则是功能流程合理、洁污流线分明并便于疏散。这样做有利于减少交叉感染,有效地组织空气净化系统,既经济又能满足洁净质量。在洁净手术室中不同洁净度的手术间,应使高级别的手术室处于干扰最小的区域,这样有利于洁净手术室的气流组织,避免交叉感染,使净化系统经济合理。

洁净手术室主要应控制细菌和病毒的污染。污染途径通常有①空气污染:空气中细菌沉降,已通过空气净化系统控制;②自身污染:患者及工作人员自身带菌;③接触污染:人及带菌的器械敷料的接触。由污染途径可见,人员本身是一个重要污染源,物品是影响空气洁净的媒介之一(洁净手术室中的尘粒来源于人的占80%以上)。所以进入洁净手术室的人员和物品应采取有效的净化程序,以及严格的科学管理制度来保证。同时净化程序不要过于烦琐,路线要短捷。因人、物用电梯在运行过程中,将使非洁净的气流通过电梯井道污染洁净区,所以不应设在洁净区。如在布局上只能设在洁净区,在电梯的出口处必须设缓冲室隔离脏空气,以免污染洁净区。

介入洁净手术室按洁净级别主要分为介入手术核心区,洁净辅助用房和非洁净辅助用房3部分。手术核心区主要由介入手术室、介入手术控制室、介入设备机房3部分组成。洁净辅助用房主要由更衣室、洗浴间、附属设备间、铅衣放置区、一次性耗材放置库(含导管库)、无菌敷料间、药品间、洗手间、患者准备间、配餐室、光盘库等组成。非洁净辅助用房主要由办公室、杂品库、值班室、污物间、术后清洗间、患者家属谈话间、患者家属等待区、卫生间、手术转播教学使用的多媒体教室等组成。总体要求,直接为手术室服务的功能用房可设置净化空调系统,为洁净辅助用房,而且应设置在洁净区内。

(2)介入手术室核心区域布置和使用面积的选择:介入手术室手术中心包括介入手术室、控制室、机柜间3部分,是介入手术部设计的重心和中心。介入手术室设计要求根据介入手术室的业务开展情况,其面积可有多种选择。根据手术室建设规范,介入手术室在装修完成后净使用面积不小于40m²。如果设计成杂交介入手术室,考虑到各种外科附属

设备的场地需要,介入手术室的平面设计应不小于50m²。

介入手术室建筑面积的设计:镶嵌式储物柜和风管的镶嵌预留深度应为60cm。介入手术室考虑使用的合理性,在靠近控制室观察窗的墙面上不能镶嵌各种柜子和安排通风管道,否则将增加其墙厚,影响视线。所以介入手术室内的净化回风管道、各种储物柜、镶嵌式控制台、观片灯等都应安排在其余墙上。

手术室内回风管道的位置根据净化要求设计,其位置相对固定。观片灯安装位置应该在检查床(以患者在检查床上的常规位置为参照)的左侧墙面。技师控制台可设计在观片灯下面。护士镶嵌式工作台应设计在检查床的右侧墙面上。剩余墙面可全部设计成各种储物柜,以方便使用。从以上设计可以计算出,当净化介入手术室的使用净面积为56m²时,其建筑面积应为72m²左右。

(3)介入手术控制室的设计要求:建设地点应紧邻介入手术室,中间隔墙应有供医务人员通过的铅防护门,并有铅玻璃做观察窗。介入手术室组要作为治疗使用,室内人员多、设备多、活动空间大,所以观察窗应该使用较大的铅玻璃,控制室电源应使用手术室IT电源。墙面上应安排足够的插座,保证血管设备的各种影像显示和控制处理设备的电源供给。还应预留HIS系统计算机、PACS系统终端计算机,区域通话控制的电源供给等。

(4)机柜间的设计要求:建设地点应紧邻介入手术室和介入手术控制室,这样设计有利于控制设备与手术室及控制室相关设备以最短距离安装,方便检修和维护。机柜间的建筑面积应不小于25m²。地面四周设置电缆沟槽。标准同手术室内电缆沟槽。机房内除净化空调的风口外,还应配置专业机房空调。空调功率应在5匹左右。

**4. 机房的高度** DSA与普通X线摄影设备的结构不同,对机房高度的要求也不同,应根据具体设备而定,但在新建机房时应按最高高度考虑,如果顶棚有空调、通风管道设施,要适当增加高度,一般净高应在4.0~4.5m,这样就能满足各种类型DSA设备的安装要求。

**5. 穿线管道的预留与电缆沟槽的设置** 保证墙内穿线管道足够各类线缆方便穿越及以后为其他用途再穿线使用。在靠近地沟的墙面选择合适的地方向顶面布设穿线管道。每处布设10cm PVC管材作为穿线管道,有条件的建议使用铁质管材,这样

可解决电源线高低压之间及和控制信号线之间的影响和干扰问题,同时还有对磁场的屏蔽作用及对射线的阻挡作用。根据设备安装位置提前浇筑电缆线槽。电缆沟槽的设计位置:从 C 臂基座到检查床再下穿手术室和控制室隔墙到达控制室内放置操作控制设备的墙面下成一直线。再通过这一点浇筑沿墙面地面到达设备间地沟,进入设备间后应在其房间四周地面浇筑沟槽。电缆沟槽尺寸:宽度为 25cm,深度为 20cm。

**(二)机房防护要求**

**1. 机房的防护厚度** DSA 机房的防护厚度,应保证在所预计的每周最大工作负荷条件下,其周围区域人员的受照剂量不超过相应的有效剂量限值。《医用 X 射线诊断放射防护要求》(GBZ 130—2013)规定,标称 125kV 以上的 X 线摄影机,机房中有用线束朝向的墙壁或地面、顶棚应有 2mm 铅当量的防护厚度,非有用线束方向的其他侧墙壁或地面、顶棚应有 2mm 铅当量的防护厚度,但实践证明这个防护厚度远远不能满足要求,由于 DSA 摄影方向是不定的,且工作过程中,管电流比较大,有时大角度摄影时管电压也很高,防护厚度应大于普通 X 线摄影的机房的厚度,至少达到 4mm 铅当量的防护厚度。建筑材料与建筑方式可按普通 X 线摄影机房进行。

**2. 机房的门窗必须合理设计** 有与其所在同侧墙壁相同的防护厚度,其他同普通 X 线摄影的机房要求。控制室的防护门最好设计成脚踢感应式,便于工作人员进出,减少不必要的污染。

**3. 带有 C 臂 CT 功能的 DSA 机房防护** 要按照常规 CT 的防护要求设置。每个墙体、门及观察窗应有 4Pb/mm。手术室的门及射线指示应有门灯联动。

**(三)设备供电电源与接地要求**

与普通 X 线摄影设备相比,DSA 更精密,对供电电源的功率、稳定性要求更高。再者它们是由人来操作,以人为检查对象,所以,为了保证人身安全,安全条件也是必须考虑的主要因素之一。

**1. 供电电源变压器** DSA 设备连续工作时间长、负荷大,对供电电源的稳定性和功率比普通 X 线摄影设备要求高,如果条件允许,最好设置独立变压器供给,至少保证供放射科或介入科设备使用的电源变压器是独立的。对供电电源变压器的容量应根据设备用电情况予以选择,应留有一定余量,保证后期或增加设备的用电。

**2. 供电电源的稳定性** 供电电源的稳定性包括供电频率、电压波形和电压稳定性。要求基本与普通 X 线摄影设备相同,但应更高更严。

**3. 供电电源电缆的选择** 由于 DSA 工作时负荷较大,供电电源回路所用电缆或导线截面积是不可忽视的重要因素,如果截面积不满足被供设备要求,将导致回路内阻增加,曝光过程中电压下降过大,将会导致被供设备运行不稳定或不能正常运行,故障率增加,甚至损坏被供设备,在供电电源不稳定时更是如此。所以,应根据所供设备功率、使用条件,供电变压器到场所的距离,中间通断连接等考虑选择合适的电缆截面和材质,一定要用铜质电缆,决不可用铝制电缆。

**4. 接地装置** DSA 设备接地装置的基本要求与埋设方法与普通 X 线摄影设备相同。新建或改造的接地装置完工后必须经相关部门检测,出具相应的检测合格报告,满足相关规定与设备要求后方可使用。DSA 设备安全要求接地电阻小于 4Ω。

**(四)安装前准备**

DSA 设备的安装场地不同于普通 X 线摄影设备,地面、顶棚要根据设备厂家提供的设备安装布局图与具体要求(根据用户放置设备位置),寻找专业施工团队,最好是由原辐射防护或净化施工单位实施,新建机房在进行辐射防护或净化装修时就一并考虑。施工完成前要组织厂家场地工程师、施工单位与用户一同检测验收,以符合厂家设计要求为准。

**1. 落地式机架 DSA 设备安装场地准备** 落地式机架 DSA 设备的机架应与导管床装在同一水平面,误差为毫米级。各厂家要求不同,有的厂家只要求用户提供满足设备安装要求的水泥浇灌地面(强度、水平度),一般机架与导管床安装处需按要求单独处理;有的厂家要求用户按其提供的设备安装布局在机架与导管床安装处,用钢架或钢轨预埋好,并预留螺栓丝孔或孔洞,但水平度必须满足要求。落地式机架 DSA 设备的顶棚有显示、悬吊辐射防护、无影手术灯或高压注射器悬吊装置,这些装置需安装纵或横轨道,所以,用户要根据厂家提供的设备安装布局图预架设钢架,并按要求预留螺栓丝孔或孔槽,有型钢(合金铝)可直接按要求架设顶棚,非常方便(厂家安装也方便)。水平度要求比较高,误差为毫米级;顶棚桥架即走线槽架设,用户按厂家提供的设备安装布局图用市场上可采购钢质或 PVC 质型槽架设。

**2. 悬吊式机架 DSA 设备安装场地准备**　悬吊式机架 DSA 设备导管床安装处的要求同落地式机架 DSA 设备；由于机架悬于顶棚钢架上，预留钢架的稳定性与水平度要高于落地式机架的 DSA 设备，架设方法基本同落地式机架 DSA 设备。

**3. 双向式机架 DSA 设备安装场地准备**　双向式机架 DSA 设备安装场地是落地与悬吊 DSA 设备的组合，所以，安装场地准备也基本按照两者的准备要求，按厂家的设备安装布局图与要求准备。

**（五）现场安装、调试及验收**

前面所描述的为设备安装前准备，在设备到达现场之前应准备妥当，完全满足要求后方可将所要安装的设备搬运到现场（根据情况一次或分批）进行安装与调试，试运行与验收。搬运、安装工具和物品与开箱与检验基本与普通 X 线成像设备相同。

**1. 安装**　由于设备类型、厂家的不同，安装顺序有所不同。

（1）落地式机架 DSA 设备的安装：首先在设备搬运到现场之前，按原有设计设备安装布局图在现场进行设备安装定位、划线、地面打孔等准备，并清理顶棚、地面不必要的物品或杂物，保持其干净，然后按安装次序先后分别将各装置、组件或零部件搬运到现场。原则上先安装顶棚悬吊轨道；其次安装悬吊装置；再其次安装落地式机架（现在设备或产品机架上所有装置、组件或部件均在工厂组装好），先将机架底座固定在设定位置的地面上，然后将机架固定在底座上；最后安装导管床与其他附属装置。当然可以根据设备、现场等实际情况按不同顺次安装。控制机柜与控制室的装置或组件安装可以分别按现场实际情况而定。当所有装置、组件或部件安装完成后，连接它们之间的电缆（或有光缆）与导线，并查各对连接是否正确，并清理现场。至此，机械安装基本结束。

（2）悬吊式机架 DSA 设备的安装：设备搬运到现场之前应做的事项与落地式机架 DSA 设备的安装基本相同。原则上也实现安装顶棚悬吊所有轨道并校正位置、水平无误后再安装需悬吊的机架或装置；安装导管床、控制机柜、控制室控制操作装置或组件，然后连接各装置、组件之间的电缆与导线等，基本同落地式机架 DSA 设备的安装。

（3）双向式机架 DSA 设备的安装：双向式机架 DSA 设备的安装相对比较复杂，基本原则同前两者，应根据具体情况而定。

（4）机器人 DSA 设备安装：在机动可移式架

构上应用激光制导技术，实现运行轨迹的可预测性和精确性。在四面墙上安装多个激光反射器，其高度在 2 050~2 300mm 范围内可调。机架上的激光器可旋转运动，发出激光，通过激光制导，可以检测机架自身的位置。根据机房的大小、床的位置及实际需要的位置（机架的正侧位工作位、停止位）输入激光制导系统，操作人员只要点击界面上的机架位置，就可以完成机架自动运行的工作，减少了操作人员近台操作的流程。这种机架的自身移动需要很平稳的地面，其地面要求：平整度<3mm/2m 延长线、水平度<1mm/1m、拉力>1.5MPa、硬度>30N/mm$^2$。

**2. 调试**　当所有机械部件安装完成，各装置、部件之间的连接电缆、插接件及引线必须连接好，经检查准确无误后方可进行调试。DSA 设备装运之前在组装车间均进行过整机联调与测试，并将检测数据（结果）以报告的形式随机附带，到用户现场调试就是验证相关参数（指标）是否与工厂检测一致，一致就是确认，不一致就要做相应校正。由于整机是一键式通电开机启动，所以，先通电启动试验，在无任何异常的情况下再进行后续装置或部件工作状态的试验与调整。检查 X 线发生器与通电试验正常后进行 X 线管高压训练，而后进行管电压、管电流校准，现代 X 线机均在软件控制下自动完成这些检查，不需人为干预。然后进行探测器校准（正），影像增强与 TV 探测器或平板探测器校准，按不同类型探测器进行校准，现在的探测器基本都是由软件自动校准。再进行自动曝光控制（AEC）系统调节与校正。而后进行图像采集与处理试验，图像采集与处理正常后，进行中心、准直校正。最后所获取的图像质量基本满足要求后用相应检测仪器与体模对 X 线发生器的参数（kV、mA、s）、对 X 线管与探测器中的图像质量进行检测和评估，完全符合国家相关要求与合同要求后方可投入临床试用。

**3. 现场培训与验收**　X 线安装调试完成后应通知现场专门应用培训师，组织相关医师、技术人员进行操作与应用培训，由于各厂家操作与图像处理相差较大，各厂家应用培训师在培训操作技术人员过程中根据用户要求对图像处理进行参数设置、修改，直到用户满意为止。应要求应用培训师将图像处理参数设置或修改的方法步骤清楚地交给用户正确试用，以便在使用中评估图像质量，必要时对相应图像参数进行修改，使图像质量达到最佳。

经过一段时间试用，整机运行完全正常并稳定后，可投入正常使用，在使用过程中发现问题，逐个记录，再集中要求工程师或应用培训师到现场进行必要的参数校正或设置、修改，直到用户完全满意，完全能够正常投入使用后可以组织相关部门对设备进行验收。

## 四、新近DSA设备的构造与性能特点

数字平板探测器DSA取代传统影像增强器+CCD DSA是必然趋势。各大厂家都在大力研发DSA的核心部件，提升软件功能。使DSA向低剂量、响应快、小型化、专用化和智能化的方向发展。

目前主流DSA球管均采用栅控技术，全挡铜滤片，硬化射线。液态金属轴承技术球管在运行过程中高静音，没有传统机械轴承球管带来的巨大噪声，可以实现窄波瞬切、小焦点HDCT、三焦点、微焦点成像。

平板探测器是图像质量的保证。第三代平板已实现全新微晶格结构，基板光纤并行排列传输通道，DQE高达84%。

高端DSA依托强大的计算机处理能力，创建多个平台实现图像优化、图像融合、剂量和智能流程管理。图像优化平台通过一系列硬件配置与软件算法，支持高清采集、个性化调节窗宽和窗位、对比度自动优化、多重去噪、血管边缘增强、运动伪影去除、自动像素位移技术等智能影像处理技术，充分满足临床对精细操作的需求。影像融合使得CT、MRI、PET、DSA等影像信息无缝衔接，为医生提供更多信息。DSA三维融合与透视联动技术和术中智能导航技术，保障手术更精准安全。剂量管理平台融入多种剂量降低技术如：无射线限束器、机架及床调整，低剂量脉冲曝光采集和透视，自动实时调节铜滤片，呼吸冻结技术等为医患双方保驾护航。

常规DSA设备采用落地和悬吊结构，有一定的局限性。为了使DSA设备的使用更灵活，更智能，更好地满足各种手术工作的角度需求，已有DSA设备可以实现机架智能移动，兼备落地和悬吊式优点，全天花板无线设计，摆脱机架管线的束缚，突破摆臂式设计带来的"手术禁区"的限制，能够360°自由移动，方便到达更多的手术角度。

（余建明　洪　泳　罗来树　王金龙
汪　军　黄育铭　赵德政）

## 第三节　数字减影血管造影基本原理

DSA是一种通过计算机将血管造影影像上的骨与软组织影像消除，而突出血管显示的技术，是电子计算机与常规X线血管造影相结合的一种检查方法。不同类型探测器的DSA设备具有不同的成像原理。

### 一、影像增强器成像原理

数字减影血管造影是利用影像增强器将透过人体后已衰减的未造影图像的X线信号增强，再用高分辨力的摄像机对增强后的图像做一系列扫描。扫描本身就是把整个图像按一定的矩阵分成许多小方块（即像素），所得到的各种不同信息经模/数转换成不同值的数字存储起来，再将造影图像的数字信息与未造影图像的数字信息相减，所获得的不同数值的差值信号，经数/模转制成各种不同的灰度等级，在显示器上还原成影像。由此，骨骼和软组织的影像被消除，仅留下含有对比剂的血管影像。

总之，数字减影血管造影是将未造影的图像和已造影图像经影像增强器分别增强，摄像机扫描而矩阵化，经模/数转换成数字化，两者相减而获得数字化图像，最后经数/模转换成减影图像。其结果是消除了造影血管以外的结构，突出了被造影的器官影像。

传统意义上，DSA的减影过程按下列顺序进行：①摄制X普通片；②制备mask片，即素片、蒙片、掩模片、基片；③摄制血管造影片；④将mask片与血管造影片重叠一起翻印成减影片。①与③为同部位同条件曝光。制备mask片是减影的关键，mask片就是与普通X线片的图像完全相同，而密度正好相反的图像，即正像，相当于透视影像。

减影技术的基本内容是将两帧人体同一部位的图像相减，从而得出它们的差值部分。实际上蒙片（mask）像是要从其他图像中减去的基准图像，造影过程中任一幅图像都可以作为mask像。注入对比剂后得到的图像称之为造影像，造影像是指要从中减去mask像的图像，造影系列中的任何一幅图像都可以作为造影像，mask像与造影像的确定依据所观察的血管期而定，如动脉期、毛细血管期、静脉期等。（图16-1、图16-2）

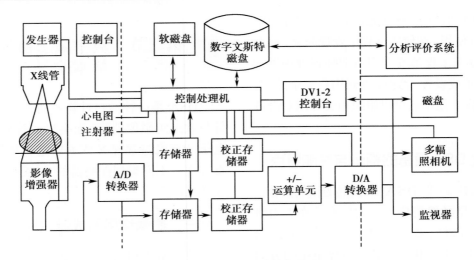

图 16-1　DSA 成像方框图

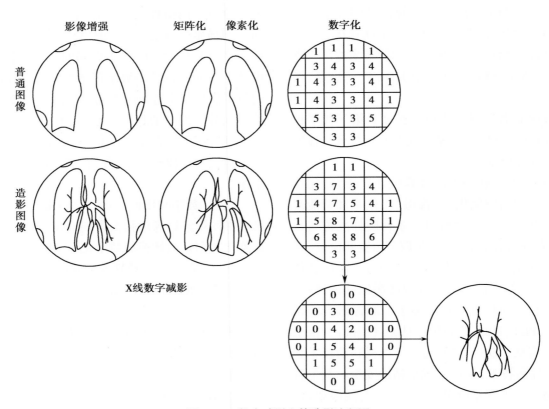

图 16-2　数字减影血管造影流程图

## 二、平板探测器成像原理

因非晶硅和非晶硒两种平板探测器的结构不同,成像原理也有所差异。非晶硅探测器为间接转换型探测器,非晶硒平板探测器为直接转换型探测器。

### (一)非晶硅平板探测器的成像原理

非晶硅 X 线平板探测器是一种以非晶硅光电二极管阵列为核心的 X 线影像探测器。在射线照射下,探测器的闪烁体或荧光体层将 X 线光子转换为可见光,而后由具有光电二极管作用的非晶硅阵列变为图像电信号,通过外围电路检出及 A/D 变换,从而获得数字化图像。由于其经历了 X 线-可见光-电荷图像-数字图像的成像过程,通常也被称作间接转换型平板探测器。

非晶硅平板 X 线探测器成像的基本过程为:位于探测器顶层的碘化铯闪烁晶体将入射的 X 线图像转换为可见光图像;位于碘化铯层下的非晶硅光电极管阵列将可见光图像转换为电荷图像,每一像素电荷量的变化与入射 X 线的强弱成正比,同时该阵列还将空间上连续的 X 线图像转换为一定数量的行和列构成的点阵式图像。点阵的密度决定了图像的空间分辨力；在中央时序控制器的统一控制下，居于行方向的行驱动电路与居于列方向的读取电路将电荷信号逐行取出，转换为串行脉冲序列并量化为数字信号。获取的数字信号经通信接口电路传送至图像处理器从而形成 X 线数字图像。

非晶硅平板探测器 X 线成像的基本原理：整个 X 线的成像过程大体可分为两步进行。第一步，入射的信息 X 线光子通过某种发光荧光体物质转换为可见光信息，再定向传送到大面积非晶硅探测器阵列，完成信息 X 线的能量转换和传导过程；第二步，通过大规模集成非晶硅光电二极管阵列将可见光信息转换形成信息荷，然后由读出电路将放大、A/D 转换形成数字信号，传送到计算机运算后形成可显示的数字图像。

### （二）非晶硒平板探测器的成像原理

非晶硒平板的内部结构分为非晶硒半导体材料涂层和薄膜晶体管（TFT）阵列两层，后者由光电导材料 a-Se 和 a-Si TFT 阵列构成。阵列板每一单元含一个存储电容和 a-Si TFT。工作时，a-Se 光电导层两面的电极板间加有数千伏或更高电压，光电导层吸收照射的 X 线光量子，在外加电场的作用下，激发出电子-空穴对（EHP），并在所加电场下运动至相应的电极，到达像素电极的电荷给存储电容充电，产生相应的电荷变化。信号电荷通过 TFT 输出，经放大、处理、变换，形成对应像素的数字化图像信号。高集成度保证了相邻像素中心间距（简称像素间距）小，数据读出时，一行的所有列被同时读出，并逐行扫描，读出所有行。全部单元的信息被读出后，所有信息被处理为一幅完整的数字化图像。

非晶硒探测器的 X 线图像形成是在 X 线照射后极短时间内（3~7s）完成的，大致可分为以下四步：①每次曝光前，先对非晶硒层两面的偏置电极预先施加 0~5 000V 正向电压，使非晶硒层内形成偏置电场，像素矩阵处于预置初始状态。②X 线曝光时，非晶硒光电导层吸收 X 线光子并在层内激发出电子-空穴对（离子对）。在外加偏置电场作用下，电子-空穴做反向运动而产生电流，电流的大小与入射 X 线光子的数量成正比，电流信号以垂直方向运动电荷采集电极，给 a-Si、存储电容（极间电容、集电）充电，这些电荷将被存储在电容上，直至被读出。TFT 存储电容内电荷量的读出，由门控信号控制，每次同时读取一行。电荷读出的过程是：门控电压设高电位时，相应行内所有像素的 TFT 导通，各像素收集的电荷信号通过数据线被同时读出，经电荷放大器和乘法器放大输出，再经 A/D 转换后形成对应像素的二进制数字信号，传送到计算机。③当像素阵列中所有行的信号被逐行全部读出后，由计算机进行处理，重建出数字化图像在显示器上显示出来。④在像素矩阵中的存储电荷信号全部读出后，控制电路将自动消除各像素信号电荷，恢复到曝光前的初始状态。

（余建明　洪　泳　罗来树　王金龙
汪　军　黄育铭　赵德政）

## 第四节　数字减影血管造影信号与图像形成

### 一、DSA 信号与信号幅度

#### （一）DSA 信号

DSA 使用 X 线成像，经减影形成仅含有对比剂的血管图像。在造影期间进行两次曝光，一次是在对比剂到达兴趣区之前，一次是在对比剂到达兴趣区并出现最大浓度时，相应的图像分别称为 mask 像和造影像。如果受检者在曝光过程中保持体位不移动，则两图像之间的唯一差别就是含有对比剂的血管影像，它们二者的差值就是 DSA 的信号。这个信号与整个未减影的视频信号范围相比是非常小的，但经过对数或线性放大、窗口技术等处理将差值信号放大到充满整个亮度范围，这就是通常所说的 DSA 具有探测非常小的信号等级的能力，被描述为对比灵敏度或对比分辨力。

与此同时，图像的背景噪声也被增强，影响对细小血管的观察，所以说噪声是影响 DSA 图像的一个重要因素。DSA 中减影与放大是两个不可缺少的步骤，它们分别提供了对比剂的分离和增强。

在 DSA 减影中，图像对比度百分比被规定为差值信号的数值与 mask 图像中同一点所测的信号百分比。在用 IA-DSA 和 IV-DSA 对较小的血管成像时，图像对比度通常在 1%~10% 范围内，然后再通过放大等技术使对比增强。在投射的 X 线成像中，图像的对比由横切物质的总长度决定。在非减影的 X 线成像中，这个"长度"被规定为物质密度和沿着 X 线束路径的实际长度的乘积。对于 DSA 来说，由于减影步骤，实际的相关长度是在 mask 像与造影像之间,该"长度"为血管内碘浓度($P^I$)与血管直径(d)的乘积。随着 $P^I$ 和 d 的增加,DSA 的差值信号也增加。

由此可见,DSA 的信号是由对比剂的摄影浓度 $P^I$d 决定的。因为碘浓度的单位是 mg/cm³,直径单位是 cm,所以 DSA 信号的相关物理单位则是:$P^I$d=mg/cm³×cm=mg/cm²。

综上所述,一张 DSA 图像是在感兴趣部位的对比剂团块到达之前采集一张 mask 像,然后在对比剂充盈时采集第二张图像,两张图像相减,分离出对比剂的信号,最后将差值信号放大而进一步增强获得的。在 DSA 中,感兴趣区的信号是对比剂的摄影碘浓度,即血管的直径与该处血管内碘度的乘积,随着二者的增加,DSA 的差值信号也增加。

### (二)DSA 的信号幅度

在进行 DSA 检查之前,了解被成像的信号幅度是很重要的,它可帮助我们去选择为获得足够对比信号的探测能力和最大允许的系统噪声等级而需要的曝光剂量。

在造影过程中,利用 DSA 设备附有的视频密度计可将记录到的视频信号量转化为视频密度值,以时间值为 x 轴、视频密度值为 y 轴作图,即得到时间-视频密度曲线。视频密度值是影像增强器输入端接受的射线强度的模拟,一个兴趣区的时间-视频密度曲线反映的是透射该兴趣区的 X 线衰减的时间变化。从另一方面讲,透射任何兴趣区射线的衰减,在 X 线管输出能量不变的情况下,主要决定于兴趣区结构的密度和厚度。

在血管造影中,同一兴趣区不同时相的影像对射线衰减的变化,取决于兴趣区内的碘含量。时间-视频密度曲线则间接地反映该兴趣区血管内碘的廓清过程。但是,DSA 探测到的视频密度值为一亮度值或称灰度,其亮度值由兴趣区所含的碘信号与 X 线透射量共同决定。通过兴趣区的 X 线透射量就可求得兴趣区的含碘量($I=e^{-K\cdot m}$),视频-密度曲线与时间-浓度曲线相关,最理想的时间-视频密度曲线是高的脉冲峰值和窄的脉冲宽度。高的脉冲峰值表示造影剂浓度高,图像的信噪比高;窄的宽度表示成像序列短,可避免在造影中因受检者移动和吞咽等产生的伪影。在实际工作中,许多因素影响时间-浓度曲线。IV-DSA 中,静脉内给药,使动脉显影,对比剂团块在体循环和肺循环中稀释,静脉给药提供的峰值动脉碘浓度与直接动脉给药相比是相当小的。所以,IV-DSA 提供的是明显降低的

DSA 差值信号,出现低峰宽低的时间-密度曲线。

在 IA-DSA 中,特别是在选择性和超选择性血管造影中,对比剂团块不需要一定时间的传输与涂布,并在注射参数的选择上有许多灵活性。假设,在 1s 内以 75mgI/ml 的浓度注入颈总动脉内 8ml,而通过颈总动脉的标准血流是 8ml/s,根据注射压力,对比剂将在 1s 内取代血流速度,即使在注射期间产生一定的稀释,动脉碘浓度仍将是 50~70mgI/ml。因而,IA-DSA 提供的是高峰窄底的时间-视频密度曲线。

在 DSA 中,血管显影所需的最低限度的碘量与血管直径成反比。在对较大血管的显示上,于显影高峰期间增加碘浓度使之超过最低限度值并不会获取更多的信息。相反,在直径较小的血管,增加血管内的碘浓度将改善显示。

## 二、DSA 图像采集

### (一)一般资料输入

在受检者进行 DSA 检查治疗前,应将有关资料输入计算机内,便于检查后查询,对图像进行分析,为复查提供依据,同时也为图像拷贝或激光照相留下文字记录,避免张冠李戴现象的发生,提高工作质量和效率。

### (二)DSA 设备图像的基本采集方式

**1. 透视** 包括脉冲透视、连续透视。透视是诊断用 X 线设备的基本功能,DSA 设备的透视一般包括脉冲透视和连续透视两种。

(1)脉冲透视(pulse fluoroscopy):是指在透视影像数字化的基础上实现的,利用 X 线管栅控技术降低 X 线辐射剂量的一种透视技术。设备的数字脉冲透视技术可有 9 挡(0.5、1、2、3、4、6、7.5、15、30 帧/s)选择。脉冲率越小,脉宽越窄辐射剂量越小,介入操作者受辐射的剂量越少。但当脉冲频率过低时,活动影像透视将出现动画状跳动和拖曳;脉宽太窄时透视影像质量下降。设备能对脉冲透视影像进行增强、平滑、除噪等滤波处理,从而改善影像的清晰度。

(2)连续透视(continuous fluoroscopy):是指脉冲率大于 25 帧/s 以上的脉冲透视。脉冲透视较常规透视辐射剂量减少约 40%。每次透视的最后一帧影像被暂存,并且保留在监视器上显示,称为末帧影像冻结(last image hold,LIH)。充分利用 LIH 技术,可以减少不必要的透视,明显缩短总的透视时间,达到减少辐射剂量的目的。在 LIH 状态下还

能调整 DSA 滤板和隔板。自动动态透视图像存储是优于影像冻结单幅图像的一项新技术，可存数百幅图像，用低剂量的透视来替代采集，获得清晰的动态图像，方便反复调取观察和会诊，极大地减少了剂量。

**2. 图像采集** DSA 设备中除透视外，还有一个重要功能就是脉冲式数字化摄影，通常称为图像采集。按照采集方式不同分为 DR 采集和 DSA 采集。按照图像采集数量分为单帧采集和序列采集。按照采集过程中采集帧率是否变化分为固定帧率采集和变速采集。

DSA 采集可以采用单帧采集和序列采集两种方式，主要用于采集掩膜像（蒙片）和造影像。以数字式快速短脉冲进行影像采集。根据采集矩阵的大小决定采样时钟的速率，对于 512×512 矩阵，采样频率需大于 100MHz；对于 768×572 矩阵和 1 024×1 024 矩阵，需要的采样频率分别为 15MHz 和 20MHz。按照对数字影像灰度级的要求选择 A/D 转换器的量化等级，即位数（bit），一般为 12bit 或 14bit。目前设备的常规 DR 采集帧率选择范围为 0.5~30 帧/s。

DSA 采集一般采用固定帧率的序列采集方式，获得一个序列的血管减影图像。目前设备的常规采集帧率选择范围为 0.5~7.5 帧/s。数字电影减影以快速短脉冲曝光进行数字图像采集。高速采集帧率在 1 024×1 024 矩阵选择范围为 7.5~30 帧/s，选择减小空间分辨力时可达 60 帧/s。这种采集方式多用于心脏、冠状动脉等运动部位。

**3. 采集时机及帧率** 采集时机及帧率的选择原则，是使对比剂的最大浓度出现在所摄取的造影系列图像中，并尽可能减少受检者的曝光量。采集时机可在 DSA 键盘上输入计算机，也可在高压注射器上进行选择，即采集延迟或注射延迟。所谓采集延迟就是先注射对比剂，然后曝光采集图像；所谓注射延迟则为先曝光采集图像，后注射对比剂。延迟的选择取决于造影方法及导管顶端至造影部位的距离，在 IV-DSA 或导管顶端距兴趣区较远时，应使用采集延迟；IA-DSA 特别是选择性和超选择性动脉造影时，应选用注射延迟。如延迟时间选择不当，在曝光采像时要么对比剂先流走，图像上无碘信号；要么曝光时间很长，图像上出现的碘信号达不到要求，延迟时间的选择必须恰到好处。

采集帧率根据 DSA 装置、病变部位和病变特点不同而不同。大多数 DSA 装置的采像帧率是可变的，一般有 2 帧/s、3 帧/s、4 帧/s、6 帧/s、12 帧/s、25 帧/s、30 帧/s 等。有的超脉冲式和连续方式高达 50 帧/s。这些帧率在造影前进行选定，输入计算机内自动执行。一般来说，头颅、四肢、盆腔等不移动的部位，取 2~3 帧/s 采集；腹部、肺部、颈部等较易运动的部位，取 6 帧/s，对不易配合者可取 12.5 帧/s；心脏和冠状动脉运动大的部位在 25 帧/s 以上，才能保证采集图像的清晰度。至于采集的时间要依据插管动脉的选择程度、病变的部位和诊断的要求而定，如腹腔动脉造影的同时又要观察门静脉，颈内动脉造影要观察静脉窦期等，采像时间可达 15~20s。

**4. 选择相关技术参数** DSA 检查前都要选择减影方式、矩阵大小、增强器输入野的尺寸（放大率）、摄像机光圈大小、X 线焦点、X 线管的负载、X 线脉冲宽度、千伏和毫安值、采像帧率、mask 的帧数、积分帧数、放大类型、曝光时间、注射延迟类型和时间、对比剂总量和浓度、注射流率、噪声消除方式等。这些参数的选择依据 DSA 的装置不同而不一样，有的参数是机器自动进行调节，有的参数在某种机器上没有设置，有的参数则是在操作时选定。

对于上述参数的选择应该从整体出发，全面权衡某一参数的价值及对另一参数的影响，不可顾此失彼，偏废某一方面。既要考虑图像质量，又要考虑受检者接受的 X 线剂量、对对比剂的量及流率的耐受性，以及 X 线管的负载、病变的诊断要求等，选出一个综合各方面的折中方案，以满足成像质量的要求，例如：心脏 DSA 成像需要高帧率、大剂量对比剂和快速注射速率；而四肢血管 DSA 成像则需要低帧率，低浓度对比剂。在四肢动脉末梢血管成像时，需要曝光延迟，提前注射对比剂。

此外，补偿滤过是 DSA 检查中的一个不可缺少的步骤，直接关系到成像质量，采像时应将视野内密度低的部分加入一些吸收 X 线的物质，使 X 线在被照射区域内的衰减接近均匀，以防止饱和状伪影的产生。

**5. mask 像的选择与充盈像的相减组合** 采像后减影图像在监视器上显示，其效果在于选择 mask 像与充盈像，以及它们之间的相减组合。mask 像和充盈像的相减组合可在造影前设定，倘若获得的差值图像不理想，还可在后处理中重新选择 mask 像和充盈像，并进行配对减影。

DSA 的后处理一般是将整个造影过程复习一遍,再确定其减影对。mask 像既可选在对比剂出现之前,又可选择在对比剂从血管中消失之后,也可选择在对比剂充盈最佳时。若对比剂出现之前的 mask 像由于受检者运动,减影图像出现模糊,可选用对比剂从血管中消失后的图像作为 mask 像。如对比剂出现之前或消失之后的 mask 像噪声很大,还可以将多帧 mask 叠加进行积分,以提高图像的信噪比。关于充盈像的选择,一般来说以对比剂在兴趣区血管内充盈最佳为好。当 mask 像和充盈像选定后,进行配对相减,以获得符合诊断要求的差值减影像。

### 三、确立对比剂的注射参数

#### (一)对比剂的浓度及用量

在 DSA 检查中,不同的造影方式需要不同的对比剂浓度和用量,对比剂浓度随着观察病变的细致程度不同而不同,过高或过低的对比剂浓度对血管的显示均不利。IV-DSA 的浓度一般为 60%~80%,按照对比剂在血管内的稀释及行程,外周静脉法的对比剂浓度比中心静脉法高。IA-DSA 的对比剂浓度一般为 40%~60%,这个浓度的范围是基于导管端至兴趣区的距离不一样而定的,超选择性动脉法比一般动脉法对比剂浓度要低。

在对比剂的用量上,总的用量按患者的体重计算,成人一次用量为 1.0ml/kg,儿童一次用量为 1.2~1.5ml/kg;注药总量:成人为 3~4ml/kg,儿童为 4~5ml/kg。在实际应用中,每次的对比剂用量应根据造影方式、造影部位和病情状况等全面考虑。根据对比剂-血管直径曲线,血管里所需最低对比剂的量与血管的直径成反比。在直径大的血管,显影高峰期间增加对比剂浓度,使之超过最低限度值并无益于血管的显示。相反,在直径较小的血管,增加血管内的对比剂浓度,将改善其血管的显示。

#### (二)注射流率和斜率

注射流率指单位时间内经导管注入对比剂的量,一般以 ml/s 表示,还有以 ml/min、ml/h 表示,以适应不同造影部位以及不同的诊断和治疗要求。选择流率的原则,应与导管尖端所在部位的血流速度相适应。注射流率低于该部位的血流速度时,对比剂被血液稀释、显影效果差。注射流率增加,则血液中对比剂的浓度增高,影像的对比度提高。如注射流率过大,势必增加血管内的压力,造成患者不适,或有血管破裂的危险,尤其是血管壁脆性增加和血管壁变薄的病变。如夹层动脉瘤、动脉粥样硬化等。

DSA 所选用的注射流率往往大于造影时血管内实际所需的流率,因为注射流率受多种因素的影响,即造影导管的内径、长度、单或侧孔、对比剂的黏稠度、导管端与血管的方位关系等。从动力学的观点看来,要使导管内的对比剂做匀速运动,必须有一个外力来抵消内摩擦力,这个外力就是来自导管两端的压力差,即注射压力。实验表明,流率与导管的长度成反比,与对比剂的黏滞系数成反比,与导管半径的四次方及注射的压力成正比。可见,导管的型号和对比剂的黏滞度对流率有影响,导管半径的微小变化,将会使注射流率出现显著变化。如果导管半径增加 1 倍,注射流率就会增加 16 倍。对比剂的黏滞度可由其性质、浓度、温度等决定,不同浓度具有不同的黏稠度。对比剂的温度越高、黏稠度越小,能快速地注入血管内,避免了缓慢进入而造成对比剂的稀释。

IA-DSA 对比剂注射流率的大小,与血管显示的数量级及影像的分辨力呈正相关。较高的注射速率可形成较密集的对比剂团块,提高小血管内的碘浓度,对判断毛细血管的病变很有帮助。

注射斜率是指注射的对比剂达到预选流率所需要的时间,即注药的线性上升速率。相当于对比剂注射速度达到稳态时的冲量,冲量越大,对比剂进入血管内越快,线性上升速率也就越高,反之亦然。线性上升速率的选择应根据不同的疾病,导管先端所处的位置等决定。一般来说,在靶血管承受范围内,线性上升速率与血管的显示率成正比。

#### (三)注射压力

对比剂进入血管内稳态流动需要一定的压力以克服导管内及血管内的阻力。一般来说,压力选择是根据造影部位和病变要求决定的,亦应与导管的型号相匹配。①造影部位不同,注射的压力也不一样,压力与血管的大小正相关;②造影方式不同,注射压力也有区别,即外周静脉法与中心静脉法,选择性与超选择性造影时注射压力各不相同;③病变的性质不同,注射压力也不同,处于血管壁变薄和变硬脆的病变,注射压力较正常时要小;④导管的型号不同,注射压力也有区别。各种不同型号的导管都有一定的压力范围,若对比剂注射的压力超过导管可承受的压力界限,造影导管就会从插入的血管内弹出,使得此次插管造影失败,同时会引起该造影血管因刺激而发生血管痉挛,造成再次插管的困难。各种压力单位有如下的换算关系:

$1$ 磅/in$^2$(PSI)$=0.07$kg/cm$^2$,

$1$kg/cm$^2=14.22$ 磅/in$^2$

$1$ 巴(bar)$=105$N/m$^2=1.02$kg/cm$^2$,

$1$kg/cm$^2=9.806\,65\times102$Pa

$1$mmHg$=133.222$Pa

### (四)注射加速度及多次注射

加速度是速度的时间变化率,加速度越大,单位时间速度变化越快,即对比剂在注射过程中速度愈来愈快。如果选用的加速度过大,就会使对比剂在极短的时间内注入,产生很大的压力,使得造影部位难以承受,血管有发生破裂的危险。多次注射是指在一个造影过程中,可选用首次注射流率、末次注射流率、"第一秒注药多少毫升,第二秒注药多少毫升……"等。

### (五)导管顶端的位置

造影导管顶端所处的位置与 DSA 的采像时机和成像质量,以及对比剂的浓度和用量密切相关。IV-DSA 时,造影导管顶端位于上腔静脉与右心房之间和位于下腔静脉与右心房之间时,在成像质量上没有统计学意义的差别,而导管顶端位于贵要静脉,则成像质量有显著的差别。在其他条件不变时,导管顶端至兴趣区的距离越近,成像质量越好,同时对比剂浓度也低,用量也小,反之亦然。

造影导管顶端的位置最好置于血管中间,并与血管长轴平行。根据流体力学可知,血管中心轴的液体流速最快,距血管壁愈近,流速愈慢,紧靠血管壁的液层,流速为零。

动脉瘤的患者病变部位的血管壁失去了正常的弹性、壁变薄、张力变大,血流在此处形成湍流,血管壁内外的跨膜压失去动态平衡。根据球面的"拉普拉斯"定律可知,一个由弹性膜所形成的球面,其凹面一侧的压强大于凸面一侧的压强。两侧的压强差与单位膜长的张力成正比,与曲率半径成反比。如果将导管顶端置于瘤体内注药,因血液湍流的压力无法很快地沿血流方向传递出去,瘤体压力进一步增大,此时瘤体就有破裂的危险。因此,造影时导管顶端应远离病变部位,使对比剂沿血流方向显示动脉瘤。

常用的导管顶端位置判断方法有:人体的骨性标志、血管的解剖部位、心血管内的压力值变化以及试验性注药。

## 四、图像的灰度量化

### (一)图像的检测与显示

DSA 的检测器多为影像增强器(目前多采用平板探测器),它接收 X 线透过检查部位的衰减值,并在增强器输出屏上模拟成像,再用高分辨力的摄像机对输出屏图像进行系统扫描,将连续的视频信号转换成间断的各自独立的信息。通过模/数转换成数字,经计算机的算术/逻辑运算,将这些数字排列成矩阵,矩阵中的每个单元经过数/模转换成模拟灰度,在阴极射线管上组成图像,通过监视器予以显示。影像经扫描处理形成,随着摄像机的电子束的移动产生电子信号,信号大小与增强管上检测的 X 线一致。

### (二)图像的矩阵化与像素化

原始的射线图像是一幅模拟图像,不仅在空间而且在振幅(衰减值)都是一个连续体。计算机无法识别出未经转换的模拟图像,只有将图像分成许多单元,并赋予数字,才能进行运算处理。

摄像机扫描就是将图像矩阵化,该阵列由纵横排列的直线相互垂直相交而成,一般纵行线条数与横行线条数相等。各直线之间有一定的间隔距离,呈格栅状,这种纵横排列的格栅就叫矩阵。格栅中所分的线条越多、图像越清晰、分辨力越强。常见的矩阵有 $256\times256$、$512\times512$、$1\,024\times1\,024$、$2\,048\times2\,048$。

矩阵中被分割的小单元称为像素。图像的数字化是测量每个像素的衰减值,并将测量到的数值转变为数字,再将每个像点的坐标和衰减值送入计算机进行运算。每个像素必需产生三个二进制数字,第一个数字相当于线数,第二个数字相当于像素在这条线上位置,第三个数字为被编码的灰阶信息。所以,数字图像就是在空间坐标上和亮度上都已经离散化了的图像。

表示像素的浓淡程度的数值有数十至数千级,以位(bit)表示,目前 DSA 的成像设备的灰阶多为14bit,但 CCD 探测器仅为12bit。像素的大小由增强器的输入野及矩阵的大小所决定,输入野一定时,矩阵的大小与像素的大小成正比。

## 五、图像的转换

关于 DSA 信号与图像形成过程中,数字图像的转换部分,参考本书第二章,此处不再赘述。

(余建明 洪 泳 罗来树 王金龙

汪 军 黄育铭 赵德政)

## 第五节 数字减影血管造影成像方式与减影方式

### 一、DSA 成像方式

DSA 的成像方式分为静脉 DSA 和动脉 DSA 两类。静脉性 DSA 分外周静脉法和中心静脉法，动脉性 DSA 分选择性和超选择性方法。随介入放射学的发展及广泛的临床应用，目前以选择性或超选择性动脉 DSA 为主。

#### （一）静脉 DSA

发展 DSA 最初的动机是希望通过静脉注射的方式显示动脉系统，但静脉 DSA（IV-DSA）到动脉显影的碘浓度是所注射对比剂浓度的 1/20。对比剂团块特性曲线的峰值与注射碘的总量成正比、与心输出量成正比、与中心血量成反比，每次检查需要多次注入大量对比剂，方能显示感兴趣区的全貌，所以，IV-DSA 是一种高对比剂剂量的造影检查。在进行 IV-DSA 时，先要进行血液循环时间的估测，循环时间长短又受诸多因素影响，如个体差异、运动状况及受检部位的距离，导管顶端及对比剂注射部位等。目前用外周静脉法和中心静脉法 DSA 来显示动脉系统的方法基本废弃。

#### （二）动脉 DSA

动脉 DSA（IA-DSA）的应用广泛，对比剂直接注入兴趣动脉或接近兴趣动脉处，对比剂稀释较 IV-DSA 要轻微得多。IA-DSA 使用的对比剂浓度低，对比剂团块不需要长时间地传输与涂布，并在注射参数的选择上有许多灵活性。同时，影像重叠少、图像清晰、质量高，DSA 成像受受检者的影响减少，对受检者的损伤也减少。

DSA 显示血管的能力与血管内碘浓度和曝光量的平方根的乘积成正比。如欲使直径相差一倍的两血管成像获得同样的清晰效果，可将血管内的碘浓度加倍或将曝光量增强 4 倍。但从受检者的辐射剂量和设备的负荷考虑，可取的方式是提高血管内碘浓度。

#### （三）动态 DSA

在 DSA 成像过程中，X 线管、人体和探测器在规律运动的情况下，获得 DSA 图像的方式，称之为动态 DSA。常见的是旋转式血管造影、步进式血管造影或遥控对比剂跟踪技术等。

### 二、DSA 减影方式

DSA 是通过计算机处理凸显血管而消除其他组织干扰的技术，它的减影方式有时间减影、能量减影及混合减影，目前主要使用时间减影。

#### （一）时间减影

时间减影（temporal subtraction）是在注入的对比剂团块进入兴趣区之前，将一帧或多帧图像作 mask 像储存起来，并与按时间顺序出现的含有对比剂的充盈像一一进行相减。这样消除了两帧图像间的相同部分影像，而突出显示对比剂通过的部分。因造影像和 mask 像两者获得的时间先后顺序不同，故称时间减影，它包括脉冲方式、超脉冲方式、连续方式、时间间隔差方式、路标方式、心电图触发脉冲方式等。

**1. 脉冲方式（serial mode or pulse mode）** 此方式为每秒进行数帧摄影，如 3 帧/s、6 帧/s，采用间隙 X 线脉冲曝光，持续时间（脉冲宽度）在几毫秒到几百毫秒之间。同时 DSA 系统在对比剂未注入造影部位血管前和对比剂逐渐扩散的过程中对 X 线图像进行采样和减影，最后得到一系列连续间隔的减影图像。脉冲方式的特点是间隙、一连串单一曝光，射线剂量较强，所获得的图像信噪比较高，图像质量好，是一种普遍采用的方式。这种方式主要适用于活动较少的部位，如脑、颈、腹部等（图 16-3）。

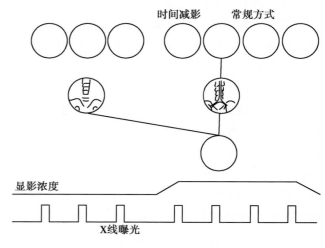

图 16-3 DSA 脉冲减影方式

**2. 超脉冲方式（super pulse mode）** 此方式是在短时间进行 6~30 帧/s 的 X 线脉冲摄影，然后逐帧高速度重复减影，具有频率高、脉宽窄的特点。应用于快速运动的器官，以减少图像的运动性模糊，如心脏、冠脉及大血管 DSA 成像。由于每帧的 X 线量较低, 噪声相应增加, 对比分辨力降低。由于在短时间内进行序列 X 线曝光, 对 X 线机要求较高, X 线管的负荷也增大, 需用大电流的大热容量的 X 线管, 以及极少延时的快速控制电路（图 16-4）。

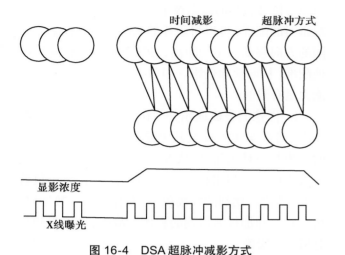

图 16-4　DSA 超脉冲减影方式

**3. 连续方式（continuous mode）**　此方式与透视一样, X 线机连续发出 X 线照射, 得到与电视摄像机同步, 以 25~50 帧/s 的连续影像的信号, 亦类似于超脉冲方式, 它以电视视频速度观察连续的血管造影过程或血管减影过程。连续方式频率高, 能显示快速运动的部位, 如心脏、大血管, 单位时间内图像帧数多, 时间分辨力高。在这种方式下, 采用连续 X 线或脉冲 X 线照射, 在摄制了 mask 图像以后每张图像都与之相减, 产生一个连续的图像系列。

**4. 心电图触发脉冲方式（ECG mode）**　心电图触发 X 线脉冲与固定频率工作方式不同, 它与心脏大血管的搏动节律相匹配, 以保证系列中所有的图像与其节律同相位, 释放曝光的时间点是变化的, 以便掌握最小的心血管运动时机。外部心电图以三种方式触发采像：①连续心电图标记；②脉冲心电图标记；③脉冲心电门控。在系列心电图触发工作中, 由于避免了心电图搏动产生的图像运动性模糊, 在图像频率低时也能获得对比度和分辨力高的图像。此方式主要用于心脏大血管的 DSA 检查（图 16-5）。

**5. 时间间隔差方式（time interval difference, TID）**　此方式是 mask 像不固定, 顺次随机地将帧间图像取出, 再与其后一定间隔的图像进行减影处理, 从而获得一个序列的差值图像。mask 像时时变化, 边更新边重复减影处理。

**6. 路标方式（road map mode）**　此方式的使用为介入性操作插管提供了安全快捷的条件, 是一种实时时间减影技术。它以透视的自然操作作为"辅助 mask", 用含对比剂的充盈像取代辅助 mask 而作实际 mask, 与随后不含对比剂的透视像相减, 获得仅含对比剂的血管像, 以此作为血管内插管的路标。操作者能清楚地了解导管的走向和尖端的具体位置, 顺利地将导管插入目的区域。

**（二）能量减影**

能量减影（energy subtraction）也称双能量减影、

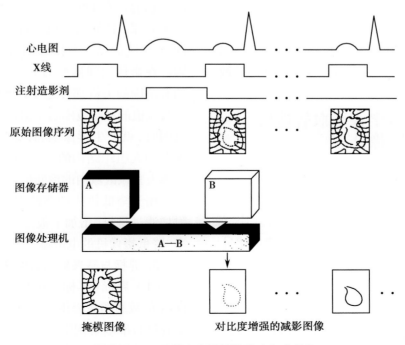

图 16-5　DSA 的心电图触发脉冲方式成像

K-缘减影,即进行兴趣区(ROI)血管造影时,几乎同时使用两个不同的管电压进行曝光采像,并将由此产生的两帧图像进行减影,由于两帧图像是利用两种不同的能量摄取的,因此称为能量减影。

能量减影是利用碘与周围软组织对 X 线衰减系数在不同能量下有明显差异的物理特性,即碘在 33keV 时,其衰减曲线具有锐利的不连续性,此临界水平称 K 缘。而软组织的吸收系数曲线是连续的,没有碘的特征,并且能量越大,其质量衰减系数越小。碘的这种衰减特性与碘原子在 K 层轨迹上的电子有关,如果采用两种不同能量即高于或低于 K 缘的两种 X 线光谱进行摄影,可获得对比剂到达前后的高千伏和低千伏两组图像。若将这两帧图像相减,所得的图像将有效地消除软组织,保留含碘的血管信息和少量骨骼影。

能量减影法还可以将同吸收系数的组织分开,将骨组织或软组织从 X 线图像中除去,得到仅含软组织或骨组织的影像。能量减影技术要求 X 线管的电压在两种能量之间进行高速切换,增加了设备的复杂性,同时这种减影无法消除骨骼的残影。

### (三)混合减影

混合减影(hybrid subtraction)基于时间与能量两种物理变量,是能量减影同时间减影技术相结合的技术。混合减影是先使用双能量 K-缘减影,获得的减影像中仍含有一部分骨组织信号。再将能量减影过的蒙片和能量减影过的造影像作一次时间减影,形成第二次减影,消除残存骨组织信号,得到仅含碘的血管图像。

(余建明 洪 泳 罗来树 王金龙

汪 军 黄育铭 赵德政)

## 第六节 数字减影血管造影图像处理

### 一、图像的基本处理

DSA 影像处理方式包括窗口技术、再蒙片、像素移位、图像的合成或积分、匹配滤过与递推滤过、对数放大与线性放大、补偿滤过、界标与感兴趣区处理等,其主要叙述如下。

**1. 再蒙片** 再蒙片是重新确定 mask 像,是对患者自主运动造成减影对错位的后处理方法。通过观察造影的系列图像,在原始图像中任选一帧图像

作为蒙片与其他图像相减以形成理想的减影图像。再蒙片的局限性是替换的蒙片中含有一定量的对比剂,这就会使减影后的差值信号降低。

**2. 像素移位** 像素移位(pixel shifting)是通过计算机内推法来消除移动伪影的技术,主要用于消除患者位移引起的减影像中的配准不良。为了改善减影对的配准,可以将蒙片的局部或全部像素向不同的方向移动一定的距离,使之与对应的像素更好地配准,从而消除伪影。但像素移动对影像的改善能力是有限的。

**3. 图像的合成或积分** 在 DSA 检查的序列曝光中,可采集十几帧至几十帧的影像,而作为减影的仅为其一对或几对,从 X 线曝光的利用来考虑是低效率的。若将多帧 mask 像积分,并作一个负数加权,若含对比剂的帧幅积分,并作一个正数加权,将经积分和加权后得到的影像做减影,则可得到积分后的减影像。

图像的合成或积分是一种空间滤过处理,即将图像中的部分像素叠加,以形成一个新的像素值,实践运用中是将全部或部分 mask 像和含充盈像分别叠加。积分图像越多,图像噪声越低,图像积分能有效地平滑图像,减少噪声。形成的两组合成图像,经减影后可获得一幅低噪声减影像。积分法实质是在一定时间内对一系列图像的平均过程。

**4. 补偿滤过** 补偿滤过是在 X 线管与患者之间放置的附加衰减材料,在视野内选择性地衰减特定的辐射。在 DSA 检查过程中,为了达到理想的减影效果,必须调整成像部位的 X 线衰减范围与 DSA 系统的动态范围相吻合,以免产生饱和状伪影。在影像增强器型 DSA 成像系统中,决定系统动态范围的关键部件是 TV 摄像机系统,若成像部位衰减值的动态范围超出摄像机可精确复制的信号范围时,就产生影像饱和,减影图像中出现均匀灰度值的无组织结构的盲区,即饱和状伪影,不可逆转地失去该区域内的诊断信号。

用于降低物体动态范围的方法有:增加 kVp、附加滤过材料、增加平板探测器线敏感度和转换效率、降低摄像机的电增益。

**5. 界标与感兴趣区的处理**

(1)界标:界标(land making)技术主要是为 DSA 的减影图像提供一个解剖学标志,对病变区域血管进行准确解剖定位,为疾病诊断或外科手术作参考。减影图像只含有对比剂的血管影像,解剖定

位不十分明确。如果需要体内标志,可用一个增强了的 DSA 减影像,与原始的未减影像重合,这样得到的图像同时显示减影的血管与背景结构,即为界标影像。

（2）感兴趣区处理:对病变部位的处理方法有①对病变区进行勾边增强,建立图像的轮廓,突出病灶,便于诊断和测量;②对病变区进行系列放大,灰度校准及转换,附加文字说明;③对病变区进行数学变换、图像换算,以观察图像的细致程度;④对病变区的计算统计,包括图像密度统计、计算两个感兴趣区的密度比率、建立病变区直方图、计算直方图密度统计曲线;⑤建立时间-密度曲线,规定在做总的密度曲线时,病变区作为时间的函数,$x$ 轴是采像时间,$y$ 轴是所选病变区内的总密度;⑥病变区曲线的处理;⑦确定心脏功能参量,测定心室容积和射血分数,室壁运动的位相和振幅;⑧研究对比剂流经血管的情况,从而确定血管内的相对流量、灌注时间和血流速度,同时可以测出血管内狭窄的程度、大小、相百分比,以及狭窄区的密度改变和百分比等。

## 二、图像后处理

**1. 三维重组技术** 三维重组技术以动态旋转 DSA 采集的影像数据为基础,在工作站采用三维可视化技术显示出逼真的血管和组织影像,能清晰、有效地显示病变血管所处位置、形态、大小及其和周围组织结构之间的关系,对手术定位导航非常有利,并对后继介入治疗提供准确指导。可对影像在三维空间进行任意角度的观察处理,利用三维重组技术来为临床提供更多有价值的影像信息。

**2. 最大密度投影** 最大密度投影（maximum intensity projection, MIP）是血管三维图像的重组方法之一,它将容积数据向任意方向进行投影,以每条投影线经过的所有体素中的最大密度的体素的像素作为投影图像的像素,这些像素所组成的图像就是最大密度投影图像。因为成像数据来自采集的容积数据,所以可以任意改变投影的方向,360°全方位旋转获得的血管影像清晰,原始信息丢失较少,能够清楚地显示对比剂强化的血管形态、走向、异常改变及血管壁钙化和分布的情况。但三维立体感欠佳,无法清楚显示重叠血管的空间结构。MIP 主要用于血管直径和动脉瘤直径的测量。

**3. 容积显示** 也称容积重组（volume reformation, VR）,是充分利用容积内的扫描数据,将所有体素

的密度值设定为不同的透明度,显示容积内不同密度的组织结构,且保存容积内组织结构的三维空间关系,同时利用虚拟照明效应,用不同的灰阶或伪彩显示三维立体图像。因此,通过调节阈值和旋转角度,VR 图像能更准确地显示动脉血管的特征、解剖以及与周围组织的毗邻关系。如果使用双容积显示技术,可以明确显示血管与周围组织之间解剖关系,指导临床介入手术。

**4. 仿真内镜** 是以容积扫描为基础,对图像信息进行特殊的三维后处理,重组血管腔内表面的立体图像,效果类似于纤维内镜所见。DSA 仿真内镜技术通过自行设定漫游的起始点及终点的位置,可随病变的部位和性质而定,选择慢（或中、快）速,系统自动将镜头置于血管中心位置并沿血管轴向运动进行漫游功能观察血管腔内情况。但它不能提供组织学信息,对动脉内壁血栓、钙化等病变不能进行特异性分析,不能观察血管搏动情况和进行血流动力学分析。

**5. 图像融合** 是指利用 DSA 工作站将被检者的不同影像（诸如 CT、MRI, PET、SPECT、超声）或同一影像应用不同技术方法获得图像组合到一个图像数据集,进行综合利用,例如不同模式图像间结构的叠加显示、伪彩色显示等,最大限度地挖掘有用信息。图像融合技术目前在神经介入诊疗中应用广泛,融合图像来源既可以是 DSA 系统获取的两组图像,也可以通过外部光盘介质、PACS、光纤等途径获取同一患者的 CT、MRI 等图像进行融合,根据临床需求,调节窗宽、窗位和层厚,显示骨质、血管、脑组织的图像。从任意角度旋转观察血管病变及正常脑组织的空间关系,使术者获得更多信息,有助于手术的顺利完成。

**6. 伪彩色功能** 为了直观地观察和分析血管图像,将 DSA 图像中的黑白灰阶映射到彩色空间,对灰度图像进行伪彩色处理,突出兴趣区域或待分析的数据段,从而达到图像增强的效果。通常在 DSA 工作站用专门的软件,对血管的动脉期、静脉期及实质期用红、绿与蓝色分别在一张图像显示血管或血管病的全程影像,并可计算出感兴趣点对比剂达峰时间或灌注血容量,用以判断血流时间及评价治疗效果。

**7. 透明技术** 是在 3D-DSA 的图像上重建的具有透明血管影像的技术。不同产品的 DSA 名称不同,如梯度重建、半透明模式（semi transparent mode）等。这是由德国慕尼黑大学埃蒂尔克领衔的

研究团队提出的一种能够精确描绘器官内部结构的"透视"技术,在 VR 图像上可选取彩色像和透明技术(transparent)显示。DSA 的透明技术主要为显示管腔内部改变,动脉瘤瘤颈及其周围血管的关系。为介入科医生的血管内操作和神经外科医生考虑手术的可行性、入路部位、方法及预后提供较大的帮助。

(余建明　洪　泳　罗来树　王金龙<br>汪　军　黄育铭　赵德政)

## 第七节　数字减影血管造影的特殊成像技术

随着 DSA 成像技术的发展,数字平板探测器的应用日益广泛,近几年,DSA 的一些新功能也应用于临床。

### 一、透视路径图技术与造影转化路径图技术

透视路径图技术又称透视减影,当导管到达实行超选择插管的靶血管区域后,打开 DSA 设备上的"Road Map"功能,透视下观察监视器,在解剖影像消失时利用手推法注入少许对比剂到达靶血管区,当靶血管区内的动脉血管在透视下显示最佳时,停止透视,此时,靶血管区内的动脉血管显示最佳的图像停留在减影监视器上,将此图像作为基像。再次打开透视,由于实时透视图像与基像相减,减影监视器上可以看到一幅没有周边参考组织器官的减影图像。基像中靶血管区的动脉血管由于有对比剂的充盈经减影后形成一白色路径,而实时透视所看到的导管及导丝呈黑色"嵌入"在"白色血管路径"中,引导导管、导丝沿着血管轨迹准确进入目标血管。

造影转化路径图技术又称透视叠加,它是利用造影图像作为背景,引导导管到达目的部位。造影完成后,在回放的血管造影图像中选取一幅供血动脉连续充盈最好、符合临床要求的减影图像作为背景图像,启动造影转化路径图技术,在透视状态下,造影减影图像和实时透视图像叠加,鼠标或触摸屏的操纵杆可以调节造影减影图像显示的背景密度,观察导管和导丝头端的轻微运动,为术者提供良好的实时血管导引影像。

透视路径图技术是在透视条件下一步完成,可以随时取消路径图,成像方便。造影转化路径

图技术可以从一个序列中选取一幅较满意的图像作为参考,对靶血管区的病灶有初步了解,其功能在某些方面优于透视路径图技术。目前主要应用于:

**1. 头颈部血管性病变**　引导微导丝、微导管进入病变血管;评价脑动脉瘤微弹簧圈栓塞是否致密,瘤腔有无残留;运用快速变换的空路径图(blank roadmap)技术,可随时观察所填液体栓塞材料在脑动静脉畸形(AVM)内的弥散程度、流向及反流情况,对安全治疗具有至关重要的作用。

**2. 肿瘤介入治疗**　能清楚地显示分支血管的轨迹,特别是对于一些走行迂曲、重叠、成角的肿瘤供血血管的显示。由于肿瘤血管解剖和肿瘤病灶的结构关系复杂,超选择插管尤为重要。为了避免盲目插管、过度使用对比剂所带来的各种手术并发症,应用"路径图"功能为超选择插管提供帮助就显得很重要。

### 二、旋转 DSA 技术与 3D-DSA 技术

在旋转采集技术出现之前,常规血管造影一直是诊断血管性疾病的"金标准",但是固定体位(正侧位和斜位)多次摄影的常规血管造影描述的血管结构是非常有限。而旋转采集能清楚显示血管的空间走行、有无狭窄和痉挛;能避开周围血管在正位像上的重叠影响,可获得高质量的造影图像,因此旋转采集在敏感度上较常规造影有明显提高。可以从最佳角度观察病变,能清楚显示病变组织的血液供应及空间分布。可根据临床需要,选择减影或者非减影的旋转采集图像。

旋转采集技术是通过血管机器的 C 臂机架围绕感兴趣部位进行 180° 以上的高速旋转采集,多角度、高帧率(高达 30 帧/s)对感兴趣区进行曝光采集。在进行旋转 DSA 成像时,心血管造影机的 C 臂做两次旋转运动,第一次旋转采集一系列蒙片像,第二次旋转采集对比剂影像,将在相同运动轨迹采集的两帧图像进行减影,以获取序列减影图像。该技术可以清楚显示感兴趣区血管的多方位结构和形态,增加了影像的观察角度,能从最佳的位置观察血管的正常解剖和异常改变,提高病变血管的显示和诊出率,从而对病变的观察更全面、更确切、更客观,尤其对脑血管、心腔和冠状动脉血管是非常适用的一种血管造影检查方法。

实际上,该技术是对正侧位 DSA 检查的重要补充,而旋转起始位置及方向的设定、旋转角度的

设定、对比剂的注射参数及总量与旋转角度匹配等都影响病变血管的显示效果，而旋转速度的大小与图像质量有关。旋转采集获得不同角度的多维空间血管造影图像，增加了血管影像的观察角度，从多方位观察血管的正常解剖和异常改变，提高了病变血管的显示率并定位到最佳工作位置，大大减少了心脏及脑血管疾病检查的曝光次数、对比剂用量和医患的辐射剂量。旋转 DSA 目前主要用于：

（1）脑动脉瘤的诊治：尤其是颅内动脉瘤的诊断，对于常规正侧位影像不能显示的病灶以及被大的动脉所遮盖的微小动脉瘤，应用旋转 DSA 可提高病变的检出率，减少假阳性率，同时还能为栓塞动脉瘤以及输送微导管提供更好的摄影角度，3D-DSA 双容积重建技术还能够评价动脉瘤弹簧圈栓塞程度。可清晰地判断脑动脉狭窄程度。

（2）冠状动脉疾病：冠状动脉狭窄的诊断和治疗；由于能多角度清晰显示病变，利于导管的超选择到达病变部位的供血动脉内，减少对血管的损伤，提高了超选择性插管操作的准确性。

（3）可清晰显示胸、腹盆部肿瘤的供血动脉，并可显示一些异常血管的起源及走行。

（4）对于腹部一些血管的狭窄及变异亦可清晰显示，并可指导介入导管的临床使用。

（5）清晰显示骨肿瘤的供血动脉，以及肿瘤病变组织与骨骼的关系，对栓塞治疗有利，更为外科医生提供一些直观的影像，利于外科手术方案的制订。（图 16-6、图 16-7）。

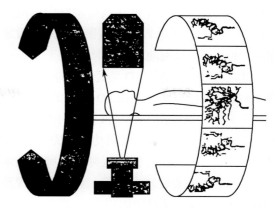

**图 16-6　旋转 DSA 脑血管造影模式图**

## 三、实时 3D 路径图技术

最初的路径图采用"冒烟"和峰值保持技术，将导管前端血管分布图像与连续透视图像重合，利于指引导管及导丝便捷地送入病变部位的血管内。实时三维路径图技术则对部位进行血管重建，形成三维血管图像后，随着三维图像的旋转，C 臂自动跟踪，自动调整为该投射方向的角度，使透视图像与三维图像重合，以便最大程度地显示血管的立体分布，利于指引导管或导丝顺利进入目标血管。

另外，三维血管成像更容易选择性地进入病变区的 C 臂的工作位，这样易于显示病变形态。如颅内动脉瘤成像时，可清晰地显示瘤颈，便于确定微导管进入瘤腔内的角度和动脉瘤颈与载瘤动脉的关系；引导体外对微导管前端进行弯曲塑形，使导管

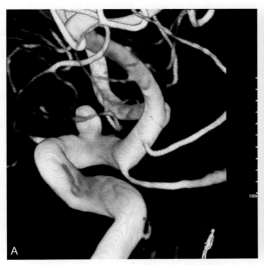
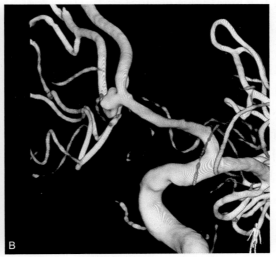

**图 16-7　3D-DSA 清晰显示动脉瘤**
A. 展开显示虹吸部动脉瘤全貌；B. 从另外角度显示动脉瘤

更容易进入动脉瘤内,并可在载瘤动脉内形成最大的支撑力。这样,在送入微弹簧圈时,弹簧圈才不易弹出,使之容易致密地填塞动脉瘤。

除此之外,还有动态 3D 路径图功能,它是将重建的 3D 容积图像与实时透视 2D 数据集相套叠,就如同一个立体的路径图一般。该技术对神经介入的临床应用意义重大。3D 路径图功能是完全动态的,在导管床不动的情况下,操作医师或技师可在术中自由改变视野、机架旋转参数等。相对于常规路径图,3D 路径技术可以避免因设备位置变动导致路径图失效而进行重新生成新的路径图,并能减少对比剂注入、降低辐射剂量及减少并发症等。

## 四、步进 DSA 技术

步进 DSA 技术采用快速脉冲曝光采集,实时减影成像。在注射造影前摄制该部位的蒙片,随即采集造影图像进行减影,在脉冲曝光中,X 线管组件与探测器保持静止,导管床携人体移动,或导管床携人体保持静止,X 线管组件与探测器移动,以此获得该血管的全程减影图像,即为下肢血管造影的跟踪摄影。为了控制床面移动速度,分段采集血管造影图像,计算机减影后拼接连成整体图像,并实时显示 DSA 图像。

该技术提供了一个观察全程血管结构的新方法,解决了以前血流速度与摄影速度不一致,而出现血管显示不佳或不能显示的问题。该技术在不中断实时显示血管对比剂中进行数据采集,在减影或非减影方式下都可实时地观察摄影图像。操作者可采用自动控制速度进行造影跟踪摄影,或由手柄速度控制器人工控制移动速度,以适应于对比剂在血管内的流动速度。

该技术主要用于四肢动脉 DSA 造影,尤其是下肢动脉造影。在采用步进 DSA 技术进行下肢血管造影时,控制手术床的移动是成像质量的关键,步长过小,采集次数增多,不易追上对比剂;步长过大,对比剂未达到拍摄部位,很难拍摄到下肢对比剂达到峰值的图像,从而达不到诊断目的。因此,操作者要动态调整手术床移动速度,确保拍摄出达到临床诊断的图像。该技术的特点是对比剂用量少,一次序列曝光显示全程下肢血管影像,尤其适用于不宜多用对比剂的受检者。目前应用于临床的步进 DSA 有单向的,即从头侧至足侧;亦有双向的,既能从头侧向足侧,也可以从足侧向头侧观察受检者。该技术适用于下肢血管性病变的

诊疗。

下肢跟踪造影(boluschase)技术的特点:①采用非步进床可控任意变速连续采集的设计,避免了被检部位由于血流速度与床移动程序不匹配造成的下肢血管采集图像的不连续性;②无需步进检查所需的拼接程序和拼接工作站;③实时显示造影图像,操作者可用手闸控制床面速度,实时跟踪对比剂,采集帧率可以适时自动变化;④可任意选择显示减影或非减影模式。

下肢跟踪造影的临床应用:糖尿病足介入治疗,可以全面地观察糖尿病下肢多发性动脉疾病,了解病变的程度和范围;其他下肢动脉血管疾病介入治疗,如:真假性动脉瘤、动静脉畸形、动脉狭窄、动静脉阻塞、大动脉炎、骨转移瘤等下肢血管疾病的介入治疗。

## 五、实时模糊蒙片 DSA 技术

实时模糊蒙片(real-time smoothed mask,RSM)DSA 技术是 DSA 的另一特殊功能,它是利用两次间隔短的 DSA 曝光,第一次曝光时影像增强器适当散焦,获得一帧适当模糊的图像,间隔 33ms 后再采集一帧清晰的造影图像,两者进行减影可以获得具有适当骨骼背景的血管图像。它可以在运动中获得减影图像,免除了旋转 DSA 需要两次运动采集的麻烦和两次采集间受检者移动造成失败的可能。由于蒙片像随时更新,且相间隔仅为 33ms,因此不会产生运动性伪影。RSM-DSA 可用于盆腔部出血的诊断,尤其适用于以下几种情况:

**1. 腹盆部出血** 受检者处于休克前期,不能屏气而需要进行 DSA 检查;受检者因其他特殊情况,如高龄、婴儿等,不能屏气而必须进行 DSA 检查。

**2. 下肢血管性病变** DSA 检查室不能控制下肢抖动者。

**3. 胸部疾病** 受检者不能屏气而必须进行 DSA 检查。

## 六、自动最佳角度定位技术

自动最佳角度定位技术是从两个投影角度大于 45° 的血管图像,计算出两条平行走向的血管在 360° 球体范围内的最佳展示投影角度,在临床应用中可利用 DSA 的正侧位图像,测算出某一段迂曲走行的血管的投射角度,一次性调整到此血管的最佳显示角度来显示此段血管。这样,在临床上就可以清晰显示此段血管有无病变。若有狭窄

性病变，可有助于制定施行球囊扩张术或内支架置入术。

## 七、C 臂 CT

DSA 的类 CT 技术是平板探测器 DSA 与 CT 结合的产物，不同的厂家名称各不一样。它们是利用 DSA 的 C 臂快速旋转采集数据，然后重建成像，一次旋转可获得多个层面的图像。

该技术图像采集与旋转血管造影基本类似，旋转角度一般大于 180°，图像采集过程中也需注射对比剂。所采集到的系列图像存放在存储单元中，在后处理工作站上由技师根据要求选择不同处理技术获得不同的三维图像，可以任意角度观察，或获取去骨血管三维图像，或只有骨骼与血管的图像，或只有骨骼的图像，还有虚拟内镜、导航等诸多技术，使过去只能在 CT 实现的许多功能可以在 DSA 成像设备上实现，所以称为类 CT 成像技术或 C 臂锥形束 CT。

由于平板探测器每个像素的面积很小，采集数据的信噪比、空间分辨力优于 CT，但密度分辨力不及 CT 图像，可与 3D 血管图像相重叠，观察起来更直观。目前临床上主要用于头部 DSA，它可以观察栓塞效果，尤其是在脑动脉瘤栓塞中，有无再次出血及显示微弹簧圈的位置、有无外返动脉瘤腔的显示方面更为清晰。该成像技术与导航技术结合应用，给介入治疗带来了极大的方便。这种应用解决了介入治疗过程中需进行 CT 检查的不便，方便了介入治疗。

## 八、虚拟支架置入术

应用血管内介入治疗技术可使狭窄或闭塞的血管再通，在治疗大动脉瘤等方面也有很大优势：创伤小、恢复快、并发症少、死亡率低。其治疗效果可与传统的外科手术相媲美。但要取得手术成功，关键是正确选择合适的置入支架，对于大动脉的动脉瘤，支架的选择一般根据 CT 测量的数据。而脑动脉和头颈部动脉的狭窄性病变，支架的选择主要依据血管造影的测量结果，但无论是 CT 测量还是血管造影的测量，都受到主观因素的影响。

根据临床上的实际需要，虚拟支架置入系统应运而生，该系统可在有待进行支架置入的病变血管部位形象地展示支架置入的效果。可清晰地模拟显示支架置入后的情况，包括支架置入的位置、大小是否合适、支架贴壁情况、封闭部位是否合适，如

不合适可再次更换支架，直至欲置入的支架十分适合。再选择同样支架置入体内，就会取得一个良好的治疗效果。

另外，对于颅内动脉瘤，尤其是宽颈动脉瘤，在虚拟支架置入系统操作下，除了可以显示支架置入后的情况外，还可以利用图像工作站的处理，清晰显示瘤腔的大小，这样更容易确定第一次微弹簧圈置入的大小。因为微弹簧圈过小不能充分成篮，过大则可挤压支架使之变形。因此，利用虚拟支架系统可达到事半功倍的效果。

大量的临床应用表明虚拟支架置入系统，在提高置入支架的几何学数据方面具有快速可靠等优点，能更好地指导临床血管内介入治疗的操作。另外，该系统还可用于神经介入治疗的医师培训，尤其是在对颈动脉狭窄性疾病的血管内支架置入术和脑动脉瘤的填塞术方面。（图 16-8）

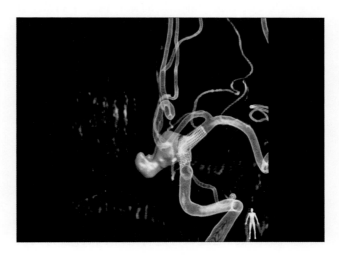

图 16-8 虚拟支架置入应用于神经介入治疗

## 九、DSA 的低剂量技术

在保证成像质量、不影响临床诊断的前提下，凡是能降低患者和操作者照射剂量的技术，都称为 DSA 的低剂量技术。DSA 介入诊疗中的以下技术都存在降低辐射剂量的空间：

### （一）透视和采集的低剂量模式的选择

平板 DSA 通常设置高、标准、低三种透视模式和标准、低两种采集模式，根据介入手术要求选择低剂量模式，实际就是通过降低管电压和减少脉冲频率使介入治疗中的辐射进一步降低。

### （二）多技术参数的优化组合

多技术参数的优化组合应为：正确选择视野、束光器和楔形过滤器；选择正确的部位曝光程序、

适宜的管电压和恰当的每秒图像采集帧数;减小SID,平板探测器尽可能贴近患者。

### (三)硬件的性能和软件的升级

涉及了从球管、探测器、显示器以及各机柜里面整套的影像链系统性能,以及与之相匹配的自动像素控制技术、超强空间噪声抑制技术、强力时间噪声消减技术、智能图像增强技术的应用。

## 十、图像融合技术

### (一)双血管重建融合技术

双血管重建融合技术(dual volume)是通过对同一患者不同部位的两组血管的旋转 DSA 数据进行融合的一项技术。该技术较多应用于脑动静脉畸形、硬脑膜动静脉瘘的介入诊断和治疗。三维的双血管融合图像可以更直观地辨别供血动脉、瘘口和引流静脉等,可以让医生更全面地了解动静脉畸形、硬脑膜动静脉瘘的血管构筑学特点,有助于确定治疗的目标-动静脉瘘口,指导栓塞材料弥散的范围和限度,达到栓塞治愈的目的。值得注意的是:在采集两组不同血管的旋转 DSA 数据时,患者的导管床及头颅位置必须相同,透视操作时只允许移动 C 臂,否则融合后的图像位置不准确。

### (二)DSA 与磁共振、CT 的图像融合

将 DICOM 格式的 MRI 或 CT 影像数据输入工作站,将术中采集到的患者旋转 DSA 三维影像作"容积重建"。将重建好的双容积血管数据与 MRI 或 CT 图像数据通过软件进行处理,软件会将两次不同采集获得的颅骨影像进行自动分析校正,使DSA 与 MRI 或 CT 采集的颅骨三维影像在解剖上完全吻合。实现两步配准,第一步为利用软件线性换算法自动将 MRI 或 CT 影像的坐标系转化为DSA 影像空间坐标系,并对 MRI 或 CT 图像数据进行缩放。第二步为利用影像灰度值进行自动配准,当自动配准无法达到所需精度时,也可目测两组影像中相同的解剖结构,进行人工手动配准。配准完成后,DSA 与 MRI 或 CT 双三维融合影像可以叠加方式显示于同一屏幕窗口。许多经过融合的影像,可清楚显示血管构筑及其与脑组织、血肿、畸形团等的空间位置关系。DSA 与 MRI 或 CT 双三维影像融合除应用于脑脊髓血管病外,还可用于颅内各部位肿瘤、脑功能性疾病,甚至应用于全身其他部位脏器的两种不同三维影像的融合。(图 16-9,见文末彩插)

## 十一、4D-DSA 技术

4D-DSA 技术是指在传统 3D 显像技术上加上"时间变量",不仅包含 3D 的长、宽和高的形态结构,还增加了一个时间轴,使含有对比剂的血管的形态结构随着时间的推移逐渐呈现。4D-DSA 是一种全新的成像技术,该技术于 2010 年开始应用于临床,可提供脑血管造影全过程的连续动态立体影像,对脑血管的结构,包括供血动脉、畸形血管团(病灶内动脉瘤、静脉瘤及瘘结构)了解得更精准,并可进行血流动力学评估。

4D-DSA 技术更多地应用于脑动静脉畸形等方面的介入诊疗。从 DSA 对脑 AVM 血管构筑的判断来讲,2D-DSA、3D-DSA 都有较大的诊断价值,2D-DSA 是特定造影角度下获得的平面图像,可在任何时间段观察血流变化,但存在血管解剖结构重叠的缺点;3D-DSA 实现了从平面到立体的飞跃,利用三维重建技术得到了血管的三维形态结构,并可以从多角度进行观察,获得详细的血管解剖结构,但仍无法在时间轴上体现血管的流动性;4D-DSA 能展示特定时间点上的图像,展现对比剂随时间推移逐渐流入、充盈、流出血管的过程,在任何角度、任何时间都可以看到血管流动性和详细的解剖结构,特别是对于一些动静脉瘘和畸形,能够较容易地发现供给动脉和引流静脉,大大提高了疾病的诊治水平。

与 2D-DSA 和 3D-DSA 相比,4D-DSA 对病灶的血管构筑显示更清晰,诊断更精准,对畸形血管团内的血管结构显示得也更清晰,同时由于4D-DSA 的优势,术者可以减少临床上 2D-DSA 及3D-DSA 的采集量,从而减少患者的对比剂和射线摄入量。

## 十二、血流灌注技术

灌注成像(parenchymal blood volume,PBV)是一种利用影像学技术对人体器官进行灌注成像,通过软件测量局部组织血液灌注,了解其血流动力学及功能变化,对临床诊断及治疗均有重要参考价值的成像技术。灌注成像可应用于脑缺血性疾病的辅助诊断及治疗效果评估、实体肿瘤介入栓塞后效果辅助评估以及其他脏器缺血性疾病的辅助诊断等。

DSA 血流灌注技术与 CT 灌注技术一样,都具有良好的疗效,特别是对脑缺血性病变,可实现血

流量分析,三维全脑组织血流灌注。其一站式的优势可避免患者转移到 CT 室检查,在 DSA 室即可进行实时评估,大大缩短了诊疗及抢救所需时间。同时,由于导管的引导,与 CT 灌注相比,DSA 血流灌注需要更少的对比剂用量。DSA 血流灌注具有特定的采集程序,需掌握其操作技术和注意事项,以便在后处理工作站重建后对感兴趣区域的脑血容量进行更好的对比。

(余建明　洪　泳　罗来树　王金龙<br>汪　军　黄育铭　赵德政)

# 第十七章  数字减影血管造影在介入诊治中的应用

## 第一节  检查前准备

### 一、适应证和禁忌证

随着介入技术的发展，DSA在临床上的应用越来越广泛，不仅用于动脉及静脉系统成像，而且适合于全身各部位的血管疾病诊断与治疗，是目前诊断血管疾病最可靠的影像技术，可作为"金标准"，它还是介入治疗不可缺少的影像工具。但DSA的检查与治疗具有创伤性，需要进行穿刺插管、注射碘对比剂，导管留置在血管内的时间比较长，在检查中可能出现出血、栓塞及梗死等现象。因此，为提高手术成功率，在行DSA检查前要掌握其适应证、禁忌证，特别要注意其并发症的产生。

#### （一）适应证

**1. 血管性疾病**

（1）血管本身的病变：血管瘤、血管畸形、血管狭窄、血管闭塞、血栓形成等诊断；血管疾病的介入治疗；血管病变的手术后随访。

（2）外伤所致血管病变：血管外伤有开放性的或闭合性的，尤其内脏血管的外伤的开放性手术治疗是复杂的，通过DSA的造影可发现外伤血管的部位、出血的情况。通过栓塞术可有效地对靶血管进行栓塞，以达到治疗的目的。

**2. 肿瘤性疾病**

（1）肿瘤的诊断与治疗：了解肿瘤的血供、范围及肿瘤的介入治疗；对于细小的肿瘤，DSA可根据肿瘤对碘染色的情况判断肿瘤的大小、范围，有利于进一步栓塞治疗。肿瘤治疗的随访，通过DSA造影可了解治疗后的肿瘤大小、形态。尤其是对肿瘤的供血血管的了解更加明确，有利于指导下次的治疗。

（2）肿瘤手术前的栓塞治疗：对一些血管丰富的肿瘤，直接行开放性手术，出血量大，易危及患者的生命，在手术前进行肿瘤供血动脉的栓塞，可减少患者的出血、提高手术的成功率。

**3. 心脏与冠状动脉疾病**

（1）心脏疾病的诊断与介入治疗：通过对主动脉、肺动脉及心房、心室的造影，可对先天性心脏病及获得性心脏进行明确的诊断；也可通过封堵术及球囊扩张术进行一些其他心脏疾病的治疗。

（2）冠状动脉疾病的诊断与介入治疗：在冠状动脉造影的基础上发现冠状动脉的狭窄或某分支的闭塞，可通过球囊扩张及支架的植入进行治疗。

#### （二）禁忌证

1. 碘过敏者。

2. 严重的心、肝、肾功能不全者。

3. 严重的凝血功能障碍，有明显出血倾向，严重的动脉血管硬化者。

4. 高热、急性感染及穿刺部位感染者。

5. 恶性甲状腺功能亢进、骨髓瘤者。

6. 女性月经期及妊娠三个月以内者。

### 二、术前准备

DSA检查虽然是一种创伤性很小的手术，但依然是一种无菌手术，术前应做好充分准备。具体准备包括患者准备、器械准备和药品准备。

#### （一）患者准备

1. 碘过敏和麻醉药过敏试验。

2. 检测心、肝、肾功能及出凝血时间、血小板计数。

3. 术前4h禁食。

4. 术前半小时肌内注射镇静剂。

5. 行股动静脉穿刺插管者应行穿刺部位备皮。

6. 向患者和家属简述造影目的、手术过程，消除顾虑及紧张心理。同时告知术中、术后可能发生的意外情况和并发症,争取患者和家属理解合作,并签署手术知情同意书。

7. 儿童及不合作者施行全身麻醉。

8. 建立静脉通道,便于术中给药和急救。

**（二）器械准备**

**1. 手术器械准备** 消毒手术包,穿刺针,导管鞘,导管,导丝,注射器等。

**2. 造影设备准备** 术前检查DSA设备和高压注射器的运行状况,确保手术正常进行。备好氧气,备好心电监护仪、除颤器和吸引器等抢救设备。

**（三）药品准备**

**1. 常规药物** 配备肝素、利多卡因、生理盐水及各类抢救药。

**2. 对比剂** 浓度为60%~76%的离子型或300~370mgI/ml的非离子型对比剂。对比剂用量依据不同造影部位、目的、方式而不同。

（余建明　洪　泳　罗来树　黄育铭

汪　军　王金龙　赵德政）

## 第二节　头颈脊髓DSA技术与介入治疗

### 一、血管解剖

#### （一）动脉系统

**1. 颈内动脉** 左右颈总动脉起始点不同,右颈总动脉始于无名动脉,左颈总动脉起自主动脉弓,但都于甲状软骨水平（$C_4$水平）分为颈内动脉和颈外动脉,颈内动脉起自颈总动脉的分叉部,先居颈外动脉的后方,继而转向颈外动脉的后内方,经颈动脉孔入颅,穿过海绵窦,于前床突上方分为大脑前动脉和大脑中动脉。其行径以岩骨的颈动脉管外口为界分为颅外段和颅内段。颅外段没有分支,呈垂直方向走行。

颈内动脉分4段:颈段、岩段、海绵窦段和脑内段。也可以细分成7段:岩垂直段、岩水平段、鞍前段（$C_5$）、海绵窦水平段（$C_4$）、前膝段（$C_3$）、床突上近段（$C_2$）和床突上远段（$C_1$）。（图17-1）

颈内动脉在颈段没有分支,在岩段有部分小分支,主要分支在脑内段,即颈内动脉颅内段发出5支主要分支,如图17-2所示。

（1）眼动脉:是颈内动脉出海绵窦后的第一大分支,起自前膝段与床突上段之间,常发自颈内动脉床突段的内侧缘,向前进入眼眶。

（2）后交通动脉:起于颈内动脉的床突上段,

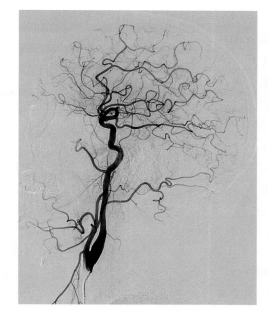

图17-1　颈内动脉效果图

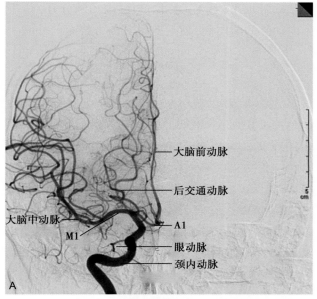

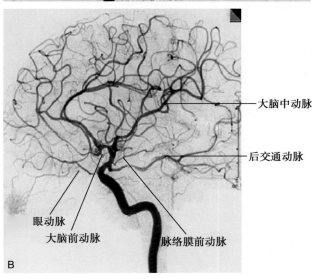

图17-2　颈内动脉分支效果图

向后与大脑后动脉吻合,构成基底动脉环(Willis环)的外侧面。

(3)脉络膜前动脉:起于颈内动脉的床突上段附近,后交通动脉远端2~4mm,经鞍上池和脚间池内向后内方走行,从外向内跨过视束走向外侧膝状体,然后经脉络膜裂进入侧脑室下角向脉络膜丛供血。

(4)大脑前动脉:起自床突上远段,主干在胼胝体沟内走行,发出分支分布到大脑半球的内侧面,顶枕裂之前和大脑半球外侧面的上缘。大脑前动脉主要分支有前交通动脉、胼周动脉、胼缘动脉、眶顶动脉和额极动脉。

(5)大脑中动脉:是颈内动脉的直接延续,起始部横过前穿质向外,在蝶骨小翼附近进入大脑外侧裂,沿岛叶外侧面上行,并向后发出分支,然后转向后上沿脑表面后行。

2. 颈外动脉　颈外动脉起始于颈总动脉,于甲状软骨水平(约$C_4$水平)与颈内动脉分开,位于颈内动脉的前内侧,然后跨过其前方绕至前外侧上行,穿腮腺实质,达下颌颈高度分为颞浅动脉和上颌动脉两个终支。颈外动脉的分支有8支,由近至远端分别为(图17-3)

(1)甲状腺上动脉:于颈外动脉起始处发出,向前下方行于颈总动脉与喉之间,向前下方达甲状腺侧叶上端,分支至甲状腺上部和喉等器官。

(2)咽升动脉:自颈外动脉起端的内侧壁发出,沿咽侧壁上升达颅底,分支至咽、腭扁桃体、颅底和颈部深层肌。由于动脉较细小,常规造影不易显影。

(3)舌动脉:平舌骨大角处,起自颈外动脉,经舌骨肌深面进入舌内,分支营养舌、腭扁桃体及舌下腺等。

(4)面动脉:在舌动脉稍上方起始,经下颌下腺深面至咬肌止点前缘绕过下颌骨体下缘到达面部,又经口角和鼻翼至内眦,易名为内眦动脉,面动脉沿途分支至下颌下腺、面部和腭扁桃体。

(5)枕动脉:与面动脉同高度发自颈外动脉后壁行向后上方,在斜方肌和胸锁乳突肌止点之间穿出至枕部皮下,分支分布于枕顶部。

(6)耳后动脉:在枕动脉的稍上方,向后上方走行,分布于枕耳后部、腮腺和乳突小房。

(7)上颌动脉:经下颌颈深面(腮腺内)入颞下窝,沿途分支分布于外耳道、中耳、硬脑膜、颊部、腭扁桃体、上颌牙齿和牙龈、下颌牙齿和牙龈、咀嚼肌、鼻腔和腭部等(图17-4)。

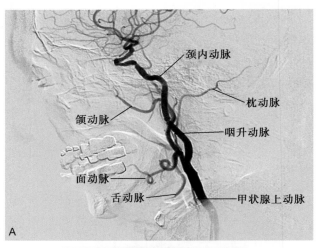

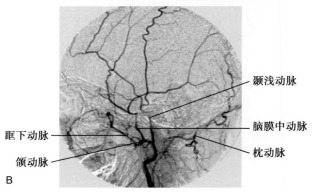

图17-3　颈外动脉分支效果图

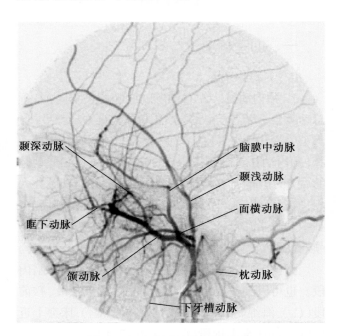

图17-4　上颌动脉分支效果图

具体细小分支有:①脑膜中动脉,是最大的脑膜血管,也是最大的上颌动脉分支,垂直向上经棘孔进入颅内,分为额支和顶支;②脑膜副动脉;③颞深动脉;④下牙槽动脉;⑤咬肌支;⑥眶下动脉。

(8)颞浅动脉:跨颧弓根至颞部皮下,分布于额、颞、顶部的软组织以及腮腺和眼轮匝肌等。

**3. 椎动脉** 椎动脉起自锁骨下动脉，经第6至第1颈椎横突孔上行，从枕骨大孔的椎动脉孔入颅，入颅后由延髓外侧转向腹侧走行，两侧椎动脉在脑桥下缘汇合成基底动脉。椎动脉在颈段发出脊髓支和肌支，比较细小，一般血管造影不能看到。椎动脉在颅内段的主要分支有脊髓前动脉、脊髓后动脉和小脑下后动脉。小脑后下动脉（posterior inferior cerebellar artery，PICA）走行于延髓橄榄体下端向后绕行，至脑干背侧，末端分两支：一支至小脑下蚓部，一支至小脑半球下面（图17-5）。

**4. 基底动脉** 基底动脉由双侧椎动脉在脑桥下缘汇合而成，主要分支有小脑前下动脉、小脑上动脉和左、右大脑后动脉。在脑干腹侧面中线上行

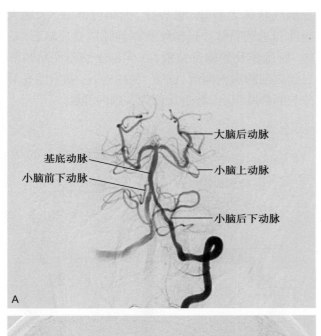

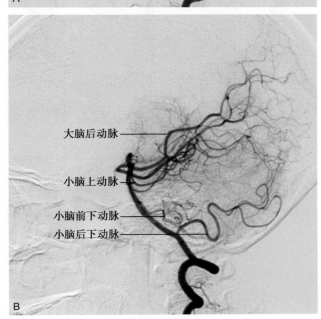

**图17-5 椎动脉分支效果图**

终于脚间池，末端分为两个终支，即左、右大脑后动脉，它起自脑桥中缘附近、两侧动眼神经之间，发出分支分布于颞叶、顶叶、中脑、第三脑室和侧脑室的脉络丛及室管膜。小脑上动脉自基底动脉末端的稍下方发出，从中脑外侧绕大脑脚，再经小脑前缘至四叠体后部，分布于小脑蚓部上面和小脑背后侧。

基底动脉发出的左右大脑后动脉与前交通动脉、后交通动脉、颈内动脉颅内段、大脑前动脉构成一个基底动脉环，当颅内某一血管发生病变时可以通过基底动脉环（图17-6）的血管形成代偿。

**5. 脊髓的动脉** 脊髓的动脉可来源于节段动脉、脊髓前动脉、脊髓后动脉。

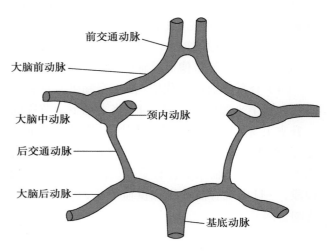

**图17-6 基底动脉环示意图**

（1）节段动脉：成对的节段动脉起自椎动脉第二段、颈深动脉（甲状颈干的分支）、颈升动脉、肋间动脉、腰动脉、髂腰动脉、骶外侧动脉，供应椎旁肌、脊柱，其分支沿相应脊神经通过椎间孔进入椎管，分出根动脉。31对根动脉分三类：①分布至脊神经根和硬脊膜的动脉称为根固有动脉；②进入软脊膜的动脉称为根软膜动脉；③少数根动脉进入脊髓称为髓动脉（也称根髓动脉）。髓动脉是真正的脊髓营养血管，不成对，分散来自不同水平的节段动脉，分别抵达脊髓的前正中裂和后外侧沟，在该处分升、降二支，与相邻髓动脉彼此串联。

（2）脊髓前动脉：在桥延沟稍下方起于椎动脉，在延髓前面斜向前下，约至椎体交叉平面与对侧同名支合成一条动脉。脊髓前动脉沿前正中裂下降，沿途不断接受前髓动脉的补充、加强，延伸至脊髓圆锥，并进而续为一条与终丝伴行的细支。脊髓前动脉全长粗细不均，颈腰膨大处直径可达$750\mu m$，在$T_3 \sim T_8$处仅为$350\mu m$。脊髓前动脉除发出软膜小

动脉丛外,还以直角向后发出 250~300 支沟动脉或中央动脉进入前正中裂,在裂的深部左右交叉地进入相应脊髓段。腰骶节的沟动脉有时为一短干,在矢状面分为 2 支,然后分别进入脊髓左右侧半。沟动脉入髓后,穿过白质前联合,弓形向外至脊髓前角,形成散在的血管网。血管造影时,可见典型"发卡"样血管影像,是根髓动脉与脊髓前动脉移行形成,下降支略粗于上升支正位像,脊髓前动脉位于正中,侧位像脊髓前动脉紧贴锥体后缘。

（3）脊髓后动脉:起自椎动脉或小脑后下动脉,绕至延髓后外侧,向下沿脊髓后根内侧迂曲行进,沿途收集后髓动脉,行程可有中断。脊髓后动脉参与软膜小动脉丛、脊髓后角大部分及部分后索的供血。脊髓血管造影时,可见"发卡"样血管影,但较脊髓前动脉夹角略钝,正位像显示"发卡"样血管影不在正中,略偏于一侧,侧位像显示血管位于椎管后缘。

（4）脊髓供血区的代偿:由于脊髓供血具有节段性和两个来源(上一节段的下降支和下一节段的上升支),某些节段两个来源衔接不佳或血供不够充分,如 $T_1$~$T_4$ 胸髓(特别是 $T_4$)和 $L_1$ 脊髓腹侧面,称为"危险区",临床上容易受到损伤。在颈髓和胸腰段,一旦出现脊髓前纵轴供血不足,可以形成侧支吻合网。

颈髓:如果动脉主干闭塞(锁骨下动脉或椎动脉),颈髓上 1/3 的血运可以由椎动脉肌支、颈升动脉、枕动脉、小脑后下动脉形成的环枢吻合逆行充盈;下 1/3 颈段血运则可以来自甲状颈干上、下动脉、颈深动脉和胸廓动脉。

腰段:如果根髓大动脉闭塞,脊髓血运可以由前后腰骶根髓动脉通过圆锥吻合弓供给。

**（二）静脉系统**

头部的静脉主要由颅内静脉、颅外静脉组成。脑及脑膜的静脉回流可分为板障静脉、脑膜静脉、硬脑膜窦、大脑的深静脉和浅静脉。

**1. 板障静脉** 是由小而不规则的被内皮覆盖的血管管道组成,走行于内外板之间,与颅外静脉系统、脑膜静脉、硬脑膜窦相通,造影不显影。

**2. 脑膜静脉** 存在于硬膜内,引流大脑镰、小脑幕、硬脑膜的静脉血流,走行于内板的静脉沟内,与硬脑膜窦或颅外面深部的翼丛、颈椎周围的椎静脉丛相通。

**3. 硬脑膜窦** 是被内皮覆盖的管道,位于硬膜的两层之间,没有瓣膜,呈小梁结构,是收集颅内静脉的主要通道。主要包括上矢状窦、下矢状窦、直

窦、横窦、岩窦、乙状窦、海绵窦。各静脉窦的回流情况:①上矢状窦,位于大脑镰上缘,从鸡冠起向后直至窦汇;②下矢状窦,位于大脑镰的游离缘之下,与上矢状窦平行,与大脑大静脉汇合成直窦入窦汇;③直窦,由大脑大静脉与下矢状窦汇合而成,向后经窦汇至横窦;④窦汇,位于两侧小脑幕游离缘之间,由上矢状窦与直窦在枕内隆凸处汇合而成,注入横窦;⑤横窦,与上矢状窦呈 T 字相交;⑥乙状窦,是横窦的延续,向下经颈静脉孔与颈内静脉相近;⑦海绵窦,位于鞍旁,两侧海绵窦经海绵间窦互相沟通,它前接眼静脉,两侧接大脑中静脉,后经岩上窦与横窦相通,经岩下窦与乙状窦或颈内静脉相通。

**4. 大脑的深、浅静脉(图 17-7)**

（1）大脑深静脉:主要收集脑深部血液,包括丘脑纹状体表静脉、膈静脉、大脑内静脉、大脑大静脉和基底静脉。丘脑纹状体静脉接受丘脑、纹状体、脉胳体及侧脑室血液,在侧脑室侧壁尾状核和丘脑之间的沟内向前、向下、向内走行,在室间孔后壁与膈静脉混合,转折后成为大脑内静脉。

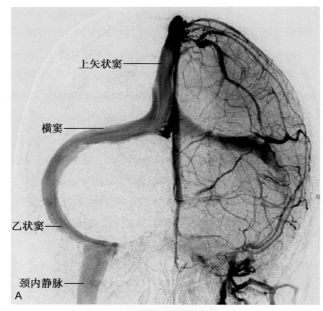

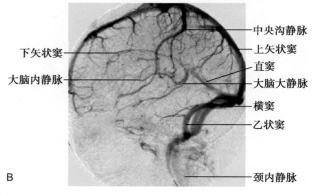

图 17-7 颅内静脉回流示意图

左右大脑半球各一条大脑内静脉，沿第三脑室顶向后下，在胼胝体压部下汇合成大脑大静脉，大脑大静脉还接受四叠体、松果体和小脑上蚓的血液，其后方与下矢状窦汇合成直窦。基底静脉接受前穿质、基底节和岛叶的血液，沿大脑脚向后上汇入大脑大静脉。

（2）大脑浅静脉：主要收集大脑皮质血液。大脑上静脉每侧数条，经大脑表面注入上矢状窦。大脑中静脉由数条分支汇合成一条，位于外侧裂，注入海绵窦。此外，还有大脑下静脉位于大脑底面，注入海绵窦和岩上窦。交通吻合静脉连接于各种静脉之间。

（3）椎静脉：根据静脉引流的方向，后颅凹静脉可分为3个主要引流系统：

1）上组向上引流至大脑大静脉，其中小脑中央前静脉和上蚓静脉引流小脑上部和前部，中脑后静脉和中脑前静脉引流脑干。

2）前组引流至岩上窦的静脉，主要为岩静脉，它由引流小脑半球前部，以及引流脑桥和延髓前外面的多个尾支组成。

3）后组向后外引流入窦汇以及邻近直窦或侧窦的静脉，这组静脉引流小脑半球和扁桃体的后下面，主要为蚓下静脉和半球下静脉。

此外，天幕上组引流大脑后动脉及其分支供血的区域，并引流中脑、间脑的后部、侧脑室、枕叶、颞后叶和顶后叶，它连接大脑大静脉、上矢状窦、直窦和侧窦。主要静脉有基底静脉、脉络膜丛和脉络上静脉、大脑内静脉和丘脑静脉。

大脑静脉回流的总体情况：

大脑表浅静脉→大脑上静脉→上矢状窦→横窦→乙状窦→颈内静脉。

大脑深部静脉、丘脑纹状体静脉、膈静脉、丘脑体静脉、侧脑室静脉→大脑大静脉→下矢状窦→直窦→横窦→乙状窦→颈内静脉。

眼静脉、大脑中浅静脉、中央沟静脉、Lable静脉→海绵窦→岩上窦（岩下窦）→横窦→乙状窦→颈内静脉。

**5. 颅外静脉** 主要有面总静脉、枕静脉、耳后静脉等。面总静脉中的面前静脉收集颜面部大部分血流，面后静脉由颞浅静脉和上颌静脉汇合而成。枕静脉和耳后静脉都汇入颈外浅静脉，面总静脉注入颈内静脉，而颈外浅静脉则注入锁骨下静脉。

**6. 脊髓的静脉** 血液从脊髓内的毛细血管床，通过髓内静脉引流到髓周静脉（静脉血管冠），然后再通过根静脉注入椎静脉丛、脊柱外静脉网。

（1）髓内静脉：在髓内呈放射状排列，在前正中裂汇成前正中静脉，在后正中沟汇成后正中静脉，在前、后正中静脉之间存在吻合，其中往往有一支静脉粗大。

（2）髓周静脉：除包括一些不规则的前外侧和后外侧静脉外，还包括在前正中裂内的脊髓前静脉（正中静脉引流入内），在后正中沟内有脊髓后静脉（较脊髓前静脉粗大）。

（3）根静脉：不一定与根动脉伴行。有学者统计，根静脉共14支，7支前根静脉、7支后根静脉，其中相对恒定的有：$C_3$、$C_5$水平各1支，上胸段1支，中胸段1支，下胸段2支，腰段2支。

（4）脊髓静脉的回流：根静脉血液汇入椎管内静脉丛，前后各有两条纵轴血管，由前、后、两侧横行静脉连接。在腰段，椎管外静脉丛引流入腰升静脉；胸段，入半奇静脉和奇静脉；下颈段，入上肋间静脉注入奇静脉；上颈段，引流入椎静脉丛和颈部静脉；在颈、延髓交界的前方，脊髓前静脉可与延髓前静脉相连；颈、延髓交界后方，脊髓后静脉与延髓后静脉相连，两者经颅内静脉回流。

## 二、造影技术

### （一）手术操作

**1. 颈动脉** 包括颈总动脉、颈内动脉、颈外动脉，应用经皮穿刺技术（Seldinger）行股动脉穿刺，将所选用的单弯导管插至升主动脉弓，常规先行右侧颈动脉及分支的造影。转动导管，使导管的尖端向上，缓慢地向后拉，使导管尖端抵达无名动脉开口处，然后旋转导管使导管尖端指向内侧，继续推进使其进入右颈总动脉。转动C臂，使颈部成侧位像，将导管顶端插至第4~5颈椎平面时，根据造影目的将导管送入颈外或颈内动脉，然后注入少量对比剂，证实导管在靶血管后，透视下行造影定位，确认无误后即可造影。左颈总动脉自主动脉弓发出，其主干与主动脉弓约呈锐角，旋转导管使其尖端向上，然后缓慢向后拉动导管，使导管先端进入左颈总动脉开口，并利用回抽和推动等操作技巧，使导管进入左颈总动脉，采用同样的方法将导管送入颈外或颈内动脉进行相应的造影。由于血管扭曲，导管不能顺利进入无名动脉或颈总动脉，可用导丝引导。颈外动脉分支较多，常用超选择性插管进行造影。

**2. 椎动脉** 任何一侧椎动脉的造影均可获得椎-基底动脉血管像。左椎动脉的开口部和左锁骨下动脉的上行段平行，导管容易进入左椎动脉，这也是常用左椎动脉插管造影的主要原因。将导管推进至主动脉弓部，使导管尖端指向外上方，直指左锁骨下动脉，略向上推进，并旋转导管180°，使其尖端指向内上方进入左椎动脉，继续向前插进3~4cm，注射对比剂后证实为椎动脉，再进行造影位置的定位，即可造影。

右椎动脉因插管困难而较少应用，若有动静脉畸形或烟雾病者，或当左侧椎动脉狭窄、闭塞时，则行右椎动脉插管造影。导管经主动脉弓进入无名动脉后，转动导管使其尖端指向外上方插入右锁骨下动脉，再转动导管使其头端向上，略向后拉导管，使导管头端进入右椎动脉开口，注射对比剂后证实为椎动脉，继续向前插进3~4cm，再进行造影位置的定位，即可造影。

**3. 脊髓动脉** 操作同脑血管造影。造影采集时应包括双侧椎动脉、甲状颈干、肋颈干、双侧胸1~12肋间动脉、双侧腰1~4的腰动脉、双侧髂总动脉。因肋间动脉较细，超选择时选用4F黑色Cobra导管，每次对比剂注射速率为1ml，总量3ml，压力100PSI。椎动脉造影选用5F MP导管。

**（二）造影参数选择**

常规选用300~370mgI/ml的非离子型对比剂，也可使用浓度为50%~60%的离子型对比剂。主动脉弓造影时，造影参数为：对比剂总量30~35ml，流率18~20ml/s，压力限制600~900PSI；颈内动脉造影时，对比剂用量6~8ml，流率3~4ml/s，压力限制150~200PSI；颈外动脉造影时，对比剂用量5~6ml，流率2~3ml/s，压力限制150~200PSI；超选择性颈外动脉分支造影时，对比剂用量3~5ml，流率2~3ml/s。椎动脉造影时，对比剂用量5~7ml，流率3~4ml/s，压力限制150~200PSI。脊髓造影时，对比剂用量3ml，流率1ml，压力限制100PSI。

**（三）造影体位**

颈内动脉造影常规摄取头颅侧位和头位（汤氏位），必要时加左右斜位。侧位为水平侧位，使两外耳孔重合，前颅底骨重叠；汤氏位，透视下观察要使双侧岩骨与眼眶内上缘重叠。颈外动脉造影取正侧位，必要时加左右斜位。椎动脉造影的常规体位是标准侧位和汤氏位。若颈内、外动脉分支不明显，可采用15°~30°斜位来显示颈内、外动脉的根部。若要了解主动脉弓、头臂动脉、左颈总动脉及椎动脉的起始点分布情况，可采用主动脉弓造影，即左前45°~60°斜位，可使主动脉弓、头臂干、左颈总动脉及椎动脉显示清晰。脊髓血管造影常规摄取标准正位，发现病变时加左右斜位及水平侧位。

## 三、图像处理与重建

### （一）3D-DSA技术

三维旋转数字减影血管造影（three dimensional rotational digital subtraction angiography，3D-RDSA）是利用血管造影机的C臂快速旋转过程中对感兴趣区进行造影，再利用三维重建技术对血管进行重建的新技术。能提高动脉瘤的诊断准确性，特别是对瘤体形态、大小、瘤颈及与载瘤血管关系的显示优于2D-DSA和旋转DSA，同时也提高动脉瘤、动脉狭窄和动静脉畸形在治疗时的准确性、安全性，缩短手术时间，减少患者和操作者的X线辐射剂量。3D-DSA的主要重建技术有：

**1. 最大密度投影（MIP）** MIP可360°全方位旋转，血管影像清晰，原始信息丢失较少，主要用于血管直径和动脉瘤直径测量，可以较精确地显示血管之间的解剖关系，不会使微弹簧圈产生伪影，因此，对弹簧圈大小、形态的选择，尤其是对第一个弹簧圈的选择有重要意义，同时MIP还可以显示动脉瘤微弹簧圈栓塞后形成的钢圈与血液的界面，确认栓塞的程度与效果。

**2. 表面阴影成像（SSD）** 在MIP重建的基础上，设置适当的图像阈值而形成立体感较强的图像，主要用于整体血管三维重建，但若图像阈值设置不恰当，则会使细小的血管消失，使某些血管影像模糊；也有可能丢失一些重要的小血管或重建一些原来不存在的解剖关系，同时也有可能使弹簧圈产生伪影。选择适当的图像阈值，可以提高图像的细节能力。

**3. 容积再现（VRT）** 它使血管壁在一定程度上透明化，使血管表面与深部结构同时立体地显示，血管图像清晰、逼真。可以发现血管内壁上的硬化斑块及透视出血管壁上动脉瘤或其分支的开口。

**4. 仿真内镜（VE）** 根据3D图像，选取病变血管，通过仿真内镜，可以观察血管腔内的情况，显示动脉瘤瘤颈在载瘤动脉的开口，有无动脉瘤瘤腔内起源的正常动脉及其他某些动静脉瘘的瘘口。（图17-8）

**5. 虚拟支架置入术** 通过虚拟支架功能的运行，能形象地展示病变血管的支架置入后的效果，可清晰地模拟显示内支架置入后的情况，包括支架置入的位置、大小是否合适，支架贴壁情况，封闭部位是否合适等。如不合适可再次更换支架，直至欲置入的支架十分适合时，再选择同样支架置入体内，使实际支架置入获得良好的治疗效果。另外，对于颅内动脉瘤，尤其是宽颈动脉瘤，既要置入支架又需要

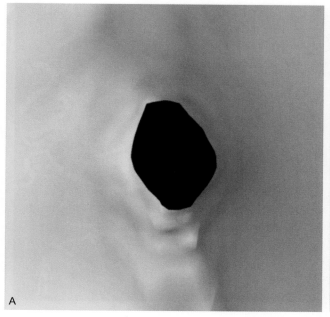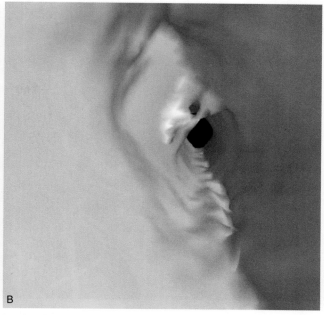

图 17-8　仿真内镜截图

弹簧圈的栓塞，应用虚拟支架置入系统，除了可以显示支架置入后的情况外，还可以利用工作站的处理，清晰显示瘤腔的大小，这样更容易确定第一次微弹簧圈置入的大小，使微弹簧圈不因过小而不能充分成篮；也不因过大挤压支架使之变形。因此，利用虚拟支架系统可达到事半功倍的效果。（图 17-9）

**6. 重建缩放功能**　3D 重建后有些细微病变不能显示清楚，可通过重建缩放功能获得满意的效果。重建缩放功能是当重建是以较小容积进行时，重建结果会扩大，容积显示表面大小则保持不变，

又称新建重建。增加图像的容积，扩大图像细节，能有效地识别动脉瘤表面的或膨大的血管团上的可疑血管。（图 17-10）

**（二）3D 路图功能**

在旋转造影后，只要在 3D 状态，可以根据工作站选定的位置，进入 ACC 状，当你旋转某个需要的图像时，机器会自动旋转至相应的位置。采用 3D 路图，既可进行微导管及导丝的进入，又可以旋转 C 臂进行动态路图，为脑部血管病变的治疗提供方便。（图 17-11）

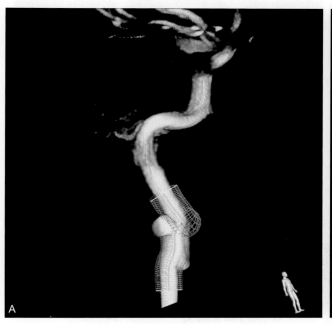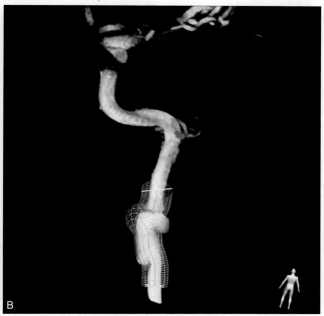

图 17-9　虚拟支架示意图

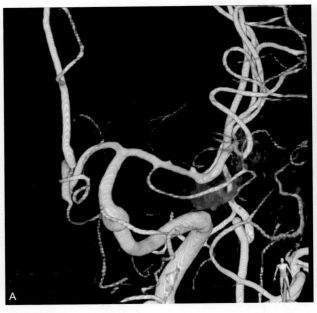
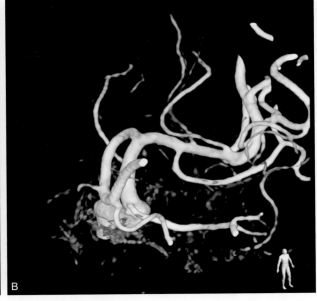

图 17-10　二次重建示意图

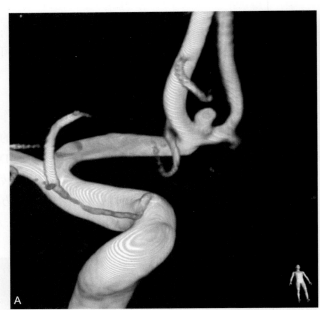
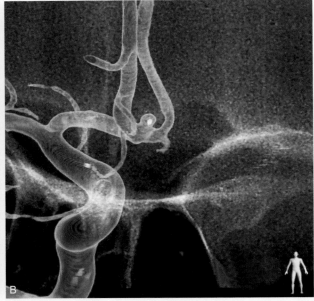

图 17-11　2D、3D 示意图

### （三）C 臂 CT 功能

C 臂 CT 功能又称类 CT 功能或血管 CT，是继普通 CT 之后出现的一种新技术，利用 C 臂的旋转、FPD 的数据采集，通过计算机对采集来的数据进行重建，将二维投影图像变换成三维目标图像，获得 CT 图像。在脑血管治疗中，有时会有动脉瘤的再次破裂、出血等意外情况的发生，在常规 DSA 的治疗中若出现此类事件，必须将患者送入 CT 室进行 CT 扫描，来确定出血程度并采取相应的治疗措施，甚至中断治疗。采用类 CT 功能，即可在 DSA 检查或治疗中及时进行 CT 扫描，可快速获得结果，为治疗提供更大的保证。同时在每次治疗结束后，也可以进行 CT 扫描，确保治疗的安全性。

C 臂 CT 功能的应用既保证了手术的安全性又为并发症治疗赢得了时间，降低了并发症对脑组织的损害，是脑血管病变的介入治疗必须具备的功能。（图 17-12）

### 四、相关病变的介入治疗

#### （一）颅内病变的介入治疗

**1. 颅内血管病变**

（1）颅内动脉瘤：颅内动脉瘤未破裂时，可不出

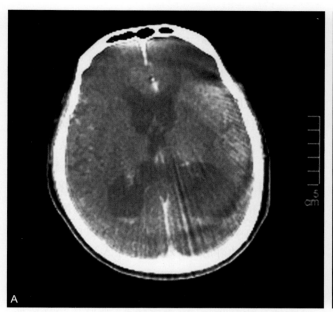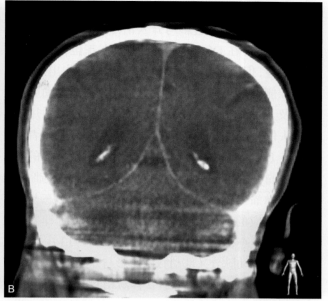

图 17-12　C臂CT图

现蛛网膜下腔出血的一些临床症状，有些脑动脉瘤是在其他的检查中偶然被发现。当颅内动脉瘤破裂时，以蛛网膜下腔出血为主要临床症状，若不及时治疗则危及生命。动脉瘤的好发部位，主要在血管的分叉部、以粗血管分叉处最多。动脉瘤的治疗方法，以往以外科手术为主，采用阻断动脉瘤的血供，即用动脉夹对动脉瘤进行夹闭，对人体的损害比较大。随着神经介入技术水平的提高、介入材料的不断发展，越来越多的动脉瘤都趋向介入的微创手术。这就要求在DSA的造影中不但要发现动脉瘤的形态、大小、位置等，更重要的是要对瘤体与载瘤动脉的关系、瘤颈的大小进行测量与评估，决定采用相应的手术。

临床上颅内出血的患者，先行CT、MRI检查，对蛛网膜下腔出血者行CTA、MRA进行初步诊断，最后行DSA检查。对蛛网膜下腔出血者行DSA检查时要进行多血管、多部位的造影，尤其是病变侧的血管，有时也要进行压颈试验，评价颅内动脉的交通情况。DSA的摄影关键是显示动脉瘤与载瘤动脉的关系，瘤体的形态、大小。对于动脉瘤大小的测定，可放入比例尺或采用标准钢球作为测量的校正值，但球的放置位置因X线放大率的不同而存在误差。新的DSA设备中采用旋转造影并3D重建，采用3D图像的自身测量系统，其测量值会更为准确性。在常规的造影中，可采用蒙片的方式确定载瘤动脉、动脉瘤与骨的位置关系，有利于开放手术的定位。通过DSA检查既可明确动脉瘤的位置、形态、大小与方向以及与载瘤动脉的关系，还可以

确定对动脉瘤的治疗方案，决定采用开放手术还是介入手术。若采用介入手术，则可在造影的同时直接进行手术。介入治疗的具体流程是：

1）疑有脑动脉瘤者先行CTA或MRA检查，既可以进行预先诊断，也可以初步检查瘤体的位置、形态、大小，以及与载瘤动脉的关系。

2）全脑血管造影：进一步确诊，并确定治疗的方法。

3）栓塞治疗：在全身麻醉的情况下根据不同位置的动脉瘤，将微导管超选择性进入动脉瘤内，依据瘤体形态、大小，选用不同形态与大小的弹簧圈，通过手动控制的方式将弹簧圈送入动脉瘤内进行栓塞治疗。最后通过造影确认栓塞的程度与效果。

颅内动脉瘤形态较多、大小不等、位置不同，不同部位的动脉瘤显示的角度、体位不同。下面对几种具有代表性的颅内动脉瘤病例做一简单介绍：

前交通动脉瘤造影与介入治疗：前交通动脉瘤在头位（汤氏位）上与大脑前动脉重叠，同时又是A1与A2的交界处，在侧位上与大脑中动脉重叠，需要通过正侧或斜位及瓦氏位将其显示出来。根据瘤体的偏向采用不同的倾斜方向与角度，一般斜位角度不宜太大，约15°。根据瘤体的指向不同，采用头位或足位，以显示瘤颈与载瘤动脉的关系，角度为20°~25°。通过旋转造影及3D重建，可显示动脉瘤与载瘤动脉的关系。介入治疗：在造影的基础上，选择动脉瘤的最佳显示位置，依据瘤体的形态与大小选择相应的弹簧圈，进行动脉瘤的栓塞。栓

塞后进行造影复查，评估栓塞的效果。

后交通动脉瘤造影与介入治疗：颈内动脉的后交通动脉瘤，在 DSA 检查中，多数在正位像与颈内动脉重叠，但大多数情况用侧位图像即可作出诊断。在标准侧位上可显示动脉瘤的颈部、后交通动脉分叉部及其他分支血管。若不能清晰显示，可采用侧位加头位或足位及其他位置进行造影。有条件者应行旋转 DSA，通过 3D 成像，可充分显示动脉瘤的瘤颈与载瘤动脉的关系。介入治疗：在造影的基础上，选择动脉瘤的最佳显示位置，依据瘤体的形态与大小选择相应的弹簧圈，进行动脉瘤的栓塞。栓塞后进行造影复查，评估栓塞的效果。（图 17-13）

大脑中动脉分叉部动脉瘤造影与介入治疗：大脑中动脉分叉部的动脉瘤，血管容易相互重叠，不易显示瘤颈与载瘤动脉的关系，需进行多位置的摄影。采用正位像可以显示动脉瘤，侧位像与大脑前动脉重叠，斜位更能显示瘤颈与载瘤动脉的关系，值得注意的是右（左）侧动脉瘤采用左（右）前斜位可能会取得更好的效果。若使用旋转 DSA 加 3D 重建，能明确地显示出大脑中动脉及其末梢血管与动脉瘤的关系。介入治疗：在造影的基础上，选择最佳显示位置，依据瘤体的形态、大小、瘤颈宽窄及载瘤血管的关系，选择相应的弹簧圈进行动脉瘤的栓塞。栓塞一定程度后进行造影，观察栓塞的情况，防止弹簧圈对载瘤动脉的影响。栓塞后应进行造影复查，评估栓塞的效果。

基底动脉前端的动脉瘤造影与介入治疗：这部分的动脉瘤大多数发生在基底动脉前端与左右大脑后动脉交叉的部位，采用头位就可以观察到瘤体的形态。有些动脉瘤会向左或右偏离，要观察到瘤颈与载瘤动脉的关系，则需要头位加左右斜位（角度 10°~15°）。侧位上因与大脑后动脉的影像重叠，观察瘤颈较困难。有时采用标准头颅正位也可较好地显示瘤体的形态，根据瘤体的指向不同，采用头位或足位，以显示瘤颈与载瘤动脉的关系，角度为 10°~15°。通过旋转造影及 3D 重建，可以显示动脉瘤与载瘤动脉的关系。介入治疗：在造影的基础上，依据瘤体的形态与大小选择相应的弹簧圈，选择最佳位置进行动脉瘤的栓塞。栓塞后进行造影复查。

（2）脑动静脉畸形造影与介入治疗：脑动静脉畸形（cerebral arteriovenous malformation，CAVM）是一种先天性局部脑血管发生的变异，病变部位的动脉直接与静脉相接，形成了脑动、静脉之间的短路，产生了一系列脑血流动力学上的改变，临床上可表现为反复的颅内出血，部分性或全身性抽搐发作，短暂脑缺血发作及进行性神经功能障碍等。脑动静脉畸形有供血动脉与引流静脉，其大小与形态多种多样。可发生于脑的任何部位，病灶左右侧分布基本相等。90% 以上位于小脑幕上。动静脉畸形在 DSA 检查时，动脉与静脉的直接吻合易于发现，在血管造影的图形上可以看到异常的血管团、扩张的静脉。

为了明确畸形血管与周围血管的关系，DSA 检查时应分别进行颈内、颈外动脉和椎动脉造影。每次造影必须充分显示静脉的回流情况，以掌握畸形血管多支供血及多支分流情况，有利于介入治疗。摄影体

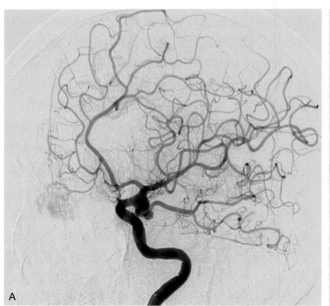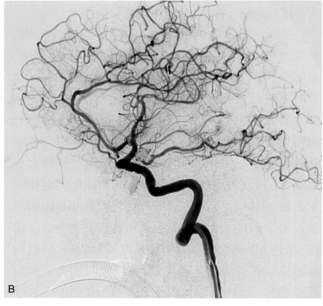

**图 17-13 后交通动脉瘤栓塞前后对比图**

A. 栓塞前；B. 栓塞后

位用颈动脉、椎动脉的常规造影体位,后颅窝处的病变追加头颅前后位。造影的关键是使动脉早期的图像显示清晰,同时要观察动脉期、实质期及静脉期,尤其动、静脉的交界处,畸形静脉的走向,分支血管的流向。也要对非畸形侧血管进行造影,观察畸形静脉的侧支情况,为介入治疗提供可靠的依据。

介入治疗:在全身麻醉的情况下进行 DSA 造影,明确畸形团的位置、供血动脉数量及引流静脉的情况,选择最佳显示位置,根据畸形团不同的供血动脉,将微导管超选择性插入供血动脉,通过造影确认微导管的位置,注射对比剂核实畸形团供血状态,无误后再注入组织胶(目前多采用 Onyx 或外科胶 G-NB-2)将畸形血管栓塞。大多情况下,需要进行多支畸形血管的栓塞,最后通过造影确认栓塞的程度与效果(图 17-14)。大多数 AVM 有较多动静脉沟通,不可能栓塞所有的供应动脉或瘘口,而且动脉栓塞不全者往往复发。有些 AVM 的栓塞,达不到对所有畸形血管进行栓塞的作用,仅做部分或大部分血管的栓塞,栓塞的程度因畸形团的大小不同而不同。

(3)脑血管狭窄的造影与介入治疗:由于动脉硬化形成斑块,使脑部血管管腔变小,血流量减少,脑组织供血不足,产生一系列临床症状。这种狭窄常发生在脑部较大的动脉内,以大脑中动脉的 M1 段和大脑前动脉的 A1 段多见,较小血管的狭窄在 DSA 的检查中一般难以显示。DSA 摄影的关键是注意观察动脉壁的不规整、狭窄、闭塞情况,采集其动脉期及静脉期的影像。发现狭窄的血管,应对狭窄段进行放大造影,有利于提高测量狭窄血管的长度、狭窄程度的精确度。

介入治疗:通过造影确认狭窄血管的长度、狭窄的程度,无症状的狭窄超过 75%,则需要治疗。测量病变血管的直径、狭窄的长度,选择相应的球囊扩张支架。将导管超选择性插入病变血管,再将带有支架的球囊送入病变部位,通过造影或在路图的标志下,打开球囊,释放支架。再次造影评估支架释放位置及血管再通的程度。(图 17-15)

(4)硬脑膜动静脉瘘(DAVF)造影与介入治疗:硬脑膜动静脉瘘(dural arteriovenous fistula,DAVF)是海绵窦、横窦、乙状窦等硬膜窦及其附近动静脉间的异常交通,为颅内外供血动脉与颅内静脉窦的沟通,多见于成年人。硬脑膜动静脉瘘的供血动脉为颈内动脉、颈外动脉或椎动脉的脑膜支,血液分流入静脉窦。由于动脉血液直接流入静脉窦而导致静脉窦内血液动脉化及静脉窦内压力增高,从而使脑静脉回流障碍甚至逆流,出现头痛、搏动性耳鸣、颅内压增高、脑代谢障碍、血管破裂出血等临床表现。进行 DSA 检查时,需要分别对颈外动脉、颈内动脉进行造影,必要时进行超选择性造影,明确主要的供血动脉及回流静脉。

介入治疗:根据 DSA 检查情况,确认瘘口的位置,既可经动脉途径也可经静脉途径栓塞。经动脉栓塞是经股动脉穿刺插管,使导管进入供血动脉的主干,再超选择性插管,将微导管插至供血动脉远端近瘘口处进行栓塞。经静脉栓塞是经股静脉或颈静脉、经眼上静脉和术中穿刺静脉窦或引流静脉 3 种栓塞

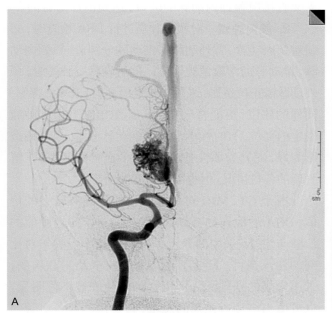
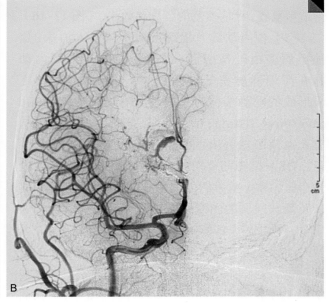

图 17-14　动静脉畸形栓塞前(A)后(B)对比

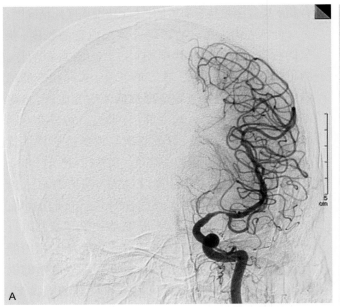
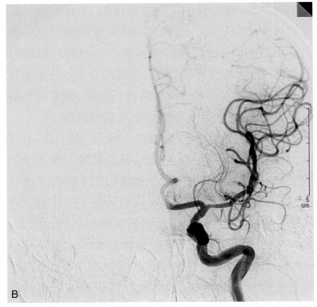

图 17-15 大脑中动脉狭窄栓塞前(A)后(B)对比

方法。采用"三明治"技术注射法。即先在导管中注满 5% 的葡萄糖注射液,再用 1ml 注射器抽取 0.9ml 5% 的葡萄糖注射液,0.1ml 的 IBCA,使栓塞剂夹在 5% 的葡萄糖液中注入畸形团,防止栓塞剂在导管内凝固。目前采用液态栓塞系统,在注射胶之前要确保导管先端在畸形团里,确认无误后再进行注射。

先用 DMSO 封管后缓慢注入 Onyx 胶进行栓塞,边注射边进行观察,防止胶体向其他血管漂散导致非靶血管的闭塞。也可采用外科胶(G-NB-2)加碘油进行栓塞,但需要用 5% 的葡萄糖注射液进行导管的冲洗,防止外科胶与血管黏合。注射完毕后应尽快撤出导管,防止导管被黏住无法拔出。再行造影复查,评估栓塞的程度与效果。(图 17-16)

(5)颈内动脉海绵窦瘘造影与介入治疗:这种疾病多由外伤引起,因外伤骨折导致颈内动脉在海绵静脉窦处发生破裂,与海绵静脉窦之间形成的动静脉瘘称为颈内动脉海绵窦瘘(carotid cavernous fistula,CCF)。其症状为一侧的眼结膜充血及眼球突出,可闻及与心跳一致的血管杂音。DSA 检查需要对颈内、外动脉进行选择性血管造影,DSA 摄影的关键是显示动脉早期、静脉瘘口及静脉回流的图像。造影时采用常规对比剂的用量,颅内血管显影效果较差,甚至不能显示,因颈内动脉直接与海绵窦连接,对比剂因海绵窦的分流,无法进入颈内动脉远端的分支,产生"偷流现象"。为了使颈内动脉的分支血管也能显示,对比剂用量要比常规剂量大,其造影参数为:对比剂用量

10~12ml,流率 8~10ml/s,压力限制 200~300PSI。与 3D 重建相比,采用旋转造影更能找出瘘口的位置。

介入治疗:根据 DSA 检查情况,确认瘘口的位置。根据瘘口的大小选择相应大小的球囊。将球囊(balloon)装在导管前端,转动导管使球囊进入颈内动脉的瘘孔,由于动静脉在瘘口有压差,漂浮的球囊随血流更易进入海绵静脉窦内。当球囊进入海绵静脉之后使之膨胀、堵住瘘孔,同时进行颈内动脉造影,确认堵塞的程度。一旦确认瘘孔被堵塞,则释放球囊,复查造影确认治疗效果。一般采用球囊或弹簧圈栓塞海绵窦瘘口,甚至可采用覆膜支架直接覆盖颈内动脉的破口,达到治疗的目的。

**2. 颅内肿瘤** 对颅内肿瘤进行 DSA 检查时,必须对颈内动脉、颈外动脉和椎动脉分别造影,颈内动脉、椎动脉通常取常规体位。但后颅窝有肿瘤时,颈外动脉需正位造影,采用与椎动脉正位(Towne 摄影)同样的体位,更能将病变部位显示出来。根据肿瘤发生的部位,有时候也需要行椎动脉造影,以患侧造影为好,尤其为恶性肿瘤,应行多血管的造影,了解肿瘤的各自情况,但也需进行双侧造影。

由于 CT、MRI 对颅内肿瘤的诊断有较大的价值,DSA 的检查具有创伤性,目前对于颅内肿瘤的诊断与治疗,采用的介入手段相应较少。关于对比剂的注入条件,只要不是特殊的狭窄及闭塞病变,采用常规的条件注入即可。为了使肿瘤染色明显,也可适当增加对比剂的总量,减少流速。各血管的注射参数见表 17-1。

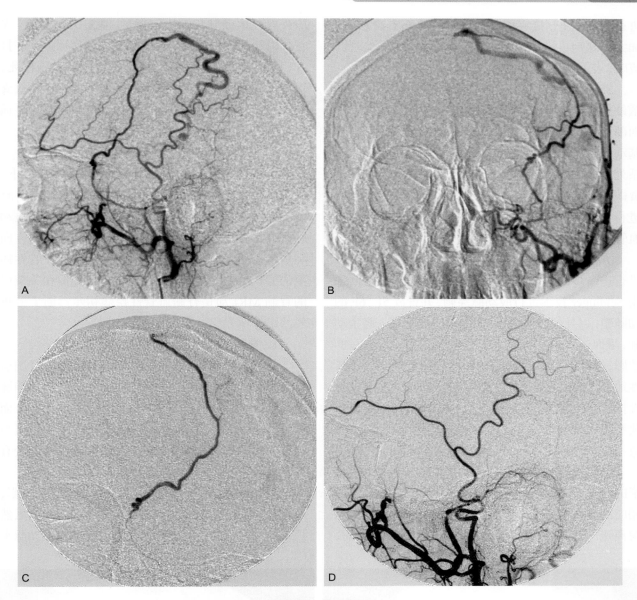

**图 17-16　硬脑膜动静脉瘘栓塞前后对比**
A. 栓塞前侧位；B. 栓塞前正位；C. 栓塞中；D. 栓塞后

表 17-1　各血管的注射参数

| 部位 | 注射速率/（ml/s） | 注射总量/ml | 注射压力/PSI |
|---|---|---|---|
| 颈内动脉 | 3~7 | 9~12 | 200~300 |
| 颈外动脉 | 3~4 | 5~6 | 200~300 |
| 椎动脉 | 3~4 | 7~8 | 200~300 |

## （二）头颈部病变的造影与介入治疗

**1. 鼻出血**　多由鼻部受外伤、鼻腔疾病、高血压、缺乏维生素 C 或 K 缺乏以及伤寒等急性传染病引起，血液从鼻孔流出而成鼻出血。常规治疗多为采用止血药前后鼻孔填塞等对症治疗，若经保守治疗效果不佳者可采用介入栓塞治疗。即经皮股动脉穿刺导管插入靶血管，使用栓塞物质对靶血管进行栓塞，达到止血的治疗目的。

方法：采用 Seldinger 技术进行股动脉穿刺，并置放 5F、6F 的动脉鞘，以导丝作向导将 5F 的单弯导管进入颈外动脉，先行颈外动脉造影，明确瘤体的供血情况，确认供血动脉，再行超选择性插管，使导管进入靶血管。当进入目标血管后，应先在导管内注入少量对比剂，证实导管的位置后方可进行造影。颈外动脉造影参数：8~10ml，流率 2~3ml/s，压力限制 200~300PSI。上颌动脉造影参数：5~6ml，流率 2~3ml/s，压力限制 200~300PSI。确认出血或病变血管后才能注射栓塞剂进行栓塞。要考虑对侧是否有血供，需要对对侧进行同样的造影，必要时也进行栓塞。根据不同的病变性质采用相应的栓塞材料，如 PVA 颗粒、明胶海绵等。栓塞后 3~5min

进行造影复查,核实栓塞情况。若栓塞不满意,则加大栓塞剂再进行栓塞,当造影显示供血的血管断流时,表示栓塞成功。(图17-17)

**2. 颈部血管狭窄** 颈内动脉系统病变导致的脑缺血以大脑半球和眼部症状为主,如对侧上肢、面部产生轻度偏瘫、失语,对侧偏身感觉障碍等;椎基动脉缺血,主要为脑干、小脑、大脑枕叶等产生一系列相应的症状;头臂动脉狭窄或闭塞产生脑和手臂缺血的一系列症状。临床上多以彩色多普勒超声进行初步筛查,辅以CTA检查,确定病变的部位,血管狭窄长度及闭塞程度。

方法:DSA为血管病变诊断的"金标准",既可进行进一步的检查,同时可行血管的腔内治疗。采用Seldinger技术进行股动脉穿刺,并置放5F、6F的动脉鞘,以导丝作向导将5F的单弯导管进入腹主动脉,继而进入胸主动脉,在升主动处进行主动脉弓的造影,以了解弓部各血管的供血情况,再将导管选择性地进入颈内、颈外及椎动脉进行造影,再行超选择性插管,使导管进入靶血管行DSA造影,判断血管狭窄或闭塞的程度。一般行颈总动脉造影,造影参数:6~8ml,流率4~6ml/s,压力限制200~300PSI。

介入治疗:通过造影确认狭窄血管的长度、狭窄的程度,测量病变血管的直径、狭窄的长度,选择相应的球囊扩张支架。为防止狭窄段血管内的斑块脱离进入颅内血管产生栓塞,在进行球囊扩张前,应先对颈内动脉远端进行保护,在进入球囊前,先在颈内动脉远端即狭窄段远端置入栓塞保护器并打开,防止因球囊扩张后动脉斑块脱落导致脑梗死,再行球囊扩张。通过精确定位后扩张球囊,释放支架。支架置入后再次行DSA检查,了解血管再通情况(图17-18)。回收保护器,结束手术。

**(三)脊髓血管性疾病的造影及介入治疗**

由于脊髓的特殊解剖结构,绝大多数情况下,确诊脊髓血管性疾病需要行脊髓动脉血管造影(脊髓DSA)才能明确脊髓血管性疾病的类型、供血动脉病变的性质、病变部位和范围、引流静脉的方向和数量、病变与临床症状的关系等。脊髓血管性病变的CT或/和MRA的诊断价值不高,但相关节段的脊髓MRI却是脊髓血管性疾病初步诊断十分重要的影像学方法。

**1. 脊髓造影要点**

(1)全脊髓血管造影:特别是高流量的脊髓血管性病变,如髓周动静脉瘘(SSAVF)、脊髓动静脉畸形(AVM)等,往往不是单一脊髓血管的供血,而是可以来源于相同节段和/或不同节段至不同组织起源的动脉均参与病变的供血。脊髓血管性病变有多发可能,或合并其他类血管性疾病。

(2)脊髓动脉血管造影:同样要求选择性造影,与脊髓有关的血管均要求逐个造影,这样操作虽然烦琐但意义重大。明确脊髓血管病变的供血动脉来

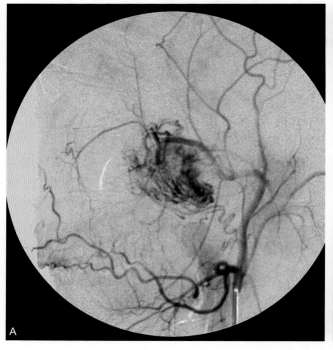
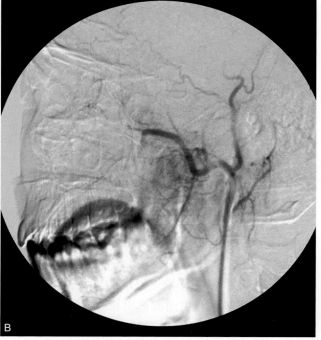

**图 17-17 鼻出血栓塞治疗**

A. 血管瘤;B. 鼻出血

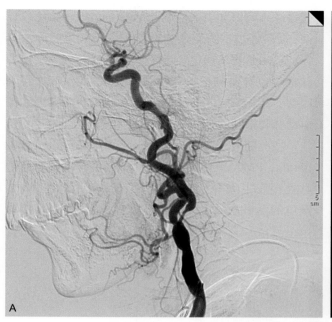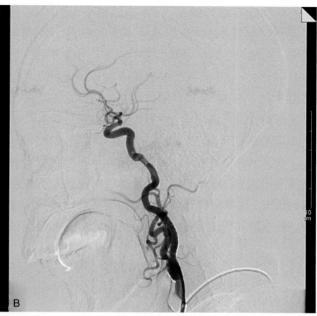

图 17-18　颈动脉狭窄栓塞前（A）后（B）对比

源、走行及该动脉在这个病变中的作用等，为治疗方案的选择提供依据。

（3）定位标志的摆放：消毒铺巾前在患者胸前壁贴上相应椎体的铅号（$T_3$、$T_6$、$T_9$、$T_{12}$、$L_3$），便于定位。定位时要求 C 臂都在零位，在透视下定位，定位椎体应该在透视图像的中心。

（4）影像采集要求：造影时将相应节段的铅字放在采集范围的中心，便于明确病变血管。

（5）影像记录要求：制作记录单，每个脊髓造影的患者一张单子，将相应节段血管采集的序列填写在相应的格子中，便于拍片和医生回看。

（6）胶片拍摄要求：根据记录单上的每根血管的记录拍摄胶片。采取 4×6 分格格式，按照拍片要求造影一般拍摄 2 张胶片，无病变血管取显影最好的 1 张图片，如果是病变血管，需要重点摄取正侧位加双斜位，每个序列摄 4 帧图像。每个序列图像上必须标注左右、血管名称，如果有侧位，必须标注前后，病变血管还必须拍摄蒙片（图 17-19）。

（7）对位角度：范围以清楚、完整显示相关血管及病变为原则，发现病变要将病变血管上下追全，包括正、侧位加双斜位，适当增加采集帧数，以清晰显示病变瘘口。增强器尽量靠近身体，降低辐射剂量，术中酌情全身肝素化。

（8）高流量脊髓血管性病变：由于其流量高，可以适当增加单次注射血管对比剂的剂量、适当延长采集时间，以充分显示病变的全貌。

**2. 脊髓血管畸形的分类及介入治疗**　脊髓血

脊髓造影胶片拍摄格式模板

| 第一张胶片 | | | |
|---|---|---|---|
| 右椎动脉 | 左椎动脉 | 右侧甲状颈干 | 左侧甲状颈干 |
| 右侧肋颈干 | 左侧肋颈干 | 右侧 $T_{2~3}$ | 左侧 $T_{2~3}$ |
| 右侧 $T_4$ | 左侧 $T_4$ | 右侧 $T_5$ | 左侧 $T_5$ |
| 右侧 $T_6$ | 左侧 $T_6$ | 右侧 $T_7$ | 左侧 $T_7$ |
| 右侧 $T_8$ | 左侧 $T_8$ | 右侧 $T_9$ | 左侧 $T_9$ |
| 右侧 $T_{10}$ | 左侧 $T_{10}$ | 右侧 $T_{11}$ | 左侧 $T_{11}$ |
| | | | |
| 第二张胶片 | | | |
| 右侧 $T_{12}$ | 左侧 $T_{12}$ | 右侧 $L_1$ | 左侧 $L_1$ |
| 右侧 $L_2$ | 左侧 $L_2$ | 右侧 $L_3$ | 左侧 $L_3$ |
| 右侧 $L_4$ | 左侧 $L_4$ | 右侧髂内 | 左侧髂内 |
| 病变血管蒙片 | 病变血管 1 | 病变血管 2 | 病变血管 3 |
| 病变血管侧位蒙片 | 病变血管侧位 1 | 病变血管侧位 2 | 病变血管侧位 3 |
| 病变血管斜位 | 病变血管斜位 | 病变血管斜位 | 病变血管斜位 |

图 17-19　脊髓造影胶片拍摄格式模板

管畸形可以发生在脊髓表面（髓外）或脊髓内（髓内），常见类型包括：

（1）硬脊膜动静脉瘘（spinal dural arteriovenous fistula，SDAVF）：是一种致残率较高的脊髓血管畸形，系硬脊膜的动静脉之间存在微小的瘘口，供血动脉一支或数支，静脉反向引流至脊髓表面正常引流静脉，导致脊髓静脉高压。病变瘘口小，发出脊髓的根动脉不参与供血,供血动脉细小、迂曲,来源于硬脊膜血管,脊髓前后动脉不参与供血。发病年龄为22~76岁,但中老年患者(40岁以上)多见。男性多于女性。病变主要集中在下胸椎及腰椎,其他部位少见。该病为非自限性疾病,一旦患病,症状将进行性加重,最后导致神经系统不可逆损害。经治疗后虽症状可减轻或消失,但也可加重或复发。

介入治疗:在全身麻醉的情况下进行病变脊髓相应节段血管DSA造影,明确瘘口的位置及引流静脉的情况,选择最佳显示位置,将微导管超选择至瘘口,通过微导管造影确认位置,无误后再将组织胶

缓慢注入瘘口和引流静脉起始端2mm处,将瘘口栓塞,最后通过造影确认栓塞的程度与效果。介入治疗的目的是栓塞瘘口,而不是引流静脉,因为引流静脉本身也有引流正常脊髓静脉血液的功能,如将其闭塞,临床症状将会加重。如果出现动静脉瘘的供血动脉和根髓动脉共干时,应手术治疗(图17-20)。

(2)髓周动静脉瘘(perimedullary arteriovenous fistula,PMAVF):脊髓前、后动脉在脊髓表面与静脉直接发生吻合形成瘘口,其间无畸形的血管团。瘘口的供血动脉可以是单条或多条脊髓动脉,瘘口单一且位于脊髓表面,引流静脉多为单一或多条脊

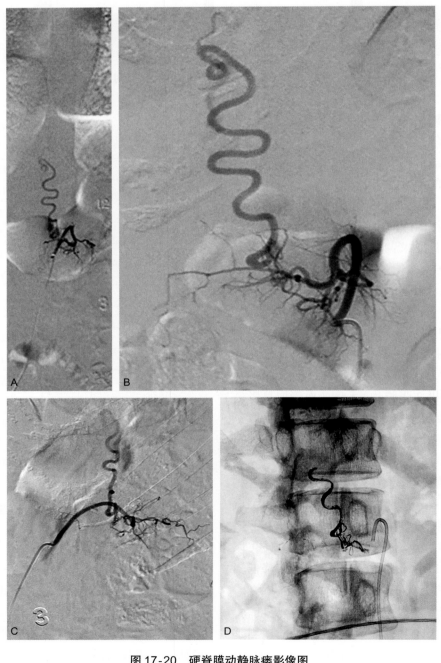

图17-20 硬脊膜动静脉瘘影像图
A.正位;B.左斜位;C.右斜位;D.栓塞后

髓周围静脉,故称之为髓周动静脉瘘。多见于脊髓圆锥,但其他部位也可发生,下位颈髓和上胸段少见。临床多见于年轻患者,可以突然起病,也可以渐进性起病,大多数情况下在半年内病情加重。主要表现为肢体活动障碍,感觉减退。(图17-21)

介入治疗:操作上同硬脊膜动静脉瘘,也是将微导管超选择至瘘口,打胶栓塞瘘口,但二者在治疗上有较大区别。因为髓周动静脉瘘的供血动脉是脊髓的根髓动脉,所以在打胶时一定不能反流,否

则极易损伤根髓动脉,造成患者症状加重。治疗上不强求一次治愈,可以分次治疗。而硬脊膜动静脉瘘是硬脊膜的动静脉之间的瘘,略微反流不影响根髓动脉,所以要求尽量一次将瘘口栓塞。(图17-22)

(3)脊髓动静脉畸形(spinal arteriovenous malformation, SAVM):在临床上的发病率仅是脑AVM发病率的1/10~1/8,SAVM合并动脉瘤的发生率约为SAVM的10%或更少。在影像学上表现为一小段脊髓里的致密的畸形血管团结构。血管

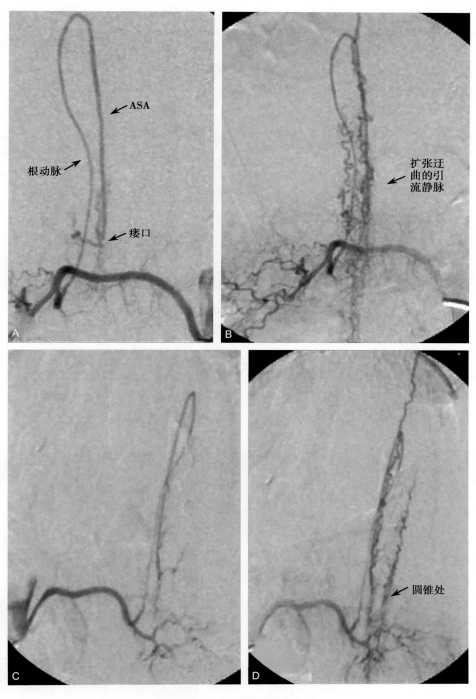

**图17-21 髓周动静脉瘘造影**
A、C.髓周动静脉瘘;B、D.多条脊髓周围静脉引流

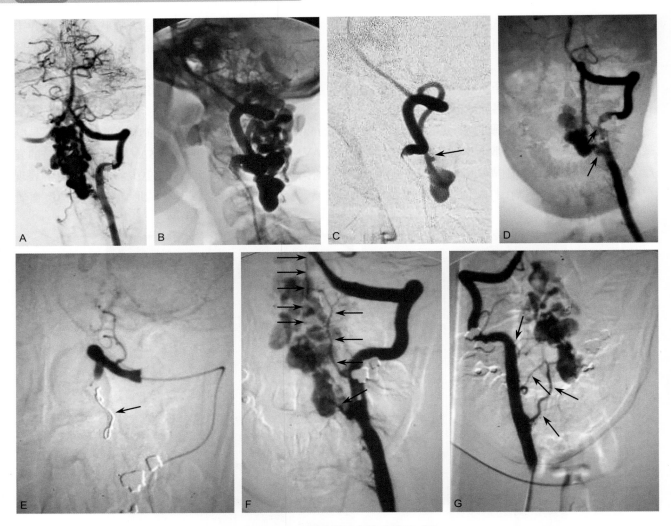

图 17-22 髓周动静脉瘘治疗前后对比

构成与脑动静脉畸形相同,畸形血管团由微小的动静脉瘘组成,可以出现于脊髓的各个节段。畸形血管团可以是位于脊髓表面的软膜型,也可以是髓内型。前根髓动脉和后根髓动脉常常参与 SAVM 的供血,畸形团是由不同类型和大小的动静脉吻合的异常血管团组成,动脉瘤可出现于畸形团内。几乎所有的患者均可出现肢体无力症状,同时伴有感觉减退、肌肉萎缩、大小便功能异常等(图 17-23)。

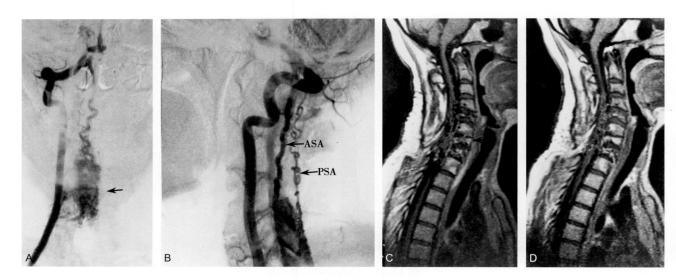

图 17-23 脊髓动静脉畸形造影

介入治疗：在全身麻醉的情况下进行脊髓DSA造影，明确畸形团的位置、供血动脉数量及引流静脉的情况，选择最佳显示位置，根据畸形团不同的供血动脉，将微导管超选择性插入供血动脉，通过造影确认微导管的位置，注射对比剂核实畸形团供血状态，无误后再注入组织胶将畸形血管栓塞。大多数情况下，需要进行多支畸形血管的栓塞，最后通过造影确认栓塞的程度与效果。大多数AVM有较多的动静脉沟通，不可能栓塞所有的供应动脉或瘘口，动脉栓塞不全者往往复发。有些AVM的栓塞，达不到对所有的畸形血管进行栓塞的目的，仅作部分或大部分血管的栓塞，栓塞的程度因畸形团的大小不同而不同（图17-24）。

## 五、图像质量控制

### （一）术前准备

**1. 一般资料**　患者的资料信息：姓名、年龄、性别、病区、科室、床号、住院号及DSA号，认真核查。一旦有错应及时更正，防止机器工作后特别是传输到3D工作站或PACS系统，因资料信息的错误，造成医疗差错事件的发生。

**2. 患者准备**　去除患者身上的异物，告知患者检查的注意事项，训练患者的呼吸运动，使之在造影过程中能予以配合，减少运动伪影的产生。

**3. 技师准备**　检查设备是否正常运行，在医师没有穿刺、穿管前检查DSA的透视或采集功能，发现问题及时告知介入手术医师并上报科室负责人。根据手术情况备好高压注射器及相应的对比剂和连接装置。

### （二）造影体位

**1. 常规体位**　常规造影体位为头位和侧位，必要时增加左右前斜位。患者仰卧位时头颅矢状面垂直台面，透视下确定标准正位像，呈头位，岩骨投影在眼眶内，减少血管与岩骨的重叠，嘱患者闭气下采集图像。侧位像使双侧外耳孔重叠，前颅底呈线样，造影时获得标准的血管侧位图像。

**2. 特殊体位**　有些病变显示的角度比较复杂，

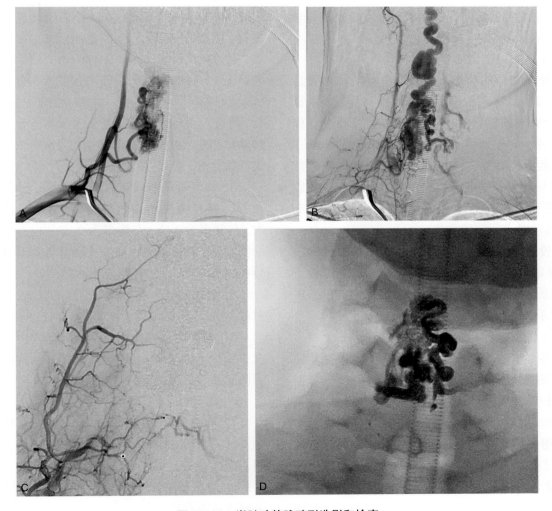

**图17-24　脊髓动静脉畸形造影和栓塞**
A.肋间动脉造影早期；B.造影晚期；C.栓塞后造影；D.栓塞后蒙片清晰显示畸形团内栓塞的组织胶

需要采用特殊的角度或体位进行检查,要注意的是将兴趣区的图像放在显示屏的中心,避免失真和变形,提高影像质量。

### (三)技术参数

**1. 造影参数的选择** 根据不同部位的血管选择相应的造影参数,若对比剂剂量不足,则血管显示不充分;延时时间不正确,则减影图像不清晰。要根据实际情况合理使用造影参数,确保造影成功。

**2. 特殊参数的选择** 旋转造影时若对比剂总量小,血管充盈不足,则获得的 3D 重建图像效果差;延时时间不准,不能有效地显示病变血管,将导致 3D 图像的质量不佳。

**3. 特殊功能的应用** 目前脑血管的造影与介入治疗,离不开 3D 和实时 3D 功能,3D 图像的质量直接影响病变的诊断和介入治疗,保证 3D 图像的质量首先要做好旋转造影,同时应用实时 3D 路径图。也可以通过后处理功能再次调节图像质量。

**4. 技术操作** 图像感兴趣的显示,应放在显示屏的中心,否则,整体效果变差。造影导管位置准确,防止导管头端贴壁,影响对比剂的血流动力学改变,导致造影图像质量不佳。

### (四)伪影对图像质量的影响

**1. 外来物体的伪影** 患者的耳环对脑血管造影的影响最大,必须取下。头上的发夹及头发的盘旋状都会影响图像质量,有的甚至与病变重叠。保证图像质量,必须处理好这些物体的影响。

**2. 运动伪影** 造影中高浓度对比剂的快速注射,容易导致患者头疼,使患者头部运动,产生减影不干净甚至图像模糊。造影时要嘱患者闭气,在头部不能运动时进行图像采集。

**3. 设备伪影** 多来自探测器表面的对比剂污染,出现影像上固有的斑点。有时使用滤过板不当,导致图像部分遮盖等现象。做好术前的准备工作,确保手术的顺利进行。

### (五)图像处理与后处理

**1. 图像处理** 对于运动伪影可通过增加采集速率,提高图像质量,对已获得的不佳图像可以通过窗口技术进行调节。对于体厚的患者,图像噪声大,可适当增加辐射量,降低量子噪声,提高图像质量。

**2. 图像后处理** 通过窗口技术进行图像调节,也可通过本身的软件如再重建、剪切、拼接等提高图像质量。

(余建明 洪 泳 罗来树 黄育铭

汪 军 王金龙 赵德政)

## 第三节 胸部 DSA 技术与介入治疗

### 一、血管解剖

#### (一)动脉系统

**1. 胸主动脉** 胸主动脉起自心脏左室流出道,自主动脉口向右上升为升主动脉,约于第 2 胸肋关节(胸骨角平面)高度移行于主动脉弓。主动脉弓的凸面向上,自右至左分别发出头臂动脉、左颈总动脉和左锁骨下动脉。再向左下走行至第 4 胸椎水平移行于降主动脉,穿过膈肌裂孔后即为腹主动脉。正常人体的升主动脉、主动脉弓、降主动脉的外径数值为:男性,分别为(31.2±0.5)mm、(28.5±0.5)mm、(22.0±0.4)mm;女性,分别为(28.2±0.5)mm、(25.1±0.4)mm、(21.1±0.3)mm。(图 17-25)

**2. 肺动脉** 肺动脉属于肺的功能性血管。肺动脉在左侧第 2 胸肋关节水平起自右心室,斜向左后上方走行,在主动脉弓下方,气管隆凸的前方分出左、右肺动脉,全长 3~4cm。右肺动脉近似水平走行,位于升主动脉、上腔静脉后方,右气管的前方,主动脉弓的下方,全长约 5cm。随后分出右肺动脉上、下肺动脉干。右肺动脉下干再分出右中叶肺动脉和右下叶肺动脉。左肺动脉向左后上方走行,跨过左上叶支气管,全长约 3cm。分出左上叶肺动脉和左下叶肺动脉。远端的各级分支与相应的支气管伴行,支配相应的肺组织。

**3. 支气管动脉** 支气管动脉属于肺的营养性血管。起自胸主动脉的脏支,数目及开口变异很大,右侧多为 1 支,左侧多为 2 支。也有部分发自肋间动脉、锁骨下动脉和腹主动脉等。其开口大部分在胸椎 4、5 水平,相当于气管隆凸处。

**4. 肋间动脉** 起自胸主动脉的壁支,呈节段性对称性分布,共有 9 对,分布于第 3~11 肋间隙。

**5. 胸廓内动脉** 胸廓内动脉也叫内乳动脉。起于锁骨下动脉第一段下缘,于第 6 肋间隙水平分为膈肌动脉和腹壁上动脉两终支。

#### (二)静脉系统

**1. 肺静脉** 左右各两支,分别为左肺上静脉和左肺下静脉、右肺上静脉和右肺下静脉。起自肺门,止于左心房。

**2. 支气管静脉** 经支气管动脉流经肺部的血液回流主要有以下两个途径:

(1)肺外围部分的血液:在支气管壁内的静脉

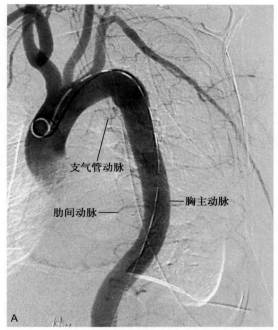

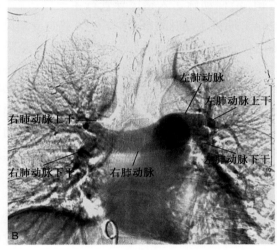

图 17-25 胸部血管图

丛收集，汇集成较大的静脉干，进入肺静脉或直接回流到左心房。

（2）肺内侧中央部分的血液：经较细小的支气管静脉回流到奇静脉、上腔静脉或半奇静脉，最上肋间静脉，最后到左心房。

**3. 上腔静脉** 接收来自头颈部和上肢各静脉的血液，由左右无名静脉合成于右侧第 1 肋软骨水平，下行进入右心房。

## 二、造影技术

### （一）手术操作

**1. 胸主动脉造影** 经桡动脉穿刺插管，将猪尾导管随导丝经头臂干或左锁骨下动脉送至升主动脉。或经股动脉与腹主动脉、降主动脉至升主动脉进行造影。

**2. 肺动脉造影** 经股静脉穿刺插管，将 5F 的

猪尾导管随导丝经下腔静脉至右心房达右心室。或经肘静脉或颈内静脉穿刺插管，导管随导丝经上腔静脉至右心房达右心室。导管头端可置于肺动脉主干或左右肺动脉分支，或右室流出道进行造影。

**3. 支气管动脉造影** 在常规局部消毒后，应用 Seldinger 技术行股动脉穿刺插管，将 5F 的 cobra 导管插至第 5~6 胸椎水平，缓慢地上下移动寻找支气管动脉开口。当有嵌顿或挂钩感时，可能已插入支气管动脉，即用手推对比剂 0.5~1.0ml，在透视下观察支气管动脉的显示，确认没有与脊髓动脉共干后，注射对比剂进行造影。

**4. 肋间动脉和胸廓内动脉造影** 肋间动脉的造影方法与支气管动脉的造影方法大致相同。胸廓内动脉一般行股动脉穿刺，选用 4~5F 的单弯导管，进入主动脉弓，转动导管使导管头进入左或右锁骨下动脉，用导丝引导使导管头向前滑入胸廓内动脉，手推对比剂，在透视下观察胸廓内动脉的显示，确认后再将导管向前推进 2~3cm 后进行超选择性造影。

**5. 上腔静脉造影** 可应用穿刺法，穿刺头臂静脉或贵要静脉或肘正中静脉。也可经股静脉穿刺插管，导管随导丝经下腔静脉至上腔静脉。采用猪尾导管进行造影。

肺部血管造影参数见表 17-2。

表 17-2 肺部血管造影的注射参数

| 部位 | 剂量/ ml | 流速/ （ml/s） | 压力限制 （PSI） |
|---|---|---|---|
| 胸主动脉 | 38~40 | 20~22 | 900~1 200 |
| 肺动脉主干 | 15~20 | 10~12 | 600~1 000 |
| 一侧肺动脉 | 10~20 | 6~8 | 250~400 |
| 支气管动脉 | 4~6 | 1~3 | 250~500 |
| 锁骨下动脉及腋动脉 | 8~10 | 3~5 | 300~500 |
| 胸廓内动脉及肋间动脉 | 3~4 | 1~2 | 300~500 |
| 上腔静脉 | 15~20 | 10~12 | 500~800 |
| 下腔静脉 | 20~30 | 12~15 | 500~800 |

### （二）造影体位

1. 肺动脉造影常规取正位，必要时加摄斜位或侧位。

2. 支气管动脉造影常规取正位，必要时加摄斜位或侧位。

3. 肋间动脉和胸廓动脉造影常规取正位，必要时加摄斜位或侧位。

4. 上腔静脉造影常规取正位，必要时加摄斜位或侧位。

### 三、图像处理与重建

**1. 补偿滤过**　由于肺部组织的密度不一致，在做心脏检查时，肺部的透亮度增加，图像的背景亮度加大，影响图像质量。在采集图像时，在肺野内加入一些密度相对低的物质，或使用光谱滤过器，使 X 线在被照射区衰减接近均匀，防止饱和伪影的产生。

**2. 呼吸性移动对策**　为防止因呼吸产生的伪影，在采集图像时使患者屏气，或采取短暂的停止呼吸，减少运动伪影的产生。

**3. 胸主动脉重建**　使用血管造影机配备的 3D-DSA 功能对胸主动脉进行旋转造影，并将采集的二维图像传输到后处理工作站后进行血管结构重建得到三维图像。

### 四、相关病变的介入治疗

#### （一）主动脉缩窄

**1. 概述**　先天性主动脉缩窄（coarctation of the aorta, CoA）是指自无名动脉至第一对肋间动脉之间的主动脉管腔先天性局限性狭窄，常见于动脉导管或动脉韧带与主动脉连接的相邻部位。CoA 分型：①单纯性主动脉缩窄；②主动脉缩窄合并主动脉峡部发育不全；③主动脉缩窄合并主动脉弓发育不全。近年来，介入治疗凭借其创伤小、短期效果明显、中期效果满意等优点，也得到了越来越多的认可和接受。

**2. 适应证与禁忌证**

（1）适应证：主动脉缩窄部位两端压力阶差静息状态≥30mmHg，隔膜型或局限型缩短的狭窄，主动脉缩窄外科术后再狭窄；胸主动脉夹层。

（2）禁忌证：主动脉管状发育不良，严重出血倾向。

**3. 介入治疗方法**

（1）主动脉球囊成形术（balloon angioplasty, BA）：通过扩张球囊导管膨胀使病变管腔被动扩大，此方法操作简单，见效迅速；但可能造成缩窄段血管内、中膜局限性撕裂和过度伸展，损伤血管内壁。

（2）主动脉支架置入术（stent implantation, SI）：SI 术后再狭窄和主动脉瘤的发生率显著低于球囊成形术，SI 术时选择合适的支架尺寸（直径应与主动脉直径相等或稍大）可降低主动脉夹层发生率。同时支架的置入，可防止主动脉弹性回缩。因此 SI 术较球囊成形术存在明显的优势。

（3）手术操作步骤：局麻下穿刺桡动脉，置入血管鞘，沿桡动脉送入猪尾导管行主动脉造影（图 17-26A），明确主动脉缩窄，结合 CTA 确定支架尺寸与锚定位置。穿刺股动脉，送导丝和造影管至降主动脉缩窄远近端分别测压计算压差。随后推送特硬导丝至主动脉根部并将造影导管置于升主动脉处，穿刺股静脉置入临时起搏器于右心室。送入支架至降主动脉缩窄处，造影定位并在临时起搏器辅助下释放支架。复查造影（图 17-26B），并测得支架远近端压力。缩窄程度及压力差明显改善则结束手术。

#### （二）主动脉夹层

**1. 概述**　主动脉夹层（aortic dissection, AD）是一种严重威胁生命健康的危重症心血管疾病，其形成机制为主动脉腔内的血液从主动脉内膜撕裂处进入主

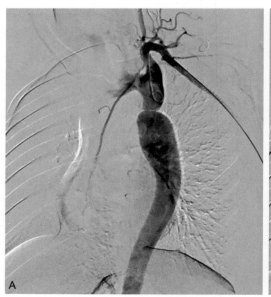
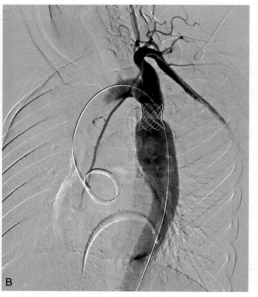

**图 17-26　主动脉缩窄介入治疗**
A. 主动脉缩窄造影；B. 主动脉缩窄支架释放后造影

动脉中膜,使内膜与中膜分离,沿主动脉长轴方向扩展,形成主动脉壁的真、假两腔分离状态。典型的 AD 可见位于真、假腔之间的分隔或内膜片,真、假腔可以相通或不通,血液可以在真、假腔之间流动或形成血栓。AD 分型在国际上主要有 DeBakey 和 Stanford 两种分型方法,Debakey 分型根据破口位置及夹层累及范围,分为三型,I 型:破口位于主动脉瓣上 5cm 内,近端累及主动脉瓣,远端累及主动脉弓、降主动脉、腹主动脉,甚至达髂动脉。II 型:破口位置与 I 型相同,但夹层累及范围仅限于升主动脉。III 型:破口位于左侧锁骨下动脉开口远端 2~5cm 处,向远端累及至髂动脉。Stanford 分型根据夹层累及的范围将 AD 分为 A、B 两型。凡是夹层累及升主动脉者为 Stanford A 型,相当于 DeBakey I 型和 II 型;夹层仅累及降主动脉及其远端为 Stanford B 型,相当于 DeBakey III 型。

### 2. 适应证与禁忌证

(1)适应证

1)部分 Stanford A 型主动脉夹层,如胸主动脉最大直径 >5.5cm,主动脉直径年增加速度 >1cm。

2)慢性 Stanford B 型主动脉夹层,瘤颈长度 >1.5cm。

3)急性 Stanford B 型主动脉夹层伴主动脉破裂可能、分支器官缺血、持续或反复的难治性疼痛,以及外科手术风险较大者。

(2)禁忌证

1)严重心、肝、肾功能障碍者。

2)严重凝血功能障碍者。

3)孕妇或血液病患者。

4)恶性肿瘤或其他疾病预期寿命不超过 1 年者。

5)对比剂过敏者。

6)径路血管严重迂曲、狭窄者。

### 3. 介入治疗方法

(1)Stanford A 型主动脉夹层:通常需在体外循环下进行,根据病变不同,采用不同的外科手术方式。

(2)Stanford B 型主动脉夹层:更多选择胸主动脉覆膜支架腔内隔绝术,其优点为创伤小、出血少、恢复快、死亡率低,尤其适用于高龄及全身情况差无法耐受传统外科手术者,目前已成为复杂性 B 型主动脉夹层的标准治疗术式。

(3)手术操作步骤:穿刺左侧桡动脉并置入桡动脉鞘,以超滑导丝引导猪尾导管自左侧桡动脉经左锁骨下动脉送至升主动脉行胸主动脉造影(图 17-27A),一般为左前斜,摄影角度为 45°~60°,了解破口的位置及夹层累及范围、夹层与弓上血管的位置关系,结合术前 CTA 测量病变远、近端血管直径,确认支架的尺寸及长度。直视下穿刺股动脉,置入股动脉导管鞘,自鞘管送入超硬导丝并将其头端置于升主动脉内。手术过程中应确保导丝位于主动脉真腔内,支架输送至降主动脉近端,将支架推送至主动脉弓降部准备释放。多次"冒烟"反复确认,支架覆膜近端标记释放时,应在左锁骨下动脉开口以远的锚定区内,确认无误后缓慢释放支架。支架释放完全后,行术后胸主动脉造影(图 17-27B),评估

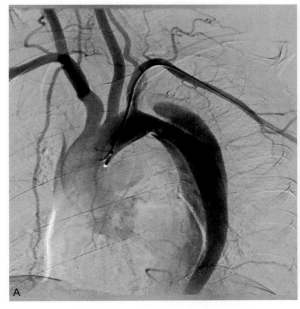
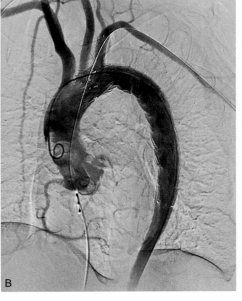

**图 17-27 胸主动脉夹层支架治疗**
A.胸主动脉造影;B.胸主动脉造影夹层支架释放后造影

支架释放位置与膨胀情况,以及是否存在内漏或支架遮盖其他重要血管。

**(三)胸主动脉瘤**

**1. 概述**　胸主动脉瘤(thoracic aortic aneurysms)是指各种原因造成的胸主动脉局部或多处向外不可逆性的异常扩张或膨出,形成瘤样突出。约80%的胸主动脉瘤继发于高血压病、动脉粥样硬化,14%由梅毒引起,其他原因包括先天性因素、马方综合征及胸部钝挫伤。

**2. 病理分类**　①真性动脉瘤:动脉管壁全层均有病变,血管整体扩大或突出形成动脉瘤;②假性动脉瘤:动脉管壁撕裂,血液被膜外组织包裹而形成血肿;③夹层动脉瘤:动脉内膜撕裂,内膜片剥离扩展形成的壁间血肿或双腔主动脉。

**3. 适应证与禁忌证**

(1)适应证

1)无症状性动脉瘤,主动脉直径<5.5cm或主动脉瘤直径年增长速度<1cm。

2)症状性动脉瘤支架置入的预期风险明显低于常规开放性手术或单纯药物治疗的风险。

(2)禁忌证

1)孕妇或血液病患者。

2)对比剂过敏或肝、肾功能不全不能耐受对比剂者。

3)动脉瘤已累及主动脉主要分支者。

4)髂动脉多处硬化或扭曲者。

**4. 介入治疗方法**　使用胸主动脉腔内隔绝术。

手术操作步骤与主动脉夹层介入治疗大体一致,支架置入前后造影如图17-28。

**(四)支气管动脉栓塞术**

**1. 概述**　支气管动脉栓塞术(BAE)是经皮穿刺导管插入支气管动脉,使用栓塞物质对靶血管进行栓塞,使靶血管闭塞,达到治疗目的。支气管动脉的栓塞术主要用于有反复咯血史,不宜手术者;咯血量>200ml/24h,内科治疗无效者;反复咯血原因不明者。

**2. 适应证与禁忌证**

(1)适应证:急性大咯血,外科手术治疗复发。

(2)禁忌证:严重凝血机制障碍或出血性疾病者;严重心、肝、肾功能障碍者;全身衰竭者;导管不能深入靶血管者。

**3. 介入方法**　采用Seldinger技术进行股动脉穿刺,并置放5F、6F的动脉鞘,将5F的Corbra导管送入胸主动脉,当导管顶端到达第4、5胸椎水平,气管隆凸处进行钩挂。先对病变侧血管进行探找,当进入支气管动脉后,应先在导管内注入少量对比剂,经证实后方可进行造影。一般需要进行双侧支气管动脉造影,确认出血或病变血管,有时需要进行超选择性造影才能明确病变部位,防止支气管动脉与脊髓动脉相通,产生误栓所致截瘫。病变部位明确后注射栓塞剂进行栓塞。根据血管不同的管径、病变不同的治疗方式采用相应的栓塞材料,如PVA颗粒、明胶海绵或弹簧圈。栓塞后3~5min进行造影,核实栓塞情况,若栓塞不满意,加大栓塞

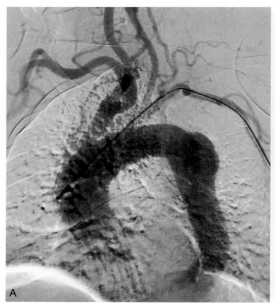
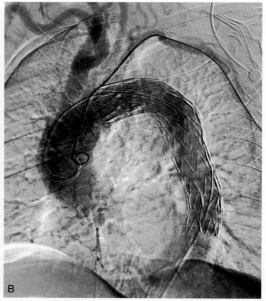

**图17-28　胸主动脉瘤介入治疗**
A.胸主动脉瘤造影;B.胸主动脉瘤支架释放后造影

剂再进行栓塞,当造影显示血管断流时,表示栓塞成功。(图17-29)

### (五)肺血栓栓塞症

**1. 概述** 肺血栓栓塞症(pulmonary thromboembolism,PTE)是肺栓塞最常见的类型之一,为来自外周静脉系统或右心的血栓栓子阻塞肺动脉或其分支所致的疾病,以肺循环和呼吸功能障碍为其主要临床表现和病理生理特征,其绝大部分血栓来源于下肢深静脉血栓。

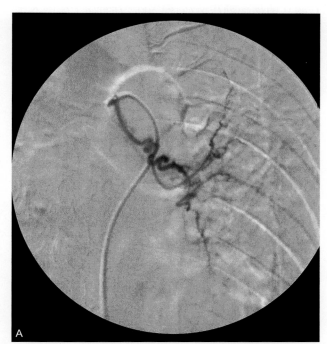

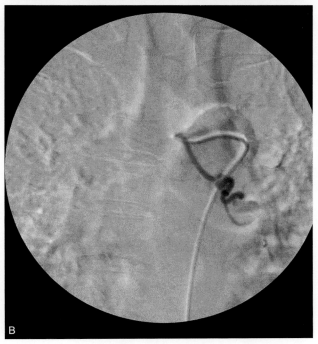

**图17-29 支气管动脉栓塞**
A.左支气管动脉造影;B.栓塞后造影

**2. 适应证与禁忌证**

(1)适应证:肺动脉主干或主要分支的大面积肺血栓栓塞并存在以下情况者:

1)有溶栓和抗凝治疗禁忌者。

2)经溶栓或积极的内科治疗无效者。

3)缺乏外科手术条件者。

(2)禁忌证:严重凝血机制障碍或出血性疾病者;严重心、肝、肾功能障碍者;全身衰竭者。

**3. 介入治疗方法** 目前常用的介入治疗方式包括经导管肺动脉内溶栓术、经导管血栓抽吸术、经导管碎栓术和覆膜支架置入术等。经导管肺动脉内溶栓术理论上可使局部高浓度的溶栓药物与血栓直接接触,缩短药物灌注时间,减少溶栓药物剂量,降低出血风险,与全身用药相比,具有用药量小、靶向性强和并发症少等优点。经导管取栓术最初是通过大注射器手动抽出血栓,有效率可达76%,此后,研究者发明了相关器械用于此类患者,例如,Amplatez取栓装置可利用高速叶轮将血栓粉碎成微粒,再利用负压将血栓吸出;Straube导管利用高速涡流击碎血栓,并利用涡流产生的负压吸出碎解血栓,临床上称吸栓术。但这些器械价格较贵,国内产品少。这种技术除了用于肺动脉,同时也用于髂、股及下腔静脉的血栓吸取,临床效果好,目前临床正逐步开展。经导管碎栓术是利用机械方法将堵塞肺动脉的血栓打碎,从而使肺动脉再通的一种方法,可利用的碎栓工具有猪尾导管、导丝和球囊导管等,该方法仅限于动脉干等粗大血管的栓塞。碎栓术的目的并非将巨大血栓彻底打碎成微小血栓,而是迅速解除肺循环的中心阻塞,并让血流从血栓中通过。血流是"最好的溶栓剂",血液流通后,在抗凝治疗的协助下,血栓最终将逐渐溶解。至于支架置入术,则较少使用,更多的是作为一种备用手段。

介入治疗不仅能够快速开通肺动脉主干,保证血流通畅,挽救患者的生命,同时能在很短的时间内将肺动脉内的血栓彻底清除,理论上还能减少慢性血栓栓塞性肺动脉高压的发生。先行肺动脉造影,经股静脉穿刺插管,将猪尾导管随导丝经下腔静脉送至右心室,以正位或半坐位造影显示双侧肺动脉,如需行选择性动脉造影可将导管头端置于肺动脉主干或左右肺动脉分支造影。如证实为肺动脉主干或主要分支的大面积PTE,可考虑行导管治疗,用导管碎解和抽吸肺动脉内的巨大血栓,同时还可进行局部小剂量血管内溶栓。

### （六）支气管动脉灌注疗法

**1. 概述**　原发性肺癌是呼吸系统最常见的恶性肿瘤，根据肿瘤生长的部位，临床上分为中心型和周围型肺癌。肺癌的基本治疗方法是手术、放疗和化疗，能手术者应尽早施行手术，根除病灶。晚期不能手术者或手术后复发者，采用支气管动脉灌注疗法（BAI）。根据肺癌细胞主要是由支气管动脉供血这一特点，利用支气管动脉插管将导管插入支气管动脉内，将抗癌药物注入靶血管，达到在短时间内杀伤癌细胞的目的。经导管动脉内灌注药物可以提高靶器官的药物浓度，不增加外周血的药物浓度。因为药物疗效不仅与自身的药理作用和病变对药物的敏感性有关，而且与病变局部的药物浓度和药物与病变接触的时间长短等因素有关。

支气管动脉的灌注治疗常用于晚期不能手术且远处无转移的肺癌、肺部肿瘤的手术前局部化疗、手术后复发，同时与放射治疗结合。

**2. 介入方法**　采用 Seldinger 技术进行股动脉穿刺，并置放 5F、6F 的动脉鞘，将 5F 的 Corbra 导管送入胸主动脉，当导管顶端到达第 4、5 胸椎水平，气管隆凸处进行钩挂。当进入支气管动脉后，进行选择性支气管动脉造影，确定供血的支气管动脉后，固定导管。将抗癌药物用生理盐水稀释后缓慢注射到靶血管。注射结束后观测患者的变化，在透视的监视下拔出导管，包扎穿刺点。

## 五、图像质量控制

### （一）术前准备

**1. 一般资料**　患者的资料信息：姓名、年龄、性别、病区、科室、床号、住院号及 DSA 号，认真核查。一旦有错应及时更正，防止机器工作后特别是传输到 3D 工作站或 PACS 系统，因资料信息的错误，造成医疗差错事件的发生。

**2. 患者准备**　去除患者身上的异物，告知患者检查的注意事项，训练患者的呼吸运动，使之造影中能予以配合，减少运动伪影的产生。

**3. 技师准备**　检查设备是否正常运行，在医师没有穿刺、穿管前检查 DSA 的透视或采集功能，发现问题及时告知介入手术医师并上报科室负责人。根据手术情况备好高压注射器及相应的对比剂和连接装置。准备测量工具及标记物，用于手术的测量评估。

### （二）造影体位

**1. 常规体位**　常规造影体位为正位，胸主动脉为左前斜位，必要时增加左右侧位。主动脉夹层置入单分支支架时，为了显示左锁骨下动脉与左颈总动脉的位置关系，需要在左前斜位上加头位或足位。

**2. 其他体位**　对呼吸困难者可采用半卧位或导管床倾斜角度，机架也同时倾斜相应角度，减少影像失真。对于上肢需要手术者，应加上手托板，图像尽量与平板的轴线一致。

### （三）伪影对图像质量的影响

**1. 运动伪影**　即由运动引起的血管造影图像与蒙片图像解剖位置偏移，减影对图像不能完全重合，减影不彻底，产生伪影。主要为呼吸运动及心跳引起的运动伪影。因此，在胸部 DSA 介入治疗手术前，反复训练患者的呼吸运动，即患者深吸气后屏气，或直接屏气，达到屏气后静止状态。对于无法配合的患者采用被动屏气（即患者闭嘴，操作人员捏住鼻子）下或提高采集帧数进行图像采集。呼吸运动及心跳是引起运动伪影的主要因素，也是影响图像质量的主要因素，控制好呼吸运动对于图像质量至关重要。

**2. 饱和伪影**　X 线衰减值的动态范围超过图像信号处理规定的动态范围，即为欲照射区厚度密度相差太大，密度大的部位或是密度低的部位的局部视频信号饱和，失去信息，形成一片均匀亮度的无 DSA 信号的盲区，称为饱和伪影。因为心脏密度大，肺组织密度低；膈上肺组织与膈下肝组织间密度差异大，这些区域产生饱和伪影。采用密度补偿器可降低心脏与肺组织、膈上肺组织与膈下肝组织间的密度差异，提高图像质量。

**3. 异物伪影**　主要为密度高的异物伪影，如衣服上的金属纽扣、饰物，以及电极片、电极线等，这些异物如与血管重叠，在血管减影成像时，可导致血管中断、狭窄等假象，直接影响图像质量，影响诊断与介入治疗。

### （四）质量控制的具体措施

1. 去除患者身上的异物。
2. 合理摆放被检者的体位。
3. 缩小被照体至探测器的距离。
4. 根据患者的具体情况选择合适的技术参数。
5. 术前反复训练患者的呼吸运动，使之在手术中能予以配合。

（余建明　洪　泳　罗来树　黄育铭<br>汪　军　王金龙　赵德政）

## 第四节　心脏大血管与冠状动脉 DSA 技术与介入治疗

### 一、相关解剖

#### （一）正常心脏外形及特点

心脏位于胸腔内两肺之间，约 2/3 居正中线左侧，1/3 居正中线右侧，于第 2~5 肋之间。心底宽而朝向右上方，有大血管由此出入；心尖朝向左下方，心尖向左前下方体表投影位置，相当于左侧第 5 肋间隙、锁骨中线内侧 1~2cm 处。心脏的大小相当于其本人的拳头，形状像倒置的圆锥体，长轴约与正中矢状面成 45° 角向左下倾斜。其前面毗邻胸骨，大部分为右心室和右心房，小部分为左心室和左心房；后面毗邻食管、大血管和脊椎骨，主要为左心房，小部分为右心房；两旁毗邻肺，右缘主要为右心房，左缘上方小部分为左心房，下方是左心室；下面是膈肌，主要为左心室。（图 17-30）

#### （二）正常心腔结构

**1. 右心房（right atrium）**　位于心脏的右上部，其前部呈锥形突出，遮于主动脉根部右侧，称右心耳（right auricle），右心房可分为前、后二部，前部为固有心房，后部为腔静脉窦（sinus venarum cavarum），两部在心表面以界沟（terminal sulcus）为分界。心房内面与界沟对应处，形成一条纵形肌肉隆起，称为界嵴（terminal crest）。固有心房内面从界嵴向前发出的平行肌隆起称为梳状肌（pectinate muscle），右心耳内面的肌隆起则交织成网。腔静脉窦内壁光滑，其后上部有上腔静脉口，后下部有下腔静脉口，前下部有房

室口。下腔静脉口与房室口之间有冠状窦口，口的下缘有冠状窦瓣。在下腔静脉口的前内侧缘有一镰状皱襞称下腔静脉瓣。在右心房的后内侧壁，房间隔的下部有一浅窝称卵圆窝（oval fossa），为胎儿时期的卵圆孔在出生后闭锁形成的遗迹。右心房前下方为右房室口，由此通向右心室。

**2. 右心室（right ventricle）**　位于右心房的前下方，右室腔以室上嵴（supraventricularcrest）为界分为流入道与流出道两部分，流入道内壁由交错排列的肉柱即肌小梁构成，其入口即右房室口，周径平均为 11mm。在其纤维瓣环上附着三片瓣膜，分别称作前瓣、后瓣和隔瓣，即为三尖瓣（tricuspid valve）。瓣膜的尖端指向室腔，瓣的边缘与室面通过数条结缔组织细索——腱索（tendinous chorda）连于乳头肌。乳头肌（papillary muscle）是从室壁突向室腔的锥状肉柱。流出道是右室腔向左上延伸的部分，壁光滑，腔逐渐变窄形似倒置的漏斗，故也称漏斗部或肺动脉圆锥。出口为肺动脉口，通向肺动脉干，纤维瓣环上有三个半月瓣，即肺动脉瓣（valves of pulmonary trunk）。右心室壁较薄，厚 5~8mm。

**3. 左心房（left atrium）**　构成心底的大部分，是心脏最靠后上的部分。其向左前方突出的部分称左心耳（left auricle），其内肌小梁交织成网。左心房后部腔壁光滑，于左心房的后壁，有左上、下肺静脉和右上、下肺静脉四个入口。左心房的出口为左房室口，位于左心房的前下部。

**4. 左心室（left ventricle）**　位于右心室的左后下方，近似圆锥形，室壁厚 12~15mm，为右心室壁厚的 2~3 倍。左心室腔也分为流入道和流出道。流入道的入口为左房室口，位于左心室的右后上

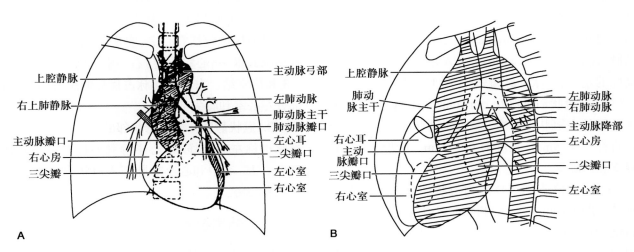

**图 17-30　心脏解剖结构**
A. 心脏解剖正位；B. 心脏解剖侧位

方。口周缘有纤维环,上附有两个近似三角形的瓣膜叫二尖瓣(mitral valve)。前(尖)瓣较大,位于前内侧,介于主动脉口和左房室口之间,借此将左心室腔分为流入道和流出道两部分。后(尖)瓣较小,位于后外侧。前、后瓣底部连合在一起。二尖瓣的边缘和心室面的腱索连于乳头肌。左心室流出道壁光滑无肉柱,它的出口为主动脉口,位于左房室口的前侧,其周缘的纤维环上附有三个半月形袋状的瓣膜,称主动脉瓣(aortic valves),分别称为左半月瓣、右半月瓣和后半月瓣,瓣膜大而坚韧。瓣膜与动脉壁之间的内腔称主动脉窦(aortic sinus)。在主动脉右窦和左窦处分别有右冠状动脉和左冠状动脉的开口。心室收缩时,血液推动二尖瓣,关闭左房室口,同时冲开主动脉瓣,血液射入主动脉。心室舒张时,主动脉瓣关闭,阻止血液倒流回左室,同时二尖瓣开放,左房血液流入左室。

**(三)房间隔与室间隔**

**1. 房间隔(interatrial septum)**　介于左、右心房之间,由于左心房位于右心房的左后方,故房间隔呈斜位,约与正中矢状面成 45° 角。房间隔的两侧面为心内膜,中间夹有结缔组织和心房肌纤维。房间隔在卵圆窝处最薄,主要由结缔组织构成,房间隔缺损多发生于此。

**2. 室间隔(interventricular septum)**　位于左、右心室之间。室间隔可分为肌部和膜部。肌部构成室间隔下部的绝大部分,室间隔上部一小部分纤维组织为膜部,其上部靠近主动脉瓣和下方的卵圆区,即心房与心室交界处较薄弱,为室间隔缺损的好发部位。

**(四)冠状动脉与冠状静脉**

冠状动脉是供应心肌血、氧的血管,解剖形态颇多变异。在正常情况下冠状动脉分出两大主支,为左冠状动脉(left coronary artery, LCA)和右冠状动脉(right coronary artery, RCA),分别开口于升主动脉的左、右冠状动脉瓣窦。(图 17-31)

**1. 左冠状动脉(life coronary artery)**　发自于主动脉的左冠状动脉窦,左冠状动脉主干(LM)开口直径为 4~5mm,长度为 0.5~2cm,主要分支有前降支和回旋支。

(1)前降支(LAD):为冠状动脉主干的直接延续,沿前室间沟下行,再绕过心尖切迹到达心脏后壁,在后室间沟下 1/3 处与右冠状动脉的后降支相吻合。前降支向左侧发出数支对角支(2~6 支不等)、向右侧发出数支平行而细小的间隔支等分支,

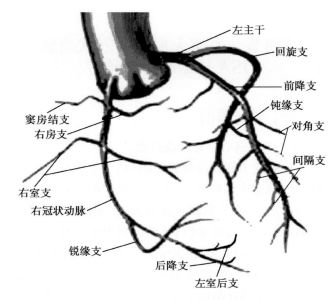

图 17-31　冠状动脉解剖结构

供血区域有主动脉和肺动脉总干根部、部分左心房壁、左心室前壁、部分右心室前壁、大部分心室间隔(上部和前部)、心尖区和前乳头肌等。

(2)回旋支(LCX):从左主干发出后,多与前降支成角(40°~150° 不等)沿左房室沟向后绕行,回旋支发出的分支颇多变异,主要分支有数支钝缘支、心房支。回旋支的供血区域有左心室侧壁和后壁、左心房,有时还供血至心室膈面、前乳头肌、后乳头肌、部分心室间隔、房室结、房室束和窦房结。

**2. 右冠状动脉(right coronary artery)**　起于主动脉右冠状动脉窦,主干在肺动脉起始部和右心耳之间进入右房室沟,向右下绕心脏锐缘至心脏膈面,然后经房室沟与后室间沟交叉点,直达右心室后下缘,为右心室和心脏膈面心肌供血。主要分支有窦房结支、右圆锥支、右房支、右室前支、锐缘支、右室后支、左室后支,后降支、房室结支等。右冠状动脉供血区域包括右心房、窦房结、右心室流出道、肺动脉圆锥、右心室前壁、右心室后壁、心室间隔下 1/3 和房室结。右冠状动脉占优势的患者尚供血到部分左心室和心尖部。

**3. 冠状静脉**　多伴行相邻的冠状动脉,如心大静脉也称左冠状静脉,心中静脉亦称右冠状静脉。常由心大、心中和心小静脉汇入冠状静脉窦,最后注入右心房。

## 二、造影技术

**(一)心血管造影**

心血管造影(cardio-angiography)是通过心导

管向心脏和大血管的某些部位注入对比剂,使心脏血管显影,以显示心脏及血管的解剖结构。由于心血管造影可以观察到其他检查难以观察到的病理改变,如肺部动脉发育情况、大血管的位置、心内血分流方向等,因此,大多数复杂的心脏病都要进行此种检查,是临床诊断心血管疾病的"金标准"之一。目前临床主要应用选择性血管造影,它能直接显示造影部位的血管病变情况,对心血管疾病的诊断、治疗起决定性作用。

**1. 手术操作** 选择性右心房、右心室及肺动脉造影,是经股静脉穿刺插入 5~7F 猪尾巴造影导管,按造影目的分别将导管置于右心房中、右心室流出道、肺动脉主干等处进行造影。左心房造影可在右心房、右心室或肺动脉内注射对比剂,经肺循环使左心房显影,也可用穿刺房间隔的方法将导管从右心房送入左心房造影;左心室造影从股动脉、桡动脉或肱动脉穿刺并插入猪尾巴导管进入左心室进行造影。

**2. 造影参数选择** 一般使用对比剂浓度为 300~370mgI/ml 的非离子型对比剂。心脏造影参数见表 17-3。

表 17-3 心脏造影参数

| 部位 | 每次对比剂剂量/ml | 流速/(ml/s) | 压力限制(PSI)*¹ |
|---|---|---|---|
| 成人主动脉 | 25~40 | 15~25 | 800~1 200 |
| 成人左心室 | 25~35 | 15~20 | 800~1 100 |
| 成人左、右心房 | 20~25 | 10~12 | 800~1 000 |
| 成人右心室 | 15~35 | 12~20 | 800~1 000 |
| 肺动脉主干 | 15~20 | 12~16 | 500~900 |
| 婴幼儿心脏及大血管 | 1~2ml/kg*² | 2s 内注射完毕 | 500~1 000 |

注:*¹ 压力限制为高压注射器使用时的最大压力,即保护压力。
*² 患儿体重。

**3. 造影体位**

(1)正位:标准后前位,探测器置于零度位置,此位置能观察到房间隔缺损、三尖瓣下移畸形、三尖瓣闭锁等。

(2)侧位:探测器置于左前斜(LAO)90°,此位置能观察到肺动脉瓣及瓣上、肺动脉主干等。适用于肺动脉瓣狭窄、动脉导管未闭等疾病介入治疗前的右心室、主动脉弓造影。

(3)长轴斜位:探测器置于左前斜(LAO)60°,同时向头侧倾斜(CRA)20°~30°。此位置下主肺动脉窗将充分展开,室间隔前半部及二尖瓣环常呈切线位,左室流出道拉长显示,肺动脉主干及左下肺动脉延续部展开等。适用于室间隔缺损、法洛四联症等疾病选择性左、右心室造影。

(4)四腔位:又称肝锁位。探测器置于左前斜(LAO)45°,同时向头侧倾斜(CRA)20°~30°。此时,整个房间隔和室间隔的后半部呈切线位,四个房室腔互相分开,房室瓣也分开且呈正面观。适用于房室通道型室间隔缺损(心内膜垫缺损)、二尖瓣骑跨及单心室等的选择性左心室造影;三尖瓣骑跨或三尖瓣闭锁时的选择性右心房造影;三尖瓣关闭不全、单心室或右室双出口的选择性右心室造影等。

(5)半坐位:又名肺动脉轴位。患者仰卧,探测器向正头侧倾斜(CRA)40°~45°。使肺动脉分叉部基本与 X 线垂直,以显示肺动脉瓣、主干、分叉及左右肺动脉分支,此时主、肺动脉也分开。适用于肺动脉狭窄或异位肺动脉等的选择性右心室和肺动脉造影;或假性动脉干及主、肺动脉间隔缺损时的主动脉造影等。

(6)延长右前斜位:探测器置于右前斜(RAO)30°,同时向头侧倾斜(CRA)20°~30°。使 X 线与右室流出道及肺动脉几乎垂直,展开主、肺动脉的前后关系,充分显示右室流出道、肺动脉瓣、肺动脉主干及其右侧分支。适用于选择性右心房、右心室和肺动脉造影,如法洛四联症等患者。

(7)右前斜位(RAO)30°:用于观察二尖瓣反流情况及测量左心室射血分数(left ventricular ejection fractions,LVEF)等。

对于先天性心脏病,需灵活选择复合倾斜角度进行体位摄影,有条件者可行二维或三维旋转造影,以便清晰地显示心脏及血管病变。

**(二)选择性冠状动脉造影**

选择性冠状动脉造影(selective coronary arteriography)是诊断冠心病的"金标准",它不仅能准确地判断冠状动脉内病变的程度与范围,还能通过发现受损血管数目和受损心肌范围,而准确地判断预后。

**1. 手术操作** 冠状动脉造影常用血管径路为股动脉或桡动脉穿刺插管(图 17-32),将导管分别选择性插入左、右冠状动脉口部,试注对比剂证实导管在冠状动脉口内,先进行冠脉口内压力检测,避免导管嵌顿入冠状动脉口内,如压力正常即可行冠状动脉造影。一般情况下,先做左冠状动脉造影,后做右冠状动脉造影。冠脉开口变异,难以找到的情况下,可先行左心室造影,了解左室功能、冠

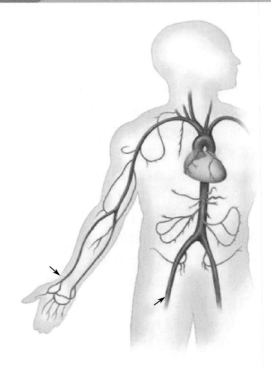

图 17-32 冠状动脉造影常用血管径路

状动脉开口及主动脉形态等情况,便于选择冠脉造影的导管型号及指导插管。

(1)股动脉入路:动脉穿刺成功后,选用冠状动脉造影导管(Judkins 导管),引入左冠状动脉导管,当导管尖端达到升主动脉时,左冠状动脉导管抵住升主动脉右壁,将管尖抵住升主动脉左侧壁慢慢下滑,导管尖即可顺利进入左冠状动脉口。以 1~2ml 对比剂先行试验推注,观察冠脉内压力正常、确认插管位置恰当,然后手推对比剂 8~10ml/次,以 15~30 帧/s 的数字录像多体位摄影进行造影检查,左冠状动脉造影结束后,在左前斜位透视下,右冠状动脉导管抵达升主动脉右冠窦底,轻轻提拉和旋转导管头端使其转向右侧,轻轻上下滑动,一般都可顺利进入右冠状动脉口。以 1~2ml 对比剂先行试验推注,观察冠脉内压力正常、确认插管位置恰当,然后手推对比剂,每次 6~8ml。右冠状动脉开口变异较多时,插管较为困难,操作者应轻柔、耐心。

(2)桡动脉入路:经皮桡动脉穿刺插管时,选用桡动脉多功能造影管,可避免因更换导管而造成桡动脉痉挛的发生。在透视下,将导管经桡动脉送至主动脉窦底部,使其前端成形,操纵导管使其头端位于左冠状动脉开口附近,轻轻提拉和旋转导管头端即可进入左冠状动脉开口。以 1~2ml 对比剂先行试验推注,观察冠脉内压力正常,确认插管位

置恰当即行多体位造影,左冠状动脉造影结束后,在左前斜位透视下,将导管头端移至主动脉瓣缘水平窦底处,管头向前,轻送并旋转至右侧,轻轻上下滑动,即可进入右冠状动脉口。

桡动脉入路优点:手部血供为双重循环,经桡动脉冠脉介入可以降低手部缺血的发生率。穿刺部位骨面扁平无骨突,减少穿刺部位出血,穿刺部位无主要神经血管走行,无神经损伤的风险。减少穿刺点并发症,减少患者术后观察时间,进而降低患者的费用,使患者提前下床活动,改善患者术后的下肢活动能力,使患者感到舒适。

桡动脉入路缺点:桡动脉较细,容易发生痉挛,穿刺插管有一定的失败率,术后有部分患者可出现狭窄甚至闭塞。由于手掌有桡动脉和尺动脉双重供血,即使桡动脉闭塞一般也不会有感觉。极个别患者可发生骨-筋膜室综合征、手臂神经损伤等严重并发症。行桡动脉插管前需行桡动脉处的 Allen 试验,以确定其可行性。

Allen 试验(图 17-33):检查手部的血液供应,以及桡动脉与尺动脉之间的吻合情况。用来评价桡动脉穿刺插管的成功率。方法:①术者用双手同时按压桡动脉和尺动脉;②嘱患者反复用力握拳和张开手指 5~7 次至手掌变白;③松开对尺动脉的压迫,继续保持压迫桡动脉,观察手掌颜色变化。若手掌颜色在 10s 之内迅速变红或恢复正常,即为 Allen 试验阴性,表明尺动脉和桡动脉间存在良好

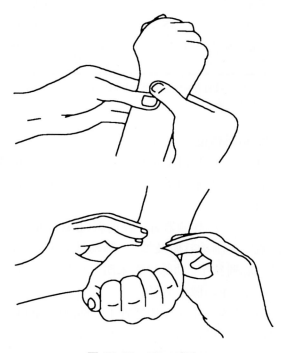

图 17-33 Allen 试验

的侧支循环；相反，若 10s 后手掌颜色仍苍白，即为 Allen 试验阳性，这表明手掌侧支循环不良。Allen 试验阳性者严禁从桡动脉穿刺做介入手术。

**2. 造影参数**　临床上通常选用浓度为 300~370mgI/ml 的非离子型对比剂，冠状动脉造影注射于 2s 内完成，曝光采像时间从注射前开始，至冠状静脉出现回流时结束；常用冠状动脉造影参数见表 17-4。

表 17-4　冠状动脉造影参数

| 部位 | 每次对比剂剂量/ml | 流速/（ml/s） | 压力限制（PSI）* | 手推量/ml |
|---|---|---|---|---|
| 左冠状动脉 | 4~5 | 3~4 | 400~700 | 8~10 |
| 右冠状动脉 | 3~4 | 3~4 | 400~700 | 6~8 |

注：* 使用高压注射器。

**3. 摄影体位**　根据冠状动脉走行特点设计。

（1）左冠状动脉造影常用体位（图 17-34）

1）头位：探测器向头部倾斜（CRA）30°~45°，主要显示前降支（近、中、远段）、间隔支、对角支。

2）左前斜 + 头位（左肩位）：探测器置于左前斜（LAO）20°~45°并向头侧倾斜（CRA）20°~30°，主要显示前降支与回旋支夹角、分支走向及其中、远段。

3）左前斜 + 足位（蜘蛛位）：探测器置于左前斜（LAO）45°~60°并向足侧倾斜（CAU）15°~30°，主要显示左主干、中间支、前降支和回旋支分叉部及其各支近段。

4）尾位：探测器向足侧倾斜（CAU）30°~45°，显示左主干、前降支近段、回旋支（近、中、远段）、

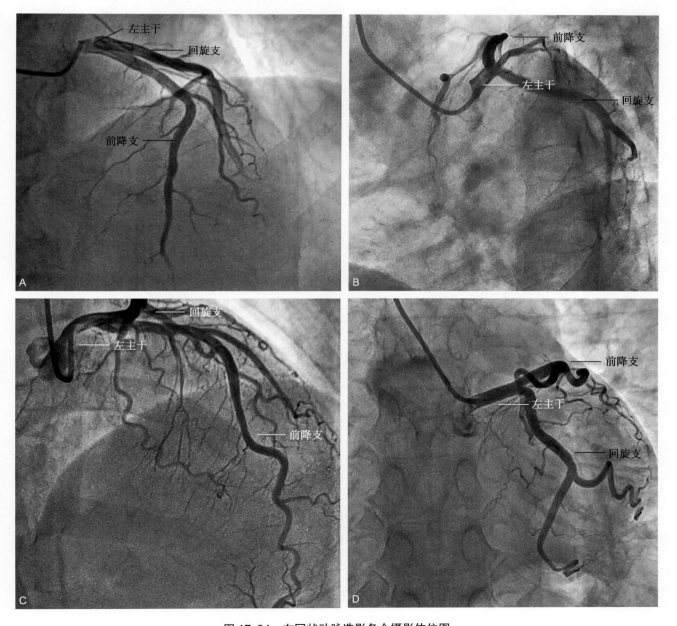

图 17-34　左冠状动脉造影各个摄影体位图
A. 右前斜 + 头位（右肩位）；B. 右前斜 + 足位（肝位）；C. 左前斜 + 足位（蜘蛛位）；D. 左前斜 + 头位（左肩位）；

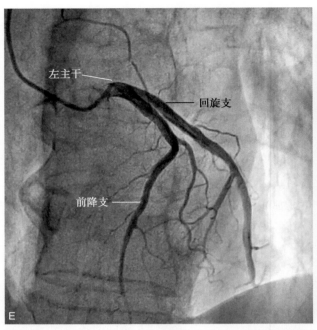

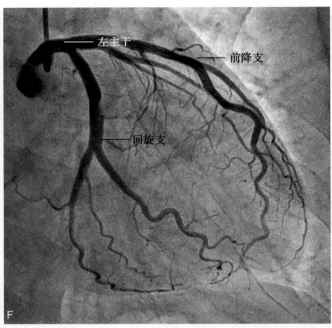

图 17-34（续）

E. 头位；F. 尾位；G. 体位图示

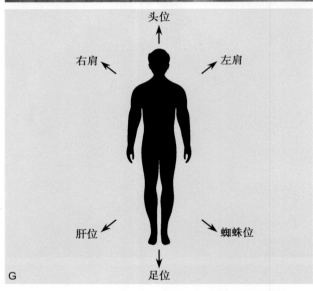

钝缘支。

5）右前斜＋足位（肝位）：探测器置于右前斜（RAO）30°~50°并向足侧倾斜（CAU）15°~30°，能较好地显示左主干、前降支、回旋支及其关系。

6）右前斜＋头位（右肩位）：探测器置于右前斜（RAO）30°~50°并向头侧倾斜（CRA）15°~30°，显示左前降支中、远段及左主干。

（2）右冠状动脉造影常用体位（图 17-35）

1）左前斜（LAO）30°~50°位：右冠状动脉于此位常呈"C"字形切线显示。

2）右前斜（RAO）30°~45°位：在此位置下，X线几乎与心脏的右房室沟垂直，也即与右冠状动脉中段主干垂直，右冠状动脉常呈"L"形显示，分布于房、室两侧的分支易于区分，但后降支和左室后支重叠，有时不易分辨。

3）头位（CRA）15°~25°：常作为左、右前斜位的补充摄影体位，用于展开后降支和左室后支。

**（三）旋转冠状动脉造影**

经股动脉或桡动脉穿刺插管，将导管分别选择性插入左、右冠状动脉口部，为获得较好的旋转采集序列，首先需要将患者置于等中心位，即在后前位和侧位透视下使感兴趣区都在视野的中心。然后在非透视下进行常速旋转轨迹测试，以确保机架运动过程不会遇到障碍。准备好高压注射器推注对比剂。按下旋转采集键后机架即开始按设定轨迹高速旋转采集。对比剂完全显示整个冠状动脉，通常在旋转运动停止延迟数秒后，停止采集。应注意的是，对比剂注射在旋转前开始，在旋转结束后终止，准备的对比剂总量应大于 4ml/s 与旋转时间的乘积。旋转采集的机架旋转角度：左

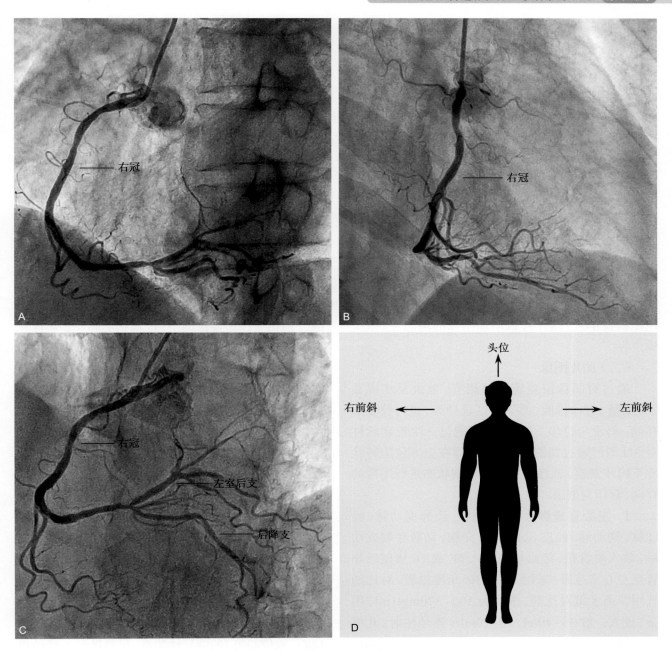

**图 17-35　右冠状动脉造影常用体位**
A. 右冠左前斜；B. 右冠右前斜；C. 右冠正位 + 头位；D. 体位图示

冠状动脉为 RAO30° +CRA25° ~LAO50° +CA25°；有冠状动脉为 LAO60° ~RAO30°。根据每例患者冠脉血流的特征及影像采集所需要的时间调整对比剂用量及注射速率。一般用法是右冠旋转采集用 12ml 对比剂，每秒注射 3ml，左冠旋转采集用 16ml 对比剂，每秒注射 4ml。所有造影采集都采用 30 帧/s。

旋转冠状动脉造影的主要优点是应用较少的对比剂及射线辐射量即能显示大量的冠脉病变信息。旋转冠状动脉造影对比剂的应用减少了近 1/5，辐射剂量明显减少。旋转冠状动脉造影减少了辐射剂量且没有损失完整冠脉造影的优势。旋转冠

状动脉造影比标准冠脉造影提供了更多的冠脉信息。提供了冠状动脉树的额外信息，尤其是开口病变、分叉病变及明显偏心病变；减少了术者寻找最佳投射角度对技术熟练的依赖程度。

## 三、图像处理

### （一）屏幕图像

**1. 透视图像**　透视图像一般采用小视野、低脉冲、前后及左右倾角，以及缩光器组合使用。操作简单，不但保证了图像质量，患者与介入医师的辐射剂量也大大降低。透视时焦点与影像平板的距离应尽量远，患者与影像平板的距离应尽量近。可通

过放大摄影来减少噪声,减少散射线,使图像更加清晰。插管过程及治疗中,采取间断脉冲透视,缩小透视野,应用静态分屏路标技术及窗口技术,可充分显示血管的开口及其走行,有利于导丝及导管超选择性插入,在保证整个造影、治疗质量的前提下,缩短手术时间,提高手术效果和成功率,减少医患双方的放射损伤。超选择性血管造影时应用高脉冲或连续脉冲透视以得到优质的透视影像。

**2. 采集图像** 心脏冠脉与左室造影可应用 15F/S 或 30F/S。多角度全方位观察心血管的情况,避免漏诊。另外,高压注射器的应用至关重要,注射延迟、X 线延迟、流量(注射速度 ml/s)、注射总量(ml/ )、注射压力(PSI)等均应根据不同部位精心设置。在介入治疗时应将患者的空曝区及肺部区域应用滤板技术进行遮挡,以增加图像的均匀性、减少噪声等。

**(二)照片图像**

通过对图像窗宽窗位的调节、放大及多幅显示,测量、打印排版、感兴趣区选择等,进行校正后存储、刻录与打印。3D 图像可通过三维重建软件对 3D 图形通过切割、导航引导等在全方位旋转状态下同步观察,选择最佳血管解剖状态进行图像的存储、打印与刻录。

**1. 左心室造影心功能分析** 经外周动脉(股动脉、桡动脉)经皮 Seldinger 穿刺,动脉穿刺成功后,放入血管鞘,经血管鞘引入 6F 或 7F 猪尾巴导管至左心室造影,采用 RAO 30° 角度摄影,对比剂选用非离子型对比剂,浓度为 300~370mgI/ml,用量,成人一般 35~40ml,18~20ml/s 连续注射;儿童以 1.25~1.5ml/kg 体重计算,13~16ml/s 连续注射,15~30 帧/s 连续采集影像,观察心室壁的收缩功能及室壁运动情况。利用心功能分析软件,首先,进行导管校正,校正因子为导管外径和图像中的导管外径之比。避免造影时导管刺激引起的期前收缩期,选取舒张末期心室容积(EDV)和收缩末期心室容积(ESV)。采用 Simpson's 法测定左心射血分数(LVEF),LVEF=(EDV−ESV)/EDV×100。射血分数是心室每搏量与心室舒张末期容积的比值,是目前临床上最常用的心脏功能指标。

射血分数的正常值及变异范围:成人正常的左室射血分数(LVEF)为 60% ± 7.0%,通常认为,静态 LVEF<50% 即为心室功能降低。心室射血分数的影响因素:EF 主要是反映心肌收缩力,因此它受前负荷、后负荷、心肌抑制药(如奎尼丁、胺碘酮、普

罗帕酮、维拉帕米等)、酸中毒和心肌缺血等因素的影响。所以评估心脏功能时,需要结合患者的临床情况。

**2. 定量冠状动脉狭窄分析** 常规多体位分别做左、右冠状动脉造影,选取冠脉狭窄显影最佳体位,首先,进行导管校正,校正因子为导管外径和图像中的导管外径之比。选取冠脉狭窄段截取其近端及远端正常血管直径为参考血管直径,与病变处血管直径相比,自动分析靶血管病变的长度、直径、狭窄处最小直径、狭窄率、参考血管直径、分叉病变夹角等。

**3. 自动角度摄影分析系统(Compart 软件)** 冠状动脉造影(CAG)是目前确诊冠状动脉粥样硬化性心脏病最有价值的检查手段,也称之为"金标准",但由于摄影体位的不当,冠状动脉显影影像质量较差,易造成误诊或漏诊,不能满足临床影像诊断需要。Christiaens 和 Dumay 将感兴趣的血管段假设成直线段,通过在两幅不同角度(两角度之间的角度差 >30° 以上)的造影图像上分别选取血管段的始点和末点,利用向量间的几何关系来获得最佳造影角度。Compart 分析软件基于同样的原理进行分析。

冠状动脉造影术是利用导管对冠状动脉解剖进行放射影像学检查的一种介入性诊断技术,也是一种有创性的诊断技术,要求手术者操作熟练,造影摄影体位把握准确(能清楚地暴露冠状动脉的主支和分支血管的全貌及血管开口处的情况)。通过 Compart 分析软件(自动角度摄影分析系统),显示冠状动脉显影的最佳摄影体位与心脏位置类型(横位心、垂位心等)的特异性关系,尽量做到 X 线的摄影方向与冠状动脉走行垂直,在该角度下的造影图像中感兴趣的血管段具有最小投影缩短和最小的被其他血管的遮盖。最佳造影角度下的血管狭窄百分比测量能显著提高其定量分析的精度。从而为冠心病诊断提供可靠的解剖和功能信息,为介入治疗或冠状动脉搭桥术方案的选择奠定科学依据。

**4. 支架精显** 其利用动态校正的 X 线透视显影技术,根据采集的连续帧图像中对应的 mark 点叠加转换成数字电影来显影支架。支架精显功能可增强置入冠脉支架的可视性,观察支架与血管的情况。对于已存在的支架,它可确定后续支架的锚定点、帮助术者精确串联支架。术后也可使用此技术观察串联、分叉支架的接驳情况。

**5. 动态冠脉路图(dynamic coronary road-**

map）是带有运动补偿的实时动态冠状动脉路图。计算机通过后处理标记出显影血管，将显影血管通过动态补偿后制作为蒙片、在透视下将蒙片与实时画面叠加，为术者提供动态路径图。动态冠脉路图在经皮冠状动脉介入治疗过程中为术者对导管、导丝的位置提供连续的路径参照。与此同时，减少在术中冒烟的次数可减轻患者对比剂的负担。

## 四、相关疾病的介入治疗

### （一）左心耳封堵术

左心耳（left atrial appendage，LAA）是左心房内狭长、弯曲的管状盲端。其特殊的解剖结构和纤维走行使心电活动在 LAA 内的传导有别于左心房（left atrium，LA）。近年来的研究发现，LAA 不仅是血栓形成的常见部位，也是房性心律失常产生和维持的重要部位。在非瓣膜性心房颤动患者中，约 90% 的血栓源自左心耳。手术切除左心耳已在瓣膜性心脏病手术中普及，但外科左心耳结扎很难达到完全封闭，有 1/3~1/2 患者的左心耳与左房间有残余交通。经皮左心耳封堵术（LAAC）因操作相对简单易行、创伤小、成功率高已被用于临床。

**1. 适应证**

（1）房颤发生时间 >3 个月，持续性房颤，或是长期持续性和永久性房颤患者（非风湿性瓣膜病所致）已经出现出血并发症或很可能出现出血并发症者。

（2）有华法林应用禁忌证或无法长期服用华法林者，口服抗凝药的顺应性低，不愿意长期采用口服抗凝疗法者。

（3）理论上，对于年龄大于 18 岁的成人，左心耳封堵术存在升高左房压力以致组织和电重构的可能，远期会在多大程度上抵消左心耳封堵的益处尚缺少相关研究。因此，倾向于将患者年龄上调。对有缺血性卒中史的患者，如存在华法林禁忌证，可适当将年龄放宽。总体上，经皮左心耳封堵术的最适宜人群可能为超过 75 岁的卒中高危患者，原因在于：①此类患者是导管消融的相对禁忌人群；②华法林抗凝本身的出血风险已被证实甚至高于其预防血栓的效能；③该人群预期寿命可能不足以使左心耳封堵潜在的负面效应显现。

（4）CHADS2-VAS 评分 ≥2 分者。C：充血性心力衰竭（1 分）；H：高血压（1 分）；A：年龄 ≥75 岁（2 分）；D：糖尿病（1 分）；S：卒中史/短暂性脑缺血发作史（2 分）；V：心血管疾病（2 分）；A：年龄介于 65~74 岁之间（1 分）；S：女性（1 分）。各项分数累加，超过 2 分符合适应证。

（5）HAS-BLED 评分 ≥3 分者。H：高血压；A：肾和肝功能异常；S：卒中；B：出血；L：INRs 易变；E：高龄（如年龄 >65 岁）；D：药物或酒精。每项 1 分，累加超过 3 分者符合适应证。

（6）需要合并应用抗血小板药物治疗。

**2. 禁忌证**

（1）左房内有活动性血栓。

（2）左心耳深度不够。

（3）心功能不良，合并感染性疾病者。

**3. 手术操作**

（1）左心耳形态个体化差异较大：不同患者的左心耳形态差异较大。左心耳形态分为四类，即鸡翅类（约占 48%）、仙人掌类（30%）、风向袋类（19%）和菜花样类（8%）。不同形态的左心耳，其卒中、短暂性脑缺血发作的趋势不同，其中菜花样左心耳与卒中发生的相关系数最高。

（2）左心耳封堵器的类型：左心耳封堵器发展至今已有很多种类，已经临床应用的主要有 PLAATO、WATCHMAN 和 Amplazer 封堵器等。以 WATCHMAN 左心耳封堵器及其组件为例进行结构的介绍。

1）骨架为镍钛诺结构：尺寸（直径）分别为 21mm，24mm，27mm，30mm 及 33 mm；镍钛合金支架的左心房面覆盖聚酯膜，心耳面开放，环绕封堵器体部装配倒钩，可使其与左心耳壁固定。

2）左心耳封堵系统组件（图 17-36）：包括房间隔穿刺通路系统，有单弯、双弯两种，外径为 14F（4.7 mm），内径为 12F，工作长度为 75cm；封堵器输送系统等。

（3）术前常规检查：五常规、尿常规、便常规、肝肾功能、血糖、血脂、电解质、凝血、血型、D-二聚体、肌钙蛋白 I、传染病筛选、心电图、心脏彩超、胸片、动态心电图等。术前国际标准化比率（international normalized ratio，INR）：1.5~2.0。术前 3d 停用华法林，改用低分子肝素皮下注射；如果术前未停用华法林，术中肝素酌情减量，术前常规二代头孢静脉滴注，预防术中感染，术前 8h 禁食禁水。

（4）术中操作：术中麻醉插管（全麻），建立静脉通路，食管超声观察排除左心耳血栓，测量左心耳口部直径和深度（口部直径需 <31mm），LVEF 值（>30% 可做封堵）。经股静脉穿刺，置入血管鞘，行房间隔穿刺，建议穿刺位置在房间隔中下靠后。将

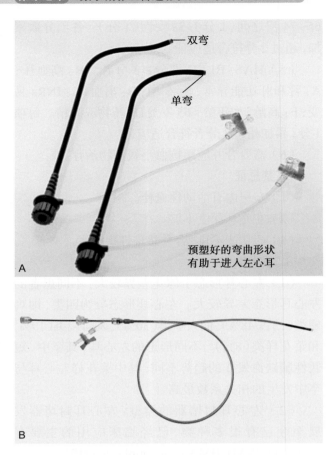

**图 17-36 左心耳封堵系统组件**
A. 房间隔穿刺通路系统；B. 左心耳封堵组件递送系统

猪尾管定向到左心耳，采用 RAO30°＋头位/足位 20° 做左心耳部造影，观察其形态、测量左心耳口部大小及深度。选择合适尺寸的封堵器，封堵器直径的选取取决于左心耳开口的最大直径，左心耳开口直径应在 17~31mm 之间，左心耳可用深度应大于或等于开口直径。（表 17-5）

**表 17-5 封堵器大小与左心耳开口大小对应关系**

| LAA 最大开口/mm | 器械尺寸/mm（无挤压状态） |
| --- | --- |
| 17~19 | 21 |
| 20~22 | 24 |
| 23~25 | 27 |
| 26~28 | 30 |
| 29~31 | 33 |

导引鞘定位与操控进入左心耳，为了更好地观察左心耳结构以及确定导引鞘的头端位置，应多视角、多方法观察。左心房造影至少 RAO30° 头位/足位多方位观察；TEE 至少 0°~135° 扫视。导引鞘在向心耳尖部或者心耳壁推进至深处时，进行多视角

观察尤为重要。寻找左心耳中合适的位置，平稳缓慢地展开封堵器（至少 3~5s），确保封堵器远端未发生前移，封堵器展开过程中，禁止向前推进。封堵器释放前必须满足的所有释放条件包括①位置：封堵器最大直径平面刚好位于或稍远于左心耳开口平面；②锚定（稳定性）：倒刺嵌入组织，封堵器位置稳定；③大小：封堵器相对于原直径压缩 8%~20%；④封堵：封堵器覆盖开口平面，左心耳所有瓣叶都被封堵。如果需要，封堵器可以回收（部分或整体）重新放置。

**4. 术后抗凝** 患者术后需要口服华法林至少 45d（有效 INR 内），45d 后，TEE 评估血流是从封堵器周围还是封堵器内部流出的，如果左心耳封堵完全，或者残存血流小于 5mm，则可停止服用华法林，患者继续服用阿司匹林和氯吡格雷直至术后 6 个月，术后 6 个月后，继续服用阿司匹林。如果残存血流大于 5mm，则应继续服用华法林，TEE 评估下确定残存血流小于 5mm 后再继续阿司匹林治疗。

**5. 并发症** 急性心脏穿孔及压塞，血栓栓塞并发症，封堵器移位或脱落。

**（二）动脉导管未闭封堵术**
动脉导管未闭（PDA）是最常见的先天性心脏病之一，目前常用的治疗方法主要有介入封堵术、开胸结扎术、胸腔镜手术等。开胸结扎手术创伤大，术后恢复时间较长，且会遗留明显的瘢痕。而介入治疗具有安全、有效、创伤小、康复快、并发症少等优点。目前，介入治疗已成为动脉导管未闭的首选治疗方法。

**1. 适应证**
（1）Amplatzer 法
1）左向右分流不合并需要行外科手术治疗的 PDA。
2）PDA 最窄径≥2mm，年龄通常≥6 个月，体重≥4kg。
3）PDA 外科手术后残余分流。
（2）可控弹簧栓子法
1）左向右分流不合并需要行外科手术治疗的 PDA。
2）PDA 最窄径（cook 弹簧圈≤2mm，pfm 弹簧圈≤3mm），其余同 Amplatzer 法。

**2. 禁忌证**
（1）Amplatzer 法
1）依赖 PDA 存在的心脏畸形。
2）严重肺动脉高压并已导致右向左分流者。

3）败血症，封堵术前 1 个月内患有严重感染。

4）活动性心内膜炎，心内有赘生物者。

5）导管插入途径有血栓形成者。

（2）可控弹簧栓子法：窗形 PDA，其余同 Amplatzer 法。

**3. 手术操作**　经皮 Seldinger 穿刺右股动脉、股静脉成功后，置入血管鞘，先用猪尾巴导管行降主动脉造影，采用左侧位投影，确认其导管的位置、大小、形态。建立股静脉-右房-右室-肺动脉-动脉导管-降主动脉的半轨道，选择比测量动脉导管宽度大 4~8mm 的封堵器及合适的输送鞘管系统，在透视下送入封堵器，嵌于动脉导管内，重复左侧位降主动脉造影，无残余分流，即可释放封堵器，完成治疗。（图 17-37）

**4. 术后处理**

（1）穿刺侧肢体制动 6h，卧床 20h，局部沙袋压迫 6h。

（2）术后使用抗生素 1d。

（3）术后 24h、第 1 个月、3 个月、6 个月及 12 个月复查经胸超声心动图。

**5. 并发症**

（1）溶血：应尽量完全封堵 PDA，避免产生喷射性残余分流。一旦发生溶血多采用非手术疗法，包括应用激素、碳酸氢钠等，酌情输血；也可采用可控弹簧栓子再次封堵；若无效且患者病情有恶化趋势应行外科手术。

（2）封堵器脱落：操作要规范，封堵器定位要准确。发生封堵器脱落应酌情采用异物钳夹取；若

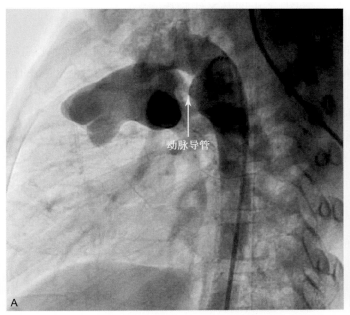

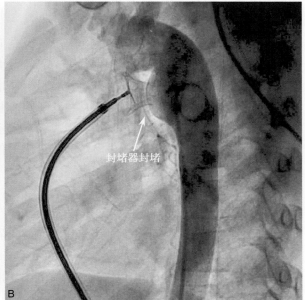

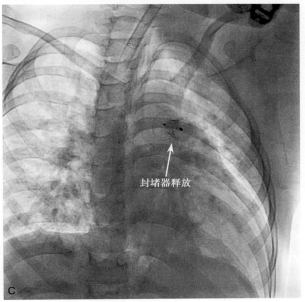

**图 17-37　动脉导管未闭封堵术**
A. 降主动脉造影显示 PDA；B. 封堵器封堵 PDA；
C. 封堵器释放后

不成功则应行手术处理。

（3）主动脉及肺动脉夹层：为预防其发生，应轻柔操作，一旦发生视病情采取非手术治疗、带膜支架置入或外科手术；若为肺动脉夹层也可尝试经动脉侧送导丝建立股动脉-PDA-肺动脉-股静脉轨道，然后进行封堵。

（4）左肺动脉及降主动脉狭窄：若有明显压差应更换或取出封堵器。

（5）残余分流：少量残余分流可随访观察；中量以上残余分流应行再次封堵术或外科处理。

### （三）房间隔缺损介入封堵术

房间隔缺损（ASD）是先天性心脏病中最常见的一种病变。介入封堵术安全性高，手术操作时间短，术后恢复快。采用经股静脉穿刺的方法，将封堵伞送入心房，补贴固定在房间隔缺（ASD）损处，阻断房水平左向右分流，恢复正常血液循环。

**1. 适应证**

（1）继发孔型房间隔缺损：分流方向为左向右，同时具备以下条件，①缺损直径≥3mm，最大直径≤34mm；②右心房室扩张，有右室容量负荷增加的指征；③缺损边缘至冠状静脉窦，上下腔静脉口及右上肺静脉的距离≥5mm；④缺损边缘至房室瓣环的距离≥7mm；⑤房间隔缺损左向右分流不伴有重度肺动脉高压。

（2）继发孔型房间隔缺损外科术后残余分流。

**2. 禁忌证**

（1）原发性房间隔缺损及冠状静脉窦型房间隔缺损。

（2）最大直径≥34mm，边缘组织过软，尤其是下腔静脉端及房室瓣环部位的房间隔缺损。

（3）房间隔组织发育差，有大的房间隔瘤者。

（4）合并重度肺动脉高压者。

（5）合并其他必须手术矫治的畸形者。

（6）合并血栓、感染、败血症或其他严重并发症者。

**3. 手术操作** 局麻或全麻下穿刺股静脉，置入血管鞘，经血管鞘进入端侧孔多功能导管到右心房，行右心导管检查；静脉推注肝素100U/kg。将260cm加硬导丝从右心房经房间隔缺损处进入左心房，置于左上肺静脉内，再更换输送鞘管于左心房内。根据术前彩超测量的房间隔缺损大小，选择比测量缺损大4~6mm的封堵器及合适的输送鞘管系统至左心房内，在透视及超声心动图的监测下，先打开封堵器的左房侧伞，回撤至房间隔缺损的左房

侧，固定输送导管，继续回撤鞘管，打开封堵器的右房侧伞。经透视及超声心动图下监测封堵器位置及形态，达满意且无残余分流时，可少许用力反复推拉输送鞘管，重复超声及透视，当封堵器固定不变时，可操纵旋转柄释放封堵器，撤出鞘管，压迫止血。（图17-38）

**4. 术后处理**

（1）入病房监护。

（2）术后肝素抗凝24h。

（3）口服阿司匹林，服用方法：小儿3~5mg/（kg·d），成人3mg/（kg·d），6个月后复查，封堵器直径≥30mm者可酌情加服硫酸氢氯吡格雷，成人75mg/d。

（4）应用抗生素。

（5）术后24h及第1、3、6、12个月复查超声心动图、心电图及X线胸片。

### （四）室间隔缺损介入封堵术

室间隔缺损（VSD）是最常见的先天性心脏病之一，它亦可能是后天性的，可发生于室间隔的任何解剖部位。介入封堵术创伤小、痛苦少、疗效迅速，患者易于接受。

**1. 适应证**

（1）室间隔缺损直径：膜部室间隔缺损直径2~12mm，肌部室间隔缺损直径≤14mm，儿童一般应≤10mm。

（2）膜部室间隔缺损距主动脉右冠瓣的距离>1.5~2mm，同时主动脉右冠瓣脱垂未遮挡缺损口，不合并病理性主动脉瓣反流者。

（3）缺损距三尖瓣距离≥1.5~2mm，无中度以上三尖瓣反流者。

（4）室间隔缺损合并其他可以介入治疗的心血管畸形者。

（5）外科手术后残余漏者。

（6）轻至中度肺动脉高压而无右向左分流。

（7）急性心肌梗死室间隔穿孔或外伤性室间隔穿孔者。

（8）年龄>3岁，体重>10kg。

**2. 禁忌证**

（1）缺损解剖位置不良，封堵器放置后影响主动脉瓣或房室瓣功能的，如肺动脉干下型室间隔缺损。

（2）活动性心内膜炎，心内有赘生物，或引起菌血症的其他感染。

（3）封堵器安置处有血栓存在，导管插入处有

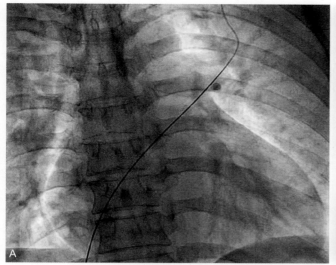

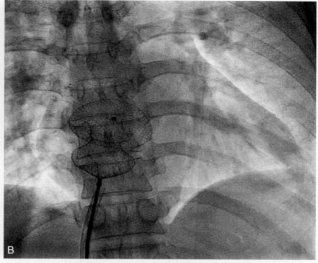

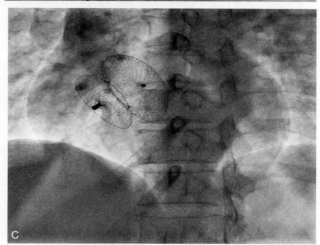

图 17-38 房间隔缺损封堵术

A. 轨道导丝至左上肺静脉；B. 封堵器封堵 ASD；C. 封堵器释放后

静脉血栓形成者。

（4）重度肺动脉高压伴双向分流者。

**3. 手术操作** 经皮 Seldinger 穿刺右股动脉、股静脉成功后，放入血管鞘，先用猪尾巴导管行左心室造影，采用左前斜 45°～55° 加向头侧斜 25°～30° 角度摄影，确认其室间隔缺损的位置、大小、形态及距主动脉瓣的距离，再做主动脉瓣上造影，确认有无主动脉瓣反流，然后建立股动脉 - 降主动脉 - 左心室 - 室间隔缺损处 - 右室 - 股静脉的轨道，选择比测量缺损口大 3～4mm 的封堵器及合适的输送鞘管系统，从股静脉侧经输送长鞘送入封堵器，在升主动脉或左心室内张开封堵器前伞，后撤于室间隔缺损处，于右室面侧张开后伞，将封堵器卡于缺损处，再以前斜 45°～55° 加向头侧斜 25°～30° 的角度做左心室及主动脉瓣造影。观察其缺损处封堵完全且未影响主动脉瓣开放，即可释放封堵器，完成治疗。（图17-39）

**4. 术后处理**

（1）穿刺侧肢体制动 8h，卧床 20h，局部沙袋压迫 6h。

（2）术后肝素抗凝 24h。

（3）心电图监测，观察 5～7d。

（4）应用地塞米松（成人 10mg/d，儿童 3～5mg/d，静脉注射）3～5d。

（5）口服肠溶阿司匹林 3～4mg/（kg·d），6 个月。

（6）使用抗生素 1d。

（7）术后 24h、1 个月、3 个月、6 个月及 12 个月后复查经胸超声心动图、心电图及 X 线胸片。

**5. 并发症及其防治**

（1）心律失常：是最常见的并发症，可发生于术中或术后，出现室性期前收缩、室速、交界性心动过速、束支传导阻滞、房室传导阻滞等。术中出现者多由于导管或导丝刺激心脏内结构或封堵器对传导束暂时性挤压所致，及时终止操作大多短时间内可恢复正常。术后三度房室传导阻滞的发生与封堵器过大、患者年龄 <5 岁、体质量 <10kg、手术时间延长、术中出现传导阻滞等相关。因此，为避免严重并发症的出现，应仔细选择合适的病例，谨慎操

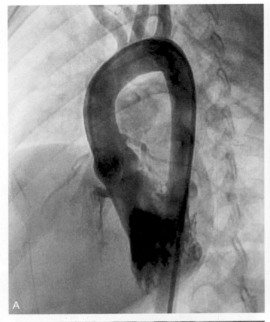
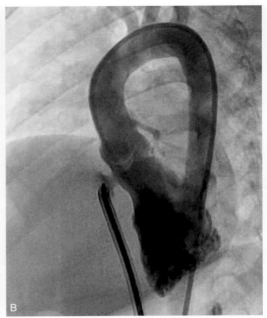
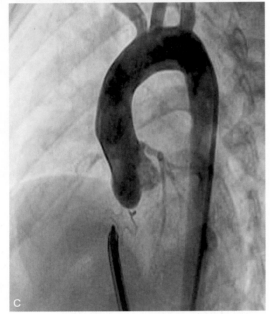

**图 17-39　室间隔缺损封堵术**
A. 左室造影 LAO55°+CRA25°；B. 封堵器封堵
VSD；C. 主动脉瓣上造影

作，术中出现高度或完全性房室传导阻滞，应及时终止介入封堵术。术后留观时间至少 1 周以上，短期内应用糖皮质激素预防传导阻滞发生，一旦出现严重传导阻滞，应及时置入临时心脏起搏器，甚至永久起搏治疗。

（2）瓣膜关闭不全：包括轻度以上主动脉关闭不全、二尖瓣关闭不全、三尖瓣关闭不全等，发生率为 2%~10%，发生原因往往是介入操作过程中损伤瓣膜结构或腱索。亦有报道因置入封堵器后，瓣膜反复与封堵器接触，瓣膜损伤导致关闭不全。通过术后升主动脉造影，主动脉瓣关闭不全较易发现，二尖瓣或三尖瓣反流需经心脏超声明确。因此，术中超声监测较为重要。手术操作轻柔，注意导引钢

丝及输送长鞘在心脏内的走行轨迹，避免损伤瓣膜。若在释放封堵器之前发生，应收回封堵器，若在释放封堵器之后发生应酌情手术处理。

（3）机械性溶血：术后因有残余分流，高速血流冲击封堵器，可产生机械性溶血，发生率较小。可见肉眼血尿。给予地塞米松、碳酸氢钠、大量补液等治疗后，血尿于 72h 后缓解。如有持续性肉眼血尿，一般建议取出封堵器，酌情外科手术或行再次封堵治疗。

（4）其他少见并发症：包括急性左心衰竭、髂静脉血栓形成、腹股沟血肿、心包填塞、下肢动脉血栓形成、术后猝死、感染性心内膜炎等。术中小心操作、术后适当应用抗血小板药及抗生素可减少此

类并发症的发生。

**（五）主动脉瓣球囊扩张术**

**1. 概述**　主动脉瓣狭窄可为先天性的，也可以是获得性的。先天性主动脉瓣狭窄的发病率占先天性心脏病的 3%~6%。1984 年 Lababidi 等首先报道经皮球囊主动脉瓣成形术（percutaneous balloon aortic valvuloplasty，PBAV）用于治疗主动脉瓣狭窄，经 20 多年的临床实践表明，PBAV 和外科瓣膜切开术效果基本相同，因此对于适合 PBAV 的病例，介入治疗仍为有效的治疗方法。

**2. 适应证与禁忌证**

（1）适应证

1）先天性主动脉瓣膜型狭窄且有症状者。

2）以跨主动脉压力阶差≥50mmHg 为介入指标。

3）新生儿或婴幼儿严重瓣膜型狭窄，伴充血性心力衰竭者，可作为缓解症状的治疗手段，推迟外科手术时间。

4）外科瓣膜切开术后再狭窄者。

（2）禁忌证

1）先天性主动脉瓣狭窄伴有主动脉及瓣膜发育不良者。

2）合并中度或重度主动脉瓣反流者。

**3. 操作技术**　常规插管股动、静脉，以 100U/kg 肝素抗凝，先行左右心导管检查，猪尾导管置于升主动脉侧进行测压和造影，观察主动脉瓣反流程度。由于瓣口狭窄以及射流的存在，猪尾导管难以直接插至左心室，可取直头导丝经导管伸出于导管头端，操控导丝插至左室，然后循导丝插入猪尾导管，但应避免误入冠状动脉。导管插入左室后，先行测量跨瓣压差，再行长轴斜位左室造影，观察瓣膜狭窄类型，并测量主动脉瓣环及瓣口直径。首先由导管插入 260cm 长的"J"形加硬导引钢丝至左心室，撤去导管，留置长导引钢丝于左心室内，然后循导丝插入球囊导管，直至主动脉瓣口处。先以少量稀释对比剂扩张球囊，确定球囊中央跨于狭窄的主动脉瓣口。如果球囊位置良好，则用稀释后的对比剂快速扩张球囊，随球囊腔内压力的增加，"腰征"随之消失。一旦球囊全部扩张，立即吸瘪球囊。通常从开始扩张球囊至吸瘪球囊总时间为 5~10s，反复 2~3次，每次间隔 5min。术中密切关注心率/律、血压，术毕拔管，局部压迫止血，如出血过多则需输血。在球囊扩张时为了避免左室射血所引起的球囊来回移动，可在右室临时起搏加速心率（图 17-40）。

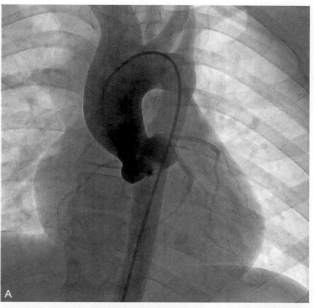

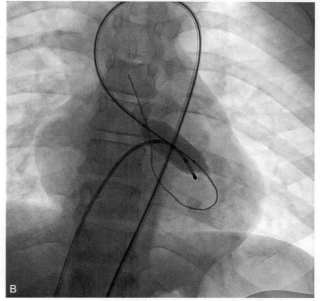

**图 17-40　主动脉瓣球囊扩张**
A. 造影；B. 球囊扩张

**（六）二尖瓣狭窄球囊扩张术**

二尖瓣狭窄球囊扩张术（PBMV）是利用球囊扩张的机械力量使粘连的二尖瓣叶交界处分离，以缓解瓣口的狭窄程度，从而降低左心房内压力，缓解肺瘀血症状，对提高患者的生活质量有重要意义。

**1. 适应证**

（1）中、重度单纯二尖瓣狭窄，瓣膜无明显变形、弹性好、无严重钙化，瓣膜下结构无明显异常，左心房无血栓，瓣口面积≤1.2cm²，窦性心律。

（2）二尖瓣交界分离手术后再狭窄，心房纤颤，二尖瓣钙化，合并轻度二尖瓣或主动脉瓣关闭不全,可作为相对适应证。合并房颤时术前需做食管超声检查,排除血栓存在,方可行球囊扩张术。

（3）二尖瓣狭窄伴重度肺动脉高压,手术治疗危险性很大者,不宜换瓣者,也可作为二尖瓣狭窄球囊扩张术的选择对象。

**2. 禁忌证**

（1）风湿活动,有体循环栓塞史及严重心律失常,严重心功能不全者。

（2）二尖瓣叶明显变形,瓣下结构严重异常者。

（3）二尖瓣或主动脉瓣中度以上关闭不全者。

（4）房间隔穿刺禁忌者。

（5）有出血性疾病或有出血倾向者。

（6）左心房内有活动性血栓者。

**3. 手术操作**　经皮 Seldinger 穿刺右股静脉成功后,放入血管鞘,行右心房造影,观察三尖瓣环、左心房及主动脉根部的相对解剖关系。穿刺房间隔,成功后,经导管放入"二圈半"左房导丝,用扩张器扩张股静脉穿刺孔和房间隔穿刺孔。根据身高选择球囊大小:身高大于 180cm,选择球囊直径 26~30mm;身高 160~180cm,选择球囊直径 24~28mm;身高为 150~160cm,选择球囊直径 22~26mm;身高小于 150cm,选择球囊直径 20~24mm。球囊导管经股静脉-右心房-左心房-二尖瓣口,在透视监视下扩张二尖瓣口,直至扩张后球囊被压征象消失。迅速回抽减压至球囊完全回缩后撤出二尖瓣口。扩张前后测量左心房压力,以左心房压力下降为判断标准,不可过度扩张,以免造成二尖瓣关闭不全。（图 17-41）

**4. 判断 PBMV 临床成功的指标**

（1）心尖部舒张期杂音消失或明显减弱。心功能提高一级以上。

（2）左心房平均压下降明显 ≤1.5kPa（11mmHg）。

（3）心排出量增加,全肺阻力下降。

（4）无重要并发症发生。

**5. 并发症**

（1）穿刺房间隔可引起心包填塞,误穿刺入主动脉后,造成主动脉-右心房瘘以及房间隔缺损,心律不齐等。

（2）球囊扩张可引起二尖瓣反流、体循环栓塞、心律不齐、心脏穿孔及急性肺水肿等,严重者可造成死亡。

**（七）肺动脉瓣狭窄球囊扩张术**

肺动脉瓣狭窄的发病率占先天性心脏病的 8%～10%,以单纯肺动脉瓣狭窄最为常见,约占

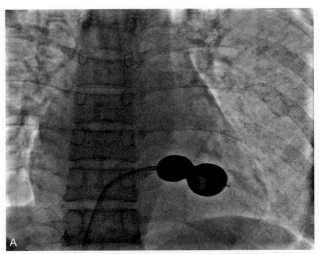
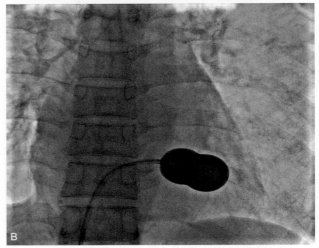

**图 17-41　二尖瓣狭窄球囊扩张术**
A. 球囊卡于二尖瓣处;B. 球囊扩开

90%,其次为漏斗部狭窄,肺动脉干及其分支狭窄则很少见,但可继发或并发瓣下狭窄,它可单独存在或作为其他心脏畸形的组成部分,如法洛四联症、卵圆孔未闭等。若跨瓣压差 <30mmHg,一般不会出现明显的临床症状。肺动脉瓣狭窄球囊扩张术（PBPV）是采用球囊扩张导管进行静态的球囊扩张技术。

**1. 适应证**

（1）典型的肺动脉瓣狭窄,心输出量正常时肺动脉与右心室的压力阶差（ΔP）≥6.67kPa（50mmHg）为 PBPV 治疗的绝对适应证。

（2）典型的肺动脉瓣狭窄,心电图显示右心室增大,右心室造影示肺动脉扩张、射流征存在,跨肺动脉瓣压差 4.67~6.67kPa（35~50mmHg）为 PBPV 治疗的相对适应证。

（3）有关手术年龄问题:如肺动脉瓣狭窄属中、重度,宜早行 PBPV 术,这样有利于患儿右心功能的恢复。一般情况下,1~3 岁期间行 PBPV 术较适宜,并发症较少。对一些轻度肺动脉瓣狭窄（跨肺动脉瓣压

差小于 30mmHg)的患儿,如无临床症状,可不必急于行 PBPV 术。这部分患儿的生长发育一般不会受到影响,随着生长发育部分患儿的杂音可减轻或消失。

**2. 禁忌证**

(1)对于伴有右室发育不良、右心功能不全,伴明显三尖瓣反流、重度肺动脉发育不良者,通常不宜选用 PBPV,而外科手术应作为首选。

(2)心功能不良,合并其他必须手术矫治的畸形者。

(3)合并血栓、感染、败血症或其他严重并发症者。

**3. 手术操作** 经皮 Seldinger 穿刺股静脉成功后,放入血管鞘,经血管鞘进入端侧孔多功能导管到右心室,测量肺动脉瓣上与瓣下的压力差,压差大于 50mmHg 为扩张指征。换猪尾导管做右心室侧位造影,右心室造影可见肺动脉瓣处明显的"射流征",肺动脉总干的狭窄后扩张。测量肺动脉瓣环直径,选择较肺动脉瓣环直径大 20%~40% 的肺动脉瓣扩张球囊或二尖瓣扩张球囊,经导管放入

"二圈半"导丝,沿该导丝送入球囊导管,在左侧位透视下置球囊中心于肺动脉瓣口,以对比剂与生理盐水 1∶5 比例配制的球囊导管充盈液充盈球囊至狭窄形成的切迹消失,迅速回抽减压至球囊完全回缩后撤出。测量肺动脉瓣跨瓣压差,压差小于 25mmHg,则疗效较好。(图 17-42)

**4. 并发症** 严重并发症发生率为 0.8%,主要有:

(1)三尖瓣关闭不全(罕见),可进行药物保守治疗,或择期行外科手术处理。

(2)心动过缓,可采用药物治疗或安装起搏器。

(3)右室流出道痉挛造成重度狭窄,引起右室排血受阻、心搏骤停,术前可给予心得安、吸氧及强心利尿等改善心功能,防治感染,为介入治疗创造条件。

(4)肺动脉瓣关闭不全,多不需处理。

**(八)卵圆孔未闭介入封堵术**

**1. 概述** 卵圆孔是胚胎时期心脏房间隔的一个生理性通道,出生后大多数人原发隔和继发隔相

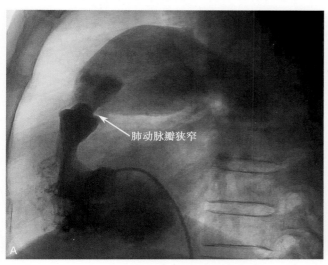

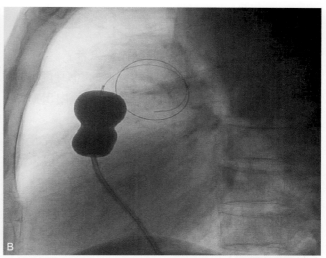

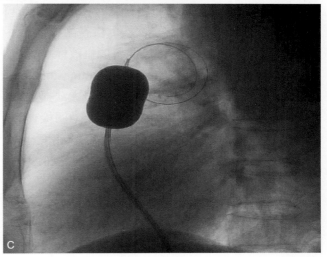

**图 17-42 肺动脉瓣狭窄球囊扩张术**
A. 肺动脉瓣狭窄;B. 球囊卡于肺动脉瓣处;C. 球囊扩开

互靠近、粘连、融合,逐渐形成永久性房间隔,若未融合则为卵圆孔未闭(patent foramen ovale, PFO)。早在1877年,德国病理学家Cohnheim就提出卵圆孔未闭与脑卒中相关联。长期大量的临床研究证实了预防脑卒中,封堵卵圆孔未闭优于药物治疗。

**2. 适应证与禁忌证**

(1)适应证

1)不明原因脑卒中或短暂性脑缺血发作合并卵圆孔未闭,有1个或多个卵圆孔未闭的高危因素者。

2)不明原因脑卒中或短暂性脑缺血发作合并卵圆孔未闭,有中至大量右向左分流,合并1个或多个临床高危因素者。

3)卵圆孔未闭相关脑梗死或短暂性脑缺血发作,有明确深静脉血栓形成或肺栓塞,不适宜抗凝治疗者。

4)卵圆孔未闭相关脑梗死或短暂性脑缺血发作,使用抗血小板药物或抗凝药物治疗仍有复发者。

5)不明原因脑卒中或外周栓塞合并卵圆孔未闭,有右心或植入器械表面血栓者。

(2)禁忌证

1)可以找到其他原因的脑栓塞患者。

2)抗血小板或抗凝治疗禁忌,如3个月内有严重出血情况,明显的视网膜病,有其他颅内出血病史,明显的颅内疾病患者。

3)下腔静脉或盆腔静脉血栓形成导致完全梗阻,全身或局部感染,败血症,心腔内血栓形成者。

4)合并肺动脉高压或卵圆孔未闭为特殊通道者。

5)4周内大面积脑梗死患者。

**3. 操作技术**　婴幼儿采用全身麻醉,成人和配合操作的大龄儿童可采用局部麻醉。常规穿刺股静脉,送入鞘管,行常规右心导管术,检查测量上、下腔静脉至肺动脉水平的压力,并留取血液标本行血氧分析。目前多根据经胸超声心动图(transthoracic echocardiography, TTE)测量的ASD最大缺损直径选择合适的封堵器进行封堵,经超声心动图检查无残余分流;对周边结构包括左房室、右房室和冠状静脉窦等无不良影响;心电图监测无房室传导阻滞。释放封堵器,撤出鞘管,局部加压包扎。

**(九)主动脉瓣置换术(经股动脉或者经心尖)**

经导管主动脉瓣置换术(transcatheter aortic valve replacement, TAVR),又称经导管主动脉瓣置入术(transcatheter aortic valve implantation, TAVI),是指将组装完备的人工主动脉瓣支架经导管置入病变的主动脉瓣处,在功能上完成主动脉瓣的置换。自2002年首例手术成功以来,经导管主动脉瓣置换术已成为老年主动脉瓣狭窄(aortic stenosis, AS)患者的一线治疗手段。

**1. 适应证与禁忌证**

(1)适应证

1)重度主动脉瓣狭窄:超声心动图示跨主动脉瓣血流速度≥4.0m/s,或跨主动脉瓣压力差≥40mmHg,或主动脉瓣口面积<1.0cm$^2$,或有效主动脉瓣口面积指数<0.5cm$^2$;低流速、低压差者经多巴酚丁胺负荷试验、多普勒超声评价或者其他影像学手段评估判断为重度主动脉瓣狭窄者。

2)患者有明显临床症状,如气促、胸痛、晕厥等,纽约心脏病协会心功能分级Ⅱ级以上,且该症状明确为主动脉瓣狭窄所致。

(2)禁忌证:左心室内血栓;左心室流出道梗阻;入径或者主动脉根部解剖形态上不适合TAVR(如冠状动脉堵塞风险高)者;纠治AS后的预期寿命小于12个月者。

**2. 操作技术**　经静脉入径放置临时起搏器导管于右心室心尖部,股动脉穿刺后送入导管,跨主动脉瓣测量跨瓣压差,在临时起搏下行主动脉瓣球囊扩张术,沿输送系统送入瓣膜,定位准确后释放瓣膜,复查造影评估瓣膜植入情况。

**(十)二尖瓣置换术**

二尖瓣反流是最常见的心脏瓣膜疾病之一,是指由于二尖瓣瓣叶、瓣环、乳头肌、腱索等器质性或功能性改变导致二尖瓣前后叶吻合不良,使收缩期血流从左心室逆流至左心房。对于无法行外科手术治疗的患者,尤其是中、重度二尖瓣反流患者以及外科手术高危禁忌的患者来说,经导管二尖瓣置换术已逐渐成为一种新的治疗方法。经心尖入径能够缩短入径切口与病变瓣膜间的距离,同时也使传送系统易于与自体瓣膜同轴,是目前绝大多数经导管二尖瓣置换系统所采用的置入方式。

具体治疗方法是:手术在全身麻醉、经食管超声和X线透视引导下进行。①通过一个4cm的心尖小切口,经心尖入径送入经导管二尖瓣置换术的输送系统;②在系统跨越二尖瓣之后,利用心室造影技术再次评估二尖瓣所在平面并调整系统超出乳头肌的高度;③在经食管超声心动图的指引下,通过转动牵引轮释放左心室锚定装置,并开始捕捉瓣叶;④人工瓣膜自我膨胀完成瓣叶捕获；⑤调整好人工瓣膜位置后，释放瓣膜；⑥术后经造影及食管超声心动图证实瓣膜位置、功能，有无瓣膜中心性反流及瓣周漏等，撤出系统，缝合心尖部切口，完成手术。

### （十一）三尖瓣置换术

三尖瓣反流（tricuspid regurgitation，TR）是常见的心脏瓣膜疾病之一，中、重度 TR 在一般人群中的患病率约为 0.55%，且随年龄的增长而增加，75 岁以上人群中该比例达 3.96%。随着经导管主动脉瓣介入治疗的成功推广和二尖瓣介入治疗的蓬勃发展，研究者开始聚焦于经导管三尖瓣修复（transcatheter tricuspid valve repair，TTVr）和经导管三尖瓣置换（transcatheter tricuspid valve replacement，TTVR），以期探索最佳 TR 治疗方案，减轻疾病负担，但由于目前现有证据不足以及一定的局限性，还未广泛开展。

### （十二）冠状动脉狭窄球囊成形术

冠状动脉狭窄球囊成形术（PTCA）是一种通过将球囊导管送至冠状动脉狭窄病变处，加压扩张以增大血管内径、改善心肌血供的治疗方法，是治疗冠心病的介入治疗方法之一。

**1. 适应证**

（1）药物治疗效果不佳的慢性稳定型心绞痛或不稳定型心绞痛，有明确的心肌缺血证据，左心功能良好。

（2）扩展的适应证：慢性稳定型心绞痛或不稳定型心绞痛伴多支血管病变；药物治疗有效的心绞痛，但运动试验阳性者；急性心肌梗死；冠脉搭桥术后心绞痛；高危心绞痛患者；变异型心绞痛但有严重的固定狭窄；PTCA 术后再狭窄者。

**2. 禁忌证** 严重出血倾向，心功能障碍，大动脉炎症活动期，导丝和导管无法穿刺插入的血管狭窄（闭塞）段。

**3. 手术操作** 先行冠脉血管造影，了解血管的病变位置、程度和侧支血液供应情况，狭窄段上下方的血流速度等血流动力学改变。将造影导管换成合适类型的指引导管，提高指引导管和冠脉开口的同轴性，然后注入肝素 100U/kg 体重，硝酸甘油 100~300μg 静脉注射可减缓冠状动脉痉挛。用导丝试通过狭窄段，此操作应在多方向 X 线透视下进行，以免导丝进入假道，形成血管夹层。导丝通过狭窄段后，注入对比剂显示导丝进入狭窄血管的真腔内，定位准确后深插导丝至病变血管远端。选择球囊导管，以球囊与靶部位的血管直径（1~1.1）:1

来选择球囊导管。将球囊导管沿导丝送入狭窄段。

也可先采用小球囊导管对狭窄段进行预扩张，再送入大球囊导管。确定球囊准确位于狭窄段后即可开始扩张球囊。用压力泵推注稀释的对比剂充胀球囊。透视下可见狭窄段对球囊的压迹。如压迹正好位于球囊的有效扩张段可继续加压扩张，直至压迹消失。一般每次扩张持续 15~30s，可重复 2~3 次。撤出球囊导管时应将其抽瘪，以利于通过导管鞘。扩张结束后，要重复血管造影，了解血管扩张情况。

球囊扩张的原理是球囊的高压扩张导致血管内膜、中膜不规则撕裂，故 PTCA 仍有其自身的限制性。由于血管的弹性回缩，球囊扩张并不能使血管病变处充分扩张、血管内径充分增大。其再狭窄率达 30%~35%，多发生在术后 6 个月内，如稳定 1 年以上，则极少有再狭窄的发生。

**4. 并发症** 内膜撕裂；急性闭塞；边支闭塞；血栓形成及栓塞；冠脉痉挛；心律失常，包括缓慢型心律失常及各种室性心律失常。并发症的发生率为 5%~10%，但其中 80%~90% 的病例经适当处理可顺利解决，转为成功的 PTCA。

### （十三）冠状动脉血管内支架放置术

冠状动脉血管内支架放置术就是通过介入的方法扩张冠状动脉狭窄或闭塞的部位使其再通，然后放入一个金属支架支撑狭窄部位，使狭窄的血管腔扩张，以保持冠状动脉的畅通。

**1. 适应证**

（1）无症状心肌缺血或轻微心绞痛的患者，平板运动试验或 24 小时动态心电图监测证实有显著缺血的高危患者，为降低严重或致死性心脏事件的风险，如冠脉造影有严重病变，狭窄大于 75% 以上，应考虑选择冠脉支架术。

（2）中至重度稳定型心绞痛或不稳定型心绞痛但对药物反应不理想患者。

（3）急性心肌梗死。

**2. 禁忌证**

（1）有严重出血倾向者。

（2）肾功能极差，或者合并有恶性肿瘤者。

（3）合并严重感染者。

（4）有冠状动脉严重钙化性病变者。

（5）对比剂过敏者。

**3. 手术操作** 经选择性冠状动脉造影明确冠状动脉有局限性或阶段性狭窄，更换指引导管，引导导管为冠状动脉介入提供输送管道，在选择时需注意内径、支持力以及与冠状动脉开口的同轴性。指引导管一旦进入冠状动脉开口应首先观察压力，在确保无压力嵌顿的情况下进行。注入肝素100U/kg 体重，静脉注射硝酸甘油 100~300μg 可减缓冠状动脉痉挛的发生。

送入引导钢丝，引导钢丝头部需弯曲成一定的弯度，弯度的大小应根据病变的走行、血管直径和特点来决定，引导钢丝进入冠状动脉开口时动作要轻柔，在确保推进引导钢丝无任何阻力的情况下将其送入血管内，引导钢丝通过狭窄病变时要边转动钢丝边推送，引导钢丝到达位置后应造影确认其在血管真腔内，再行操作。导丝通过狭窄段血管腔内至血管远端。选择合适的球囊导管，球囊扩张时其压力应由小向大逐渐增加，直至球囊上的病变压迹消失为止。选

择合适长度及大小的支架，使其贴附于血管壁上，支架起支撑血管的作用，使血管狭窄处的血流恢复正常，有效保证心肌的血液供应。（图 17-43）

**4. 术后注意事项**

（1）冠状动脉球囊扩张、支架置入术后要坚持长期服用阿司匹林，裸支架常规联用氯吡格雷 3 个月，药物涂层支架常规联用氯吡格雷 12 个月，同时注意调脂治疗，以防止支架内再狭窄。

（2）术后急性或亚急性支架血栓形成一般发生于支架置入后的 24h 至 2 周内。此阶段患者情绪紧张是导致冠脉痉挛的常见诱因。持续剧烈的冠脉痉挛可导致支架内血小板聚集、血栓形成或血管闭塞。因此，应注意手术前后患者的健康及心理护

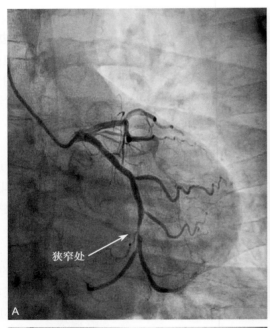

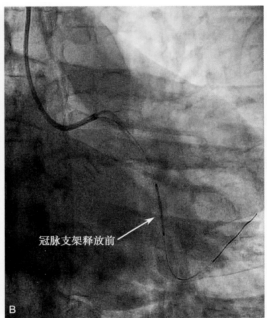

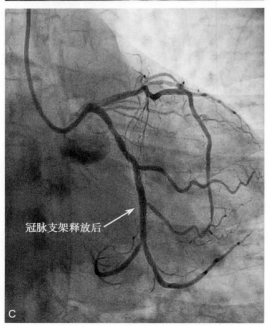

**图 17-43 冠脉支架置入术**
A. 冠脉狭窄；B. 支架释放装置准确到位；C. 释放支架后冠脉造影

理,提醒患者放松心情。

(3)嘱患者突然出现胸闷、胸痛、出汗、心慌等症状时,立即向医生汇报,进一步检查明确有无血栓形成。

(4)嘱患者最好于半年至一年后复查冠状动脉造影,早期发现有无冠状动脉再狭窄。

### (十四)冠脉斑块消融术

**1. 冠脉血管内溶栓术** 使用冠脉血管内溶栓术,在血栓形成的6h以内,血管复通率达90%以上,24h及48h后疗效递减。用Seldinger技术行动脉穿刺插管至冠脉开口,行常规冠脉血管造影诊断。溶栓药物有尿激酶、组织型纤溶酶原激活物。经导管注入溶栓药物至相关血管内,术中监测TIMI血流、再灌注性心律失常、心电图及心肌酶和心功能。1h后再次冠状动脉造影以判断冠脉再通情况。

**2. 血管内斑块旋磨术(PTCRA)**

(1)原理:冠脉旋磨术根据"差异切割"或"选择性切割"理论,采用呈橄榄形带有钻石颗粒旋磨头的导管在冠状动脉血管内用机器带动,以(8~22)万r/min的高转速,选择性地去除纤维化或钙化严重的动脉硬化斑块,如遇有弹性的血管组织,高速旋转的旋磨头会自动弹开,即旋磨头不切割有弹性的组织和正常的冠状动脉。临床资料已证实旋磨后的血管内壁明显扩大而其血管内壁光滑,内膜撕裂的发生率明显低于单纯球囊扩张。

在治疗中已明确了解旋磨术对冠状动脉血管中膜无损伤,对血管的牵张较小,弹性回缩发生率低。动物实验显示,动脉硬化的斑块经旋磨后被高转速的磨头磨成微小的颗粒,平均直径为$5\mu m$,小于血细胞直径,仅有1.5%~2%的微粒直径$>10\mu m$。这些微粒可随血流进入毛细血管,最终为肝、脾、肺及内皮吞噬细胞所吞噬,对于远端的血管床、左心室壁运动及心功能无明显不良影响并且不产生新的血栓。这项技术在20世纪90年代初已应用于冠心病介入治疗领域。尤其对于重钙化球囊无法扩张的病变是一种极为有效的介入治疗方法,也是近年来PCI术中的一项高端技术。

(2)适应证

1)严重钙化病变:冠状动脉内有中重度的钙化病变,冠脉血管病变单纯球囊扩张效果往往不满意者。

2)球囊无法扩张的病变:因病变僵硬,无顺应性,球囊压力加大2 026.5kPa(临床常用标准大气压表示,为20atm)病变仍无法扩张,有的病变可将球囊顶破。

3)血管分叉处病变:球囊扩张时容易将叉口病变处的斑块挤压到另一支血管开口,利用旋磨技术可以将斑块旋磨去除后再用球囊扩张,提高治疗效果。

4)支架内再狭窄:主要机制是内膜的过度增殖,单纯球囊扩张效果不理想,旋磨术可去除过度增殖的血管内膜,使血管腔扩大,达到满意的治疗效果。

(3)禁忌证

1)急性心肌梗死,冠状动脉内有血栓病变者,旋磨可加长血管内血栓,发生慢血流或无血流现象。

2)退行性大隐静脉桥病变者,旋磨治疗易发生血管栓塞或无复流现象。

3)严重的成角病变者(成角角度$>60°$),成角病变的旋磨可能会伤及深层管壁,甚至引起冠脉穿孔。

4)有明显内膜撕裂病变者。内膜撕裂明显或螺旋性内膜撕裂,旋磨可使撕裂加重。

5)旋磨导丝不能通过的完全闭塞冠脉血管病变。

(4)手术操作:经皮穿刺冠状动脉造影,选择高度钙化狭窄的冠状动脉血管,旋磨导丝通过冠状动脉血管病变,沿导丝进入导管头端有一高速或低速旋转的削刀或磨球,当导管头端置于血管狭窄病变处时,操纵体外导管尾端驱动装置,削刀或磨球旋转,切除或磨碎病变,使血管再通。破碎粥样斑,使之成为微粒,存留于血液循环中,有待于机体自然清除。(图17-44)

### (十五)冠状动脉瘘封堵

先天性冠状动脉瘘(congenital coronary artery fistula, CCAF)是指冠状动脉与心腔或其他血管的异常交通,使血液直接流入心腔或其他血管内,从而使远端的正常冠状动脉血流量减少,导致心肌缺血,介入治疗是临床治疗该病的重要方式之一。

**1. 适应证**

(1)冠状动脉瘘管有相对狭窄的封堵部位且该部位近端远离正常的冠状动脉和远端有侧支分出。

(2)多支或者一支冠状动脉连接心腔形成微小血管网,封堵可以采用带膜支架。

(3)单发先天性冠状动脉瘘。

**2. 禁忌证**

(1)病变的冠状动脉过粗或者极度迂曲,在封堵治疗中不能获得较好疗效的患者。

(2)合并右向左分流或者重度肺动脉高压者。

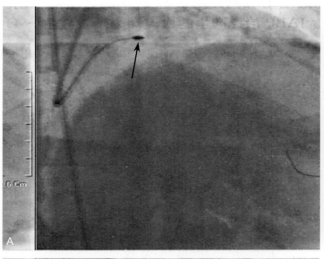

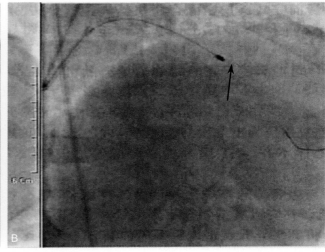

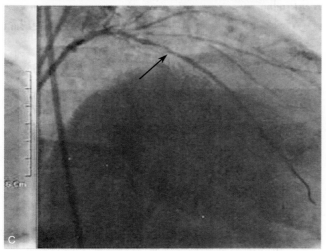

**图 17-44　冠状动脉血管内斑块旋磨术**
A. 前降支近端严重钙化病变（箭）；B. 旋磨头对前降支近端严重钙化病变进行旋磨（箭）；C. 旋磨后前降支近端严重钙化病变明显减轻（箭）

（3）合并其他需手术矫正的心脏畸形者。

（4）正常冠状动脉分支给予病变冠状动脉远端供血，在封堵治疗中容易诱发心肌梗死者。

**3. 操作过程**　其主要操作过程为：冠状动脉造影后，确认冠状动脉瘘的解剖位置和形态，选择合适类型和大小的封堵装置，沿导丝输送准确到位后释放封堵装置，复查造影，确保封堵器的位置稳定且不影响正常心肌的血供后结束治疗。目前有多种封堵装置被应用于 CCAF，如弹簧圈、可拆卸球囊、血管堵闭器等。

**（十六）冠脉内斑块激光消融术与冠状动脉激发试验**

冠状动脉痉挛（coronary artery spasm，CAS）是临床许多缺血性心脏病的共同病理基础之一，不但是变异型心绞痛的重要的病理生理机制，还可导致急性冠状动脉综合征，甚至引发心源性猝死。因此，CAS 的诊断和治疗具有重要的临床意义，应用乙酰胆碱或麦角新碱等进行冠状动脉激发试验，激发冠状动脉局部痉挛的试验方法是诊断 CAS 的重

要方式之一。

冠脉内斑块激光消融（excimer laser coronary atherectomy，ELCA）术是利用 308nm 的准分子激光（激光消融过程中产生热量极少，因此又称冷激光）使冠状动脉内斑块组织分子键裂变，形成 >25μm 的极小碎片，从而打通血管通路并起到斑块减容作用的介入治疗技术。

**（十七）冠脉介入治疗辅助技术的应用**

**1. 血管内超声显像（IVUS）**　冠状动脉造影被认为是冠心病诊断的"金标准"，常规冠状动脉造影只显示被对比剂充盈的血管腔的轮廓，因此，冠状动脉直径狭窄率评价病变的方法有局限性。临床上十分需要特殊的血管内影像学技术来检测病变特性指导介入治疗。血管内超声（intravascular ultrasound，IVUS）是 20 世纪 90 年代起应用于临床诊断血管病变的一种新的诊断手段，其仪器设备包括两部分：带微探头的导管和超声成像系统。

（1）原理：血管内超声是将无创的超声技术和有创的心导管技术相结合，对心血管病变进行诊断

的一种方法。通过心导管将微型化的超声探头插入心血管腔内进行探测，发射超声波，通过血液传导遇到不同介质的界面后产生回声信号。返回至可产生电脉冲的换能器，经处理器依据返回声波的强度（返回的声波量）显示截面图像。

血管内超声使操作者可以360°实时从血管内部观察血管壁的情况，分辨力为100μm，投射深度可达4~8mm，扫描范围10~15mm，经电子成像显示心血管断面的形态和血流图形，提供血管的横截面图像。该技术不仅可以使操作者了解血管腔内的形态，还能显示血管壁的结构，通过测量软件测量血管内的有效面积、血管内斑块负荷率及斑块性质，判断血管壁病变的性质、严重程度、累及范围以及正常参考血管的直径等情况。是诊断冠状动脉病变及指导和判断冠状动脉介入治疗效果的可靠手段。

（2）血管内超声和冠脉造影的对比

1）成像特点不同（表17-6）。

2）参考血管的选择对病变严重程度判断的影响：冠脉造影判断病变严重程度，是通过比较病变

**表17-6 冠脉造影与IVUS成像特点比较**

| 冠脉造影 | 血管内超声 |
| --- | --- |
| 只显示管腔轮廓，不显示管壁病变 | 显示管腔，同时显示管壁病变 |
| 受血管弯曲、重叠、摄影角度的影响 | 不受血管弯曲、重叠的影响 |
| 管腔内病变不能清楚显示 | 可清楚显示管腔内结构 |

部位管腔直径与正常参考血管直径的比率而得出的。而对于弥漫性病变，参考血管的病变程度直接影响病变严重程度的判断。而血管内超声可直接测量血管内有效管腔面积及血管内斑块负荷率，判断血管病变的严重程度。（图17-45）

3）病变管腔直径和病变长度的判断：冠状动脉造影会低估病变血管直径，原因主要是①选取的造影"正常"参考节段可能是弥漫性病变节段；②病变血管有可能出现正性重构或负性重构现象，造影往往不能识别。病变长度的判断，需要准确判读病变的起止部位，造影显示病变附近造影正常处的血

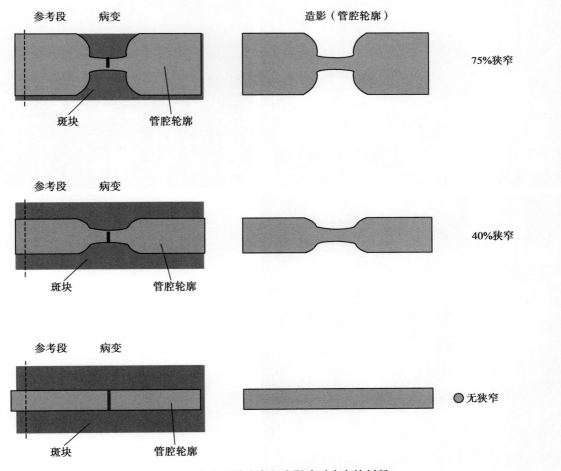

图17-45 参考段的病变程度影响对病变的判断

管往往也存在斑块累及,且存在造影血管投影迂曲、短缩等现象。而 IVUS 对病变长度的测量是通过超声探测器在冠脉内的行进轨迹来计算的,不存在血管的迂曲与短缩。

4)造影摄影角度对病变判断的影响:冠脉造影不同的摄影角度,病变的狭窄程度判断有可能不同,特别是偏心性病变(图 17-46)。同时,冠脉造影

是一个二维平面的投影,容易受血管重叠成角的影响。而血管内超声则可以 360° 实时从血管内观察血管壁的病变情况。

(3)IVUS 的临床应用

1)显示和评估斑块结构,提供血管腔径的大小,有助于合适支架的选择,以及确定冠状动脉支架释放是否达到理想状态。(图 17-47)

2)确定支架内再狭窄的机制(支架膨胀不全或内膜增生),并且协助医生选择适当的治疗方案。

3)能够协助血流受限的患者评价冠状动脉闭塞及血流减慢的原因。

4)对冠脉介入治疗后血管造影结果欠佳者进行评价。

5)协助心脏移植术后动脉粥样硬化的诊断和处理。

6)确定需要行旋磨术的患者的冠状动脉钙化部位及分布(图 17-48)。

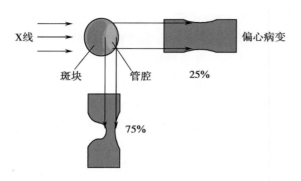

图 17-46 造影摄影角度影响对病变的判断

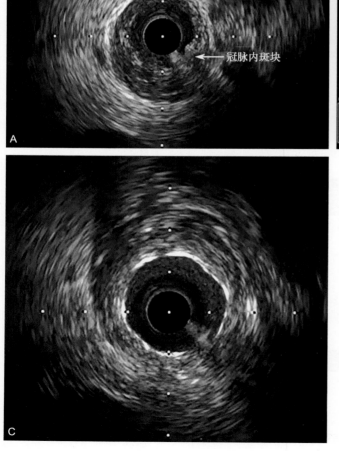

图 17-47 冠脉内 IVUS

A. 冠状动脉粥样硬化斑块;B. 冠脉管腔内斑块分析;C. 支架置入术后贴壁良好

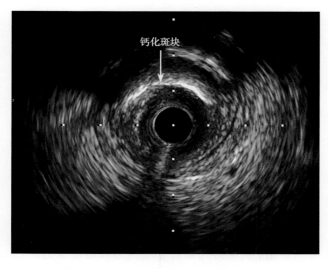

图 17-48　IVUS 显示冠脉内钙化斑块

7）有典型心绞痛症状且心肌缺血负荷试验显示心肌缺血，但血管造影无狭窄或狭窄程度轻微者。

**2. 冠状动脉内血流储备分数测定（fractional flow reserve，FFR）** 是指狭窄冠脉所能达到的最大血流量和理论上不存在任何狭窄时该血管的最大血流量之比。也就是在最大充血状态下，狭窄病变远端的冠脉平均压与近端冠脉平均压或主动脉压的比值。应用压力导丝所测得的冠状动脉血流储备分数（FFR）是评价冠脉狭窄机械梗阻的良好指标，如果 FFR>0.75，表明无需进行介入治疗，FFR≤0.75 则提示狭窄严重，需要介入治疗。

（1）下述情况建议进行冠状动脉 FFR 测定

1）有心绞痛症状且冠脉造影显示临界病变（管腔狭窄 50%~70%），决定是否需要进行介入治疗的。

2）评估冠脉介入治疗恢复冠状动脉血流储备是否成功，并且预测再狭窄危险性的。

3）评估有心绞痛症状但血管造影未发现病变的。

（2）FFR 检测注意事项

1）FFR 检测不宜用于严重的左室肥厚者，血管床增加与心肌肥大不成正比，FFR 值会被高估。

2）微循环病变者不宜行 FFR 检测，因最大充血期心外膜下冠脉血流增加受阻，容易低估病变严重程度。

3）患 ST 段抬高心肌梗死或心肌梗死小于 5d 者不宜行 FFR 检测，由于梗死范围不同、侧支循环出现与否、心肌抑顿或休眠、微循环功能障碍、血流动力学不稳定等诸多因素将导致 FFR 测量值不准

确。但对恢复期心肌梗死相关血管和非梗死相关血管的血流功能仍可进行准确评估。

4）中心静脉压增高有可能影响 FFR 值的准确性。

5）术前应常规应用肝素和硝酸甘油，用法与用量同其他介入操作；FFR 检测前应酌情冠脉内再注射硝酸甘油 100~300μg，防止血管痉挛影响 FFR 检测的准确性。

6）禁忌证：窦房结病变、传导阻滞、阻塞性肺病、腺苷过敏者。

7）副作用：患者可有类似心绞痛样胸痛，停药 1~2min 后缓解，偶见窦性停搏和房室传导阻滞，冠脉用药较静脉用药更易发生。处理：停药、对症或应用腺苷受体拮抗剂（氨茶碱 250mg+20ml 生理盐水，5min 内静脉滴入）。

（3）FFR 检测用药——腺苷/三磷酸腺苷：腺苷是 FFR 检测的基础用药。两种药物均不依赖心肌代谢需要，通过血管平滑肌细胞的腺苷 A2 受体产生扩血管作用，且用量用法完全相同。

1）冠脉弹丸注射：给药 10s 后作用达峰，充血相持续 5~15s，30s 内作用消失，药效不稳定，部分患者无法获得最大充血状态。数分钟内可重复注射 2~3 次。用于非开口部位、单个病变时的局部 FFR 检测。冠脉团注首次用量，左侧冠状动脉为 20~50μg，右侧冠状动脉为 15~20μg；重复注射用量，左侧冠状动脉为 60~150μg，右侧冠状动脉为 30~40μg。

2）静脉用药：静脉输液 30s 起效，1~2min 获得稳定的最大充血态，一般需持续给药 3~6min，停药后 1~2min 作用消失。适用于所有病变的局部或回撤连续 FFR 检测，结果较冠脉团注准确，一般推荐静脉用药。静脉最大用药量为 140μg/（kg·min）。

（4）FFR 检测方法的选择

1）局部检测：压力导丝送达病变远端，停留在局部进行压力检测，用于非开口部位的单个狭窄病变，冠脉或静脉给药均可达到最大充血状态，结果判读只需观测最小 FFR 值，如获得临界 FFR 值最好再经静脉给药复核。

2）回撤连续检测（pull back）：压力导丝送达病变远端后回撤连续 FFR 检测，用于左主干病变、多支病变、多发及弥漫性病变、分叉等复杂病变。只能通过静脉给药达到最大充血状态，结果判读除最低 FFR 值，还需观测回撤过程的压力回升阶差（压力曲线跳跃）。压力骤变（回升）大于 10mmHg 时与

造影对位,可行介入治疗。

血管内超声显像反映了病变的性质,但对评价病变所造成的血流动力学障碍准确性较差,血流储备分数反映了所测血管的心肌灌注或狭窄的机械梗阻情况,但不能反映斑块的性质。因此,应将以上检查手段有机结合,根据临床需要合理应用。需特别指出的是,血管内超声检出的斑块(尤其是稳定性斑块)若不存在机械梗阻则不一定需要进行介入治疗。

**3. 瞬时无波形比率**　瞬时无波形比率(instantaneous wave-free ratio, iFR)是一种不需要腺苷等血管扩张药物即能检测血管内压力的新技术。能提供和压力导丝检测的 FFR 相类似的冠脉内压力测量方法。这项新技术适用于更多的心血管患者,特别是那些不能耐受腺苷等血管扩张药物的患者,相对于常规的 FFR 检测简化了操作过程和工作流程。

(1)原理:心脏处于舒张期时冠状动脉内微血管的阻力是相对稳定而且最低的,在不需要使用腺苷等血管扩张药物的情况下,ADVISE 研究团队基于常规使用的压力导丝技术,用波型幅度计算法(wave-intensity analysis)计算出冠状动脉的血管内压力,在无波形期间(wave-free preiod, WFP)测量到的瞬间压力梯度,就被定义为瞬时无波形比率(iFR):

iFR=Pd wave-free period/Pa wave-free preiod

Pd wave-free period:在无波型期间狭窄病变远端的冠脉平均压。Pa wave-free preiod 在无波型期间的主动脉平均压。

ADVISE 研究团队证实了在心脏舒张静息无波形期间,冠状动脉内微血管阻力的稳定性或强度和腺苷等血管扩张药物所致的冠状动脉充血期间达到的平均阻力类似。经 DEFINE-FLAIR 和 iFR SWEDEHEART 等多个临床研究的荟萃分析显示,iFR 指导冠脉介入治疗的远期预后不劣于 FFR,iFR 单一界定值为 0.89,iFR>0.89 为阴性,反之,为阳性。

(2)临床意义:当冠状动脉串联病变或弥漫性病变时,最大充血状态下各病变相互干扰,评估其中一个病变的生理学异常的严重程度比较困难。而静息血流稳定时,通过血管弥漫病变 iFR 测量的静息压力变化,描绘 iFR 回撤轨迹,可以准确定位和量化每个狭窄病变的血流动力学意义。利用 iFR 回撤记录与冠脉造影图像融合,可以在术前进行"虚拟"PCI,使冠脉生理学检查指导优化介入治疗。

**4. 定量血流分数**　定量血流分数(quantitative flow ratio, QFR)是利用冠状动脉造影来评估冠脉狭窄功能学意义的新方法。通过冠脉造影血管三维重建与血流动力学分析来评估血流储备分数(fractional flow reserve, FFR),不需要使用压力导丝和血管扩张药物。

(1)原理:冠心病患者是否需要血运重建手术,关键在于狭窄的冠状动脉血流动力学改变是否导致心肌灌注缺血。基于影像学和流体力学原理,通过冠脉造影血管三维重建方式,利用记帧法将血管中对比剂的充盈速度转换得到模拟最大充血血流,结合血管壁的形态变化计算冠脉病变血管段压力下降的数值,从而得到血管远端压力和近端压力的比值,即 QFR 值。

(2)QFR 测量系统的工作流程

1)打开测量系统(AngioPlus)与软件,导入两幅角度差大于 250° 的造影影像序列,选取其中一个有显著解剖特征的校准点进行几何位置校准。

2)确定兴趣区血管段的起止点,采用经验证明的中心线和边界识别算法自动描绘目标血管,对目标血管和参考管腔进行三维重建。

3)选择对比剂进入目标血管段的图像为起始帧,流出目标血管段的图像为终止帧,系统自动计算目标血管段每个位置的 QFR 值,显示 QFR 虚拟的回撤曲线。

4)系统自动生成病变分析报告。

**5. 冠状动脉内光学相干断层成像技术(optical coherence tomography, OCT)**　冠状动脉造影术是诊断冠状动脉粥样硬化性心脏病的"金标准",但有些急性冠脉综合征患者,造影显示的并不是显著的狭窄病变,而血管腔内可能有不稳定斑块的破裂以及继发破裂而来的血栓,或者是斑块侵蚀、钙化结节等病变诱发的血栓形成。冠状动脉造影术是冠状动脉介入治疗中指导支架置入过程及其随访的重要手段,但是很多情况下介入医生仅通过冠状动脉造影并不能明确了解支架置入血管腔内的情况及精细评价支架置入后内膜的愈合情况。

(1)原理:光学相干断层成像技术(OCT)采用一种近红外光能量束在血管腔内进行 360° 周向扫描,将光源发出的光线分为两束,利用两束反射光发生干涉作用,从组织中反射回来的光信号随组织的性状而显示不同强弱。这些光信号经过计算机处理,通过比较分析反射波和参考波即可获得关于组织反射性和距离的数据,由此得到组织的断层成像。OCT 最重要的特点就是其具有的高分辨力,约为 10μm，是血管内超声成像技术（IVUS）的 10 倍，同时，其成像速度快，可以对生物组织内部的微观结构进行高分辨力横断面层析成像。由于其与病理组织学图像具有良好的对应性，又被称为"光学活检"。很多在冠脉造影上显示中等度狭窄的临界病变，行 OCT 检查后发现存在易损病变。

（2）OCT 在冠心病诊断中的应用

1）对斑块类型的分析：用于鉴别斑块是稳定斑块还是不稳定斑块，对冠心病的分型做准确的诊断，将斑块分为纤维斑块、纤维钙化斑块以及脂质斑块。

2）对易损斑块的分析：高破裂风险的斑块（即易损斑块）是指拥有大的脂质核心，薄纤维帽并富含巨噬细胞的斑块。OCT 是唯一能够精确测量易损斑块纤维帽厚度并与病理组织学高度相关的检查方法。在 OCT 图像中，大脂质核心的斑块显示为模糊边缘的低密度信号，相对于稳定型心绞痛患者，这种大脂质核心的斑块在急性冠脉综合征患者中更容易出现。

3）评价冠脉内血栓：冠脉内斑块破裂可导致局部血栓形成。OCT 能够准确识别斑块破裂的继发血栓，显示突入管腔中的高反光信号，伴有无信号尾影影像的为红色血栓；突入管腔中的强反光信号，显示为低衰减图像的为白色血栓。

4）评价冠状动脉支架置入术的临床疗效。

## 五、图像质量控制

### （一）术前准备

**1. 一般资料**　患者的资料信息：姓名、年龄、性别、病区、科室、床号、住院号及 DSA 号，认真核查。一旦有错应及时更正，防止机器工作后特别是传输到 3D 工作站或 PACS 系统，因资料信息的错误，造成医疗差错事件的发生。

**2. 患者准备**　去除患者身上的项链、手机、钥匙等异物，告知患者检查的注意事项，训练患者的呼吸运动，使之在造影中能予以配合，减少运动伪影的产生。

**3. 技师准备**　检查设备是否正常运行，在医师没有穿刺插管前检查 DSA 的透视或采集功能，发现问题及时告知介入手术医师并上报科室负责人。根据手术情况备好高压注射器及相应的对比剂和连接装置。准备手术中需要进行测量的工具如标准钢球或标尺等。

### （二）伪影对图像质量的影响

**1. 运动伪影**　心脏和冠状动脉的造影和治疗对影像质量的影响主要为呼吸运动及心跳引起的运动伪影。反复训练患者的呼吸运动，使其在手术中得以配合很重要。目前多数采用高帧数的透视和图像采集，一般采用 7.5 帧/s 或 15 帧/s 的采集速度（对心率快或不合作者多采用 30 帧/s 甚至更高的采集速率），有利于提高图像质量。

**2. 饱和伪影**　对心脏和肺的组织密度差异较大，组织密度不同，图像亮度相差较大，影响对感兴趣区图像的观察。在实际工作中通过光谱滤过，在肺野处增加一些均匀物质（铝片）使肺野与心脏显示在同一密度区，提高图像质量。

**3. 异物伪影**　主要为密度高的异物伪影，如衣物上的金属纽扣、饰物，以及电极片、电极线等，这些异物如与血管重叠，在血管减影成像时，导致血管中断、狭窄等假象，直接影响图像质量，影响介入治疗手术的评估。

### （三）技术因素对图像质量的影响

**1. 技术参数的选择**　心室及主动脉管腔较大、流速快，对比剂注射压力应增加，否则，造影时达不到一定的注射量，血管显影效果差。

**2. 医师的图像意识**　对感兴趣区的显示应该在显示屏中心，体位选择要合理，能充分显示各个血管的病变与毗邻组织的关系，达到最大限度诊断的效果。

**3. 掌握冠状动脉血管腔内成像的原理**，有利于提高图像质量。如 OCT 成像时需阻断血流，掌握好对比剂注射的时机，可提高 OCT 的图像质量，更好地提高治疗效果。

### （四）质量控制的具体措施

1. 去除患者身上的异物。

2. 合理摆放被检者的体位。

3. 缩小被照体至探测器的距离。

4. 根据患者的具体情况选择合适的技术参数。

5. 术前反复训练患者的呼吸运动，使之在手术中能予以配合。

### （五）其他

以左心室造影为例，图像质量控制措施包括：

1. 术前与受检者做好充分沟通，避免术中因受检者的运动影响图像质量。

2. 左室造影最常用体位为右前斜（RAO 30°），观察左室收缩功能或心尖部肥厚型心肌病等，补充体位为长轴斜位（LAO 60° + CRA 20°）。

3. 常规选择左室模式，帧率 30f/s，曝光参数为 DSA 机自动调整。

4. 选用猪尾导管，导管前端需游离于心室内，根据年龄、体重、有无狭窄、异常交通分流或瓣膜关闭不全等情况适量增减对比剂用量。

5. 由于心脏与旁边的肺野密度差较大，正确使用遮线器和密度补偿器来减少空间对比，可减少饱和伪影对图像质量的影响。

造影完成后，可充分利用 DSA 的图像后处理功能，如调节窗宽、窗位、亮度、对比度、锐利度等，使影像符合诊断要求。

（余建明　洪　泳　罗来树　黄育铭<br>汪　军　王金龙　赵德政）

# 第五节　腹部 DSA 技术与介入治疗

## 一、血管解剖

### （一）动脉系统

胸主动脉经膈肌的主动脉裂孔（约胸 12 椎体平面）进入腹腔，改名为腹主动脉，在脊柱的左前方走行，至腰 4 椎体平面分为左、右髂总动脉，其直径约 20mm。腹主动脉的分支包括脏支和壁支。脏支有腹腔动脉、肠系膜上动脉，肠系膜下动脉、肾动脉、肾上腺动脉和精索内动脉（或卵巢动脉）。壁支有膈下动脉、腰动脉和骶中动脉。（图 17-49）

**1. 腹腔动脉**　腹腔动脉在胸 12 椎体下部或胸 12~腰 1 椎体间起自腹主动脉的腹侧，主干向右、

前、下方走行，末端发出分支供应上腹部脏器。腹腔动脉通常分为 3 支：胃左动脉、脾动脉和肝总动脉。胃左动脉较细，在胃小弯的幽门处与胃右动脉吻合，沿途分支至胃小弯附近的前后面。脾动脉来自腹腔动脉的左支，为三支中最粗大的一支，沿胰的上缘左行，经脾肾韧带达脾门，分数支入脾，脾动脉沿途发出许多胰支，分布于胰体和胰尾。肝总动脉一般起源于腹腔动脉右侧，沿胰头上缘右方前行，至十二指肠上缘分出胃十二指肠动脉后，改名为肝固有动脉。在肝门处分左、右肝动脉和胃右动脉。胃右动脉沿胃小弯左行与胃左动脉吻合，供应幽门、胃小弯及十二指肠，有时肝右动脉起源于肠系膜上动脉，肝左动脉起源于胃左动脉。肝右动脉入肝前发出一支胆囊动脉，入肝后分为前叶动脉和后叶动脉，之后又各自分出上段和下段动脉。肝左动脉较肝右动脉稍细，末端分出内叶动脉和外叶动脉，外叶动脉又分出上段和下段动脉。有时还有肝中动脉，主要供应肝方叶，或肝尾叶和胆囊。

**2. 肠系膜上动脉**　肠系膜上动脉在腹主动脉的开口下方 0.5~2.0cm 处，自腹主动脉的侧壁发出，开口处相当于胸 12~腰 1 椎体间隙或腰 1 椎体的上部平面，其主干向右下方斜行，并呈凸向左侧的弓形，末端至右髂窝。

肠系膜上动脉向右侧发出胰十二指肠下动脉，末端分为前后两支，前支与胰十二指肠前上动脉吻合成胰十二指肠前弓，后支与胰十二指肠后上动脉

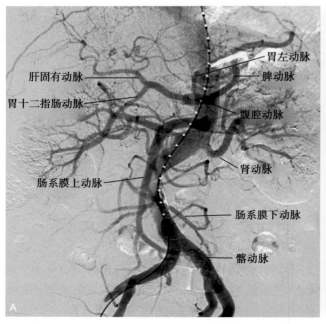
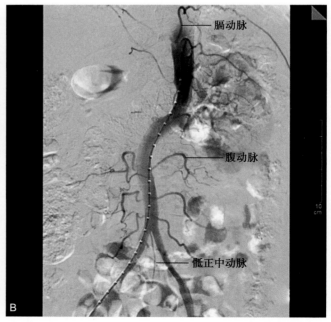

**图 17-49　腹部血管造影减影图**
A. 腹主动脉及分支；B. 腹主动脉及分支

吻合成胰十二指肠后弓，发出的分支到胰头和十二指肠。空肠动脉和回肠动脉起自肠系膜上动脉的左侧，其数目为6~20支，上部为空肠动脉，下部为回肠动脉，分别分布于空肠和回肠。中结肠动脉起自肠系膜上动脉的右前缘，开口于胰十二指肠下动脉下方约1cm。其主干向上走行，分左右2支：左支向结肠脾曲，与右结肠动脉吻合，右支向肝曲，与右结肠动脉吻合。回肠动脉是肠系膜上动脉的终支，斜向右下走行，发出结肠支、盲肠支和阑尾动脉。

**3. 肠系膜下动脉** 在腰3椎体水平自腹主动脉前壁偏左发出，开口距肠系膜上动脉约3cm。分支有左结肠动脉、乙状结肠动脉、直肠上动脉，供养左半结肠及直肠。左结肠动脉为其第一分支，发出后向左横行，末端分为升支、水平支和降支。升支向结肠脾曲上行，与横结肠动脉的左支吻合；水平支和降支与乙状结肠动脉吻合，供应降结肠。乙状结肠动脉有2~3支，向左下方斜行，各分支互相吻合成动脉弓，并向上发出分支与左结肠动脉吻合，供应乙状结肠。直肠上动脉是肠系膜下动脉的终支，在第3骶椎平面分为两支，走行于直肠两侧，供应直肠的乙状线以上部分。

**4. 肾动脉和肾上腺动脉** 在腰1~腰2椎间盘高度起自腹主动脉，于肾静脉的后上方横行向外，经肾门入肾。因腹主动脉偏左，右肾动脉较长；受肝的影响，右肾低于左肾1~2cm。肾动脉的分支为叶间动脉，穿行于肾柱内，上行至皮质与髓质交界处，形成与肾表面平行的弓状动脉。肾上腺动脉有上、中、下三支，分布于肾上腺的三个部分，肾上腺上动脉起自膈下动脉，肾上腺中动脉起自腹主动脉，肾上腺下动脉起自肾动脉。

**5. 睾丸（卵巢）动脉** 起自腹主动脉的前外侧壁，肾动脉稍下方，在腹膜后间隙斜向外下方越过输尿管。睾丸动脉经腹股沟管环进入腹股沟管供应睾丸的血液，卵巢动脉在小骨盆上缘处进入卵巢悬韧带，供应卵巢的血液。

**6. 膈下动脉** 腹主动脉于胸12椎体处发出膈下动脉，向上分布于膈的腰部。膈下动脉起始点、支数有变异，有时可见同一起始点。

**7. 腰动脉** 起自腹主动脉后壁，通常有4对，分别经第1~4腰椎体前面或侧面，在腰大肌的内侧面分出背侧支和腹侧支。

**8. 骶正中动脉** 起自腹主动脉分叉处的后上方，经第4~5腰椎、骶骨、尾骨的前面下行，向两侧发出腰最下动脉。

**（二）静脉系统**

**1. 下腔静脉** 下腔静脉为单一的大静脉，收集膈肌以下的腹、盆部和下肢的静脉血液。左、右髂总静脉在第5腰椎平面汇合成下腔静脉，沿脊柱右旁上行，经膈肌的腔静脉裂孔进入胸腔达右心房。其上行途中接纳腹、盆腔内脏和腹、盆壁组织的各支静脉的血液回流。

**2. 肝脏静脉系统** 包括肝静脉和门静脉系统。

（1）肝静脉系统：包括肝左静脉、肝中静脉和肝右静脉，分别接受肝左、中、右叶的血液。肝左静脉与肝中静脉通常汇合成干，肝静脉在肝脏后部斜向下腔静脉方向走行，在下腔静脉窝上端注入下腔静脉，此处为第二肝门。在下腔静脉窝下端，有来自肝右叶的副肝静脉和尾状叶的几支小静脉注入下腔静脉，此处为第三肝门。

（2）门静脉系统：由肠系膜上静脉和脾静脉在腰1~2椎体平面汇合而成，主干向右上走行入肝门。门静脉主干分左、右支，再经5~6级分支终于肝窦。门静脉主干长约6cm，近肝端宽约1.9cm，远肝端宽约2.3cm，收集脾静脉、胃冠状静脉、肠系膜上静脉和肠系膜下静脉的血液。脾静脉在脾门处由3~5支小静脉汇合而成，沿途收集胰静脉末端静脉、胃网膜左静脉；胃冠状静脉引流食管下部胃体小弯及贲门附近的静脉血，汇入脾静脉或门静脉；胃冠状静脉的食管支与奇静脉的食管支吻合，形成食管静脉丛；肠系膜上静脉由来自升结肠、横结肠和小肠的静脉血汇合而成，由下向上走行，与脾静脉汇合成门静脉；肠系膜下静脉由直肠、乙状结肠和左侧结肠的小静脉汇合而成，向上行在脾静脉与肠系膜上静脉交汇处的左侧注入脾静脉。

## 二、造影技术

**（一）手术操作**

**1. 动脉系统** 采用Seldinger技术，行股动脉或肱动脉穿刺插管。对不同器官进行其相应的插管，行选择或超选择性动脉造影。

**2. 下腔静脉** 采用Seldinger技术，行股静脉或肘正中静脉、颈内静脉穿刺插管。对不同器官进行相应的插管，行选择或超选择性动脉造影。

**3. 门静脉系统** 采用经皮肝穿刺或经颈静脉进入肝静脉穿刺门静脉造影。

**（二）造影参数选择**

一般选择对比剂浓度为50%~60%的离子型对比剂，或相应浓度的非离子型对比剂，如320mgI/ml

的碘佛醇、370mgI/ml 的碘普罗胺等。造影参数选择参考表 17-7。

### （三）造影体位

腹主动脉、腹腔动脉和肝动脉造影均采用正位；对于动脉瘤或血管主干相互重叠者，可选用左或右前斜位，或其他不同角度的体位，以使病变充分显示；选择性肾动脉造影在正位的基础上，加摄同侧倾斜位，角度为 10°～15°，以使肾动脉完全显示；肾上腺动脉造影取正位，必要时加摄同侧倾斜位，角度为 15°～20°，以显示该侧肾上腺动脉；胰腺供血动脉造影、脾动脉造影及胆系供血动脉造影一般用正位；对于需要显示病变全貌的血管性病变，如动脉瘤、动静脉瘘、动静脉畸形，则加摄不同角度斜位；下腔静脉造影常规正位，根据病变显示情况加摄左、右斜位和侧位。必要时，使用旋转 DSA 方式对靶血管和病变进行造影。

## 三、图像处理

### （一）补偿过滤器

在侧腹部及肝的横膈膜处，以及消化道内的气体过多容易产生饱和状伪影，应作对应的密度补偿，可用铅、含铅丙烯、增感纸、黏土、树脂等各种材料。

### （二）呼吸移动性对策

由于腹式呼吸以及肠管的蠕动，腹部容易产生运动性伪影，使减影图像模糊。此时可以训练患者屏气，或注入抑制肠蠕动的药物。训练患者的呼吸状态，使其在屏气状态下采集图像。

### （三）清洁肠道，减少异物伪影

在行腹部 DSA 检查时，尽量做好清洁肠道内容物或清除膀胱的尿液工作。患者在检查前应去除身体上的金属异物及对图像质量有影响的物品，同时也要防止一些监护设备的连接线进入采集图像区，提高图像质量。

## 四、相关病变的介入治疗

### （一）肝脏病变的介入治疗

**1. 肝癌的灌注治疗**　经导管动脉内灌注技术（transcatheter arterial infusion，TAI）是可以提高靶器官药物浓度而不增加外周血管药物浓度的方法。因为药物疗效不仅与自身的药理作用和病变对药物的敏感性有关，而且与病变局部的药物浓度和药物与病变接触的时间长短等因素有关，因此应用灌注技术进行肿瘤治疗具有良好的效果。是介入放射学中应用较

**表 17-7　腹部血管常用造影参数**

| 检查部位 | 造影参数 | | | | 摄影程序 | |
| --- | --- | --- | --- | --- | --- | --- |
| | 流率/（ml/s） | 量/（次/ml） | 压力/PSI | 帧数/（fp/s） | 成像方式 | 延迟方式 |
| 肝动脉 | 5~6 | 15~18 | 150~300 | 3~6 | IADSA | 延迟注射 |
| 脾动脉 | 5~6 | 18~20 | 150~300 | 3~6 | IADSA | 延迟注射 |
| 腹腔动脉 | 6~7 | 25~30 | 150~300 | 3~6 | IADSA | 延迟注射 |
| 腹主动脉 | 15~18 | 35~40 | 450~600 | 3~6 | IADSA | 延迟注射 |
| 肾动脉 | 5~6 | 8~10 | 150~300 | 3~6 | IADSA | 延迟注射 |
| 肾上腺动脉 | 1~2 | 3~4 | 150~200 | 3~6 | IADSA | 延迟注射 |
| 肾及十二指肠动脉 | 3~4 | 6~8 | 150~200 | 3~6 | IADSA | 延迟注射 |
| 肠系膜上动脉 | 5~6 | 10~12 | 150~200 | 3~6 | IADSA | 延迟注射 |
| 肠系膜下动脉 | 4~5 | 8~10 | 150~200 | 3~6 | IADSA | 延迟注射 |
| 门静脉（间接法） | 6~8 | 50 | 300~400 | 3~6 | IADSA | 延迟曝光 |
| 门静脉（直接法） | 10 | 40~60 | 300~400 | 3~6 | IVDSA | 延迟注射 |
| 下腔静脉（插管法） | 8~10 | 25~30 | 300~400 | 3~6 | IVDSA | 延迟注射 |
| 下腔静脉（股静脉穿刺） | 4~5 | 18~20 | 300~400 | 3~6 | IVDSA | 延迟注射 |
| 髂外动脉 | 6~8 | 10~12 | 150~300 | 3~6 | IADSA | 延迟注射 |
| 髂内动脉 | 6~8 | 10~12 | 150~300 | 3~6 | IADSA | 延迟注射 |
| 髂总动脉 | 10~12 | 18~20 | 300~450 | 3~6 | IADSA | 延迟注射 |
| 髂总静脉 | 3~4 | 12~15 | 300~400 | 3~6 | IVDSA | 延迟注射 |
| 髂内、髂外静脉 | 2~3 | 8~10 | 150~300 | 3~6 | IVDSA | 延迟注射 |

广泛的技术之一。具体操作方法是采用经皮动脉穿刺插管至靶动脉，将药物持续性地灌注一定时间：一次冲击性灌注，常在 30min 或几个小时内完成药物灌注；长期药物灌注，多指 48h 以上持续或间断性灌注。临床用于治疗恶性实体瘤、动脉痉挛或闭塞导致的缺血性病变、动脉内新鲜血栓的溶栓治疗等。

肝癌的灌注治疗方法：采用 Seldinger 技术进行股动脉穿刺，并置放 5F、6F 的动脉鞘，以导丝作向导将 5F 的 RH 导管送入腹主动脉，然后在主动脉弓部进行"塑形"。在腰 1 椎体处探找腹腔动脉开口，当导管进入腹腔动脉后进行冒烟，根据血管图示，将导管插入肝固有动脉，进行肝动脉造影，了解肝动脉的供血、肿瘤染色情况，同时采用延时造影，观察门静脉是否通畅。依据肿瘤的不同位置，可进行超选择性造影，了解肝脏左、右叶的肿瘤分布情况。有时常规肝动脉造影不能发现肝肿瘤的染色情况，考虑肿瘤有其他来源的血供，需要进行肠系膜上动脉、膈动脉或其他动脉的造影。确定肿瘤的供血动脉后，将药物持续性地灌注至靶血管。

**2. 肝癌的栓塞治疗** 经导管血管栓塞术（transcatheter arterial embolization, TAE），是在影像设备的导引下，经导管向靶血管内注入或送入栓塞物质并使之闭塞，中断血供，从而达到预期治疗目的的介入治疗技术。根据不同病变和治疗目的，栓塞物质可从毛细血管、分支至主干逐级进行栓塞，也可三者同时被栓塞。栓塞术对病变治疗作用的机制主要是：阻塞靶血管使肿瘤或靶器官缺血坏死。因肝脏是特殊的脏器，受肝动脉和门静脉双重血流支配，其比率被认为是 1:3，而肝细胞癌几乎只受来自肝动脉血流的支配，所以采用栓塞术进行肝癌的治疗。

（1）肝动脉栓塞的适应证：①原发性肝癌或转移性肝癌，因各种原因不能手术或患者不愿手术者；②肝肿瘤手术切除不彻底者或其他治疗方法效果不良者；③作为手术前的准备，栓塞使瘤体体积缩小，血供减少，可减少肿瘤的播散和复发；④控制出血、疼痛和较大的肝动静脉短路者。

（2）肝动脉栓塞的禁忌证：①严重的心、肝、肾功能不全者；②严重的黄疸，重度腹水者；③全身情况极度不良者；④门静脉主干完全阻塞为绝对禁忌证，否则，可引起正常肝实质的大片坏死，导致患者死亡；门静脉主干不完全阻塞为相对禁忌证；⑤有较大的动静脉瘘易产生异位栓塞者；⑥肝肿瘤的体积大于全肝体积 70% 者。

（3）方法：采用 Seldinger 技术进行股动脉穿刺，并置放 5F、6F 的动脉鞘，以导丝作向导将 5F 的 RH 导管送入腹主动脉，然后在主动脉弓部进行"塑形"。在腰 1 椎体处探找腹腔动脉，进入腹腔动脉后进行"冒烟"（使用少量对比剂进行造影）。根据冒烟显示的血管走向，将导管插入肝固有动脉，进行肝动脉造影，了解肝动脉的供血和肿瘤染色情况。根据肿瘤的不同位置，可进行超选择性造影，了解肝脏左、右叶的肿瘤分布情况。明确肿瘤的供血血管，将导管或微导管插入肿瘤血管内，选用相应的栓塞剂进行栓塞。

目前肝脏肿瘤的栓塞大部分采用碘油加抗肿瘤药物作为栓塞剂，有时使用微粒材料（明胶海绵颗粒或 PVA 颗粒）进行栓塞。若肝动脉造影不能发现肝肿瘤的染色情况，还需要进行肠系膜上动脉、膈动脉或其他动脉的造影。在操作时，应边注射栓塞剂，边观测栓塞剂的流动状态及肿瘤着色情况，防止栓塞剂对非靶组织的栓塞。（图 17-50）

**3. 肝海绵状血管瘤的介入治疗** 较小的肝海绵状血管瘤多无症状，瘤体增大后可伴有压迫症状，表现为腹部不适、餐后饱胀感等症状。多因体检行影像学检查或其他手术时发现。它是肝脏的良性肿瘤，肿瘤直径 <5cm、无症状的患者，不需手术治疗，定期复查、随诊；有明显症状、肿瘤邻近主要血管或不能排除肝癌的患者，则可考虑手术切除。肿瘤直径在 5~10cm 时，建议择期手术切除；如肿瘤位于肝边缘，有发生外伤破裂大出血的可能性，建议早期手术切除；肿瘤直径 >10cm 时，一般建议行手术切除。对于多发血管瘤的患者，可考虑逐一切除或切除联合捆扎术。若患者一般情况不能耐受手术，可考虑介入栓塞治疗。

方法：采用 Seldinger 技术进行股动脉穿刺插管至肝固有动脉进行造影，了解肝动脉的供血情况，血管瘤的染色情况。造影显示为团状或丛状扩大的血管影，类似爆米花样改变为特征。根据瘤体的不同位置，可进行超选择性造影。确定血管瘤与载瘤动脉的关系，栓塞物质一般使用平阳霉素加碘化油。平阳霉素是抗肿瘤的抗生素，同时又是一种缓慢硬化剂。具有破坏血管内皮细胞、促进血小板黏着、微血栓形成、继而产生纤维化的作用。因平阳霉素在 X 线下无示踪性，不能单独使用完成栓塞，碘化油既是一种高密度对比剂，也是一种中效栓塞剂，有亲肿瘤性，可选择性沉积在肝血管瘤内，但在正常机体内可吸收分解。因此，若将平阳霉素与碘化油按一定比例混合、利用碘化油的不透 X 线特

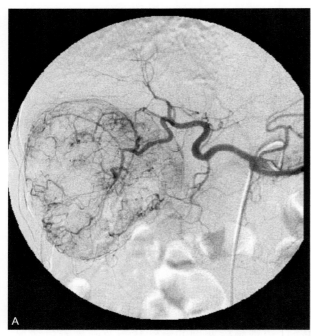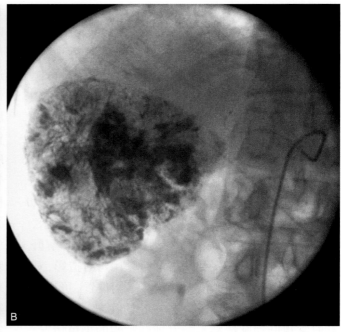

图 17-50　肝动脉栓塞前（A）后（B）造影减影图

性和肿瘤趋向性，以碘化油为载体将药物选择性地导入瘤体内进行栓塞治疗，可以获得理想的治疗效果。也可以采用碘油加无水酒精进行栓塞治疗。无水酒精注入在血管瘤内使血管内壁的内皮细胞变性坏死，使血管闭塞。而碘油本身是一种栓塞剂，同时也起到引导栓塞的量与范围的目的。栓塞时应注意栓塞剂的漂移，防止产生非靶组织栓塞。（图17-51）

### 4. 肝硬化的门静脉高压介入治疗

（1）经颈静脉途径肝内门-体静脉分流术：经颈静脉途径肝内门-体静脉分流术（percutaneous intra-hepatic portosystemic shunt surgery TIPSS）主要用于治疗肝硬化门静脉高压症、近期发生食管胃底静脉曲张破裂大出血者；内科治疗欠佳、不能接受外科手术者；断流术后再出血；顽固性腹水；布-加综合征；肝移植前的术前准备；确定性手术的术前

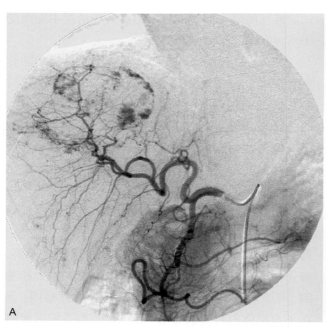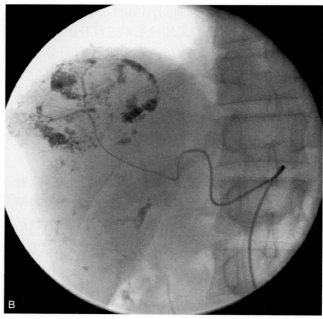

图 17-51　肝海绵状血管瘤栓塞前（A）后（B）造影减影图

准备。

方法：①颈内静脉穿刺常规消毒铺单后进行右颈内静脉穿刺，置入导管鞘。②建立门-腔静脉间肝内穿刺通道，在透视下将导管插入下腔静脉近端，行下腔静脉造影，观测肝静脉开口（图17-52A）。在影像（CT、MRI）的引导下，选择RUPS-100穿刺针进行穿刺。③门静脉造影及扩张肝内穿刺通道在RUPS-100穿刺针进入门静脉后，用导丝引导插入导管，进行门静脉造影，评估门静脉的血流状态，并测量其大小、离肝静脉远端的距离（图17-52B）。门静脉造影参数为：对比剂用量15~20ml，注射流率6~8ml/s；压力限制200~300PSI；然后将导管插入脾静脉，进行造影，了解胃、食管等静脉供血情况及扩张程度，并对扩张的胃、食管等静脉进行栓塞。④用适当的球囊进行扩张，建立一个人为肝内门-体静脉通道（图17-52C）。⑤支架置入（在门静脉和肝静脉内放置一适当的支架），根据上述的评估与测量，选择合适的支架，在透视下释放支架并造影复查（图17-52D）。

（2）经皮肝穿胃冠状静脉栓塞术：经皮肝穿胃冠状静脉栓塞术（percutaneous transhepatic varices embolization，PTVE）是经皮肤肝脏穿刺至肝内门静脉分支，选择性地进行胃冠状静脉插管，用栓塞材料栓塞食管胃底曲张静脉，治疗食管胃底曲张静脉出血的一种有效的介入治疗方法。

门静脉高压时，胃底、食管下段交通支开放，门静脉血流经胃冠状静脉，通过食管胃底静脉与奇静脉、半奇静脉的分支吻合，流入上腔静脉。胃冠状静脉血流呈离肝血流，该离肝血流使经导管注入的栓塞剂能够到达曲张的食管胃底静脉。栓塞剂注入静脉后可使内皮细胞损伤、脱落，内皮下胶原纤维暴露，激活内源性凝血系统，致使管腔内混合血栓形成，曲张的食管胃底静脉闭合，最终达到止血的目的。也可以采用弹簧圈直接进入胃冠状静脉进行栓塞，达到治疗目的。

1）适应证：确诊为食管胃底静脉曲张破裂出血者；不能耐受紧急手术治疗的出血者；有出血史，经血管造影或内镜检查有再出血的危险者；静脉曲张破裂出血经内科治疗失败者；手术后或内镜硬化剂注射止血治疗后再出血者。

2）禁忌证：严重肝功能损害；门静脉主干狭窄或阻塞、门静脉血栓形成者；败血症、肝脓疡；有出

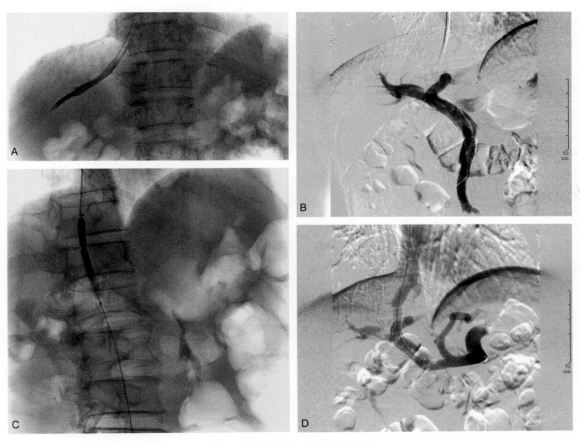

**图17-52 肝内门-体静脉分流术**
A. 肝静脉造影；B. 门静脉造影；C. 球囊扩张；D. 门静脉开放后造影

血倾向、肝血管瘤及大量腹水者。

3）方法：在右侧腋中线第7~8肋间选择穿刺点；使用19号穿刺针水平进针，在距第12胸椎横突外缘3cm处，即达门静脉主干。抽出针芯观察回血情况，防止进入肝管，有暗红色血时，可注射对比剂观察门静脉显影情况；更换穿刺针使用J形或单弯导管插入门静脉；再将导管旋转进入脾静脉；通过导丝引导将导管头插入胃冠状静脉，造影以证实导管在胃冠状静脉的位置，然后注射栓塞剂或使用弹簧圈进行栓塞。栓塞后将导管退出胃冠状静脉进行造影，评估栓塞程度与效果。（图17-53）

**（二）胆道梗阻的介入治疗**

胆道梗阻的临床症状主要为全身皮肤黄染、巩膜发黄、皮肤瘙痒并进行性加重。产生原因有先天性梗阻和病变阻塞胆道性梗阻。病变阻塞为炎症、结石、肿瘤及腹部肿块等。常见处理方式为开放性手术、ERCP和PTCD。

经皮肝穿刺胆道造影及引流术（percutaneous transhepatic cholangio drainage，PTCD）虽为非血管介入技术，但也是目前介入治疗胆道梗阻病变的常用方法。PTCD有内外引流之分，通过PTC的穿刺针引入引导钢丝，而后拔出穿刺针，沿引导钢丝送进末段有多个侧孔的导管，导管在梗阻段上方的胆管内，其内口亦在该处，胆汁经导管外口连续引流为外引流；若导管通过梗阻区，留置于梗阻远端的胆管内或进入十二指肠，胆汁则沿导管侧孔流入梗阻下方的胆管或十二指肠，称为内引流。

**1. 适应证** 经影像证实和实验室检查为胆道梗阻并近端胆管扩张，经非手术治疗效果不明显者，无禁忌证者。

**2. 禁忌证** 恶病质通过介入治疗无效者；严重出血倾向者；无适当入路者；毛细胆管性阻塞者；广泛胆道狭窄者。

**3. 方法** 术前禁食2~4h，必要时于术前30min应用镇静剂。手术时应参照影像学资料，确定最佳穿刺引流途径和患者体位。按常规消毒铺巾，局麻

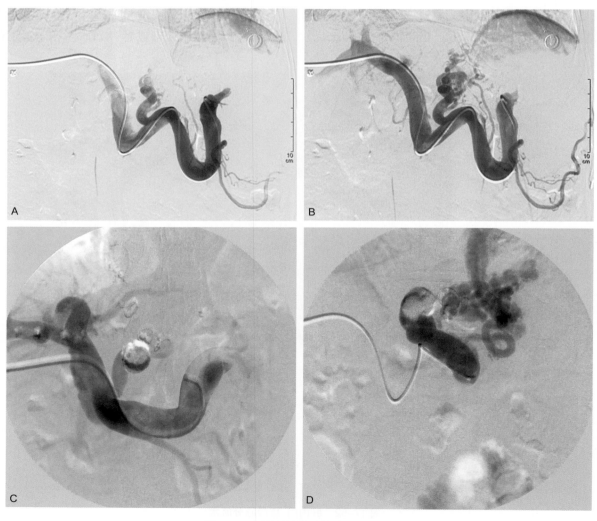

**图 17-53　胃冠状静脉栓塞手术过程**

并确定进针方向和深度后，应用 PTC 穿刺套针，平静呼吸下屏气穿刺，到位后嘱咐患者平静浅呼吸，退出针芯，接注射器并回抽液体观察是否有胆汁回流，如未到达靶部位，则在透视下边退针边回抽液体，直至到位，停止退针。然后注射对比剂至胆管显影，沿针鞘送入导丝，固定住导丝并退出套针，沿导丝引入引流导管；验证引流通畅后即固定引流管并装接引流袋，完成 PTCD 手术。若梗阻部位持久、短时间不能消除者，可置入胆道支架，维持其引流功能。（图 17-54）

### （三）脾动脉栓塞治疗

脾大是门静脉高压症的临床表现之一。门静脉压力增高，脾血流回流受阻，长期脾充血使脾内纤维组织增生和脾髓细胞再生，导致充血性脾大、脾功能亢进。部分脾动脉栓塞术主要用于肝硬化门静脉高压引起的脾大及脾功能亢进，既能消除脾功能亢进，又能保留脾脏的免疫功能。具有创伤小、恢复快、费用少的优点，特别适用于不能耐受外科手术的患者。目前已有取代外科手术的趋势，通过对脾动脉进行部分栓塞，对脾脏外伤出血、脾功能亢进者进行非手术治疗。

方法：采用 Seldinger 技术进行股动脉穿刺，并置放 5F、6F 的动脉鞘，以导丝作向导将 5F 的 RH 导管送入腹主动脉，然后在主动脉弓部进行"塑型"。在腰 1 椎体处探找腹腔动脉，进入腹腔动脉后进行冒烟，根据冒烟显示的血管指示，使导管进入脾动脉，再行脾动脉造影，了解脾动脉的供血情况，根据实际大小进行部分栓塞，在栓塞前进行超选择性造影，使导管进入更细的分支，再进行栓塞。或将导管置入脾动脉的主干，将明胶海绵块剪成细条，与对比剂混合，缓慢地漂浮进入脾脏的供血动脉内部，阻断部分脾脏的血供，使脾部分区域梗死和机化，产生脾切除效应。栓塞后进行造影评估其栓塞的程度，原则上单次栓塞不能超过整个脾脏的 70%。若栓塞范围小，则达不到治疗效果。（图 17-55）

### （四）肾动脉造影及肾动脉栓塞

**1. 肾动脉造影** 了解肾血管性病变；肾外伤；不明原因的大量血尿；肾性高血压；肾结核或肿瘤手术前明确病变范围等。

**2. 肾动脉栓塞** 对肾外伤、不明原因的大量血尿、肾结核或肿瘤手术前等肾脏疾病进行栓塞，治疗肾出血或减少手术出血等。

**3. 方法** 采用 Seldinger 技术进行股动脉穿刺，并置放 5F、6F 的动脉鞘，以导丝作向导将 5F 的猪尾导管送入腹主动脉。导管先端置于十二胸椎水平，进行腹主动脉造影，了解双肾动脉的供血情况，但在单侧肾动脉造影前应先行腹主动脉造影，防止因孤立肾或一侧肾功能不全导致栓塞后的意外事件发生。再超选择性造影了解单一肾脏及分支的供血情况。然后选用 5F 的 Corbra 导管进行超选择性造影，了解单一肾脏及分支的供血情况。先对患侧肾动脉进行探找，当导管先端进入肾动脉主干时进行造影，了解肾动脉各分支及病变情况，再将导管转向对侧肾动脉，采用同样的方式对肾动脉进行造影评估。双侧肾动脉造影结束后，再对进入病变侧肾动脉的分支血管进行超选择性造影。明确病变后，

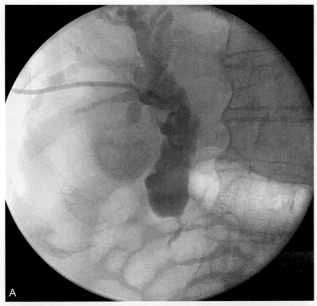

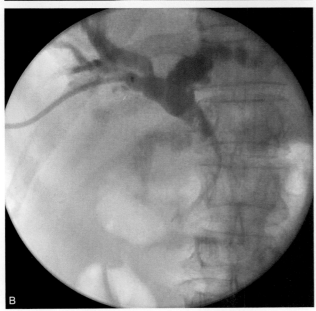

**图 17-54 经皮肝穿刺胆道造影及引流术**
A. 外引流；B. 内外引流

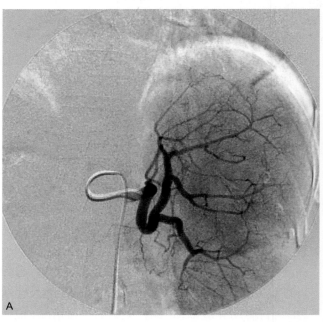
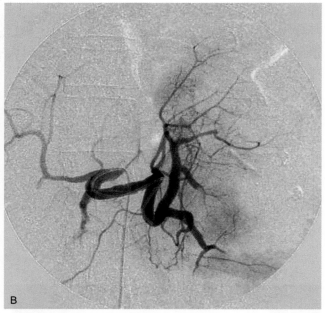

图 17-55 脾动脉栓塞造影减影图
A. 造影；B. 栓塞

采用明胶海绵加对比剂或弹簧圈作为栓塞剂对病变动脉进行栓塞。当栓塞至病变血管产生断流时栓塞结束，3~5min 后进行造影复查，了解栓塞情况。（图 17-56）

**（五）消化道出血的介入治疗**

消化道分上消化道和下消化道，位于屈氏韧带以上的为上消化道。消化道出血因所在位置不同，其临床表现不同。上消化道以呕血为主，下消化道以暗红色血便或血便为主。根据临床表现不同，栓塞中寻找的靶血管也不相同。而胃肠道出血活动期，超过 0.5ml/min 者，造影时可见对比剂直接外溢的征象，即对比剂通过破裂的血管溢出到胃肠道内，产生清楚的密度增高阴影。对于慢性少量出血，或出血间歇期，或已用止血剂，进行造影时，有时难以发现出血灶。

**1. 适应证** 消化道出血经内科治疗无效者；急性消化道大出血，无休克表现，临床上允许暂不行手术治疗或不愿接受手术者；慢性、间歇性消化道

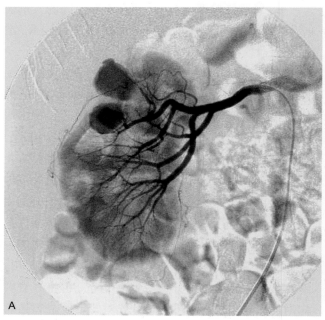
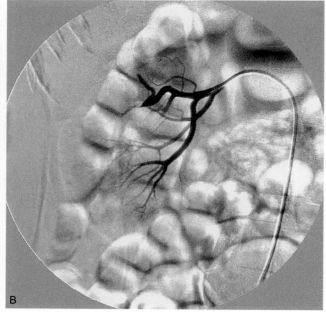

图 17-56 右肾动脉栓塞造影减影图
A. 造影；B. 栓塞

出血，经临床、实验室及影像学检查诊断者；需行栓塞止血而后择期手术者。

**2. 禁忌证** 出现休克危及生命者；高热及全身感染者；心、肝、肾功能障碍者；凝血功能障碍者；穿刺部位感染者。

**3. 方法** 采用 Seldinger 技术进行股动脉穿刺，并置放 5F、6F 的动脉鞘，以导丝作向导将相应的导管送入靶血管。根据不同的出血征象进行不同的超选择性造影。

选择性腹腔动脉造影和肠系膜上动脉造影，通常可满足上消化道出血的诊断要求。超选择性胃左动脉和胃十二指肠动脉造影分别用于胃窦及十二指肠出血的诊断。超选择性肝动脉造影用于肝及胆道出血的诊断。（图 17-57A、B）

对于下消化道出血的诊断，可采用肠系膜上动脉、肠系膜下动脉及髂内动脉造影，超选择动脉造影适用于活动性出血，能够明确出血部位，指导手术。肠系膜上动脉造影用于回肠、右半结肠出血的诊断（图 17-57C、D）；肠系膜下动脉造影用于左半结肠、肛门直肠区的出血诊断，髂内动脉造影可观察直肠下段的出血。通过不同靶血管的造影，寻找出血血管，进行相应的栓塞治疗。不同管径的血管，使用的栓塞材料不同，采用明胶海绵加对比剂或弹簧圈作为栓塞剂对病变动脉进行栓塞。值得注意的是，栓塞的血管越细、距离出血部位越近越好，防止栓塞剂的反流对其他非靶血管的栓塞。当栓塞至病变血管产生断流时栓塞结束，3~5min 后行造影复查，了解栓塞情况。对于肠道内的血管出血，一般不采用栓塞术，防止栓塞后肠坏死，只作手术指导。

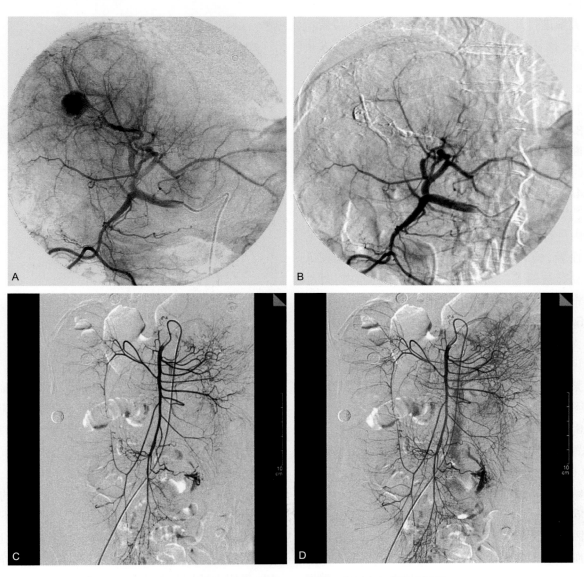

**图 17-57 肝内胆管出血及栓塞与肠系膜上动脉造影减影图**
A.肝内胆管出血；B.肝内胆管出血栓塞；C.肠系膜上动脉出血；D.肠系膜上动脉出血栓塞

### （六）腹主动脉瘤的腔内治疗

当腹主动脉因某种原因产生局限性扩张，其直径超过正常值的 1.5 倍时，称为腹主动脉瘤。腹主动脉瘤一旦形成，使腹主动脉管壁变薄，往往会自发破裂导致患者迅速死亡。手术治疗是目前唯一有效的方法，但手术创伤大，并发症多，死亡率高。1990 年 Parodi 发明了腔内隔绝治疗，即采用支架置入术，使腹主动脉瘤的治疗进入了全新的微创时代。

腹主动脉瘤根据累及的范围不同分 A、B 两型，A 型：只累及腹主动脉，B 型：累及腹主动脉同时也累及髂动脉，累及髂总动脉的为 B1 型，累及髂总动脉及髂外动脉者为 B2 型。不同类型的动脉瘤采用相应的治疗方式。

腹主动脉瘤介入治疗方法：

**1. CTA 的手术前评估**　对疑有腹主动脉瘤者行 CTA 检查，对瘤体的部位、大小、形态、与相邻血管的关系进行评估，尤其是双侧肾动脉开口与瘤颈的关系，确认采用的手术方式及支架的形态、大小及长度。

**2. 手术入路的选择**　根据 CTA 的提示，评估双侧髂外动脉的形态、直径，决定支架的入路方向。

**3. 股动脉切开**　在局麻下进行股动脉切开，做好阻断股动脉的准备，若股动脉破裂出现大出血时能及时进行阻断，防止意外事件的发生。

**4. DSA 造影及评估**　将导管鞘插入切开的股动脉，以导丝作向导将有标记的猪尾导管插入腹主动脉内进行造影。造影的关键是要能观察到腹部的所有血管，应包含双侧的肾动脉，以防止支架置入时肾动脉被覆盖。同时也要包含双侧的髂内、外动脉，评估瘤体对髂动脉的累及程度。

**5. 支架的置入**　在超滑超硬导丝的引导下，将腹膜支架输送系统送入腹主动脉，在透视下，将带有标记的支架送到相应的血管位置，确认无误后进行支架的释放。若为 B 型动脉瘤，应置入"Y"形支架，但要注意分支支架的对接点。

**6. 造影复查评估**　支架释放后进行造影，了解支架置入后血管的形态，有无支架远近端的渗漏情况。（图 17-58）

### （七）布-加综合征的介入治疗

布-加综合征（Budd-Chiari syndrome，BCS）是指因下腔静脉或肝静脉部分或完全阻塞，导致下腔静脉回心血流或肝静脉出肝的血流受阻，出现下腔静脉高压或窦性门静脉高压引起的一系列临床症状。根据阻塞部位不同，临床表现不同。肝静脉回流障碍者，

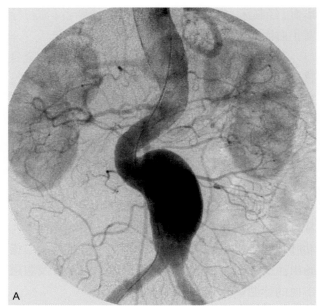

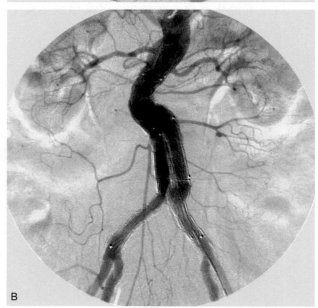

**图 17-58　腹主动脉瘤介入前后造影减影图**
A. 腹主动脉瘤；B. 腹主动脉术后

主要有肝脾大、腹水等门静脉高压的临床表现。下腔静脉阻塞者表现为下肢水肿、浅静脉曲张等。临床诊断主要以超声诊断为主，最后使用下腔静脉造影来明确诊断。根据阻塞的情况可分为膜状狭窄及闭塞、阶段性狭窄闭塞和肝静脉性狭窄闭塞几种。不同类型的狭窄闭塞采用不同的治疗方式。

方法：通过股静脉穿刺并放置 5F、6F 的动脉鞘，以导丝作向导引导 5F 的猪尾导管进入下腔静脉，往上直行至有阻力为止，再进行下腔静脉造影，了解下腔静脉狭窄、闭塞情况；再通过颈内静脉穿刺，采用上述同样的方法，使猪尾导管通过右心房进入下腔近端静脉，进行造影，了解其狭窄、闭塞情

况。为了使狭窄、闭塞的长度、形式能得到充分显示，常采用下腔静脉近端、下腔静脉同时造影。根据造影的结果，确认下腔静脉狭窄的长度、闭塞的类型。膜状狭窄及闭塞者采用单纯的球囊扩张术进行治疗。若狭窄闭塞有一定的长度，采用球囊扩张加支架置入术进行治疗。若为完全闭塞者，则采用穿刺的方式，开通下腔静脉通道。若为肝静脉狭窄闭塞者，则经颈静脉穿刺使之再通。具体治疗方法因类型不同而不同。

### 1. 下腔静脉阻塞者的治疗

（1）下腔静脉膜状狭窄及闭塞：采用股静脉穿刺，将猪尾导管至闭塞段造影，确认狭窄位置，采用导丝探测使之进入右心房直至上腔静脉，跟进导管进行造影，确认下腔静脉血流入右心。更换导丝，使用球囊进行扩张。必要时置入相应大小的支架。

（2）下腔静脉节段性狭窄及闭塞：①右颈内静脉穿刺插管，将猪尾导管通过右心房进入下腔静脉近端，进行造影；②右股静脉穿刺插管，将猪尾导管插至下腔静脉闭塞段进行造影（图17-59A）；③上、下导管同时造影，确认闭塞的长度与位置（图17-59B）；④通过RUPS-100穿刺狭窄段，若穿过闭塞段，再使用导丝、导管跟进，进行造影，明确下腔静脉回流至右心；⑤对闭塞段进行球囊扩张，造影复查下腔静脉的开通程度（图17-59C、D）；⑥若扩张效果不明显，可置入腔静脉支架，再行造影复查，评价支架置入情况及血流开通的效果。

### 2. 肝静脉狭窄闭塞者的治疗

（1）经颈静脉肝静脉开通术：经颈静脉穿刺，将RUPS-100肝穿装置送至下腔静脉开口水平，在X线透视下用硬导丝探测狭窄或闭塞的肝静脉口，通过RUPS-100穿刺探测肝静脉的开口。继而进行球囊扩张，并置入支架，使肝静脉血液回流到右心。

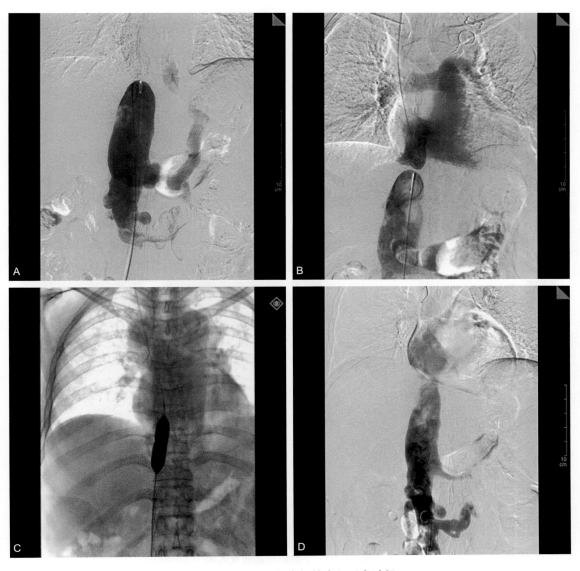

图17-59　布-加综合征的介入手术过程

（2）经皮经肝静脉破膜、扩张术：采用肝穿刺的方式进行穿刺，造影证实肝静脉，通过破膜进入下腔静脉，造影后进行球囊扩张并置入支架。

### （八）下腔静脉滤器置入术

下腔静脉滤器是阻挡血栓、防止肺栓塞的一种装置。任何内、外科疾病或可能因素等产生的下肢血液回流变慢、血液高凝状态等都有形成深静脉血栓及肺动脉栓塞的可能。下肢深静脉血栓（deep venous thrombosis，DVT）是一种常见病，也是发生肺栓塞可能性最大的一种疾病。为了防止较大的血栓进入肺动脉产生栓塞而死亡，通常在下腔静脉内置入滤器。

方法：通过股静脉穿刺并置放 5F、6F 的动脉鞘，以导丝作向导将 5F 的猪尾导管插入下腔静脉远端，进行下腔静脉造影，了解下腔静脉的形态、大小及肾静脉的开口位置，确立滤器置入位置。不同形式的滤器置入的操作方式不同，但一般滤器应放在肾静脉下方 2~3cm 处，防止血栓堵塞肾静脉而导致肾衰竭而死亡。若血栓所在位置较高，在肾静脉开口或上方，则滤器应放在肾静脉开口上方，此时应采用右颈内静脉穿刺，将猪尾导管通过右心房进入下腔静脉，进行造影，确立滤器置入位置后置入滤器。若下腔静脉直径大于 40mm，应在双侧髂静脉置入滤器。（图 17-60A、B）

当下腔静脉滤器置入一段时间，深静脉血栓阻塞征象消失后，应取出置入的滤器，则需要再行下腔静脉造影，评估下腔静脉情况。如下腔仍有较大血栓存在，可以进行溶栓后再取出滤器，或永久保留滤器。常规造影不能排除下腔内血栓的存在，行旋转造影并 3D 重建可获得更好的效果。（图 17-60C、D）

### 五、图像质量控制

腹部血管 DSA 造影作为腹腔脏器介入治疗的

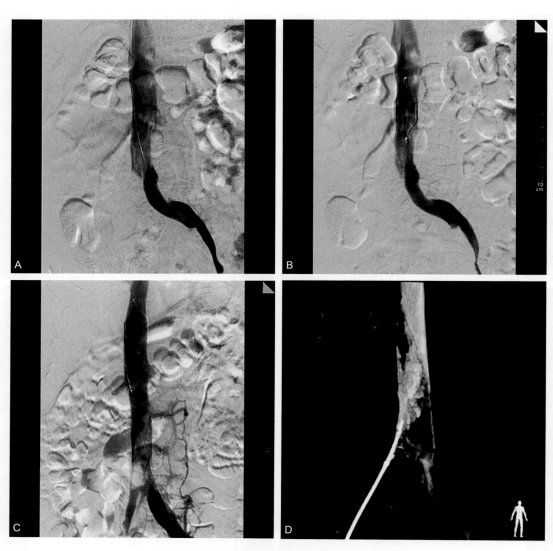

图 17-60　下腔静脉滤器置入术
A.下腔静脉造影；B.带滤器置入的造影；C.下腔静脉血栓；D.下腔静脉 3D 重建

重要组成部分,其影像质量的好坏,直接关系到诊断的正确与否,并影响到治疗方案的制定。

## (一)术前准备

见本章第二节相关内容。

## (二)造影体位

**1. 常规体位** 常规造影体位为正位,必要时增加左右斜位。

**2. 其他体位** 采用颈静脉穿刺时,医师的站位不同,需要改变机器的工作位置。尽量使显示屏贴近医师,以便更好地观察图像。

## (三)质量控制的具体措施

1. 选择合适的曝光条件 肝动脉造影需要显示门静脉,决定治疗的方式,而门静脉的显示为血液循环的后期,采集时间较长,造影后期采集帧数反而少。若患者闭气不好,图像效果差。可采用编程采集技术,人为地将后期的采集速率提高,这样能有效提高图像质量。行 TIPS 手术时需要间接显示门静脉,对比剂的用量要比常规造影要多,如用量为 20ml,流速 5ml/s,压力限制 300PSI。腹主动脉瘤造影时为了显示腹主动脉及髂动脉及其分支,需要使用较大量的对比剂,如用量为 35~40ml,流速 1~20ml/s。

2. 认真训练患者的呼吸运动 肝动脉造影应在平静呼吸下屏气造影,如采用深吸气后屏气造影,膈下病灶将会受到影响。

3. 合理使用图像的后处理功能 如提高亮度、图像放大,改变清晰度、对比度,使用组合蒙片、像素位移等技术,提高图像质量。

4. 定位准确,合理利用遮光器,提高兴趣区病变的图像质量,同时也减少辐射剂量的危害。

5. 减少伪影 腹部的伪影主要为运动伪影和饱和伪影,还有异物产生的伪影。

(1)运动伪影:患者的运动及肠道的蠕动,使 DSA 图像减影不干净甚至图像模糊。特别是对腹部出血的检查,肠道蠕动的气泡影像与出血征象相似,容易造成误诊,通过改变体位才能区别出血与伪影。

(2)饱和伪影:肠腔内的空气容易产生饱和伪影,术前尽量做好肠道的清洁工作,确保图像质量。

(3)异物伪影:主要为密度高的异物伪影,如衣服上的金属纽扣、饰物,以及电极片、电极线等,这些异物如与血管重叠,在血管减影成像时,将会导致血管中断、狭窄等假象,直接影响影像诊断以及对影像介入治疗手术的评估。

6. 提高介入操作的技术水平 丰富的诊断经验、娴熟的插管技术及默契的配合,可大大提高 DSA

的影像质量,同时,在造影过程中,对于一些微小的占位及出血灶,如何将病变显示清楚,选择合适的摄影位置和最佳的对比剂浓度及速率至关重要。

(余建明 洪 泳 罗来树 黄育铭

汪 军 王金龙 赵德政)

# 第六节 盆腔DSA技术与介入治疗

## 一、血管解剖

### (一)动脉系统

腹主动脉在腰 4 椎体平面分成左、右髂总动脉,于骶髂关节平面处分成髂内和髂外动脉。髂内动脉从髂总动脉分出后即分为脏支和壁支,脏支供应盆腔内各脏器血液,其分支有膀胱上动脉、膀胱下动脉、子宫动脉、阴部内动脉以及直肠下动脉,其中阴部内动脉常是髂内动脉的延续支;壁支主要供应臀部肌肉血液,它分出髂腰动脉、骶外侧动脉、臀上动脉、臀下动脉和闭孔动脉等。髂内动脉有丰富的吻合支,当髂内动脉闭塞后可见以下侧支循环形成:直肠上、下动脉沟通;直肠中、上动脉沟通;腹壁下动脉与闭孔动脉、骶中动脉、骶外侧动脉沟通;腰动脉与髂腰动脉、股动脉的旋股支及其穿支沟通;两侧子宫动脉、卵巢动脉的沟通等。髂外动脉在骶髂关节前方自髂总动脉分出后,斜向下、外走行。主要分支有腹壁下动脉和旋髂深动脉两支,髂外动脉沿腰大肌内侧缘下降,经腹股沟韧带的深面至股前部,移行为股动脉。(图 17-61)

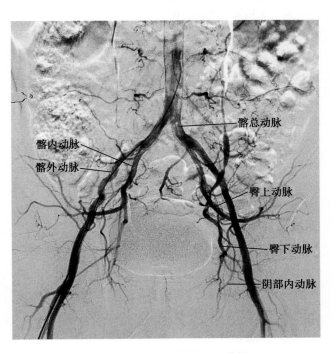

图 17-61 盆腔血管走行示意图

## （二）静脉系统

髂静脉是盆腔和下肢静脉血液回流的主干，双侧髂总静脉约于第 5 腰椎体平面的右侧，汇合成下腔静脉，沿脊柱右侧上行最终注入右心房。右髂总静脉位于骶髂关节前方，于同名动脉后方，几乎成直线与下腔静脉连续；左侧髂总静脉较长，在腰 5 椎体前方类似直角注入下腔静脉。髂内静脉起自坐骨大孔上方，至骶髂关节前与髂外静脉汇成髂总静脉，髂内静脉通常无瓣膜，接纳盆腔脏器和盆壁的静脉血，其属支与同名动脉伴行。髂外静脉延伸为股静脉，起自腹股沟韧带下缘的后方，沿小骨盆入口边缘与同名动脉伴行。右侧髂外静脉初始走行位于动脉的内侧，向上逐渐转至动脉背侧；左侧髂外静脉全程位于动脉的内侧。

## 二、造影技术

### （一）手术操作

**1. 动脉造影**　常用的方法是经皮股动脉穿刺插管，使用 Seldinger 技术。导管插入后于腹主动脉远端（约腰 4 椎体上缘）行两侧髂总动脉造影，再行单侧髂总动脉造影及髂内或髂外动脉造影。

**2. 静脉造影**

（1）顺行性静脉造影：经皮穿刺下肢静脉或表浅静脉注射对比剂进行造影。

（2）逆行性静脉造影：采用 Seldinger 技术经皮股静脉穿刺插管，将导管置于患侧髂静脉注射对比剂进行造影。

### （二）造影参数选择

通常选择对比剂浓度为 50%~60% 的离子型对比剂，或相应浓度的非离子型对比剂，如 320mgI/ml 的碘佛醇、370mgI/ml 的碘普罗胺等。腹主动脉远端造影：对比剂用量为 20~25ml，流率 15~18ml/s，600~900PSI；髂总动脉造影：对比剂用量为 18~20ml，流率 8~10ml/s，600~900PSI；髂内和髂外动脉造影：对比剂用量为 10~12ml，流率 6~8ml/s，300~500PSI；髂内和髂外动脉的分支造影（子宫动脉、膀胱动脉及卵巢动脉）：对比剂用量为 6~8ml，流率 2~3ml/s，200~300PSI。

静脉造影因采用的造影方式不同，其参数不同。顺行性静脉造影：对比剂用量为 50~60ml，流率 1ml/s，100PSI；逆行性静脉造影，髂静脉造影：对比剂用量 10~15ml，流率 8~10ml/s，200~300PSI。

### （三）造影体位

常规采用正位，必要时加摄斜位。观察髂总静脉与下腔静脉的关系，采用标准侧位。

## 三、图像处理

由于呼吸运动及肠道的蠕动，腹部及腹腔内的气体及高密度物质对图像质量有很大的影响。在行 DSA 检查前应清洁肠道，手术前排空膀胱，必要时进行导尿，防止大量的尿液（含有大量对比剂的尿液）对图像质量的影响。去除患者身体上的金属异物及对图像质量有影响的物品，也同时防止一些监护设备的连接线进入图像采集区，提高图像质量。

## 四、相关病变的介入治疗

### （一）子宫动脉栓塞术

子宫动脉栓塞术（uterine arterial embolization，UAE）即在局部麻醉下行股动脉穿刺，以导丝作向导将导管超选择性插至子宫动脉并注入栓塞剂的一种技术。子宫动脉栓塞术作为妇产科疾病的介入治疗方法，最早运用在妇科恶性肿瘤的治疗上，并逐渐推广到妇产科良性疾病的治疗上，比如对子宫肌瘤、子宫腺肌病、产后出血和一些急性子宫出血的治疗。既保留了子宫，同时又避免手术，是目前妇产科常规采用的介入手术方式。但也有相应的禁忌证，如心、肺、肝、肾等重要器官病变；凝血功能障碍；妇科急性炎症；严重动脉硬化；盆腔有手术史（因盆腔侧支循环不丰富）；严重盆腔动脉畸形；子宫脱垂、妊娠、张力性尿失禁；不能排除的子宫恶性肿瘤等。

方法：采用 Seldinger 技术进行股动脉穿刺，并置放 5F、6F 的动脉鞘，以导丝作向导将 5F 的 RH 或 cobra 导管进入腹主动脉，进行塑形或调节导管头的方向，使导管抵达髂总动脉的分支处进入相应的髂内动脉，然后超选择性地插入髂内动脉，继而进入子宫动脉或采用专用的子宫栓塞导管送入靶血管。先在髂总动脉进行造影，再选择性进入单侧髂内动脉造影，了解子宫动脉的起始点，经导丝引导将导管插入子宫动脉。确认子宫动脉的供血情况后，注入栓塞剂进行栓塞。一侧栓塞结束后行造影复查，评估栓塞程度与效果，退出导管，进行另一侧髂内动脉造影，方法同上，超选择性地插入子宫动脉，进行造影并栓塞，最后再次造影评估栓塞效果。（图 17-62）

### （二）直肠癌的化疗药物灌注术

由于直肠癌发展缓慢，早期无症状，就诊时已是中晚期。采用直肠癌的化疗药物灌注术可使患者的生活质量和生存期明显提高。

适应证及禁忌证：直肠癌的各期及手术后或复

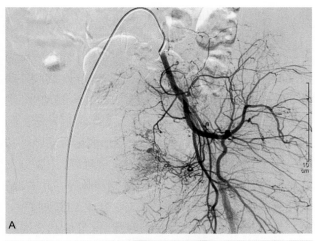

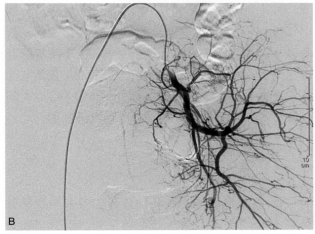

图 17-62　子宫动脉栓塞前（A）后（B）造影减影图

发者都可以进行此项治疗，只要患者能耐受，无禁忌证。

方法：采用 Seldinger 技术进行股动脉穿刺，并置放 5F、6F 的动脉鞘，以导丝作向导使 5F 的 RH 或 cobra 导管进入腹主动脉，进行塑形或调节导管头的方向，先进行选择性肠系膜下动脉造影，然后进行超选择性直肠上动脉造影，确认病变部位后注入化疗药物。

灌注完毕后，将导管插入左或右髂内动脉进行造影，找出直肠下动脉的供血血管并行药物灌注。再行另一侧髂内动脉造影，找出直肠下动脉的供血血管并行药物灌注。

## 五、图像质量控制

### （一）术前准备

**1. 一般资料**　患者的资料信息如姓名、年龄、性别、病区、科室、床号、住院号及 DSA 号，认真核查。一旦有错应及时更正，防止机器工作后不能更改，导致医疗差错事件的发生。

**2. 患者准备**　去除患者身上的异物，告知患者检查的注意事项，训练患者的呼吸运动，使之在造影中能予以配合，减少运动伪影的产生。

**3. 技师准备**　检查设备是否正常运行，在医师没有穿刺插管前检查 DSA 的透视或采集功能，发现问题及时告知介入手术医师并上报科室负责人。根据手术情况备好高压注射器及相应的对比剂和连接装置。

### （二）检查技术

**1. 常规体位**　常规造影体位为正位，必要时增加左右斜位。

**2. 技术参数**　造影参数的选择：对比剂用量不足，血管充盈不够，细小血管不能显示。延时时间不正确，减影图像不清晰。

**3. 技术操作**　图像感兴趣的显示，应放在显示屏的中心，否则，整体效果差。造影导管位置准确，防止导管头端贴壁，影响对比剂的血流动力学改变，导致造影图像质量不佳。

### （三）伪影对图像质量的影响

**1. 外来物体的伪影**　衣服及裤子的高密度影对血管造影的影响，特别是内裤上的物体容易被忽视。

**2. 运动伪影**　患者的运动及肠道的蠕动，使 DSA 图像减影不干净甚至图像模糊。

**3. 饱和伪影**　肠腔内的空气容易产生饱和伪影，术前尽量做好肠道的清洁工作，确保图像质量。

（余建明　洪　泳　罗来树　黄育铭<br>汪　军　王金龙　赵德政）

## 第七节　四肢 DSA 技术与介入治疗

### 一、血管解剖

#### （一）上肢血管

**1. 上肢动脉**（图 17-63）　双侧上肢动脉都是锁骨下动脉的延续。左锁骨下动脉起自主动脉弓，右侧起自无名动脉。锁骨下动脉向上出胸廓上口并沿第 1 肋骨上缘向外下方走行，至第 1 肋骨外侧缘改名为腋动脉。锁骨下动脉自近至远分别发出椎动脉、胸廓内动脉、甲状颈干、肋颈干和腋动脉。

（1）椎动脉向上，发出基底动脉、小脑下后动脉和脊髓前动脉等。

（2）胸廓内动脉开口与椎动脉对应，向下经胸廓上口入胸腔，经第 1~6 肋软骨后方下行（距胸骨

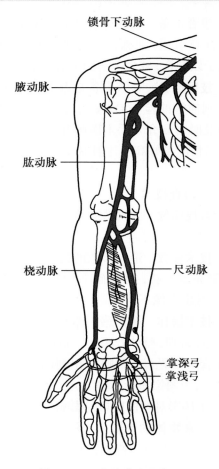

图 17-63　上肢动脉示意图

外侧缘约 1cm 处）。供应肋间、乳房、膈肌、胸膜、心包、胸大肌等部位的血液。

（3）甲状颈干：甲状腺下动脉、颈升动脉和颈横动脉等。

（4）肋颈干：最上肋骨动脉等。

（5）腋动脉：腋动脉位于腋窝深部，系从第 1 肋外侧缘至肱骨外科颈之间的动脉段，出腋窝后改名为肱动脉。腋动脉主要分支有胸肩峰动脉、胸外侧动脉、肩胛下动脉等。

肱动脉于肱骨前内侧走行至肘窝中点分为桡动脉和尺动脉两大支，分别沿桡骨和尺骨走行并发出分支，最后在腕部，桡动脉末端与尺动脉的掌深支构成掌深弓，尺动脉末端与桡动脉的掌浅支构成掌浅弓，再由深、浅两弓分出掌心动脉、掌背动脉和掌指动脉。

**2. 上肢静脉**　上肢的浅静脉变异较大，深静脉的分支、走行与同名动脉伴行。深、浅静脉均有静脉瓣。头静脉自前臂的背侧桡侧转入前臂掌侧，经上臂在锁骨下进入腋静脉或锁骨下静脉。贵要静脉沿前臂后方尺侧上行再沿上臂内侧走行，进入肱静脉或腋静脉。肘正中静脉连接自头静脉和贵要静

脉，接受前臂正中静脉。

**（二）下肢血管**

**1. 下肢动脉**（图 17-64）　髂外动脉出腹股沟续为股动脉，分支动脉有股深动脉（旋髂浅动脉、旋股外动脉、穿支动脉等），股动脉在腘窝处改名为腘动脉，主要分支有膝上、中、下动脉、胫前动脉和胫后动脉。胫前动脉下行延续为足背动脉，末端形成足背动脉弓和足底深支；胫后动脉为腘动脉的直接延续，主要分支有腓动脉、胫骨滋养动脉、足底外侧动脉等。其中，足底外侧动脉与胫前动脉的足底支吻合成足底动脉弓。

**2. 下肢静脉**　主要有浅静脉、深静脉和交通静脉。浅静脉位于皮下组织和深筋膜外，深静脉与同名动脉伴行，深、浅静脉之间由交通静脉连接。浅静脉主要由小隐静脉和大隐静脉构成：小隐静脉起自足背外侧缘静脉，沿外踝后方上行，在膝关节注入腘静脉；大隐静脉起自足背内侧缘静脉，沿大腿内侧上行注入股静脉。下肢静脉均有静脉瓣。

## 二、造影技术

### （一）手术操作

**1. 动脉造影**　四肢动脉造影大多采用股动脉穿刺，部分采用肱动脉或桡动脉穿刺，应用 sidinger 插管技术，根据不同的部位，将相应导管插入靶血管进行造影。

**2. 静脉造影**

（1）顺行性静脉造影：经皮穿刺下肢静脉或表浅静脉注射对比剂进行造影。

（2）逆行性静脉造影：采用 Seldinger 技术经皮股静脉或肘正中静脉穿刺插管，将导管置于患侧股静脉或肘正中静脉注射对比剂进行造影。

### （二）造影参数选择

**1. 动脉造影**

（1）上肢动脉：通常选择对比剂浓度为 40% 的离子型对比剂，或相应浓度的非离子型对比剂，如 320mgI/ml 的碘佛醇、370mgI/ml 的碘普罗胺等作为对比剂。根据导管头所在位置，采用不同的造影参数。锁骨下动脉造影，对比剂用量 12~15ml，流率 5~6ml/s，压力限制 300~400PSI；腋动脉造影，对比剂用量 10~12ml，流率 3~4ml/s，压力限制 250~300PSI。观测掌弓造影时应延时，造影至远端血管显示清晰。

（2）下肢动脉：通常选择对比剂浓度为 40% 的离子型对比剂，或相应浓度的非离子型对比剂。髂总动脉造影，对比剂用量 20~25ml，流率 12~15ml/s，压

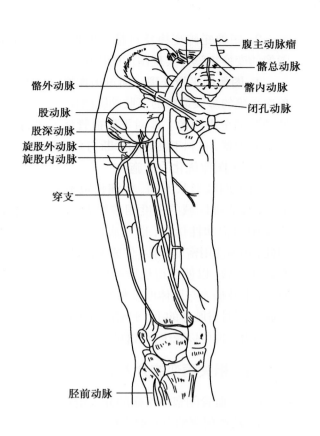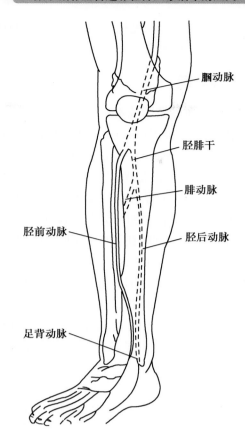

图 17-64　下肢动脉示意图

力限制 500~600PSI。髂外动脉,对比剂用量 15~20ml,流率 8~10ml/s,压力限制 500~600PSI。股动脉造影,对比剂用量 10~12ml/次,流率 5~6ml/s,压力限制为 300~400PSI。选择性下肢动脉造影将导管置于股动脉上段进行小腿动脉和足背动脉造影,对比剂用量 10~12ml/次,流率 4~6ml/s,压力限制 300~400PSI。注意造影时应用曝光延时,造影至远端血管显示清晰。

**2. 静脉造影**　顺行静脉造影时,采用非离子型对比剂,如 320mgI/ml 的碘佛醇、370mgI/ml 的碘普罗胺,按 1:1 稀释后使用,对比剂用量 60~80ml/次,注射流率 1~1.5ml/s,注射压力 100PSI。注药曝光时,当对比剂流入髂静脉时,嘱患者做瓦氏动作(Valsalva maneuver),观察下肢静脉瓣的功能情况。逆行静脉造影时,根据穿刺点选择对比剂浓度为 40% 的离子型对比剂,或相应浓度的非离子型对比剂;结合穿刺点选择造影参数,如行股静脉穿刺造影时,对比剂用量 10~15ml,注射流率 6~8ml/s,压力限制 300~400PSI。

上、下肢动静脉造影均可选用 DSA 脉冲方式成像,采集速率为 2~3 帧/s。曝光采集至毛细血管期显示为止。

下肢动脉造影应注意造影条件是注射延迟还是曝光延迟、延迟的时间为多少。延迟方式的选择、延迟时间的多少则应根据不同病变而定。不同类型的血管病变,对动脉血流的影响很大。如:有动-静瘘者,血流速度明显加快,采集时间应提前即注射延迟;下肢动脉闭塞症者,血流速度明显减慢,采集时间应适当延迟即曝光延迟。正常对比剂在下肢动脉内的流动速度为 5~15cm/s,根据正常下肢的血液灌注时间,可大致确定不同部位的最佳采像时间。

在实际工作中,因病变的程度、范围不同,导管头所在血管的位置不同,注射对比剂的时间则不同,应根据具体的情况而定。对于下肢动脉阻塞性病变者,造影时应注射对比剂后进行曝光采集,延时时间要长,具体数字则应根据具体的情况而定。采用步进式血管造影、对比剂跟踪血管造影技术,对于下肢动脉造影的成像质量有帮助。

**(三)造影体位**

上肢血管造影常规取正位,必要时加侧位和斜位,上肢外展,尽量使上肢中心与探测器中心一致。

下肢血管造影常规取正位,必要时加侧位和斜位。足底部的血管应采用头位加斜位,展示整个足底的血管情况。双侧下肢同时造影,使双侧下肢并拢,足尖向上,双足间加密度补偿器,同时进行肢体上、下端的固定,提高图像质量。

## 三、图像处理

### (一)步进式血管造影技术

步进式血管造影技术(angiography of step-translation technique/bolus chasing angiography, BCA)是通过一次性注射对比剂,自动跟踪造影获得整个下肢血管及分支的图像,解决了普通数字减影血管造影技术需要分段、多次采集才能达到的效果。其优势就是能在一次性注射对比剂的同时获得整个下肢的图像,减少了对比剂的用量,同时也减少了患者接受的X线辐射,缩短了造影时间。其缺陷是对比剂的跟踪和采集速度难以协调,单次造影时间长,易产生运动伪影。

其方法是:先固定肢体,对肢体造影范围进行测定,防止遗漏。通过控制导管床的调速器和曝光手闸,注射对比剂进行跟踪造影,先进行蒙片采集,再回到起点。一边注射对比剂一边进床,使对比剂流速与床的移动速度相同,同时采集图像,再做减影处理。获得实时减影图像。也可以先注射对比剂跟踪造影后进行蒙片采集进行减影处理。

技术员通过调速手柄来控制导管床的移动速度,使导管床的移动速度与对比剂在下肢动脉血管中的流动同步,因此,能否合理正确使用调速手柄是造影成功的关键。

患者移动是造影失败的另一个主要原因,多为对比剂刺激引起。一则是因大量的高渗性对比剂短时间内一次注入,双侧追踪造影一次对比剂用量达80~100ml,可引起红细胞血管内皮及血脑屏障的损害,引起抽搐或惊厥,一则是对比剂的高渗性带来的灼热感造成肢体的不自主移动。因此,下肢动脉造影采用步进式血管造影技术时,应尽量选用非离子型对比剂,并对下肢进行固定。将对比剂稀释或采用等渗对比剂进行造影,可以减少患者的疼痛。

### (二)图像拼接技术

图像拼接技术(image mosaics)是一种将数张有重叠部分的图像(可能是不同时间、不同视角或者不同传感器获得的)拼成一幅大型的无缝高分辨力图像的技术。

图像的拼接主要包括以下4个步骤:

**1. 图像的预拼接**　即确定两幅相邻图像重合的较精确位置。

**2. 特征点的提取**　即在基本重合位置确定后,找到待匹配的特征点。

**3. 图像矩阵变换及拼接**　即根据匹配点建立图像的变换矩阵并实现图像的拼接。

**4. 图像的平滑处理**　通过图像拼接技术,能将单次采集的多段造影的下肢动脉图像拼接成一幅下肢动脉的全程图像。能对下肢血管病变进行直接、完整的观察,有利于临床的诊断与介入治疗。

### (三)图像优化的措施

由于四肢形状不同、粗细长短不一,尤其是下肢,X线成像区域的密度相差很大,容易造成DSA成像中的饱和性伪影,造成成像区域的图像缺失。因此,必须使用密度补偿,使成像区域的X线强度分布趋于一致,以便获得优质的图像。下肢血管造影时,在下肢插入与肢体厚度相反的补偿器(采用均质橡胶),同时对肢体的上、下端进行固定,既可以减少运动伪影,也可以减少饱和伪影,提高图像质量。

## 四、相关病变的介入治疗

### (一)血管闭塞性疾病的介入治疗

**1. 动脉闭塞的血管腔内成形术**　动脉闭塞可分为急性动脉闭塞症和慢性动脉闭塞症。临床上可有动脉腔缓慢地闭塞而形成的闭塞性动脉硬化症(ASO)和闭塞性血栓血管炎(TAO)两种疾病,后者称为Buerger病。一般说,ASO这种动脉硬化症高龄患者比较多,并有全身动脉系统广泛动脉硬化,也可看到粥样硬化斑块,通过DSA造影,动脉阻断处可见"虫蛀"的影像。患者主要表现为肢体不同程度的缺血症状,轻者以痉挛为主,通过药物治疗可以解除;重者导致缺血坏死,需进行外科手术治疗。TAO多发生于青壮年,以下肢的足部和上肢的腕手部的末梢动脉多见。典型征象多为肢体动脉节段性狭窄或闭塞,病变部位多局限于肢体远段,而近侧血管则未见异常。

经皮经腔内血管成形术(percutaneous transluminal angioplasty, PTA),又称"腔内血管成形术",是将球囊置于狭窄血管处,球囊内注入含有对比剂的液体,对球囊进行加压使之膨胀并扩张,持续2~3min,反复多次。对狭窄闭塞的血管扩张,使血管再通。当球囊扩张后血管可能再狭窄,则需要行支架置入(stent placment)。PTA加内支架置入术是目前血管成形的主要技术,支架置入术是将支架置于狭窄或闭塞的血管管腔内,依靠支架膨胀力支撑管腔并保持开通。

对于四肢血管来说,产生闭塞或狭窄的血管主要以下肢血管为主,上肢血管狭窄较少见。上肢血管以锁骨下动脉的起始部为多见,下肢血管的狭窄及闭塞以广泛性多见。介入治疗技术出现之前,常采用截肢的外科手术进行治疗,对患者的生活质量影响较大。随着介入技术的发展,对于闭塞性的血管病变,目前多提倡采用介入的方式进行治疗。

方法:采用 Seldinger 技术进行股动脉穿刺,并置放 5F 或 6F 的动脉鞘,以导丝作向导将 5F 的猪尾导管插入腹主动脉远端进行造影,观察双侧髂动脉的供血情况,再通过导管塑形使用导丝引导,将导管插入病变侧血管。当进入病变侧血管时应更换成单弯导管,沿着血管下行直至闭塞端。下肢血管的闭塞或狭窄一般从健侧穿刺,有时也采用病变侧穿刺。对闭塞狭窄的血管采用导丝引导,当导丝通过狭窄的血管后使用球囊对其扩张,扩张后再次造影了解血管的开通情况,必要时置入支架。支架置入后,应进行下肢全程造影,了解狭窄血管的再通情况以及远端血管的通畅情况。(图 17-65)

**2. 静脉闭塞**

(1)深静脉血栓形成后遗症(PTS)的介入治疗:深静脉回流障碍引发穿通静脉功能不全及浅静脉曲张。临床表现为腿部有时疼痛、刺痒感,下肢颜色加深。严重时皮肤营养性改变,难愈性溃疡形成,影响生活质量。

治疗方法:先行顺行性下肢静脉造影,了解下肢静脉回流及侧支循环情况、闭塞的位置与程度,确认治疗方案。再通过腘静脉或大隐静脉穿刺,用导丝引导,将导管插入股静脉,进行造影了解狭窄的股、髂静脉。再用导丝导管,通过狭窄的血管,直至下腔静脉,再次造影,判断闭塞静脉的回流情况,狭窄的程度与长度。确认回流通道正常后,再用相应的球囊对狭窄血管进行扩张,最后根据病变的需要,植入相应的支架。造影复查静脉的再通情况。(图 17-66)

(2)髂静脉压迫综合征介入的治疗:髂静脉压迫综合征(iliac venous compression syndrome)是髂静脉受压和/或存在腔内异常粘连结构所引起的下肢和盆腔静脉回流障碍性疾病。1965 年 Cockett 和 Lea Thomas 通过静脉造影和手术,对具有髂-股静脉血栓病史和严重血栓后遗症的患者进行研究发现,在右髂总动脉跨越左髂总静脉的部位,静脉腔内容易形成血栓,并且已形成的血栓难以再通,从而引起下肢和盆腔的静脉回流障碍,产生一系列临床症状和体征。因此有人将此综合征称为 Cockett 综合征。髂静脉压迫不仅造成静脉回流障碍和下肢静脉高压,成为下肢静脉瓣膜功能不全和浅静脉曲张的原因之一,而且可继发髂-股静脉血栓形成,是静脉血栓好发于左下肢的潜在因素。

治疗方法:采用 Seldinger 技术进行股静脉穿刺,并置放 5F 或 6F 的动脉鞘,以导丝作向导将 5F 的标志猪尾导管插入股静脉至髂外静脉进行造影,评估髂外静脉、髂总静脉和下腔静脉的血流情况,了解髂总静脉受压的程度、位置,测量其狭窄的宽度与长度,进行球囊扩张。复查造影,观察髂静脉血流的改善情况。若扩张后血流改善不明显,可植

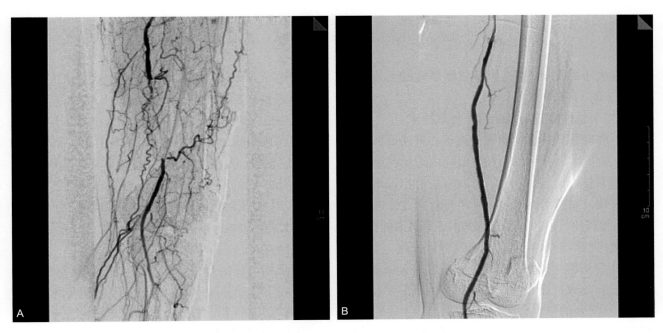

**图 17-65 股动脉闭塞介入前后造影减影图**
A.股动脉闭塞;B.股动脉再通

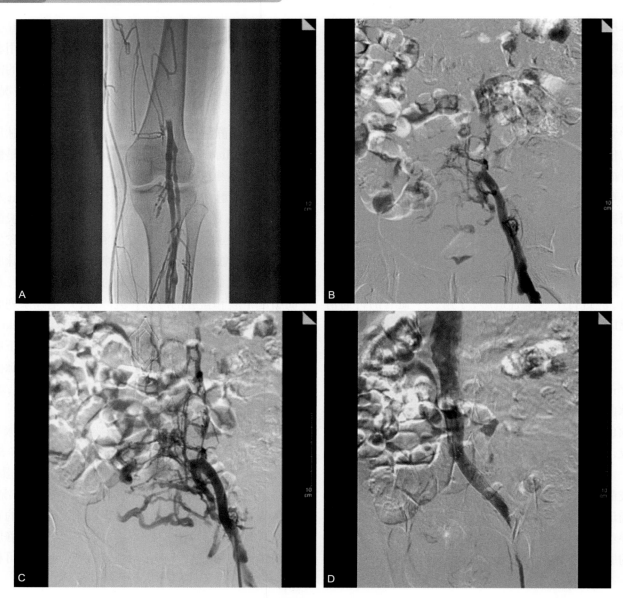

**图 17-66 股静脉闭塞介入前后造影减影图**
A. PTS（血栓后综合征）；B. PTS 治疗前造影；C、D. PTS 治疗后造影

入相应大小的支架，再造影评估髂静脉血流的改善情况。（图 17-67）

**（二）急性血管闭塞的溶栓及取栓术**

下肢动脉急性血栓闭塞是由于心脏或动脉内脱落的血栓或因动脉病变而在短时间内形成的血栓完全阻塞下肢动脉，造成下肢急性缺血，并出现相应的临床表现。血栓溶解术是一种经导管向血栓内直接注入溶栓药物，使血栓溶解，闭塞的血管再通的技术。

选择性股动脉穿刺作为溶栓导管入路，经健侧髂动脉翻越腹主动脉分叉部，先行腹主动脉远端、双侧下肢动脉造影，明确动脉管腔狭窄的部位、程度，血栓闭塞的位置，患肢侧支循环情况，健侧血管情况等。使用猪尾导管或多功能导管作为溶栓导管，将导管插入血栓或尽量靠近血栓，以 50 万 U 尿

激酶溶于 50ml 生理盐水中，缓慢推注，边溶栓、边造影观察溶栓的效果。经造影证实血栓部分溶解后，再进一步将导管向前推进，尽量插入血栓内，继续灌注尿激酶。每次溶栓手术，术中共注入尿激酶 30 万~50 万 U。经造影证实患肢血管部分再通后，可使用专用的溶栓导管，插入栓塞段的血管中，返回病房，以尿激酶 2 万~5 万 U/h 持续泵入，共治疗 2~3d，再在 DSA 下造影复查溶栓效果。若仍有大量血栓存在，则采用取栓术。

短期溶栓治疗失败后，可用 Fogarty 导管在 X 线透视下行动脉取栓术。若血管闭塞程度严重再行球囊扩张成形术（PTA）及支架置入术治疗。

**（三）血管异常分流的栓塞术**

血管栓塞术（TAE）是向动脉注入栓塞物质，使

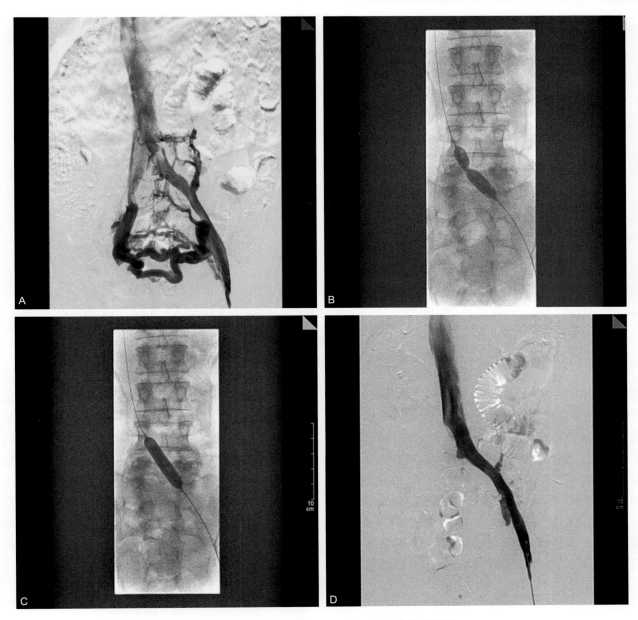

图 17-67　髂静脉压迫综合征介入前后造影减影图

血管暂时或永久闭塞的方法。用于外伤性出血、肿瘤术前栓塞、动静脉畸形的栓塞等。

**1. 动脉瘤**　动脉瘤可由动脉硬化、外伤、先天性发育缺陷所引起,四肢血管的动脉瘤主要以外伤性多见。在临床上以超声检查为主要手段,必要时采用 CTA 进一步明确血管瘤的大小及与载瘤动脉的关系。通过 DSA 的造影可发现外伤血管的部位、出血的情况及与载瘤动脉的关系。通过栓塞术可有效地对靶血管进行栓塞,以达到非手术治疗的目的。

方法:对于四肢的动脉瘤不论上肢或下肢,目前多采用 Seldinger 技术进行股动脉穿刺,并置放 5F 的动脉鞘,以导丝作向导使 5F 的单弯导管进入

相应的动脉,进行造影,观测动脉的供血情况;再通过超选择性插管,进入动脉瘤的载瘤动脉。根据病变情况、治疗目的采取相应的栓塞措施,如直接采用栓塞术进行栓塞,用弹簧圈或明胶海绵对载瘤动脉进行栓塞;或采用覆膜支架覆盖载瘤动脉,切断动脉瘤的供血,达到非手术治疗目的。(图 17-68)

**2. 血管发育不良**　由于动脉、静脉、毛细血管发育障碍,产生了各种血管畸形,如动静脉畸形、小血管发育畸形等。目前的介入治疗技术主要用于动静脉畸形,通过栓塞术对畸形静脉甚至载瘤动脉进行栓塞,达到治疗目的。

动静脉畸形临床表现为患侧肢体肿胀麻木,局

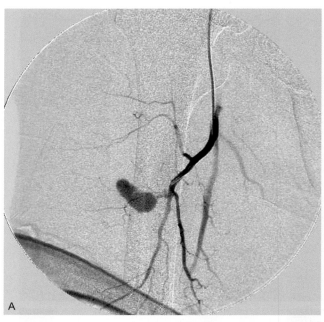
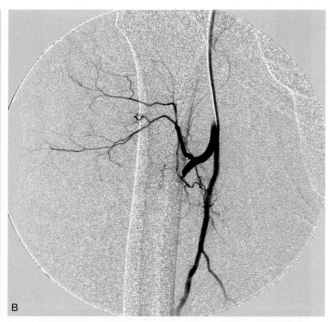

图 17-68 下肢假性动脉瘤介入前后造影减影图
A. 外伤假性动脉瘤造影；B. 假性动脉瘤栓塞

部有血管扭曲、扩张，有血管杂音，以超声诊断为主。DSA 造影可见供血动脉增粗，小血管数目增多并扭曲，静脉显影提前。对于这种畸形的血管，因外科手术创伤面大而不被接受，目前随着介入材料与技术的发展，采用介入治疗更具有优势。对于畸形的动脉用弹簧圈进行栓塞，毛细血管湖采用黏胶进行栓塞。

方法：采用 Seldinger 技术进行股动脉穿刺，并置放 5F 的动脉鞘，以导丝作向导将 5F 的单弯导管进入相应的动脉进行造影，观察供给畸形动脉的供血情况；再进行超选择性造影，明确病变瘘口及范围。将导管送至瘘口的近端动脉，根据造影结果，选择合适的弹簧圈进行栓塞。若一个弹簧圈不够，可选用多个弹簧圈进行栓塞。但大小必须合适，尺寸太小容易进入瘘口远端的静脉内，尺寸太大则不能卷曲成形，也不能很好地栓塞血管。栓塞结束后应再次造影明确栓塞结果。若有多支动脉供血，对一支血管栓塞达不到效果，可对多支畸形血管进行栓塞。（图 17-69）

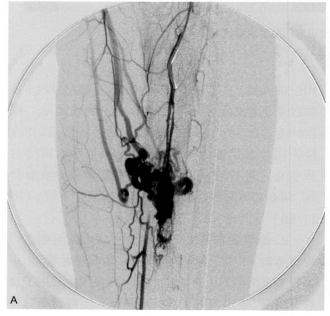
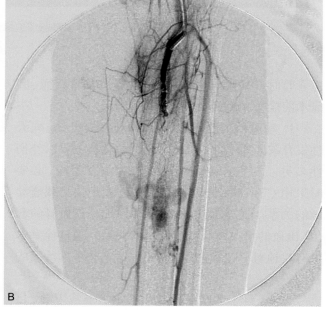

图 17-69 下肢动静脉畸形栓塞介入前后造影减影图
A. 动静脉畸形造影；B. 动静脉畸形栓塞

## 五、图像质量控制

### （一）术前准备

**1. 一般资料** 认真核查患者的资料信息如姓名、年龄、性别、病区、科室、床号、住院号及 DSA 号。四肢检查一定要核对检查部位，上、下、左、右肢体要分清，单侧、双侧要注明。一旦混淆将会导致医疗差错事件的发生。

**2. 患者准备** 去除患者身上的异物，告知患者检查的注意事项，做好患者体位的设计，保证图像方向与肢体位置显示一致。被检侧肢体在检查时应处于制动状态，防止运动伪影的产生。

**3. 技师准备** 检查设备是否正常运行，在医师没有穿刺插管前检查 DSA 的透视或采集功能，发现问题及时告知介入手术医师并上报科室负责人。根据手术情况备好高压注射器及相应的对比剂和连接装置。

### （二）造影体位

**1. 常规体位**

（1）上肢血管造影：常规取正位，必要时加侧位和斜位，上肢外展，尽量使上肢中心与探测器中心一致。

（2）下肢血管造影：常规取正位，必要时加侧位和斜位。双下肢同时造影，使双下肢并拢，足尖向上，双足间加密度补偿器，同时进行肢体上下端的固定，提高图像质量。

**2. 特殊体位** 对于上肢的检查常需要采用外展位，这样会导致平板的中心与肢体的图像轴线不一致，甚至图像的缺失。为保证图像质量尽量采用能旋转的平板。对于足底血管的显示，常需要采用头位加斜位的造影，这样足底血管的影像才能展开，各分支血管才能显示清晰。

### （三）技术参数

**1. 造影参数的选择** 根据穿刺插管后导管头端的位置及注射针头的位置，使用不同的造影参数。若血管路径长，对比剂剂量少，则远端血管显示差；若血管闭塞，延时时间不正确，则远端血管图像不清晰。

**2. 特殊参数的选择** 四肢血管造影一般使用稀释 40% 的对比剂，可减少高浓度对比剂对血管的刺激，减少运动伪影；同时顺行静脉造影时，对比剂流入髂静脉时，嘱患者做瓦氏动作，观察下肢静脉瓣的功能情况。试验配合的效果与静脉瓣的功能判定结果有直接关系。

**3. 下肢动脉造影的延时** 应注意采用的注射延迟还是曝光延迟，应根据不同病变而确定延迟时间的多少。不同类型的血管病变，对动脉血流的影响很大。如有动静脉瘘者，血流速度明显加快，采集时间应提前即注射延迟；下肢动脉闭塞症者，血流速度明显减慢，采集时间应适当延迟即曝光延迟。必要时采用编程采集技术对下肢动脉造影很有帮助。

（余建明 洪 泳 罗来树 黄育铭<br>汪 军 王金龙 赵德政）

# 第十八章 数字减影血管造影图像质量控制

DSA 图像是介入诊断和治疗的基础，因此 DSA 成像的质量控制至关重要。影响 DSA 成像的因素有 DSA 设备构造，X 线系统，探测器，图像采集与处理，检查操作经验与技巧等。本章将从 DSA 软硬件及检查技术对 DSA 成像质控展开论述。

## 第一节 DSA 硬件与图像质量

### 一、机架与导管床

#### （一）机架多方位旋转与升降

**1. 基本要求** 机架又称 C 臂，C 臂的旋转速度一般在 20°~30°/s 之间，旋转采集速度 >50°/s，旋转采集角度≥240°，摄影角度 LAO/RAO 为 130°/130°，CRA/CAU 为 55°/45°，可围绕等中心点进行多方位旋转。机架成角范围越大，越有利于对解剖结构的多角度观察。成角范围也受限于机架的实际弧深（机架的实际弧深以不小于 90cm 为宜）。

升降机架上的探测器，可调整 SID 源像距，使探测器尽可能贴近患者，提升 DSA 的图像质量。探测器上获得相同强度的 X 线时，SID 越大，球管输出 X 线的强度越高，照射到患者的射线剂量越大。因此，SID 不宜设计得过大，为保证图像质量有的厂家还设计了平板探测器示踪功能，这样可以使探测器与患者保持合理的距离。

**2. 机架多方位旋转** 在旋转数字减影血管造影过程中，可以动态观察含有对比剂的血管图像，获得造影全程的血管影像。DSA 机架具有以下功能：

（1）角度支持：C 臂可进行各种角度的透视和摄影。

（2）角度记忆：当 C 臂转到需要的角度进行透视观察时，系统能自动搜索并重放该角度已有的造影影像，供医生诊断或介入治疗时参考。这种功能可以减少重复工作，提高工作效率。这样在 DSA 检查中，只要输入所设位置的编码，机器会自动旋转到所需的位置及角度。存储位置数量很多，不少于 55 种。

（3）体位记忆技术：当透视某一病变部位时，确认为最佳体位并将它存储下来，执行完其他任务后若要回到先前的最佳位置时，按下设定键，机架会自动回到所需的位置，这样可以获得原来的图像，便于前后对比，提高了手术效率，也减少了反复透视或采集图像的流程，确保了图像质量。

（4）快速旋转：在非旋转状态下 C 臂的旋转速度（RAO/LAO）≥25°/s，旋转采集状态下 C 臂的旋转速度≥50°/s，快速旋转速度≥60°/s。机架纵向移动速度≥15cm/s。一般采用高分辨力快速方式进行旋转采集图像，但患者接受的辐射剂量相对要大一些。

（5）安全保护：C 臂支架还配有自动安全防撞装置，计算机能根据机架、床的位置自动预警。平板探测器能自动感应患者体表轮廓的起伏变化，自动升降，维持与患者体表 5~10cm 的距离。当床升高时，探测器会自动升高，以防止升高导管床时探测器不动导致患者受伤。

**3. 探测器的升降** DSA 装置有准直器和平板探测器跟踪旋转技术，当机架和手术床位置发生变化时，准直器和平板探测器可跟踪旋转，保证图像始终保持正位无偏转。C 臂等中心点至地面的距离是固定的，探测器可在等中心位置上运动，运动幅度为 0~45cm。在手术中尽量使探测器贴近人体，减少图像的失真、提高图像质量，同时减少散射线对图像质量的影响，也减少射线对操作人员的危害。

#### （二）导管床升降与倾斜

**1. 导管床的基本特性** 介入手术的导管床是

专用的手术床,导管床一般都采用碳纤维材质,以减少 X 线的吸收、保证图像质量,配有特殊泡沫床垫。导管床的最大承重为 350kg,床长 >300cm,方便铺放导管和导丝等介入器材。床宽 >45cm,便于介入医师的操作。目前在复合手术中提倡使用多功能床,这种床分全碳素纤维床和半碳素纤维床。使用半碳素纤维床时只有一半是透 X 线的材质,在 DSA 检查中要注意图像质量与床的关系,不要让不透射线的床面进入图像区,影响图像质量。

**2. 导管床升降** 床面旋转 >240°,导管床的垂直运动范围在 30cm 左右,床面的升降范围一般在 78~110cm。普通导管床可以实现床面的升降、旋转,床面四向浮动等功能,通过调节导管床,使患者保持不同的体位,从而适应临床手术的需要。进行透视或采集图像时,应升高床面,使被检体接近探测器,减少图像放大率,提高图像质量。

**3. 导管床的倾斜** 一般介入手术的导管床没有倾斜的功能,部分导管床或复合手术用的多功能床设有床身倾斜功能。一是针对不同的手术体位,二是患者的合作体位。复合手术导管床可进行头足侧倾斜和左右倾斜,头足侧倾斜角度 ≥ ±17°,角度倾斜有利于心功能不全患者的介入治疗,方便开放式手术引流或特殊体位要求。

在使用左右倾斜功能时,为了保证图像不变形失真,C 臂也要转动,转动角度的大小与床倾斜的角度一致。使图像始终保持为标准的正位像。使用头足侧倾斜时,机架和 C 臂都要运动,使被检查的部位始终保持为标准的正位像,减少图像的变形、失真。机架在侧位做倾斜角度透视或采集图像时,应注意床边的金属支持体对图像的影响,移动床面或改变患者的体位,同时也防止床边的铅屏进入影像的观察视野,影响图像质量。

**(三)检查床旁触摸控制屏的功能设置**

检查床旁的触摸控制屏能进行临床应用的选择与采集条件的设置。触摸屏常见的功能设置有选择检查部位、成像方式、透视剂量、采集帧率、束光器调节、机架和导管床位置存储与调用、定量分析等。随着计算机及电子信息技术的发展,触摸屏的功能愈加丰富,在新一代 DSA 上,触摸屏还具备图像处理功能,使用者可以直接在图像上完成束光器调整、定量分析、图像缩放和图像播放、指针定位等功能,这一系列人机交互新功能既有利于 DSA 成像的质控,又利于手术方案的制定和提高手术效益。

**1. 床边机械运动操控** 采用手柄控制(非触摸屏控制),可盲式控制 C 臂机架及导管床的所有机械运动。介入医师根据显示的图像及时进行机架的调整和 C 臂的运动,改变照射体位,更好地显示检查所需的图像。由于介入手术床边控制系统需要无菌操作,操作人员更愿意使用手柄控制,方便快捷。

**2. 液晶触摸控制屏上参数的调节** 可进行采集条件、对比度、亮度、边缘增强、电子遮光器等参数设置。介入医师可以根据病变的实际情况进行参数的调节,确保图像质量。

**3. 床边图像操控** 采用摇杆手柄控制(非触摸屏控制)方式,可在床边进行图像分析、回放、路径图调阅等功能。明确病变的位置、范围及供血血管情况,提高影像的诊断率,明确治疗的方式。也可以采用遥控的方式进行以上的操作,减少操作医师手污染,提高介入治疗的质量。

## 二、X 线发生系统

X 线发生系统的主要作用是产生连续稳定的 X 线以确保获得最佳的图像质量。

**(一)高压发生器功率与频率**

**1. 高频逆变发生器的基本特性** 早期的高压发生器为工频。目前数字血管造影系统均采用计算机控制的大容量脉冲式高频逆变式变压器,计算机控制管电压和管电流以及曝光参数,输出功率可达 100kW 以上,管电压 40~125kV,管电流 1 000~1 250mA。射线性能稳定,软射线成分较少,辐射剂量低,成像质量高,连续工作能力强,故障率低。

**2. 高压发生器功率** X 线机在心血管造影时,为了减少活动脏器在曝光期间的活动对影像质量的影响,多采用脉冲曝光,使用高采集流速,曝光时间为数毫秒,则分给每幅图像的时间均很短。这就要求所用的 X 线机均能在短时间内输出足够大的功率,X 线质量稳定,从而获得满意的 X 线图像。一般要求 X 线机的功率在 80kW 或以上。

**3. 高压发生器频率** 大型 DSA 装置高压发生系统采用智能型高频逆变发生器,它体积小、重量轻、精度高,管电压和管电流由计算机控制,频率高、高压平稳、软射线少。一般逆变频率 50~100kHz,最短曝光时间小于 0.5ms。脉冲宽度小,曝光时间短,有利于动态器官的摄影,主要用于心脏、冠状动脉及大血管病变的检查,运动伪影少,图像质量高,且其频率高、千伏波形平稳、X线质均匀、量子噪声低、图像质量高。

### (二)最大管电流与输出电压设置

DSA装置输出电压范围在40~125kV,一般在70~80kV内运行。当透视体厚增加时,kV值也增加,最高限值为125kV。超过此值时机器将发出警报声,提示超负荷工作甚至停止工作。日常工作中要注意,特别是穿胸位容易发生这类现象。

数字血管造影系统的最大管电流为1 000~1 250mA,高压范围为40~125kV,具备脉冲透视功能,以适于超短时间、低电压、大电流连续脉冲式动态采集的需要。同时还能根据成像区衰减状态自动调整kV、mA等参数,使X线管保持最佳负荷状态,在安全辐射剂量范围内获取最佳图像质量。

大型DSA装置的最大管电流大于1 000mA,主要考虑连续负荷大,X线的承载能力强,在长时间的运行中能确保图像质量,保证检查与介入手术的顺利进行。

管电压决定X线的硬度(光子能量),管电流和时间的乘积决定X线的量(发射光子数量)。三者的乘积是输入X线管的能量,单次输入能量要小于射线管的额定热容量,否则会烧毁X线管。管电压的提高也与最大输出功率提高相联系。管电压的提高可使曝光时间大大减少,可提高运动速度快的器官摄影效果满意度。

### (三)球管阳极热容量与最大散热率

**1. X线球管阳极热容量** 球管阳极热容量是指在阳极所能存储的最大热量。阳极热容量代表X线管的承受能力,热容量越大,X线管的承受能力越强,球管的连续工作能力也随之提高。一般要求DSA装置X线球管的热容量大于2MHu,有的球管最大热容量为5.5MHu。数字血管造影系统的X线管阳极热容量在2.4M~6.4MHu之间。热容量大可使X线管保持最佳负荷状态,在安全辐射剂量范围内获取最佳图像质量,实现了X线常态下曝光,解决了因手术的难度、手术过程中大负荷工作而停机的现象,确保每台手术的安全。

**2. X线球管阳极最大散热率** 最大散热率是指球管阳极的最大散热功率,最大阳极散热率达到1 820kHu/min。阳极的最大散热功率大,则意味着球管内产生的热量可被冷却系统迅速带走,保障球管可连续工作,不会过热停机。为满足连续曝光、采集高品质影像的要求,需要散热效率高的X线管,阳极最大散热功率大于5kW。实际上X线球

管的热容量和最大散热率是有关联的,大容量的球管散热率也应该大。若热容量不大,虽然散热率很高,在大功率负荷的情况下,产热的流速比散热的流速大,那积聚的热量因容量小而导致球管的靶面损坏,最后图像质量下降,甚至需要更换球管。

### (四)球管阳极连续高速转速与球管焦点

由于球管的能量转换成X线的功率很低,99%以上的能量转换成热能而耗散在阳极上,使阳极温度迅速升高,只有1%~2%的X线转化成有用的射线。在旋转阳极X线管中,由于阳极不断旋转,使热量分布在一个环形的面积上,大大增加了散热面积,显著降低了阳极温度,大大提高了X线管的功率。数字血管造影系统的阳极连续转速达到4 200r/min,有的转速可高达9 000r/min,并且磨损极少。

球管焦点的大小直接关系到成像的品质,对微小病灶的观察亦取决于焦点的大小。有效焦点越小图像越清晰,分辨力越高。但是焦点越小,承受的功率也小;当需要使用大条件(即大功率)时,小焦点就不能满足了,所以在损失一小部分分辨力的条件下,增大焦点,满足使用。数字血管造影系统的小焦点为0.4~0.6mm;大焦点为0.7~1.2mm。可根据不同的部位/患者治疗的术式选择不同的焦点,在手术过程中如果大焦点烧断,可改用小焦点继续完成手术。

X线阳极转速是根据X线管内焦点电流密度决定的,当通过X线管的电流大小相同时,焦点越小对阳极转速的要求越高。球管阳极连续高速旋转,转速大于9 000r/min,包括透视及采集。因为转速越高,焦点面承载的负荷越大,球管功率增大。

在DSA成像系统中,对X线成像质量影响最大的因素之一就是X线管的焦点。因此,实际工作中对X线管的焦点要求比较严格。一般DSA的X线管的焦点为双焦点,部分DSA的球管有三焦点(微焦点即焦点小于0.3mm),焦点小、半影小,图像质量高。为提升连续透视功率,要求焦点采用平板灯丝技术,非传统钨丝技术,减少螺旋管灯丝的散焦效应,提高图像清晰度。为提升透视图像质量,要求焦点可实现标准正方形,形成点光源,减少半影,提高图像质量。

### (五)球管光圈补偿滤光器与窗口滤过材料

**1. 球管光圈补偿滤光器** 遮光器(限束器)的作用是控制摄影中心和照射野的大小,避免不必要的X线照射,吸收散射线,提高影像清晰度。目

前多采用多叶遮光器,用来限制X线照射视野,避免患者受到不必要的辐射。通过计算机控制,设计出虚拟光栅技术和自动光栅技术,提高视野的利用率,减少X线的辐射,减少散射线对图像质量的影响。

**2. 窗口滤过材料** 为了提高X线的质量,减少软射线对图像质量的影响,在球管窗口内部设有多块铜滤片,计算机根据摄影部位、体位、成像参数自动选择,保证最佳过滤效果,消除软射线,减少辐射剂量,同时提高了X线质量和图像质量。窗口滤过材料是在X线球管与患者之间放入附加的衰减材料(主要有铜滤片和铝铜滤片两种),在视野内选择性地衰减特定的辐射强度区,以便提供更均匀的X线的衰减。铜的密度更大,因此相同厚度的铜滤片可滤除更多的软射线,降低更多的辐射剂量。数字血管造影系统采用0.2mm、0.5mm、1.0mm的光谱铜滤片滤过,并自动插入。依靠光谱铜滤片技术优化图像质量,降低辐射剂量。目前又推出了无射线遮光器定位的功能,进一步减少射线剂量。束光器设计紧凑,有智能碰撞保护装置,并可360°旋转,保证照射野与肢体的轴线一致,使获得的图像达到标准要求。

## 三、探测器

在实际使用过程中,介入医生可以根据不同的摄影部位、不同病灶,来有选择性地使用平板的不同视野,以达到最佳的观察效果和最低的辐射剂量。不同型号的DSA具有不同的视野个数,有8个、6个、5个和3个,视野个数越多,介入医生可选择的余地就越大,也更有利于实际的临床应用。在介入手术中,对于脑血管的造影,一般会选择31cm(以下均指对角线尺寸)或37cm的视野;对于冠脉造影,则会选择23cm、20cm或17cm的视野;而对于整个胸、腹部的造影,则会选择48cm或41cm的视野。视野的大小与射线剂量直接相关,视野越小,射线剂量就越大,因此对于一些小部位或小病灶的摄影,并不是视野放得越小越好,需要在不影响诊断和治疗的前提下,尽可能地放大视野,并同时使用束光器,以大幅度地降低射线剂量。

平板探测器的视野是观察被检查体的范围,对于不同区域观察的范围不同,需要采用多种视野来观察图像。合适的平板探测器视野使得医师在进行心脏、血管和神经介入手术时视野更清晰,局部病变显示空间大,更有助于开展微创手术。

平板探测器变焦是将图片内的每个像素面积增大,从而达到放大的目的。数字变焦可以对X线透视影像的放大比率(包括LIH影像)进行数字化调整。如果要对经过数字变焦放大的影像进行X线摄影,就可以获取通过数字变焦所设置的放大比率的影像。如果获取了通过数字变焦所设置的放大比率的X线透视影像,则无论在数字变焦中如何设置放大比率,都可以获取正常尺寸的影像。

## 四、操作控制台

操作控制台是进行DSA设备人机交互操作控制的相关硬件设备。常规的硬件包括DSA系统主机服务器(包括图像后处理服务器)等计算机处理系统及图像显示系统。软件操作主要涉及图像采集、存储、传输等操作。DSA属于手术治疗设备,对系统的稳定性有非常高的要求,所以系统主机服务器及图像处理服务器多选择控制级别高的计算机系统。此外,由于DSA控制室人员流动量大,导致温度和湿度波动及环境中的灰尘较难控制,会给计算机系统的稳定运行带来隐患,也会增加维护保养等难度。故计算机系统主机通常会放置到设备间,由单独的空调及除湿系统进行温湿度环境的稳定控制,能大大提高系统的稳定性及服务器的使用寿命。下面将针对控制台涉及的硬件及软件进行介绍。

### (一)计算机内存与计算机主频的大小

DSA系统主机服务器包括图像后处理服务器,属于计算机系统,计算机系统的核心硬件主要包括CPU、内存、硬盘存储器、主板等。计算机系统的性能优劣并不是由某个单一硬件的性能决定的,而取决于单个硬件的性能及硬件相互之间的合理组合。

计算机的一个很重要的部分就是存储器,存储器是用来存储程序和数据的部件,对于计算机来说,有了存储器,才有记忆功能,才能保证正常工作。存储器的种类很多,按其用途可分为主存储器和辅助存储器。主存储器又称内存储器(简称内存),是CPU能直接寻址的存储空间,由半导体器件制成,特点是存取流速快。内存是计算机的主要部件,内存的大小会直接影响计算机的运行速度。计算机主频也叫时钟频率,单位是MHz,用来表示CPU的运算速度。

CPU的工作频率(主频)包括两部分:外频与倍频,两者的乘积就是主频。倍频的全称为倍频系数。CPU的主频与外频之间存在一个比值关系,这个比值就是倍频系数，简称倍频，倍频可以从 1.5 一直到 23 以至更高，以 0.5 为一个间隔单位，其中任何一项提高都可以使 CPU 的主频上升。CPU 的主频不代表 CPU 的速度，但提高主频对于提高 CPU 的运算速度却是至关重要的。假设某个 CPU 在一个时钟周期内执行一条运算指令，那么当 CPU 运行在 100MHz 主频时，将比它运行在 50MHz 主频时速度快一倍。因为 100MHz 的时钟周期比 50MHz 的时钟周期占用时间减少了一半，也就是工作在 100MHz 主频的 CPU 执行一条运算指令，所需时间仅为 10ns，比工作在 50MHz 主频时的 20ns 缩短了一半，自然运算速度也就快了一倍。不过计算机的整体运行速度不仅取决于 CPU 的运算速度，还与其他各分系统的运行情况有关，只有在提高主频的同时，各分系统的运行速度和各分系统之间的数据传输速度都提高，计算机的整体运行速度才能真正得到提高。CPU 的主频在 2.8GHz 以上、双核，2.8GHz 即 CPU 内核工作的时钟频率。

计算机内存是计算机重要的部件之一，它是与 CPU 进行沟通的桥梁。计算机中所有程序的运行都在内存中进行，因此内存的性能对计算机的运行影响非常大。DSA 主机的内存为 4G，目前设计为 12G 或更大。内存大、运算速度快、进行图像采集和图像处理速度快，X 线曝光时能及时、快速获得所需要的图像。

### （二）硬盘容量与原始数据存储量及图像存储量的大小

计算机的外部存储即硬盘，是计算机系统中存储数据的重要部件，其容量决定着数据存储量的大小，硬盘容量以千兆字节（GB）或太字节（TB）为单位。硬盘有固态硬盘（SSD 盘，新式硬盘）、机械硬盘（HDD，传统硬盘）、混合硬盘（HHD，基于传统机械硬盘诞生出来的新硬盘）。大多数 DSA 厂家采用的硬盘为机械硬盘，主流硬盘容量为 500GB~2TB，而最先进的机型会采用固态硬盘，固态硬盘具有传统机械硬盘不具备的快速读写、质量轻、能耗低以及体积小等特点，其价格相对较昂贵，存储容量较低。

随着计算机技术的飞速发展，DSA 系统使用的主流硬盘的存储量也在逐渐增加，目前机械硬盘的容量均能达到 1TB 左右，固态硬盘在 300GB 左右。DSA 作为治疗型设备有别于其他影像系统，一方面在于其实时图像引导的特性，高频率的图像采集过程，要实时显示给介入医生并将采集图像快速存储到硬盘中；另一方面在于其采集图像具有记录手术过程的意义（CT/MR 图像如果丢失损坏，可以重新采集，但 DSA 图像采集是有创的，不可重复），故对其图像存储的安全性要求非常高。所以，评价 DSA 图像存储的性能也与其他影像设备略有不同。

通常情况下，为了避免系统运行占用图像存储及读取的速度，图像存储使用单独的图像硬盘，而系统软件与应用软件使用系统硬盘，高效运行，互不干扰。另外，各 DSA 厂家均会建议医生在完成介入手术后及时将图像传输到图像存储工作站或 PACS 上，对图像进行备份保存，否则由于 DSA 系统主机硬件故障导致的患者图像丢失，后果非常严重。这也是 DSA 设备并不会因为硬盘存储空间逐渐变大，而将图像存储容量逐渐扩容的原因，在手术完成之后将图像及时传输备份，同时也能有效保障图像的存储与读取速度。

硬盘容量与原始数据存储量不同机型容量不同。外周介入应用的 DSA 机型，硬盘容量一般为 1 024×1 024 矩阵，12bit，容量 150G、300G 甚至 1T；对于心脏介入的机型，图像一般为 512×512 矩阵、8bit，10G，容量相对小。硬盘容量大，存储的原始数据量大，图像存储量的要求各有不同，一般需要存储大于 20 000 幅图像。也就是说主机能保存的图像量大，原始的图像存储量多，在工作中就不需要经常删除主机上的资料，对图像资料的保存有利。

### （三）数字脉冲透视与摄影的采像帧率

数字脉冲透视流速为 10~30 帧/s。为了减少辐射对患者及操作者的影响，尽量采用低流速进行透视。当患者不合作或对运动器官如心脏、肺血管进行图像采集时，则采用高流速进行透视，以减少运动模糊、提高图像质量。在临床应用中，以介入手术部位器官的活动程度和操作者的插管水平作为数字脉冲透视的选择原则，不同部位选择不同的脉冲。如心脏心血管造影一般都选用 15 帧/s 的"黄金"采集帧数，射频消融术通常选择 12.5 帧/s，熟练的医生操作时可以选择 6.25 帧/s，常规透视一般都选择 15 帧/s 或 30 帧/s，做到既能降低辐射剂量又能保证影像质量。

摄影采集主要分为心脏介入技术的电影造影采集，以及脑血管、外周介入的减影造影采集。外周图像采集流速：0.5~7.5 帧/s；采集、显示及存储均为 1k 矩阵，12bit，高速 DSA 模式，流速：30 帧/s，采集、显示及存储均为 1k 矩阵，12bit，并具有实时 DSA 功能。心脏采集 1 024 矩阵,12bit,15~30 帧/s。对运动器官进行图像采集时,尽量采用高流速进行采集,以减少运动模糊、提高图像质量。

### (四)图像显示器分辨力与尺寸大小

**1. 图像显示器分辨力** 表示数字图像的总信息量,一般采用像素矩阵表达,如 512×512、1 280×1 024 等,第一个数字表示屏幕的横向像素数量,第二个数字表示屏幕的纵向像素数量。在同样大小的显示器屏幕上,矩阵越大,显示器分辨力越高,像素的密度越大,显示的图像越精细。

**2. 图像显示器尺寸大小** 常规配备 19in 薄膜晶体管(TFT)液晶显示器。TFT 是指液晶显示器上的每一液晶像素点都是由集成在其后的薄膜晶体管来驱动,从而可以做到高速度、高亮度、高对比度显示屏幕信息,具有刷新速度快、色彩逼真、亮度鲜明等优点,还具有无闪烁、无辐射、无静电等"绿色电脑"所必需的特点,包括实时显示屏、参考显示屏及后处理图像显示器 3~4 台。操作室配备 9in TFT 显示器两台,亮度大于 1 500cd/m²,分辨力大于 1 280×1 024,如有特殊功能如 3D 和 CT,则需要再配备 20in 医用彩色监视器一台,实时显示 3D 或 CT 图像。控制室配备 19in TFT 显示器两台,亮度大于 1 500cd/m²,分辨力大于 1 280×1 024。其中一台为操作显示器,对其特性要求低,但原则上配备相同的显示器,以备更换用。带有特殊功能的 DSA,应再配备 20in 医用彩色监视器一台。目前复合手术室 DSA 的显示屏配置 55~58in 的一体化大屏,在这个大显示屏中再分割功能小屏,可以任意组合,整体效果好,又便于清洁,减少污染。

## 第二节 DSA 图像形成与图像质量

### 一、图像采集

#### (一)实时图像采集

实时图像采集具有普通透视、脉冲透视与脉冲采集功能,并可以相互转换,对实时数字成像系统采集的图像质量衡量有三要素,即以图像灰度、灵敏度、清晰度来描述。图像通过图像采集卡传输到计算机后,X 线图像处理软件系统会对射线图像进行一系列的处理变换,实时显示射线图像、叠加采集、图像增强、特征提取、参数标注等功能。实时图像采集只能在系统准备就绪时才能采集影像,可同时进行透视和曝光。曝光影像会自动存储传输,透视影像可以手动存储(Fluoro Store 透视图像存储技术)。

图像采集包括数字电影图像采集、DSA 图像采集、单帧采集和序列采集。数字电影图像采集主要用于运动器官的血管图像采集,如心脏和冠状动脉造影,采集流速大于 15 帧/s,最大达到 30 帧/s。若像素矩阵小如为 512×512,采集流速可以增加至 60 帧/s。运动器官活动频率越高,使用的采集流速越高,运动对图像质量的影响就越少。除了采集流速外,还要考虑影像链的数据如采集矩阵 1k 或 2k、动态范围 10bit、12bit 等,这些都关系到图像的质量。数值越大,所采集的图像质量越高。曝光是指采集 X 线影像,从而获得一系列单张影像。确保在患者数据库内选择并启动所需的检查,X 线设置由在当前程序卡中选择的 X 射线协议进行配置。曝光前和曝光过程中,以下指示标记会同时显示在控制室和检查室内采集窗口的状态区域中,如:系统准备就绪;X 线开启指示灯;曝光参数是 kV、mA 和时间显示。

透视包括脉冲透视、连续透视,目前都采用脉冲透视。透视模式选择有低剂量模式、中等剂量模式、正常剂量模式、高剂量模式。为了减少 X 线对患者及操作者的辐射危害,一般采用低剂量模式。当体厚较大时,X 线穿透弱,出现量子噪声,图像质量下降,应改用正常剂量模式或高剂量模式。尽量采用低脉冲透视,对心脏等运动器官或不合作者采用高脉冲透视,以减少运动伪影,提高图像质量。在高水平控制(HLC)的高模式下,患者的最大入射剂量要高于正常剂量限制。一般不使用高模式。实时采集透视影像是在低空气比释动能率下生成 X 线影像。透视期间,以下指示标记会同时显示在控制室和检查室内的状态区域中,如 X 线开启指示灯、透视参数的 kV 和 mA 显示、透视增强。

#### (二)图像路径导航功能

图像路径导航功能是一种增强的、实时的、减影透视的血管图形,分为透视路径图和造影转化路径图,为介入手术提供了更灵活的功能,适用于所有解剖部位和各种类型的介入手术。造影转化路径图又称透视叠加,它利用造影图像作为背景引导导管到达目的部位。造影完成后,在回放的血管造影图像中选取一幅供血动脉连续充盈最好、符合临床要求的减影图像作为背景图像,启动造影转化路径图技术,在透视状态下,造影减影图像和实时透视图像叠加,鼠标或触摸屏的操纵杆可以调节造影减影图像显示的背景密度,观察导管和导丝头端的轻微移动,为术者提供良好的实时血管导引影像。透视路径图又称透视减影,当导管到达实行超选择插管的靶血管区域后,打开 DSA 设备上的"Road Map"功能,透视下观察监视器,在解剖影像消失时利用手推法注入少许对比剂到达靶血管区,当靶血管区内的动脉血管在透视下显示最佳时,停止透视,此时,靶血管区内的动脉血管的最佳图像停留在减影显示器上,将此图像作为基像。再次打开透视,在监视器上可以看到一幅没有周边组织器官的减影图像。基像中靶血管区的动脉血管由于有对比剂的充盈经减影后形成一白色路径,而实时透视所看到的导管及导丝呈黑色"嵌入"在"白色血管路径"中引导导管、导丝沿着血管轨迹准确进入目标血管。

透视路径图技术是在透视条件下一次完成,可以随时取消路径图,成像方便。造影转化路径图技术可以从一个序列中选取一幅比较满意的图像作为参考,对靶血管区的病灶有了初步了解,这样就会事半功倍,尽快完成手术,其功能在某些方面优于透视路径图技术。目前主要应用于:

(1)头颈部血管性病变:引导微导丝、微导管进入病变血管;评价脑动脉瘤微弹簧圈栓塞是否致密,瘤腔有无残留;运用快速变换的空路径图(blank roadmap)技术可随时观察随填液体栓塞材料在脑动静脉畸形(AVM)内的弥散程度、流向及反流情况,对安全治疗具有至关重要的作用。

(2)肿瘤介入治疗:能清楚地显示分支血管的轨迹,特别是走行迂曲、重叠、成角的肿瘤供血血管。由于肿瘤血管解剖和肿瘤病灶的结构关系复杂,超选择插管尤为重要。为了避免盲目插管、过度使用对比剂所带来的各种手术并发症,因而应用"路径图"功能为超选择插管提供帮助就显得很重要。

(3)心血管造影:桡动脉穿刺时会经常遇到血管走行异常或变异,无法推送导管导丝,不能强行推送以免扎破血管,这时可以推注少许对比剂采集留影或透视留图,激活 Overlay(透视叠加技术)就会得到同样的血管导航路径图,术者根据血管导航就能顺利完成手术。

路径图技术是使用路径图功能,在透视下注入少许对比剂,计算机将对比剂流经部位的最大密度形成图像,将此图像与之后的透视图像进行叠加显示。图像上既有前方血管的固定图像,也有导管的

走向和导管头端位置的动态图像,利于指导导管及导丝的运动方向,准确将导管送入病变的血管内。在使用路径图时,被检部位不能移动,否则注入对比剂的血管边缘不清,最大密度值被分散,获得的路径图效果差。所以一般运动器官很少采用路径图技术。

DSA 穿刺导航功能是利用 DSA 类 CT 成像技术可以获得多层面的影像,选择最佳穿刺层面,使用导航功能,根据最佳穿刺路径,确定体表进针点和靶病灶点,将这 2 点连成一条直线就是进针路径。这条路径在 MPR 的三维图像上显示,可以了解进针路径的情况,并作出调整。这个路径在 DSA 屏上与实际透视的影像重叠显示,穿刺针在路径上同时显示,直观地监测穿刺过程,准确评判穿刺情况,及时明确穿刺部位及对靶病灶的定位,确定治疗方案。最后评估预后情况和处理并发症的发生。患者的呼吸运动和自主运动将影响类 CT 的图像质量,导致路径不准确,同时进针过程中运动影响进针与路径图的重合,也会影响穿刺的准确性。

**(三)图像冻结功能与支架精显技术**

**1. 图像冻结功能** 图像冻结通过采集图像的锁定来完成介入手术中的流程,可以在一幅图像或者采集图像的最后一帧来完成该功能。目前新一代 DSA 中的零射线床位记录(zero dose positioning)功能,通过在无射线的情况下对末帧图像的采集,将机架和导管床移动到前一个序列的最后一张临床图像所示的感兴趣区域内,以此减少 X 线的辐射剂量。与以往 DSA 操作相比大幅度降低了医生和患者的辐射剂量,真正实现了 DSA 中的"零剂量""无辐射"。

图像冻结功能也就是最后图像的保持功能(LIH),使透视停止后的最后一幅图像保存下来。如果在显示 LIH 影像时按下静止影像保存按钮,则 LIH 影像被保存。在影像记录后,静止影像不被自动回放。采用图像冻结功能时,要保存好最后一幅图像,必须在患者不动的情况下采集,操作者确认为最佳图像时保存。

**2. 支架精显技术** 支架精显技术是近几年才出现的一种新技术,它对没有 OCT、IVUS 的基层医院比较实用,对手术中支架安置情况的评估、减少不良事件的发生至关重要,还可以观察支架释放与血管壁的关系、支架位置、分叉病变的支架对吻、弥漫病变的支架对接、支架贴壁情况的评估等。操作时一定在支架释放后,将球囊排空并保持在原

位,采集图像,激活程序,就会生成精细显示支架的图像。

### (四)采集图像自动回放与速度调节

目前大多数 DSA 设备都设有采集图像自动回放功能,目的是通过自动回放反复观察采集图像的效果、展示病变显示的情况以及评估造影结果,同时也减少了同一个检查部位反复采集的辐射剂量及所用的对比剂剂量等。图像回放速度可以通过在控制室的操作板上的图像控制模块滚动完成调节,或者更改重放影像时使用的帧率,单击帧率并调节滑块至所需的每秒影像数量,有的设备可以在操作间用鼠标来控制图像的播放。根据检查者的需要采用不同的回放速度,若要仔细观察采集的每一个细节,采用慢放,可单帧或连续播放;若只想大概了解采集情况,可以采用快速播放;也可以将图像放大,调节图像亮度和对比度后进行回放。

图像回放分为检查室图像回放和控制室图像回放。检查室图像回放由医生或术者助理在床旁通过床旁控制模块的按键或者触屏的方式来完成图像回放,并由术间显示器和控制室监视器来显示,目前四架位 19in 显示器和 58in 大屏最为常用。控制室图像回放一般由影像技师在主机通过鼠标或者控制模块的按键来完成,在术间显示器和控制室的监视器上及时显示。目前新一代 DSA 几乎都能够做到控制室和手术室回放或者浏览图像,这也极大地降低了等待时间,做到手术、浏览、处理同步进行。另外,有的 DSA 设备还配置遥控装置,这样就更加方便对图像的回放控制,单幅图像、序列图像以及电影模式均可以操作。

### (五)减影与非减影图像切换功能

在 DSA 的检查中,为了明确血管与骨性组织或其他器官的位置关系,需要进行减影与非减影图像的切换。特别是进行球囊扩张或支架置入时,要获得精确的定位,必须进行减影与非减影图像的切换。图像切换是在减影的序列中选取最佳图像,必须停止序列的播放,采用单帧回放,选取对比剂浓度最高或检查医师认为最佳的图像时停止,并将此图像作为切换的图像进行切换。这种切换有时骨性标记不明显,可以直接使用骨性标记这个功能,血管图像与非血管组织图像的显示反差更大。操作时,在主视图中关闭减影并查看未减影的原始影像,单击工具栏中的 "Subtraction On/Off"(减影开/关)。要重新打开减影,再次单击 "Subtraction On/Off"(减影开/关)。

## 二、图像处理

### (一)常规图像处理

**1. 图像的基本处理** 实时图像处理包括:选择路标图像、电子遮光器、边缘增强、边缘平滑、图像反转、附加注解、选择图像、移动放大、造影图像自动窗宽、窗位调节、重定蒙片、手动、自动像素移位、图像全幅和局部放大、多幅图像显示、图像边缘增强、边缘平滑、图像正负像切换等。

**2. 图文处理方法**

(1)电子遮光器:遮线器和准直器用来限制辐射区域的宽度和高度,并提高影像质量。矩形遮线器成对操作,垂直遮线器可一起移动,水平遮线器也可一起移动。在不使用透视的情况下调整末帧图像保持影像时,遮线器的位置显示为带有白色虚线的图形覆层。主要用于消除在图像翻转期间对图像细节的干扰,可确保图像边缘始终为暗色。

(2)边缘增强:边缘增强是把图像相邻区域的亮度值相差较大的边缘处突出处理的技术,经边缘增强处理的图像能清晰显示病变的边界,强化病变部位的显示,锐化边缘使其更加清晰。

(3)窗口技术:窗口技术是通过对窗宽和窗位的调节来完成的,窗宽的大小直接影响图像的对比度和清晰度,窗宽小对比度强,适用于观察小动脉和毛细血管病变;窗宽大对比度差,适用于密度差别大的组织如大血管病变等。窗位也称窗高,是指窗的上限和下限的平均值,显示组织器官灰度范围的中心,窗宽则以窗位为中心,只有适当地运用窗口技术才能获得清晰的图像。

(4)移动放大:移动放大功能是在整个图像不变的情况下,移动放大镜,对某一点进行放大观察,既可了解局部情况又能掌握局部与整体的关系。可使用鼠标或触摸屏模块缩放影像。

(5)图像放大功能:①几何放大,因为 X 线是以锥束形射向人体,因此形成的图像要比实际的器官组织比例大;②电子放大,主要通过改变平板探测器的视野和变焦完成,主要用于心血管的冠脉造影;③图像全幅和局部放大(使用机器上的放大镜完成),主要用于观察微小病变和组织,例如脑血管动脉瘤和肝脏小肿瘤的介入治疗。

(6)蒙片重定:根据诊断要求观察选择血管对比剂出现之前,对比剂消失之后或对比剂充盈最佳时进行配对来选取蒙片,在蒙片选择上可根据临床效果随时替换蒙片。更改减影蒙片时通过从当前序列中选择另一影像或者在相同检查内选择另一序列,如果蒙片影像和实时影像未对齐(例如,由于患者移动),可调整蒙片影像的位置。

(7)像素移位:像素移动是 DSA 中最常用的消除移动伪影的技术,可以更正减影图像中的移动伪影,是一种通过计算机程序来消除移动伪影的技术,主要用于不配合和躁动的患者形成的伪影,但像素移动对影像的改善能力有限,通过移动只能改善局部图像质量,分自动和手动像素移动两种方式。

(8)骨性标记:能够在减影图像上添加受检组织的解剖结构的背景,可通过增益滑块进行调节,可以使术者能够非常清晰地观察病变周围关联组织。

(9)图像正负像切换:DSA 机器都设有这个功能,它主要是将透过度高的组织变成黑色,将有对比剂的血管和致密组织变成白色,这样可以使术者以两种不同的视觉观察病变,降低误诊率。

(10)添加文字注释和标记:文字基本处理功能可以使操作者在检查结束前发现患者信息及编号错误时及时进行更正,否则错误信息将被保存。对于一些特殊的病变部位可实时标注,以备手术后的查阅及确认。脑血管造影和外周血管介入治疗经常用到这个功能,可以使用预定义的文本或输入任意文本,可以勾画图形等,术者可根据自己的需求进行标注。可以对一帧图像、一个文件、一个序列或一段血管进行标记。

(11)复制影像:可将影像或序列复制至参考窗口。在控制室,使用的参考窗口在标题区以选项卡的形式显示。在检查室,使用单独的参考窗口或视窗,复制影像和序列至参考窗口。

(12)创建测量任务对影像进行测量:如果使用自动校准功能进行测量或定量分析,那么在采集过程中,感兴趣区必须尽可能靠近等中心点;如果感兴趣区不在等中心点,那么校准因子将会不正确,导致测量不准确;比率测量是将两个距离之间的差值作为百分比显示;角度测量显示在顶点连接夹角两边的角度;导管校准是通过追踪影像中的导管中心线执行导管校准,可在导管的笔直段或弯曲段执行导管校准;距离校准是通过标记影像中的已知距离执行距离校准;球体校准可以通过识别影像中已知尺寸的球体来执行球体校准。

(13)实时图像处理:当血管结构比较复杂,导管或导丝不易进入靶血管时,采用路径图功能或造影图像转换为路径图技术,可获得路标图像,这样可以指导医师的操作,减少反复插管的动作,减少 X 线的辐射。同时采用电子遮光器缩小照射野,提高感兴趣区的图像质量。对于一些组织结构重叠或组织间密度差异大的图像,利用图像的反转功能,可以观察病变组织与其他组织之间的关系,提高诊断率。多幅图像或多序列图像在一个屏上显示,主要用于快速查阅当前检查的情况,对一些造影不清晰的图像及序列进行实时弥补,避免手术结束后才发现再行弥补的麻烦。

**(二)三维图像管理**

DSA 设备可完成全身各部位(包括神经、胸腹、四肢)的三维图像的重建、后处理、显示和归档。要做好三维图像的管理,必须定期检查 3D 的图像质量。为了保证 3D 重建的准确性,必须每隔两周检查一次 3D 校准的准确性。在正常情况下,为了校正可能影响 3D 重建的不利因素(地磁场/外界磁场,支架的偏移等),应每 3 个月对校准影像更新一次。在上述更新期间,为了校正上述不利现象对影像造成的影响,必须每隔 2 周检查一次影像质量,核对各类三维重建图像的前后差异,及时进行调整。

**1. 三维图像的重建后处理与显示** 头部、胸部和腹部做重建三维图像时,球管采取头位和床平行,行下肢三维图像重建时将球管转为侧位,C 臂所在的平面与床垂直。行头部三维图像重建时可以选择小视野,胸腹四肢可选大视野。使用正位和侧位透视将病灶放在视野中心,正位透视时只能平移导管床不能升降,侧位透视时只能升降导管床不能平移,按下测试执行键,使机架以较慢的速度旋转一次,测试成功后操作高压注射器选择注射参数。3D-DSA 血管图像具有以下优势:①减少多次造影所需的对比剂剂量;②减少患者的 X 线辐射剂量;③旋转 3D 图像可进行多方位的图像观察,避开血管重叠;④较好地观察动脉瘤与载瘤动脉的关系,利于开展介入治疗;⑤提供血管测量和分析;⑥进行虚拟支架置入的评估。

**2. 快速二维多平面显示和回放及三维处理** 对于 DSA 设备旋转采集得到的三维原始影像,可以在床旁及操作间对影像序列进行快速回放与暂停,进行前后影像序列的快速切换,可以顺序播放及逆序播放,同时在操作间和床旁可以任意调整播放速度,也可以逐帧影像回放,在多平面显示病变细节,有助于术者快速分析判断;DSA 设备采集到的三维原始影像数据可以在操作间自动传输至3D工作站进行三维后处理,可以同时重建出蒙片三维、减影三维、容积三维影像,同时进行横断面、冠状面、矢状面、斜位等多平面重建(MPR)并同屏显示。也可以进行最大密度投影重建(MIP)、最小密度投影重建(MinIP)、高精度最大密度投影重建(HDMIP),对于三维影像及三维模式的断层影像,既可以同步进行处理,也可以单独进行处理。不仅可以三维立体观察病变,也可以多角度、多截面观察,还可以同时观察病变周围组织情况,对病变进行综合分析判断。

**3. 三维内支架和弹簧圈双容积重建及床旁三维图像操作** DSA设备要具备三维内支架、弹簧圈双容积重建功能,通过双容积重建可以显示支架置入的效果,支架贴壁及支架与栓塞的弹簧圈的关系,了解治疗的效果及对预后的评估。需要在床旁安装遥控装置或计算机控制台实现床旁对三维图像的采集、重建及后处理等操作。医师或技师在手术床边进行图像的处理和后处理,不在操作室进行处理,避免手术污染,缩短手术时间。

针对不同的手术流程及手术目的,可以进行多容积快速三维重建,同步追踪并精准融合;一次旋转采集快速三维重建可以同时获得血管、骨骼、弹簧圈/支架等置入物、软组织断面等多种三维容积图像,提供全面的影像学数据,从而帮助医生精准快速地进行术前诊断和术后评估。术中,应用多容积三维同步追踪技术锁定病变部位,多屏联动同步显示血管腔内腔外和断面的病灶大小、位置、形态及供血路径等信息,帮助医生快速超选目标血管,缩短手术时间和减少对比剂用量。术后,通过多容积三维影像融合技术,将不同血管、骨骼、置入物等进行精确融合显示(最多可以融合20多个容积),帮助医生综合评估术后血流情况、弹簧圈/液态胶体栓塞效果、支架展开形态和贴壁情况以及外科夹闭效果和瘤夹位置,以达到精准评估疗效的目的。

**4. 三维血管路径图导航功能** 最新的DSA设备可以利用多种影像设备(CT、MR、DSA等)的三维影像与二维透视影像进行实时精准稳定的动态融合,实时引导手术操作。在介入手术过程中,DSA设备的C臂角度、视野大小、SID距离、导管床面高度,可以根据手术操作需要进行实时调节。在此调节过程中,三维路径图影像可以自动跟踪以上变化,进行同步调整精准匹配,保证三维路径图影像与实时的二维动态透视影像精准融合,引导手术操作。同时在介入操作过程中可以对不同类型的三维路径图影像进行快速切换,满足不同介入手术阶段的个性化需求。

可将三维血管路径图与实时的二维透视图像叠加,在检查室床旁监视器室对术中导管、导丝、弹簧圈在三维图像中的走行,以及介入器材的精确定位释放,进行精准引导,达到降低手术操作难度、提高手术安全性、优化手术流程的目的。三维路径图能够自动追踪C臂角度、检查床面即解剖摄影位置、摄影野大小、SID位置变化,提高治疗准确性、安全性及工作流程。

实时三维路径图的初始三维图像质量很重要,若初始图像不清晰,则会导致实时路径图质量差。重新调节初始的3D图像,获得满意效果后再进入实时三维工作状态,可以改善实时三维路径图的质量。在执行实时三维路径图时,可以作为导航功能,引导导管、导丝在血管内的走行,提高工作效率。当出现实时显示的导管、导丝、弹簧圈不在三维图像中的走行,即图像不匹配时,通过点击重新匹配键进行匹配,使导管、导丝重新在血管内走行,提高匹配的效果,确保手术安全。在执行实时三维路径图时,导管床是不能移动的。若退出此功能时,只要床未移动,还可以再进入实时三维路径图。若床移动了,则必须重新进行三维造影和三维路径图。否则,就无法进行匹配。

**(三)透视图像存储功能**

最大透视图像连续存储≥1 000幅,透视序列可以同屏多幅图像显示于参考屏上。通过存储1 000幅左右的透视图像,将整段透视序列循环播放在参考屏上,从而指导导管、导丝的进入路径,相对于曝光采集的剂量更低,而且能观测到动态的图像。例如导丝通过迂曲血管的全部过程,减少放射剂量的同时满足临床医生介入放射诊断和治疗的需要。

透视图像存储可分单帧存储和序列存储。单帧存储只存储当前所设定的图像,比较简单,主要为了打印图像。序列图像存储是将透视过程的动态图像保存下来,通过回放显示当前所观察的内容。单次序列存储时间大于20s,根据设置的脉冲流速,一般为15帧/s,一次存储图像数为300幅。采用透视图像存储功能可以减少医师和患者的辐射剂量,同时也帮助操作者回放初始的操作过程,从而明确思路或改变方案等。采用此功能的最大弊端是透视的图像数据量大,真正有意义的数据不多,占用图像的硬盘空间和机器的硬盘数据库。通常，一个病例所用的透视量是很大的，若将每个透视数据都保存下来，容易覆盖以往的资料，应尽量少用，必要时只保存有价值的透视图像。值得注意的是，当透视结束后，应立即进行透视存储将透视图像保存下来。否则只要再次按下透视键，刚才的透视图像就会消失，只能保存下一次的透视图像。所以医师或技师一定要注意每次存储的时机，使每次存储的图像有意义。

### （四）射线剂量监测

DSA 装置设有射线剂量监测，透视时，显示表面剂量率；透视间期，显示积累剂量、区域剂量和剂量限值。每次透视监测系统将每次的辐射剂量累加，同时也把造影的剂量进行累加。当累积剂量超过 2Gy 时，剂量显示数字为红色（2Gy 是人体皮肤剂量限值），提示辐射剂量超标。实际上患者接受的辐射剂量主要来自图像采集所产生的剂量，透视辐射剂量占整个造影或介入治疗的 10% 左右。因此，介入医师在执行 DSA 造影时，应尽量在操作室内执行，不要在床旁进行，尤其是对体厚部位进行检查时。作为医师应将每次检查或治疗的辐射剂量记录在患者的病历上，技师将其记录在 DSA 的登记本上。为了使临床介入医生能够合理地管理患者的吸收剂量，需要 DSA 提供多种监测方式，以此来间接评估患者的吸收剂量，实时显示剂量监测的数值以及预测出当前的曝光体区在剂量达到 2Gy 之前剩余的安全操作时间。减少剂量率时，预测的安全操作时间会增加。

### （五）透视末帧图像实现无射线调节遮光板和滤线器位置

遮光器及楔形滤过板用来限制不必要的辐射区域，并提高影像质量。矩形遮光器分为垂直和水平两组，这两组遮光器成对操作。在透视和曝光采集期间，要尽量缩小辐射区域，实时调整遮光器和楔形滤过板的位置，尽量缩减辐射持续时间，在无射线情况下的末帧图像上完成遮光器及楔形滤过板位置的调节。影像采集完成后，可以在无射线的情况下，通过扫描床的平移和升降、探测器视野的切换和升降实现重新定位该影像的中心位置。

### （六）虚拟光栅功能

虚拟光栅功能是透视末帧图像（LIH）上通过视野预览，可实现无射线调节遮光板和滤线器位置，透视末帧图像上可显示无射线患者摄影视野的改变。这项功能可使操作者根据病变的大小和观察视野的需要，通过显示屏上的虚线，调节其面积的大小，预先设定透视的范围。当按下透视开关时，实际 X 线的照射野与预先设定的面积一致，无需透视下调节光圈，就能缩小其照射野面积，大大降低了患者和操作者射线辐射的危害。

## 第三节　DSA 检查技术的质量控制

### 一、成像方法

#### （一）成像方法

**1. 静脉 DSA（IV-DSA）** 是通过静脉注射方式显示动脉系统的造影方法。采用 IV-DSA 时动脉显影的碘浓度是所注射对比剂浓度的 1/20。所以，IV-DSA 是一种高对比剂剂量的造影检查，每次检查需要多次注入大量对比剂，才能显示感兴趣区的血管影像，主要显示大血管的图像，对细小血管的显示差。由于需要经过肺循环，对比剂浓度被稀释，动脉内的对比剂浓度低，血管图像质量差。

**2. 动脉 DSA（IA-DSA）** 采用穿刺插管方法将对比剂直接注入兴趣动脉或接近兴趣动脉处进行造影。靶血管对比剂浓度高，局部血管充盈显示，影像重叠少，图像清晰，质量高。采用选择性或超选择性插管，直接将对比剂注射到靶血管内，对比剂用量少，局部血管浓度高，血管显示清晰，图像质量高。

**3. 动态 DSA** 在 DSA 成像过程中，X 线管、人体和探测器在规律运动的情况下，通过 2 次旋转（第一次蒙片采集，第二次造影图像采集），计算机处理，获得 DSA 的动态图像。常见的动态 DSA 有旋转式血管造影和步进式血管造影，及遥控对比剂跟踪技术等。在行动态 DSA 检查时，被检体不能运动，否则减影效果差，图像质量差。旋转造影和旋转 DSA 是两个不同的概念，旋转造影获得的是一个连续的、带有骨性标记的血管图像，而旋转 DSA 是一个减影的连续图像，若蒙片与采集不在同一时相，连续 DSA 的图像效果差。

选择恰当的成像技术和合理的成像方法，可以提高造影的成功率。不同的成像方法有各自的优缺点，具有互补性。研究表明，快速实时的 DSA 成像的图像无血管外影重叠，密度分辨力高，对比剂浓度低且用量少，血管造影各期影像显示清晰。使用 DSA 的血管路径图功能，可指导选择性或超选择性血管插管操作及介入栓塞治疗，并反复进行造影图像再现，以分析和判断出血的部位和性质。通过多种图像后处理功能，可以观察动脉期、实质期和静脉期的影像。利用 DSA 的时间间隔差技术和冠脉造影程序，可控制在 DSA 检查中患者肠蠕动和轻微运动导致的影像模糊。但是，DSA 不适合烦躁、易动不配合的患者，因运动而使 mask 像不能与造影像完全重合，而出现图像模糊不清。数字电影减影摄影能实时成像，反复阅读，帧率快，图像清晰，X 线剂量低，降低患者运动对造影图像的影响。

选择适当的出血时机，可以增加阳性发现率。对于消化道出血急性期，行选择性腹部血管造影，以便发现对比剂外溢的直接征象。血管造影不仅可以明确出血部位，还可以明确其病变性质和范围。活动性出血期易于显示出血的阳性征象，确定出血的供血动脉后，可通过导管及时进行止血治疗，如血管内灌注止血药或做血管栓塞治疗。在患者能耐受的情况下，造影前尽可能不使用止血剂，以免血管收缩而难以显示对比剂外溢征象。出血间歇期选择性血管造影有时难以发现出血部位，此时辅以必要药物扩大病变检测率，例如将山莨菪碱 20mg 稀释于 20ml 生理盐水中，经导管注入可疑的病变血管内，2~3min 后行该血管的碘剂造影，可以发现对比剂外溢。因为山莨菪碱可使血管扩张，小动脉增多增粗，毛细血管期染色更浓密。同时灌注山莨菪碱后可减轻肠蠕动，避免 DSA 成像过程中出现运动性伪影，保证了 DSA 的成像质量。也有学者主张在出血间歇期造影中，经导管注入血管扩张剂 PGE1 或抗凝剂肝素、溶栓剂链激酶或尿激酶诱发出血，可扩大病变检测率。对于肠气较多的患者常采用肌内注射山莨菪碱，腹部加压，肠气集中区遮挡过滤板，DSA 图像质量明显改善。对因肠蠕动使肠气造成出血假象，可经反复重放阅读影像、利用 DSA 的路径图功能，排除出血假象。DSA 检查前应向患者说明造影注意事项，训练患者屏气，术中争取配合，避免造影时因呼吸或抖动而出现运动性伪影，使影像模糊。

在对腹腔动脉造影的单帧双期成像中，将 mask 分别设在肝动脉早、中、晚期和实质期，相应的减影对设在门静脉期。这样在单帧画面上既显示了门静脉，又显示了肝动脉早期、中晚期或实质期的组合减影像。以便同时了解门静脉的情况和肿瘤供血血管情况，以及肿瘤的大小、数目等。在肝动脉早期与中、晚期的双期影像重建中，早期肝动脉影像作为一个血管路径图，便于指导超选择性肝内段和亚

段动脉的插管，而肝动脉中晚期像则能勾画出肿瘤的部位、范围和数目，有利于指导选择性肝内动脉插管的方位。这种方法对肝内小肿瘤及肝边缘部位的肿瘤栓塞治疗有很大的帮助，有利于提高肿瘤局部化疗的作用和栓塞效果，同时避免对正常肝组织的损害。DSA 单帧双期成像法在肝癌栓塞治疗中的应用表明，具有以下优点：①图像无背景相重，仅含双期血管像；②同时显示两个血管期影像，有利于操作插管的目的性和方向性；③双期像作为参考图像，避免手术中反复重放造影的全过程，缩短了手术时间；④全面展现病变的全部信息，便于治疗方案的确立；⑤灵活地组合不同的造影血管期，便于超选择性插管，提高超选择性插管的成功率和介入治疗的效果。

四肢动脉的 DSA 成像中，有许多因素影响图像质量：①延时选择正确与否直接关系到四肢动脉 DSA 检查的成败。正常对比剂在下肢动脉的流速为 5~15cm/s，若肢体动脉出现阻塞性病变，特别是多发性或完全性狭窄，延迟时间就会发生很大改变，有时延时注射对比剂达 30~40s。②对比剂浓度要恰当。过高的对比剂浓度刺激肢体血管内膜产生疼痛性抖动，出现图像模糊，过低的对比剂浓度血管显像不清。③合理的对比剂剂量。要使四肢动脉阻塞病变的远端血管清晰成像，除提前注射对比剂外，还要加大对比剂的量。④造影导管距病变的远近、注射速率和成像部位制动等，都是影响四肢动脉 DSA 成像的因素。

**（二）采集方式**

**1. 脉冲方式** 采用间隙 X 线脉冲曝光，1~6 帧/s，这种方式主要适用于活动较少的部位，如脑、颈、腹部等。优点：每帧 X 线辐射量高，图像信号强，成像质量高。

**2. 超脉冲方式** 此方式是在短时间进行 6~30 帧/s 的 X 线脉冲摄影，然后逐帧高速重复减影，具有频率高、脉宽窄的特点。应用于快速运动的器官如心脏、冠脉及大血管的 DSA 成像，以减少图像的运动性伪影，提高图像质量。当患者神志不清或不配合时，采用超脉冲方式也能提高图像质量，提高造影的成功率。

**3. 连续方式** X 线机连续发出 X 线照射，以 25~50 帧/s 的连续影像的信号，亦类似于超脉冲方式，观察连续的血管造影过程或血管减影过程。连续方式频率高，能显示快速运动的部位，如心脏、大血管，单位时间内图像帧数多，时间分辨力高。缺

陷：图像质量差，X线辐射剂量大。

**4. 心电图触发脉冲方式** 心电图触发X线脉冲与心脏大血管的搏动节律相匹配，以保证系列中所有的图像与其节律同相位，释放曝光的时间点是变化的，以便掌握最小的心血管的运动时机。采用R-R波触发造影，减少心动周期的影响。

**5. 编程采集** 目前DSA装置为了减少患者的辐射剂量，在图像采集过程中设计了不同时期（动脉期、实质期和静脉期）采集流速不同的采集模式，如选择6帧/s的采集，其流程是前5s，6帧/s，后5s，3帧/s，最后5s，1帧/s，从高采集流速降到低采集流速。改变了原来选择一个采集流速后整个过程不变的模式。采集数据量大，辐射剂量也大。采用编程采集，将动脉期的采集流速降低，后期采集流速提高，这样静脉期的血管显影效果好，也减少了辐射剂量和图像的存储空间。

## 二、受检者

**1. 受检者的配合** 在检查前应与患者进行沟通，争取患者的配合。造影前要对患者进行呼吸训练，减少运动伪影的影响。对意识差或无意识的患者，应给予镇静剂或适当麻醉。对一些易活动的受检部位施行附加固定，避免运动模糊的产生，提高图像质量。

**2. 操作技术的灵活应用** 在DSA检查过程中，患者本身自主和不自主的移动、心脏跳动、吞咽、呼吸或胃肠蠕动等，可形成运动性伪影。应采用采集流速高的序列方式进行造影；造影时观察患者的变化，正确把握曝光时机，提高图像质量。操作者在床旁进行图像采集，可以有效观察患者的情况，准确抓住曝光时机，提高采集图像的质量，但操作者会接受较多的X线辐射。

## 三、对比剂

**1. 对比剂浓度和用量** 与DSA图像质量直接相关。造影时应根据不同的造影方法和部位、注射流速、注射总量、注射压力以及导管的大小与前端位置等情况选择所用对比剂的注射参数，尤其对四肢血管的造影，延时参数的选择更为重要。对四肢血管造影时，应将对比剂进行相应稀释，以减少高浓度对比剂对血管的刺激，影响图像质量。为获得优质的DSA图像，在造影时应根据不同的造影方法选择不同的浓度和剂量。在选择对比剂的浓度、用量和流率时必须遵循下列原则：DSA信号随着血管内碘浓度与血管直径乘积的增加而增加；血管显影所需对比剂的最低含碘量与血管直径成反比；DSA显示血管及病变的能力与血管内浓度及辐射曝光剂量的平方根的积成正比。因此，对直径大的血管检查时，增加对比剂的量与浓度无助于血管的显示；而对直径小的血管检查时，增加对比剂的浓度及剂量将改善血管的显示效果。

**2. 对比剂的温度** 对比剂温度低，易诱发冠状动脉痉挛，导致心肌缺血。将低温对比剂直接注射到靶血管，容易导致血管痉挛，同时患者局部温度感受不同，引起局部或全身不适。实验证明，将对比剂的温度从20℃增加到37℃时，对比剂的黏度明显降低，降低心肌缺血，还可以提高小直径导管造影的质量。日常工作中对比剂应存在恒温箱内，即用即取。使用高压注射器时，抽取对比剂后应给予加温，使其保持在37℃，与人体温度一致，注射到人体血管没有明显的刺激感，同时降低对比剂的黏稠度，减少注射阻力。

## 四、注射参数

**1. 基本特性** DSA减影图像质量的好坏与注射参数的选择直接相关，如何确立注射参数直接影响DSA的碘信号，它包括对比剂的浓度和用量、注射流率和斜率、注射压力等。对比剂的用量和浓度直接关系到感兴趣区的碘含量，继而影响成像质量；注射流率选择应与导管端所在部位的血流速度相适应，否则对比剂被血液稀释，显像效果差。由于注射流率受多种因素影响，包括造影导管内径、长度、单侧孔、对比剂黏度、导管端与血管的方位关系等，实际流率往往小于选择的流率，行DSA检查时应注意。注射斜率是指注射的对比剂到达预选流率所需的时间，一般来说在靶血管承受范围内，注射斜率与血管的显像成反比。注射压力是推进对比剂在血管内流动的动力，压力选择应根据造影部位和病变要求决定，亦与导管型号相匹配。注射压力过低，对比剂进入血管缓慢而被血液稀释，易造成血管显像差。

**2. 注射流速** 对比剂流速的设定或选择依据导管先端所在的靶血管的血流速度，一般流速应等于或略小于其血流速度；如流速过低，对比剂将被血液较多稀释，血管充盈不满意，造影失败；流速过大，造影时出现反流现象，影响对靶血管的观察。同时也增加血管内压力，有血管破裂的危险。另外，在选择对比剂流速时，还应考虑血管病变性质，如广泛夹层动脉瘤、室壁瘤或脑出血等病例，采用较低的对比剂流速为宜。对比剂流速大小与导管半径的四次方成正比、与导管长度成反比，导管半径的微小变化将会引起对比剂流速的显著变化。注射流速的选择除了受造影血管直径和病变的影像外，还与造影导管头端的形状、导管的直径及诊断的目的有关。导管头端有侧孔的造影，流速要选大些，病变区血管丰富，则流速也要加大，这样在短时间内血管充盈，图像质量高。值得注意的是，进行微导管造影时，流速最大为3ml/s。

**3. 注射用量** 根据不同部位、不同病变及不同的造影目的选用不同的注射量，合理的注射量，能充分显示病变，达到诊断和治疗目的。采用微导管造影时，因受流速的限制，需要灵活选用注射量。如大的病变可以加大注射量，才能使病变区的血管和病变得到充分显示。否则，血管显得纤细，不能明确病灶的供血情况。对比剂剂量按体重计算：成人一次为1.0ml/kg，儿童为1.2~1.5ml/kg；注射总量：成人3~4ml/kg，儿童为4~5ml/kg。在实际应用中，对比剂的总量应根据造影方式、造影部位和病变情况等全面考虑。肾功能不全者，对比剂的用量应当慎重。

**4. 注射压力** 注射压力是保护性限压，其压力应大于或等于血管内部压力。设定压力极限（pressure limit）就是注射时压力的最大值。设定或选择注射压力限制过低，注射时达不到注射速度或出现自动保护停止注射；设定或选择注射压力限制过高，注射时可能导致导管或注射筒打破，甚至造成人员伤害。当实际造影效果不佳时，要注意所选的压力是否正确。回查高压注射器的注射状态，压力是否超过所选的值，如选600PSI，造影后显示612PSI，此时应考虑限压不够。采用微导管造影时，不同型号的微导管所标注的保护性限压是不同的，需要了解各种型号微导管的直径与压力的相关知识，为提高造影质量提供保证。所以应根据不同部位和不同检查方法等要求合理设置或选择压力限制值。压力单位有PSI（磅/平方英寸）、kg（千克）、kPA（千帕）。注射所需压力与注射速度、对比剂浓度、对比剂温度、导管尺寸等因素有关。选择注射速度快，所需压力大。对比剂浓度越高，所需压力越大。同一对比剂同温度下所需压力不同，25℃温度比30℃温度所需压力大。导管越长或越细，产生的阻力越大，所需的压力也越大。

**5. 注射时机** 选择注射延迟时，在注射器启动后，X线设备先曝光，延迟到设定时间后再执行注射命令。选用X线曝光延迟方式时，在注射器启动后，先执行注射命令，延迟到设定时间后再发出信号触发X线机曝光。如果要进行减影采集，应选择注射延迟，延迟时间应根据不同部位和不同要求进行选择，单位为秒。行DSA造影检查时，应根据造影要求设定为曝光延迟或注射延迟，对于下肢动脉闭塞症的造影，闭塞部位不同，采用的曝光延时的时间不同，尤其是胫、腓动脉远端及踝足部的血管，延时的时间很长，加上血管细小，有时可能因为时间长未显示血管而结束造影，导致下肢动脉不显示的错误，需要重新造影。对比剂注射维持时间依被检部位血管及诊断需求而定，如腹腔动脉造影且需观察门静脉、颈内动脉造影且需观察静脉窦，髂外动脉注射对比剂观察足背动脉时，采集时间需达到15~20s。

造影时还需设定对比剂上升速率，即注射的对比剂达到设定的注射流率所需的时间，一般上升速率时间设定在0.2~0.5s较合适，一般上升流速时间设定在0.5s。对于心脏、大血管的造影，对比剂上升流速要缩短（0.1s），这样对比剂能在短时间达峰值，血管显示效果好。对比剂在组织器官内的维持时间依检查部位血管及诊断需求而定。如门体分流术进行间接门静脉造影时，要显示门静脉的分支情况，在肝动脉或肠系膜上动脉造影显示门静脉时，需要较大的对比剂剂量，常规肠系膜上动脉造影为15ml，间接门静脉造影则需要25ml。

## 五、造影方案

**1. 造影方法** 造影方法有直接注射造影、静脉法造影和动脉法造影。直接注射造影即直接穿刺靶血管或组织，注射对比剂进行造影如经皮肝穿胆道造影，要注意开始对比剂注射的流向，防止对比剂注射的堆积，影响后期图像的观察。

静脉法造影可分常规静脉造影和穿刺插管静脉造影。常规静脉造影时，一般从远端静脉注射对比剂，边注射边观察对比剂的流向，由于静脉血管紊乱，分支较多，一定要注意造影方法和体位的变化，及时了解血管重叠对病变的影响。穿刺插管静脉造影要注意造影参数的选择。注射流速高，压力低，造影后期血管对比剂浓度低，图像质量差。

动脉法DSA可明显减少对比剂的浓度和用量，提高影像密度分辨力和空间分辨力，缩短曝光时间，获取高信噪比、无血管重叠的清晰图像。其中，以选择性IA-DSA和超选择性IA-DSA成像尤佳。

**2. 导管的选择** 不同部位其血管的走向不同，所选导管头的形态不同。正确选择目的血管的造影导管，有利于对比剂短时间到达靶血管，使血管的对比剂浓度增加，血管快速充盈提高图像质量。如较大血管的造影应采用有多侧孔的猪尾导管，四肢血管采用单弯导管，微小血管采用微导管造影。若导管选择不合理，造影时血管内的对比剂浓度低，血管显示不清晰。

**3. 导管的直径和导管头的位置** 不同的血管采用不同直径的导管造影，若大血管采用小直径的导管造影，对比剂流量不足，血管充盈不够，导致血管显示不清晰，影响诊断与治疗。导管头位置不居血管中央而贴壁，对比剂注射不流畅，血管内对比剂出现分层现象、分布不均，也会影响血管造影的图像质量。

## 六、图像形成过程

### （一）曝光采像

**1. 采集帧数** 外周血管的采集帧数小，最大为7.5帧/s。心脏大血管等运动器官采集帧数大，一般采用15帧/s，高达60帧/s。采集流速高，单位时间内获得的图像数量多，可以从众多数量的图像中得到所需的图像；若采用低流速采集，由于造影过程中对比剂流入动脉期的时间是有限的，单位时间所得到的图像数量有限，但患者接受的辐射剂量相对于高采集流速的要少。一般，四肢采用2帧/s，头颈部、腹部采用4帧/s，冠状动脉采用15帧/s。

**2. 采集时机** 除了使用造影延时或注射延时来掌握造影的时机外，在日常工作中，进行DSA造影时，应注意患者的呼吸运动的配合等。如胸部造影可以嘱患者深吸气后屏气造影，但在腹部则应在平静呼吸下屏气造影。除此之外，造影当中也要观察患者的状态，当患者保持不动时才进行造影采集，否则会产生运动伪影。

### （二）图像处理

**1. 基本处理** 包括透视图像和采集图像处理。透视图像不清时要分析原因，若患者体厚，可以采用高剂量的方式，提高图像质量。特别注意的是将感兴趣区放在成像中心，使所需的图像不产生畸变。对于造影图像，影响其质量的因素很多，针对出现的问题进行对应处理。常采用窗口技术改变图像的亮度、对比度，也可以通过减影与非减影的处理，了解血管与骨性标记的关系，通过单帧回放提取有价值的图像，通过局部放大观察细小血管的情况等。

**2. 图像后处理** 包括图像全幅和局部放大，多幅图像显示，图像边缘增强、边缘平滑，图像正负像切换，图像的几何变换（缩放、旋转、镜像、平移、定位、剪切）等功能。3D图像的处理，3D-DSA的再处理（血管分析、MIP、血管内镜、透明技术及虚拟支架等），伪彩色处理，图像融合等。

通过图像后处理，可以获得比原图像更丰富的图像信息。如脑动脉瘤，造影或DSA及3D-DSA都显示动脉瘤及载瘤动脉与其他血管的重叠，不能明确动脉瘤与载瘤动脉的关系，通过剪切处理将不相关的血管剪切掉（多次剪切），就能清晰显示病变与周边的关系，便于确定治疗方案。例如，对于海绵窦瘘的介入治疗，采用segement技术能多方位（冠状面、矢状面及横断面）观察瘘口的实际解剖位置，提高治疗效率。通过后处理技术，增加诊断信息量，减少因造影不成功而行再次造影增加的对比剂剂量和X线的辐射剂量。

## 七、伪影

伪影是指原本被检物体并不存在而在图像上却出现的各种形态的虚假影像，大致分为与患者有关的伪影和与机器有关的伪影两类。

### （一）患者伪影

**1. 运动伪影** 即由运动引起的血管造影图像与蒙片图像解剖位置偏移，减影对图像不能完全重合，减影不彻底，产生伪影。主要为呼吸运动及心跳引起的运动伪影。因此，在行胸部DSA介入治疗手术前，反复训练患者的呼吸运动，即患者深吸气后屏气，取得患者的配合，对于无法配合的患者采用被动屏气（即患者闭嘴，操作人员捏住鼻子）下或提高采集流速进行图像采集。对于头颈、腹部、四肢等部位采用平静下屏气后采集图像，四肢采用固定的方法减少运动，以提高图像质量。

**2. 饱和伪影** X线衰减值的动态范围超过图像信号处理规定的动态范围，即为欲照射区厚度密度相差太大，无论是密度高的部位还是密度低的部位的局部视频信号饱和，失去信息，形成一片均匀亮度的无DSA信号的盲区，称为饱和状伪影。因为心脏密度大，肺组织密度低；膈上肺组织与膈下肝组织间密度差异大，这些区域均易产生饱和伪影。采用密度补偿器可降低心脏与肺组织、膈上肺组织与膈下肝组织间的密度差异，提高图像质量。

**3. 异物伪影** 主要为密度高的异物伪影如衣服上金属纽扣、饰物，以及电极片、电极线等，这些异物如与血管重叠,在血管减影成像时,导致血管中断、狭窄等假象,直接影响介入治疗手术的疗效。做好术前准备,去除异物,根据检查部位连接心电电极避开图像区域,确保图像质量。

### (二)设备伪影

**1. 噪声** 噪声包括系统噪声(X线源、探测器)、量子噪声(电子线路及 A/D 转换)、散射线噪声及其他噪声。噪声的增加,使图像的信噪比下降,图像清晰度下降,严重者直接影响图像质量。如行体厚部位的检查,当 X 线条件低时,转换成图像的信号低,图像不清晰。增加 X 线条件,提高信噪比,可以提高图像质量。

**2. 放射伪影** 主要为 C 臂 CT 扫描有金属产生的放射伪影。脑动脉瘤栓塞后行 C 臂 CT 扫描,表现出放射伪影。现在常规 CT 有去伪影技术,而 DSA 没有此项技术,通过滤波去噪的后处理功能去掉放射伪影,提高图像质量。

**3. 环状伪影** C 臂 CT 扫描前未进行空气校正,图像出现圆形的低密度影。在进行 C 臂 CT 检查时,先做空气校正,再行 C 臂 CT 扫描,能去除环状伪影,提高图像质量。

### (三)减少伪影

1. 术前与患者充分沟通,争取患者术中积极配合。

2. 定期做好设备的维护清洁工作,保证设备处于良好状态。

3. 根据 X 线摄影学原理及诊断需求,选择最佳摄影体位。

4. 根据病变部位结构特点,选择恰当的造影检查方式和参数。

5. 正确使用遮光器、密度补偿器等,避免饱和伪影的产生。

6. 充分利用 DSA 设备的后处理功能,使影像符合诊断学需求。

(余建明 洪 泳 罗来树 黄育铭

汪 军 王金龙 赵德政)

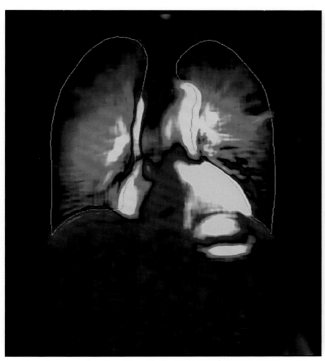
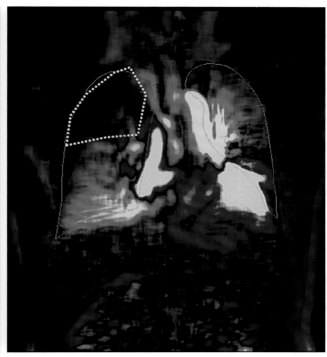

**图 8-22　DDR 技术在心血管系统中的临床应用**
与正常肺灌注相比 ( 左侧 ),右侧患者右上肺 ( 黄色区域 ) 肺灌注缺损,缺损程度大于 30%

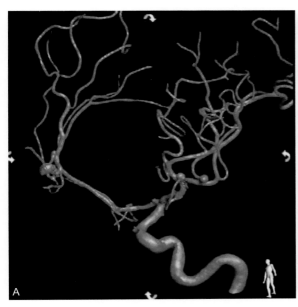
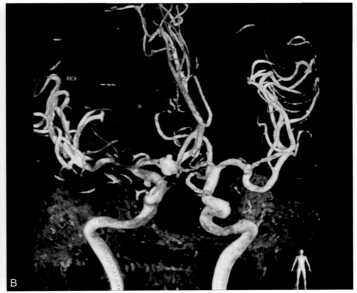

**图 16-9　图像融合**
A. 3D-DSA 技术可任意角度观察血管及病变的三维关系 ; B. 显示双侧血管与动脉瘤图像的融合